BIOTECNOLOGIA FARMACÊUTICA

Aspectos sobre aplicação industrial

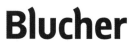
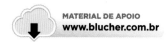

BIOTECNOLOGIA FARMACÊUTICA

Aspectos sobre aplicação industrial

COORDENADOR

Michele Vitolo

COLABORADORES

Adalberto Pessoa Jr.

Gisele Monteiro de Souza

João Carlos Monteiro de Carvalho

Marco Antonio Stephano

Sunao Sato

Biotecnologia farmacêutica
© 2015 Michele Vitolo, Adalberto Pessoa Jr., Gisele Monteiro de Souza,
João Carlos Monteiro de Carvalho, Marco Antonio Stephano e Sunao Sato
Editora Edgard Blücher Ltda.

Blucher

Rua Pedroso Alvarenga, 1245, 4º andar
04531-934 – São Paulo – SP – Brasil
Tel.: 55 11 3078 5366
contato@blucher.com.br
www.blucher.com.br

Segundo o Novo Acordo Ortográfico, conforme
5a ed. do *Vocabulário Ortográfico da Língua
Portuguesa*. Academia Brasileira de Letras,
março de 2009.

É proibida a reprodução total ou parcial por
quaisquer meios, sem autorização escrita da
Editora.

Todos os direitos reservados pela Editora Edgard
Blücher Ltda.

Ficha Catalográfica

Biotecnologia farmacêutica: aspectos sobre
aplicação industrial/coordenado por Michele Vitolo;
colaboradores Adalberto Pessoa Jr. [et al.]. – São
Paulo: Blucher, 2015.

Bibliografia
ISBN 978-85-212-0809-9

1. Biotecnologia farmacêutica 2. Biologia
molecular 3. Microbiologia industrial 4. Enzimas
5. Biomoléculas 6. Biossegurança I. Vitolo,
Michele II Pessoa Jr., Adalberto III. Souza,
Gisele Monteiro de IV. Carvalho, João Carlos
Monteiro de V. Stephano, Marco Antonio
VI. Sato, Sunao

13-1012   CDD 615.19

Índices para catálogo sistemático:
1. Biotecnologia farmacêutica

SOBRE OS AUTORES

1 Prof. Dr. Michele Vitolo
Professor Titular
Universidade de São Paulo
Faculdade de Ciências Farmacêuticas da USP
Departamento de Tecnologia Bioquímico-
-Farmacêutica
Av. Prof. Lineu Prestes, 580
05508-900, São Paulo, SP, Brasil.

2 Profª. Drª. Francislene Andréia Hasmann
Diretora Acadêmica Adjunta Coorporativo
Grupo SER Educacional S.A.
Rua Fernando Lopes, 778 - Graças
52011-220, Recife, PE, Brasil.

3 Profª. Drª. Beatriz Vahan Kilikian
Professora Associada
Universidade de São Paulo
Escola Politécnica da USP
Departamento de Engenharia Química
Caixa postal 61548
05424-970, São Paulo, SP, Brasil.

4 Prof. Dr. Adalberto Pessoa Jr.
Professor Titular
Universidade de São Paulo
Faculdade de Ciências Farmacêuticas da USP
Departamento de Tecnologia Bioquímico-
-Farmacêutica
Av. Prof. Lineu Prestes, 580
05508-900, São Paulo, SP, Brasil.

5 Prof. Dr. Sunao Sato
Professor Titular
Universidade de São Paulo
Faculdade de Ciências Farmacêuticas da USP
Departamento de Tecnologia Bioquímico-
-Farmacêutica
Av. Prof. Lineu Prestes, 580
05508-900, São Paulo, SP, Brasil.

6 Prof. Dr. João Carlos Monteiro de Carvalho
Professor Associado
Universidade de São Paulo
Faculdade de Ciências Farmacêuticas da USP
Departamento de Tecnologia Bioquímico-
-Farmacêutica
Av. Prof. Lineu Prestes, 580
05508-900, São Paulo, SP, Brasil.

7 Profª. Drª. Gisele Monteiro de Souza
Universidade de São Paulo
Faculdade de Ciências Farmacêuticas da USP
Departamento de Tecnologia Bioquímico-
-Farmacêutica
Av. Prof. Lineu Prestes, 580
05508-900, São Paulo, SP, Brasil.

8 Profª. Drª. Pérola de Oliveira Magalhães
Professora Adjunta III
Universidade de Brasília
Faculdade de Ciências da Saúde
Departamento de Farmácia,
Faculdade de Ciências da Saúde,
Campus Darcy Ribeiro,
70910-900, Asa Norte, Brasília, DF, Brasil.

9 Prof. Dr. Marcelo Chuei Matsudo
Professor Adjunto
Universidade Federal de Itajubá
Av. Benedito Pereira dos Santos, 1303
37500-903, Itajubá, MG, Brasil.

10 Profª. Drª. Raquel Pedrosa Bezerra
Professora Adjunta
Universidade Federal Rural de Pernambuco
Departamento de Morfologia e Fisiologia Animal
R. Dom Manoel de Medeiros, s/nº
52171-900, Recife, PE, Brasil.

11 Prof. Dr. Marco Antonio Stephano
Universidade de São Paulo
Faculdade de Ciências Farmacêuticas da USP
Departamento de Tecnologia Bioquímico-
-Farmacêutica
Av. Prof. Lineu Prestes, 580
05508-900, São Paulo, SP, Brasil.

12 MSc. Patrícia Barros dos Santos
Especialista em Biotecnologia na Área da Saúde
Departamento de Tecnologia Bioquímico-
-Farmacêutica
Av. Prof. Lineu Prestes, 580
05508-900, São Paulo, SP, Brasil.

13 Dr. Celso Pereira Caricati
Pesquisador Científico do Instituto Butantã
Diretor do Lab. Especial Piloto de P&D de
Imunobiológicos Veterinários
Av. Dr. Vital Brasil, 1500
05508-030, São Paulo, SP, Brasil.

14 Profª. Drª. Laura de Oliveira Nascimento
Professora de Tecnologia Farmacêutica
Faculdade de Ciências Farmacêuticas
da Unicamp
Rua Sérgio Buarque de Holanda, 250
CB-II Sala E06, 2º piso
13083-859, Campinas, SP, Brasil.

APRESENTAÇÃO

A biotecnologia, em termos amplos, pode ser enunciada como o conjunto de tecnologias que utilizam células, organelas celulares e biomoléculas, visando solucionar problemas, bem como desenvolver e/ou melhorar produtos de interesse econômico.

Reconhecidamente a biotecnologia vem impactando áreas de grande interesse econômico e social como a agropecuária, a saúde humana e animal e o meio ambiente.

A biotecnologia moderna – termo adotado após a invenção das técnicas do DNA recombinante e da fusão celular, que permitiram introduzir modificações pontuais no genoma de células procarióticas e eucarióticas indistintamente; contrapõe-se, por conseguinte, à biotecnologia clássica, que vem sendo desenvolvida pelo homem há milênios – ensejou a consolidação de duas áreas, a saber, **biotecnologia industrial** (focada no uso de técnicas e processos intermediados por agentes biológicos em geral) e **biotecnologia farmacêutica**.

A biotecnologia farmacêutica emprega técnicas laboratoriais e processos industriais para produzir biofármacos (hormônios, vacinas, anticorpos monoclonais), desenvolver ferramentas para o prognóstico e diagnóstico de enfermidades (biossensores, optogenética, chips associados a macromoléculas, plasmônica), administração de biofármacos, terapêutica personalizada e no desenvolvimento de biomoléculas sintéticas (por exemplo, ácidos peptídeo-nucléicos).

Inegavelmente, a biotecnologia farmacêutica é o ponto de confluência de ampla gama de conhecimentos (Figura I). O caráter multidisciplinar dessa área torna-a extremamente difícil de ser ensinada para alunos de graduação – inclusive a pós-graduandos - dos cursos da área da saúde. No entanto, para enfrentar esse desafio decidiu-se propor a obra seminal intitulada "**Biotecnologia Farmacêutica: aspectos sobre aplicação industrial**".

Este trabalho resultou do esforço coletivo dos docentes da disciplina de Biotecnologia Farmacêutica, ministrada desde 2004 aos graduandos do Curso de Farmácia e Bioquímica da Faculdade de Ciências Farmacêuticas da USP. Contou, também, com a participação de vários colegas de outras Instituições de ensino e pesquisa, os quais na qualidade de coautores de vários capítulos auxiliaram significativamente na seleção e consolidação dos temas abordados.

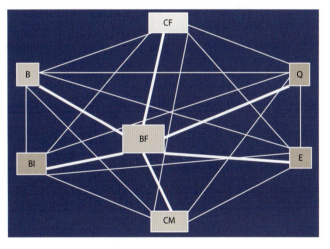

Figura I. Esquema simplificado da rede multidisciplinar que configura a biotecnologia farmacêutica (BF).

Legenda: B (Biologia), E (Engenharias), Q (Química), BI (Biotecnologia Industrial), CF (Ciências Farmacêuticas) e CM (Ciências Médicas).

PREFÁCIO

Com muito orgulho aceitei o convite para prefaciar a obra *Biotecnologia farmacêutica: aspectos sobre aplicação industrial*, mas assim que tive acesso ao conteúdo desta obra, fiquei preocupado com tamanha responsabilidade.

O livro está muito bem organizado e, em seus 13 capítulos, abrange os principais assuntos importantes para o conhecimento de todos que pretendem atuar ou atuam nessa área: biologia molecular, fermentação, cultivo celular, purificação, validação de metodologias analíticas, entre outros. Além disso, a sociedade e a questão ambiental também estão contempladas no texto. A gestão da qualidade, assim como a biossegurança, não foram esquecidas, e em função de suas importâncias, fazem parte de dois capítulos individuais.

Como era de se esperar, o último capítulo trata de algumas importantes perspectivas da biotecnologia farmacêutica e os autores não só incluem temas como câncer, AIDS, células-tronco, como também doenças negligenciadas e neurodegenerativas. A biotecnologia e as suas interações com outras áreas de conhecimento, tão importante para o desenvolvimento da ciência, também está no conteúdo dos textos.

O presente livro se torna uma importante contribuição para as metodologias e os desafios que esboçam a biotecnologia farmacêutica; esta, aliás, com um novo marco regulatório a partir de 2010, será a grande beneficiada por esta publicação. Vale a pena lembrar que essa nova regulamentação traz a possibilidade de registro de medicamento biológico pela via da comparabilidade - em qualidade, segurança e eficácia -, para a qual o propósito do livro se aplica infinitamente.

Não tenho dúvida que esta obra ocupará posição de destaque no acervo das importantes bibliotecas das universidades e instituições deste país, e será leitura obrigatória a todos que se dedicam ao desenvolvimento tecnológico e à formação e capacitação de profissionais para a indústria farmacêutica, além de estudantes de graduação e pós-graduação.

Por fim, parabenizo o coordenador e os colaboradores pelo trabalho de elaboração deste livro, com a certeza de que o compromisso não se encerra nesta edição, mas continuará nas próximas atualizações.

Eduardo Chaves Leal
Diretor do Instituto Nacional de Controle
de Qualidade em Saúde – INCQS/Fiocruz
Acadêmico titular da Academia Nacional de Farmácia

CONTEÚDO

Capítulo 1
Aspectos básicos da biotecnologia

Michele Vitolo

1.1 Introdução, 21

1.2 Moléculas biológicas, 22

1.2.1 Introdução, 22

1.2.2 Proteínas, 23

1.2.3 Ácidos nucleicos, 24

1.2.4 Vírus, 32

1.3 Tecnologias integrantes dos processos biotecnológicos, 41

1.3.1 Tecnologia de anticorpos monoclonais, 41

1.3.2 Tecnologia de bioprocessamento, 42

1.3.3 Tecnologia da cultura de células, 43

1.3.4 Tecnologia de engenharia de tecidos, 45

1.3.5 Tecnologia de biossensores, 46

1.3.6 Tecnologia de engenharia genética, 47

1.3.7 Tecnologia de engenharia de proteínas, 49

1.3.8 Tecnologia do RNA antissenso, 49

1.3.9 Tecnologia do chip de DNA, 50

1.3.10 Tecnologia da bioinformática, 53

1.4 Biotecnologia e aplicações, 54

1.4.1 Na medicina, 54

1.4.1.1 Diagnóstico, 54

1.4.1.2 Terapêutica, 54

1.4.2 No meio ambiente, 54

1.4.3 Na agropecuária, 56

1.5 O bionegócio, 57

1.5.1 Estruturação da empresa biotecnológica, 58

1.5.2 Indústria biofarmacêutica, 59

1.5.2.1 Baseada na biotecnologia moderna, 59

1.5.2.2 Baseada na biotecnologia tradicional, 59

1.5.2.2.1 Metabólitos primários, 60

1.5.2.2.2 Metabólitos secundários, 62

1.6 Aspectos sociais da biotecnologia, 64

1.6.1 Sobre o uso dos bioprodutos, 65

1.6.2 Sobre a privacidade genética e do prognóstico laboratorial, 66

1.6.3 Sobre células-tronco e clonagem, 69

1.6.4 Sobre o uso de cobaias, 71

1.6.5 Agricultura, 72

Referências bibliográficas, 73

Capítulo 2
Biologia molecular – ferramentas na biotecnologia farmacêutica industrial

Gisele Monteiro de Souza

2.1 Introdução, 77

2.2 Alvos terapêuticos, 79

2.3 Comunicação celular, 81

2.4 Regulação da expressão gênica, 83

2.4.1 Sistema transcricional em procariotos, 85

2.4.1.1 Estrutura promotora e operon, 85

2.4.1.2 Operon *lac*, 86

2.4.1.3 Operon do triptofano, 87

2.4.1.4 Terminação da transcrição, 88

2.4.2 Regulação da transcrição em eucariotos, 88

2.4.2.1 Estrutura promotora, 90

2.4.2.2 Complexo de pré-iniciação da transcrição, 91

2.4.2.3 Regulação de uma enzima antioxidante mitocondrial em levedura, 94

2.4.2.4 Regulação do mRNA – Processamento, 98

2.5 Resumo, 100

Referências bibliográficas, 100

12 • BIOTECNOLOGIA FARMACÊUTICA

Capítulo 3
Tecnologia de fermentações

João C. M. de Carvalho,
Marcelo C. Matsudo,
Raquel P. Bezerra e
Sunao Sato

3.1 Tecnologia das fermentações no contexto da biotecnologia, 103

3.2 Fermentação como processo unitário, 106

3.2.1 Micro-organismo, 106

3.2.1.1 Manutenção de micro-organismos, 107

3.2.1.1.1 Método de transferência periódica (repique), 107

3.2.1.1.2 Repiques mantidos sob óleo mineral, 107

3.2.1.1.3 Repiques mantidos em água esterilizada, 107

3.2.1.1.4 Repiques mantidos por meio de secagem em terra, areia ou sílica, 107

3.2.1.1.5 Técnicas de congelamento, 108

3.2.1.1.6 Liofilização, 108

3.2.1.2 Preparo do inóculo, 109

3.2.2 Meio de cultivo (mosto), 109

3.2.2.1 Fonte de energia, 111

3.2.2.2 Fonte de carbono, 111

3.2.2.3 Fonte de nitrogênio, 112

3.2.2.4 Íons inorgânicos essenciais, 112

3.2.2.5 Fonte de oxigênio, 113

3.2.3 Esterilização e desinfecção, 113

3.2.4 Aparelhagem, 114

3.2.5 Processo fermentativo, 114

3.2.6 Separação de produto e subproduto, 115

3.2.7 Tratamento de águas residuais, 115

3.3 Tipos de processos fermentativos, 116

3.4 Condução do processo fermentativo, 120

3.4.1 Controle do micro-organismo, 120

3.4.2 Controle do substrato, 120

3.4.3 Controles ambientais em fermentação, 121

3.4.3.1 Controle de temperatura, 121

3.4.3.2 Controle de pH, 122

3.4.3.3 Controle de pressão, 122

3.4.3.4 Controle da espuma, 122

3.4.3.5 Controle da agitação e aeração, 123

3.5 Esterilização e desinfecção em processos fermentativos, 123

3.5.1 Esterilização do meio de cultura, 124

3.5.1.1 Processo de esterilização descontínuo, 125

3.5.1.2 Processo de esterilização contínuo, 126

3.5.1.3 Problemas de contaminação, 128

3.5.2 Esterilização de ar, 129

3.5.2.1 Esterilização por radiações, 129

3.5.2.2 Esterilização por aquecimento, 129

3.5.2.3 Esterilização do ar por filtração, 129

3.5.2.3.1 Filtros de materiais fibrosos para esterilização de ar, 130

3.5.2.3.2 Filtros de membranas para esterilização de ar, 130

3.5.3 Esterilização de equipamento, 131

3.5.3.1 Uso de calor úmido, 131

3.5.3.2 Uso de calor seco, 131

3.5.3.3 Uso de agentes químicos (germicidas químicos), 131

3.6 Cinética de processos fermentativos, 132

3.6.1 Medida da concentração de componentes do meio de fermentação, 132

3.6.1.1 Concentração celular, 132

3.6.1.1.1 Concentração expressa em massa seca, 132

3.6.1.1.2 Centrifugação para determinação do volume celular, 133

3.6.1.1.3 Densidade óptica, 133

3.6.1.1.4 Contagem microscópica, 133

3.6.1.1.5 Contagem em placas, 133

3.6.1.1.6 Medida de componentes celulares, 133

3.6.1.2 Concentração de compostos específicos no meio de fermentação, 133

3.6.2 Medida das velocidades, 134

3.6.3 Definições, 135

3.6.4 Processo contínuo, 136

3.6.5 Processo descontínuo ou batelada clássica, 142

3.6.5.1 Produção de produto associada e não associada ao crescimento celular, 144

3.6.6 Processo descontínuo alimentado ou batelada alimentada, 144

3.6.6.1	Modelos para células, 144	
3.6.6.2	Modelo para substrato, 146	
3.6.6.3	Modelo para produto, 147	
3.7	Agitação e aeração, 147	
3.7.1	Cálculo da concentração de saturação, 149	
3.7.2	Sistemas de aeração, 149	
3.7.2.1	Aeração superficial, 149	
3.7.2.2	Aeração em profundidade, 150	
3.7.3	Sistemas de agitação mecânica em biorreatores, 151	
3.7.4	Fatores que interferem na concentração de oxigênio dissolvido no meio de cultivo, 151	
3.7.4.1	Integração de fornecimento e demanda de oxigênio, 153	
3.7.5	Determinação de $k_L \cdot a$, 154	
3.7.5.1	Método do sulfito para determinação de $k_L \cdot a$, 154	
3.7.5.2	Método dinâmico de determinação de $k_L \cdot a$, 154	

Referências bibliográficas, 155

Capítulo 4
Tecnologia de cultivo de células de mamíferos

Marco Antonio Stephano e
Patrícia Barros dos Santos

4.1	Introdução, 157
4.2	Breve histórico, 158
4.3	O mercado de biofármacos, 160
4.4	Categorias de produtos biofarmacêuticos, 160
4.4.1	Vacinas, 160
4.4.2	Anticorpos monoclonais, 160
4.4.3	Glicoproteínas, 161
4.4.4	Células e tecidos para transplante, 161
4.4.5	Material para terapia gênica, 161
4.5	Células animais, 161
4.5.1	Características básicas, 161
4.5.2	Processos pós-traducionais, 162
4.5.3	Imunogenicidade de proteínas recombinantes, 164
4.5.4	Tipos de células, 165
4.5.5	Células de hibridomas, 167

4.5.6	Estrutura básica dos anticorpos ou imunoglobulinas, 168
4.5.7	Anticorpos monoclonais, 168
4.5.7.1	Tipos de anticorpos monoclonais, 169
4.5.7.1.1	Anticorpos monoclonais murinos, 169
4.5.7.1.2	Anticorpos monoclonais quiméricos, 169
4.5.7.1.3	Anticorpos monoclonais humanizados, 169
4.5.7.1.4	Anticorpos monoclonais humanos, 169
4.5.8	Tecnologia de *phage display*, 169
4.5.9	Fragmentos de anticorpos, 170
4.6	Meios de cultura, 171
4.6.1	Suplementos de meios de cultura, 172
4.6.2	Otimização de meio de cultura, 174
4.7	Laboratório básico de cultura celular, 175
4.8	Meio de cultura e suplementos, 176
4.9	Etapas do bioprocesso com células animais, 177
4.10	Principais orientações para a obtenção de bancos de células, 177
4.10.1	Obtenção e controle da célula "original", 177
4.10.2	Preparação do banco de células, 178
4.10.3	Testes de qualificação do banco de células, 178
4.11	Cariotipagem (análise citogenética), 178
4.12	Análise de isoenzimas, 179
4.13	DNA *fingerprinting*, 179
4.14	Estabilidade, 179
4.15	Boas práticas em cultura celular, 180
4.16	Desenvolvimento de uma linhagem celular, 182
4.16.1	Expressão transiente, 182
4.16.2	Expressão estável, 182
4.16.3	Construção do vetor de expressão, 182
4.16.4	Promotores, 183
4.16.5	*Enhancer*, 183
4.16.5.1	Elementos que estabilizam e aumentam a tradução do transcrito primário, 183
4.16.6	Seleção, 183
4.16.7	Seleção de clones, 184
4.16.8	Transfecção, 185

14 • BIOTECNOLOGIA FARMACÊUTICA

4.16.8.1 Método do fosfato de cálcio, 185

4.16.8.2 Eletroporação, 185

4.16.8.3 Lipofecção e polifecção, 185

4.16.8.4 Escalonamento da produção de células – produção em larga escala, 186

4.17 Definição de biorreator, 186

4.17.1 Cultura em pequena escala, 186

4.17.2 Problemas no escalonamento (*scale-up*), 187

4.18 Sistemas de células ancoragem--dependentes, 188

4.18.1 Garrafas *roller*, 188

4.18.2 Sistema *stacked-plate* ou *multitray*, 188

4.18.3 Microcarregadores, 188

4.19 Biorreatores de leito, 189

4.19.1 Sistemas para células em suspensão (ou células aderidas em microcarregadores), 190

4.19.1.1 Frascos *spinner*, 190

4.19.1.2 Frascos *shaker*, 190

4.19.1.3 Bolsas para cultura, 190

4.20 Biorreatores ou fermentadores, 190

4.20.1 Reatores de fibras ocas (*Hollow fiber*), 193

4.21 Tipos de processos fermentativos, 193

4.22 Metabolismo celular, 193

4.22.1 Glicose, glutamina e aminoácidos como fonte de energia e carbono, 195

4.22.2 Efeitos do lactato e da amônia, 196

4.22.3 Papel do oxigênio e do gás carbônico no metabolismo celular, 196

4.23 Monitoramento e controle da cultura de células animais, 197

4.23.1 Temperatura, 197

4.23.2 pH, 197

4.23.3 Pressão parcial do oxigênio (pO_2), 197

4.23.4 Pressão parcial de dióxido de carbono, 198

4.23.5 Metabólitos e produtos, 198

4.23.6 Densidade e viabilidade celular, 198

4.23.7 Agitação, 199

4.24 Biossimilares, 199

4.25 Vacinas virais, 199

4.25.1 Vetores virais, 200

4.25.2 Expressão em sistema de baculovírus, 200

4.26 Parâmetros cinéticos e modelagem matemática, 200

Referências bibliográficas, 201

Capítulo 5
Enzimas: as proteínas catalisadoras

Michele Vitolo

5.1 Fundamentos da cinética enzimática, 203

5.1.1 Especificidade enzimática, 204

5.1.2 Atividade enzimática, 204

5.1.2.1 Quantificação da atividade enzimática, 205

5.1.2.2 Expressão da atividade enzimática, 208

5.1.2.3 Fatores que afetam a atividade enzimática, 208

5.1.2.3.1 Fatores físico-químicos, 209

5.1.2.3.1.1 pH, 209

5.1.2.3.1.2 Temperatura, 209

5.1.2.3.1.3 Outros, 209

5.1.2.3.2 Fatores químicos, 209

5.1.2.3.2.1 Ativadores/desativadores, 209

5.1.2.3.2.2 Estabilizadores, 209

5.1.2.3.2.3 Inibidores, 210

5.1.2.3.3 Fatores físicos, 210

5.1.2.4 Termodinâmica da catálise enzimática, 210

5.2 Aspectos da técnica de imobilização, 210

5.2.1 Tipos de imobilização, 211

5.2.1.1 Aprisionamento, 211

5.2.1.1.1 Enredamento, 211

5.2.1.1.2 Encapsulamento, 211

5.2.1.1.3 Microencapsulamento, 212

5.2.1.2 Formação de ligações, 212

5.2.1.2.1 Adsorção, 212

5.2.1.2.2 Ligações covalentes, 214

5.2.1.2.3 Ligações cruzadas, 214

5.2.2 Suportes, 215

5.2.3 Efeitos causados pela imobilização, 216

5.2.3.1 Efeitos estéricos e conformacionais, 216

CONTEÚDO • 15

5.2.3.2 Efeitos de difusão e transferência de massa, 216

5.2.3.3 Efeitos da circunvizinhança, 216

5.2.3.3.1 Partição, 217

5.2.4 Vantagens e desvantagens da técnica de imobilização, 218

5.2.5 Aplicações, 218

5.2.5.1 Eletrodos enzimáticos, 218

5.2.5.2 Enzimaimunoensaio, 219

5.3 Fundamentos sobre reatores enzimáticos, 220

5.3.1 Tipos de reatores enzimáticos, 221

5.3.2 Cinética de reatores enzimáticos, 224

5.3.3 Operação com reatores enzimáticos, 225

Referências bibliográficas, 227

Capítulo 6
Purificação de biomoléculas

Adalberto Pessoa Jr. e
Beatriz Vahan Kilikian

6.1 Introdução, 229

6.2 Separação células-líquido, 230

6.2.1 Filtração, 230

6.2.2 Centrifugação, 231

6.2.3 Rompimento celular, 232

6.2.4 Concentração, 234

6.2.4.1 Precipitação, 235

6.2.4.2 Filtração tangencial, 237

6.2.5 Extração líquido-líquido, 237

6.2.6 Processos cromatográficos, 238

6.2.6.1 Exclusão molecular, 239

6.2.6.2 Troca iônica, 239

6.2.6.3 Interação hidrofóbica, 240

6.2.6.4 Afinidade, 241

6.2.6.5 Ampliação de escala, 242

6.2.7 Adsorção em leito expandido, 242

6.2.8 Acabamento da purificação, 243

6.2.9 Rendimento e pureza, 244

Referências bibliográficas, 245

Capítulo 7
Enzimas e aplicações

Michele Vitolo

7.1 Introdução, 247

7.2 Enzimas em alimentos, 250

7.2.1 Panificação, 250

7.2.1.1 Enzimas, 250

7.2.1.1.1 Amilases, 251

7.2.1.1.1.1 α-amilase, 251

7.2.1.1.1.2 β-amilase, 251

7.2.1.1.2 Proteases, 251

7.2.1.1.3 Lipoxidase, 251

7.2.1.1.4 Pentosanase, 251

7.2.1.2 Efeitos da suplementação enzimática, 252

7.2.1.2.1 α-amilase, 252

7.2.1.2.2 Proteases, 252

7.2.1.3 Perspectivas, 252

7.2.2 Conversão do amido para a produção de xaropes, 252

7.2.3 Sucos de frutas, 254

7.2.3.1 Parede celular e substâncias pécticas, 254

7.2.3.2 Enzimas, 254

7.2.3.2.1 Pectinases, 254

7.2.3.2.2 Hemicelulases, 256

7.2.3.2.3 Celulases, 256

7.2.3.2.4 Amilases, 256

7.2.3.3 Processamento, 256

7.2.4 Modificação enzimática de proteínas, 257

7.2.4.1 Cervejaria, 258

7.2.4.2 Laticínios, 261

7.2.4.2.1 Catalase, 261

7.2.4.2.2 Enzimas coagulantes, 261

7.2.4.2.3 Proteases, 262

7.2.4.2.4 Lípases e esterases, 262

7.2.4.2.5 Lactase, 262

7.2.4.3 Outros usos das proteases, 263

7.2.4.3.1 Descoloração de sangue residual de abatedouros, 263

7.2.4.3.2 Recuperação da carne residual presa nos ossos dos animais abatidos, 263

16 • BIOTECNOLOGIA FARMACÊUTICA

7.2.4.3.3 Hidrolisado proteico de peixe, 263

7.2.4.3.4 Amaciamento da carne, 264

7.2.5 Outros usos, 264

7.2.5.1 Óleos comestíveis, 264

7.2.5.2 Enzimas na alimentação animal, 266

7.2.5.3 Tratamento de resíduos e efluentes, 267

7.2.5.4 Enzimas na produção de aromas, 269

7.2.5.5 Glicose oxidase, 270

7.3 Enzimas em medicamentos, 271

7.3.1 Biodisponibilidade de enzimas *in vivo*, 272

7.3.1.1 Transporte através do endotélio, 274

7.3.1.2 Transporte intermediado por receptores das células endoteliais, 275

7.3.1.3 Direcionamento de fármacos a alvos específicos, 275

7.3.1.3.1 Conjugado carreador-enzima, 277

7.3.1.3.2 Acilação de enzimas, 279

7.3.1.3.3 Modelagem molecular de proteínas, 279

7.3.2 Aspectos sobre a padronização de enzimas terapêuticas, 280

7.3.3 Enzimas terapêuticas, 282

7.3.4 Outras aplicações de enzimas na área da saúde, 284

7.3.4.1 Análises clínicas, 284

7.3.4.2 Cosméticos, 285

Referências bibliográficas, 286.

Capítulo 8

Ferramentas de biologia molecular – técnicas e enzimas

Gisele Monteiro de Souza

8.1 Introdução, 289

8.2 Isolando o produto gênico – DNA polimerase, 289

8.2.1 Sequenciamento, 294

8.2.2 Clonagem de produtos amplificados por PCR, 296

8.3 Enzimas de restrição e vetores, 300

8.4 Plasmídeos, cosmídeos e cromossomos artificiais, 309

8.5 Resumo, 310

Referências bibliográficas, 312

Capítulo 9

Biomoléculas em métodos analíticos

Adalberto Pessoa Jr. e Francislene Andréia Hasmann

9.1 Enzimas em diagnóstico, 313

9.1.1 Introdução, 313

9.1.2 Tecnologias, 314

9.1.2.1 Autoanalisadores, 314

9.1.2.2 Imunoensaios (ELISA), 315

9.1.2.3 Fitas para teste, 315

9.1.3 Novas tecnologias em diagnóticos enzimáticos, 315

9.1.3.1 Diagnósticos de desordens gástricas, 315

9.1.3.2 Triagem neonatal, 316

9.1.3.3 Outras tecnologias, 316

9.2 Biossensores, 317

9.2.1 Características gerais, 318

9.2.2 Aplicações, 319

9.2.3 Detectores eletroquímicos, 319

9.2.3.1 Biossensores amperométricos, 319

9.2.3.2 Biossensores potenciométricos, 320

9.2.3.3 Detectores óticos, 320

9.2.3.4 Detectores térmicos, 321

9.2.3.5 Detectores piezoelétricos, 321

9.2.3.6 Biossensores de imunodetecção, 321

Referências bibliográficas, 322

Capítulo 10

Pirogênios: técnicas de detecção e de remoção

Adalberto Pessoa Jr., Marco Antonio Stephano e Pérola de Oliveira Magalhães

10.1 Introdução, 325

10.2 Origem dos pirogênios, 326

10.3 Propriedades físico-químicas da molécula de LPS, 327

10.4 Mecanismo de ação, 329

10.5 Principais técnicas para a determinação de níveis de endotoxina (pirogênios) em produtos de uso farmacêutico, 329

10.5.1 Teste de pirogênios em coelhos, 329

CONTEÚDO • 17

10.5.2 Teste de endotoxina bacteriana, 331

10.5.3 Teste de endotoxina bacteriana – *Gel clot*, 331

10.5.4 Teste de endotoxina bacteriana – cromogênico e turbidimétrico cinéticos, 332

10.5.5 Outros métodos, 333

10.6 Técnicas aplicadas na remoção de endotoxinas de produtos farmacêuticos, 333

10.6.1 Técnicas cromatográficas, 334

10.6.2 Ultrafiltração, 335

10.6.3 Sistemas micelares de duas fases aquosas, 335

10.7 Remoção de endotoxinas de sistemas biotecnológicos, 336

10.8 Considerações finais, 338

Referências bibliográficas, 339

Capítulo 11
Biossegurança aplicada ao processo biotecnológico farmacêutico

Celso Pereira Caricati e
Marco Antonio Stephano

11.1 Introdução, 343

11.2 Definições de biossegurança, 345

11.3 Classificação de risco dos micro--organismos e de áreas de contenção, 346

11.4 Nível de biossegurança, 347

11.4.1 Nível de biossegurança 1 (NB-1), 348

11.4.1.1 Procedimentos padrão de laboratório para o NB-1, 348

11.4.1.1.1 Equipamentos de contenção para o NB-1, 348

11.4.1.1.2 Instalações laboratoriais NB-1, 349

11.4.2 Nível de biossegurança 2 (NB-2), 350

11.4.2.1 Procedimentos padrão de laboratório para o NB-2, 350

11.4.2.1.1 Práticas adicionais para o NB-2, 350

11.4.2.1.2 Equipamentos de contenção para o NB-2, 351

11.4.2.1.3 Instalações laboratoriais NB-2, 351

11.4.3 Nível de biossegurança 3 (NB-3), 351

11.4.3.1 Procedimentos padrão de laboratório para o NB-3, 352

11.4.3.1.1 Práticas adicionais para o NB-3, 352

11.4.3.1.2 Equipamentos de contenção para o NB-3, 352

11.4.3.1.3 Instalações laboratoriais NB-3, 353

11.4.4 Nível de biossegurança 4 (NB-4), 354

11.4.4.1 Procedimentos padrão de laboratório para o NB-4, 354

11.4.4.1.1 Práticas adicionais para o NB-4, 354

11.4.4.1.2 Equipamentos de contenção para o NB-4, 356

11.4.4.1.3 Instalações laboratoriais NB-4, 356

11.4.4.1.4 Laboratório NB-4 com CSB de Classe III, 357

11.5 Acidentes de laboratório, 357

11.5.1 Os maiores acidentes, 360

11.5.2 Prevenção de acidentes, 360

11.5.2.1 Boa supervisão do laboratório, 360

11.5.2.2 Treinamento e conscientização, 360

11.5.2.3 Educação continuada, 360

11.5.2.4 Metodologia adequada, 360

11.5.2.5 Equipamento correto, 360

11.5.2.6 Organização correta do laboratório, 361

11.5.2.7 Vacinação, 361

11.6 Planejamento das atividades, 361

11.7 Equipamentos de proteção coletiva, 362

11.8 Equipamentos de proteção individual, 362

Referências bibliográficas, 362

Capítulo 12
Sistemas de qualidade aplicados aos produtos biotecnológicos

Marco Antonio Stephano e
Laura de Oliveira Nascimento

12.1 Sistemas de qualidade, 365

12.1.1 As eras da qualidade, 366

12.1.2 Exigências da qualidade, 366

12.2 Registro de produtos biotecnológicos, 367

12.2.1 A legislação nacional para registro, 367

12.2.2 FDA e EMA – exigências internacionais, 368

18 • BIOTECNOLOGIA FARMACÊUTICA

12.3 Pesquisa com produtos biotecnológicos, 369

12.3.1 Escalonamento industrial de processos biotecnológicos, 370

12.3.1.1 Sistemas de expressão, 370

12.3.1.2 Por onde começa o escalonamento para biofármacos?, 370

12.3.2 Exigências legais para produção, fabricação e comercialização, 371

12.4 Ensaios pré-clínicos, 371

12.4.1 Toxicidade aguda, 372

12.4.2 Toxicidade subaguda ou doses repetitivas, 372

12.4.3 Toxicidade crônica e subcrônica, 372

12.4.4 Teratogenicidade e distúrbios reprodutivos, 372

12.4.5 Imunotoxicidade, 372

12.4.6 Farmacocinética, 372

12.4.7 Carcinogenicidade ou oncogenicidade, 373

12.4.8 Ensaios para estudos pré-clínicos *in vitro* – mutagenicidade, 373

12.4.9 Ética na experimentação animal, 374

12.5 Aspectos legais para ensaio clínico, 374

12.5.1 Fases do ensaio clínico, 374

12.5.2 Aspectos éticos dos ensaios em seres humanos, 375

12.6 Controle de qualidade, 376

12.6.1 Ensaios físico-químicos, 376

12.6.1.1 Cromatografia líquida de alta eficiência (Clae), 376

12.6.1.2 Eletroforese em SDS-PAGE, 378

12.6.1.2.1 Eletroforese em gel de poliacrilamida em condições desnaturantes, 379

12.6.1.2.2 Condições redutoras, 379

12.6.1.2.3 Condições não redutoras, 379

12.6.1.2.4 Características da eletroforese de gel em sistema tampão descontínuo, 380

12.6.1.2.5 Detecção das proteínas nos géis, 380

12.6.1.2.6 Determinação da massa molecular, 380

12.6.1.2.7 Validação do ensaio, 381

12.6.1.2.8 Determinação quantitativa das impurezas, 381

12.6.1.3 RMN – Ressonância Magnética Nuclear, 381

12.6.1.4 Eletroforese Capilar, 383

12.6.1.4.1 Equipamento, 384

12.6.1.4.2 Parâmetros instrumentais, 385

12.6.1.4.3 Parâmetros da solução eletrolítica, 385

12.6.1.5 Espectrofotometria, 386

12.6.1.5.1 Absorção atômica, 386

12.6.1.5.1.1 Espectrometria de absorção atômica com chama, 386

12.6.1.5.1.2 Espectrometria de absorção atômica com geração de hidretos, 386

12.6.1.5.1.3 Espectrometria de absorção atômica com geração de vapor frio, 387

12.6.1.5.1.4 Espectrometria de absorção atômica com forno de grafite, 387

12.6.1.5.2 Massa, 387

12.6.1.5.3 Ultravioleta (UV), Visível (VIS) e Infravermelho (IR), 388

12.6.1.5.3.1 Instrumentação utilizada no ultravioleta (UV) e visível (VIS), 389

12.6.1.5.3.2 Instrumentação utilizada no infravermelho médio (MIR) e infravermelho próximo (NIR), 390

12.6.1.6 Outros (pH, sólidos totais, conservantes, isotonicidade), 390

12.6.2 Ensaios biológicos, 392

12.6.2.1 *In vivo*, 392

12.6.2.1.1 Animais transgênicos, 392

12.6.2.1.2 Animais *knockout*, 392

12.6.2.1.3 Animais isogênicos (*inbreed*), 392

12.6.2.1.4 Animais convencionais *outbreed*, 393

12.6.2.2 *In vitro*, 393

12.6.2.2.1 Citotoxicidade, 393

12.6.2.2.2 Isoenzimas, 393

12.6.3 Ensaios microbiológicos, 393

12.6.3.1 Fungos e bactérias, 393

12.6.3.2 Micoplasmas, 394

12.6.3.3 Vírus adventícios, 394

12.7 Validação de Processo, 394

12.7.1 Tipos de qualificação, 395

12.7.2 Tipos de validação, 395

12.7.3	Validação de processo em biorreatores (*upstream*), 396
12.7.4	Validação de processos de extração e purificação (*downstream*), 396
12.7.5	Validação de remoção de vírus adventícios, 397
12.7.5.1	Métodos físicos, 397
12.7.5.2	Métodos químicos, 398
12.7.6	Validação da remoção/inativação viral, 398
12.8	Validação de metodologia analítica, 399
12.8.1	Controle de mudanças, 399
12.8.2	Padrão de referência, 399
12.8.3	Desenvolvimento do método, 399
12.8.4	Ensaios biológicos, 401

Referências bibliográficas, 402

Capítulo 13
Perspectivas da biotecnologia farmacêutica

Michele Vitolo

13.1	Introdução, 405
13.2	Algumas doenças neurodegenerativas, 405
13.3	Esquistossomose, 406
13.4	AIDS, 406
13.5	Câncer, 407
13.6	Células-tronco, 411
13.7	Interfaces da biotecnologia, 412
13.8	Administração de biofármacos, 414
13.9	Terapêutica personalizada, 415
13.10	Biomoléculas sintéticas, 417
13.11	A eletrônica na biotecnologia farmacêutica, 418
13.12	Conclusão, 419

Referências bibliográficas, 419

Capítulo 1

Aspectos básicos da biotecnologia

Michele Vitolo

1.1 INTRODUÇÃO

A biotecnologia é um conjunto de tecnologias que utilizam células, organelas celulares e moléculas biológicas, visando solucionar problemas, bem como desenvolver e/ou melhorar produtos de interesse econômico.

A biotecnologia, tão decantada nos últimos 20 anos, vem sendo usada pelo homem há milênios, na fabricação de cerveja (produzida pelos Sumérios e Babilônios desde 6000 a.C.), pão (produzido pelos egípcios desde 4000 a.C.), vinho e queijo – há registro sobre a fabricação desses produtos desde 4000 a.C. –, entre outros.

Sucede que esses produtos biotecnológicos eram produzidos por meio de técnicas artesanais, desenvolvidas de modo completamente empírico, desconhecendo-se, por conseguinte, os mecanismos envolvidos nos processos de fabricação. Porém, no século XVII, Antonie van Leeuwenhoek inventou o microscópio óptico, com o qual foi possível reconhecer formas de vida invisíveis ao olho humano. Os conhecimentos acumulados sobre os micro-organismos levaram Pasteur (1857-1876) à conclusão de que eles eram os agentes responsáveis pela ocorrência dos processos fermentativos.

Uma vez elucidado o mecanismo da fermentação, foi possível desenvolver novos processos fermentativos para a fabricação de outros produtos de interesse comercial, tais como etanol, ácido acético, butanol e acetona. Todos esses processos eram executados em condições não assépticas. O tratamento anaeróbico do lixo urbano, amplamente usado na atualidade, pode ser enquadrado dentro desse contexto.

A partir de 1940, foram desenvolvidos processos fermentativos realizados em condições assépticas, nos quais eram empregadas culturas de cepas microbianas puras. Em decorrência, foi possível produzir antibióticos, esteroides, aminoácidos, vacinas, enzimas, entre inúmeros outros produtos.

O grande avanço na tecnologia de fermentação deveu-se à obtenção de cepas microbianas puras, altamente produtivas, nos produtos específicos desejados. Isso foi conseguido por meio do melhoramento genético das cepas selvagens. A técnica amplamente empregada para esse fim – sobretudo a partir de 1940 – foi o isolamento de mutantes com as características desejadas. As mutações eram provocadas com agentes físicos (por exemplo, luz UV) ou químicos, os quais causavam modificações aleatórias no DNA da célula, sendo os mutantes selecionados a partir de meios de cultura desprovidos de nutrientes específicos. O cruzamento seletivo entre cepas aparentadas, sobretudo da mesma espécie, também foi muito usado para o melhoramento celular. No entanto, a grande reviravolta – ocorrida em 1972 – no melhoramento da capacidade produtiva das células (microbianas ou não), foi o desenvolvimento das tecnologias da fusão de células (hibridoma) (Figura 1.1) e do DNA recombinante (Figura 1.2) – as quais constituem a chamada engenharia genética –, que possibilitaram a introdução de mudanças específicas e planejadas diretamente no DNA celular.

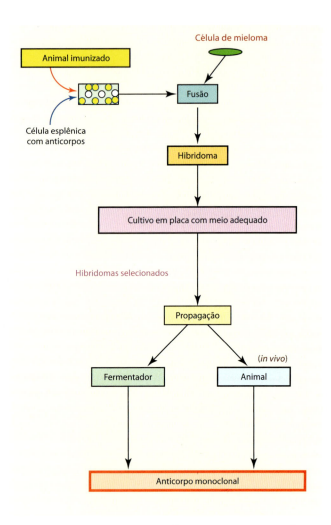

Figura 1.1   Esquema simplificado da técnica de fusão celular.

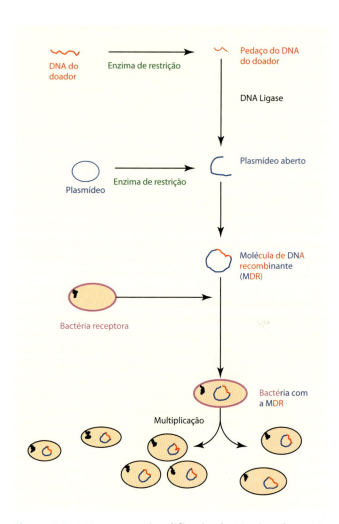

Figura 1.2   Esquema simplificado da técnica do DNA-recombinante.

1.2   MOLÉCULAS BIOLÓGICAS

1.2.1   Introdução

Os organismos vivos são constituídos por uma variedade muito grande de macromoléculas – denominadas genericamente de biomoléculas – a saber, carboidratos (polímeros de açúcares de baixa massa molar), proteínas (polímeros de aminoácidos), ácidos nucleicos (polímeros de nucleotídeos) – compreendendo os chamados ácido desoxirribonucleico (DNA) e ácido ribonucleico (RNA) – e lipídeos (grupo heterogêneo de compostos, agrupados pela característica comum de serem solúveis em solventes orgânicos).

Apesar dos carboidratos e dos lipídeos constituírem uma classe de biomoléculas fundamentais para a manutenção da vida celular e, por extensão, dos organismos completos, não são os alvos principais da biotecnologia como no caso das proteínas e dos ácidos nucleicos. Os carboidratos, no entanto, são macromoléculas envolvidas em diversas funções dentro da célula, a saber, armazenamento de energia, manutenção da estrutura celular, estimulantes da resposta imune (aumentam o número e a atividade dos leucócitos), sinalizadores para células e substâncias envolvidas na resposta anti-inflamatória, na interação antígeno-anticorpo, entre outras. Os lipídeos, por sua vez, desempenham funções de fundamental importância para a vida, a saber, estocar energia no tecido adiposo, formar as membranas celulares (na forma de bicamada lipídica), manter a fluidez das membranas biológicas (papel desempenhado pelo colesterol nos seres eucarióticos) e participar de processos bioquímicos variados. Como exemplo para este último caso, lembra-se do Fator de Ativação Plaquetário (PAF, na sigla em inglês), que é responsável pela agregação das plaquetas (no processo de coagulação sanguínea), dilatação de vasos sanguíneos, mediação de processos inflamatórios, choque e respostas alérgicas, fixação do zigoto (o óvulo fertilizado) na parede uterina e pela estimulação da formação de uma lipoproteína, que protege os pulmões de recém-nascidos.

1.2.2 Proteínas

A proteína, do grego "Proteios" (ou seja, "da primeira classe"), é um polímero de aminoácidos – sendo estes, em todas as proteínas dos seres da biosfera, isômeros estereoespecíficos da forma L, haja vista todos eles, com exceção da glicina, possuírem átomo de carbono assimétrico (aquele ligado ao amino grupo e à carboxila) – ligados entre si por uma ligação amida, comumente designada por "ligação péptica".

A ligação péptica é rígida e plana, podendo as cadeias polipeptídicas dobrar-se em estruturas regulares na forma de α-hélice e/ou folha pregueada-β. No entanto, os polipeptídeos naturais, frequentemente, apresentam trechos em α-hélice, seguidos ou alternados com trechos em folha pregueada-β ou, ainda, trechos desprovidos de qualquer tipo de padrão estrutural.

A α-hélice, em linhas gerais, tem a forma de um bastão. É estabilizada por ligações de hidrogênio (ligações de H), estabelecidas entre o C=O de um aminoácido com o grupo NH do 4º aminoácido à frente na sequência linear da cadeia péptica. Assim, todos os grupos NH e C=O da cadeia principal estão ligados por ligações de H. O sentido de rotação da α-hélice pode ser horário (para a direita, sendo o padrão mais comum) ou anti-horário (para a esquerda, sendo um padrão mais raro). Normalmente, em proteínas estruturais, as α-hélices se entrelaçam (queratina, miosina, tropomiosina, fibrina, epidermina, entre outras).

A folha pregueada-β tem a forma de uma folha quase distendida. É estabilizada por ligações de H entre grupos NH e C=O pertencentes a cadeias polipeptídicas diferentes. Cadeias adjacentes na folha pregueada podem correr na mesma direção (folha β paralela) ou em direções opostas (folha β antiparalela).

As proteínas são ricas em potencialidade de formação de ligações de H. As que se formam entre C=O e NH de aminoácidos na **mesma** cadeia dão origem aos padrões estruturais α-hélice, ou, se em cadeias diferentes, à folha pregueada-β. Porém, os resíduos dos aminoácidos (as cadeias laterais), também, formam, entre outras, as ligações de H, provocando o enovelamento da estrutura macromolecular (nesse caso ocorrem, também, outras ligações fracas, a saber, ligações de sulfeto, forças hidrofóbicas, forças de Van der Waals, ligações eletrostáticas). Em particular, as proteínas hidrossolúveis enovelam-se em estruturas compactas com o interior apolar e a superfície polar. Esse enovelamento é espontâneo, pois a água empurra os grupos apolares para dentro da estrutura. Isto é observado tanto em proteínas ricas em α-hélice (por exemplo, mioglobina) quanto para as ricas em folhas pregueadas-β (por exemplo, ribonuclease).

Na arquitetura das proteínas são distinguíveis quatro padrões estruturais; a saber, **estrutura primária** (é a sequência de aminoácidos e a localização das ligações de sulfeto, caso existam), **estrutura secundária** (é o arranjo espacial dos radicais de aminoácidos, que estão próximos uns aos outros na sequência linear, fornecendo os padrões em α-hélice e folha pregueada-β), **estrutura terciária** (consiste do arranjo espacial de aminoácidos, que estão localizados em posições distantes na sequência linear, e que interagem por meio de forças químicas fracas, como, força de Van der Waals, força hidrofóbica, força eletrostática e força induzida dipolo-dipolo) e **estrutura quaternária** (consiste do arranjo espacial e da natureza dos contatos das cadeias polipeptídicas, quando a proteína possui pelo menos duas dessas cadeias). Além desses níveis de organização, devem ser lembrados outros dois, a saber, a **estrutura supersecundária** – que consiste de aglomerados de estrutura secundária – e, os **domínios** (referem-se aos enovelamentos compactos, em geral, formados por 100 a 400 aminoácidos, localizados em alguns pontos da estrutura proteica).

Em um ser vivo, as proteínas desempenham várias funções: a) Catálise de reações químicas intracelulares (nesse caso recebem o nome de enzimas); b) Transporte de substâncias: hemoglobina (transporta o oxigênio no sangue), mioglobina (transporta o oxigênio nos músculos), transferrina (transporta o íon ferro no sangue); c) Armazenamento: ferritina (armazena íons ferro no fígado); d) Movimento coordenado: representado pelas proteínas contráteis (actina, miosina, as das caudas dos espermatozoides e às dos filamentos, que guiam os cromossomos nos processos de mitose e meiose); e) Sustentação mecânica: colágeno, que dá tensão à pele e aos ossos; f) Proteção imunológica (anticorpos); g) Geração e transmissão de impulsos nervosos: receptores da acetilcolina localizados na parede dos neurônios, por exemplo; h) Controle do crescimento e da diferenciação (hormônios).

Sinteticamente, pode-se afirmar que a essência da ação das proteínas repousa em dois aspectos; a saber, na ligação específica com um efetor químico e na transmissão intramolecular de mudanças conformacionais (aquelas que não envolvem a ruptura de ligações covalentes presentes na macromolécula) (Figura 1.3).

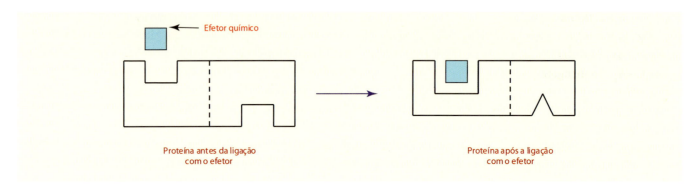

Figura 1.3 Esquema da mudança conformacional sofrida por uma proteína, após a interação com um efetor químico específico.

1.2.3 Ácidos nucleicos

Os ácidos nucleicos, constituídos pelo DNA (ácido desoxirribonucleico) e RNA (ácido ribonucleico), basicamente estão envolvidos no fluxo da informação genética, no autocontrole da expressão dos genes e no controle do metabolismo celular.

O DNA é uma macromolécula formada por dois filamentos longos emparelhados, formando uma estrutura helicoidal (mais especificamente uma α-hélice). Cada filamento é formado pelo encadeamento de nucleotídeos. Os nucleotídeos, por sua vez, são formados por desoxirribose, três grupos fosfatos e uma base nitrogenada (guanina [G], timina [T], citosina [C] ou adenina [A]). Ao se associarem, os nucleotídeos o fazem intercalando um grupo fosfato entre duas desoxirriboses, cada qual ligada a uma base nitrogenada. As bases nitrogenadas de um dos filamentos pareiam com as complementares do outro (citosina com guanina e adenina com timina), mantendo os filamentos unidos na forma helicoidal por intermédio das ligações de hidrogênio, um tipo de ligação não covalente muito disseminada no mundo biológico. Ao longo da estrutura do DNA, as bases nitrogenadas estão dispostas do lado de dentro da hélice (formando os "degraus" da escada helicoidal), enquanto os grupos fosfato e as desoxirriboses estão do lado de fora (formando o "corrimão" da escada). A estrutura do DNA é essencialmente a mesma em qualquer ser vivo, diferindo, apenas, no número de bases nitrogenadas

e em sua sequência (ou seja, adenina-citosina-guanina ≠ guanina-citosina-adenina). Um aspecto importante a ser destacado é o fato da molécula de DNA possuir a capacidade de se **replicar** (uma molécula de DNA é capaz de originar outra idêntica) por meio da ação de uma enzima específica chamada DNA-polimerase. O DNA humano possui cerca de três bilhões de bases A, C, T e G (GIBBS, 2004).

Dá-se o nome de genoma à soma de informações hereditárias no interior dos cromossomos, que governam o desenvolvimento e a vida de um organismo. Um cromossomo não é um entrelaçamento casual de DNA – como normalmente apresentado nas figuras dos livros – e nem um objeto único, mas um complexo de ácido desoxirribonucleico, proteínas (as histonas) e outras moléculas ou radicais químicos (por exemplo, metila, acila etc.). A essa mistura complexa dá-se o nome cromatina. A molécula de DNA constituinte de um cromossomo que se encontra enrolada em grumos de histonas, tal como uma linha em um carretel, e o conjunto como um todo é empacotado. Esse tipo de arranjo permite que longos filamentos de DNA, sejam compactados no interior de organelas diminutas, como os núcleos das células eucarióticas. Salienta-se que seções de cromatina podem se condensar (ocultando áreas inteiras de DNA) e se expandir (expor segmento de DNA à transcrição pela RNA polimerase) independentemente. O genoma é uma máquina bioquímica complexa, com atuação ininterrupta e passível de sofrer modificações constantemente. As modificações são tão intensas e frequentes que até mesmo gêmeos monozigóticos apresentam variações em uma série de cópias de genes, a ponto de um gêmeo, por exemplo, poder sofrer de diabetes e o outro não (CHOI, 2008).

O ácido ribonucleico (RNA) é uma macromolécula filamentar, que difere do DNA por possuir a ribose no lugar da desoxirribose e a base nitrogenada **uracila** no lugar da **timina**. O RNA é um polímero longo, podendo ser unifilamentar ou bifilamentar, linear ou circular. Existem basicamente três tipos de RNA; a saber, RNA_m (mensageiro), RNA_r (ribossômico) e RNA_t (transporte), cada qual com um papel específico no fluxo da informação genética (Figura 1.4). Esta se dá em duas etapas, a **transcrição** (caracterizada pela formação do RNA_m pela ação da enzima RNA-polimerase, que toma um trecho de uma das fitas do DNA, como molde) e a **tradução** (ocorre em uma organela do citoplasma celular chamada ribossomo – formado por um emaranhado de proteína e de ácido ribonucleico (o RNA_r) – para onde moléculas de aminoácidos são direcionadas, pelo RNA-transportador (RNA_t), e dispostas em cadeia, originando uma proteína, o produto final do fluxo da informação genética (AST, 2005).

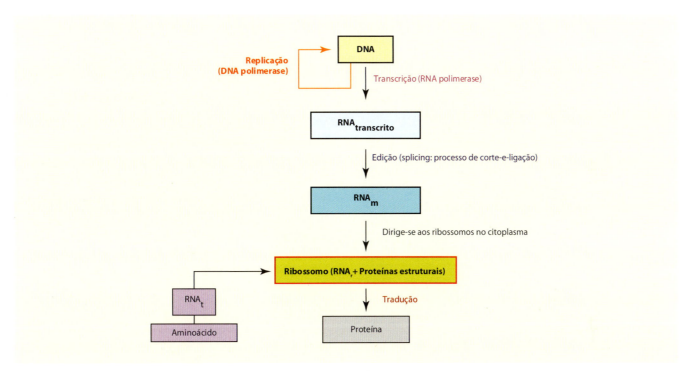

Figura 1.4 Esquema básico do fluxo da informação genética em eucariotos. O transcrito de RNA é editado por meio do *splicing* (do inglês, emendar), de modo que as partes do RNA resultantes da transcrição dos íntrons do gene são removidas e as partes correspondentes aos éxons são emendadas, dando origem ao RNA_m, que será traduzido em proteína.

Trechos de DNA cromossômico, que se expressam em proteínas completas, são chamados **éxons**, e os trechos que não se expressam em proteínas são chamados **íntrons**. Assim sendo, os genes – trechos discretos do DNA cromossômico envolvidos no fluxo da informação genética – são constituídos ou só por éxons (procariotos) ou por éxons e íntrons intercalados (eucariotos, em geral). Lembra-se, ainda, que o espaço do DNA intergênico não codifica proteínas, mas tão somente RNA. Segundo Gibbs (2003), o termo "gene" deveria ser trocado pelo termo "unidade de transcrição", haja vista a maior parte do DNA codificar RNA e não proteínas. Além disso, a quantidade de DNA não codificador de proteínas parece aumentar com a complexidade do organismo.

O esquema apresentado na Figura 1.4 reflete o panorama amplamente aceito até 20 anos atrás. Porém, descobriu-se que o esquema era muito mais complicado, à medida que os mapas do genoma de organismos complexos, inclusive o do *Homo sapiens*, tornaram-se conhecidos. No caso do genoma humano, estima-se que seja constituído por 25 mil genes, que governam a biossíntese de cerca de 90 mil tipos diferentes de proteínas. Logo, há algo de incorreto na ideia "um gene, uma proteína" (AST, 2005). O *splicing* convencional, tem por objetivo remover os transcritos de íntrons e originar o RNA$_m$ (formado só por éxons). O processo se dá pela interação de certas proteínas nucleares, chamadas proteínas reguladoras do *splicing* (PRS), com os éxons do RNA transcrito – o ponto de contato éxon-PRS é chamado Ativador Exônico de Splicing (AES) – as quais atraem moléculas de RNA nuclear de pequena massa molar (snRNA). Até o momento, foram identificados seis tipos diferentes de snRNA (AST, 2005). Os snRNA se ligam a pontos específicos do RNA transcrito, delimitando os trechos dos íntrons a serem descartados. Nesses pontos, acorrem diversas outras proteínas nucleares, resultando uma estrutura funcional chamada *spliceossomo*, que executa o corte das extremidades dos íntrons com a concomitante ligação dos éxons entre si. Contudo, uma PRS pode se ligar a um sítio do éxon diferente do AES, chamado Supressor Exônico de Splicing (SES), que acaba inibindo a ligação dos snRNA nos pontos que identificam, apenas, os íntrons no transcrito de RNA, levando à deleção do éxon, também. Esse processo distinto de edição do RNA$_{transcrito}$ foi chamado ***splicing* alternativo**. Segundo Ast (2005), a deleção de éxons é o tipo mais comum de *splicing* alternativo entre os mamíferos, respondendo por, cerca de, 38% desse tipo de processamento genético em humanos. Em média, um gene humano dos que codificam proteínas tem 28 mil nucleotídeos, com 8,8 éxons separados por 7,8 íntrons. Os éxons são relativamente curtos, em geral, têm cerca de 120 nucleotídeos, enquanto os íntrons variam de 100 a 100 mil nucleotídeos de comprimento. Lembre-se, como curiosidade, que os humanos – entre todos os organismos da biosfera – possuem o maior número de íntrons por gene.

Do exposto, depreende-se que a capacidade dos humanos em produzir mais de 90 mil proteínas diferentes sem ter de dispor de igual número de genes, repousa no mecanismo do *splicing* alternativo. Em média, cada um dos genes humanos dá origem a três RNA$_m$ por meio do *splicing* alternativo (AST, 2005). Porém, esse fato não explica a existência de tantos íntrons no DNA humano, a ponto das sequências exônicas não ocuparem mais do que 3% de todo o genoma. Além disso, a complexidade do mecanismo de *splicing* quer alternativo quer não, exige um alto consumo energético e pode propiciar a ocorrência de erros durante o corte e a emenda do RNA$_{transcrito}$. Como exemplo dessa última situação, lembra-se uma doença hereditária denominada síndrome de Riley-Day – doença que afeta o desempenho e o funcionamento dos nervos de todo o corpo –, que resulta de uma modificação em um único nucleotídeo do gene IKBKAP (localizado no cromossomo 9), que faz com que ele sofra *splicing* alternativo em tecidos do sistema nervoso, no qual tal reação não deveria ocorrer. A redução da disponibilidade da proteína padrão IKBKAP decorrente disso, causa desenvolvimento anômalo do sistema nervoso. Pelo menos 15% das mutações, que provocam doenças genéticas e provavelmente determinados tipos de câncer, fazem isso ao afetar o *splicing* do RNA$_{transcrito}$ (AST, 2005). A existência de tamanha quantidade de íntrons no genoma humano pode ser compreendida, ao menos em parte, se for considerado que os íntrons servem de locais para a inserção de fragmentos pequenos de DNA – constituídos por 300 a 500 nucleotídeos e caracterizados por possuírem uma sequência repetida de um dado tipo de nucleotídeo, por exemplo, **poliadenina** em uma de suas extremidades – denominados retrotranspósons.

Parece que a função dos retrotranspósons, seria a geração de autocópias e depois reinseri-las, aleatoriamente, entre os íntrons do genoma. Sucede que – se o sistema retrotranspóson–íntron sofrer uma mutação, por exemplo, durante a mitose ou meiose, da qual resulta o aparecimento de um ponto favorável à ligação de um snRNA, e, em consequência a formação de *spliceossomo* – o íntron pode passar a ser expresso, ou seja, se tornar um éxon. Nessa situação, o organismo adquiriu a capacidade de sintetizar uma nova proteína, a qual se trouxer vantagens metabólicas, passa a ser parte integrante do corpo. Segundo Ast (2004), se o novo éxon só for incluído no *splicing* alternativo, o organismo passa a ter suas células aptas a produzir uma nova proteína. Mas a nova habilidade não interfere na função original do gene, porque os tipos antigos de RNA$_m$ ainda continuam a ser sintetizados, quando o novo éxon é deixado de fora no *splicing*. Porém, quando o éxon se torna constitutivo – ou seja, o éxon passa a ser incluído em todos os RNA$_m$ – podem surgir doenças, como por exemplo, a síndrome de Alport (transtorno hereditário ligado ao cromossomo X, que causa danos renais sérios, perda da audição e problemas visuais), a síndrome de Sly (doença metabólica hereditária relacionada à alteração da biossíntese dos mucopolissacarídeos; esses compostos estão amplamente distribuídos pelo corpo, participando da formação dos ossos, das cartilagens, dos tendões, da córnea, da pele e do tecido conectivo) e a atrofia girata de coroide e retina (desordem genética de herança autossômica recessiva localizada no cromossomo 10; a sua ocorrência é muito rara e surge por causa da deficiência da enzima ornitina aminotransferase). Acrescenta-se que, recentemente, surgiram evidências claras sobre a frequente movimentação de retrotranspósons no genoma das células-tronco tecido específicas do hipocampo (região do cérebro relacionada à memória e à atenção), as quais explicariam as diferenças de comportamento, cognição e risco a certas doenças mentais (esquizofrenia, por exemplo) na espécie humana, até mesmo, entre gêmeos univitelinos (GAGE; MUOTRI, 2012).

Os genes, segundo o paradigma-padrão discutido, são aquelas seções do DNA – perfazendo no máximo 3% de todo o ácido desoxirribonucleico celular – que codificam proteínas funcionais. No entanto, o restante do DNA, dito "não codificador", pode dar origem a moléculas de RNA muito ativas, incluindo variedades que podem silenciar ou regular genes convencionais. Até o momento, foram identificados quatro diferentes tipos de RNA, a saber, RNA-antissenso, RNA de interferência (RNA_i), micro-RNA e RNA-comutador (*riboswitch*, em inglês). Por conta dos vários tipos de RNA o esquema do fluxo da informação genética se torna bem mais complexo (Figura 1.5).

O **RNA antissenso**, aparentemente, pode ser formado por um gene codificador, apenas, de ácido ribonucleico – chamado pseudogene – ou resultar da transcrição da fita de DNA complementar àquela transcrita em RNA_m.

Segundo Gibbs (2003), foram descobertos, até agora em humanos, 1.600 genes, cujas fitas complementares do DNA são transcritas em RNA antissenso. O pseudogene, por sua vez, produz um RNA que controla a expressão do gene "verdadeiro", cuja sequência imita, apesar dos dois se situarem, na maioria das vezes, em cromossomos diferentes. Essa situação foi bem evidenciada em um caracol lacustre, no qual se descobriu que em seus neurônios, tanto o gene para a enzima sintase de óxido nítrico (NOS) quanto seu pseudogene correspondente eram transcritos em RNA, mas a transcrição deste inibia a produção de proteína pelo gene normal de NOS (GERSTEIN; ZHENG, 2006). De qualquer forma, o RNA antissenso, quando atinge determinada concentração no núcleo da célula, se liga normalmente ao RNA_m complementar, formando uma dupla-fita de RNA, a qual perde a característica de ser traduzida em proteína. Contudo, o RNA antissenso transcrito do pseudogene pode se ligar não só a um dado RNA_m, mas também a um dado trecho de DNA, a proteínas e a compostos de baixa massa molar (os efetores celulares).

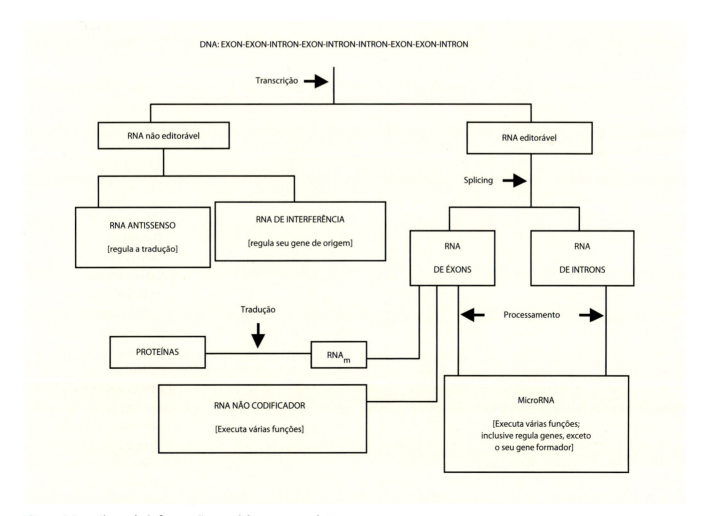

Figura 1.5 **Fluxo da informação genética em eucariotos.**

Os micro-RNAs originam-se, basicamente, de íntrons removidos do RNA$_{transcrito}$ por meio do *splicing* – constituindo, neste caso, o micro-RNA precursor, já que sua massa molar é bem maior daquela do micro-RNA, que efetivamente dispara o silenciamento de um dado gene – e/ou como intermediários do "mecanismo RNA Interferência (RNA$_i$)". Neste último caso, são produzidos pela transcrição de elementos genéticos móveis (transpósons), de genes anômalos e/ou de retrovírus invasores em replicação. Os micro-RNAs são RNAs de dupla-fita, curtos, não codificadores e que se dobram sobre si mesmos, formando uma estrutura em forma de "grampo de cabelo". Normalmente, são encontrados flutuando no meio citoplasmático, e que, por meio de um mecanismo, ainda, não explicado, se desenrolam, liberando ambas as fitas, as quais se ligam aos RNA$_m$ complementares, evitando que estes sejam traduzidos em proteínas. Até o momento, foram encontrados cerca de 150 micro-RNAs em humanos (GIBBS, 2003).

O mecanismo RNA Interferência (RNA$_i$) – existente em todas as células animais e vegetais – atua, basicamente, como um censor da atividade gênica das células. Toda vez que um gene anormal é expresso – podendo comprometer a vida da célula e, por tabela, a existência do organismo como um todo – o mecanismo RNA$_i$ é ativado. Lembra-se, também, que, se não houvesse um mecanismo controlador da transcrição gênica normal, a produção de proteínas e, por extensão, a de biomoléculas em geral, seria incessante, causando, no final, uma espécie de "intoxicação por biomoléculas" da célula. Por outro lado, deve-se considerar a possibilidade do mecanismo RNA$_i$ desempenhar um papel de destaque durante o desenvolvimento do organismo, desde a fase embrionária até a adulta. Ao longo desse período, a partir de uma célula embrionária formam-se miríades de diferentes tipos de células, das quais resultam todos os tecidos do corpo. Para tanto, muitos genes, que se expressam na fase embrionária, deverão permanecer silenciados nas células diferenciadas, assim como aqueles silenciados nas células indiferenciadas, deverão se tornar ativos nas diferenciadas. Frente ao exposto, pode-se considerar que o mecanismo RNA$_i$, quando não está envolvido na defesa do organismo contra ataques de agentes externos, coopera – por meio da inibição da expressão gênica normal – durante as transições do desenvolvimento, para a formação dos diferentes tipos de células (neurônios, hepatócitos etc.) ou dos diferentes órgãos (cérebro, fígado, rins etc.). Nunca é demais lembrar que cada célula de um organismo possui o mesmo conjunto de genes, mas que a diferença entre elas repousa em quais genes estariam ativados e quais não.

Segundo Lau e Bartel (2003, p. 53), o mecanismo RNA$_i$ funcionaria assim:

> Dentro de uma célula, o RNA de duplo filamento encontra uma enzima conhecida como **dicer**. Utilizando o processo químico de hidrólise, o **dicer** quebra o longo RNA em pedaços, conhecidos como RNA curto interferente (siRNA). Cada siRNA contém cerca de 22 nucleotídeos. O **dicer** corta, em posições ligeiramente irregulares, ambos filamentos do longo RNA de duplo filamento, de forma que cada siRNA resultante contenha dois nucleotídeos que se projetam em cada lado de cada filamento. O siRNA duplo é, então, desenrolado e um dos filamentos é transportado ao complexo de proteínas para formar o complexo de silenciamento ou de não expressão induzido pelo RNA (Risc – RNA inducer silencing complex – na sigla em inglês). Dentro desse complexo indutor de silenciamento, a molécula de siRNA é posicionada de forma que o RNA mensageiro possa coincidir com ela. O Risc encontrará milhares de tipos de RNAs mensageiros presentes a qualquer momento em uma célula típica. O siRNA do Risc, porém, ficará bem trancado somente em um RNA mensageiro que lhe seja perfeitamente complementar, ou quase, à sua própria sequência de nucleotídeos. Então, diferentemente do interferon, o complexo indutor de silenciamento é altamente seletivo ao escolher suas mensagens alvo. Quando um RNA mensageiro pareado, finalmente, ancora no siRNA, uma enzima conhecida como **Slicer** corta em dois o filamento do RNA mensageiro capturado. O Risc, então, libera os dois pedaços do RNA mensageiro (agora incapaz de direcionar as sínteses proteicas). O Risc propriamente dito permanece intacto, livre para localizar e fragmentar outro RNA mensageiro. Dessa forma, o censor RNA$_i$ utiliza segmentos do RNA de duplo filamento como uma lista negra para identificar e calar os RNAs mensageiros correspondentes.

A importância de se compreender o funcionamento do mecanismo RNA$_i$, é seu uso como ferramenta de pesquisa. Usando siRNAs, virtualmente qualquer gene de interesse pode ser desativado em células de mamíferos em cultura, inclusive as humanas, em questão de horas, sendo que o efeito perdura por tempo suficiente para executar um experimento completo. Além da exploração do papel dos genes no crescimento e desenvolvimento do organismo, aqueles de um dado tipo específico poderiam ser submetidos à triagem, visando identificar alvos promissores para novos fármacos. Estimuladas por essas possibilidades, já existem algumas empresas de biotecnologia, voltadas especificamente para explorar as vantagens oferecidas pelo RNA_i na cura de cânceres, no controle de desordens genéticas de caráter dominante e no combate às infecções virais. Segundo Lau e Bartel (2003), entre as empresas existentes, a alemã Ribopharma está desenvolvendo uma droga – a partir de siRNAs modificados quimicamente – para o tratamento do glioblastoma e que se encontra na fase inicial de testes clínicos. O maior entrave ao uso de siRNAs como fármacos, reside no desenvolvimento de formas farmacêuticas eficientes para administração – que deve evitar a passagem pelo sistema digestivo, onde seriam destruídas em vez de absorvidas – e endereçamento em concentração terapêutica eficaz à região do corpo afetada. Acrescenta-se, também, a alta massa molar da molécula, que dificulta seu trânsito através das várias barreiras corpóreas. Provavelmente, sua administração será feita por meio de lipossomos.

Neste ponto, é importante atentar para a distinção entre o micro-RNA e o siRNA, já que ambos são pequenos fragmentos de ácido ribonucleico e estão envolvidos no silenciamento de genes, regulando, em última instância, a expressão gênica global das células. Essencialmente, ambos diferem quanto à origem. Enquanto os siRNAs provêm dos mesmos tipos de genes ou regiões genômicas que se tornam, mais tarde, silenciadas, os micro-RNAs provêm de genes, cuja única missão é produzi-los. Ou seja, o micro-RNA não bloqueia gene semelhante àquele que o formou, mas outro qualquer.

Ressalta-se que a inibição/controle da expressão gênica da célula pode ser intermediada pelos interferons, proteínas de baixa massa molar (15-35 kDa). No entanto, a "resposta Interferon" só ocorre, quando a célula é atacada por vírus. Os interferons secretados – classificados como α (interferon de leucócitos), β (interferon de fibroblastos) e γ (interferon imune) – ligam-se à membrana citoplasmática de outras células no organismo e induzem nelas um "estado viral". Essas células adquirem resistência a um amplo espectro de vírus, contrastando com a imunidade conferida por um anticorpo, que é altamente específica. O "estado antiviral" estimula a produção de três enzimas intracelulares – a proteína cinase (PKR), a oligoadenilato sintetase e a endorribonuclease (RNAse-L) – que passam a atuar sequencialmente. A PKR inativa o fator de iniciação da síntese proteica – chamado eIF2, cuja função é a de trazer o RNA_t na subunidade 40S do ribossomo – pela introdução de um grupo fosfato na sua estrutura, redundando na inibição da tradução do RNA_m em proteína. A oligoadenilato sintetase catalisa a síntese

de oligoadenilatos, cujo comprimento varia de 2 a 15 nucleotídeos, que por sua vez ativam a RNAse-L, que passa a hidrolisar tanto o RNA_m (viral ou não) quanto o RNA_r, componentes fundamentais da maquinaria de síntese de proteínas. Lembre-se que o interferon é uma biomolécula, que "alerta" as células vizinhas às infectadas sobre a invasão virótica. Atualmente, não há dúvidas de que a resposta do interferon é distinta da resposta propiciada pelo mecanismo RNA_i, sendo, inclusive, esta última muito mais eficiente.

Recentemente, foi descoberto em bactérias um tipo particular de ácido ribonucleico, muito longo e de grande massa molar, batizado com o nome de "comutador ribossômico" (*riboswitch*, em inglês), que é codificado pelo DNA intergênico, atuando, basicamente, como um controlador da expressão gênica. O *riboswitch* (RNA_{sw}) tem como característica principal, a capacidade de ser traduzido ou não em uma proteína, dependendo da presença ou não no citoplasma de um efetor específico (Figura 1.6). Na essência, o RNA_{sw} atua monitorando a necessidade celular da proteína que ele codifica, por meio de sua habilidade em detectar um metabólito-alvo e reagir alterando sua própria configuração estrutural (BARRICK; BREAKER, 2007).

Até o momento, foram identificadas 12 classes distintas de RNA_{sw} em bactérias, das quais somente uma parece existir em células eucarióticas. Genomas eucarióticos apresentam uma regulação genética mais complexa que as bactérias, e o caminho que vai dos códigos às proteínas é mais tortuoso. Em lugar de fotocópias certinhas do RNA_m, transcrições rascunhadas do gene apresentam, com frequência, enormes blocos de texto não codificador, conhecidos como íntrons, que têm de ser removidos antes da tradução das informações em proteínas (BARRICK; BREAKER, 2007).

O conhecimento de genes em bactérias patogênicas – entre elas *Brucella melitensis* (possui cinco classes de RNA_{sw}, que regulam 21 genes); *Escherichia coli* (possui quatro classes de RNA_{sw}, que regulam 15 genes); *Hemophilius influenzae* (possui cinco classes de RNA_{sw}, que regulam 15 genes); *Helicobacter pylori* (uma classe de RNA_{sw}, que regula dois genes); *Mycobacterium tuberculosis* (três classes de RNA_{sw}, que regulam 13 genes); *Vibrio cholerae* (cinco classes de RNA_{sw}, que regulam 13 genes); e, *Yersinia pestis* (três classes de RNA_{sw}, que regulam 11 genes) (BARRICK; BREAKER, 2007) – regulados por um ou mais RNA_{sw}, possibilita o planejamento de fármacos (antibióticos), análogos estruturais aos seus efetores naturais. Essas moléculas ao se ligarem no sítio de ligação do RNA_{sw}, fariam com que a porção traduzível em proteína fosse inibida.

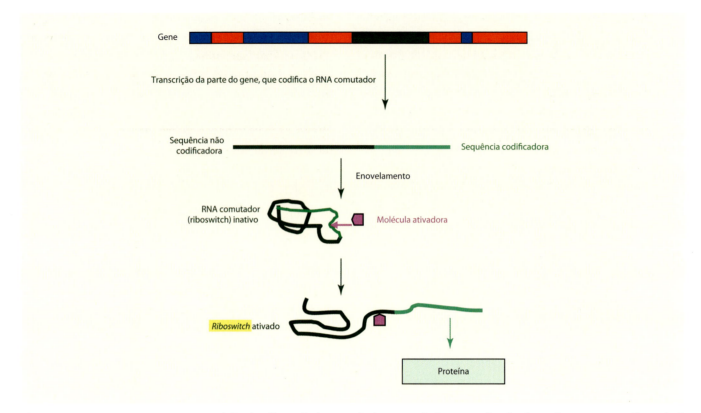

Figura 1.6 Esquema para a transcrição do Riboswitch a partir do DNA gênico. Na primeira fase, forma-se um *riboswitch* cíclico inativo, formado por um trecho traduzível em proteína e outro não traduzível. Na segunda fase, uma substância ativadora, presente no citoplasma em uma dada concentração, liga-se à estrutura cíclica, abrindo-a. Na forma aberta, a parte traduzível fica exposta, encaixa-se no ribossomo, sendo, em seguida, traduzida na proteína correspondente.

Cada vez mais, novos tipos de genes RNA ativos dos longamente negligenciados íntrons e das extensões de DNA intergênico – ou seja, das regiões bem menos visíveis do DNA – estão sendo descobertos. Percebeu-se que, mesmo após a decifração do genoma de várias espécies de seres vivos (inclusive o homem), a tarefa, ainda, está longe de ser concluída. Diferentemente dos genes promotores de proteínas, que apresentam códigos padrões de "começar" e "parar", os genes que codificam, somente, os diferentes tipos de RNA variam tanto que os programas de computador não conseguem, com segurança, distingui--los da sequência do DNA. O RNA ativo, que está sendo descoberto e descrito, ajuda a controlar, em larga escala, a estrutura dos cromossomos e as modificações químicas a que estão sujeitos. Falhas, porventura existentes na parte "invisível" do DNA, podem ser as causas de eventos, como doenças familiares que surgem de forma súbita e imprevisível – diferindo até entre gêmeos homozigóticos –; de genes ativados e desativados em cânceres e que, no entanto, não apresentam mutações; e embriões que não vingam. Por conseguinte, fica claro que o genoma não codificador de proteínas, tem íntima relação com hereditariedade, desenvolvimento e saúde.

Atualmente, sabe-se que a informação, a qual controla todos os eventos metabólicos característicos de cada célula de um organismo eucariótico, não está totalmente concentrada na sequência dos bilhões de pares de bases constituintes do DNA. Mas, uma parte significativa dela, é governada por uma complexa mistura de proteínas especiais (histonas) e de efetores químicos, que se imiscuem intimamente com o DNA dentro do cromossomo. O conjunto de todos esses componentes é conhecido pelo nome de cromatina, estrutura de aparência filamentosa, que, em última instância, controla o acesso ao DNA. Seções de cromatina podem se condensar e expandir independentemente, escondendo de vista, com eficácia, áreas inteiras de DNA, enquanto expõem outras seções para transcrição. Isto pode ocorrer, porque as histonas – proteínas que se adensam, formando uma estrutura em carretel – permitem que o DNA se enrole em torno delas, tal como um típico carretel de linha de costura. O enrolamento do DNA no carretel "histônico" explica por que as longas fitas duplas desse polímero, podem se acomodar dentro de uma diminuta organela, como é o caso do núcleo da célula eucariótica. Ligados às histonas do carretel, existem marcadores químicos

– acetil, metil, fosfato e ubiquitina (peptídeo de baixa massa molar) – distribuídos em diferentes posições e combinações quaternárias. Essa distribuição, provavelmente não aleatória dos citados grupos químicos, constitui um intrincado código, que atua em paralelo ao código genético. Pode-se, sem dúvida, batizá-lo de **código epigenético**, ou seja, conjunto de informações independentes das controladas pelo DNA. Portanto, a existência da cromatina, constitui um fato concreto de que o cromossomo, de longe, não é um entrelaçamento casual de DNA, mas uma montagem complexa e dinâmica.

Gibbs (2004, p. 89) ilustrou o papel positivo do efeito epigenético no silenciamento de um dos cromossomos X de fêmeas de mamíferos, como segue:

> As fêmeas iniciam a vida com dois cromossomos X ativos; os machos herdam só um. O embrião da fêmea deve amordaçar o X extra, para impedir que suas células recebam uma dose dupla dos genes X. Para tanto, duas partes da máquina genômica conspiram para desativar a terceira. Um gene não codificador denominado **Xist** produz um RNA ativo que reveste o cromossomo X desnecessário. Enquanto isso, o X necessário produz RNA-antissenso, que age como um antídoto para protegê-lo do **Xist**. Uma reação em cadeia se dissemina pelo cromossomo indesejado: metilas marcam grande parte do DNA, as histonas repelem o acetil químico de seus radicais e a cromatina se compacta em uma massa inacessível, revestida por RNA. O cromossomo X silenciado é, então, passado como herança, de forma inativa, a cada célula portadora de genoma, enquanto a fêmea se desenvolve.

Cerca de 45% do DNA humano correspondem a genes virais (ou fragmentos de gene) que se copiaram dentro do genoma durante o curso da evolução, mas que permanecem inativados, graças à metilação de um alto percentual de citosinas – sobretudo aquelas seguidas por uma guanina – participantes destas sequências (GIBBS, 2004). Os transpósons – trechos de DNA que migram de um cromossomo para outro – são silenciados, também, pela metilação. As metilas, utilizadas pela célula para silenciar os muitos trechos de DNA "espúrio", provêm do ácido fólico e da vitamina B_{12} (LODISH et al., 1995). Considera-se que a metilação é um dos principais mecanismos epigenéticos de regulação. É fato, sobejamente constatado, que o DNA de células tumorais possui baixo grau de metilação e que células anormais não se tornam malignas, justamente pelo fato de os oncogenes estarem travados pela metilação. É provável que o destravamento de genes indesejados, por meio da perda da metilação, ocorra durante o processo de divisão celular (mitose e meiose). Talvez compostos estranhos ao organismo – ingeridos de modo involuntário (por meio da poluição ambiental) e/ou voluntariamente (drogas, fumo e automedicação) – provoquem uma desmetilação exagerada, levando ao colapso celular e, no limite, às mais variadas enfermidades.

Diferentemente do código genético estável do DNA, muitos marcadores epigenéticos estão em fluxo constante. Quando uma seção de cromatina se condensa, o efeito inibitório pode se alastrar ao longo do cromossomo até que atinja uma barreira. Essa barreira separaria as porções fortemente condensadas, altamente metiladas e silenciadas daquelas ativas, acessíveis e não metiladas. O aumento da incidência do câncer, à medida que o organismo envelhece, seria consequência da fragmentação dessa barreira, em decorrência do envelhecimento ou da divisão imperfeita das células (GIBBS, 2004).

Conjectura-se que a parte epigenética do genoma influencia os mecanismos de crescimento, envelhecimento e de iniciação do câncer. Há suspeitas, também, de que "epimutações" contribuam para a ocorrência de enfermidades complexas, como diabetes, transtorno bipolar e esquizofrenia, entre outras (GIBBS, 2004). A epigenética, no entanto, pode sugerir novos caminhos para o tratamento das referidas doenças. Enquanto as células obstinadamente protegem seu DNA contra mutações, elas têm como rotina adicionar ou apagar marcadores epigenéticos. Em princípio, as drogas poderiam reparar o código epigenético para ativar e desativar conjuntos inteiros de genes nocivos. Novos medicamentos podem ser capazes de reverter alguns dos danos genéticos que acompanham o envelhecimento ou precedem o câncer (GIBBS, 2004). A esse quadro poder-se-ia associar a questão da senescência celular – indutora do envelhecimento do organismo, de inflamação do tecido circundante e da formação de tumores por meio da secreção de compostos cancerígenos (STIPP, 2012a) –, na qual células são impedidas de se multiplicar devido ao acúmulo no citoplasma da proteína "p16", que – segundo Stipp (2012b) – é codificada pelo gene p16[INK4a]. Uma possibilidade a ser demonstrada, futuramente, relacionar-se-ia ao controle da biossíntese da proteína p16 por marcadores epigenéticos, a fim de, não só, retardar o envelhecimento, mas também o aparecimento de doenças. Há evidências de que o perfil de distribuição de marcadores epigenéticos (radicais acetil e metil, por exemplo) em certos cromossomos pode contribuir no aparecimento ou não de transtornos, por períodos mais ou menos longos, relacionados à dependência de drogas (por exemplo, cocaína), depressão, mudanças comportamentais, entre outros (NESTLER, 2012). Nessa direção, deve-se lembrar que o controle da ação da mTOR (mammal target of rapamycin, na sigla em inglês) – uma proteína sensora da bonança nutricional intracelular, promovendo o crescimento e a divisão celular na abundância de nutrientes e o efeito inverso na falta – permitiria, também, interferir nos mecanismos de envelhecimento/longevidade das pessoas. Por conseguinte, inibir a mTOR com fármacos (por exemplo, a rapamicina) seria uma estratégia assaz promissora em geriatria (STIPP, 2012a).

Frente ao exposto, fica clara a necessidade de se mapear a fração epigenética do genoma humano. Segundo Gibbs (2004), foi implantado o "Human Epigenome Project" sob a direção do Wellcome Trust Sanger Institute, da Inglaterra, que pretende, em cinco anos, mapear todos os pontos de metilação do DNA.

Ao se considerar os três níveis da máquina genômica – expressão do DNA em proteínas; o controle da expressão gênica por diferentes RNA; e, a informação epigenética associada ao formato da cromatina, particularmente, à interação entre as histonas e os grupos químicos (fosfato, acetil, metil e ubiquitina) – e, estando todos sujeitos à manipulação, descortina-se, para o futuro, a sedimentação de um novo procedimento biotecnológico, a chamada engenharia genômica.

1.2.4 Vírus

Até o momento, discorreu-se, sucintamente, sobre grupos de biomoléculas que, ao participar da miríade de mecanismos bioquímicos intracelulares, garantem a sobrevivência na biosfera dos mais diferentes organismos.

No entanto, deve-se lembrar de que podem existir, na natureza, combinações particulares de carboidratos, lipídeos, proteínas e ácidos nucleicos (DNA ou RNA), sem que suas propriedades funcionais (autorreprodução, geração de energia metabólica, entre outras) sejam percebidas. Tais combinações são encontradas em estruturas inanimadas – quando não se encontram interagindo com uma célula – denominadas genericamente de vírions. Em outros termos, os vírions são aglomerados moleculares organizados, dotados de um potencial de vida, mas que não atingem um estado autônomo de vida (VILLARREAL, 2008).

André Lwoff, citado por Raoult (2008), concluiu que os vírus – designação dos vírions após penetração na célula hospedeira – são bioelementos caracterizados por tamanho pequeno (dimensões da ordem de até 250 nm), além de possuir um só tipo de ácido nucleico e, no máximo, uma dezena de proteínas, não possuir enzimas capazes de produzir energia, serem parasitas intracelulares obrigatórios e serem incapazes de se multiplicar por divisão. Porém, atualmente, há exceções – como o *Cytomegalovírus* e o MiMiVírus (**Mi**miking **Mi**crobe **Vírus**, em inglês) – cujos tamanhos superam os 250 nm (por exemplo, o mimivírus possui dimensões da ordem de 400 nm), possuem DNA e RNA, além de mais de uma centena de proteínas (RAOULT, 2008). No entanto, todos os vírus conhecidos – desde o vírus Delta[1] (o menor deles) até o mimivírus (o maior deles) – não possuem ribossomos e nem capacidade de codificar as proteínas constituintes do ribossomo. Essas duas características separam o mundo virótico daquele dos organismos com capacidade de reprodução.

A descoberta do mimivírus (parasita de amebas), entretanto, reforça a ideia de que o mundo vivo deve ser dividido em quatro domínios, a saber, o das células eucarióticas (*Arabidopsis thaliana*, leveduras, *Homo sapiens*, por exemplo), o das células procarióticas – estas compreendendo os domínios (linhagens primordiais) das bactérias (*Bacillus subtilis, Mycobacterium tuberculosis, Escherichia coli*, por exemplo) e da archaea (*Aeropyrum pernix, Pyrococcus abyssi, Archeoglobus fulgidus*, por exemplo) – o dos vírus e o do mimivirus (RAOULT, 2008). Isso se deve ao fato de o mimivírus ser, de certa forma, um vírus "evoluído", haja vista possuir 1,2 milhão de bases, cerca de 1.200 sequências que parecem codificantes e que seriam, portanto, genes. Alguns desses genes, por exemplo, codificam proteínas de reparação do DNA e enzimas do metabolismo (SUHRE et al., 2005).

O vírion – a forma extracelular completa de um vírus – tem o seu ácido nucleico (DNA ou RNA ou DNA-RNA) coberto por um capsídeo de proteínas, que o protege do ataque de enzimas do hospedeiro e da quebra mecânica causada por forças de cisalhamento, assim como o injeta no interior de um hospedeiro susceptível. Há vírus em que o próprio capsídeo é protegido por um invólucro formado por lipo e/ou glicoproteínas. O revestimento viral consiste em muitas cópias de um ou poucos tipos de proteínas. Por exemplo, o vírus do mosaico do tabaco – o primeiro vírus a ser identificado; façanha devida a Martinus Beijerinck em 1898 – possui RNA com 6.400

---

1   O vírus Delta vive no interior do vírus da hepatite B, o qual parasita uma célula eucariótica.

nucleotídeos e sua capa proteica consiste de 2.130 subunidades proteicas idênticas, com 158 aminoácidos cada (STRYER, 1995).

O ciclo de replicação de um vírus em célula eucariótica pode, grosso modo, ser dividido em sete fases:

1ª Fase: o vírus se fixa em um receptor específico localizado na face externa da membrana citoplasmática;

2ª Fase: penetração ativa do vírus na célula. Para essa penetração, são reconhecidos os mecanismos da **injeção** do material genético para o interior da célula hospedeira (mecanismo disseminado entre os bacteriófagos), a **endocitose** – mecanismo celular natural, com o qual a célula capta nutrientes do ambiente extracelular, e que o vírus aproveita como via de entrada – a qual é utilizada por vírus com invólucro (por exemplo, o vírus Epstein-Barr) e sem (por exemplo, papiloma-vírus humano), e a **fusão**, por meio da qual o vírus com invólucro se fixa à face externa da membrana citoplasmática, ocorrendo, em seguida, a fusão entre o invólucro viral e a membrana celular. O invólucro fica retido na superfície da membrana citoplasmática e o capsídeo viral penetra no citoplasma;

3ª Fase: o vírus perde total ou parcialmente o capsídeo, ficando o ácido nucleico livre no citoplasma;

4ª Fase: deslocamento do ácido nucleico para o núcleo (eucariotos) ou para a região de replicação (procarioto) ancorado nas proteínas do citoesqueleto (microfilamentos, microtúbulos e filamentos intermediários);

5ª Fase: o genoma viral passa a ser transcrito em novas moléculas de ácido nucleico (DNA e/ou RNA) e traduzido em proteínas. Esses componentes se aglutinarão para formar novos vírions. Há casos, como no retrovírus, em que o vírus introduz, no hospedeiro, enzimas que não possui, como, por exemplo, a transcriptase reversa;

6ª Fase: os diversos componentes virais recém-sintetizados se aglutinam no citoplasma – em decorrência de afinidades físico-químicas e estruturais – originando vírions completos;

7ª Fase: escape dos vírions da célula hospedeira. Os vírions alcançam a face interna da membrana citoplasmática, ancorando-se no citoesqueleto. A maneira como os vírions escapam da célula depende deles possuirem ou não invólucro (AGUT, 2008). Os vírions sem invólucro permanecem aglutinados no interior do citoplasma, saindo após a lise da célula. No caso dos vírions com invólucro, a saída se dá por exocitose ou, simplesmente, por meio da ligação do capsídeo com a face interna da membrana celular, a qual se evagina, liberando os vírions. Ressalta-se que, nesse caso, o invólucro do vírus é constituído pela membrana citoplasmática da célula hospedeira. Na exocitose o vírus com capsídeo é envolto por uma estrutura membranosa intracitoplasmática, formando um vacúolo, que, após fusão com a face interna da membrana citoplasmática, é expulso para o meio extracelular.

Entre os vírus conhecidos, há aqueles formados por DNA unifilamentar (Fago QX174, por exemplo), DNA bifilamentar (por exemplo, Fago T4 e Poxvírus de vacínia), RNA unifilamentar (por exemplo, Vírus da gripe e Vírus do mosaico do tabaco) ou RNA bifilamentar (por exemplo, Reovírus). Além disso, o número de genes nos diferentes vírus varia de quatro (por exemplo, o fago Qβ) a 240 genes (por exemplo, poxivírus de vacínia) (STRYER, 1995).

De acordo com Raoult (2008), os vírus de DNA são agrupados em três famílias, a saber, a do Mimivírus, a do Asfarvírus e a dos Poxivírus, Baculovírus, Iridovírus e Phycodnavirus.

A título de exemplo, apresenta-se, a seguir, a descrição sucinta do Fago T4 (um vírus de DNA bifilamentar, constituído por cerca de 150 genes), baseada na caracterização detalhada feita por Stryer (1995): O vírion T4 consiste em uma cabeça, uma cauda e seis fibras da cauda. A molécula de DNA está compactada dentro de uma capa icosaédrica de proteína para formar a cabeça do vírus. A cauda é feita de dois tubos ocos coaxiais ligados à cabeça por um pescoço curto. Na cauda, uma bainha contráctil rodeia um cerne pelo qual o DNA é injetado na bactéria. A cauda termina em uma placa que tem seis pontas curtas e dá seis filamentos longos e finos. As pontas das fibras da cauda se ligam a um ponto específico da parede externa da bactéria (por exemplo, *E. coli*). Uma contração da bainha da cauda, movida a ATP, puxa a cabeça do fago contra a placa e fibras da cauda, o que causa a penetração do DNA na parede celular, seguindo-se de sua travessia pela membrana citoplasmática. Após alguns minutos da penetração, toda a maquinaria bioquímica natural

34 • BIOTECNOLOGIA FARMACÊUTICA

da bactéria é desativada e o DNA infectante passa a atuar na multiplicação do vírus, usando o arcabouço estrutural do hospedeiro. Uma parte dos genes desse DNA é transcrita e traduzida antes da sua replicação (por exemplo, a formação da desoxirribonuclease) e os demais genes durante e/ou após a replicação (por exemplo, as proteínas do capsídeo e a lisozima). Lembra-se que a desoxirribonuclease hidrolisa o DNA da bactéria, mas deixa intacto o DNA viral. Isso se deve ao fato de que o DNA viral possui a 5-hidroximetilcitosina (HMC), em vez da citosina, além de algumas HMC glicosiladas. Nesse ponto, um parêntesis faz-se necessário. A bactéria possui como sistema de defesa um grupo de enzimas chamadas **endonucleases de restrição**, que têm a incumbência de clivar DNA estranho, como o do fago T4, e assim proteger a célula da invasão. A célula hospedeira possui uma metilase, que introduz uma metila na base nitrogenada de sequências palindrômicas de seu DNA, fazendo com que as endonucleases de restrição não o degradem. Ou seja, a metilase e a endonuclease reconhecem a mesma sequência de bases nitrogenadas. Acontece que uma parcela das moléculas do DNA invasor replicado captura as metilas antes de serem atacadas pelas endonucleases do hospedeiro, fazendo com que sobreviva e possa gerar novas cópias do vírus. Isto se deve ao fato de que o fago, tão logo penetra na célula hospedeira, não replica seu DNA, mas, primeiro, alguns de seus genes são transcritos e traduzidos em um grupo de enzimas específicas (pirofosfatase, hidroximetilase e cinase), as quais atuam sequencialmente. Assim a pirofosfatase hidrolisa dCTP e dCDP a dCMP – evita a possível incorporação de dCTP no DNA viral – a hidroximetilase converte o dCMP em HMC, o qual é finalmente fosforilado pela cinase. Na montagem do fago T4 a cabeça, a cauda e as fibras da cauda são formadas de modo independente, sendo a cauda e a cabeça formadas em primeiro lugar. O DNA do fago se replica várias vezes, gerando vários genomas. Tão logo um genoma completo é inserido em uma cabeça pré-formada, ele é separado dos demais.

Os vírus com DNA recrutam muitas proteínas do hospedeiro na replicação e expressão de seus genomas. No caso dos vírus com RNA, surge um problema especial, porque as células hospedeiras não infectadas não têm as enzimas para a síntese de RNA de acordo com as instruções de um molde de RNA. Consequentemente, os vírus com RNA devem conter informação genética para a síntese de uma RNA polimerase dirigida por RNA – chamada RNA replicase ou RNA sintase – ou para uma DNA polimerase dirigida por RNA, a chamada transcriptase reversa.

Os vírus de RNA – em razão das etapas que levam à síntese dos RNA mensageiros – são classificados em quatro classes (STRYER, 1995):

Classe 1 – São os fagos que contêm RNA fita simples de polaridade positiva – (+)RNA unifilamentar. Esse (+)RNA serve tanto como mensageiro para a síntese de proteínas quanto como molde para a síntese do (–)RNA, do qual se formarão várias moléculas de (+)RNA, as quais serão introduzidas nos novos vírions. Pertencem a essa classe vírus como o poliovírus, rinovírus (causador do resfriado comum), Qβ, entre outros. Lembre-se que todos os vírus dessa classe têm alta taxa de mutação. Por exemplo, o poliovírus consiste de molécula de (+)RNA unifilamentar de 7,5 kb envolvida por um capsídeo icosaédrico. Ao entrar no hospedeiro, a molécula de RNA é traduzida nos ribossomos em proteínas do capsídeo e na RNA replicase. A RNA replicase toma o (+)RNA como molde, produzindo uma cópia de RNA complementar – o (–)RNA – do qual se formarão várias moléculas de (+)RNA, que poderão servir de mensageiras para a síntese de mais proteínas ou serem encapsuladas, originando novos vírions.

Classe 2 – São vírus formados por RNA fita simples de polaridade negativa – (–)RNA unifilamentar –, que não atua como mensageiro para a síntese de proteínas virais. Alguns exemplos de vírus pertencentes a essa classe são o vírus da raiva, o vírus da estomatite vesicular do gado (VSV) e o vírus da gripe. A primeira etapa em sua expressão é a síntese de $(+)RNA_m$. Como as células sãs não possuem uma RNA replicase, esses vírus devem portar essa enzima em seus vírions e liberá-la na célula infectada. É interessante destacar que o VSV é envolvido por uma dupla camada de lipídeos, que é obtida da membrana citoplasmática do hospedeiro, porque usa as vias endocíticas e exocíticas para entrar e sair das células epiteliais. Ressalta-se que as proteínas necessárias para o ciclo vital desse vírus são traduzidas a partir de (+)RNAs mensageiros diferentes. Ou seja, o vírus necessita de cinco tipos de proteínas, as quais são traduzidas a partir de cinco moléculas distintas de $(+)RNA_m$. Finalmente, o (+)RNA serve de molde para formar o (–)RNA, o qual, após ser recoberto pela proteína da capa, dá origem a novos vírus.

O vírus da gripe, por sua vez, é formado por (–)RNA envolvido por uma membrana. Seus dez genes estão situados em oito segmentos separados do RNA unifilamentar, variando em tamanho de 890 a 2.341 nucleotídeos. A membrana envoltória desse vírus, de 1.000 Å de diâmetro, contém muitas cópias de três proteínas: **HA** (hemaglutinina), **NA** (neuraminidase) e **M** (proteína da membrana). A molécula de hemaglutinina capacita o vírus a penetrar em células susceptíveis, como as que revestem as vias respiratórias. A hemaglutinina tem afinidade pelas moléculas de ácidos siálicos na superfície dessas células, possibilitando que o vírus se ligue às células e penetre por endocitose mediada por receptor. A neuraminidase cliva os ácidos siálicos terminais, o que pode ajudar a impedir que o vírus fique preso nas secreções mucosas, que são ricas em ácido siálico.

Quando o vírus recém-formado deixa a célula hospedeira é que a HA de 62 kD é clivada em duas cadeias (HA_1 e HA_2), que são mantidas juntas por uma ligação dissulfeto e numerosas interações não covalentes. Cada uma dessas partes tem uma função particular. A fração HA_1 serve de ponto de ligação do ácido siálico, enquanto a fração HA_2 é responsável pela fusão da membrana envoltória do vírus com a membrana. Os anticorpos formados contra a hemaglutinina efetivamente bloqueiam a infecção pelo vírus. Contudo, o caráter segmentado do genoma viral aumenta muito o repertório viral de membranas, diminuindo, por conseguinte, a eficácia da defesa imunológica corpórea.

Um aspecto a ser considerado, quando se trata do vírus da gripe, é a alta virulência apresentada por aqueles que transitam entre os humanos e os animais (aves domésticas e aquáticas – os patos servem de reserva natural do vírus da gripe – suínos, cavalos, entre outros). São esses tipos de vírus que, de tempos em tempos, causam grandes pandemias, sendo a mais letal aquela ocorrida na segunda década do século passado (1918/1919). Como descrito, a estrutura do genoma e o ciclo de vida desse vírus permitem-lhe evoluir e trocar de genes com facilidade, porque seu material genético está distribuído por oito segmentos separados de RNA. Para se reproduzir, o vírus entra em uma célula viva, em que comanda o maquinário celular e o induz a produzir novas proteínas virais e cópias adicionais de seu RNA. Esses pedaços, então, se reúnem em novos vírus que escapam da célula hospedeira, partindo para infectar novas células. Nenhum mecanismo de prova assegura que as cópias de RNA sejam perfeitas, então as mutações são comuns. Além disso, se dois tipos diferentes de influenza infectam uma mesma célula, seus segmentos de RNA podem se misturar livremente, produzindo um vírus que contém uma combinação de genes dos dois vírus originais. Esse "reagrupamento" é um importante mecanismo de geração de novas ondas de gripe.

Diferentes vírus de influenza são identificados por dois tipos de assinatura das proteínas em sua superfície. Uma é a HA, que tem, pelo menos, 15 variantes conhecidas. A outra é a NA, que tem 9. A exposição a essas proteínas produz anticorpos distintos no hospedeiro. A onda de 1918/1919 foi a primeira a ser nomeada – H_1N_1 – com base nos anticorpos encontrados no sangue dos sobreviventes da pandemia. Descendentes menos virulentos do H_1N_1 foram as cepas predominantes em circulação até 1957, quando o H_2N_2 emergiu, causando nova pandemia (a gripe asiática). Desde 1968, o subtipo H_3N_2, que provocou a pandemia daquele ano (gripe de Hong Kong), tem predominado (TAUBENBERGER et al., 2005).

Os subtipos HA e NA de proteínas são mais do que apenas identificadores; sendo essenciais para a reprodução viral, tornam-se alvos primários do sistema imunológico do hospedeiro. A molécula de HA inicia a infecção ao se ligar aos receptores na superfície de certas células hospedeiras, principalmente as de revestimento respiratório em mamíferos e de revestimento intestinal em aves. A proteína NA permite que novas cópias do vírus escapem da célula hospedeira para que possam infectar novas células. Depois da primeira exposição do hospedeiro a um subtipo HA, anticorpos bloqueiam a ligação com o receptor, no qual o vírus se liga à célula, evitando a reinfecção com a mesma cepa. No entanto, periodicamente surgem vírus da gripe com subtipos HA novos para humanos, principalmente em virtude de reagrupamentos com uma larga gama de vírus influenza que infectam aves selvagens.

Normalmente, HAs adaptados a aves se ligam de maneira precária aos receptores na superfície celular, que prevalecem no trato respiratório humano. Portanto, o sistema de penetração dos vírus HA de aves se modifica, de alguma maneira, para que o vírus possa se replicar e se espalhar eficientemente em humanos. Até pouco tempo atrás, imaginava-se que um vírus de gripe aviária não poderia afetar diretamente os humanos, mas

18 pessoas foram infectadas com o H_5N_1 de aves, em Hong Kong, em 1997 ("gripe avícola") e seis morreram. Epidemias de uma versão ainda mais patológica dessa linhagem se espalharam pelas aves da Ásia em 2003 e 2004, e mais de 30 pessoas infectadas morreram no Vietnã e na Tailândia (TAUBENBERGER et al., 2005).

Essa última doença foi chamada Síndrome Respiratória Aguda Grave (SARS, em inglês) e o agente etiológico foi identificado como **Sars--CoV cepa Urbani**, um coronavírus (diâmetro entre 60 e 130 Å). Ressalta-se que os coronavírus, em geral, só causam infecções nas vias aéreas superiores (resfriado comum), ao contrário do Sars-CoV, que afeta profundamente o sistema respiratório (LEMES, 2003).

A virulência da influenza, assim que infecta um hospedeiro, é determinada por uma série complexa de fatores, incluindo a facilidade com que o vírus penetra em diferentes tecidos, o quão rápido se replica e a violência da resposta imunológica ao intruso. A gripe foi descrita, pela primeira vez, por Hipócrates em 412 a.C., e os vírus passaram os séculos seguintes sofrendo mudanças, realizando permutas e provocando devastações (WEBSTER; WALKER, 2003).

A humanidade procura formas de eliminar essa ameaça desde a primeira pandemia de que se tem notícia, em 1580. Exatamente como e quando o vírus da gripe vai adquirir uma forma extremamente patogênica é algo que está além da atual capacidade de previsão. Conhece-se a estrutura do vírus, sabe-se como entra nas células do corpo humano e como escapa à vigilância do sistema imunológico do hospedeiro, mas isso não basta para impedir outra pandemia. As questões ultrapassam o campo da ciência, invadindo os domínios da política internacional e local, orçamentos nacionais e tradições culturais profundamente arraigadas (WEBSTER; WALKER, 2003). A gripe é transmitida de uma pessoa a outra por meio da tosse e de espirros, mas o vírus não começa sua viagem a partir de um hospedeiro humano. Ele se perpetua em aves aquáticas selvagens, as causadoras das pandemias entre os homens. Embora essas aves transportem os genes da gripe nos intestinos, em geral o vírus não as faz adoecer. E como conseguem migrar milhares de quilômetros, aves sadias podem disseminar o vírus por todo o globo, antes mesmo que o vírion entre em contato com a população humana.

A forma do vírus encontrada nas aves selvagens não se reproduz bem nos seres humanos e, por isso, primeiro tem de se mudar para um hospedeiro intermediário – em geral, aves domésticas ou suínos – que tomam água contaminada pelas fezes das aves aquáticas. Cavalos, baleias e focas, entre outros animais, são periodicamente infectados pelo vírus da gripe.

Embora os hospedeiros intermediários possam adoecer e morrer da infecção, os suínos podem viver durante tempo suficiente para servir de "misturadores" para os genes das formas avícola, suína e humana do vírus da gripe. Isso acontece porque os suínos têm receptores tanto para os vírus de aves quanto para os vírus humanos. Os suínos, provavelmente, desempenharam um papel importante na história das doenças humanas. Esses animais parecem servir de laboratório vivo nos lugares em que os vírus avícolas e mamíferos da gripe têm condições de se unir e trocar seus genes – uma recombinação de segmentos de RNA –, criando novas variedades do vírus da gripe (WEBSTER; WALKER, 2003).

Para finalizar, recorde-se que os vírus da gripe são membros da família *Orthomyxoviridae* e fazem parte de algum gênero entre quatro: A, B, C e *thogotovirus* (WEBSTER; WALKER, 2003). O vírus de gripe tipo C não parece causar uma doença grave. O tipo B costuma provocar epidemias regionais em humanos. O vírus do tipo A tem variedades avícolas e são esses os vírus causadores de pandemias em humanos.

Classe 3 – São vírus formados por (±)RNA bifilamentar e que parasitam células de mamíferos. O cerne do vírion contém dez moléculas de (±)RNA bifilamentar diferentes, que estão associadas a proteínas. Ao penetrar no hospedeiro, o vírion perde sua concha icosaédrica externa, que é composta por três tipos de proteínas. A remoção dessa concha ativa uma RNA polimerase preexistente no interior do vírion. Uma vez concluída a tradução, os (+)RNA unifilamentares se associam a proteínas específicas e, a seguir, a RNA polimerase gera a correspondente fita (–)RNA, e, assim, o duplex é formado e o vírus pode sair do hospedeiro.

Classe 4 – São vírus de (+)RNA, mas que, durante seu ciclo vital, são capazes de induzir na célula hospedeira a formação de um DNA dupla--hélice intermediário. Por essa razão, são chamados

retrovírus. Um exemplo é o vírus do sarcoma de Rous, que afeta as aves. Os retrovírus são os únicos vírus com RNA que podem causar câncer. Por isso, são chamados vírus **oncogênicos.** Os retrovírus possuem uma transcriptase reversa, que sintetiza um DNA de dupla hélice a partir de um (+)RNA. Nem todos os retrovírus induzem ao câncer. O vírus da imunodeficiência humana, por exemplo, causa a AIDS. O ciclo vital de um retrovírus típico começa quando vírions infectantes se ligam a receptores específicos na superfície do hospedeiro e entram na célula. O (+)RNA viral é desenovelado no citossol. A transcriptase reversa trazida pela partícula viral sintetiza, então, os filamentos (–) e (+) do DNA e digere o RNA(+) viral. Portanto, a transcriptase reversa efetua três tipos de reações, a saber: síntese de DNA dirigida por RNA, hidrólise do RNA e síntese de DNA dirigida por DNA. A transcriptase reversa sintetiza o DNA no sentido $5' \longrightarrow 3'$, usando como primer um tRNA do hospedeiro. O duplex de DNA viral recém-formado torna-se circular e penetra no núcleo.

A transcrição do DNA retroviral ocorre apenas após ter se integrado ao DNA da célula hospedeira. Essa união é catalisada pela integrase, enzima inexistente na célula hospedeira, mas introduzida em seu interior pelo vírus infectante (RAOULT, 2008). Portanto, a integração é uma etapa obrigatória no ciclo vital do retrovírus.

Na maioria das vezes, os retrovírus não matam seus hospedeiros. Seu DNA fica no genoma da célula infectada e continua a se expressar. Além disso, o DNA viral se replica junto com o DNA do hospedeiro, e assim o genoma viral é herdado pelas células-filhas. Os genes produtores de câncer são chamados oncogenes – lembra-se que na terminologia oncológica usam-se os termos **Sarcoma** e **Carcinoma** para indicar, respectivamente, que o tumor maligno se origina do mesoderma e do ectoderma/endoderma.

Os oncogenes retrovirais são muito parecidos com os genes celulares normais. Eles podem ser classificados nas seguintes classes: a) tirosina cinases dependentes, os quais participam na transmissão dos sinais controladores do crescimento; b) os produtores de substâncias que funcionam como fatores de crescimento; c) os codificadores de receptores para fatores de crescimento; d) os codificadores de proteínas RAS; e) os produtores de proteínas nucleares.

Os retrovírus transformam células susceptíveis, produzindo quantidades excessivas de certas proteínas importantes no controle do crescimento, ou formando proteínas alteradas que não possam ser mais controladas. A análise dos oncogenes revelou que muitos deles codificam proteínas com papéis importantes no controle do crescimento e desenvolvimento normais. Mostrou, também, que mutação, duplicação ou translocação de genes celulares normais, envolvidos no controle do crescimento, podem levar ao câncer.

O vírus ao penetrar na célula hospedeira, se não for devidamente neutralizado pelo sistema de defesa do organismo, se apodera da maquinaria de reprodução e de biossíntese de proteínas, visando exclusivamente à manutenção de seu ciclo vital. Muitas vezes, componentes do capsídeo viral – por exemplo, algum constituinte proteico *per se* ou combinado com lipídeo (lipoproteína) ou com açúcares (glicoproteínas) – exercem efeitos tóxicos diretos sobre as células hospedeiras e, por extensão, ao organismo todo. Ao ser inserido dentro da célula, além de tomar o controle de suas vias metabólicas, o vírus passa a ter o poder de vida ou morte sobre ela, por meio da ativação de genes controladores da necrose e/ou de apoptose (morte celular programada), os quais, embora constituintes naturais do genoma celular devem permanecer silenciados durante toda a vida produtiva da célula.

Uma vez infectada por vírus, a célula hospedeira tem uma sobrevida, muito reduzida, exceto nos casos de expressão incompleta do genoma viral, da qual resultam funções metabólicas e estruturais anômalas. Em consequência, a célula infectada pode adquirir características típicas de célula cancerosa, por exemplo, imortalidade, angiogênese intensa e proliferação descontrolada. Contudo, há casos em que as modificações sofridas pela célula hospedeira são modestas, como a redução da capacidade de produzir um dado hormônio ou enzima. Dependendo da intensidade da redução, o organismo poderá ser mais ou menos intensamente afetado.

Em humanos, o vírus penetra no corpo através das mucosas (digestiva, respiratória, ocular e/ou genital) ou de cortes na pele. Os sintomas clínicos, muitas vezes, não são aparentes no início da infecção viral, passando a sê-lo, após um ou mais órgãos serem infectados pelos invasores. Por exemplo, o vírus da poliomielite se multiplica intensamente no sistema digestivo, alcançando, via circulação sanguínea, os neurônios da medula espinhal, que são destruídos e, em consequência, a paralisia se instala no organismo hospedeiro (MARÉCHAL, 2008).

Ressalta-se, também, que o dano sofrido pelo órgão, grosso modo, resulta da combinação dos ataques viral e do sistema imune da vítima. Esta última resposta reflete a tentativa do organismo em evitar a produção e a propagação do vírus.

A resposta imune consiste em um ataque inicial ao agente invasor – comandada por uma série de componentes químicos e celulares constantemente presentes no organismo; a chamada resposta inata – seguida da resposta adaptativa, que envolve a participação de vários tipos celulares, como os linfócitos B (produtores dos anticorpos), linfócitos T citotóxicos (eliminação completa das células doentes) e as células de memória (que só entram em ação, se o vírus voltar a invadir o organismo). A geração de células de memória, sem que o corpo tenha sido vítima de infecção viral, é a estratégia da vacinação, um procedimento preventivo para proteger a saúde de milhares (ou milhões) de pessoas.

De um modo geral, a infecção viral pode ser do tipo não persistente ou do tipo persistente. No caso de não ser persistente, de duas, uma: ou o organismo morre – órgãos vitais são irremediavelmente afetados, sendo alguns casos as encefalites, pneumonia e hepatite – ou a infecção é debelada, resultando em imunidade mais ou menos perene.

No tipo persistente, por sua vez, o organismo não consegue eliminar o vírus por completo, resultando em certo equilíbrio entre o corpo da vítima e o agente invasor. Nesse caso, a infecção persiste sob a forma latente ou crônica. Na forma crônica, os vírus continuam se multiplicando, muito além da fase aguda da infecção, sendo casos notórios as infecções provocadas pelo vírus HIV, vírus da hepatite C (observado em 80% dos pacientes infectados) e vírus da hepatite B (observado em 5% a 10% dos pacientes) (MARÉCHAL, 2008). Na forma latente, quando a disseminação do vírus é bloqueada pelo sistema imune ou ele se esconde em locais do corpo de difícil acesso aos agentes imunológicos (sistema nervoso central e/ou periférico), sua patogenicidade é muito reduzida. Mas pode ser reativada, quando o sistema imune da pessoa é reprimido (por exemplo, carência alimentar, infecções microbianas, quimioterapia, radioterapia etc.) ou no caso em que o organismo é submetido a estímulos nocivos diversos (poluição ambiental, fumo, drogas, estresse etc.).

O vírus pode escapar ao sistema imune e/ou resistir à ação dos fármacos antivirais, por meio da formação de formas mutantes, graças às falhas dos mecanismos catalíticos das enzimas replicadoras, sendo as relacionadas com a transcriptase reversa as mais notórias.

Alguns exemplos de vírus responsáveis por infecções persistentes, segundo Maréchal (2008) são:

Vírus do herpes – Há dois tipos: *Herpes simplex* de tipo 1 (HSV-1) e de tipo 2 (HSV-2), que apresentam tropismo orolabial e genital, respectivamente. Ambos se multiplicam inicialmente nas células epiteliais do hospedeiro e, depois, sobem ao longo dos axônios das células nervosas sensitivas, alcançando os gânglios trigêmeo (HSV-1) e sacro (HSV-2). O HSV-1, normalmente, não gera grandes problemas à vítima, a não ser o transtorno das vesículas em torno dos lábios. No entanto, há situações mais graves, como o herpes ocular, encefalite herpética, que requerem o uso de antiviral (por exemplo, o aciclovir, que age sobre a replicação do genoma viral). Quanto ao HSV-2, tirando o incômodo da sua recorrência, quando infecta recém-nascidos, esse vírus se torna muito perigoso. A reativação desses vírus decorre de efeitos do tipo: exposição ao sol, estresse mecânico (intervenção odontológica), fadiga e irritações cutâneas.

Vírus da varicela e vírus do herpes zoster – Instala-se nos neurônios sensitivos.

Vírus Epstein-Barr (EBV) – É transmitido pela saliva e é encontrado em cerca de 95% da população humana adulta. Instalam-se nos linfócitos B de memória e, de tempos em tempos, as células infectadas passam a produzir vírions, que vão parar na saliva, sendo passados a um novo hospedeiro. Porém, em indivíduos com o sistema imune abalado (pacientes transplantados, por exemplo), o EBV pode catalisar a formação de linfomas ou câncer nas células epiteliais da rinofaringe.

Vírus da imunodeficiência humana (HIV) – Multiplica-se nas células que expressam o receptor CD4, como os linfócitos CD4+, podendo, inclusive, se multiplicar ou ser transportado pelo organismo por outras células, como os monócitos, os macrófagos ou as células dendríticas. O desenvolvimento de uma vacina contra o HIV é dificultada pela intensidade de mutações sofridas pelo vírus. Estas, provêm da ação de enzimas como a transcriptase reversa. A existência de inúmeros mutantes permite ao HIV contornar a resposta imune humoral (anticorpos) e celular (linfócitos T). Acrescenta-se a destruição progressiva dos linfócitos CD4+ e CD8+, que organizam normalmente a resposta imunológica contra patógenos. Isso significa que, quanto mais a infecção progride, menos o sistema imunológico consegue controlar a multiplicação do vírus. Por conseguinte, o organismo acaba ficando à mercê de infecções oportunistas. Os fármacos atualmente disponíveis não combatem a forma latente do HIV, mas alguns pontos de seu ciclo de vida, como o bloqueio da entrada na célula (inibidores de fusão), a inibição de proteases, da integração e da retrotranscrição.

Vírus da hepatite B (VHB) – Instala-se nos hepatócitos, causando, quando reativados, a cirrose e o hepatocarcinoma.

Vírus da hepatite C (VHC) – É transmitido pelo sangue. Produz proteínas que inibem a ação dos interferons. Além disso, as células CD4+ e CD8+ têm seu período de ação encurtado. Em decorrência dos erros catalíticos da ação de várias de suas enzimas, resultam formas variantes, que, como no caso do HIV, impedem a produção de uma vacina eficaz, além de limitar o efeito terapêutico de antivirais. O melhor combate terapêutico disponível é a combinação do antiviral ribavirina com o interferon alfa.

Vírus do sarampo e **Vírus da rubéola** – São vírus que, aparentemente, se instalam no sistema nervoso central, causando panencefalite.

Papiloma-vírus (HPV) – Instala-se nas células epiteliais das mucosas genitais, cutâneas ou da laringe. Transmite-se por via sexual, sendo os tipos HPV-16 e o HPV-18 responsáveis pelo câncer do colo do útero. Essa enfermidade pode ser evitada por meio da realização anual do teste chamado "esfregaço de papanicolau". Quando a atenção da mulher, frente ao problema, esmorece, podem surgir patologias de baixo risco (panencefalite progressiva, verrugas e proliferações não tumorais) ou de alto risco (câncer do colo uterino, cânceres cutâneos ou da orofaringe).

Em contraposição aos malefícios causados pelos vírus, atualmente, estão sendo desenvolvidas terapias, baseadas no emprego dos próprios vírus como vetores de moléculas terapêuticas ou como "princípios ativos *per se*".

Os vetores virais são muito usados na chamada "terapia gênica". Essa terapia consiste basicamente na introdução de uma informação genética particular nas células de uma pessoa vitimada por um mal hereditário. No momento, as doenças hereditárias decorrentes do defeito de um único gene (mucoviscidose, hemofilia, miopatia de Duchenne e talassemia, por exemplo), constituem-se nos alvos principais dos vetores virais. Há três tipos de vetores virais, a saber, adenovírus, vírus adeno-associado e retrovírus (PAGÈS; PIVER, 2008). O **adenovírus** é um vírus de DNA dupla-fita não recoberto[2], no qual os genes estruturais são substituídos em parte ou na totalidade pelo transgene (DNA de um *locus* genômico completo, incluído o promotor) ou micro-RNA. O **vírus adeno-associado** é um vírus de DNA simples de aproximadamente 4,7 quilobases – possui nas duas extremidades as repetições terminais invertidas e, entre elas, as séries de genes para replicação e para a formação das proteínas do capsídeo. Entretanto, para se propagar, esse vírus necessita estar associado ao adenovírus, daí a sua denominação – no qual a sequência de genes entre as RTI é substituída pelo transgene. O **retrovírus** é um vírus recoberto, que possui genes específicos para ativar a expressão (devem ser obrigatoriamente inativados para que o vetor possa ser usado com mais segurança), RTI, gene sinalizador da encapsidação e os genes codificadores de proteínas catalisadoras e estruturais. No retrovírus, os genes codificadores de proteínas são substituídos pelo transgene e seu promotor. De modo geral, qualquer um dos vetores citados seria um vírus desprovido da capacidade de replicação e de liberação de novos vírions. O sucesso da terapia gênica repousa, essencialmente, em se dispor de vetores capazes de acomodar moléculas terapêuticas de alta massa molar, de apresentar tropismo específico (ou seja, o vetor deve alcançar um tecido particular, em cujas células deve liberar as moléculas terapêuticas)[3] e de não estimular a resposta imune do paciente (a qual destruiria as células do tecido receptoras da molécula terapêutica).

Como "princípios ativos *per se*", os vírus poderiam ser usados como "antibióticos" – na chamada fagoterapia – e

---

2   Um vírus de DNA dupla-fita não recoberto é um vírus cujo genoma possui uma sequência de bases nitrogenadas, em ambas as extremidades (que formam as "repetições terminais invertidas – RTI"; promotores essenciais para a replicação do genoma e sua encapsidação), genes estruturais e o gene para formar as proteínas do capsídeo.

3   Apesar de o tropismo viral limitado ser raro na natureza, sabe-se que, em cada família de vírus, existem muitas variantes (conhecidas por sorotipos), as quais podem apresentar tropismos diferenciados. Por exemplo, os sorotipos 4 e 8 da família dos vírus adeno-associados têm preferência, respectivamente, pelo sistema nervoso central e fígado (PAGÈS; PIVER, 2008).

como agentes anticancerígenos (na chamada viroterapia oncológica).

A fagoterapia corresponde ao emprego dos fagos no combate às infecções causadas por bactérias. Os fagos são vírus que infectam exclusivamente bactérias, por isso, também são conhecidos por bacteriófagos. A fagoterapia é um procedimento terapêutico que foi divisado por D'Hérelle em meados do século XX (DEBARBIEUX, 2008). Os bacteriófagos, que são encontrados em seres constituintes dos três grandes domínios da vida (archaea, bactérias e eucariotos), apresentam formas e ciclos vitais variados. Porém, podem ser divididos em dois grandes grupos, a saber, líticos (que destroem as bactérias hospedeiras) e lisogênicos (que, de início, não destroem a bactéria hospedeira, mas misturam seu material genético com o dela).

Todos os bacteriófagos dividem as mesmas etapas precoces do ciclo infeccioso: o reconhecimento e a adsorção sobre a bactéria-alvo e, depois, a injeção do material genético no citoplasma bacteriano. As duas etapas seguintes, a infecção propriamente dita com a multiplicação do bacteriófago em detrimento da célula hospedeira, e a lise bacteriana com a liberação dos novos fagos, são imediatas para os fagos líticos, mas retardadas para os lisogênicos. A latência desses últimos perdura enquanto os genes necessários para a lise estão reprimidos. Além disso, durante essa fase, há troca de material genético entre o fago e a célula hospedeira.

No caso em que o ácido nucleico do fago se insere de forma perene no genoma da bactéria, o vírus recebe a denominação de profago (DEBARBIEUX, 2008).

A latência do bacteriófago pode ser revertida, quando a bactéria recebe, por exemplo, alta carga de radiação ultravioleta ou é submetida à temperatura elevada.

Embora a fagoterapia tenha precedido a antibioticoterapia em cerca de duas décadas, ela perdeu terreno para os antibióticos – substâncias químicas de estruturas conhecidas e que podiam ser sintetizadas em grande quantidade e a baixo custo – pelas seguintes razões: natureza incerta deste "princípio ativo" na época de seu lançamento (limiar do século XX); dificuldade de se preparar suspensões contendo, apenas, um tipo de fago; e inexistência de protocolos reprodutíveis para a produção rentável pelas empresas farmacêuticas. Contudo, os bacteriófagos líticos possuem dois grandes trunfos não negligenciáveis, a saber, infectar apenas as bactérias hospedeiras e se multiplicar no local da infecção, fato que potencializa muito sua ação antibacteriana.

Atualmente – embora o uso da fagoterapia continue inibida pela produção de toxina e pela ativação do sistema imune do paciente – duas vertentes complementares estão sendo usadas, na tentativa de ressuscitá-la. Uma delas seria identificar e purificar as enzimas responsáveis pela lise da bactéria, as quais seriam os princípios ativos de uso real. A outra seria aperfeiçoar os métodos de separação e purificação dos fagos líticos a serem usados em medicamentos. Soma-se a isto, a criação de protocolos rigorosos para validar as prospecções de uso em humanos.

Segundo Debarbieux (2008), empresas de alimentos dos Estados Unidos obtiveram a aprovação, pelo FDA, para usar bacteriófagos antilistéria em gêneros alimentícios para uso humano. Inegavelmente, o futuro da fagoterapia parece estar atrelado ao uso combinado com os antibióticos, nos casos de infecção generalizada, a qual não responde adequadamente aos antibióticos convencionais.

A viroterapia oncológica – cujo início remonta aos anos 1950, mas que ressuscitou nos anos 1990, na esteira dos desenvolvimentos espetaculares nos campos da imunologia, biologia e genética molecular – baseia-se na identificação ou na concepção de vírus que infectam especificamente as células tumorais (oncotropismo), deixando livres as células sãs (ROBERTS et al., 2006). Os vírus utilizáveis para essa finalidade poderiam ser os "selvagens" – que são naturalmente oncotrópicos – ou tornados oncosseletivos por meio de modificações genéticas. O emprego dos vírus "selvagens" explora a fraqueza das células cancerosas, no que tange ao grande número de receptores virais na membrana citoplasmática, à alta concentração intracelular de fatores de transcrição dos promotores para a síntese de proteínas do vírus e às alterações do mecanismo de defesa antiviral. A modificação genética do vírus visa dar-lhe um caráter oncotrópico, inexistente em seu estado natural. As estratégias empregadas são: inserir no genoma viral sequências de nucleotídeos reconhecidos por fatores de transcrição muito ativos nas células tumorais; modificar pelo menos uma proteína constituinte do capsídeo; e, inibir a expressão de genes virais em proteínas, que neutralizam as defesas naturais das células sadias.

De acordo com Rommelaere et al. (2008), os vírus oncológicos podem ter seu genoma acrescido de um gene específico, por exemplo, um que se expressa na proteína apoptina, a qual estimula o suicídio da célula cancerosa (apoptose).

Apesar do grande potencial da viroterapia oncológica, sua aplicação em humanos, ainda, não é feita, sobretudo pelo temor de o vírus oncológico poder causar efeitos colaterais adversos, tais como recombinar com outros vírus, gerando um vírus variante altamente transmissível entre humanos; persistir no corpo por períodos longos de tempo, podendo gerar uma derivação genética de alta periculosidade; estimular o sistema imune do paciente, bem como chegar a uma distribuição generalizada pelo organismo do paciente.

A validação terapêutica da viroterapia oncológica – a qual compreende três fases, a saber, fase 1, que avalia a tolerância do medicamento pelo corpo, fase 2, que verifica a eficácia, o metabolismo e a administração do tratamento e, fase 3, que consiste em um teste duplo--cego, no qual nem o médico e nem o paciente têm como distinguir entre o fármaco e o placebo – ainda não chegou à fase 3. Em virtude da complexidade fisiológica do corpo humano, torna-se difícil extrapolar os dados pré--clínicos disponíveis até agora. Provavelmente, os vírus oncológicos não erradicariam por completo os tumores em uma monoterapia viral. No entanto, efeitos oncossupressores encorajadores foram obtidos ao combinarem--se tratamentos convencionais a um componente viral. Esses tratamentos combinatórios são promissores, pois obtêm uma vantagem inegável da seletividade dos vírus oncológicos. Isso permite minimizar os efeitos secundários e contornar os mecanismos de resistência que são, geralmente, desenvolvidos pelas células tumorais contra os agentes anticancerígenos utilizados. Os progressos obtidos na otimização de vírus oncológicos (vírus da doença de Newcastle, vírus do sarampo, adenovírus, reovírus e parvovírus, entre outros) e em suas formas de aplicação – uso de formas farmacêuticas lipossomais – apontam para a disseminação do seu emprego na terapia do câncer em futuro não distante (ROMMELAERE et al., 2008).

Do exposto, pode-se concluir que os vírus constituem uma das formas mais traiçoeiras da natureza. Munidos apenas com seu material genético comprimido no interior de uma cápsula proteica cristalina, esses agentes infecciosos podem viajar com facilidade. Ao atingirem as células, inserem seus genes e apropriam-se dos mecanismos de cópia genética e produção proteica, utilizando-os para se autorreplicar bilhões de vezes. Uma vez formados, os novos vírus podem atravessar a superfície da célula hospedeira, agarrados a bolhas minúsculas de membrana celular, ou, então, continuar a se reproduzir até que a célula finalmente se rompa. Porém, à medida que a virologia progride, o ciclo viral – um mecanismo, muitas vezes, devastador, que atenta contra a vida dos organismos superiores (o homem, mais precisamente) – oferece pontos-alvo para minimizar ou eliminar a capacidade de proliferação dos próprios vírus. Esse combate se dá por meio de três vertentes principais,

a saber: a inibição de enzimas-chave do ciclo – como a transcriptase reversa e as proteases ácidas do HIV ou da DNA-polimerase do HSV –, o vírus atenuado ou modificado, usado como vetor de fármacos, e a identificação de componentes estruturais imunogênicos a serem usados na produção de vacinas.

1.3 TECNOLOGIAS INTEGRANTES DOS PROCESSOS BIOTECNOLÓGICOS

1.3.1 Tecnologia de anticorpos monoclonais

Os anticorpos monoclonais são obtidos por meio da técnica de fusão celular, segundo o esquema da Figura 1.1.

Em virtude da alta especificidade, os anticorpos monoclonais são ferramentas importantes na detecção, quantificação e localização de determinadas substâncias presentes no organismo. Basta que tenham a habilidade de desencadear a resposta imune, com a consequente formação do anticorpo correspondente.

Existem várias aplicações para os anticorpos monoclonais (testes de gravidez, medicamentos contra o câncer como o Herceptin®, entre outros), assim como grandes perspectivas de uso na medicina.

O grande emprego na medicina, até o momento, tem sido no combate ao câncer de mama. Essa enfermidade é a doença maligna mais diagnosticada entre as mulheres, mas que deixará de ser fatal em um futuro próximo. A razão deste prognóstico repousa no aprimoramento dos equipamentos para o diagnóstico por imagem (mamografia digital, ultrassom e ressonância nuclear), e no desenvolvimento de novos fármacos, basicamente inibidores enzimáticos[4] e anticorpos monoclonais. Entre estes últimos, já são comercializados o **Trastuzumab (Herceptin®)** e o **Pertuzumab**, que se ligam ao receptor de superfície HER2 (receptor do fator de crescimento Epitelial 2 Humano), e o **Bevacizumab (Avastin®)**, que bloqueia o receptor

---

4   Como inibidores enzimáticos, temos o **Anastrozole**, o **Letrozole** e o **Exemestane**, que inibem a aromatase, e o **Lapatinib**, que inibe a tirosina cinase (enzima que catalisa a fosforilação da extremidade citoplasmática dos receptores transmembrana conhecidos por HER2, IGF-1R – receptor de fator de crescimento 1, semelhante à insulina – e EGFR – fator de crescimento epitelial).

VEGF, o qual estimula a angiogênese. Lembra-se que o primeiro fármaco, desenvolvido em 1977, para combater o câncer de mama foi o **tamoxifeno**, uma molécula que compete com o estrogênio por uma proteína transportadora intracitoplasmática, que ao se ligar ao DNA, o estimula a se expressar em proteínas reguladoras da sobrevivência e crescimento da célula (ESTEVA; HORTOBAGYI, 2008; MOULDER; HORTOBAGYI, 2008).

1.3.2 Tecnologia de bioprocessamento

Nessa tecnologia, células vivas ou componentes de sua maquinaria metabólica (por exemplo, enzimas e organelas) são utilizadas para sintetizar produtos, degradar substâncias e/ou produzir energia. As células mais empregadas são as de micro-organismos unicelulares, como bactérias e leveduras, ou células de mamíferos (SCHMIDELL et al., 2001). Podem ser identificadas três vertentes nessa tecnologia, a saber: a fermentação microbiana, o cultivo de células de mamíferos e a biodegradação (uso de micro-organismos para combater a poluição ambiental – biorremediação – ou de plantas na descontaminação das águas de resíduos industriais, fitorremediação).

A partir da década de 1990, a produção em larga escala de proteínas humanas (anticorpos monoclonais e eritropoietina, entre outras) tornou-se o alvo central do complexo biotecnológico-farmacêutico.

Para tanto, vem sendo desenvolvida uma via alternativa de produção, baseada no uso de animais transgênicos de grande porte, os chamados "zooreatores". São animais gerados após submissão às técnicas de engenharia genética, tais como, injeção do DNA codificador da proteína desejada em um embrião unicelular do animal (Figura 1.7) – procedimento empregado, por exemplo, na produção da α-1-antitripsina e antitrombina humanas – ou por meio da transferência nuclear de células somáticas – a clonagem propriamente dita – a qual permitiu a obtenção da ovelha "Dolly", há alguns anos. A ideia é obter fêmeas transgênicas de mamíferos, de cujo leite a proteína desejada seria extraída e purificada. Nessa linha, em breve surgirá no mercado um produto – cujo nome de fantasia será ATRYN®, fabricado pela GTC Biopharmaceuticals, sediada nos Estados Unidos – contendo a antitrombina humana, extraída do leite de cabras transgênicas (STIX, 2005). A antitrombina é uma proteína presente no sangue com atividade anticoagulante e anti-inflamatória, a qual pode ser usada no tratamento de portadores de uma doença hereditária, conhecida como deficiência hereditária de antitrombina, que torna seus portadores altamente susceptíveis à trombose (formação de coágulos sanguíneos).

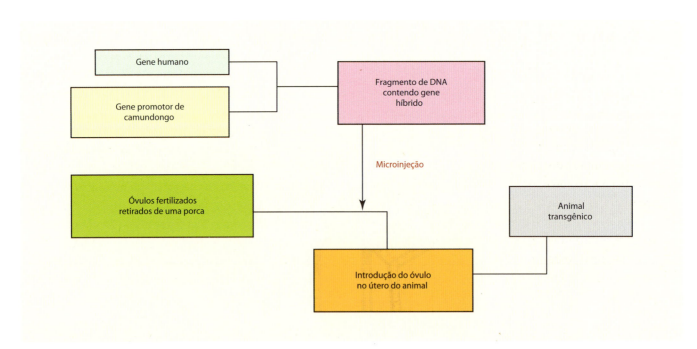

Figura 1.7 Esquema de obtenção de animal transgênico. O gene híbrido, formado pelo gene codificador da proteína láctea humana e pelo gene promotor da expressão desse gene, oriundo do camundongo, é injetado, com o uso de uma microagulha, no interior do pronúcleo masculino do óvulo fertilizado de porca. Este, por sua vez, é inserido no útero da porca (doadora ou de aluguel), resultando em um animal transgênico, cujo leite será rico em proteína láctea humana.

Ao lado do ATRYN, o bioprocessamento por "zooreatores", permitirá a obtenção dos mais variados tipos de proteínas, como, por exemplo, a proteína constituinte das teias de aranha[5], o fator IX (proteína envolvida no processo de coagulação do sangue, cuja falta causa a hemofilia) e o fator de estimulação de colônias de granulócitos (G-CSF) (proteína usada para estimular a produção de glóbulos brancos e recrutar células-tronco da medula óssea, em pacientes com o sistema imune debilitado) (PESQUERO et al., 2007).

A introdução de zooreatores no complexo biotecnológico-farmacêutico é estimulada pela grande perspectiva comercial. Segundo Stix (2005), o custo de um laboratório de fabricação de fármacos a partir de células de hamster – muito usadas atualmente na produção de anticorpos monoclonais – pode chegar a US$ 400 ou 500 milhões, enquanto um rebanho de cabras é capaz de produzir quantidades comparáveis da mesma proteína por US$ 50 milhões. A estimativa de vendas, somente para o ATRYN (preconizado nos tratamentos para ponte de safena, queimaduras ou septicemia), seria da ordem de US$ 700 milhões/ano.

A transgenia – entendida como a transferência direta do DNA entre os habitantes da biosfera, ultrapassando as barreiras das espécies, gêneros, famílias etc. – possibilita, também, duas outras aplicações de grande interesse comercial: disponibilidade de cobaias vivas e nos xenotransplantes.

Na atualidade, discute-se intensamente o emprego de animais (camundongos, ratos, coelhos, primatas etc.) como cobaias, para testar os mais variados produtos para uso humano (cosméticos, alimentos, medicamentos, produtos químicos etc.). Por meio da transgenia, se pode obter animais com as características específicas do fenômeno que se deseja estudar (doença, modificações teciduais por agentes físicos e/ou químicos, entre outros), implicando a redução do número de animais a serem submetidos aos testes, bem como o sofrimento infringido a eles durante a realização desses testes (GOLDBERG; HARTUNG, 2006). Lembra-se que os animais transgênicos permitirão avaliar com muito mais detalhes as fisiopatologias de inúmeras doenças, o desenvolvimento de novas formas de tratamento, novos testes para diagnósticos, agentes terapêuticos mais eficazes e baratos, além de, quem

sabe, o tão esperado protocolo para a terapia gênica (PESQUERO et al., 2007).

Diferentes órgãos para uso em humanos podem ser obtidos de animais transgênicos – a princípio em quantidade ilimitada – trazendo, como benefício principal, a redução do número de pacientes nas filas de transplante de órgãos. Os órgãos, por serem coletados logo após o sacrifício do animal, não ficam sujeitos aos efeitos *post-mortem*, como hemorragia e alterações metabólicas. O xenotransplante, apesar das vantagens que apresenta, acarreta três problemas adicionais: questões éticas – transponíveis, à medida que o benefício da intervenção seja claramente demonstrado –, a rejeição do órgão pelo receptor e a introdução no organismo humano de algum vírus ou micro-organismo estranho. A rejeição pode ser contornada, se o animal transgênico possuir, na superfície do órgão, uma proteína humana, a qual impede a resposta imune do receptor, ou, então, se um gene do animal, que produz uma proteína imunogênica (por exemplo, a enzima -1,3-galactosil-transferase) for silenciado (PESQUERO et al., 2007). A introdução de um elemento estranho no organismo do receptor, constitui uma questão aberta e que requer, ainda, muito estudo.

1.3.3 Tecnologia da cultura de células

A tecnologia da cultura de células consiste em promover o crescimento de células animais e vegetais em meios de cultura específicos. As células vegetais por serem totipotentes (a planta completa pode ser gerada a partir de uma única célula) constituem uma ferramenta importante para a biotecnologia vegetal, possibilitando a obtenção de muitas variedades de uma determinada espécie de planta.

No caso do cultivo de células animais, devem ser considerados três aspectos.

As células de insetos podem ser usadas na proliferação de vírus, os quais normalmente as infectam, sendo úteis como agentes de controle biológico de pragas na lavoura.

As células de mamíferos podem ser empregadas como estoque genético para o melhoramento de raças de animais de interesse econômico. Um exemplo notório seria a obtenção e a manutenção de zigotos bovinos, oriundos do cruzamento de touros e vacas geneticamente superiores (KREUZER; MASSEY, 2002).

Finalmente, tem-se as células-tronco, que, por serem indiferenciadas, podem se dividir infinitamente e dar origem a novas células, tanto células-tronco quanto células

---

5   Em 2001, foi feita a tentativa de expressar, nas glândulas mamárias de cabras lactentes, o gene do aracnídeo responsável pela formação da proteína, a qual pode ser usada na fabricação de vários produtos que requerem fios com alta resistência à tensão (raquetes de tênis, fios de microssutura, entre outros).

diferenciadas. Nesse caso, distinguem-se dois tipos de células-tronco: as **tecido-específicas** (células imaturas encontradas em todos os tecidos do corpo, que, ao se dividir, geram uma célula especializada do tecido ao qual pertencem e outra indiferenciada) e as **embrionárias**, resultantes das primeiras divisões do zigoto. A diferença marcante entre elas é que as tecido-específicas só se diferenciam nas células do tecido ao qual pertencem – por exemplo, as células indiferenciadas do fígado apenas dão origem às células especializadas do tecido hepático (células secretoras da bile, do duto biliar etc.) – enquanto as embrionárias poderão se diferenciar em qualquer célula do corpo, desde que cultivadas em meio contendo os fatores essenciais para uma determinada diferenciação. O emprego de células-tronco tecido-específicas é feito há anos, quando se considera a terapia do transplante de medula óssea, para o tratamento da leucemia. Essa técnica é eficiente, porque a medula contém alto teor de células-tronco sanguíneas, que geram todos os elementos figurados do sangue do paciente. Merece lembrança, também, os transplantes de células-tronco neurais de fetos – para tratar doenças cerebrais – e de células beta produtoras de insulina, retiradas de cadáveres e usadas para combater o diabetes (COOKSON, 2005).

A primeira linhagem de células-tronco – isto é, população de células idênticas capazes de se renovarem indefinidamente pela divisão celular, mantendo seu estado genérico e retendo o potencial de originar células-filhas mais especializadas – foi obtida em 1998, a partir de embriões humanos a serem descartados, na fase de blastocisto, existentes nas clínicas de fertilização *in vitro*. Atualmente, existem cerca de duas centenas de linhagens de células-tronco disponíveis para estudo. No entanto, o emprego desse tipo de células, ainda, está sujeito à contestação legal e ética, dificultando a realização de experimentos com elas. Para complicar, lembra-se que o debate sobre este assunto gira em torno de três questões – células-tronco embrionárias, clonagem reprodutiva e clonagem terapêutica – as quais estão intimamente relacionadas, para alguns, ao passo que, para outros, podem ser abordadas em separado (GARDNER; WATSON, 2005). Outros caminhos para obter células com as características das células-tronco – reconversão de células adultas à condição de pluripotência ou partenogênese (ativação de óvulos humanos não-fertilizados para que se dividam como embriões) – são de eficácia, ainda, a ser confirmada. Aliás, o avanço na diversificação das terapias regenerativas está intimamente ligada à compreensão dos mecanismos que levam as células-tronco tecido-específicas, ditas

adultas, a se transdiferenciar, ou seja, produzir novos tecidos funcionais que não pertençam à linhagem de sua camada embrionária. Por exemplo, uma célula-tronco hematopoiética, originada do mesoderma, se transdiferenciar em tecido hepático, que provém do endoderma da gástrula. Uma questão técnica de suma importância é a não transplantabilidade direta das células-tronco embrionárias em pacientes, em razão da grande probabilidade de causarem câncer. Aliás, sobre isto, acrescenta-se a suspeita de que tumores cancerosos possuam, em seu bojo, células-tronco – talvez na proporção 1:5.000 ou 1:10.000 – que garantem a proliferação do mal e/ou sua recidiva após o aparente sucesso do tratamento quimio e/ou radioterápico (BELLINGHINI, 2005). Ou seja, para que elas tenham valor terapêutico é preciso dominar, com precisão, os meios de estimulação (acoplamento entre determinadas proteínas sinalizadoras e os fatores de crescimento), que levam a célula embrionária a se diferenciar em um determinado tipo particular de célula. Apesar disso, colecionam-se resultados promissores no tratamento de certas cardiopatias (cardiopatia isquêmica crônica, infarto agudo, cardiopatia dilatada e mal de chagas) e de doenças autoimunes (diabetes tipo 1, *lupus* e esclerose múltipla) (BRAGA, 2005).

Uma aplicação das células-tronco embrionárias, que vem ganhando relevância na área do fármaco-biotecnologia, seria na obtenção de animais transgênicos, tornados aptos a produzir fármacos de origem proteica ("zooreatores"). A técnica em questão – denominada modificação genética controlada[6] – consiste em se introduzir uma dada sequência de DNA (em geral, o equivalente a um determinado gene) em uma cultura de células-tronco do animal a ser clonado, visando silenciar um gene endógeno natural (o animal resultante é denominado *knockout*) ou modificar a sequência de um gene natural, de tal sorte que se expresse em uma proteína ligeiramente diferente da normal (o animal resultante é chamado *knockin*). Uma vez realizada a modificação genética, as células-tronco embrionárias que, efetivamente, incorporaram o gene modificador, são separadas e, a seguir, injetadas em embriões da espécie animal a ser submetida à transgenia (PESQUERO et al., 2007).

As vantagens mais notórias do uso das células-tronco são: a) Viabilização de protocolos de tratamento pela via

---

6   Técnica que visa essencialmente obter animais com alterações específicas do genoma, ou seja, um gene-alvo é substituído por uma sequência mutada que, uma vez introduzida, irá inativá-lo ou modificá-lo.

da terapia celular; b) Serem instrumentos para viabilizar estudos sobre o desenvolvimento embrionário humano; c) Colaborarem na descoberta e na elucidação de mecanismos de ação de novas drogas; d) Servirem de campo para testes de toxicidade de drogas em geral.

Entretanto, serão necessárias várias décadas de estudos sobre a obtenção, o cultivo e a compreensão dos mecanismos de diferenciação das células-tronco embrionárias, a fim de contornar obstáculos, viabilizando otimizar a eficiência de obtenção de linhagens de células-tronco, controlar sua diferenciação e crescimento no interior do organismo, distinguir claramente se o sistema imune do paciente ataca as células-tronco ou as células delas diferenciadas, além de estabelecer claramente as vantagens das células-tronco embrionárias frente às células somáticas, nas diferentes aplicações em terapia.

1.3.4 Tecnologia de engenharia de tecidos

Essa tecnologia é o resultado da união entre a biologia celular e a ciência dos materiais, que permite a obtenção de tecidos semissintéticos em laboratório. Normalmente, esses tecidos são formados por células vivas (por exemplo, células epidérmicas e cartilaginosas, entre outras) ancoradas em estruturas biodegradáveis. Nessa categoria, podem ser incluídos os chamados *stents* farmacológicos, muito utilizados atualmente para desobstruir artérias, sobretudo as coronarianas e as carótidas. São constituídos por uma rede de material biocompatível à qual se junta um biopolímero contendo uma droga – liberada lentamente – que evita o acúmulo de tecido fibroso em torno do stent, o que facilita a ancoragem de células endoteliais novas com a consequente recuperação funcional do vaso arterial. Adicionalmente, a coagulação indesejável de plaquetas em torno dessa estrutura é evitada ou muito reduzida (FISCHETTI, 2006).

Ao lado dos *stents* farmacológicos, também é realidade a cultura de pele e de cartilagens, tecidos que requerem pouca vascularização e de estrutura, praticamente, bidimensional. No entanto, produzir *in vitro* tecidos constituintes de órgãos com estrutura tridimensional, cujas células funcionais não se regeneram com facilidade e que devem possuir boa vascularização interna, constitui, na atualidade, um grande desafio para a área de engenharia de tecidos (LAVIK; LANGER, 2004; KHADEMHOSSEINI et al., 2009).

Estão sendo desenvolvidos estudos que visam minimizar os efeitos do infarto do miocárdio. Segun-

do descrito por Cohen e Leor (2004), o infarto ocorre porque um vaso sanguíneo importante, que alimenta o ventrículo esquerdo do coração, é bloqueado. Parte do miocárdio é privado de sangue e oxigênio, o que causa a morte das células contráteis do coração (cardiomiócitos) e cria uma área de tecido morto. Como os miócitos quase nunca se dividem, as células sobreviventes não conseguem repovoar a área. As células-tronco locais, que atuam como precursoras de novas células em outros tecidos são incapazes de cicatrizar a ferida. Em vez disso, células fibrosas não contrácteis repõem gradualmente os miócitos mortos no infarto. Os miócitos saudáveis das adjacências também podem morrer, causando a expansão da área lesada. Nesse processo, conhecido por remodelagem, a parede do ventrículo na área do infarto torna-se mais delgada e se alarga, podendo até se romper. Os autores citados estão desenvolvendo uma matriz constituída por alginato de cálcio – polímero hidrofílico e biocompatível, obtido de algas marinhas (na forma de sal de sódio) e que não ativa o sistema imune do paciente – visando ancorar cardiomiócitos. Os resultados obtidos indicam êxito parcial em bloquear a expansão do infarto em corações de ratos. Porém, ainda resta muito por fazer, para que o enxerto da matriz de alginato, contendo cardiomiócitos e células endoteliais, possa se tornar um dispositivo funcional em humanos.

Segundo Khademhosseini et al. (2009) já existem vários produtos baseados na engenharia de tecidos como o Epicel®, que é um substituto permanente da pele no tratamento de queimaduras, o Carticel®, que consiste de uma suspensão injetável de condrócitos reparadores de cartilagem, derivados do paciente e cultivados com fatores promotores de crescimento, e o Vascugel®. Este último é uma estrutura feita de células endoteliais do doador e projetada para ser posicionada na porção superior de um vaso sanguíneo danificado; as células saudáveis do curativo enviam sinais para células no interior do vaso lesionado, que promovem o crescimento, reduzem a inflamação e melhoram a cicatrização.

Para finalizar, merece lembrança o estudo sobre o aproveitamento da seda – material de grande interesse para o homem, sobretudo na confecção de indumentárias – em suturas médicas (por ter baixa rejeição pelo organismo humano), em implantes de vasos sanguíneos (produzidos a partir de fibra de seda endurecida, e que podem substituir seções danificadas de artérias obstruídas) e em esponjas de seda (usadas como estruturas de sustentação na reconstrução de tecidos ou ossos) (OMENETTO; KAPLAN, 2010).

1.3.5 Tecnologia de biossensores

Essa tecnologia resulta da junção da biologia molecular e da microeletrônica. Basicamente, um biossensor é um dispositivo bioeletrônico composto por uma substância biológica imobilizada junto à superfície sensora de um transdutor (Figura 1.8). A substância biológica pode ser um micro-organismo, uma única célula de organismo pluricelular, um anticorpo ou uma enzima. Quando a substância biológica for uma enzima, o biossensor será chamado eletrodo enzimático. A grande vantagem do biossensor é permitir a detecção e/ou quantificação de um dado composto presente na solução em baixíssima concentração. O biossensor gera sinal eletrônico digital diretamente proporcional à quantidade da substância a ser dosada, explorando as especificidades das moléculas biológicas (KREUZER; MASSEY, 2002). Esse assunto será retomado no capítulo 9.

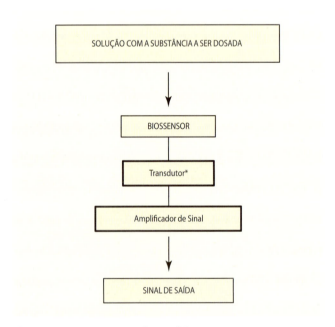

Figura 1.8 Esquema de um biossensor.
* O transdutor é uma placa eletro-sensível sobre a qual é imobilizado o componente biológico (células, enzimas, etc.), que interage com a substância a ser dosada.

O biossensor descrito aqui segue os fundamentos da eletrônica convencional. No entanto, nos últimos anos, estão sendo desenvolvidos sensores totalmente novos, construídos com base nos princípios da nanotecnologia. O material nanotecnológico mais promissor para esse fim são os nanotubos da variedade alotrópica grafite do carbono. Na grafite, os átomos de carbono ligam-se conforme um padrão geométrico hexagonal plano. Uma folha monocamada de grafite, cuja espessura é igual ao diâmetro de um átomo de carbono, é enrolada em forma de cilindro com cerca de 1 nm de diâmetro, dando origem ao nanotubo de carbono. Uma grande quantidade de nanotubos de carbono, dispostos aleatoriamente [nanorede de carbono] entre dois microeletrodos, submetidos a uma diminuta diferença de potencial elétrico, torna-se tão condutora quanto os metais. Arranjando a nanorede de carbono sobre uma superfície inerte e extremamente fina, e juntando aos nanotubos certas moléculas de reconhecimento – anticorpos monoclonais, por exemplo, atuando como receptores – que reagem com uma biomolécula-alvo, tem-se um biossensor nanométrico (GRUNER, 2006).

A ligação da biomolécula com o receptor perturba o fluxo de elétrons pela nanorede, causando variação na diferença de potencial elétrico entre os microeletrodos, que é medida. Especula-se adaptar um sistema desses, para dosar o teor do antígeno específico de próstata (PSA, em inglês) em amostras de sangue, ou ainda, dispor um conjunto de sensores de nanoredes, cada um com uma molécula de reconhecimento diferente, propiciando a detecção de muitos genes ou proteínas específicas de interesse médico (GRUNER, 2006). Segundo Gruner (2007), uma nova tecnologia geralmente passa pela seguinte sequência de estágios de desenvolvimento: conceito, P&D, prova de conceito, protótipo, desenvolvimento de produto e fabricação. No caso de dispositivos para fins químicos e biológicos – ainda, segundo o autor citado – há duas empresas desenvolvendo este tipo de produto: Motorola (Schaumburg, Illinois; <www.motorola.com>), que tem um produto desses em fase de protótipo, e a Nanomix (Emeryville, Califórnia; <www.nano.com>), que possui vários deles entre as fases de P&D e de desenvolvimento de produto.

O desenvolvimento de nanodispositivos realmente aplicáveis, conforme discutido aqui, não pode prescindir de uma fonte de energia adequada, que os mantenham operacionais por longos períodos. O sensor de nanorede de carbono discutido requer energia, mesmo que da ordem de nanowatts ou microwatts, a qual deve provir de uma fonte geradora ou, melhor dizendo, nanogeradora. Se o dispositivo for planejado para atuar no organismo, seria muito interessante que a energia, a qual é absolutamente necessária para o seu funcionamento de modo autônomo, provenha do próprio corpo. Segundo Wang (2008), uma possibilidade de se obter energia elétrica em voltagem ultrabaixa, seria aproveitar uma série de microenergias que o corpo gera, a saber, energia mecânica (como os movimentos do corpo e o estiramento muscular), energia de vibração (como as ondas acústicas) e energia hidráulica (como fluxo sanguíneo e de outros fluidos corporais). A questão é: Como converter todas essas formas de energia em eletricidade?

O referido autor está desenvolvendo nanogeradores, baseados em um conjunto de nanofios de óxido de zinco, dispostos verticalmente, formados por cristais hexagonais com propriedades tanto piezoelétricas quanto semicondutoras. Um eletrodo retangular com a superfície inferior sulcada fica acima dos nanofios e se move lateralmente em resposta a forças externas como a vibração, a pressão arterial ou ondas acústicas. O nanogerador descrito por Wang (2008), ainda, deve ser melhorado, haja vista seu tempo de funcionamento autônomo alcançar 50 h, no máximo. Além disso, um dispositivo com tamanho de 6 mm^2 gera uma corrente de saída de 800 nanoamperes e uma voltagem de 10 milivolts. As melhorias a serem introduzidas nesse dispositivo são: otimizar o empacotamento dos nanofios entre os eletrodos, arranjar mais de um nanogerador em série (para aumentar a voltagem de saída ou em paralelo) e, finalmente, produzir nanofios uniformes tanto na altura quanto no diâmetro. Ainda na linha do nanotubo de carbono, segundo Regis (2009) é possível construir um dispositivo, denominado nanorádio, capaz de desempenhar as funções exigidas para um rádio típico, quais sejam, antena (recepção), amplificador, demodulador e sintonizador simultaneamente. Entre as várias possíveis aplicações antevistas pelo autor, a mais provável para um futuro não distante seria na administração controlada de medicamentos.

Nessa linha de materiais filiformes lembra-se, ainda, das possibilidades do emprego de fios de seda para tecer películas finas – a serem alojadas sob a pele –, nas quais seriam inclusos circuitos de silício, hologramas ou redes de difração, que mudariam de cor, por exemplo, quando o nível de oxigenação do sangue fosse alterado (OMENETTO; KAPLAN, 2010).

A área da bioeletrônica, inegavelmente, abre para a biotecnologia farmacêutica perspectivas fantásticas para um futuro mais ou menos remoto, à medida que os procedimentos de miniaturização vão sendo aperfeiçoados. A mimetização eletrônica de organelas celulares parece ser uma possibilidade factível na prática. Choi (2009) descreve um protótipo eletrônico do complexo de Golgi[7],

constituído por um chip sobre o qual foram imobilizadas diversas enzimas. Depositando-se sobre o chip uma gotícula de 300 bilionésimos de litro, contendo várias moléculas de interesse dissolvidas, e fazendo-a escorrer (usando recursos eletromagnéticos) pelos sulcos do chip, promove-se as reações catalisadas pelas enzimas presentes. O autor aplicou o dispositivo "golgiano" na obtenção da heparina – um anticoagulante de amplo uso – a partir de seu precursor inativo ter percorrido o complexo de Golgi artificial. Talvez, segundo o autor, esse procedimento se torne mais eficaz na produção do anticoagulante do que o processo atual, que é baseado na cultura de tecido animal. Nessa linha de biodispositivos, merece lembrança um tipo de prótese auricular, que está sendo desenvolvida com a finalidade de substituir os canais semicirculares do ouvido interno danificados, permitindo que o paciente volte a ter a percepção do movimento espacial, evitando tonturas e quedas frequentes (DELLA SANTINA, 2010)[8]. Frente à literatura pertinente, parece não ser exagerado afirmar que os desenvolvimentos mais espetaculares para a biotecnologia farmacêutica originar-se-ão da área dos biossensores, na forma de micro e/ou nano dispositivos, que tornarão factíveis as "viagens pelo corpo humano", até há pouco pertencentes ao campo da fantasia. Serão pequenos aparelhos realizando cirurgias, administração de medicamentos e auxiliando no diagnóstico de enfermidades (DARIO; MENCIASSI, 2010; HARADA et al., 2009; MALLOUK; SEN, 2009; WANG, 2009).

1.3.6 Tecnologia de engenharia genética

Essa tecnologia, também chamada DNA recombinante, permite recombinar material genético de diferentes origens. Na natureza, o material genético é constantemente recombinado por meio do *crossing-over* entre cromossomos homólogos dos progenitores durante a formação dos gametas, quando óvulo e espermatozoide se unem na fertilização ou, no caso de procariotos, quando duas bactérias trocam material genético por meio da conjugação, transformação e/ou transdução. Em cada uma dessas situações de recombinação natural, o resultado é o aumento da variação genética, a qual serve de material para a mudança evolutiva dirigida pela seleção natural (KREUZER; MASSEY, 2002).

---

7 Organela formada por uma rede de sacos membranosos empilhados, cuja função básica reside na modificação estrutural de proteínas, tornando-as funcionais. Sabe-se que os sacos mudam continuamente de forma e que o trânsito das vesículas, no interior deles, pode ser acompanhado, mas há dúvidas sobre o conteúdo interno das vesículas.

8 No site da Johns Hopkins Medicine, disponível em <www.hopkinsmedicine.org/otolaryngology/research/vestibular/VNEL>, podem ser encontrados pormenores sobre o referido dispositivo.

48 • BIOTECNOLOGIA FARMACÊUTICA

Merece destaque o fato de o homem poder interferir na variação genética quer por meio do cruzamento seletivo quer pela tecnologia do DNA recombinante.

No cruzamento seletivo, indivíduos com uma dada característica de interesse são escolhidos para serem progenitores da futura geração. Desta se procede a uma nova seleção e se obtém a terceira geração, e assim sucessivamente, até que se obtenha uma população de indivíduos com a característica desejada.

Na engenharia genética promove-se a junção de segmentos de moléculas de DNA provenientes de diversas fontes. Uma das moléculas de DNA é clivada em um ponto previamente estabelecido e religada a um pedaço de outra molécula de DNA por meio do uso das enzimas de restrição. O novo DNA é transferido para a célula-alvo por meio de um plasmídeo ou vírus, que atuam como vetores (Figura 1.2).

Na engenharia genética move-se um único gene – cuja função é bem conhecida – de um organismo para outro, com ou sem relação taxonômica, enquanto no cruzamento seletivo são transferidos vários genes com funções indeterminadas entre indivíduos aparentados taxonomicamente. Enfim, é o grau de aleatoriedade que distingue claramente a engenharia genética (não aleatória) do cruzamento seletivo (aleatório).

Um exemplo de aplicação dessa técnica foi a obtenção de um rebanho de cabras produtoras ("zooreatores") da antitrombina humana (ATryn®), que, em linhas gerais, consistiu de cinco etapas (STIX, 2005):

1ª) Obtenção do transgene: resulta da associação de um gene, que ativa a produção de leite no animal (promotor da betacaseína), com um gene da proteína terapêutica (no caso, o gene que se expressa na antitrombina humana).

2ª) Transferência do transgene para um óvulo de cabra: essa operação pode ser realizada de duas maneiras: por microinjeção – o transgene é injetado diretamente no núcleo de um embrião unicelular – ou por clonagem, na qual o transgene é inserido em uma célula diferenciada do animal, a qual é, em seguida, fundida com um óvulo desnucleado, formando um embrião. Em ambos os métodos, o embrião resultante é inserido no útero de uma fêmea receptora.

3ª) Seleção das cabritas geradas portadoras do transgene.

4ª) Indução da lactação nas cabras.

5ª) Cruzamento das cabras mais eficientes na lactação com bodes normais. Os filhotes transgênicos constituem um rebanho ordenhado regularmente. A antitrombina humana é separada do leite e purificada até alcançar o grau farmacêutico.

A engenharia genética está sendo empregada para desenvolver uma cepa de *Saccharomyces cerevisiae*, que flocula em baixas concentrações de glicose no meio de fermentação. Uma levedura com essa característica se torna relevante, quando usada na produção de álcool etílico em quantidade da ordem de bilhões de litros por ano. Nesse caso, o processo de produção prescindiria da centrifugação – operação unitária importante para separar as células do caldo fermentado, mas que requer alto consumo de energia elétrica, além da centrífuga ser um equipamento caro e que requer manutenção constante –, já que a levedura floculada se deposita no fundo do fermentador e o caldo fermentado é removido por decantação (BUYS, 2002).

A estratégia, segundo Buys (2002), consiste em se fabricar um plasmídeo, contendo o gene causador da floculação, chamado FloI – que normalmente se encontra silenciado nessa levedura –, o promotor do gene da álcool-desidrogenase (que é inibido pela glicose), e o marcador de seleção, o qual é formado pelo gene que se expressa na proteína de membrana chamada arginina-permease, cuja função é controlar os canais por meio dos quais a arginina penetra no interior da célula. Esse gene, no entanto, não é vital para a levedura, porque ela possui uma via natural de biossíntese desse aminoácido.

O detalhe característico desse plasmídeo é que o gene promotor e o FloI são inseridos no meio do gene da arginina-permease. Assim, quando o plasmídeo é introduzido no interior da célula – por meio, por exemplo, do choque térmico, o qual causa pequenas fissuras nas plasmalemas das células, através das quais os plasmídeos penetram –, ele pareia com o trecho do cromossomo contendo o gene da arginina-permease, originando uma alça. A porção livre da alça, contém os genes FloI e o promotor, os quais durante o pareamento dos cromossomos homólogos (um dos eventos da divisão celular), são inseridos no genoma por meio do *crossing-over*. No final, obtém-se levedura recombinante com o gene FloI regulado pelo promotor, que, por sua vez, é dependente da concentração de glicose no meio e, em adição, com o gene natural da arginina-permease silenciado.

A importância do marcador de seleção consiste no fato de que as células, que não produzem o canal de arginina-permease, são insensíveis à canavanina – um análogo estrutural da arginina, que bloqueia o crescimento celular –, permitindo que as células recombinantes sejam as únicas a crescerem em um meio de cultura rico em canavanina, uma vez que o inibidor de crescimento não penetra mais na célula. Ainda, segundo Buys (2002), deve ficar claro que, a rigor, as leveduras resultantes não são transgênicas. Isto porque nenhum dos elementos genéticos introduzidos nelas proveio de espécies diferentes de micro-organismos. As modificações empregadas produziram apenas um rearranjo genético, do qual se obteve o efeito desejado: o de condicionar a floculação das células em função da falta de glicose no meio de fermentação.

Inegavelmente, os avanços proporcionados, até agora, pela engenharia genética têm sido fantásticos. Porém, recentemente foi demonstrada a possibilidade de se criar "vida sintética" por meio da síntese completa do genoma da bactéria *Mycoplasma genitalium*, que foi transplantado para outra bactéria do mesmo gênero, na qual se replicou corretamente (KRAUSS, 2010; BIELLO, 2010). Em que pese a mídia ter alcunhado o feito de obtenção de "célula sintética", na verdade, apenas o genoma da célula enxertado em uma bactéria é sintético – ou seja, a célula que recebe o genoma é uma célula natural, portanto, não sintetizada pelo homem. Todavia, o primeiro passo para fabricar "vida sintética" já foi dado, sem dúvida alguma.

1.3.7 Tecnologia de engenharia de proteínas

Essa tecnologia, geralmente associada à engenharia genética, visa o melhoramento das proteínas naturais (por exemplo, mudar o pI da molécula, aumentar ou diminuir a capacidade emulsificante e aumentar a solubilidade em solventes polares ou apolares) ou a criação de novas proteínas com alguma propriedade diferente daquelas encontradas na natureza.

Segundo Kreuzer e Massey (2002), a tecnologia da engenharia de proteínas possui duas vertentes de grande interesse:

A) **Engenharia enzimática:** consiste em se modificar com maior ou menor intensidade a estrutura molecular de uma enzima – proteína com atividade catalítica – a fim de aumentar a termoestabilidade, a especificidade pelo substrato, a estabilidade frente ao pH, entre outras. Isso é feito na tentativa de ampliar o leque de aplicações desses catalisadores em processos industriais. A modificação poderá ser feita por meio de manipulações químicas da estrutura molecular – seria a chamada modificação direta – ou indiretamente pela modificação genética da fonte

B) **Engenharia de abenzimas:** as abenzimas são anticorpos com atividade catalítica. Os anticorpos e as enzimas se assemelham, por serem proteínas que se ligam a moléculas específicas (substratos), diferindo, no entanto, pelo fato de o anticorpo se ligar à molécula específica por simples afinidade e a enzima por afinidade e para promover modificações intensas na molécula de substrato. A criação de uma abenzima visa suprir a falta na natureza (ou uma fonte rara e de baixa produtividade) de enzimas com características ímpares. Por exemplo, desenvolver endonucleases de restrição e proteases ultraespecíficas é de grande interesse na atualidade.

1.3.8 Tecnologia do RNA antissenso

Essa tecnologia é empregada para bloquear ou diminuir a produção de certas proteínas. Consiste em se usar um oligonucleotídeo com sequência complementar de bases nitrogenadas a um determinado RNA_m – favorecimento da interação oligonucleotídeo-RNA_m –, visando impedir a sua tradução na correspondente proteína (Figura 1.9). Essa tecnologia abre espaço para a chamada engenharia metabólica, que tem o objetivo de permitir a obtenção de compostos de interesse comercial, mas que são intermediários de vias metabólicas intracelulares. Atualmente, apresenta interesse, também, no desenvolvimento de terapias anticâncer e/ou antivirais.

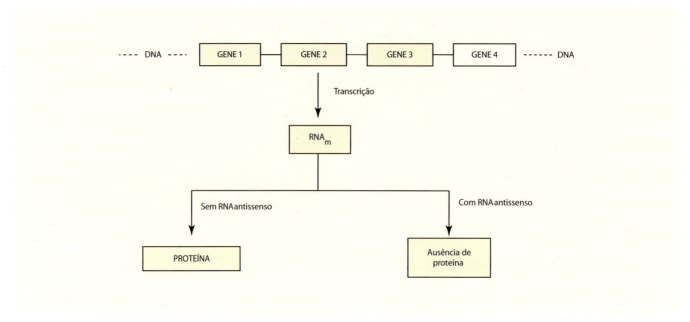

Figura 1.9 Esquema do mecanismo do RNA antissenso. Quando o RNAanti está presente no citoplasma, o RNAm não se liga ao ribossomo e a tradução em proteína é bloqueada.

1.3.9 Tecnologia do chip de DNA

Essa tecnologia resulta da junção entre a área de semicondutores e a biologia molecular.

O DNA é uma biomolécula, que favorece a criação de estruturas (por exemplo, para o estudo cristalográfico de macromoléculas) e de dispositivos nanotecnológicos.

Recorda-se que o DNA é uma estrutura nanométrica, consistindo de um esqueleto duplo de moléculas de fosfato e açúcar, no meio da qual se encontram pares de bases nitrogenadas unidas por ligações de hidrogênio (**A**denina-**T**imina e **C**itosina-**G**uanina). A molécula se contorce, comumente, em uma dupla hélice de mão direita (B-DNA) ou, dependendo das condições do meio, de mão esquerda (Z-DNA), ambas com cerca de 2 nm de diâmetro. Atualmente, as ferramentas disponibilizadas pela biotecnologia – sobretudo as enzimas de restrição (cortam a molécula de DNA em posições bem definidas), as ligases (enzimas que catalisam a formação de ligações covalentes entre átomos) e a máquina PCR (reação em cadeia da polimerase; permite que se façam milhares de cópias de uma mesma fita de DNA) – permitem sintetizar novas moléculas de DNA ou manipular moléculas naturais de DNA. Além disso, as duas fitas constituintes do DNA apresentam as extremidades livres, ou seja, não pareadas, possibilitando a interação entre diferentes DNA – sintético e/ou natural – de modo programável e previsível. Uma extremidade formada por N-bases desemparelhadas de comprimento possibilita a existência de 4N arranjos de sequências de bases (SEEMAN, 2004).

A variabilidade dos arranjos das extremidades das fitas de DNA permite que elas sejam arranjadas no espaço tridimensional de inúmeras maneiras, como, por exemplo, um cubo. Se, dentro do cubo, for inserida, digamos, uma molécula de proteína, a qual – em virtude das dimensões nanométricas da cela cúbica – é imobilizada em uma dada conformação, o conjunto pode ser submetido à análise cristalográfica para determinar a estrutura da proteína de interesse. Se a proteína for um receptor celular, o conhecimento de sua estrutura dimensional permitirá o planejamento preciso de um ligante de baixa massa molar, por exemplo, um fármaco (SEEMAN, 2004).

Segundo Seeman (2004), existe a possibilidade de se aproveitar a interconversão entre os dois tipos de dupla hélice de DNA, a chamada mudança B-Z (Figura 1.10), para criar uma chave lógica de liga-desliga, análoga àquelas do tipo 0/1 dos circuitos eletrônicos impressos em chips de silício. Teoricamente, a combinação lógica de vários tipos diferentes de moléculas de DNA – nesse caso, se inclui tanto DNA natural quanto sintético e de comprimentos e arranjos helicoidais distintos, mas bem definidos – permitiria esboçar modelos de "nanomáquinas" para fins de sensoriamento intracelular ou, até mesmo, computacionais.

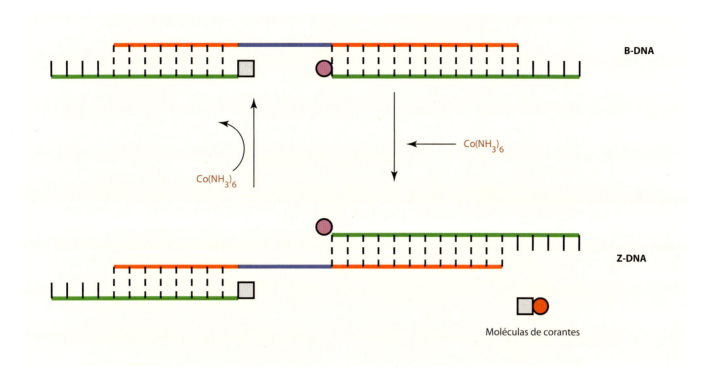

Figura 1.10 Interconversão das duplas hélices (B-DNA e Z-DNA) catalisada pelo cobalto de hexamônio. As configurações B-DNA/Z-DNA representariam uma chave lógica tipo liga/desliga.

É evidente que o conceito computacional, envolvendo moléculas de DNA – ou seja, moléculas biológicas virarem matéria-prima de uma nova espécie de computador – deve ser tratado com as devidas ressalvas. Com certeza um computador biológico não teria desempenho melhor do que um computador convencional. Basta lembrar que a velocidade de síntese proteica dos ribossomos – sem dúvida, uma máquina biológica natural admirável – é de apenas centenas de operações por segundo, bem inferior, portanto, aos bilhões de operações por segundo dos dispositivos eletrônicos (SHAPIRO; BENENSON, 2006; BENENSON et al., 2004). No entanto, a nanomáquina biológica fala a "língua" das células vivas.

A vantagem dos computadores constituídos de moléculas biológicas vem de seu potencial para funcionarem em um ambiente bioquímico (até mesmo dentro de um organismo vivo) e interagir com ele por entradas e saídas, em forma de outras moléculas biológicas. Um computador biomolecular poderia agir como um "médico" autônomo dentro de uma célula, por exemplo. Ele poderia perceber sinais do ambiente indicando doença, processá-los, usando seu conhecimento médico pré-programado, e gerar um sinal ou um fármaco como saída (Figura 1.11) (SHAPIRO; BENENSON, 2006).

Os aspectos discutidos aqui ainda se encontram no campo das ideias criativas, exigindo muitos anos de desenvolvimento para se tornarem realidade.

Atualmente, porém, já são utilizadas lâminas de vidro especial sobre as quais se acham aderidas sondas de DNA (oligonucleotídeos constituídos pelas bases nitrogenadas adenina, guanina, citosina e timina). O DNA a ser analisado é removido da célula, marcado com uma substância fluorescente e, a seguir, é colocado em contato com o chip. Sequências hibridizadas (complementares) se ligam às sondas, e os pedaços não ligados são descartados. Dessa maneira, torna-se possível analisar, de uma só vez, milhares de sequências de bases nitrogenadas, que, na verdade, constituem diferentes genes. Um dispositivo desse tipo, constituído por uma lâmina de vidro (o suporte) e moléculas de DNA sintético (o "circuito"), recebeu o nome de "chip de DNA", por analogia ao chip eletrônico (que tem base de silício e circuito metálico impresso).

Atualmente, existe no mercado uma variante do chip de DNA, chamada "chip de genes", que consegue sequenciar um genoma ou buscar marcadores de variantes gênicas, visando associá-las à susceptibilidade a doenças futuras. O Affymetrix® (Human Genome U95Av2; U.S.Pat. Nº 5,744,305;5,445,934) é um "chip de genes", que pode analisar rapidamente o DNA de uma pessoa em busca de uma série de variações pontuais, e indicar a propensão da pessoa a apresentar enfermidades no futuro (LEHRMAN, 2008). Mas, Lehrman (2008) enfaticamente adverte que, exceto no caso de transtornos raros – provocados por uma única variante genética –, ter uma susceptibilidade genética está longe de ser uma garantia de doença. Genes múltiplos interagem dentro de um sistema biológico complexo, que inclui muitos outros aspectos importantes, entre eles o RNA e substâncias químicas no meio ambiente. Em resumo, ainda está longe o momento em que a genotipagem, nos moldes preconizados, passará a ter um valor prático para subsidiar com segurança o diagnóstico médico de uma enfermidade.

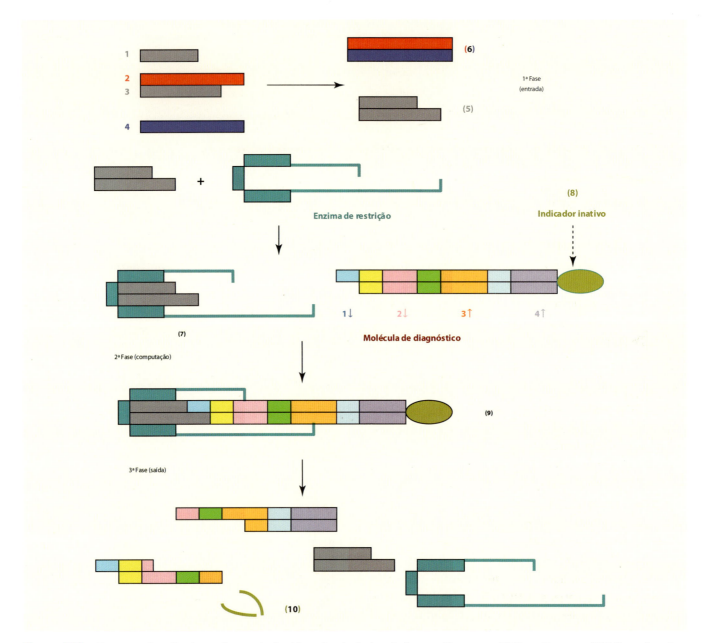

Figura 1.11 Esquema de ação de um "computador biomolecular" planejado para liberar um **DNA antissenso (10)** [impede a formação do RNA$_m$, que será traduzido em uma proteína anormal]. O processo se dá em três fases: **1ª FASE**, os oligonucleotídeos-sonda (**1** e **2-3**) detectam o RNA$_m$ defeituoso (**4**), que é neutralizado pela união com a fita (**2**), resultando o complexo (**6**) inativo. Ao mesmo tempo as fitas **1** e **3** se **unem**, gerando o complexo (**5**); **2ª FASE**, o complexo (**5**) sinaliza ao sistema a existência da anomalia. A enzima de restrição acomoda em seu sítio o complexo (**5**) e, em seguida, a molécula diagnóstico [contendo **a molécula indicadora (8)** e os genes específicos com atividades abaixo (**1↓** e **2↓**) ou acima (**3↑** e **4↑**) do normal]. Se todos os indicadores da anomalia estiverem presentes (se dá o encaixe perfeito do complexo (**5**) e da molécula-diagnóstico no sítio ativo da enzima, sendo o conjunto representado pelo complexo (**9**)), ocorre a **3ª FASE**, quando a enzima de restrição cliva a molécula diagnóstico em posições específicas, gerando um sinal-diagnóstico positivo, que se traduz na liberação do **DNA antissenso (10)**, o qual, a seguir, dirige-se ao genoma da célula para silenciar a transcrição do gene defeituoso. Salienta-se que o **DNA antissenso (10)** provém da ativação da molécula indicadora (**8**), no caso do complexo (**9**) possuir a conformação correta para a clivagem enzimática.

Embora o sequenciamento do DNA tenha sido demonstrado factível, resta encontrar uma maneira para reduzir os custos desse procedimento, sobretudo quando se trata do genoma completo de um indivíduo. Segundo Svoboda (2011) o sequenciamento completo de um genoma custa atualmente algo entre US$ 5 mil e US$ 15 mil, porém deve ser baixado para no máximo US$ 1 mil. A tentativa mais recente para se tentar alcançar esse objetivo repousa no desenvolvimento de um "chip de DNA", que, em essência, seria um transistor no qual uma molécula intacta de DNA passa por uma fenda de 3 nm de largura, situada no meio de um chip de silício. À medida que o DNA se move pelo nanoporo, um sensor elétrico o lê. Esse dispositivo permitiria ao médico estabelecer, com mais rapidez, conexões entre genes, vulnerabilidades de saúde e tratamentos terapêuticos ideais (SVOBODA, 2011).

1.3.10 Tecnologia da bioinformática

Bioinformática é o uso e a organização das informações biológicas. Representa a interface entre a ciência da computação, matemática e biologia molecular (KREUZER; MASSEY, 2002).

Atualmente, dispõe-se de uma quantidade enorme de dados sobre sequências de genes e proteínas; estrutura tridimensional de moléculas biológicas; mapas genéticos de muitas espécies de seres vivos. A bioinformática utiliza ferramentas computacionais como algoritmos, gráficos, inteligência artificial, programas estatísticos, simulações e gerenciamento de bancos de dados, possibilitando mapear e comparar genomas, determinar estruturas de proteínas, simular ligações entre moléculas (por exemplo, planejar novos fármacos baseados na estrutura dos receptores correspondentes) identificar genes, avaliar o efeito de mutações e determinar relações filogenéticas (KREUZER; MASSEY, 2002). Recentemente, foi proposto um método para digitalizar lâminas de microscopia, contendo amostras de tecido humano, que aumentaria a precisão dos diagnósticos emitidos pelos médicos patologistas, tanto pelo fato de a imagem poder ser manipulada nas suas dimensões para melhorar a sua nitidez quanto ela poder ser compartilhada por vários patologistas ao mesmo tempo. A implantação dessa metodologia vai revolucionar a análise patológica, cujas práticas remontam cerca de um século atrás (MAY, 2010; PERKEL, 2010).

Ressalta-se, como curiosidade, outra convergência entre os universos da informática e da biologia, no que diz respeito à similaridade dos comportamentos dos vírus biológicos e dos vírus informáticos. Deve-se a Fred Cohen – citado por Filiol e Marion, 2008 – a introdução, no mundo cibernético, da noção de "vírus informático", ou seja,

> um vírus informático poderia ser, aproximadamente, definido como uma sequência de símbolos que, segundo uma interpretação e em ambiente determinado, provoca a modificação de outras sequências de símbolos desse mesmo ambiente, de forma que contenham vírus – eles mesmos, eventualmente modificados.

Em síntese, pode-se dizer que os vírus de ambos os universos citados, se assemelham em vários aspectos, a saber, na estrutura – um vírus biológico (VB) é composto por um filamento de ácido nucleico, que corresponde a uma sequência de letras codificadoras de funções precisas, como um programa. Analogamente, o vírus informático (VI) é um programa executado, quando penetra em um sistema; no efeito sobre o hospedeiro – ambos provocam infecção. O VI força e desvia os recursos de software de sistemas de informática por sua própria conta, engendrando, na maioria dos casos, disfunções em seu hospedeiro; e, finalmente, no modo de reprodução – os VI parecem ter em comum com os VB os poderes de se autoduplicar e, muitas vezes, de se ocultar indefinidamente, além de sofrer frequentes mutações (FILIOL; MARION, 2008).

A lembrança dessa interdependência de áreas é importante, porque a similaridade dos mecanismos poderá servir de inspiração – tanto para o profissional da biologia quanto para o da ciência da computação – para a elaboração de hipóteses e/ou teses, visando explicar certas observações experimentais. Em última instância, modelos descritivos ou, até mesmo, quantitativos poderão ser gerados e empregados no equacionamento de fenômenos, tanto cibernéticos quanto biológicos. Porém, o sucesso interpretativo dessa correlação, deve considerar a observação feita por Filiol e Marion (2008):

> o ciclo de reprodução do vírus dentro das células se executa de acordo com um esquema, ou programa único, codificado pelo genoma viral. No entanto, em informática, a concepção propriamente dita de programa e de dados não existe, pois um computador manipula símbolos. Todo o dado é um programa potencial e, inversamente, todo programa é um dado. O reverso da medalha é o aproveitamento dessa ambivalência para tomar o controle de um sistema.

1.4 BIOTECNOLOGIA E APLICAÇÕES

1.4.1 Na medicina

Na medicina a biotecnologia tem profundas implicações em duas grandes áreas: diagnóstico clínico e terapêutica.

1.4.1.1 DIAGNÓSTICO

Nessa área a biotecnologia tornou a realização dos testes de laboratório muito mais rápida e precisa, graças ao uso de ferramentas do tipo: anticorpos monoclonais, biossensores, sondas de DNA, chips de DNA e reação em cadeia da polimerase (PCR).

1.4.1.2 TERAPÊUTICA

Essa área da medicina está sendo revolucionada pela biotecnologia por meio do desenvolvimento dos processos de cultivo de células animais e vegetais, bem como do processo fermentativo tradicional com o uso de micro-organismos geneticamente modificados. Graças a esses avanços, dispõe-se – atualmente em grande quantidade – de substâncias de ocorrência endógena no homem, tais como a interleucina-2 (que ativa a resposta imunológica pelas células T), a eritropoietina (que regula a produção dos eritrócitos) e o ativador de plasminogênio tecidual (que dissolve coágulos sanguíneos). Merece lembrança a possibilidade de se utilizar plantas e animais transgênicos na produção de medicamentos. Além disso, diferentes terapias baseadas na biotecnologia estão sendo introduzidas na prática médica atual e com grandes perspectivas futuras. As terapias mais estudadas no momento são:

A) **Terapia de substituição:** várias substâncias de ocorrência natural no homem, que, por deficiência dos genes produtores, deixam de ser produzidas em quantidades compatíveis com a vida, são produzidas em escala industrial graças à engenharia genética e às técnicas de bioprocessamento. A insulina (hormônio faltante nos diabéticos) e o fator VIII (proteína importante para a coagulação do sangue, da qual os hemofílicos são carentes) são produzidos em quantidades suficientes para suprir a demanda.

B) **Terapia gênica:** consiste na administração de genes funcionais em pessoas que os possuem em forma defeituosa. É um procedimento que, ainda, deve ser aprimorado, para que os genes sejam introduzidos nas células adequadas, nas posições corretas dentro do genoma, e respondam corretamente aos sinais fisiológicos.

C) **Terapia celular:** consiste na substituição das células que estão funcionando mal por células saudáveis. Por exemplo, no diabetes do tipo autoimune – em que os anticorpos do corpo atacam as células das ilhotas de Langerhans – poder-se-ia introduzir, no pâncreas, células produtoras de insulina capazes de evitar a sua destruição pelos anticorpos. Essa terapia, ainda, está na fase experimental.

D) **Terapia imunossupressiva:** emprego de anticorpos monoclonais específicos para bloquear a ação das células T (um dos componentes do sistema imunológico humano) e controlar, por exemplo, a rejeição de órgãos transplantados.

E) **Terapia antineoplásica:** consiste em se bloquear a ação de oncogenes por meio do uso de anticorpos monoclonais ou da tecnologia do RNA antissenso.

Para finalizar, lembra-se do aperfeiçoamento da produção de vacinas, sobretudo as de DNA, que estão revolucionando o setor de prevenção de enfermidades (MORROW; WEINER, 2010; LADDY, 2009). No campo das vacinas, no momento, os adjuvantes – ingredientes que estimulam respostas imunes às vacinas – estão merecendo muita atenção. Como adjuvantes clássicos tem-se: sais de alumínio, vitamina E e monofosforil lipídio A e, em desenvolvimento, saponinas extraídas de vegetais, CpG (um marcador do DNA bacteriano sem os grupos metila característicos do DNA humano), interleucinas e outras moléculas sinalizadoras de células (GARÇON; GOLDMAN, 2009; WELDER, 2009).

1.4.2 No meio ambiente

Como é do conhecimento geral, o meio ambiente vem sendo agredido pela atividade humana ao longo dos séculos. Infelizmente, a intensidade da agressão aumentou sobremaneira nas últimas décadas; e o passo da espiral **remoção desenfreada dos recursos não renováveis/ geração de lixo não biodegradável** cresce, dia após dia.

A biotecnologia nessa área é vista por uma boa parcela das comunidades humanas como uma forma de não só resolver os problemas ambientais atuais, mas também como meio de não aumentar o descalabro ambiental.

Essa perspectiva baseia-se na substituição de processos químicos transformadores de matérias-primas não renováveis por processos biológicos, que empregam materiais renováveis, bem como na alta especificidade, precisão e previsibilidade oferecidas pelas tecnologias biotecnológicas.

A biotecnologia pode contribuir na área ambiental por meio de três vertentes: a biorremediação, a prevenção de problemas ambientais e o monitoramento ambiental.

A biorremediação é um processo natural, de baixo custo, bom rendimento e de demanda energética baixa. Normalmente, é executado pelo uso de seres vivos adaptados, há milhões de anos, a ambientes hostis, os chamados micro-organismos extremófilos. A ideia básica consiste no uso da tecnologia da engenharia genética para transferir os genes, que conferem ao micro-organismo a resistência a uma dada condição (por exemplo, termorresistência) a outra célula, que normalmente vive no ecossistema a ser depurado.

A prevenção dos problemas ambientais baseia-se no desenvolvimento da chamada **indústria sustentável**, a qual inclui processos e produtos que estão de acordo com a exigência atual dos consumidores por produtos que não comprometam os recursos, ainda existentes no planeta, para as futuras gerações. Em síntese, pode-se definir como indústria sustentável a atividade produtiva que se utiliza de todas as estratégias possíveis para prevenir a poluição e permitir a preservação integral do meio ambiente. A sustentabilidade é perseguida levando em conta o binômio **limpeza/eficiência**. Quaisquer mudanças nos processos de produção, práticas ou produtos que tornem a produção mais limpa e eficiente é um grande avanço na direção da sustentabilidade (KREUZER; MASSEY, 2002).

As indústrias sustentáveis utilizam tecnologias e experiência para:

a) Reduzir o uso de material e o gasto de energia, ao mesmo tempo que otimizam o emprego de recursos renováveis. Os processos de produção estiveram, por muito tempo, atrelados ao uso do petróleo como fonte de matéria-prima e energia, mas, também, de poluição ambiental. Nos últimos anos, a biomassa agrícola, graças à biotecnologia, tem sido usada como matéria-prima para obtenção de energia e produtos alternativos àqueles oriundos do petróleo. Atualmente, por exemplo, utilizam-se resíduos agrícolas (bagaço de cana, palha de arroz etc.) para a obtenção de vários produtos de interesse comercial, como o etanol combustível, o xilitol (adoçante não cariogênico) (LIMA et al., 2004;

HUBER; DALE, 2009; SELEGHIM; POLIKARPOV; 2009), entre outros.

b) Minimizar a geração de poluentes nocivos ou lixo durante o processamento e uso dos produtos derivados. A versatilidade da biotecnologia para a indústria sustentável se reflete especialmente no melhoramento dos processos de produção. Biocatalisadores (células, organelas celulares ou enzimas) são utilizados no lugar de catalisadores químicos sempre que possível. A força-motriz para essa substituição reside no fato de que os biocatalisadores – por serem altamente específicos – geram muito menos produtos colaterais indesejáveis e requerem bem menos energia para catalisar as reações. Por exemplo, já é possível converter, quase completamente, a sacarose em frutose e ácido glicônico, por meio do uso das enzimas invertase, glicose oxidase e catalase, usando reator com membrana operado a temperatura entre 30 °C e 40 °C (TOMOTANI et al., 2005; TARABOULSI JÚNIOR, 2010).
Todos os segmentos industriais estão se beneficiando da biocatálise, cuja principal deficiência, ainda, é a indisponibilidade no mercado de biocatalisadores adequados à ampla diversidade das reações executadas em escala industrial. No entanto, a biotecnologia – sobretudo por meio das engenharias genética e de proteínas – vem colaborando intensamente na ampliação da oferta dos mais variados tipos de biocatalisadores para a indústria em geral.

c) Produzir produtos recicláveis ou biodegradáveis. Nesse caso em particular, a biotecnologia, ainda, não desabrochou plenamente, restando muitos melhoramentos a serem feitos. No entanto, resultados positivos já estão aparecendo, como, por exemplo, a obtenção do polihidroxibutirato (PHB) de bactérias, que serve de matéria-prima para a produção de plásticos biodegradáveis.

Finalmente, o monitoramento ambiental pode ser feito por meio do uso de biossensores e/ou de indicadores biológicos. Por exemplo, para constatar a presença de fenóis no meio ambiente, preconiza-se o uso de biossensor formado por uma bactéria metabolizadora de compostos fenólicos geneticamente modificada. A modificação genética consiste na inclusão de um gene no genoma da bactéria, que se traduz em uma proteína de fácil detecção, quando ativado por um complexo fenol-receptor resultante do contato entre a bactéria e o meio contendo a substância tóxica referida (KREUZER; MASSEY, 2002).

1.4.3 Na agropecuária

A biotecnologia tem se mostrado muito útil no setor agropecuário no que tange à redução dos custos de produção, na melhoria da qualidade e do valor nutricional dos cultivares e dos animais de interesse econômico.

Na agricultura, avanços espetaculares têm sido obtidos por meio da engenharia genética e da cultura de células vegetais. Por exemplo, plantas geneticamente modificadas podem ser obtidas utilizando-se, como vetor, a bactéria *Agrobacterium tumefaciens*, micro-organismo comum no solo que injeta parte do seu DNA nas células da planta, infectando-a. As principais características incorporadas nos cultivares por meio da biotecnologia são o melhoramento nutricional e organoléptico, retardo do amadurecimento, resistência a doenças causadas por parasitas (bactérias, fungos, vírus, insetos, nematoides, ervas daninhas etc.) e aumento da resistência a condições climáticas adversas (geadas, secas prolongadas).

Merece ser lembrado que o melhoramento nutricional do cultivar visa à obtenção de grãos, frutas e verduras com perfil proteico completo e com teor maior de minerais e vitaminas. Esse procedimento leva aos chamados **alimentos funcionais** – possuidores de níveis significativos de componentes biologicamente ativos benéficos à saúde ou efeitos fisiológicos desejáveis –, como, por exemplo, chá verde enriquecido de compostos antioxidantes (importantes no combate dos radicais livres formados no organismo), brócolis e repolho com alto teor de glicosilatos (que estimulam a biossíntese de enzimas antineoplásicas) (KREUZER; MASSEY, 2002).

Na pecuária, a biotecnologia tem contribuído para melhorar a saúde dos animais de interesse econômico, em virtude dos avanços introduzidos nos métodos de diagnóstico de doenças, no aumento da variedade e da disponibilidade de vacinas e de medicamentos. A disponibilização de anticorpos monoclonais específicos tem permitido o diagnóstico rápido e preciso de várias doenças, como brucelose, raiva, disenteria bovina, febre aftosa e triquinelose. Todo o criador tem como objetivo principal obter produção constante ou aumentada (por exemplo, em leite, lã, ovos etc.) reduzindo os gastos com ração. Esse melhoramento vem sendo alcançado por meio do cruzamento entre raças de animais com as características desejadas.

Desde os primórdios da domesticação dos primeiros animais até duas décadas atrás, o cruzamento entre animais com características desejadas (gado com maior massa muscular e menos gordura, por exemplo) era feito pelo estímulo do acasalamento natural. Porém, com o advento da biotecnologia moderna – aquela resultante das técnicas do hibridoma e do DNA recombinante inventadas nos anos 1970 – o cruzamento de animais passou a ser feito por meio do transplante de embriões. Os embriões são produzidos *in vitro* pela combinação de espermatozoides e óvulos extraídos dos animais com as qualidades genéticas desejadas, seguida de sua implantação no útero de "vacas de aluguel", as quais podem ser de outra linhagem. A vantagem desse procedimento consiste no maior número de reses obtidas.

Os avanços da biotecnologia no setor agropecuário chegam aos consumidores por meio dos alimentos processados, quer pela indústria de alimentos quer nas cozinhas residenciais (a partir de alimentos frescos). O processamento industrial de alimentos, que se avulta nos dias atuais, conforme se atesta pela enorme variedade de produtos nas prateleiras dos supermercados, deve muito do seu desenvolvimento à biotecnologia. Por exemplo, as empresas que produzem derivados do tomate (extratos, massas, ketchup etc.) usam frutos provenientes de cultivar modificado geneticamente por meio da seleção de variantes somaclonais. Esse tomate contém 30% menos água e requer bem menos energia durante o seu processamento, em grande parte, baseado na evaporação da água por meio da operação unitária de secagem. Um aumento de 0,5% do conteúdo de sólidos do tomate propicia uma economia da ordem de US$ 35 milhões para a indústria norte-americana processadora de tomates (KREUZER; MASSEY, 2002).

É oportuno lembrar que o primeiro produto vegetal modificado geneticamente, aprovado pelo FDA (Food and Drug Administration, Agência norte-americana que regula drogas e alimentos), foi um tomate que podia amadurecer no pé, evitando sua colheita na fase imatura (verde). A Calgene, empresa que desenvolveu essa variedade de tomate, por meio da tecnologia do RNA antissenso foi capaz de separar as vias metabólicas que provocam os processos de amadurecimento e de apodrecimento do fruto. Os processos referidos são sequenciais, mas catalisados por enzimas diferentes, e, portanto, diferentes genes estão envolvidos nessas vias. Usando um RNA antissenso, a Calgene inibiu a biossíntese de uma enzima fundamental para a via do apodrecimento, deixando intacta a via do amadurecimento (KREUZER; MASSEY, 2002).

O processamento industrial de alimentos deve garantir que estes sejam seguros para uso humano – atualmente, também, para animais domésticos de estimação – durante todo o prazo de validade, estabelecido de acordo com a natureza do alimento. Esse aspecto é garantido pelo controle de qualidade rigoroso, quer da matéria-prima quer do produto acabado, o qual é conseguido por meio de dispositivos oferecidos pela biotecnologia, como os anticorpos monoclonais, os biossensores e as sondas de DNA, que permitem executar análises rápidas, sensíveis e precisas.

Se o melhoramento das matérias-primas (vegetais e animais) é conseguido por meio das tecnologias da biotecnologia moderna (sobretudo as técnicas do hibridoma e do DNA recombinante), o do processamento provém do desenvolvimento de equipamentos e do uso de biocatalisadores enzimáticos (SAID; PIETRO, 2004; NAGODAWITHANA; REED, 1993).

1.5 O BIONEGÓCIO

Apesar de existirem muitas definições para a biotecnologia, inclusive várias permeadas por aspirações idealísticas, como a biologia a serviço da humanidade ou a obtenção de produtos de interesse social ou que curem todos os males que afetam a saúde humana, a mais realística seria considerá-la como a arte de obter dividendos pecuniários a partir de procedimentos biológicos. Lembra-se que, sem a pressão e a disciplina próprias do mercado – ente difuso que permeia todas as atividades produtivas e que afeta direta e indistintamente a vida e a dinâmica das comunidades humanas – ter-se-ia, com certeza, uma ciência elegante, mas nenhuma tecnologia.

Embora a biotecnologia venha se desenvolvendo ao longo dos séculos, foram as inovações ocorridas na década de 1970 (melhoramento da compreensão da relação estrutura/atividade de macromoléculas, sobretudo das proteínas, da natureza altamente interativa das vias metabólicas celulares e dos mecanismos de regulação metabólica, a invenção da técnica do DNA recombinante e da fusão celular, culminando com a obtenção dos anticorpos monoclonais), que impactaram profundamente a experimentação e o pensamento biológico. Os efeitos do impacto ultrapassaram os limites dos laboratórios, alcançando o setor industrial e financeiro, no qual grandes empresários e banqueiros farejaram as enormes perspectivas do bionegócio, além dos escritórios de advocacia, parlamentos, agências de serviços civis e governamentais que se depararam com novos problemas de regulação (incluídos os de caráter moral e ético) e de proteção de patentes.

No mundo dos negócios, a biotecnologia pode ser considerada um setor atípico, porque, em geral, tenta comercializar tecnologias relacionadas com descobertas recentes nas ciências básicas. Em outros termos, a biotecnologia oferece como atrativo para o capital de risco, a potencialidade do mercado para um dado bioproduto e não um mercado real para ele, diferentemente de setores como o de computação, telecomunicações e eletroeletrônica, por exemplo, em que a tecnologia foi desenvolvida após a consolidação das teorias científicas sobre cada ramo de atividade.

Nessas condições, tem-se que o mercado vai sendo formado, à medida que a tecnologia é desenvolvida e/ou aprimorada, sendo que a euforia reinante nos laboratórios universitários e de institutos de pesquisa sobre a perspectiva mercadológica de determinados bioprodutos nem sempre é compartilhada pelos laboratórios industriais. Todavia, o confronto entre o entusiasmo dos cientistas – que os leva à busca desenfreada por recursos para a pesquisa, com o consequente desenvolvimento de novos produtos e/ou processos – e o mercado, que exige demanda pelo bioproduto oferecido, constitui-se na força-motriz propulsora para a consolidação do setor biotecnológico ao longo do tempo.

Qualquer setor produtivo para se consolidar, deve estimular, de alguma forma, a estruturação de empresas de pequeno, médio e grande porte, ou seja, deve atrair capital dos investidores. A princípio, configuram-se, apenas, empresas de pequeno porte, pela simples razão de o setor concernente à biotecnologia moderna (referente à exploração das oportunidades advindas da manipulação pontual do DNA celular) dispor, no primeiro momento, somente de metodologias potencialmente geradoras de produtos comercializáveis. Essa condição afastou, no início, as grandes empresas do setor químico-farmacêutico, as quais normalmente visam o retorno do capital investido no curto prazo e têm suas metas de desempenho avaliadas por quadrimestres, atitude gerencial desestimuladora para investimentos em inovação biotecnológica.

Embora não seja um fenômeno estritamente norte-americano, a emergência da aventura biotecnológica independente tem sido pronunciada nesse país. A vanguarda conquistada pelos Estados Unidos no bionegócio resultou da combinação de vários fatores: espírito empresarial voltado para a inovação e a competição; flexibilidade do sistema econômico; disponibilidade de capital de risco; investimento governamental forte em pesquisa básica; força de trabalho altamente diversificada, qualificada e motivada; além de mercado acessível, aberto e bem regulamentado. Apenas como exemplos, entre as mais de 200 empresas norte-americanas de biotecnologia atuais, citam-se as pioneiras Collaborative Research (1961), Cetus (1971), Genentech (1976), Biogen (1977), Genex (1977) e Amgen (1979) (RATHMANN, 1994).

Evidentemente, não é necessário dispor de uma estrutura empresarial para o desenvolvimento científico, já que este pode muito bem ser obtido no âmbito universitário, desde que recursos, sobretudo governamentais, estejam disponíveis. Porém, uma organização empresarial é fundamental para converter a tecnologia em dinheiro, e isso independe da particular filosofia que norteia o empreendimento.

Por conseguinte, a conversão da biotecnologia em dividendos requer a montagem de uma empresa, que, nesse caso, deve possuir como características gerais: a) mão de obra não intensiva; b) mão de obra intelectualizada; c) mão de obra diversificada; d) manipulação de materiais renováveis e recicláveis; e) empresas de porte pequeno ou médio; f) uso de processos que requerem pouca energia; g) gerenciamento que leve em conta as leis específicas que regem o setor; h) reação do consumidor (expectativa × qualidade ou desempenho do produto); i) segurança extrema, concernente aos riscos à saúde e ao meio ambiente; j) risco financeiro alto (o bioproduto tem vida de mercado curta); k) P&D continuados; l) retorno do capital inicial investido, no mínimo, em médio prazo.

1.5.1 Estruturação da empresa biotecnológica

Em linhas gerais, a fundação de uma empresa biotecnológica envolve as etapas:

1ª Preparação

Em geral, uma empresa biotecnológica começa a partir do entusiasmo de algumas pessoas (um ou dois cientistas e investidores de risco), que, dispondo de uma técnica relativamente bem estudada e dominada, vislumbram a possibilidade de produzir produtos e/ou serviços comercializáveis. A partir daí, elaboram uma estrutura organizacional seminal, arregimentando um grupo de assessores científicos capitaneados por um cientista de renome[9], contratando um executivo experiente

e um escritório de advocacia, para tratar dos aspectos legais iniciais do empreendimento.

Um ponto fundamental nessa fase é a definição clara da missão e da estratégia a ser adotada pela empresa, ou seja, deve-se definir a área na qual se pretende atuar (por exemplo, produção de fármacos para uso humano ou animal, reagentes para diagnóstico, produtos para a agropecuária). Nessa etapa, o capital disponível é pequeno, devendo ser suficiente para remunerar a equipe científica, o executivo dirigente e o advogado, sendo suprido inteiramente pelos sócios fundadores (grupo composto por investidores de risco e, eventualmente, com a participação do acadêmico que desenvolveu a metodologia). É muito comum os primeiros contratados receberem um pequeno salário, complementado por uma dada quantidade de ações preferenciais conversíveis da empresa emergente.

Frequentemente, essa fase é rotulada como sendo o ano zero da empresa, tendo como características marcantes liquidez nula (ações inexistentes para negociação) e mais de 90% de chance de falir. Um fator que pode ajudar a dar sustentação à nova empresa é a obtenção da patente para o produto e/ou processo a ser explorado, já que esse título pode estimular o interesse de mais investidores de risco para se somarem aos sócios fundadores.

2ª Consolidação inicial

Se a etapa de preparação tiver sido bem-feita e o futuro bioproduto e/ou serviço apresentar apelo comercial, a empresa biotecnológica embrionária pode entrar no ano seguinte (rotulado como ano I) com a capacidade de consolidar o capital inicial pela atração de novos investidores de risco, os quais aceitam ações preferenciais conversíveis (APC) como garantia dos seus investimentos. Inclusive a distribuição de APC a futuros membros da diretoria, a candidatos a postos de gerenciamento e chefia e aos membros da assessoria científica, também, garante a fidelidade dos recursos humanos à empresa em consolidação. Não raro nessa fase, pelo menos um investidor de risco com desenvolto trânsito no meio empresarial passa a injetar capital na empresa, funcionando como agente multiplicador para atrair outros investidores. Abre-se, assim, a perspectiva de gerar um polo de atração crescente e contínuo de capital, elevando as perspectivas de sucesso da empreitada. Nessa fase, a estruturação administrativa é acelerada, sobretudo no que diz respeito à parte legal (organização de toda a documentação pertinente e elaboração do memorando descritivo da empresa). Apesar do viés positivo característico dessa etapa, a chance de falência beira os 65%,

---

9   A função dessa equipe é elaborar um plano de pesquisa consistente, que leve à obtenção de produtos ou serviços de valor comercial.

a liquidez do investimento é baixa e o valor das ações é muito baixo (menor que R$ 1,0).

3ª Consolidação parcial

Nessa fase (correspondente aos anos II e III da existência do empreendimento) a empresa já dispõe de fontes de financiamento consistentes, garantidas pelo número alto de investidores (é comum empresas maiores e já constituídas quererem se associar. Intensifica-se a disputa entre os vários interessados em investir na empresa), aperfeiçoamento do plano estratégico (inclusão das estimativas de mercado e do período para o retorno dos investimentos), conclusão da estrutura organizacional (localização da fábrica, quadro de recursos humanos preenchido e organograma de responsabilidades definido, estratégia de vendas e distribuidores definidos, entre outras) e pela iminente comercialização do bioproduto e/ou serviço. Para a consumação deste último item, no máximo, a empresa estará no aguardo da liberação final do produto pela agência de controle governamental, por exemplo, FDA, Anvisa etc. Apesar das perspectivas estarem se materializando, nessa fase, ainda, a liquidez do investimento é baixa, a possibilidade de falência é de cerca de 40% e o valor das ações, embora maior que a fase anterior, ainda não é significativo (R$ 3,0 a R$ 5,0).

4ª Consolidação plena

É a fase correspondente aos anos IV e V do lançamento do bionegócio, quando o produto e/ou serviço já está no mercado, gerando receitas para a empresa e dividendos para os investidores, propiciando à empresa abrir seu capital para o público em geral, por meio da emissão de ações ordinárias (nominativas e/ou ao portador) em bolsa de valores. Ao chegar nesse ponto, a empresa já está consolidada e, ao atrair investimento acionário, poderá entrar em fase de expansão generalizada. Logicamente, a empresa alcança o auge da liquidez, a possibilidade de falir é muito reduzida (da ordem de 10%) e a ações podem alcançar valores da ordem de dezenas ou centenas de reais.

1.5.2 Indústria biofarmacêutica

Focando na indústria biofarmacêutica – terminologia adotada em consequência da natureza dos produtos resultantes (os chamados bioprodutos) das técnicas da fusão celular e do DNA recombinante –, tem-se que o montante de divisas movimentadas pelo setor nos Estados Unidos, no biênio 2002-2003, foi da ordem de US$ 36 bilhões e, no mundo, algo em torno de US$ 40-50 bilhões. Em 2004, a cifra saltou para US$ 63 bilhões, quando cerca de 200 empresas lançaram no mercado novas drogas e vacinas (DEMAIN, 2007).

1.5.2.1 BASEADA NA BIOTECNOLOGIA MODERNA

Sem dúvida alguma, os mais famosos produtos da indústria biofarmacêutica são os polipeptídeos de mamíferos. As principais desvantagens desse tipo de droga são, em linhas gerais, a baixa biodisponibilidade, implicando a administração parenteral obrigatória, e o alto custo. Porém, a alta especificidade e a baixa toxicidade são características que superam as desvantagens apontadas.

Compõem o mercado de bioprodutos, fármacos anticancerígenos, fatores de coagulação sanguínea (para tratar hemofílicos), fatores estimulantes de macrófagos e granulócitos (para tratar a neutropenia), interferons e anticorpos monoclonais (Rituximab, Infliximab, Transtuzumab), entre outros.

No caso dos anticorpos monoclonais, talvez os bioprodutos de maior sucesso comercial, no período 2000-2004, a vendagem cresceu de um fator de aproximadamente quatro, sendo as cifras envolvidas da ordem de US$ 2×10^9 (em 2000), US$ $3,5 \times 10^9$ (em 2001), US$ $4,3 \times 10^9$ (em 2002), US$ $5,5 \times 10^9$ (em 2003) e $6,8 \times 10^9$ (em 2004) (DEMAIN, 2007). Ressalta-se que o mercado desses bioprodutos é o que mais cresce, entre todos os produzidos pela indústria biofarmacêutica. Mais de duas dezenas de anticorpos monoclonais diferentes são encontrados no mercado. Além disso, a efetividade terapêutica dos anticorpos monoclonais cresce continuamente, à medida que a fonte baseada em roedores está sendo substituída pela de tecidos humanos, sendo a concentração média, obtida nos processos fermentativos atuais, igual a 3g/L de meio fermentado (DEMAIN, 2007).

1.5.2.2 BASEADA NA BIOTECNOLOGIA TRADICIONAL

Ao lado dos bioprodutos resultantes das técnicas biotecnológicas modernas (fusão celular e DNA recombinante), existem inúmeros outros, ainda, obtidos a partir de processos fermentativos catalisados por micro-organismos.

A preferência pelo uso de micro-organismos na fabricação de compostos de interesse comercial frente às fontes animal, vegetal ou por síntese química, deve-se, sobretudo, à possibilidade de se obter alta quantidade de produto, por meio da manipulação das condições de cultivo e das características genéticas das células. Embora os micro-organismos sejam potenciais produtores de uma ampla variedade de substâncias, eles as produzem nas quantidades necessárias para a sua subsistência. Ou seja, ao longo da evolução, eles desenvolveram mecanismos regulatórios, que impedem a superprodução de metabólitos, quer primários (moléculas de baixa massa molar que são intermediários ou produtos finais das vias metabólicas intracelulares, além de poderem ser convertidos em coenzimas ou serem usadas como monômeros de biomoléculas poliméricas), quer secundários (moléculas de baixa massa molar, produzidas pelos diferentes micro-organismos na fase não exponencial de crescimento, que desempenham várias funções, a saber, hormônios sexuais, ionóforos, antibióticos – para eliminar outras espécies competidoras –, efetores de diferenciação, estimulantes da simbiose e efetores de comunicação entre células da mesma espécie). Porém, do ponto de vista industrial o interesse reside, justamente, no fato de a célula microbiana produzir e excretar em excesso determinada substância de valor econômico. Para tanto, os mecanismos regulatórios devem ser sobrepujados por meio da variação das condições de cultivo, de mutações induzidas (provocadas por agentes químicos ou físicos) e/ou da manipulação pontual do genoma por meio da técnica do DNA recombinante.

A genética contribuiu de forma espetacular na obtenção de cepas microbianas altamente produtoras de metabólitos em geral. O procedimento consiste em se submeter a cepa a um agente químico (azida sódica, por exemplo) e/ou a um agente físico (exposição aos raios ultravioleta), seguida da separação dos mutantes, que produzem em maior quantidade o metabólito desejado. Repetindo o procedimento várias vezes, obtém-se no final uma cepa altamente produtora, que é empregada na fermentação industrial. Por exemplo, submetendo cepas altamente produtoras de tetraciclina à mutação, resultaram mutantes, que produziam o antibiótico dimetiltetraciclina em grande quantidade (DEMAIN, 2007). Atualmente, a mutação, digamos, clássica coexiste com as técnicas da biotecnologia moderna.

No contexto do parque biotecnológico, a indústria de fermentação ocupa um lugar de grande proeminência. Provavelmente, tal condição resulta, entre outras, de características como (DEMAIN, 2007):

- a grande razão área por volume apresentada pelos micro-organismos, que facilita a captação de nutrientes do meio de cultura, elevando a taxa metabólica e biossintética do agente catalisador do processo;
- a grande variedade de reações que o micro-organismo é capaz de realizar simultaneamente;
- a fácil adaptação do micro-organismo às condições de cultivo, permitindo que a cepa possa ser transferida da natureza para um frasco com meio de cultura – do tipo sintético ou complexo – e, deste, para um fermentador carregado como meio de cultivo, constituído por fontes de carbono e nitrogênio baratas, mas que estimulam a célula a produzir substâncias de maior valor agregado;
- a facilidade com que as células microbianas podem ser submetidas à mutação – quer *in vivo* quer *in vitro* –, visando ao aumento da produtividade da substância desejada, ou da sua atividade – catalítica, se for enzima, ou biológica, no caso de uma substância não enzimática (antibióticos, hormônios etc.) –, ou, ainda, visando a obtenção de uma molécula inteiramente nova;
- a capacidade do micro-organismo para produzir substâncias enantioméricas dextrógiras ou levógiras, diferentemente da síntese química tradicional, que sempre leva à mistura racêmica, da qual o enantiômero desejado é de difícil separação e com rendimento pífio (do ponto de vista da escala industrial).

Como referido, da fermentação microbiana industrial resultam, como produtos de interesse comercial, metabólitos tanto primários quanto secundários.

1.5.2.2.1 Metabólitos primários

Alguns dos principais metabólitos primários de interesse comercial são:

A) **Aminoácidos:** Alguns exemplos destes compostos são o ácido L-aspártico, ácido L-glutâmico, L-lisina, DL-metionina e L-fenilalanina. O mercado mundial de aminoácidos não é inferior a 5 bilhões de dólares, apresentando um crescimento de 7% por ano. Merece realce, o ácido L-glutâmico – entre os 19 aminoácidos produzidos em escala industrial é o obtido em maior quantidade. São utilizados micro-organismos dos gêneros *Corynebacterium* (*C. glutamicum*) e *Brevibacterium* (*B. flavum*) –, que, na forma de glutamato de sódio, é muito usado como realçador de sabor, em produtos alimentícios.

No intuito de superproduzir aminoácidos, os mecanismos regulatórios por retroalimentação, atuantes na célula microbiana, têm seus efeitos reduzidos por meio das estratégias:

a) isolar mutante auxotrófico e submetê-lo à privação de um composto necessário ao seu metabolismo;

b) isolar mutante resistente a um análogo tóxico (antimetabólito) ao produto que se deseja obter;

c) combinar em uma mesma cepa mutante a auxotrofia e a resistência ao antimetabólito. Aliás, um procedimento corriqueiro na obtenção de cepas mutantes destinadas à produção de metabólitos primários.

Nessa área, merece menção o uso da técnica do DNA recombinante, que permitiu a obtenção de cepas superprodutoras de metabólitos primários. As cepas selvagens e/ou mutantes tiveram seu genoma acrescido de plasmídeos portadores de óperons, relacionados à biossíntese do aminoácido desejado. O impacto da engenharia genética, nessa área, resultou do emprego das estratégias:

a) amplificação do gene codificador de uma enzima limitante da velocidade de uma dada via metabólica;

b) amplificação do gene codificador da primeira enzima atuante, após uma ramificação da via metabólica;

c) clonagem de gene codificador de enzima, que responde com maior ou menor intensidade à regulagem por retroalimentação;

d) introdução de gene codificador de enzima, que apresenta vantagem funcional ou energética frente a sua análoga naturalmente produzida pelo micro-organismo;

e) amplificação do gene codificador de uma enzima-chave do metabolismo central, responsável pelo aumento do fluxo de carbono na via metabólica correspondente (por exemplo, a via glicolítica). Visa-se a redução ou eliminação dos gargalos de fluidez da via de interesse, causados pelo acúmulo de intermediários metabólicos;

f) perturbação do mecanismo de transporte de aminoácidos através da membrana citoplasmática.

Ao reduzir-se a entrada de certo aminoácido na célula, consegue-se reduzir a eficiência do controle por retroalimentação e, em consequência, aumenta-se a produção do metabólito, bem como sua excreção para o caldo fermentado. Acrescenta-se que, se o aminoácido é excretado ativamente por meio de um carreador de membrana, o aumento da formação desse carreador pela célula, irá potencializar o acúmulo do produto no meio de fermentação.

B) **Nucleotídeos e nucleosídeos:** Basicamente dois são os compostos dessa categoria, que têm interesse comercial (como realçadores de sabor), sendo obtidos por via fermentativa. São duas purinas ribonucleosídeo-5'-monofosfatos, chamadas ácido guanílico (5'-GMP) e ácido inosínico (5'-IMP). O maior produtor mundial destes compostos é o Japão, cuja produção média anual é de cerca de 2.500 ton/ano, envolvendo cifras da ordem de US$ 350 milhões/ano (DEMAIN, 2007). Em linhas gerais, as referidas purinas podem ser obtidas por três caminhos distintos: hidrólise do RNA de levedo com nuclease fúngica, seguida da desaminação enzimática do AMP para IMP; produção dos nucleosídeos inosina e guanosina por fermentação, usando um mutante de *Bacillus subtilis*, seguida de sua fosforilação química; e, produção do IMP (a partir do açúcar) por fermentação com *Corynebacterium glutamicum* e do GMP (a partir da guanina) por síntese química, usando células intactas de *Brevibacterium ammoniagenes*. A produção de IMP por fermentação direta do açúcar não é inferior a 20g/L de meio.

C) **Vitaminas:** São substâncias que, embora requeridas em pequenas quantidades, exercem papel fundamental nas vias metabólicas intracelulares, sobretudo como coadjuvantes de enzimas-chave na biossíntese de metabólitos primários e secundários. São produtos de alto valor comercial, cujo mercado atual envolve cifra superior a dois bilhões de dólares. Os micro-organismos são as principais fontes de vitaminas ou de seus precursores.

Por exemplo, *Ashbya gossypii* (riboflavina/vitamina B_2), Propionibacterium shernanii (vitamina B_{12}), *Gluconobacter oxydans* (vitamina C).

D) **Ácidos Orgânicos:** São compostos de grande interesse comercial, geralmente, obtidos de micro-organismos. Entre os de interesse comercial destacamos os principais.

O ácido cítrico é amplamente usado nas indústrias farmacêutica e de alimentos como acidulante, realçador de sabor, estabilizante, agente tamponante e antioxidante; é produzido por fermentação, usando cepa de *Aspergillus niger* (rendimento aproximadamente de 200g/L).

Podemos destacar também o ácido acético (vinagre) e o ácido L-lático, que é obtido da fermentação com *Rhizopus oryzae*, com uma produtividade da ordem de 2g/L.h.

O ácido L-lático é usado na fabricação do polilactato, um plástico biodegradável, e como solvente na forma de etillactato, produto não agressivo ao meio ambiente; dado sua compatibilidade e a de seus derivados com as questões de defesa ambiental, sua produção tem sido estimulada.

O ácido glicônico é amplamente usado no polimento de superfícies metálicas a serem submetidas a galvanoplastia, por exemplo, e em medicamentos hepatoprotetores (na forma de gluconato de cálcio). O ácido itacônico é muito usado na indústria química para obter resinas e fibras com características especiais. É obtido por processo fermentativo, no qual é empregado o fungo *Aspergillus terreus*.

E) Álcoois: Constituem uma grande variedade de produtos, dos quais citam-se tão somente a título de exemplos.

O **etanol** é o álcool usado em bebidas alcoólicas para uso humano e como combustível *per se* ou como aditivo de gasolina. É de longe o álcool produzido em maior quantidade na atualidade. Por ano, são produzidos mais de 50 bilhões de litros, 50% dos quais são produzidos pelo Brasil a partir da cana-de-açúcar. Sua produção é feita exclusivamente por via fermentativa, usando a levedura *Saccharomyces cerevisiae*, embora exista a possibilidade de obtê-lo por síntese, a partir do etileno – um derivado do petróleo.

O **butanol** é um álcool o qual, atualmente, tem se cogitado usar como substituto do etanol, por três razões: possui 30% mais energia química potencial do que o etanol, pode ser misturado à gasolina em base volumétrica de até 40% (no caso do etanol a razão volumétrica é de, no máximo, 25%) e ser mais facilmente armazenado e transportado, por ser menos volátil.

O **glicerol**, é um poliálcool obtido tanto por síntese química (a partir do propileno, um derivado do petróleo) quanto por via fermentativa pela *Candida glycerinogenes*; ambos os caminhos são relevantes para garantir a produção mundial na casa de 600 mil ton/ano. Ressalta-se que o glicerol, também, pode resultar como produto colateral da fabricação de óleos e gorduras, da fermentação etanólica e da fabricação do biodiesel (mistura complexa de ésteres metanólicos de ácidos graxos de cadeia longa, provenientes de triglicérides extraídos, sobretudo, de oleaginosas).

O **manitol** é um poliálcool usado como adoçante de baixa caloria, obtido por fermentação intermediada pela levedura *Candida magnoliae*. O mercado mundial para este produto é da ordem de US$ 100×10^6.

O **xilitol** é um poliálcool usado como componente de formulações alimentícias, geralmente associado como adoçante de baixa caloria e como estimulador das papilas gustativas para conferir, quando desejado pelo fabricante, sensação de frescor ao alimento processado. Atualmente, suas proprieda-des anticariogênicas e farmacológicas estão sendo estudadas, prevendo-se, também, uso na indústria farmacêutica. O xilitol comercializado é produzido exclusivamente por síntese química, a partir da redução catalítica da xilose presente em hidrolisados celulósicos. Porém, já está bem demonstrada a possibilidade de obtê-lo por fermentação com *Candida guilliermondii*, a partir de hidrolisado de bagaço de cana-de-açúcar (CANILHA et al., 2008), assim como por processo bienzimático (uso acoplado da glicose 6-fosfatodesidrogenase e da xilose redutase) (TOMOTANI et al., 2008; TOMOTANI et al., 2009; TOMOTANI et al., 2010).

F) Polímeros: Os principais polímeros de origem microbiana, que apresentam interesse comercial, são os polissacarídeos. Entre eles, são destacados aqui os de maior expressão mercadológica.

Goma xantana, obtida da *Xanthomonas campestris*, muito usada como espessante em formulações alimentícias e farmacêuticas.

Dextrana, que é obtida do *Leuconostoc mesenteroides* e usada na área farmacêutica, como substituto do plasma sanguíneo humano e como princípio ativo antianemia na forma de dextranato ferroso.

Pululana, **fitocoloides**, sendo que os mais conhecidos são os de origem algal, ou seja, alginatos, ágar e caragenatos. A produção mundial anual gira em torno de 7,5 milhões de toneladas, envolvendo cifras da ordem de US$ 6×10^9. Ressalta-se que a biomassa formada, apenas, por microalgas – aquela da qual não foram extraídos os polissacarídeos – é *per se* um produto comercial de interesse, haja vista o mercado movimentar cifras da ordem de US$ $1,25 \times 10^9$ para uma produção mundial anual média de cerca de 5 mil toneladas (DEMAIN, 2007).

Politrimetileno tereftalato (3GT poliéster) uma biofibra resultante da polimerização do ácido tereftálico com o 1,3-propanodiol, sendo este último obtido da conversão do amido pela *Eschericchia coli* geneticamente modificada.

1.5.2.2.2 Metabólitos secundários

São destacados, apenas, os principais metabólitos secundários de interesse comercial.

A) Antibióticos: Inegavelmente, são os mais famosos entre os metabólitos secundários. Constituem um grupo heterogêneo de moléculas com atividade biológica, tendo as mais diferentes estruturas moleculares e massas molares (por exemplo, cicloserina 102Da, bacilisina 270Da e nisina 2500Da), assim como mecanismos de ação amplamente variáveis. Pode-se afirmar que, com o amplo leque de antibióticos disponíveis no momento, é possível atacar e destruir, praticamente, quase todas as vias metabólicas dos micro-organismos patogênicos, como, por exemplo, a biossíntese de RNA, DNA e proteínas, o funcionamento dos componentes de membranas (citoplasmática, das organelas intracelulares), o transporte de elétrons na cadeia respiratória, a esporulação e a germinação.

Ressalta-se que o uso intenso de antibióticos causou o surgimento de novos patógenos e/ou de micro-organismos resistentes a eles. Além disso, novas moléculas – mais potentes e seguras – são requeridas para combater tumores, vírus e parasitas. Em consequência da necessidade constante de se dispor, cada vez mais, de novas moléculas, existem, descritos na literatura, cerca de 6 mil tipos diferentes de antibióticos, dos quais em torno de 160 são comercializados. Cita-se, como curiosidade, que existem espécies microbianas capazes de produzir dezenas de moléculas antibióticas. Por exemplo, cepas do *Streptomyces hygroscopicus,* do *Streptomyces griseus* e do *Bacillus subtilis*, que produzem, respectivamente, em torno de 200, 40 e 60 antibióticos diferentes.

O mercado mundial de antibióticos envolve cifras da ordem de US\$ 55×10^9, sendo 62% de antibacterianos, 13% de imunoglobulinas e vacinas, 12% de antivirais anti-HIV, 7% antifúngicos e 6% antivirais em geral. Somente para antibióticos obtidos de cepas do gênero *Streptomyces*, o mercado mundial é da ordem de US\$ 25×10^9 (DEMAIN, 2007).

Entre os antibióticos individuais, cuja vendagem supera a marca do bilhão de dólares, citam-se a augmentina – combinação da amoxicilina com o ácido clavulônico, sendo, este último, um potente inibidor da β-lactamase bacteriana e que é obtido do *Streptomyces clavuligerus* (VIANA et al., 2010). Finalmente, merecem lembrança os chamados antibióticos semissintéticos, resultantes de modificações químicas introduzidas na molécula – quer por síntese química quer enzimática –, originalmente obtida da fermentação. Por exemplo, da produção anual total de penicilina G e V, que é da ordem de 60 mil toneladas, mais de 50% é direcionada para a produção do 6-APA (ácido 6-aminopenicilânico), que, por sua vez, serve de matéria-prima para a obtenção das penicilinas semissintéticas (amoxicilina, ampicilina, entre muitas outras) e da produção anual

total de eritromicina, somente 25% são destinados para uso antibiótico direto, sendo o restante dirigido para a produção de eritromicinas semissintéticas (azitromicina, claritromicina e roxitromicina).

B) **Agentes antitumorais:** São fármacos obtidos, sobretudo, de actinomicetos, sendo os mais conhecidos a mitomicina C, bleomicina, daunorubicina e doxorubicina. No entanto, há um agente antitumoral – o Taxol® (usado no tratamento dos cânceres de mama e ovariano) – que é obtido por meio da cultura de células vegetais, cuja vendagem alcança valores da ordem de US\$ $1,6 \times 10^9$ (DEMAIN, 2007).

C) **Agentes inibidores:** Neste grupo, enquadram-se fármacos de baixa massa molar e obtidos de micro-organismos, que atuam como inibidores de enzimas naturalmente presentes no organismo. Um importante exemplo da terapia contemporânea relaciona-se às estatinas – potentes inibidores competitivos da enzima hepática 3-hidroxi-3--metil-glutaril-coenzima A redutase –, que são os princípios ativos de escolha para reduzir a hipercolesterolemia humana. Do fungo *A. terreus* obteve-se uma estatina batizada com o nome de lovastatina. Essa molécula foi modificada quimicamente, resultando na simvastatina (Zocor®) e, com base em sua estrutura molecular, foi obtida por síntese química a atorvastatina (Lipitor®), a qual parece ser a estatina mais receitada pelos médicos atualmente.

D) **Produtos para uso agropecuário:** os micro-organismos também constituem fontes de moléculas biologicamente ativas para uso animal e vegetal. Os produtos usados nessa área podem ser divididos, conforme o tipo de problema a ser combatido, em sete grupos: os **biopesticidas**, que incluem fungicidas como a kasugamycina e as polioxinas; os **bioinseticidas**, por exemplo, nikkomicina e *Bacillus thuringiensis*; os **bioherbicidas**, **antihelmintos**, como a ivermectina e a doramectina, agentes obtidos de espécies do gênero *Streptomyces*; os **coccidiostáticos**, como a salinomicina, obtida de espécies do gênero *Streptomyces*; os **hormônios vegetais**, como as giberelinas – hormônios que regulam a floração, a germinação da semente e o alongamento do caule; e **agentes anabólicos para animais de interesse econômico**.

A indústria biotecnológica vem crescendo em ritmo acelerado, graças aos avanços sobre o conhecimento da intimidade da organização celular, baseados nas técnicas da genômica, proteômica e da "metabolômica". Acrescentam-se os equipamentos analíticos não invasivos (os vários tipos de microscópios e espectrômetros) cada vez mais sensíveis, que têm possibilitado desvendar as estruturas de componentes celulares e de biomoléculas, assim como dosar seus níveis intracelulares e estabelecer os correspondentes mecanismos de ação.

Lembra-se, também, do papel fundamental desempenhado pela bioinformática – embasada no desenvolvimento de conceitos matemáticos novos –, bem como da ciência da computação, a qual permite o armazenamento, a recuperação e a comparação de uma quantidade enorme de informações básicas sobre os componentes biológicos. A precisão com que os arranjos tridimencionais das estruturas dos biocomponentes são descritos, têm possibilitado desenhar novas moléculas, visando à interação com alvos específicos – como, por exemplo, receptores, canais iônicos ou carreadores de membrana.

À medida que novos genomas forem sendo sequenciados, células de organismos localizados em qualquer nível da escala evolutiva, poderão ser submetidas a técnicas pontuais de mutagênese e/ou de recombinação, transformando-se em fontes altamente produtoras de bioprodutos.

1.6 ASPECTOS SOCIAIS DA BIOTECNOLOGIA

Na Seção 1.5, "O bionegócio", ficou claro que a participação governamental no apoio à pesquisa básica feita nas universidades e do capital e, por extensão, do capitalista são fundamentais para que a biotecnologia vingue econômica e comercialmente. No entanto, a biotecnologia tem como objetivos identificar, desenvolver, fabricar, controlar e comercializar produtos por meio da manipulação generalizada de seres vivos. Estes são transformados em fontes de bioprodutos com alta produtividade, além de serem usados como cobaias (para controlar, avaliar a toxicidade e a biodisponibilidade, estabelecer a posologia adequada e padronizar a atividade biológica dos bioprodutos) e como usuários finais.

Do exposto, não há dúvidas de que duas vertentes antagônicas – lucro *versus* segurança e garantia da dignidade dos seres vivos – permeiam a interação biotecnologia-sociedade. Este binômio, por sua vez, deve ser balanceado por meio da aplicação dos princípios da ética.

A ética, entendida como uma reflexão filosófica sobre a moralidade pode ser dividida em três domínios, a saber, a **metaética**, que trata de questões acerca da natureza da própria ética, como, por exemplo, se ela é ou não uma ciência; a **ética normativa**, que estabelece um padrão sobre aquilo que efetivamente é bom ou mau, correto ou incorreto; e a **ética prática**, que procura aplicar o estabelecido pela ética normativa às questões morais cotidianas (DALL'AGNOL, 2005).

A ética aplicada especificamente à biotecnologia é chamada **bioética** – ou seja, ética da vida. Por conseguinte, a bioética pode ser definida como o estudo sistemático da conduta humana no âmbito das ciências da vida e da saúde, analisadas à luz dos valores e princípios morais (DALL'AGNOL, 2005).

A bioética – como uma derivação da ética normativa – se adensou a partir de 1971, com base no pressuposto de que seria uma tentativa de pensar a vida como um todo, sem separá-la da ciência e da tecnologia (DALL'AGNOL, 2005).

Para tanto, segundo Dall'Agnol (2005), os problemas bioéticos devem ser debatidos a partir de quatro princípios básicos: da **autonomia**, que corresponde à capacidade para deliberar, ou seja, calcular os meios necessários para atingir um fim e escolher, permitindo ao ser agir livremente; da **não maleficência**, que pressupõe não causar danos ao organismo; da **beneficência**, que implica agir para o bem dos outros; e da **justiça**. Este último, por certo, é o mais complexo dos quatro princípios, haja vista incorporar intricadamente questões políticas e sociais. Grosso modo, se distinguem dois tipos de justiça, a saber, a formal – que exige tratar as pessoas iguais de forma igualitária e os desiguais diferentemente – e a material, que considera uma distribuição justa dar a cada um de modo igual; a cada um, segundo sua necessidade; a cada um, segundo o mérito; a cada um, segundo a contribuição individual (por exemplo, a distribuição de dividendos aos investidores de uma empresa biotecnológica em fase de consolidação final, conforme o capital inicial que cada um aplicou); a cada um segundo as "leis" do mercado, e assim por diante.

A este quadro, deve ser acrescido o fato de que conceitos, comportamentos e necessidades mudam com o passar do tempo. Por exemplo, a clonagem reprodutiva humana. É impensável, nos dias atuais, e, certamente, para os próximos séculos, realizar a clonagem para fins egocêntricos (eugenia, perpetuação da estirpe genealógica etc.) ou para produzir clones a serem utilizados como fontes de órgãos compatíveis para transplante. Acrescenta-se, também, que a tecnologia para obter clones humanos perfeitos, ainda, está por ser desenvolvida.

Todavia, a clonagem reprodutiva poderá se tornar a tábua da salvação da humanidade em um futuro distante, quando a exaustão do planeta se consumar, bem como o esfacelamento do sistema solar, alguns bilhões de anos depois, obrigando o homem a se aventurar pelo universo. Não é segredo que o físico do homem é frágil demais para enfrentar as adversidades do espaço sideral (oscilações térmicas extremas; falta de oxigênio, água e víveres; radiações intensas etc.), e que, em consequência, seu organismo deverá ser fortalecido. Por isso, o melhoramento do genoma acoplado à clonagem reprodutiva garantirá, provavelmente, a sobrevivência de nossa espécie.

Dada a complexidade da temática concernente à interação da biotecnologia com a sociedade, focalizar-se-á, de modo breve, os aspectos sobre a privacidade genética e dos prognósticos laboratoriais, o uso da clonagem, das células-tronco, de mamíferos – como cobaias para experimentação – e de bioprodutos (com base nos exemplos da vacina contra o rotavírus humano e dos fármacos étnicos).

1.6.1 Sobre o uso dos bioprodutos

As vacinas são, de longe, os biofármacos de maior uso na profilaxia de doenças microbianas e viróticas transmissíveis entre os seres vivos (homem–homem ou animal–homem). Contam-se às dezenas os vírus capazes de causar danos sérios à saúde humana e, o que é pior, sem limites de fronteiras.

Há vírus causadores de epidemias altamente mortais, como o HIV, o rotavírus e a gripe, que em 2003 ceifaram, respectivamente, cerca de 7 milhões, 700 mil e 200 mil vidas (GESSAIN; MANUGUERRA, 2008). No entanto, há vírus como o ebola, a Sars (síndrome respiratória aguda severa), a gripe aviária e a varíola do macaco, que têm causado poucas mortes ao redor do mundo – menos de 1.000 mortes em 2003 (GESSAIN; MANUGUERRA, 2008). –, mas que apresentam um potencial epidêmico devastador, se em um dado momento, sofrerem mutações, que aumentem a virulência e o índice de transmissibilidade.

Entre os vírus conhecidos, o rotavírus, em particular, tem estimulado os cientistas a desenvolverem uma vacina para imunizar as crianças de 0 a 5 anos, porque possui alta transmissibilidade e causa uma diarreia aguda muito forte, que, se não tratada a tempo, leva a óbito. O rotavírus – é um vírus constituído por 11 moléculas de RNA-dupla fita – cujo ciclo de vida, em linhas gerais, segue o esquema: o vírus entra pela boca da criança e acaba se fixando na superfície das células do epitélio intestinal. A seguir, o genoma viral entra nas células epiteliais e, no citoplasma, se multiplica milhares de vezes, eliminando para o lúmen intestinal toxinas e fluidos das células mortas. As novas partículas virais invadem outras células, repetindo o ciclo inúmeras vezes. Ao final, o lúmen intestinal fica repleto de células epiteliais mortas, fluidos gástricos e teciduais, que, ao serem expelidos do corpo, causam intensa diarreia. Esse quadro, se não for estancado, leva a uma forte desidratação, seguida de choque, culminando com o óbito do paciente (GLASS, 2006).

Dada a amplitude e a patogenicidade dessa enfermidade, decidiu-se desenvolver uma vacina contra o rotavírus. Após alguns anos de pesquisa, foi aprovada pelo FDA, em 1991, a vacina de nome Rotashield®, produzida e comercializada pela empresa farmacêutica Ayerst. A princípio, a vacina – administrada por via oral – mostrou-se eficaz na imunização. Porém, com o passar do tempo, observou-se que, entre 11 mil crianças vacinadas, uma apresentava o intestino dobrado em um determinado ponto – a esse efeito dá-se o nome de intussuscepção – e, se esse problema não fosse tratado a tempo, resultaria em óbito. Levando-se em conta o princípio bioético da não maleficência, a vacina foi retirada do mercado.

As autoridades sanitárias fundamentaram essa atitude, segundo os argumentos:

a) Em um país desenvolvido no qual são raras as mortes causadas pela diarreia infantil aguda (DIA) – naturalmente, em virtude da excelência dos hospitais – não é admissível pôr em risco uma vida, mesmo que na proporção 1:11.000. Lembra-se que, nesses países, a vacinação teria como objetivo único a redução de custos decorrentes de hospitalização.

b) Mesmo em países subdesenvolvidos, nos quais a DIA causa uma morte em 200 crianças enfermas, a administração de uma vacina, que sabidamente causará uma morte em 11 mil, não é um procedimento moral e ético, porque uma coisa é a criança morrer por acaso, mesmo que em decorrência de péssimas condições hospitalares, outra é morrer por meio de uma droga propositalmente administrada e produzida por uma empresa farmacêutica de renome.

c) Independentemente da razão custo/benefício, seria inaceitável administrar em um país subdesenvolvido um produto banido em país rico. Segundo Glass (2006), assim se manifestou o ministro da saúde da Índia durante reunião promovida pela Organização Mundial de Saúde (OMS) em 1999:

> Eu sei que essa vacina salvaria 100 mil crianças no meu país, mas quando surgisse o primeiro caso de bloqueio intestinal, eu não seria perdoado por permitir que uma vacina retirada do mercado norte-americano fosse usada na Índia.

Diante do impasse, os cientistas se debruçaram sobre as informações disponíveis, sendo que uma delas, em particular, chamou atenção. Se as crianças que contraíam o vírus naturalmente não tinham incidência de intussuscepção significativa em relação a outras crianças, então, por que a vacinação aumentava esse risco? Estudos, a seguir, comprovaram que o problema estava no fato de ter sido usado um rotavírus atenuado de macaco para produzir a vacina, e que, quando se utilizava o rotavírus de bovinos, tal problema não ocorria. Na esteira dessa descoberta surgiram, no mercado, duas novas vacinas, o Rotarix® (produzido pela GlaxoSmith Kline) e o Rotateq® (produzido pela Merck). O Rotarix® consiste de uma única cepa de rotavírus humano atenuado, no qual as proteínas naturais de fixação do capsídeo viral foram substituídas por variantes capazes de estimular o sistema imune do hospedeiro. O Rotateq® consiste de uma mistura de cinco vírus geneticamente distintos. Estes são produzidos pela combinação de dez genes de rotavírus bovino com um de cinco genes de rotavírus humano, gerando vírus predominantemente bovinos com uma proteína antigênica humana na superfície. Esse arranjo, leva a uma vacina pentavalente, capaz de imunizar o paciente contra as principais variedades de vírus humanos, sem que haja perigo de a doença se manifestar, porque a natureza dos vírus modificados é essencialmente bovina, portanto, inócua ao ser humano (GLASS, 2006).

Com os avanços da genômica, em um futuro próximo, será possível personalizar a terapia medicamentosa, levando em conta a constituição genética particular do paciente. Essa abordagem, batizada de farmacogenômica, promete reduzir o custo e aumentar a segurança e eficácia de novos tratamentos.

No entanto, na esteira da ideia da futura medicina personalizada, alguns fabricantes de medicamentos têm demonstrado interesse em produzir e comercializar remédios, focando as diferentes etnias humanas. A história dessa abordagem – os remédios étnicos – teve início com a aprovação pelo FDA, em 2005, do BiDil® (usado no tratamento da insuficiência cardíaca congestiva de afro-americanos). O BiDil® é uma combinação dos princípios ativos hidralazina, que inibe a formação de radicais superóxidos, que dificultam o relaxamento dos vasos sanguíneos, e dinitrato de isossorbida, que estimula a formação de NO_2, o qual, por sua vez, estimula o relaxamento dos vasos, (KAHN, 2007). Segundo Kahn (2007), teme-se que a ideia de associar ao BiDil o rótulo de droga étnica, resulte da tentativa de revitalizar dois princípios ativos já superados por outros, como o enalapril (inibidor da enzima conversora da angiotensina). Acrescenta-se que o medicamento não pode ser considerado como droga farmacogenômica, porque seu mecanismo de ação não foi associado a nenhum gene específico, resultando, como consequência, ser inapropriado associá-lo a um grupo étnico particular.

Com base na história do BiDil, várias empresas, nos últimos tempos, vêm tentando revitalizar princípios ativos em fase de decadência comercial ou simplesmente aumentar suas vendas, alegando maior eficiência, quando direcionados para etnias específicas. Por exemplo, os medicamentos Iressa® (receitado para combater o câncer pulmonar), Crestor® (um redutor de colesterol) e a AidVax (vacina contra a AIDS) seriam mais eficientes em asiáticos; negros, asiáticos e hispânicos; e, negros e asiáticos, respectivamente (KAHN, 2007).

Embora o BiDil não seja de todo mal do ponto de vista terapêutico, haja vista sua comprovada capacidade de protelar a internação e morte de pacientes com insuficiência cardíaca congestiva, a aprovação da droga como específica para uma dada etnia, cria um precedente de imprudência. Tal conduta não se coaduna com o princípio bioético da justiça. Este refuta, claramente, o ato de estabelecer critérios, nem de distribuir bens, nem para o oferecimento de oportunidades, sejam educacionais ou de acesso à saúde, segundo o gênero, a etnia, a condição física, a nacionalidade, o *status* social etc. (DALL'AGNOL, 2005).

1.6.2 Sobre a privacidade genética e do prognóstico laboratorial

O programa sobre o sequenciamento do genoma humano, após a publicação de seu rascunho, ensejou profunda reflexão sobre os limites da privacidade genética do indivíduo e do que seria (a invenção, no caso) ou não (a descoberta, no caso) patenteável. É evidente que esses tópicos envolvem diretamente dois princípios bioéticos: a autonomia e a justiça. O indivíduo deve ser autônomo para decidir sobre como as informações de seu genoma e/ou resultados de prognósticos laboratoriais devem ser manipuladas. O princípio da justiça desautoriza qualquer tipo de segregação do indivíduo, baseada nas informações genéticas e de prognósticos de laboratório. Esses princípios também devem ser invocados no que concerne à patenteabilidade das descobertas biológicas, como a sequência de nucleotídeos de um gene ou de marcadores gênicos e das rotas de expressão gênica (transcrição em RNA e a tradução em proteína). A distinção clara entre descoberta – que engloba qualquer conhecimento adquirido sobre fenômenos e componentes biológicos naturais – e invenção – modificações claras e revestidas de utilidade de componentes biológicos, incluído o próprio ser vivo, executadas em laboratório – evitará a infração dos princípios bioéticos aludidos.

Evidentemente, este assunto, ainda, será motivo de intensos debates, já que muitos aspectos subjetivos – tais como religião, tradição cultural, grau de moralidade de uma comunidade, interesses econômicos e/ou políticos, arcabouço legal do país – deverão ser acomodados pelos legisladores, que, por sua vez, deverão contar com o apoio e a boa vontade dos cientistas. Stix (2006), ao abordar a questão das patentes de elementos naturais (genes, animais quiméricos, micro-organismos, receptores proteicos, entre outros), propõe discutir meios para responder adequadamente às questões: Como alguém pode patentear genes? Como se podem obter direitos de propriedade sobre um tipo de rato ou peixe se foi a natureza, não os humanos, que "inventou" seus genes? O que acontece com a liberdade da pesquisa científica, quando metade de todos os genes de câncer está patenteada? Isso significa que os pesquisadores precisam passar mais tempo lutando nos tribunais do que procurando por uma cura? Enfim, onde acaba o patenteamento da vida?

Tomar-se-á – em termos sucintos – um exemplo discutido por Stix (2006), para dar a ideia da complexidade desta questão. Em 1988, a Universidade de Harvard conseguiu, com o órgão de patentes dos Estados Unidos, patentear o OncoMouse, um camundongo geneticamente modificado, portador de um gene que o predispunha a contrair câncer. O novo roedor se mostrou uma ferramenta valiosa para a pesquisa da doença. A justificativa da patente se baseou no fato de que a adição do oncogene significou que esse camundongo tinha sido "inventado" por um humano. No fundo, a decisão sobre a patente levou em conta a utilidade do ser modificado

e, por extensão, embutiu o conceito ético da beneficência, ou seja, o uso de modelo animal para estudar uma doença gravíssima em humanos, objetivando a produção futura de medicamentos eficazes para combatê-la. No entanto, tal interpretação não foi acolhida pelo Canadá e nem pela Comunidade Europeia, que reconheceram somente aquela linhagem de camundongo como objeto da patente. Esta interpretação traz à baila dois aspectos, que os escritórios de patentes tendem a considerar na avaliação do pedido. Um deles diz respeito ao fato de que, em biotecnologia, o pré-requisito "avaliação da utilidade do invento", deve preceder à inovação embutida no invento, ao contrário, portanto, do que é aceito em outras áreas. O outro é não considerar uma sequência de ácido nucleico (por exemplo, um gene isolado e clonado) ou qualquer outro material genético como uma mera substância química. Acrescenta-se que "bioinformações", ou seja, informações biológicas constantes de bases de dados, também tendem a não receber a exclusividade da patente. Por exemplo, há alguns anos, empresas tentaram obter patentes de sequências de nucleotídeos, capazes de localizar um gene completo em um cromossomo – as chamadas "etiquetas de sequência expressa" ou ESTs (na sigla em inglês) – alegando serem compostos químicos. Porém, a estrutura dessas etiquetas era deduzida a partir de bancos de dados disponíveis nas redes de softwares biológicos de acesso comum. Ou seja, ao se patentear as ESTs, estava-se patenteando informações, meramente. No entanto, permitir que a informação fosse patenteada tenderia a minar um ato de equilíbrio, que é uma das fundações de todo o sistema de patentes. Ou seja, durante a vigência da patente, seu detentor – caso queira ganhar dinheiro com ela – deve divulgá-la para estimular o aparecimento de investidores interessados. Mas, como poderia funcionar essa compensação se a informação a ser divulgada para outros é a própria informação patenteada? (STIX, 2006).

Quando se adentra no campo da genômica, deve-se ter claro que os dados genéticos permitem, apenas, prever com grande margem de insegurança um esboço da saúde do indivíduo no futuro. Os médicos, quando muito, poderão predizer propensões a certas enfermidades (por exemplo, de natureza cardiovascular ou pulmonar) sem a presença dos sintomas característicos da doença. No entanto, se a privacidade não for garantida ao indivíduo e as informações se tornarem públicas, então, possíveis doenças futuras poderão ser tidas como preexistentes – por exemplo, pelo empregador ou seguradoras de planos de saúde –, podendo acarretar a dispensa da empresa e o pagamento de prêmio maior para fazer jus ao plano de saúde.

Todavia, é inegável que, a precisão do diagnóstico de futuras doenças, cresce, à medida que um número maior de informações seja disponibilizada aos médicos. Sucede, contudo, que a quantidade de dados – mesmo que seja para um só indivíduo – é normalmente grande, exigindo recursos da informática para armazená-los e manipulá--los. Aqui, surge a grande questão de como garantir a privacidade da pessoa, se, pelos ditames da ciência da computação, os dados relacionados à mesma pessoa devem ser mantidos agrupados em pastas, que devem ser simultaneamente protegidas e acessadas, localizadas, muitas vezes, em provedores diferentes. Além disso, o trânsito obrigatório das informações entre provedores se dá de forma global e integrada, debilitando a garantia de privacidade ao indivíduo.

Em que pese à dificuldade de se responder às questões: o que seria um defeito genético? Que variantes gênicas serão consideradas normais ou anormais? Qual é o limite entre o normal e o anormal? Quem definirá o limite entre normalidade e anormalidade? Uma saída para defender a privacidade do indivíduo deve ser encontrada, mais cedo ou mais tarde. Um caminho tentador, segundo Rothstein (2008), seria particionar as informações individuais, de modo a impedir que todas elas circulem pela rede ao mesmo tempo e que sejam acessadas em partes. Ou seja, somente ser trazidas à baila as informações necessárias, na quantidade suficiente para se atingir um objetivo específico. Exemplificando, um médico ortopedista não precisa saber se a paciente tem predisposição ao câncer de mama, para tratar de uma torção de tornozelo; assim como, o dentista não precisa saber sobre os casos de mal de Huntington na família do paciente, para lhe fazer uma obturação ou tratamento de canal.

A saída particionada de informações requer programas de software capazes de rastrear registros eletrônicos e selecionar apenas os dados relativos a um pedido específico. Mas essa ferramenta exige o uso de "critério de acesso contextual" – algoritmos do software especificando que, para uma pesquisa do tipo X, requerem apenas os dados A, B e C. Por exemplo, o critério de acesso contextual divulgaria a uma seguradora apenas a informação pertinente ao risco de morte.

Essa tecnologia é possível, mas ainda não está disponível. Destaca-se que a demanda comercial, sozinha, consequência do evidente desinteresse por parte das companhias seguradoras e de todas outras empresas – independente do ramo de negócios tratados – não fornecerá incentivos suficientes para desenvolvê-la. Talvez deva ser imposta por via legal (ROTHSTEIN, 2008). Contudo, os legisladores devem se conscientizar de que proteger a privacidade não é uma tarefa fácil e nem barata. Será um grande desafio para os legisladores balancearem quais informações devem ou não ser autorizadas.

É natural que um paciente tenha interesse em que seu prontuário de saúde esteja totalmente acessível ao seu médico, a fim de que este possa prescrever o melhor tratamento possível. Mas, se o médico o estiver atendendo via plano de saúde, como garantir que o prontuário não acabe no provedor da seguradora? E, digamos que, no futuro, o cliente desejasse trocar de seguradora, esta não poderia usar as informações do prontuário para convencê--lo a não mudar? Bastaria ela ameaçar de transferir o conteúdo do prontuário para a outra, que – sabendo de enfermidades passadas, presentes, e tendo condições para deduzir até as futuras – poderia cobrar um prêmio maior ou, mesmo, rejeitar a pessoa como cliente. Enfim, é essencial e desafiador decidir que indivíduos e entidades têm o direito a qual informação e com qual finalidade (ROTHSTEIN, 2008).

A problemática discutida terá maior ênfase quando o chamado Projeto Genoma 1000[10] estiver concluído daqui a três ou cinco anos (ROTHSTEIN, 2008; <www.1000genomes.org>.).

A questão da privacidade é um assunto tão crucial, que até testes laboratoriais clínicos de prognóstico e/ou de diagnóstico podem ensejar discussão no âmbito da ética e da moral.

Seja o caso dos testes de detecção de autoanticorpos, que poderiam permitir prognosticar riscos (projetando a probabilidade de uma pessoa desenvolver certa doença para que ela possa receber um tratamento preventivo), prever quando os sintomas da possível doença se tornarão detectáveis, projetar a evolução da doença (prevendo a gravidade e o ritmo de progressão) e simplificar ensaios clínicos em humanos (NOTKINS, 2007).

Atualmente são conhecidas cerca de 40 doenças autoimunes, entre as quais citam-se o Mal de Addison, a Síndrome Antifosfolipídica, a Doença Celíaca, a Esclerose Múltipla, a Artrite Reumatoide e o Lupus Eritematoso.

---

10 Consórcio de pesquisa internacional, iniciado em 2008, com o intuito de criar um mapa do genoma humano cinco vezes mais detalhado que o já produzido pelo concluído Projeto Internacional do Genoma Humano, baseando-se na análise do genoma de mil pessoas diferentes, retiradas de populações ao redor do mundo.

O Mal de Addison provoca um transtorno das adrenais, causando fraqueza, perda de peso e baixa pressão arterial; a detecção de autoanticorpos contra o tecido adrenal e a enzima 21-hidroxilase são altamente preditivas. A Síndrome Antifosfolipídica provoca perda da gravidez, com formação de coágulos em vasos sanguíneos. A Doença Celíaca é um transtorno digestivo causado pelo glúten, sendo preditiva a identificação de autoanticorpos contra a transglutaminase tissular. A Esclerose Múltipla constitui um quadro neurológico que causa perda gradual de movimento; a detecção de autoanticorpos contra proteínas do revestimento de mielina é altamente preditiva, nesta patologia. A Artrite Reumatoide é uma inflamação crônica das articulações, sendo a detecção de autoanticorpos contra a citrulina, um sinal futuro para o surgimento dessa patologia no portador. O Lupus Eritematoso afeta indiscriminadamente vários órgãos, como articulações, rins, pele etc.

A relevância de se dispor de testes do gênero, relacionar-se-ia à possibilidade de se aconselhar a pessoa a tomar atitudes preventivas ao longo da vida, as quais assegurariam a não ocorrência ou – na pior das hipóteses – o alívio contra os sintomas da enfermidade. Contudo, antes que os autoanticorpos sejam amplamente usados para prever o risco de doenças futuras, muitas questões éticas e práticas difíceis, devem ser consideradas: Os médicos deveriam fazer exames para doenças que não têm tratamento preventivo nem cura? Qual a melhor maneira de garantir que os pacientes compreendam que um teste positivo não significa que a doença se desenvolverá com certeza, mas que há uma probabilidade de risco? Como minimizar os riscos de testes com resultados falso-positivos ou falso-negativos para que alguns pacientes não fiquem necessariamente apavorados ou equivocadamente tranquilizados? O custo da triagem de rotina é justificado pelo número de pessoas que seriam identificadas como pacientes de alto risco e poderiam se beneficiar de tratamento precoce? Para doenças autoimunes que ocorrem em família, os membros da família dos indivíduos afetados devem ser testados? Será mais fácil viver com a preocupação com um resultado indicativo de alto risco do que com a ansiedade de não saber? Um teste positivo poderá levar à discriminação por parte dos empregadores, empresas de seguro-saúde ou da sociedade em geral? (NOTKINS, 2007). Infelizmente, não há respostas simples para as indagações lançadas. Segundo Rothstein (2008), o erro mais comum é fazer o teste e aguardar os resultados antes de decidir como proceder. Por isso, o melhor conselho seria consultar um especialista e refletir profundamente sobre as possíveis consequências.

1.6.3 Sobre células-tronco e clonagem

Anteriormente, discorreu-se sobre os dois tipos básicos de células-tronco, as tecido-específicas e as embrionárias. A questão básica surge do modo como são obtidas. As tecido-específicas são simplesmente extraídas dos tecidos diferenciados do corpo. As embrionárias, no entanto, devem ser extraídas de um componente biológico específico, que é o embrião, o qual, ao final do procedimento, acaba sendo destruído. É neste ponto que a discussão de cunho ético, moral e filosófico se estabelece. Haverá muita polêmica, ainda, até que o conservadorismo religioso e o dinamismo inovador da ciência cheguem a um consenso sobre como adequar o aspecto ético e moral na utilização dessas células.

Essa discussão surgiu em 1998, quando pesquisadores informaram ao mundo que tinham desenvolvido linhas de células-tronco embrionárias humanas capazes de existir indefinidamente em placas de laboratório e de dar origem a qualquer tipo de célula humana (KREUZER; MASSEY, 2002).

Na época, já era prática comum a reprodução assistida (iniciada com o nascimento de Louise Brown, 20 anos antes), que implicava manipular-se blastocistos (fase do desenvolvimento embrionário com número limitado de células-tronco) *in vitro*, para posterior inserção no útero da pessoa receptora. Porém, o cultivo de tais células em placas de petri, por tempo ilimitado, catalisou a controvérsia sobre o uso do blastocisto, se, apenas, para a fecundação assistida e/ou como fonte de células-tronco embrionárias. Para polarizar, ainda mais, o debate, houve quem propusesse responder à questão: O que mais desrespeitaria a vida: descartar pura e simplesmente os blastocistos não implantados ou destruí-los para a retirada de células-tronco? Caso se concluísse que ambos os procedimentos não são éticos, então dever-se-ia responder – de uma vez por todas – a questão: A fecundação *in vitro* (dita, assistida) deve ser proibida ou todos os blastocistos implantados? Parece que a solução desta querela – como atesta a decisão do Superior Tribunal Federal do Brasil, tomada em 2008 – pende para o uso de blastocistos, não aproveitados para a fertilização, como fontes de linhagens de células-tronco embrionárias.

A biotecnologia moderna traz à baila outro problema polêmico, que se refere à clonagem de seres vivos.

A clonagem pode ser definida como o processo de propagação de clones. O clone, por sua vez, constitui uma coleção de indivíduos geneticamente idênticos, oriundos de um único progenitor. Podem ser distinguidos três tipos básicos de clonagem: a clonagem molecular, a celular e a clonagem de organismo multicelular. A clonagem molecular engloba a clonagem de um ou mais genes ou um pedaço longo de DNA; basicamente, é a própria técnica do DNA-recombinante, em que o "clone" é um organismo recombinante e o gene/pedaço de DNA é uma molécula recombinante. Na clonagem celular, constituem-se linhagens de células como os anticorpos monoclonais. Normalmente, quando se refere simplesmente a clonagem, pressupõe-se a clonagem de organismo multicelular.

A clonagem vegetal – via enxertos de partes de plantas – não é vista como problema, mas a clonagem de animais é a que causa vendaval de emoções no seio da sociedade humana. Na clonagem animal, não são transferidos genes em separado, mas o núcleo completo de uma célula somática para uma germinativa anucleada, reativando, como consequência, os genes responsáveis pela proliferação celular.

A clonagem de animais efetivou-se em fevereiro de 1997, quando foi comunicado ao mundo o nascimento de uma ovelha clonada, batizada com o nome de Dolly. O procedimento de clonagem consistiu em se pegar um óvulo de ovelha – cujo núcleo fora removido previamente – e introduzir, nele, o núcleo de uma célula somática (no caso uma célula da mama de outra ovelha). O óvulo com o núcleo foi colocado em contato com tecido de oviduto por seis dias. Depois, foi inserido no útero de uma terceira ovelha. A Dolly nasceu cinco meses após o implante do óvulo, de acordo com o período de gestação normal das ovelhas. Lembra-se que, desde os anos 1980, células embrionárias vêm servindo como fonte de material genético para clonagem de animais de interesse econômico (vacas, bois, cabras, ovelhas etc.). No entanto, a Dolly foi o primeiro mamífero na face da terra a ser clonado a partir de uma célula somática de um animal adulto. Ou seja, os cientistas conseguiram "desespecializar" um material genético de células de tecido diferenciado, tornando-o novamente do tipo embrionário e capaz de gerar um novo organismo. Ao se proceder dessa forma, seria o clone uma cópia exata do progenitor?

Dificilmente.

Primeiro, porque o modo de criação do clone não seria igual ao do progenitor, já que a formação de um ser obedece à relação: NATUREZA + CRIAÇÃO = ORGANISMO (KREUZER; MASSEY, 2002). Segundo, o DNA mitocondrial pertence ao organismo doador do óvulo no qual é inserido o núcleo da célula somática. Esta última objeção poderia ser removida, no caso em que o óvulo usado fosse da própria fonte da célula somática, da qual o núcleo foi retirado. Mas, mesmo assim, o modo de criação introduziria diferenças.

Deixando de lado o perigo potencial da clonagem direta de bebês (a chamada "clonagem reprodutiva") – que, aliás, não parece ser a intenção dos cientistas, pelo menos da esmagadora maioria deles – a clonagem humana teria certo grau de aceitabilidade – e embasamento no conceito ético da beneficência – se a conduta fosse para contornar mutações no DNA mitocondrial, solucionar casos de infertilidade não resolvidos pela fertilização *in vitro* ou obter linhagens de células embrionárias em cultura para viabilizar as técnicas de terapia celular e de engenharia de tecidos. Ou seja, a ênfase seria dada à "clonagem terapêutica".

Parece que, no debate clonagem reprodutiva *versus* clonagem terapêutica, o nó da questão não está no uso da técnica de clonagem em si, mas no seu controle. Ou seja, como delimitar a tênue fronteira entre esses dois aspectos da clonagem? Inegavelmente, o controle deve ser de cunho ético, haja vista o controle científico e tecnológico, geralmente permeados por interesses pecuniários e/ou juízos subjetivos dos cientistas, não fornecerem as salvaguardas necessárias para garantir a dignidade humana. Esta última poderia ser aviltada por meio da obtenção de zoo quimeras, nos moldes imaginados nos contos mitológicos de povos antigos.

Para finalizar esta seção, tomam-se as palavras de Garrafa (2003, p. 57),

> Para que a liberdade da ciência seja preservada com responsabilidade, existem dois caminhos. O primeiro deles, por meio de legislações que devem ser construídas democraticamente pelos diferentes países no sentido da preservação de referenciais éticos estabelecidos em consonância com o progresso moral verificado nas respectivas sociedades. O segundo, a partir da construção democrática, participativa e solidária – pela Comunidade Internacional de Nações – de uma versão atualizada da "Declaração Universal dos Direitos Humanos". Ou seja, a elaboração de uma espécie de "Estatuto da Vida", pautado na busca afirmativa de bem-estar, saúde e felicidade e que possa servir de guia para as questões conflitivas já verificadas e para aquelas que certamente aparecerão no transcorrer dos próximos anos.

1.6.4 Sobre o uso de cobaias

Nos últimos anos, uma questão ética, que vem sendo seriamente discutida no âmbito da biotecnologia, diz respeito ao uso de animais não racionais na avaliação dos bioprodutos, quer na fase de desenvolvimento quer na fase da produção e comercialização. A cada ano, milhões de animais são sacrificados para avaliar a segurança de pesticidas, herbicidas, cosméticos, fármacos, alimentos e coadjuvantes das formulações em geral.

Por exemplo, para o lançamento de um pesticida são necessários cerca de 10 mil animais de diferentes espécies. Isto se deve à necessidade de avaliar se o produto é absorvido pela pele, se pode ser inalado, se deixa resíduos na colheita ou se pode ser ingerido. Para cada item, várias questões devem ser respondidas para indivíduos – fetos inclusive – de diferentes idades: por quanto tempo a pessoa pode ser exposta, que quantidade do produto pode absorver e como ele se distribui no organismo (GOLDBERG; HARTUNG, 2006).

Como exemplos de testes tradicionais para a avaliação dos efeitos de produtos usados em ou que podem entrar em contato com humanos, citam-se a toxicocinética, a toxicologia aplicada, a toxicidade sistêmica aguda e o LD_{50}.

O teste de toxicocinética mede a absorção, a distribuição, o metabolismo e a excreção de substâncias químicas. Para sua aplicação, ministra-se uma substância aos animais e colhem-se sangue, urina e fezes. Então, os animais são mortos para localizar 100% do composto original e seus metabólitos no corpo. O teste de toxicologia aplicada avalia os efeitos de substâncias na pele, nos olhos e em membranas mucosas da vagina e da boca. Um composto é aplicado na membrana para averiguar vermelhidão, bolhas e irritação. Um teste muito usado para avaliar o grau de irritação de um composto é o chamado teste de Draize, que consiste em se gotejar uma solução da substância em análise nos olhos de coelhos sadios. Esse é considerado um dos testes que causa maior sofrimento nas cobaias. O teste de toxicidade sistêmica aguda determina os efeitos da ingestão de uma substância, uma ou mais vezes, em 24 horas, observados por 14 dias. O clássico LD_{50} consiste em administrar diferentes doses da substância a seis ou sete grupos de animais para determinar a dosagem média necessária para matar metade do grupo (GOLDBERG; HARTUNG, 2006).

Do exposto, fica claro que os aspectos éticos da não maleficência – considerando o ângulo das cobaias – e o da beneficência (considerando o lado dos humanos) se contrapõem. Porém, como acertar de que um dado bioproduto é seguro para uso humano sem que seus efeitos (toxicológicos, iatrogênicos, farmacológicos etc.) sejam analisados em outros seres vivos?

A solução consiste em se procurar metodologias alternativas às clássicas, que sejam tão ou mais eficientes na aferição das propriedades da substância, de custo não excessivo e que forneçam resultados consistentes e reprodutíveis.

Segundo Goldberg e Hartung (2006, p. 51), algumas metodologias de substituição seriam:

a) Analisar o estado normal e alterado de órgãos de animais por meio da observação de imagens obtidas com raios X, ressonância nuclear magnética e/ou tomografia por emissão de pósitrons. Essas técnicas permitem reduzir em até 80% o número de animais necessários para se obter dados conclusivos sobre os efeitos de uma droga;

b) Interromper um teste doloroso para a cobaia, tão logo dados relevantes tenham sido obtidos. Por exemplo, seja o teste de uma vacina, digamos, contra a raiva. Se a cobaia vacinada e infectada com o vírus da doença, começar a girar sem controle é sinal de que a vacina falhou. Nesse caso, sacrifica-se o animal para livrá-lo de horas de agonia. Um aprimoramento do teste seria avaliar o nível sanguíneo de anticorpos após a infecção, em vez de esperar que o animal desenvolva os sinais do mal.

c) Utilizar organismos inferiores na escala zoológica. Por exemplo, o peixe-zebra, dito paulistinha (*Brachydanio rerio*) e o nematoide *Caenorhabditis elegans*, usados para observar o desenvolvimento do sistema nervoso sob influência de substâncias químicas. A hemolinfa do caranguejo-ferradura (*Limulus polyphemus*) é usada para detectar, de modo previsível e mensurável, o título de toxinas pirogênicas produzidas por bactérias. Esse teste, chamado LAL (*Limulus amebocyte lysate*), permitiu abolir o uso de coelhos, nos quais a amostra possivelmente contaminada por pirogênio era injetada no sangue. Após 24h da administração, introduzia-se um termômetro no reto do animal para medir sua temperatura. Se estivesse aumentada, a amostra estava contaminada com pirogênio.

d) Usar órgãos residuais de abatedouros. Por exemplo, modificar o teste de Draize, usando olhos de animais abatidos em vez de coelhos vivos.

e) Usar cultura de células *in vitro* provenientes de tecidos humanos específicos (pele, pulmão, membranas mucosas, músculo etc.). Uma variante de grande interesse prático é o desenvolvimento de tecidos sobre superfícies tridimensionais, que reproduzem, grosso modo, o olho, pulmões, sistema digestivo, entre outros órgãos. Esses tipos de aparatos estão se tornando de uso cada vez mais comum na indústria e na pesquisa biotecnológicas, contribuindo significativamente na redução da quantidade de cobaias usadas, além de reduzir o sofrimento dos animais durante os testes.

No entanto, deve ser ressaltado que os protocolos dos testes com cobaias, que vêm sendo usados desde o primeiro momento, estão bem descritos e desenvolvidos, inclusive fornecendo resultados com alto grau de precisão. Por exemplo, o teste de Straub-Hermann, usado como prova toxicológica de analgésicos entorpecentes (morfina e derivados), consiste em se injetar subcutaneamente em camundongo quantidades crescentes da amostra, na qual se suspeita existir algum composto morfínico. Se a cauda da cobaia se ergue, ficando ereta ou assumindo o formato de "S", a amostra certamente contém morfina ou algum de seus derivados. Por isso, a substituição dos protocolos convencionais, visando salvaguardar o princípio ético da não maleficência com os animais, deve ser feita aos poucos e com muita cautela.

A validação de um novo teste biológico, visando reduzir o sofrimento animal, deve seguir a rigorosidade e a complexidade dos experimentos clínicos convencionais. Enquanto os testes clínicos devem demonstrar que uma nova droga é eficaz, a validação, também, deve demonstrar peremptoriamente que o teste biológico alternativo é tão ou mais eficiente que o realizado com cobaias.

A questão sobre a validação de testes biológicos alternativos foi considerada tão séria, que em 1996, na cidade de Solna, Suécia, houve uma reunião internacional para abordar o problema. Desse encontro, a Comunidade Europeia criou o Centro Europeu para a Validação de Métodos Alternativos (ECVAM, na sigla em inglês) e os Estados Unidos, o Comitê de Coordenação Interagências para a Validação de Métodos Alternativos (ICCVAM, na sigla em inglês). Ambas as agências realizam estudos de "pré-validação" para avaliar o potencial de uma alternativa e eliminar problemas técnicos com o seu protocolo. Na Europa, se a fase de pré-validação é ultrapassada com sucesso, o ECVAM seleciona vários laboratórios em diferentes países para submeter ao teste alternativo uma grande gama de substâncias codificadas. Os resultados apresentados pelos laboratórios são julgados por uma comissão de mais de 35 cientistas, representando os países da Comunidade, a indústria e os grupos protetores dos animais. Durante todo o processo de validação o ICCVAM participa como observador. Assim, se uma alternativa for capaz de aferir com precisão a propriedade relevante das substâncias, e seus resultados forem consistentes e reproduzíveis em laboratório, o comitê declara formalmente sua validade (GOLDBERG; HARTUNG, 2006).

À medida que o número de protocolos, que prescindem de cobaias, aumenta, as autoridades dos países baixam normas regulatórias, vetando o uso de animais. Por exemplo, na Comunidade Europeia nenhum cosmético, desde 2003, pode ser vendido se o produto final ou qualquer de seus ingredientes tiver sido testado em animais, desde que existam alternativas. A abolição dos testes de ingredientes cosméticos em animais deverá entrar em vigor em breve (GOLDBERG; HARTUNG, 2006).

Apesar de os custos envolvidos para desenvolver protocolos alternativos serem elevados, o emprego de animais, também, envolve custos altos – em termos mundiais, na casa dos bilhões de dólares – haja vista a diversidade de procedimentos para a seleção, procriação, manutenção e dispensação desses animais para os diferentes ramos da indústria de produtos biotecnológicos.

1.6.5 Agricultura

Conforme exposto, a técnica do DNA recombinante – inventada em 1973 por Stanley Cohen e Herbert Boyer, quando transferiram com sucesso um gene de rã para uma bactéria (FURTADO, 2003) – tornou-se a ferramenta básica para a chamada engenharia genética. Desde então, numerosos organismos geneticamente modificados (OGM) – os, também, ditos "transgênicos" – foram introduzidos na biotecnologia. De todas as áreas produtivas impactadas por essa técnica, foi a agrícola que patrocinou o estabelecimento de acalorados debates nas comunidades, tanto científicas quanto leigas. A celeuma teve início em 1996, quando uma empresa biotecnológica lançou no mercado uma variedade de soja transgênica, que era resistente ao glifosato, um herbicida de baixa toxicidade e amplo espectro de aplicação.

A introdução dessa variedade de soja no campo veio satisfazer o escopo de todos os produtores rurais, ou seja, ganhar competitividade por meio da redução de custos e aumento da produtividade. Lembra-se da chamada "revolução verde", que ocorreu a partir dos anos 1950, e que era baseada no tripé formado pelas máquinas (tratores, colheitadeiras, semeadeira-adubadeira etc.), pelas substâncias químicas (herbicidas, inseticidas etc.)

e por sementes selecionadas (submetidas a um processo contínuo de seleção e melhoramento desde os primórdios da atividade agrícola, há cerca de 10 mil anos). Essa "revolução verde" tornou a atividade agrícola altamente rentável, além de baratear o custo dos alimentos, haja vista a alta produtividade dos cultivares em geral (milho, trigo, soja, algodão, cana-de-açúcar, amendoim etc.).

Porém, ao longo das décadas, as pragas (insetos e ervas daninhas) foram adquirindo resistência às substâncias químicas, obrigando os fabricantes a uma busca incessante por novos compostos, os quais, infelizmente, eram cada vez mais venenosos ao homem e daninhos ao meio ambiente. Por isso, a introdução de uma variedade transgênica – menos exigente em substâncias químicas e mais resistente às pragas em geral – deveria ser bem recebida pelas comunidades. Em princípio, as plantas geneticamente modificadas satisfariam plenamente três dos quatro princípios éticos: autonomia (liberdade de um povo decidir sobre usar ou não a planta modificada), beneficência (maior produtividade, menor agressão ambiental etc.) e justiça (acesso maior a alimentos pelos povos subdesenvolvidos e/ou emergentes).

No entanto, o que tem ocorrido nos últimos 12 anos foi uma cisão apaixonada entre defensores e detratores dos transgênicos. A querela pode ser centrada no princípio da não maleficência, considerado plenamente satisfeito pelas comunidades a favor e pouco aceitável pelas comunidades contrárias. No Brasil, por exemplo, um, entre os 27 estados da república – o Estado do Paraná – vem combatendo a plantação de transgênicos dentro de seu limite territorial.

De um modo geral, pode-se considerar que as principais objeções aos OGMs na agricultura são em relação à introdução de organismos não naturais no meio ambiente, que causariam desequilíbrio nos ecossistemas, redução da biodiversidade gênica e transferência indevida de gene(s) para espécies de plantas aparentadas, entre outras; ao cruzamento de fronteiras genéticas naturais; à resistência a pesticidas, por não haver garantias de que as pragas não adquirirão resistência aos biopesticidas,

como a toxina do *Bacillus thuringiensis*, por exemplo; e à segurança dos alimentos geneticamente modificados, sendo que o aspecto relevante, nesse caso, é o da ocorrência de alergias – um alimento modificado geneticamente, que antes não causava alergia a determinadas pessoas, passa a causar.

Em que pese o ceticismo de milhões de pessoas sobre a segurança e as vantagens das plantas transgênicas, elas, sem a menor sombra de dúvida, vieram para ficar nos campos agricturáveis do planeta. A soja plantada nos Estados Unidos, por exemplo, é quase totalmente transgênica, sendo que o mesmo ocorre na Argentina, na China e no Canadá, entre outros países. Somente no período 1996-2002, a área total cultivada com grãos geneticamente modificados passou de 1,7 milhão de hectares para 58,7 milhões (FURTADO, 2003).

Merece lembrança o fato de que o alimento de origem vegetal consumido, atualmente, provém de melhoramentos genéticos conseguidos por meio de cruzamentos seletivos. Por exemplo, *Beta vulgaris* (beterraba) × *Beta procumbens* aumentou a resistência do tubérculo contra nematoides; *Triticum aestivum* (trigo) × *Agropyron elongatum*, resultou em um híbrido resistente à seca. Ou seja, há milênios a humanidade se alimenta com vegetais insetos-resistentes, herbicida-tolerantes etc. O que o emprego da engenharia genética propiciou foi maior rapidez com que uma dada característica é incorporada nos cultivares. Todavia, a mudança provocada é muito semelhante àquela do cruzamento seletivo.

Finalmente, considerando que o relacionamento humano em qualquer campo, deve ser regido sempre pelo respeito e pela compreensão, ambas embasadas na moral e na ética, então, todo o alimento industrializado, no qual pelo menos um ingrediente seja proveniente de OGM, deve ter esse detalhe claramente evidenciado em seu rótulo. Ou seja, deixar bem evidenciado ao ser humano, que dispor ao seu bel prazer da aplicação do princípio ético da autonomia, naquilo que ingere, é seu direito inalienável.

Referências bibliográficas

AGUT, H. Um sistema estratégico de reprodução. **Scientific American Brasil**, São Paulo, n. 28, p. 14-19, 2008. Edição especial.

AST, G. How did alternative splicing evolve?. **Nature Reviews Genetics**, London, v. 5, p. 773-782, 2004.

_____. Genoma alternativo. **Scientific American Brasil**, São Paulo, v. 3, n. 36, p.52-57, 2005.

BARRICK, E. J.; BREAKER, R. R. O poder dos riboswitches. **Scientific American Brasil**, São Paulo, v. 5, n. 57, p. 46-53, 2007.

BELLINGHINI, R. H. Mocinha e bandida: em tumores, as células-tronco podem ser as grandes vilãs. **Scientific American Brasil**, São Paulo, v. 4, n. 39, p. 80, 2005.

BENENSON, Y. et al. An autonomous molecular computer for logical controlof gene expression. **Nature**, London, v. 429, p. 423-429, May 2004.

BIELLO, D. Criação da vida. **Scientific American Brasil**, São Paulo, v. 8, n. 98, p. 26-27, 2010.

BRAGA, J. Liderança no coração. **Scientific American Brasil**, São Paulo, v. 4, n. 39, p. 74-79, 2005.

BUYS, B. D. Leveduras modificadas aceleram a produção de álcool. **Scientific American Brasil**, São Paulo, v. 1, n. 6, p. 40-47, 2002.

CANILHA, L. et al. Xylitol production from wheat straw hemicellulosic hydrolysate. **Brazilian Journal of Microbiology**, São Paulo, v. 39, n. 2, p. 333-336, 2008.

CHOI, C. Q. Gêmeos idênticos não são geneticamente iguais. **Scientific American Brasil**, São Paulo, v. 6, n. 73, p.14-15, 2008.

_____. Golgi sintético. **Scientific American Brasil**, São Paulo, v. 8, n. 90, p. 16, 2009.

COHEN, S.; LEOR, J. Alívio para corações partidos. **Scientific American Brasil**, São Paulo, v. 3, n. 31, p. 68-75, 2004.

COOKSON, C. A mãe de todas as células. **Scientific American Brasil**, São Paulo, v. 4, n. 39, p. 64-69, 2005.

DALL'AGNOL, D. **Bioética**. Rio de Janeiro: Jorge Zahar Editor, 2005.

DARIO, P.; MENCIASSI, A. Pílulas robóticas. **Scientific American Brasil**, São Paulo, v. 8, n. 103, p. 69-71, 2010.

DEBARBIEUX, L. Bacteriófagos no combate às bactérias. **Scientific American Brasil**, São Paulo, n. 28, p. 51-55, 2008. Edição Especial.

DELLA SANTINA, C. C. De volta ao equilíbrio com orelhas biônicas. **Scientific American Brasil**, São Paulo, v. 8, n. 96, p. 56-59, 2010.

DEMAIN, A. L. The business of biotechnology. **Industrial Biotechnology**, New Rochelle, v. 3, n. 3, p. 269-283, 2007.

ESTEVA, F. J.; HORTOBAGYI, G. N. Estratégias para o combate ao câncer de mama. **Scientific American Brasil**, São Paulo, v. 6, n. 74, p. 36-43, 2008.

FILIOL, E.; MARION, J. Y. A virologia informática. **Scientific American Brasil**, São Paulo, n. 28, p. 78-81, 2008. Edição Especial.

FISCHETTI, M. Stents vasculares. **Scientific American Brasil**, São Paulo, v. 5, n. 50, p. 94-95, 2006.

FURTADO, R. A controvérsia dos OGMs nos trinta anos da engenharia genética. **Scientific American Brasil**, São Paulo, v. 2, n. 18, p. 26-33, 2003.

GAGE, F. H.; MUOTRI, R. A. O que torna o cérebro singular. **Scientific American Brasil**, São Paulo, v. 10, n.119, p. 34-39, 2012.

GARÇON, N.; GOLDMAN, M. O novo poder das vacinas. **Scientific American Brasil**, São Paulo, v. 8, n. 90, p. 62-69, 2009.

GARDNER, R.; WATSON, T. Colcha de retalho de leis. **Scientific American Brasil**, São Paulo, v. 4, n. 39, p.82-85, 2005.

GARRAFA, V. Prós e contras da clonagem humana. **Scientific American Brasil**, São Paulo, v. 2, n. 14, p. 56-57, 2003.

GERSTEIN, M.; ZHENG, D. Pseudogenes na vida real. **Scientific American Brasil**, São Paulo, v. 5, n. 52, p. 53-59, 2006.

GESSAIN, A.; MANUGUERRA, J. C. Emergência viral permanente. **Scientific American Brasil**, São Paulo, n. 28, p. 68-71, 2008. Edição especial.

GIBBS, W. W. O genoma oculto. **Scientific American Brasil**, São Paulo, v. 2, n. 19, p. 53-59, 2003.

_____. O genoma oculto além do DNA. **Scientific American Brasil**, São Paulo, v. 2, n. 20, p. 82-89, 2004.

GLASS, I. R. Combate ao rotavírus. **Scientific American Brasil**, São Paulo, v. 4, n. 48, p. 41-47, 2006.

GOLDBERG, A. M.; HARTUNG, T. Bom para os animais, bom para nós. **Scientific American Brasil**, São Paulo, v. 4, n. 47, p. 48-55, 2006.

GRUNER, G. Carbon nanotube transistors for biosensing applications. **Analytical and Bioanalytical Chemistry**, Heidelberg, v. 384, n. 2, p. 322-335, 2006.

_____. Nanoredes de carbono estimulam nova eletrônica. **Scientific American Brasil**, São Paulo, v. 6, n. 61, p. 68-75, 2007.

HARADA, K. et al. Wireless reconfigurable modules for robotic endoluminal surgery. In: INTERNATIONAL CONFERENCE ON ROBOTICS AND AUTOMATION, 9, Kobe, 2009. **Proceedings**... New York: IEEE, 2009. p. 2699-2704.

HUBER W. G.; DALE, B. E. Gasolina de capim e outros vegetais. **Scientific American Brasil**, São Paulo, v. 8, n. 87, p. 24-31, 2009.

KAHN, J. Medicamentos étnicos. **Scientific American Brasil**, São Paulo, v. 6, n. 64, p. 78-83, 2007.

KHADEMHOSSEINI, A.; VACANTI, J. P.; LANGER, R. Promessas da engenharia de tecidos. **Scientific American Brasil**, São Paulo, v. 7, n. 85, p. 60-67, 2009.

KRAUSS, M. L. Promessas da biologia sintética. **Scientific American Brasil**, São Paulo, v. 8, n. 94, p. 19, 2010.

KREUZER, H.; MASSEY, A. **Engenharia genética e biotecnologia**. 2. ed. Porto Alegre: Artmed, 2002.

LADDY, D. J. Electroporation of synthetic DNA antigens offers protection in nonhuman primates challenged with highly pathogenic avian influenza virus. **Journal of Virology**, Washington, DC, v. 83, n. 9, p. 4624-4630, 2009.

LAU, C. N.; BARTEL, D. P. Censores do genoma. **Scientific American Brasil**, São Paulo, v. 2, n. 16, p. 50-57, 2003.

LAVIK, E.; LANGER, R. Tissue engineering: current state and perspective. **Applied Microbiology and Biotechnology**, Berlin, v. 65, n. 1, p. 1-8, 2004.

LEHRMAN, S. Genoma ao alcance de todos. **Scientific American Brasil**, São Paulo, v. 6, n. 73, p. 12-13, 2008.

LEMES, J. M. Cronograma de uma ameaça global. **Scientific American Brasil**, São Paulo, v. 2, n. 14, p. 44-45, 2003.

LIMA, L. H. A. et al. Effect of acetic acid present in bagasse hydrolysate on the activities of xylose reductase and xylitol dehydrogenase in *Candida guilliermondii*. **Applied Microbiology and Biotechnology**, Berlin, v. 65, n. 6, p. 734-738, 2004.

LODISH, H. et al. **Molecular Cell Biology**. 3. ed. New York: Scientific American Books, 1995.

MALLOUK, T. E.; SEN, A. Viagem fantástica. **Scientific American Brasil**, São Paulo, v. 7, n. 85, p. 68-73, 2009.

MARÉCHAL, V. Vírus em emboscada no organismo. **Scientific American Brasil**, São Paulo, n. 28, p. 62-67, 2008. Edição especial.

MAY, M. Novo olhar sobre doenças. **Scientific American Brasil**, São Paulo, v. 8, n. 97, p. 68-71, 2010.

MORROW, M. P.; WEINER, B. D. **Scientific American Brasil**, São Paulo, v. 8, n. 99, p. 35-39, 2010.

MOULDER, S.; HORTOBAGYI, G. N. Advances in the treatment of breast cancer. **Clinical Pharmacology & Therapeutics**, St. Louis, v. 83, n. 1, p. 26-36, 2008.

NAGODAWITHANA, T.; REED, G. **Enzymes in Food Processing**. 3. ed. San Diego: Academic Press, 1993.

NESTLER, E.J. Comutadores ocultos do cérebro. **Scientific American Brasil**, São Paulo, v. 10, n. 116, p. 67-73, 2012.

NOTKINS, A. L. De olho na prevenção. **Scientific American Brasil**, São Paulo, v. 5, n. 59, p. 38-45, 2007.

OMENETTO, F.; KAPLAN, D. Seda e os milagres da medicina. **Scientific American Brasil**, São Paulo, v. 2, n. 16, p.72-73, 2010.

PAGÉS, J. C.; PIVER, E. Vírus, vetores de moléculas terapêuticas. **Scientific American Brasil**, São Paulo, n. 28, p. 44-49, 2008. Edição especial.

PERKEL, J. M. Digitizing pathology. **Bioscience Technology**, Rockaway, v. 34, n. 2, p. 8-12, 2010.

PESQUERO, J. B. et al. Aplicações dos animais transgênicos. **Scientific American Brasil**, São Paulo, v. 5, n. 56, p. 78-85, 2007.

RAOULT, D. Mimivírus, o maior de todos os vírus. **Scientific American Brasil**, São Paulo, n. 28, p. 32-37, 2008. Edição especial.

RATHMANN, G. B. Biotechnology Startups. In: MOSES, V.; CAPRE, R. E. (Ed.). **Biotechnology**: the science and the business. Chur: Hardwood Academic Publishers, 1994. p. 49-67.

REGIS, E. Promessas do menor rádio já construído. **Scientific American Brasil**, São Paulo, v. 7, n. 83, p. 36-41, 2009. Edição especial.

ROBERTS, M. S. et al. Naturally oncolitic viruses. **Current Opinion in Molecular Therapeutics**, London, v. 8, p. 314-321, 2006.

ROMMELAERE, J. et al. Câncer tratado por vírus. **Scientific American Brasil**, São Paulo, n. 28, p. 56-61, 2008. Edição especial.

ROTHSTEIN, M. A. Proteção da privacidade de seus genes. **Scientific American Brasil**, São Paulo, v. 6, n. 77, p. 46-51, 2008.

SAID, S.; PIETRO, R. C. L. R. **Enzimas como agentes biotecnológicos**. Ribeirão Preto: Leggis Summa, 2004.

SCHMIDELL, W. et al. **Biotecnologia industrial**: engenharia bioquímica. São Paulo: Blucher, 2001. [V. 2].

SEEMAN, N. C. Nanotecnologia e a dupla hélice. **Scientific American Brasil**, São Paulo, v. 3, n. 26, p. 36-45, 2004.

SELEGHIM, P.; POLIKARPOV, I. Desafios para transformar conceitos em realidade. **Scientific American Brasil**, São Paulo, v. 8, n. 87, p. 32-37, 2009.

SHAPIRO, E.; BENENSON, Y. Computadores de DNA ganham vida. **Scientific American Brasil**, São Paulo, v. 4, n. 49, p. 48-55, 2006.

SMITH, J.E. **Biotechnology**. 3. ed. Cambridge: Cambridge University Press, 1996.

STIPP, D. Nova rota para a longevidade. **Scientific American Brasil**, São Paulo, v. 10, n. 117, p. 33-39, 2012a.

_____. Os calados traidores invisíveis. **Scientific American Brasil**, São Paulo, v. 11, n. 124, p. 64-69, 2012b.

STIX, G. O medicamento que veio do leite. **Scientific American Brasil**, São Paulo, v. 4, n. 43, p. 26-29, 2005.

_____. Genoma humano: propriedade privada. **Scientific American Brasil**, São Paulo, v. 4, n. 46, p. 82-89, 2006.

STRYER, L. **Bioquímica**. 3. ed. Rio de Janeiro: Guanabara Koogan, 1995.

SUHRE, K.; AUDICE, S.; CHAVERIE, J. M. Mimivirus gene promoters exhibit a precedented conservation among all eucaryotes. **Proceedings of New York Academy of Sciences**, New York, v. 102, n. 41, p. 14689-14693, 2005.

SVOBODA, E. O transistor de DNA. **Scientific American Brasil**, São Paulo, v. 8, n. 104, p. 34, 2011.

TRABOULSI JÚNIOR, F. A. *Enzimas microbianas na conversão da sacarose em frutose e ácido glicônico usando reatores descontínuo-alimentado e contínuo com membrana*. 2010. 98 f. Dissertação (Mestrado em Farmácia) – Faculdade de Ciências Farmacêuticas da Universidade de São Paulo, São Paulo, 2010.

TAUBENBERGER, J. K.; REID, A. H.; FANNING, G. T. À caça do vírus da gripe assassina. **Scientific American Brasil**, São Paulo, v. 3, n. 35, p. 66-75, 2005.

TOMOTANI, E. J.; NEVES, L. C. M.; VITOLO, M. Oxidation of glucose to gluconic acid by glucose oxidase in a membrane bioreactor. **Applied Biochemistry and Biotechnology**, v. 121-124, p. 149-162, 2005.

TOMOTANI, E. J.; FELIPE, M. G. A.; VITOLO, M. Processo de obtenção de xilitol a partir da xilose através de bioconversão enzimática em reator com membrana. Pedido de patente n. PI0803481-8. **Revista de Propriedade Industrial**, Rio de Janeiro, n. 1984, p. 93, 2008.

TOMOTANI, E. J. et al. Partial purification of xilose reductase from Candida guilliermondii for the use of the conversion of xilose into xilitol. In: CONFERENCE ON ENVIRONMENTAL, INDUSTRIAL AND APPLIED MICROBIOLOGY, 2., 2007, Sevilha. **Proceedings**... Hackensack: World Scientific, 2009.

TOMOTANI, E. J. et al. The use of xylose reductase for converting xylose into xylitol through a membrane reactor. In: INTERNATIONAL CONGRESS ON BIOCATALYSIS, 5., 2010, Hamburg. **Proceedings**... Berlin: BIO Deutschland, 2010. p. 103-104.

VIANA, D. A. et al. Screening of variables influencing the clavulanic acid production by Streptomyces DAUFPE 3060 strain. **Applied Biochemistry and Biotechnology**, Clifton, v. 160, n. 6, p. 1797-1807, 2010.

VILLARREAL, L. Afinal, os vírus são seres vivos?. **Scientific American Brasil**, São Paulo, n. 28, p. 20-24, 2008. Edição especial.

WANG, J. Can man made nanomachines compete with nature biomotors? **ACS NANO**, Washington, DC, v. 3, n. 1, p. 4-9, 2009.

WANG, L. Z. Nano-engenhos com autogeradores. **Scientific American Brasil**, São Paulo, v. 6, n. 69, p. 76-81, 2008.

WEBSTER, G. R. ; WALKER, J. E. Influenza. **Scientific American Brasil**, São Paulo, v. 2, n. 14, p. 46-49, 2003.

WELDER, W. J. H. Vaccine adjuvants: current challenges and future approaches. **Journal of Pharmaceutical Sciences**, Columbus, v. 98, n. 4, p. 1278-1316, 2009.

Capítulo 2

Biologia molecular – ferramentas na biotecnologia farmacêutica industrial

Gisele Monteiro de Souza

2.1 INTRODUÇÃO

Uma das drogas mais famosas e utilizadas no mundo, a aspirina, foi isolada usando-se a serendipidade e apenas muitos anos depois se caracterizou sua ação sobre as ciclooxigenases, enzimas passo-limitantes da resposta inflamatória. Essa maneira de descobrir novas drogas é conhecida como farmacologia *forward* e sua vantagem está no fato de já se conhecer a efetividade do composto, apesar de desconhecido o princípio ativo e seus mecanismos. No entanto, essa metodologia é baseada em tentativa e erro, o que pode custar caro e levar tempo para se obter um medicamento passível de produção industrial.

Com o desenvolvimento de diversas tecnologias e áreas de conhecimento, foi possível aumentar a complexidade e o número de drogas descobertas. Após a junção desses conhecimentos, várias drogas capazes de melhorar a qualidade e a expectativa de vida começaram a surgir de forma crescente. Esses eventos permitiram o desenvolvimento de outra forma de se caracterizar novas drogas, a farmacologia reversa. Essa metodologia se baseia em procurar alvos possivelmente importantes para a enfermidade em questão e, assim, projetar medicamentos que atuem de forma específica e eficaz. Dessa forma, a partir da caracterização de uma biomolécula que atua de maneira decisiva no desenvolvimento, na manutenção ou na susceptibilidade a uma doença, inicia-se a procura de moléculas que possam atingir de forma inibitória ou moduladora a atividade do alvo. Só então, testa-se a eficácia da droga na cura ou melhora do quadro clínico *in vivo*.

Com o advento da biologia molecular, foi possível conhecer e caracterizar o material genético, tanto do nosso organismo quanto das espécies patógenas que nos afligem. Após o término do sequenciamento do genoma humano em 2003, muita informação foi produzida. Dezenas de novos sequenciamentos genômicos são concluídos a cada ano e, com isso, sabemos mais sobre as moléculas que compõem os organismos de interesse médico, agrícola, industrial. Com a quantidade impressionante e exponencialmente crescente de informações disponíveis a respeito das moléculas biológicas, a farmacologia reversa tem ganhado grandes investimentos da indústria em detrimento da serendipidade da farmacologia *forward*.

A utilização da tecnologia do DNA recombinante tem sido crucial na caracterização e conhecimento de alvos biológicos para a prospecção de medicamentos. Essa ferramenta tem sido de grande aplicação tanto no *screening* como no *design* de novas drogas, pois é capaz de proporcionar melhor entendimento da relação estrutura-função de alvos terapêuticos. Graças às informações produzidas nas últimas décadas pela biologia molecular e estrutural, pudemos verificar que a estrutura molecular dos receptores de fármacos revela uma abundância de subtipos. Isso pode ser exemplificado nos casos dos anti-inflamatórios que afetam ambas as ciclooxigenases 1 e 2, causando efeitos adversos.

As ciclooxigenases (COX) possuem duas isoformas ligeiramente diferentes, designadas COX-1 e COX-2. Estas transformam o ácido araquidônico, uma substância formada a partir de lipídios presentes na membrana celular e liberados pela ação da fosfolipase A2, em dois tipos de compostos: as prostaglandinas e os tromboxanos. O papel desses mediadores na inflamação e na dor, assim como em vários outros processos fisiológicos (como na coagulação), é amplamente aceito. No início da década de 1990, a descoberta dos dois subtipos de COX criou expectativas quanto à criação de novos fármacos que mantivessem as propriedades dos já existentes e permitissem diminuir a incidência de efeitos colaterais, sendo o principal deles complicações gastrointestinais.

A diferente distribuição dos subtipos de COX levou à hipótese de que a COX-1 seria "constitutiva", ou seja, estaria sempre presente e em todo o corpo e era responsável por funções fisiológicas importantes, enquanto COX-2 seria "induzida", surgindo apenas durante a resposta inflamatória. Dessa forma, os efeitos colaterais dos anti-inflamatórios não esteroidais (AINEs) deveriam ser causados pela inibição não seletiva da COX-1. Análises estruturais e estudos de interação de AINEs com COX (Figura 2.1) permitiram a geração de fármacos que inibem especificamente a COX-2, designados por *coxibs* (o primeiro fármaco deste grupo foi o *celecoxib* da CELEBRA – Pharmacia Pfizer). Assim, foi possível constatar uma redução significativa dos efeitos colaterais no trato gastrointestinal com uso dessas drogas mais específicas.

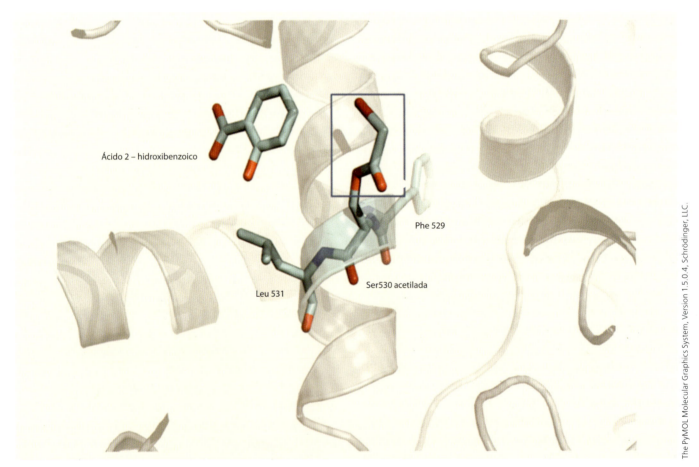

Figura 2.1 Estrutura terciária da proteína ciclooxigenase 1 (COX-1, PDB ID: 1PTH) inativada por aspirina. A acetilação da serina do sítio ativo leva à inativação das COXs. Também é mostrado o grupo ácido 2-hidroxibenzoico na região do sítio ativo, liberado após a acetilação da Ser530.

Atualmente, a ideia é que os medicamentos comecem a ser projetados e construídos com base na estrutura-alvo de cada organismo. Exemplos da utilização da tecnologia do DNA recombinante nesses casos incluem a expressão heteróloga de receptores acoplados à proteína G nos fungos, *Saccharomyces cerevisae*, *Schizosaccharomyces pombe* e *Pichia pastoris*, visando estudos estruturais e funcionais. Células de *S. cerevisiae* em que o receptor de somatostatina de rato era expresso foram usadas com sucesso no *screening* de análogos de somatostatina. Outros exemplos de produtos obtidos pela tecnologia do DNA recombinante e utilizados com finalidade terapêutica são o anticoagulante TPA (ativador de plasminogênio tipo tecidual), o fator VIII de coagulação e a eritropoietina (hormônio que estimula a produção de eritrócitos).

A determinação e a caracterização refinada da estrutura de proteínas começam a ganhar maior impacto pela possibilidade de expressão/purificação de proteínas em larga escala. Além de nos proporcionar o conhecimento de uma nova estrutura, esses dados nos permitem projetar medicamentos por meio do desenho racional de drogas e pensar em outras estratégias terapêuticas, tais como, expressar apenas um domínio ativo da proteína, diminuindo a possibilidade de reações alérgicas nas terapias baseadas em enzimas ou proteínas.

A expressão heteróloga de proteínas humanas em bactéria ou célula eucariótica para a produção em grande escala e purificação já tem sido usada, e o caso mais conhecido é o da insulina, inicialmente, purificada de suínos. Esse método é mais eficiente e apresenta a vantagem de eliminar a possibilidade de contaminantes ou agentes infecciosos que podem estar presentes nas proteínas purificadas de animais. Uma das maiores expectativas nesse campo é a possibilidade de se obter mutantes com atividade muito superior ao da proteína nativa e sem certos efeitos adversos.

Outro exemplo da aplicação da expressão de proteínas heterólogas é o uso da terapia gênica por transfecção de retrovírus, ou outros tipos de vírus, em células retiradas do próprio paciente com o intuito de repor um gene mutante ou para o tratamento de doenças multifatoriais como câncer e doenças cardíacas. A primeira terapia gênica realizada para substituir um gene mutante foi a terapia para deficiência da adenosina desaminase (ADA), a qual consistiu em implantar linfócitos T transfectados com retrovírus expressando a proteína ausente nos portadores dessa doença. Esta tem sido considerada o protótipo das terapias gênicas bem-sucedidas.

Uma nova forma de pesquisa farmacêutica está se consolidando, exigindo dos profissionais da área o conhecimento de ferramentas para estudo e desenvolvimento de compostos de interesse da indústria. Isso inclui analisar e propor possíveis alvos, isolar agentes químicos, produzir em grande escala e desenvolver novos compostos de forma racional para reduzir os custos na pesquisa farmacêutica. Estimativas de 2006 revelam que o custo do desenvolvimento de uma nova droga está em uma faixa de U$ 800 a U$ 1.200 milhões de dólares. Este capítulo tem por objetivo apresentar técnicas e conceitos de biologia molecular importantes no estudo, no desenvolvimento e na produção de diversos compostos de interesse farmacêutico industrial.

2.2 ALVOS TERAPÊUTICOS

As doenças de interesse da indústria farmacêutica para o desenvolvimento de novas terapias são, em sua maioria, poligênicas, ou seja, diversos genes, consequentemente diversas biomoléculas, influenciam o quadro clínico. Além disso, há redundância de funções biológicas ou em virtude de eventos de duplicação gênica ou por meio das respostas adaptativas (o aumento de expressão de outro gene de função biológica similar para compensar a falta de atividade do alvo inibido). Análises a respeito dos alvos terapêuticos que já possuem drogas desenvolvidas com sucesso mostram que 95% deles são compostos por proteínas, dessas 45% são receptores de membrana. Esses dados reforçam a relação entre a eficácia de uma droga estar associada com um amplo espectro de genes afetados por ela. Isso pode ser mais bem compreendido se olharmos como se dá a resposta a um estímulo externo em uma célula genérica (Figura 2.2).

As células respondem aos estímulos externos na forma de amplificação de sinal. Assim, quando um receptor é ativado inicia-se uma cascata de respostas que se ramificam e aumentam em número ao longo da célula. Um receptor pode interagir com diversas moléculas amplificadoras de sinal, como, por exemplo, uma proteína quinase ou uma enzima conversora de um segundo mensageiro (caso da adenilato ciclase, que gera cAMP). O segundo mensageiro também leva à ativação de quinases que, por meio da modificação pós-traducional chamada fosforilação, ativam ou reprimem a ação de fatores transcricionais. Os fatores de transcrição, por sua vez, se ligam a um conjunto de genes que possuem sequência consenso de ligação em

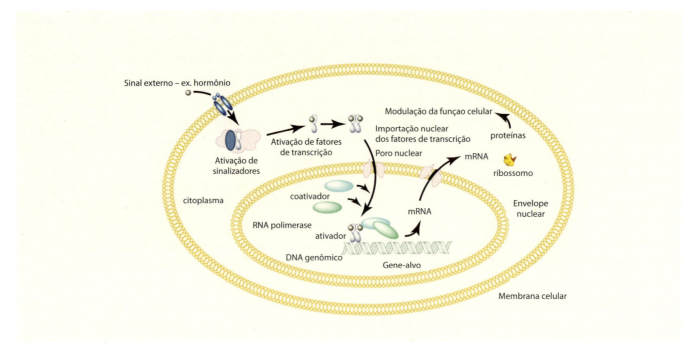

Figura 2.2 A cascata de sinalização: do estímulo externo à modificação intracelular. (A) Célula genérica recebendo um estímulo externo representado por um hormônio. O hormônio (ligante) interage com o receptor que pode estar na superfície da membrana plasmática (como representado no exemplo) ou ser intracelular (como os receptores de hormônios esteroides). O receptor ativado pelo ligante dispara uma cascata de ativação e inibição de diversas biomoléculas usando segundos mensageiros (como Ca^{+2}, cAMP, entre outros) ou diretamente por meio das quinases. As quinases irão fosforilar os fatores transcricionais (ativadores e repressores) adequados modulando sua atividade. Esses fatores transcricionais atuarão no núcleo ativando ou reprimindo o conjunto adequado de genes para adaptar as células às novas condições ambientais sinalizadas pelo hormônio. Em última instância, os RNAs mensageiros são traduzidos em proteínas que são os efetores celulares metabólicos.

seus promotores (chamada elemento promotor) que, quando ativados, levam à síntese de mais mRNA que em última instância é traduzido em proteína. Essas proteínas que tiveram sua expressão aumentada em conjunto levarão a uma resposta metabólica adaptativa ao sinal externo. Dessa forma, ao inibir um único receptor responsável por uma via de sinalização é possível impedir que mais de 10^8 biomoléculas (dependendo da via) sejam modificadas pelas vias metabólicas que seriam rearranjadas na célula.

Um importante objetivo das pesquisas pós-genômicas é compreender a maquinaria celular responsável pela regulação e comunicação, já que a maior parte das doenças influencia os níveis desses processos. Ferramentas de bioinformática têm sido de grande valia nas análises de alvos para drogas. Um estudo realizado com alvos terapêuticos de 919 drogas aprovadas pelo FDA mostrou que os genes envolvidos com as respostas a essas drogas possuíam características em comum entre si e relativamente divergentes do restante do genoma.

Entre essas características estão pouco polimorfismo não sinônimo (as proteínas apresentam alto grau de conservação na espécie humana), são tecido-específicos (presentes apenas em determinados tecidos do organismo), têm alta conectividade (influenciam e/ou interagem com muitas proteínas), mas também alta especificidade metabólica, ou seja, influenciam um único ou poucos tipos de resposta celular global.

Outro estudo recente com 148 proteínas humanas que são alvos de drogas mostrou que existem outras características importantes: os alvos geralmente estão fora dos compartimentos celulares, possuem vida longa, são glicosilados e normalmente secretados; são comumente enzimas com atividade oxidoredutase, liase ou transferases; estão envolvidas com processos de ancoragem, sinalização e comunicação celular.

Para compreendermos melhor essa cascata de eventos que regem a eficácia de alvos terapêuticos, vamos analisar a seguir como funcionam os níveis de comunicação, sinalização e regulação celular.

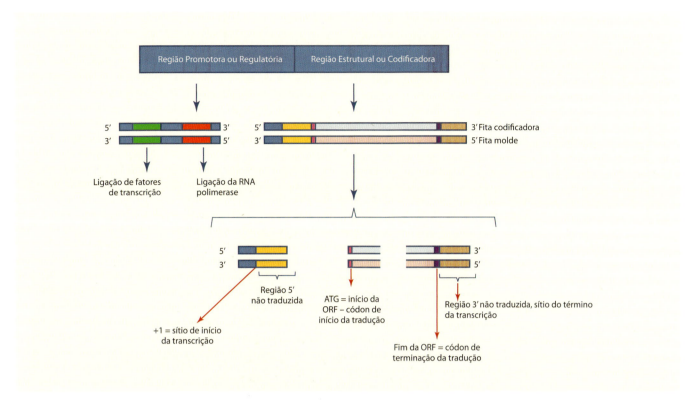

Figura 2.3 Gene – uma unidade hereditária. Para ser considerado um gene, duas regiões funcionais são necessárias: a região promotora e a região codificadora. Dentro da região promotora são necessárias sequências de ligação à RNA polimerase e aos fatores transcricionais. Dentro da região codificadora a região amarela representa a sequência 5´ não traduzida, mostrando que o transcrito resultante é maior do que a proteína e que a posição +1 representa o início da transcrição e não da tradução (códon 1 = ATG codificador da metionina); além disso, tem a porção 3´ não traduzida, importante para a terminação da transcrição e processamento do RNA.

2.3 COMUNICAÇÃO CELULAR

Nossa multicelularidade impõe uma importante função, a comunicação intercelular. Em organismos complexos há órgãos especializados, as glândulas, responsáveis em produzir estímulos ativadores ou inibitórios de vias intracelulares para a manutenção da saúde do organismo. Esse fator é tão pronunciado que as células possuem mecanismos de suicídio (apoptose) ativados por estímulo, para que a morte de uma pequena parte das células (às vezes, não tão pequena assim, como durante o desenvolvimento embrionário) leve à conservação da estabilidade saudável do organismo. Outro exemplo claro da importância da comunicação celular é evidenciada pelas células que sofrem transformação maligna (tumorigênicas) e passam a não se comunicar com o organismo (mas comunicam-se entre si), a não responder aos estímulos que controlariam a sua proliferação, diferenciação e localização, o que, em muitos casos, leva à morte do indivíduo.

Mesmo para os organismos unicelulares, como leveduras e bactérias, há comunicação celular. O fenômeno conhecido como *quorum sensing* é um processo de tomada de decisão por um grupo unicelular descentralizado, mas que culmina, em última instância, na coordenação da expressão gênica da população. Esse fenômeno é bem descrito para bactérias *Escherichia coli* e *Pseudomonas aeruginosa* que coordenam sua expressão gênica em resposta à densidade populacional (nas primeiras) ou formação de biofilmes e expressão de fatores de virulência (nas últimas). Isso se dá pela geração e secreção no meio de cultura de moléculas sinalizadoras que ao atingirem dada concentração, alcançam os receptores celulares e modulam a expressão gênica da população.

Leveduras usam comunicação por sinalização como forma de inibir a proliferação celular e preparar as células do sexo oposto para reprodução sexuada, formando células diploides. Em condições de estresse, essas células diploides esporulam (entram em meiose gerando haploides), agora com novas possibilidades de combinações gênicas, aumentando a variabilidade genética populacional e, consequentemente, a possibilidade de sobrevivência em um ambiente hostil. Esse processo se dá por moléculas e mecanismos extremamente similares aos das células animais, mas obviamente menos complexos.

Nos organismos multicelulares, a comunicação pode ser realizada a pequenas ou longas distâncias. O contato celular é um tipo de comunicação na qual as células trocam informações (íons, pequenas moléculas sinalizadoras como cAMP ou Ca^{+2}) por meio de junções celulares. Proteínas de adesão e interação com a matriz extracelular também são vitais para viabilidade, controle de proliferação e diferenciação. Outros tipos de comunicação envolvem sinais extracelulares que podem ser enviados por células da vizinhança ou chegar ao seu destino por meio de estímulo elétrico ou pela corrente sanguínea, percorrendo longas distâncias.

O que une os tipos diferentes de comunicação celular é o fato de todas envolverem algum tipo de molécula responsável por ligar um mensageiro e transferir a informação para outras células. Essas moléculas são chamadas receptores celulares e sua função biológica está sempre relacionada a manter o ambiente intracelular em sintonia com as necessidades impostas pelo meio externo. Existem receptores intracelulares e de superfície celular.

Os intracelulares necessitam que o sinal externo seja capaz de atravessar a membrana plasmática. Dois exemplos de ligantes com essa capacidade são os hormônios esteroides e o óxido nítrico. No caso dos esteroides, eles são moléculas hidrofóbicas e conseguem passar pela bicamada lipídica da membrana e encontrar o seu receptor no citoplasma ou no núcleo. Esse receptor, ligado ao hormônio esteroide, estará ativado, e ele mesmo tem a função de se ligar ao DNA levando a ativação ou repressão dos genes-alvo. No caso do óxido nítrico, por se tratar de um gás, é capaz de atravessar as membranas biológicas por difusão e pode alcançar a guanilato ciclase solúvel no citosol, seu receptor dentro da célula, aumentando a geração do segundo mensageiro cGMP. Esse mensageiro tem como principal alvo a proteína quinase G, que fosforila serinas e treoninas das moléculas-alvo, levando à modulação da atividade. Esse segundo mensageiro ligado à guanilato ciclase tem importante função na vasodilatação e drogas que liberam NO, como nitrovasodilatores, são usados como medicamento para tratamento cardíaco.

Já os receptores de superfície celular são caracterizados em três tipos principais: os ligados aos canais iônicos; os associados à proteína G; ou os acoplados a enzimas.

Receptores ligados aos canais iônicos estão envolvidos em respostas rápidas, como durante a transmissão sináptica entre células nervosas e outras células eletricamente excitáveis (como as presentes em nervos ou músculos). Esse tipo de sinalização se dá pela ligação de neurotransmissores ao receptor, que leva à abertura ou fechamento do canal iônico associado, mudando a permeabilidade da membrana plasmática a íons e preparando a célula seguinte para receber o sinal. São exemplos de receptores ligados aos canais iônicos os que ligam os neurotransmissores:

acetilcolina, glicina, GABA (ácido γ-amino-butírico) e glutamato. Outros receptores são ligados aos canais dependentes de voltagem, que respondem a estímulos elétricos neuronais. Medicamentos ansiolíticos (benzodiazepinas e barbitúricos) empregam moduladores desses receptores para exercerem seu efeito clínico.

O mais interessante desses receptores é que o canal está dentro do receptor, ou seja, as moléculas responsáveis por interagir com o ligante estão em volta do canal, formando um anel protetor. Os domínios transmembranas desses receptores possuem características anfipáticas de modo a interagir com a membrana plasmática, mas também permitir a passagem de moléculas carregadas. Além disso, a natureza dos íons que serão transportados através do canal é seletiva, em virtude da composição de aminoácidos na porção hidrofílica da hélice anfipática. Por exemplo, receptores de glicina e GABA possuem aminoácidos carregados positivamente distribuídos na parede do canal, consistente com o transporte de íons cloro (Cl^-) que esses aminoácidos realizam.

Receptores acoplados à proteína G são geralmente reguladores indiretos da atividade de canais iônicos ou enzimas. Quem faz a intermediação entre o receptor e o alvo regulado é a proteína ligada ao GTP ou proteína G. Trata-se de um trímero (subunidades αβγ) ativado pela ligação do nucleotídeo GTP, que pode ser hidrolisado pela própria proteína G em uma atividade autorreguladora, já que a proteína G ligada a GDP é inativa. Assim, quando o receptor é ativado pelo ligante, ele muda sua conformação e induz a mudança de conformação na proteína G o que leva à substituição do GDP por GTP na subunidade α. Assim, a subunidade α ligada a GTP dissocia-se do dímero βγ e pode mover-se pela membrana e ativar o alvo. A atividade GTPase da própria proteína G ou de proteínas auxiliares terminam o processo de ativação hidrolisando GTP a GDP na subunidade α. Um dos alvos mais conhecidos é a adenilato ciclase que é responsável pela síntese do segundo mensageiro cAMP. Muitas drogas são alvos desses receptores como opioides, agonistas adrenérgicos (aminas vasopressoras) etc.

Receptores acoplados a enzimas são ativadores diretos, assim como os acoplados a canais iônicos. Eles funcionam como enzimas em seu domínio citoplasmático ou se associam diretamente com as enzimas-alvo. Em sua maioria, são proteínas tirosina quinases ou associados às quinases (tirosina ou serina/treonina quinases) que realizam a transdução do sinal pela fosforilação de outras proteínas que podem ser ativadas ou reprimidas por essa modificação. Um exemplo desse tipo de receptor é o da insulina. Medicamentos usados para esses receptores são insulina, eritropoietina e interferon.

Pela descrição dos tipos de receptores podemos concluir que existem algumas formas diferentes de transmitir o sinal. Em transmissões rápidas que envolvem apenas modificações de enzimas que levam a sua ativação ou repressão, sem necessidade de reprogramação da expressão gênica atuam, principalmente, os receptores ligados aos canais iônicos e os associados a enzimas. Nesses casos, as respostas são transientes e a célula é capaz de responder ao estímulo externo em segundos, no máximo em minutos. Quando há necessidade de respostas mais duradouras, a célula necessita de um novo conjunto de proteínas para responder e se adaptar ao estímulo; nesse caso, há necessidade de síntese proteica e modificação da expressão gênica levando a resposta a durar horas. Nessas situações, como nos casos de estímulos hormonais, os receptores associados à proteína G e os associados às enzimas estão prioritariamente envolvidos.

A ação dos receptores se dá de forma a espalhar o sinal para diversas moléculas auxiliares por meio de segundos mensageiros. Entre eles estão o Ca^{+2}, o cAMP, o cGMP, o IP_3 (inositol 1,4,5-trifosfato) e o DAG (1,2-diacilglicerol). Os segundos mensageiros modularão proteínas quinases e fosfatases. Esses fenômenos resultam em uma cascata de fosforilação que, em última instância, ativa ou reprime enzimas e fatores transcricionais que atuarão na modulação da expressão gênica adequada ao sinal recebido pelo receptor.

O mais interessante é que a ação dos ligantes dependerá do conjunto de genes expressos por aquela célula, podendo ter ações completamente diversas em células diferentes. Tomemos como exemplo os efeitos da epinefrina. Em células do coração ela causa aumento dos batimentos cardíacos e em células do fígado, a mobilização e quebra do glicogênio para liberação de glicose na corrente sanguínea. O receptor é o mesmo, o ligante é o mesmo, mas a resposta fisiológica é completamente dependente do conjunto proteico diferenciado nas células especializadas do organismo.

Dessa forma, veremos agora como células com o mesmo genoma podem ser tão diferenciadas e responder de maneira completamente diferente ao mesmo estímulo externo por meio da modulação e regulação da expressão desse genoma.

2.4 REGULAÇÃO DA EXPRESSÃO GÊNICA

A definição de gene não é trivial. De acordo com o dogma central da biologia, um gene é responsável por transmitir uma informação genética por meio de uma molécula de RNA mensageiro que será traduzida em uma proteína. Assim, podemos dizer que o DNA armazena a informação, o RNA é o intermediário que carrega a informação e as proteínas são o resultado, os efetores da informação. No entanto, diversos exemplos desviam dessa regra. Um dos principais componentes dos ribossomos é uma ribozima, um RNA com função catalítica, responsável por realizar as ligações peptídicas que formam as proteínas. Assim, a ribozima ribossomal é por si só o efetor e não será traduzida em proteína. Vírus como o do HIV armazenam a informação genética em uma molécula de RNA (em vez de DNA) e, por isso, são chamados retrovírus. Uma definição mais abrangente do que é um gene seria uma unidade hereditária. Essa unidade hereditária pode ser representada de maneira simplificada como na Figura 2.3.

Um gene precisa possuir, pelo menos, duas regiões funcionais: a regulatória ou promotora e a estrutural ou codificadora. A região codificadora é a mensagem que será transcrita em RNA, no momento e na quantidade regida pela região regulatória. A principal característica de uma região codificadora é a presença de um quadro aberto de leitura (do inglês ORF: *open reading frame*), ou seja, uma sequência de trincas de nucleotídeos (códons) não interrompidas aleatoriamente por códons de terminação.

Assim como o DNA, a síntese de RNA é direcionada da porção 5′ para 3′. Isso é imposto pela atividade da enzima responsável pela síntese, a RNA polimerase, que realiza ligações fosfodiésteres adicionando um nucleotídeo trifosfatado (fosfato 5′) na hidroxila 3′ do nucleotídeo anterior. A RNA polimerase utiliza a fita de DNA molde (3′ $\longrightarrow$ 5′) para o emparelhamento das bases complementares e, assim, polimeriza o RNA no sentido 5′ $\longrightarrow$ 3′. Por causa dessa propriedade a molécula de RNA é idêntica à fita de DNA codificadora, com substituição de timinas por uracilas. Outra diferença crucial é

84 • BIOTECNOLOGIA FARMACÊUTICA

a natureza dos nucleotídeos adicionados pela RNA polimerase, os ribonucleotídeos. Por convenção, toda sequência de DNA ou RNA deve ser escrita da extremidade 5´ para a 3´.

Para essa polimerização, é necessário um molde, mas não um iniciador. A RNA polimerase inicia a síntese de RNA na região de iniciação da transcrição e é capaz de polimerizar uma nova cadeia sem a necessidade de um iniciador. Essa região é convencionalmente chamada +1 e não corresponde ao códon de iniciação da tradução (ou da ORF), o ATG. Sequências transcritas antes do ATG são chamadas 5´ não traduzidas e são importantes no processamento do RNA e para ligação e montagem do ribossomo. Da mesma forma, a RNA polimerase não termina a transcrição no códon de terminação da tradução, e sim em uma sequência de terminação da transcrição que se localiza mais adiante. Essa região após o códon de terminação é denominada 3´ não traduzida, e é importante para processamento do RNA, terminação eficiente da transcrição e estabilidade do RNA.

Para que ocorra a síntese de RNA, há necessidade de que as fitas de DNA sejam desemparelhadas, pois a RNA polimerase utilizará a fita molde para emparelhar os ribonucleotídeos durante a polimerização, gerando um híbrido transitório de DNA-RNA. No início da transcrição, a região de DNA coberta pela RNA polimerase corresponde a aproximadamente 75 pares de bases (bps), na qual ela protege completamente a sequência de DNA que está como simples fita ou emparelhada com RNA. Durante o alongamento, a RNA polimerase se move pela fita de DNA de modo aparentemente descontínuo. Isso tem sido associado com a estabilidade do híbrido RNA-DNA e com o deslizamento dos fatores do complexo de alongamento. Essa região na qual o DNA está desemparelhado e ocorrendo a síntese de RNA é chamada bolha de transcrição e compreende em média 20 a 40 pares de bases.

O processo transcricional pode ser dividido em três principais etapas: iniciação, alongamento e terminação. O principal sítio regulatório na transcrição se dá no processo de iniciação.

Um fator crucial para que ocorra a síntese de RNA são várias interações entre ácidos nucleicos (tanto o DNA, como o RNA) e as proteínas necessárias na transcrição. Essas interações são específicas e transitórias, compostas por muitas interações fracas, principalmente ligações de hidrogênio.

Outro fato que ajuda nessa especificidade é que a sequência de ligação no DNA para a proteína, normalmente é duplicada e palindrômica. Isso porque os fatores transcricionais geralmente são diméricos, permitindo assim um aumento de seletividade já que ambas as subunidades terão de interagir com as sequências para que as ligações sejam estáveis.

Os fatores transcricionais possuem estruturas caracteristicamente modulares. Eles podem ser separados em região de ligação ao DNA e região de ativação da transcrição. Os domínios de ligação ao DNA são normalmente pequenos (cerca de 60-90 aminoácidos), assim como as sequências reconhecidas por eles, por volta de seis nucleotídeos. Os domínios de ativação estão, em geral, envolvidos com interações com a maquinaria de transcrição, mediadores ou outras proteínas como coativadores.

Os mais conhecidos domínios de ligação ao DNA são hélice-volta-hélice, dedo de zinco, zíper de leucina e hélice-alça-hélice.

O domínio hélice-volta-hélice, como o próprio nome sugere, é composto por duas α-hélices pequenas (7-9 resíduos de aminoácidos) separadas por uma fita β (a volta) de cerca de 20 resíduos. As proteínas homeóticas (envolvidas na regulação da expressão de genes importantes para o desenvolvimento embrionário) de eucariotos superiores e o repressor Cro do bacteriófago 434 fornecem exemplos de fatores transcricionais que contêm esse domínio. Nessas proteínas uma α-hélice se encaixa no sulco principal da dupla-hélice de DNA e faz contatos com os pares de bases expostos. Enquanto isso, a segunda hélice se acomoda sobre a primeira e faz contatos com outras proteínas do aparato de transcrição.

O domínio dedo de zinco consiste de aproximadamente 30 resíduos de aminoácidos, sendo quatro resíduos (quatro cisteínas, ou duas cisteínas e duas histidinas) responsáveis pela coordenação de um átomo de zinco. Esse motivo é muito comum e algumas proteínas possuem vários deles repetidos em sua estrutura. Os átomos de zinco normalmente aproximam firmemente α-hélices e fitas β dessas proteínas e, provavelmente, levam ao dobramento favorável ao reconhecimento e ligação ao DNA. Exemplos de fatores transcricionais com esse domínio são muitos entre eles, Sp1 (receptor esteroide).

Proteínas zíper de leucina são assim chamadas em virtude de repetições de motivos compostos por quatro ou cinco resíduos de leucinas precisamente separadas por sete aminoácidos. Esses domínios conferem faces hidrofóbicas por meio da interação dos zíperes de leucina levando à formação do dímero. Esses dímeros podem ser da mesma proteína (homodímeros) ou de diferentes proteínas (heterodímeros). Imediatamente adjacente ao zíper de leucina está um domínio N-terminal, rico em aminoácidos carregados positivamente (arginina e lisina), que compõe a região de ligação ao DNA. Curiosamente, mutações no zíper de leucina previnem tanto a dimerização quanto à ligação ao DNA, sugerindo que apenas dímeros possuem a capacidade de reconhecer e ligar elementos promotores. Já mutações no domínio N-terminal carregado positivamente abolem apenas a capacidade de ligação ao DNA, mas não a dimerização. Os fatores de transcrição c-*fos* e c-*jun* (protooncogenes) são exemplos de genes que codificam proteínas zíper de leucina.

Por último, a família de fatores transcricionais hélice-alça-hélice (HLH) é similar às proteínas zíper de leucina, pois se ligam ao DNA apenas como homodímeros ou heterodímeros e seu domínio de ligação ao DNA também é composto de resíduos de aminoácidos carregados positivamente. Essa família contém importantes membros envolvidos na regulação do crescimento e diferenciação celular como a proteína MyoD, importante na diferenciação das células musculares. Outro membro é o protooncogene c-*myc*.

Os mecanismos de reconhecimento das sequências de DNA pelos fatores transcricionais ainda são pouco compreendidos, mas o que se sabe é que, nessas classes de domínios, sempre uma α-hélice se liga ao sulco principal do DNA.

2.4.1 Sistema transcricional em procariotos

Apesar de possuir três tipos de RNA (o mensageiro, o ribossômico e o transportador), os procariotos possuem apenas uma RNA polimerase. Essa enzima é composta por duas subunidades α (codificadas pelo gene *rpoA*), uma subunidade β (codificada pelo gene *rpoB*) e uma β' (codificada pelo gene *rpoC*). A holoenzima possui ainda uma subunidade chamada σ (codificada pelo gene *rpoD*) que, apesar de fazer parte da RNA polimerase, pode ser constituída por diferentes tipos.

A holoenzima ($\alpha_2\beta\beta'\sigma$) pode ser dividida em core enzimático ($\alpha_2\beta\beta'$) e fator σ. Apenas a holoenzima é capaz de iniciar a transcrição. As subunidades α são importantes na formação do complexo da holoenzima, no reconhecimento de promotores e na ligação a alguns ativadores transcricionais. As subunidades β e β' formam o centro catalítico, no qual ocorre a formação das ligações fosfodiésteres entre os ribonucleotídeos da cadeia crescente. A subunidade σ é responsável pela especificidade de ligação e recrutamento da RNA polimerase para as regiões promotoras. Após al-

cançar 8-9 bases de RNA sintetizado, o fator σ é liberado e apenas o core continua a transcrição. Dessa forma, o core da RNA polimerase pode sintetizar RNA a partir de DNA molde, mas não é capaz de iniciar a transcrição sozinho.

Com isso, surge uma das formas mais comumente usadas pelos procariotos para regular o início de transcrição, a substituição de fatores σ. Os fatores σ sozinhos não são capazes de ligar ao DNA. No entanto, quando presentes na holoenzima mudam sua conformação e se ligam às sequências promotoras, aumentam a afinidade da RNA polimerase pelo DNA nessa região e inicia-se a síntese de RNA. Logo em seguida, o fator σ é liberado e o core da enzima continua a síntese, passando para a fase de alongamento até encontrar uma sequência de terminação da transcrição.

2.4.1.1 ESTRUTURA PROMOTORA E OPERON

Os promotores são regiões de DNA regulatórias da expressão gênica. Nessas sequências se ligarão os fatores de regulação da transcrição e a RNA polimerase holoenzima. Os fatores de regulação podem atuar de forma negativa, sendo assim chamados repressores, ou de forma positiva, os ativadores. Para cada promotor existem sequências específicas de ligação tanto da RNA polimerase quanto dos fatores transcricionais, chamadas elementos promotores. A "força" de um promotor será regida pela manutenção da sequência consenso dos elementos para ligação dos fatores de transcrição e dos fatores σ.

A RNA polimerase de *E. coli* é a mais bem conhecida e estudada. Nela, o fator σ mais abundante é o σ^{70}. Esse fator se liga em dois elementos promotores conservados, ambos de seis nucleotídeos, nas posições -10 (sequência consenso TATAAT) e -35 (sequência consenso TTGACA), lembrando que o nucleotídeo que inicia a cadeia de RNA é denominado $+1$. Variações dessa sequência fazem com que a holoenzima seja menos recrutada para os promotores, já que o fator σ^{70} se liga menos fortemente.

Sendo o fator σ essencial para o reconhecimento específico e ligação da RNA polimerase à sequência promotora, uma estratégia dos procariotos na regulação da transcrição é o uso de fatores σ alternativos. Em casos em que há necessidade de uma grande reprogramação gênica, como durante uma mudança drástica nas condições de crescimento (um choque térmico), fatores σ alternativos (como σ^{32}, os nomes variam de acordo com o peso molecular) substituem o fator σ^{70} na holoenzima, resultando em uma mudança do conjunto de promotores que serão ativamente transcritos. Essas classes de promotores, reguladas pelos mesmos fatores transcricionais, são denominadas regulon. Por exemplo, as proteínas responsáveis por proteger a viabilidade celular durante o choque térmico participam do regulon do σ^{32}.

Além das sequências de ligação da holoenzima, há nos promotores outros elementos regulatórios chamados operadores. Nessas sequências, se ligarão os repressores ou ativadores que interagem com a RNA polimerase de forma a impedir ou aumentar a sua capacidade de se ligar ao promotor e promover a transcrição.

Os procariotos possuem uma organização peculiar de seus genes. Aqueles envolvidos em uma mesma via metabólica são agrupados em uma mesma unidade transcricional, reguladas pelo mesmo promotor. Assim, o transcrito primário (RNA sem ser processado) contém informações não para uma proteína, mas para várias que participam de um mesmo processo celular como, por exemplo, síntese de um aminoácido ou metabolismo de uma fonte de carbono. Essa organização de um promotor seguido de várias ORFs dispostas em configuração *cis* (lado a lado), resultando em um RNA policistrônico é chamada operon (Figura 2.4).

Alguns promotores são ativamente transcritos em qualquer condição celular, pois codificam para biomoléculas essenciais para sobrevivência da célula, os chamados genes constitutivos. Esses genes terão os elementos promotores –10 e –35 altamente similares à sequência consenso. Os promotores desses genes não sofrem a ação dos fatores transcricionais que levam à repressão ou indução da transcrição. No entanto, a célula precisa regular os níveis e o conjunto gênico que será expresso para não tornar o gasto energético da manutenção celular inviável. Assim, diversos genes envolvidos com funções específicas nas células sofrerão forte regulação de sua expressão gênica, tendo seus promotores sobre controle positivo ou negativo.

Como vimos anteriormente, a célula se comunica e se adapta com meio externo por meio de sinais captados e transduzidos em uma cascata de eventos intracelulares. Para os procariotos, esses sinais são comumente pequenas moléculas (os ligantes) que interagem com os fatores transcricionais de forma indutiva, quando desligam um repressor ou ligam um ativador, ou de forma repressiva, quando ligam um repressor ou desligam um ativador.

Para compreendermos especificamente como se dão esses processos, tomaremos alguns exemplos clássicos de regulação de operons em bactérias.

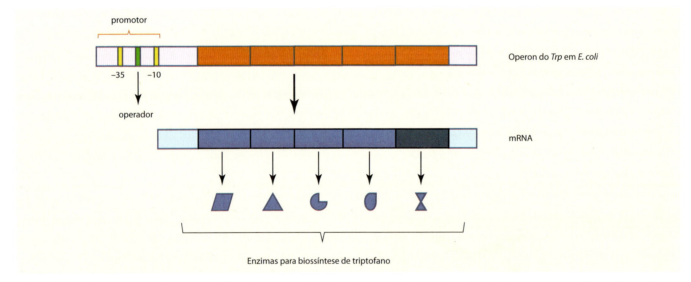

Figura 2.4 Representação esquemática do operon da biossíntese do triptofano. Em destaque, as regiões –35 e –10 (em amarelo) e a região do operador (em verde).

2.4.1.2 OPERON *LAC*

O operon lac é a unidade transcricional responsável por produzir as proteínas envolvidas no metabolismo de utilização da lactose, uma fonte de carbono alternativa para as bactérias. Nesse exemplo veremos a atuação de repressor e ativador na modulação precisa de uma via metabólica necessária, apenas em casos em que não há fonte preferencial de carbono (a glicose) e há lactose no meio para ser metabolizada.

Os micro-organismos (leveduras e bactérias) sofrem um tipo de regulação gênica global muito importante para crescer rápido em ambientes favoráveis e reduzir sua velocidade de proliferação em ambientes hostis. Esse fenômeno é regulado pela presença de glicose no meio e é chamado repressão catabólica. A repressão catabólica garante que na presença de glicose (ambiente favorável à proliferação) apenas os genes responsáveis pelo crescimento rápido e metabolismo glicolítico sejam expressos, reprimindo genes de defesa, de adaptação e de metabolismo de fontes alternativas de carbono (necessários para a manutenção da viabilidade celular em um ambiente hostil de crescimento).

Em bactérias a repressão catabólica é regulada por uma proteína chamada CAP (do inglês catabolite activator protein), também conhecida como CRP (do inglês cAMP receptor protein). Quando a glicose está em baixos níveis no meio há a ativação da proteína adenilato ciclase, responsável pela síntese do segundo mensageiro cAMP. Assim, na ausência de glicose disponível, aumentam os níveis de cAMP que pode se ligar à proteína CAP, que se torna ativa, podendo ligar ao DNA e ativar a transcrição de genes de utilização de fontes alternativas de carbono, como a lactose. No entanto, a lactose não é a única fonte de carbono alternativa que pode ser utilizada pela bactéria. Sendo assim, não basta não haver glicose no meio, deve haver lactose e não outras fontes de carbono para que o operon *lac* seja ativado.

Para que isso ocorra, o operon *lac* sofre um segundo nível de regulação por meio de um repressor chamado Lac (codificado pelo gene *lac I*). Esse repressor está sempre ligado no promotor na ausência de lactose e possui um sítio de ligação para esse açúcar em sua estrutura proteica. Quando há lactose no meio, ela funciona como um ligante para esse repressor que é, então, desligado do operador. Em conjunto com a proteína CAP, o repressor Lac exerce a modulação da expressão gênica do operon *lac*, fazendo com que a célula só produza a via metabólica de utilização da lactose em condições adequadas (Figura 2.5).

2.4.1.3 OPERON DO TRIPTOFANO

A *E. coli* tem a capacidade de sintetizar os 20 aminoácidos necessários à síntese proteica. Os genes responsáveis por codificar as enzimas da via de biossíntese normalmente estão agrupados em operons e a unidade transcricional só é ativada quando o requerimento celular supera o suprimento dos aminoácidos disponíveis. O operon do triptofano (*trp*) é um exemplo de como os procariotos regulam a via de produção de aminoácidos, já que operons de biossíntese de outros aminoácidos apresentam modo de regulação similar.

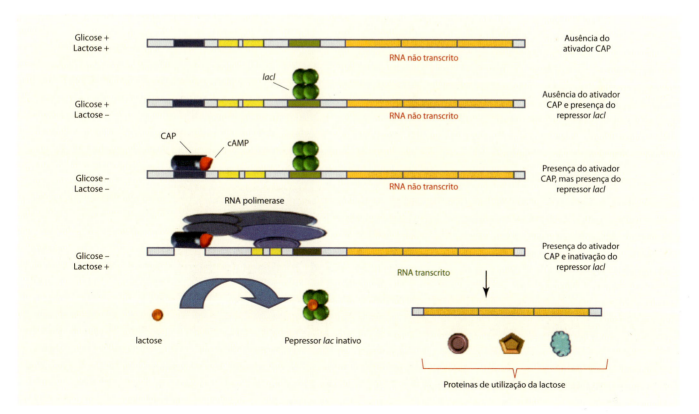

Figura 2.5 Regulação do operon *lac*. Diferentes situações metabólicas da *Escherichia coli*, mostrando a interação entre o ativador CAP e o repressor *Lac* na coordenação da expressão do operon *lac*.

88 • BIOTECNOLOGIA FARMACÊUTICA

O operon *trp* é constituído por cinco genes codificadores das enzimas da via biossintética, um sítio operador que antecede o promotor e sofre ação de um repressor (chamado repressor Trp) e uma sequência chamada atenuador (Figura 2.6). A maior diferença desse modo de regulação é o fato de a transcrição estar intimamente relacionada ao processo de tradução, que é dependente dos níveis de aminoácidos, consequentemente de triptofano, disponíveis.

O processo de regulação do repressor Trp se dá de maneira inversa ao repressor Lac, ou seja, quando o ligante não está presente, o repressor se desliga do promotor. Isso porque o repressor Trp é um homodímero que possui sítios de ligação para o próprio triptofano. Assim, quando esse aminoácido é abundante, o repressor Trp tem triptofano ligado na estrutura proteica e muda sua conformação, aumentando sua força de ligação ao DNA. Com o repressor Trp ligado no operador, a transcrição do operon *trp* é regulada negativamente (Figura 2.6A).

Um segundo nível de regulação é imposto em conjunto com o repressor Trp, o processo de atenuação da transcrição. Nesse processo, a transcrição é normalmente iniciada, mas interrompida abruptamente antes que a RNA polimerase alcance os genes do operon. A atenuação ocorre em razão do posicionamento da sequência líder que segue o início da transcrição e antecede os genes dos operon (Figura 2.6). Essa sequência líder possui dois códons seguidos para o aminoácido triptofano e regiões de DNA numeradas de 1 a 4 que possuem complementaridade entre si. Quando há triptofano em abundância, o ribossomo será capaz de traduzir rapidamente o peptídeo 1 (que contém os dois códons *trp* seguidos) e passará para a região 2 antes que a sequência 3 do RNA seja transcrita. Assim, a região 3 emparelhará com a região 4 recém-transcrita, formando um grampo, muito parecido com um terminador (ver adiante processos de terminação da transcrição), expulsando a RNA polimerase do operon antes que ela transcreva o primeiro gene da via biossintética, o *trpE*. Quando os níveis de triptofano são baixos, o ribossomo "empaca" na sequência 1 do peptídeo líder, permitindo que a sequência 2 fique livre tempo suficiente para emparelhar com a sequência 3, formando um grampo não atenuador. Assim, a RNA polimerase continua a síntese do mRNA codificador das proteínas de biossíntese do triptofano (Figura 2.6).

2.4.1.4 TERMINAÇÃO DA TRANSCRIÇÃO

A terminação da transcrição se dá quando a RNA polimerase alcança sequências de terminação da transcrição contidas no molde de DNA. Nesse ponto, a RNA polimerase se desliga da fita molde e libera a cadeia de RNA recém-sintetizada. Os procariotos possuem duas formas características de terminação da transcrição: dependentes ou independentes da proteína Rho(ρ).

Os terminadores Rho-independentes não necessitam de nenhum fator adicional e por essa razão são chamados terminadores intrínsecos. Essa forma de terminação envolve dois elementos na sequência de DNA, uma repetição invertida de aproximadamente 20 nucleotídeos e um segmento de cerca de 8 bps AT. Esses elementos só afetam a RNA polimerase após sua transcrição, ou seja, elas modificam a cadeia crescente de RNA pela formação de uma haste-alça, frequentemente chamada grampo de terminação, em virtude do pareamento das bases repetidas e invertidas (Figura 2.7). Esse grampo, provavelmente, atrapalha a interação entre a RNA polimerase e o molde de DNA, levando à liberação da RNA polimerase.

Já os terminadores Rho-dependentes não possuem elementos característicos em sua sequência de DNA. O fator ρ é um hexâmero em forma de anel que se liga ao RNA simples fita recém-sintetizado. Essas sequências possuem apenas uma característica: são ricas em C e pobres em G e estão sempre posicionadas antes do terminador. Assim como para os terminadores independentes do fator ρ, há a formação de um grampo, mas a RNA polimerase apenas pausa ao encontrá-lo.

O modelo mais aceito de terminação dependente de ρ sugere que esse fator se liga à extremidade 5′ livre de um RNA, na sequência rica em C, caminha junto com a RNA polimerase, mas é mais rápido do que esta última. Assim, quando a RNA polimerase fizer a pausa no grampo de terminação, o fator ρ alcança a mesma e essa interação expulsa a RNA polimerase do molde e libera o RNA sintetizado. Apesar de a *E. coli* possuir poucos terminadores Rho-dependentes, o fator ρ é essencial para viabilidade da bactéria, sugerindo a importância desse fator para o processo transcricional.

2.4.2 Regulação da transcrição em eucariotos

Para se compreender a diferença entre o sistema transcricional em procariotos e eucariotos devemos nos lembrar de que nestas últimas células há uma característica muito peculiar, a compartimentalização celular. Os eucariotos possuem organelas, algumas delas como mitocôndria e cloroplasto, com genoma próprio. Isso implica um aumento de complexidade na regulação gênica.

BIOLOGIA MOLECULAR – FERRAMENTAS NA BIOTECNOLOGIA FARMACÊUTICA INDUSTRIAL • 89

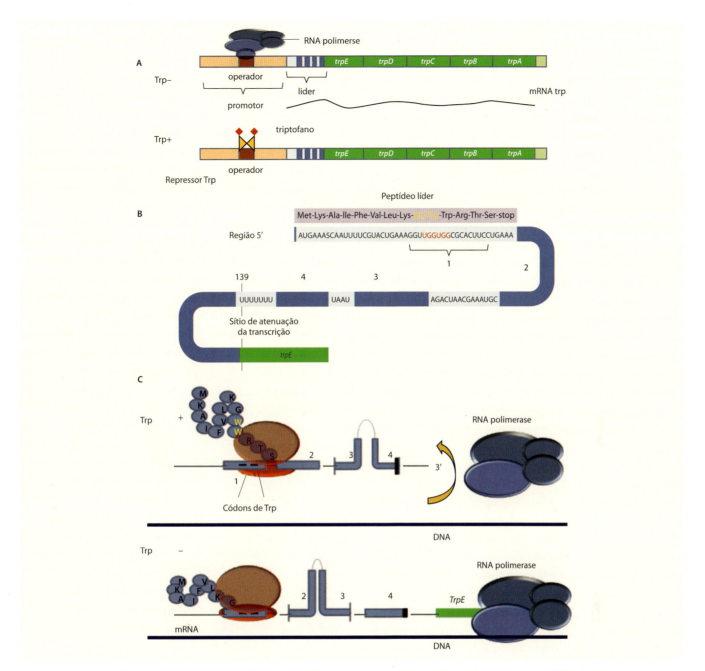

Figura 2.6 Regulação do operon *trp*. (A) Estrutura do operon *trp* mostrando os cinco genes codificadores das proteínas da via de biossíntese (em verde), o operador na região promotora em que se liga o repressor *Trp* (em marrom) e a sequência líder (em azul), também denominada de *trpL* (em destaque com contorno preto a região chamada atenuador). (B) Estrutura do *trpL* mostrando a sequência do peptídeo líder e as regiões que formam estrutura secundária, gerando o grampo atenuador ou não atenuador. A região rica em U (marcada como sítio de atenuação) é crucial para que a RNA polimerase ao encontrar a estrutura em grampo fique parada em uma sequência na qual o emparelhamento das bases seja mais fraco, facilitando a liberação do RNA crescente do molde. (C) Representação esquemática da atenuação. Quando os níveis de triptofano estão altos, há dois níveis de regulação. No primeiro, o repressor *Trp* se liga ao triptofano e interage com o operador reprimindo a transcrição. No segundo, a RNA polimerase é expulsa do operon *trp* antes de alcançar a sequência correspondente aos genes da biossíntese. Isso ocorre porque a transcrição está acoplada à tradução do peptídeo líder. Se os níveis de triptofano são abundantes o ribossomo alcança rapidamente a sequência 2 do peptídeo líder, antes da transcrição das regiões 3 e 4. Com isso, estas últimas ficam livres para emparelhar e formar o grampo de terminação da transcrição que libera a RNA polimerase do molde de DNA. Se os níveis de triptofano estão baixos, o repressor *Trp* é liberado do promotor e o ribossomo demora a sair da região 1, permitindo que a RNA polimerase tenha tempo para transcrever as regiões 2 e 3 que são complementares. Assim, forma-se uma estrutura secundária no RNA entre as regiões 2 e 3 que não é atenuadora, permitindo que a transcrição do operon *trp* prossiga.

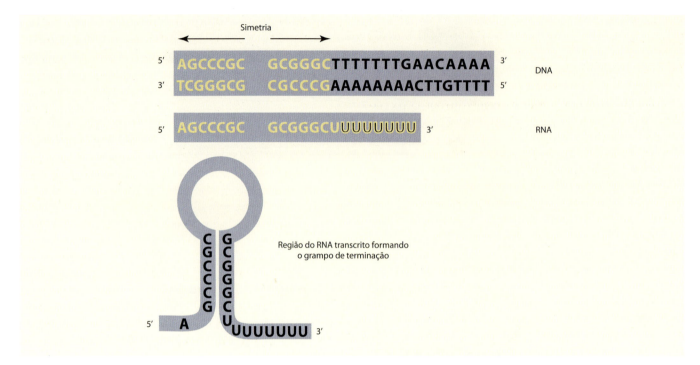

Figura 2.7 Estrutura dos terminadores Rho-independentes. Em amarelo, as sequências repetidas e invertidas que se emparelharão no RNA transcrito. Estrutura em forma de haste-alça, chamada grampo de terminação da transcrição.

Primeiro, aumentam as possibilidades de níveis regulatórios. Como vimos anteriormente em comunicação celular, dependendo do sinal e do tipo de resposta (tanto na quantidade, quanto no tempo) a célula fará ou não uma reprogramação da expressão gênica. As células eucarióticas podem realizar mudanças localizadas, por meio de modificações pós-traducionais como glicosilação, fosforilação, metilação, ubiquitinação, entre outras. As células podem, ainda, redirecionar as proteínas de um compartimento a outro, como do citoplasma para o núcleo ou para mitocôndria etc., mudando os parceiros moleculares e modulando a resposta dos efetores ao estímulo externo ou interno.

Contudo, apesar de tantas possibilidades, sintetizar proteínas ainda significa um gasto energético considerável para qualquer célula. Sendo assim, mesmo para os eucariotos o principal nível de regulação metabólica celular ainda é transcricional. Além disso, vimos anteriormente que a maioria dos medicamentos eficazes presentes no mercado age sobre receptores celulares, os regentes da sinalização que culminam na regulação transcricional. Ainda, a maior parte das doenças de interesse farmacológico é poligênica, provavelmente por seus efetores estarem sob o mesmo nível de regulação transcricional. Compreender a expressão gênica tanto em procariotos como em eucariotos nos ajuda ainda a manipular geneticamente os organismos para fins biotecnológicos, como abordado mais adiante.

Diferentemente dos procariotos, os eucariotos possuem três tipos de RNA polimerases específicas para diferentes conjuntos gênicos. A RNA polimerase I transcreve genes que codificam os rRNAs (RNA ribossômico), a RNA polimerase II transcreve os mRNAs (RNA mensageiro) e a RNA polimerase III transcreve tRNAs (RNA transportador) e outros pequenos RNAs nucleares e citoplasmáticos. Nosso foco será, então, a RNA polimerase II, que abrange a maioria dos genes transcritos regulados em um genoma eucarioto.

2.4.2.1 ESTRUTURA PROMOTORA

Em eucariotos também é o início da transcrição a etapa mais frequentemente regulada. Novamente, a RNA polimerase terá de ser recrutada para as regiões promotoras para ativar a transcrição. Uma diferença significativa começa a surgir: em procariotos o fator σ se liga no core da RNA polimerase, formando a holoenzima que, então se ligará ao DNA; em eucariotos, várias proteínas são recrutadas para a região promotora e esse complexo enzimático, chamado complexo de pré-iniciação, é o responsável por sinalizar o recrutamento da RNA polimerase II para os promotores. A holoenzima se forma em cima do sítio de iniciação da transcrição.

Para descrever um "promotor mínimo" de eucariotos precisamos incluir os elementos básicos para que essa sequência regulatória seja reconhecida não mais pela RNA polimerase holoenzima, mas pela maquinaria basal de transcrição que formará o complexo de pré-iniciação nessa região (Figura 2.8).

O complexo de pré-iniciação é composto por TFIIx (fatores transcricionais gerais da RNA polimerase II, em que x designa letras para diferenciar um complexo enzimático de outro) e a RNA polimerase II. O fator de reconhecimento promotor é a proteína TBP (do inglês "TATA binding protein") que está no complexo TFIID. Como o próprio nome denota, TBP reconhece a sequência TATA Box, a única sequência de posição mais ou menos fixa nos promotores eucariotos (cerca de –25), responsável por posicionar a RNA polimerase II no sítio de iniciação da transcrição (+1). Mutações na região do TATA Box, ao contrário do esperado, não abolem por completo a transcrição do gene, mas levam a uma variação no sítio de iniciação da transcrição (além de drástica redução da taxa de iniciação do processo). A sequência BRE, elemento de ligação do fator geral da transcrição TFIIB, o iniciador (Inr) e a sequência DPE (do inglês "downstream promoter element"), necessárias à ligação de TFIID, completam os elementos mínimos para haver uma transcrição *in vitro* mediada pela RNA polimerase II. Alguns promotores, como os que regulam a expressão de histonas, não possuem TATA Box e, por isso, são denominados *"TATA less"*. Nesses promotores, TFIID é capaz de interagir com a sequência Inr para posicionar corretamente a RNA polimerase II no sítio de iniciação da transcrição. Isso é feito por meio da capacidade de alguns TAFs (fatores associados à TBP) reconhecerem diretamente o Inr.

Além disso, sequências intensificadoras (*enhancers*), elementos *upstreams* e elementos de resposta (regulados por fatores de transcrição como ativadores ou repressores) são mediadores da força do promotor, ou seja, a eficiência com que esse promotor é capaz de iniciar a transcrição.

Dois elementos *upstreams* são frequentes em promotores eucariotos: CAAT Box e GC Box. Mutações em CAAT Box levam a uma forte redução na eficiência do promotor sob seu controle. CAAT Box está normalmente na posição –75, mas pode ficar a distâncias maiores do sítio de iniciação. Já GC Box está cerca de –90 e é muito comum em genes expressos constitutivamente. A maioria dos promotores terá, pelo menos, 1 desses elementos, CAAT e GC, para iniciar com certa eficiência a transcrição. O número desses elementos é variável e quanto maior, mais forte será o promotor.

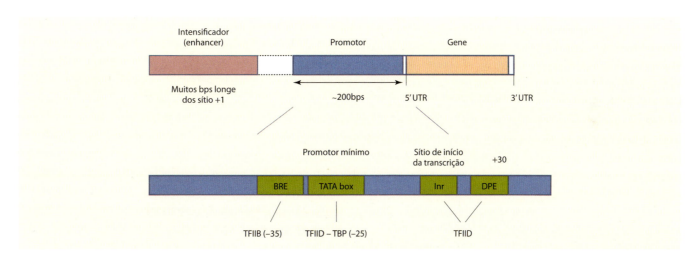

Figura 2.8 Estrutura de genes transcritos pela RNA polimerase II de eucariotos. Em destaque, elementos promotores necessários para o reconhecimento *in vitro* pela RNA polimerase II, constituindo o que se chama promotor mínimo ou essencial. UTR é uma sigla para "untranslated region".

2.4.2.2 COMPLEXO DE PRÉ-INICIAÇÃO DA TRANSCRIÇÃO

In vivo, a maquinaria basal de transcrição necessita de muitos outros componentes. São necessários vários complexos proteicos para formar essa maquinaria e iniciar a transcrição. Inicialmente, a TBP, regulada por fatores chamados TAFs, se liga ao DNA na sequência TATA Box. A TBP e os TAFs são componentes de TFIID, o primeiro fator geral de transcrição a se ligar no promotor. Logo em seguida, ligam-se TFIIA e TFIIB criando um complexo proteico capaz de ligar a RNA polimerase II complexada à TFIIF. Por fim, ligam-se TFIIE e TFIIH terminando a montagem do complexo de pré-iniciação (Figura 2.9).

Mais importante do que a ordem de ligação dos complexos TFIIx (variável em muitos genes, de acordo com evidências experimentais), é compreender que cada um exerce um papel crucial, ainda pouco compreendido, na expressão da maioria dos genes eucarióticos transcritos pela RNA polimerase II. Eles auxiliam no reconhecimento dos promotores, posicionamento correto da RNA polimerase no sítio de iniciação da transcrição, auxilia na abertura das fitas de DNA para permitir o início da transcrição e liberam a RNA polimerase do promotor para dar início ao alongamento da fita de mRNA.

Um fator limitante na transcrição gênica é a ligação de TBP à região TATA Box. A ligação de TFIID (que contém o TBP) leva a uma distorção da fita de DNA que provavelmente é reconhecida pela RNA polimerase II e outros TFIIx como uma marca de promotores em transcrição ativa, além de aproximar sítios *upstreams* para subsequente montagem do complexo de pré-iniciação. Diferentemente da maior parte das proteínas que reconhecem e ligam o DNA, TBP se liga ao sulco menor da dupla hélice e essa particularidade é responsável pela torção significativa do DNA e aproximação de sítios *upstreams* e sequências intensificadoras (*enhancers*).

Após a formação do complexo de pré-iniciação da transcrição no promotor, a RNA polimerase II precisa ganhar acesso ao DNA molde no sítio de iniciação da transcrição, atividade atribuída ao complexo TFIIH. Esse complexo possui uma DNA helicase como uma de suas subunidades e hidrolisa ATP ao desdobrar a fita de DNA, permitindo que a RNA polimerase II possa iniciar a transcrição do RNA.

A seguir, é necessário que a RNA polimerase II seja liberada do complexo de pré-iniciação e, consequentemente, da região do promotor, para iniciar o alongamento da fita de RNA. Um passo limitante para que isso ocorra é a fosforilação da cauda C-terminal (conhecida como CTD = "C-terminal domain") da RNA polimerase II. Essa função tem sido atribuída à subunidade quinase presente também em TFIIH, além de outras quinases. Recentes trabalhos têm sugerido a importância da fosforilação de CTD por TFIIH não apenas em liberar a RNA polimerase II da fase de iniciação para o alongamento, mas também para adição de cap 5´, terminação da transcrição e processamento da extremidade 3´, além de auxiliar a polimerase durante a fase de alongamento do transcrito. Na fase de alongamento, topoisomerases redobram as fitas seguindo atrás na bolha de transcrição.

Se pensarmos na compactação do DNA no núcleo eucarioto, surge uma incoerência nesse mecanismo: como TBP chega ao TATA Box e distorce o DNA para o recrutamento do restante da maquinaria basal de transcrição? Isso é possível porque mais proteínas estão envolvidas, do que o mostrado na Figura 2.9, as chamadas enzimas modificadoras de histonas e os complexos de remodelamento da cromatina. Essas enzimas têm grande acesso à estrutura do nucleossomo e fazem modificações como acetilação e fosforilação das histonas, desestabilizando a estrutura compacta da cromatina e liberando acesso para a ligação de TBP ao promotor.

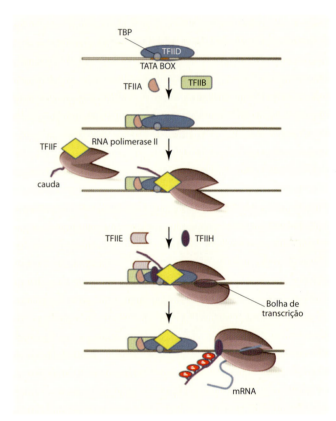

Figura 2.9 **Sequência de eventos da montagem do complexo de pré-iniciação da transcrição em um promotor eucarioto. A ordem em que os fatores são recrutados pode variar, mas a TBP, contida em TFIID, é a primeira proteína a se ligar ao DNA e sinalizar que aquele é um promotor em transcrição ativa, levando ao recrutamento de outros fatores transcricionais.**

Os mediadores são complexos proteicos envolvidos na interação apropriada entre maquinaria basal de transcrição com ativadores ou repressores e com os complexos de remodelamento da cromatina. O primeiro sinal é a ligação do ativador em regiões intensificadoras, os *enhancers*, que iniciam o recrutamento do complexo mediador, do complexo remodelador de cromatina e da maquinaria basal de transcrição, ativando, assim, a expressão do gene-alvo (Figura 2.10). Apenas os genes constitutivos não necessitam de ativadores e são expressos em todos os tecidos e tipos celulares, pois fazem parte dos componentes mínimos para manutenção da viabilidade e função celular. Normalmente, estão presentes em regiões de cromatina frouxa, de fácil acesso para TBP, na qual o complexo de histonas possui uma conformação diferente do restante do genoma.

Recentemente foi descrito que, ao contrário do que nos parece, o DNA compactado na forma de cromatina não é uma estrutura passiva, fixa na qual as proteínas entram e saem para ler e transmitir as informações. Estudos mostraram que genes transcricionalmente ativos *in vivo* são agrupados em ilhas de transcrição, ou seja, em vez de cada promotor recrutar a RNA polimerase II e formar o complexo de pré-iniciação da transcrição naquele sítio, são os promotores localizados em regiões diferentes do genoma que são agrupados em subcompartimentos nucleares, colocalizando com maquinarias transcricionais pré-montadas, as chamadas "fábricas de transcrição". Isso é possível em virtude da possibilidade de se formar alças de DNA, podendo aproximar regiões em transcrição ativa até mesmo de diferentes cromossomos.

Para exemplificar a importância prática e tecnológica da compreensão dos mecanismos de regulação da expressão gênica, vejamos como a maquinaria basal de transcrição pode ser uma poderosa ferramenta na obtenção de micro-organismos geneticamente selecionados para produção de insumos industriais. Uma técnica chamada gTME (do inglês "global transcription machinery engineering") gera mutações aleatórias em componentes da maquinaria basal de transcrição, levando a uma diversidade de transcritos em nível global. Por meio dessa técnica, foram obtidos mutantes selecionados para alta tolerância ao etanol e a altas concentrações de glicose, condição encontrada nas dornas de fermentação para produção de álcool. Os mutantes que apresentaram essa capacidade possuíam isoformas modificadas do gene de *S. cerevisiae* SPT15 que codifica para TBP (substituições dos resíduos de aminoácidos: Phe^{177} por Ser, Tyr^{195} por His e Lys^{218} por Arg). Consequentemente, o rearranjo da expressão gênica selecionado foi causado por mudanças de preferências das RNAs polimerases por elementos promotores, levando a uma adaptação dessa levedura as condições impostas durante o crescimento e permitindo a obtenção de um micro-organismo mais eficiente para uso industrial na produção de bioetanol, com um aumento de 70% na produtividade.

Ao contrário das bactérias, cujo principal artifício para regulação da expressão gênica é o uso extensivo de repressores, os eucariotos ativam a transcrição de seus genes. Os promotores estão normalmente silenciados pela estrutura da cromatina e necessitam de toda maquinaria de iniciação da transcrição, mediadores e ativadores para serem transcritos. Veremos a seguir um exemplo de regulação gênica em eucariotos, que envolve um aspecto importante para viabilidade celular de *S. cerevisiae*, a repressão catabólica.

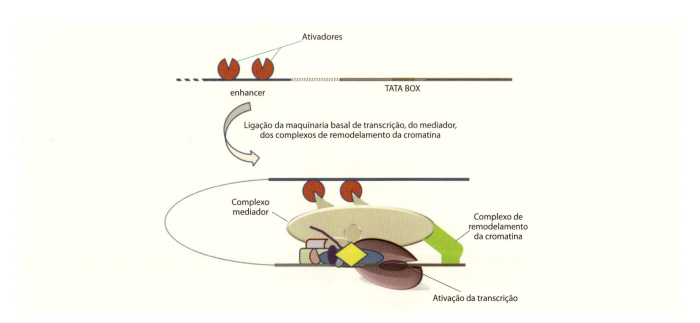

Figura 2.10 As proteínas remodeladoras e modificadoras da cromatina e o complexo mediador. Os ativadores se ligam aos *enhancers* que podem estar muitas bases de distância do promotor. Essa ligação recruta o complexo mediador e o complexo de remodelamento da cromatina que modificarão as histonas e liberarão a região do TATA Box para ligação de TBP e a montagem do complexo de iniciação.

2.4.2.3 REGULAÇÃO DE UMA ENZIMA ANTIOXIDANTE MITOCONDRIAL EM LEVEDURA

Assim como as bactérias, as leveduras sofrem uma grande reprogramação gênica na presença de glicose no meio. Esse fenômeno é chamado repressão catabólica (também conhecida como repressão por glicose) e afeta diretamente genes de utilização de fontes não fermentáveis de carbono, genes de defesa celular, reduzindo a proliferação e o desenvolvimento mitocondrial e fazendo com que as células expressem apenas genes de utilização rápida da glicose (enzimas da via glicolítica) e genes envolvidos em crescimento rápido (síntese de rRNA, proteínas etc.). As vias reguladoras da repressão catabólica em leveduras são bem caracterizadas, sendo a via principal de repressão por glicose mediada pelo complexo Mig1-Ssn6/Cyc8-Tup1. Essa via age na manutenção da repressão por glicose quando esse açúcar está pleno no meio de cultura por tempo suficientemente longo (isso significa algumas horas, já que o tempo de geração da levedura *S. cerevisiae* é de cerca de duas horas).

Quando a glicose termina, a célula começa a reprogramar sua expressão gênica para reduzir a proliferação e usar fontes alternativas de carbono como, por exemplo, o próprio etanol produzido durante o metabolismo fermentativo da glicose. No entanto, se adicionarmos glicose novamente no meio, a levedura precisa readaptar rapidamente sua expressão gênica para usar a glicose e voltar a proliferar. Essa adaptação transitória será mediada pela via Ras-cAMP, até que a via principal de repressão por glicose seja plenamente restabelecida. Ras é uma proteína G que ativa a adenilato ciclase e, consequentemente, aumenta os níveis de cAMP intracelular. O segundo mensageiro cAMP é responsável pela ativação de uma quinase, a PKA (proteína quinase dependente de cAMP) que modula por meio da fosforilação a atividade e a localização intracelular dos fatores de transcrição.

Dessa forma, ao contrário das bactérias, que sofrem uma redução nos níveis de cAMP quando a concentração de glicose é alta, as leveduras têm um pico transitório desse segundo mensageiro. Essa diferença é muito importante nesses micro-organismos, já que em bactérias a proteína que liga cAMP é um ativador transcricional (CAP) envolvido na indução de metabolismo de fontes alternativas de carbono e de adaptação à condições adversas no meio de crescimento. Já em leveduras, quem liga cAMP é uma quinase (PKA) que terá efeitos diversos na expressão gênica, modulando principalmente de forma repressora genes de utilização de fontes de carbono não fermentativas e de defesa. Assim, de forma abrangente, para bactérias o aumento de cAMP sinaliza ambiente adverso e necessidade de se adaptar; em leveduras, altas concentrações de cAMP sinalizam ambiente propício e necessidade de proliferação rápida.

Outro fator muito interessante relacionado à repressão por glicose em leveduras é a redução da atividade respiratória dessas células quando o meio tem glicose e elas podem obter ATP por meio da fermentação (via glicolítica). Com isso, as células consomem menos oxigênio e acabam produzindo menos espécies reativas de oxigênio (ROS). As espécies reativas de oxigênio são intermediários reativos da redução incompleta do oxigênio. Para ser reduzido à água pela citocromo c oxidase na cadeia respiratória mitocondrial, o oxigênio precisa receber quatro elétrons de uma vez. Se houver "escape" de elétrons durante a cadeia de transporte, o oxigênio pode sofrer reduções parciais, formando as espécies reativas: ânion superóxido, peróxido de hidrogênio e radical hidroxila. Essas espécies, em altas concentrações, causam danos oxidativos às biomoléculas, incluindo inativação ou quebra de DNA, proteínas e lipídeos. A toxicidade do oxigênio para os organismos anaeróbios estritos tem sido relacionada à incapacidade desses organismos em neutralizar eficientemente essas espécies, levando ao acúmulo de lesões oxidativas não reparadas e morte celular.

Como dito anteriormente, mesmo na presença de oxigênio abundante, se houver glicose no meio a levedura fermentará (respirar muito pouco) para obter ATP. Com isso, a produção de ROS está reduzida quando as leveduras crescem em glicose, em razão do menor consumo de oxigênio, e as enzimas responsáveis em neutralizar ROS sofrem inibição de sua expressão gênica por efeito da repressão catabólica. Como um exemplo dessa regulação, veremos como se dá a expressão gênica da enzima antioxidante, a peroxirredoxina mitocondrial (Prx1).

A Prx1 é uma peroxidase (responsável pela neutralização de peróxido de hidrogênio) presente na mitocôndria de *S. cerevisiae*. Essa enzima, descrita em 2000, tem um papel importante na manutenção da integridade e funcionalidade da mitocôndria ao proteger essa organela dos efeitos oxidativos das ROS. A Prx1 sofre forte efeito da repressão catabólica em sua expressão gênica. Em concentrações de 2% de glicose já não se encontram traços de seu mRNA nas células por meio de *Northern blotting* (ver Adendo 1). Já quando as células são crescidas em 2% de glicerol em substituição à glicose como fonte de carbono, sua expressão está aumentada (Figura 2.11). Como vimos anteriormente, a expressão dos genes eucarióticos é regulada de forma positiva já que normalmente os promotores estão reprimidos. Assim, um ativador estaria induzindo a expressão gênica de *PRX1* quando a glicose é exaurida do meio.

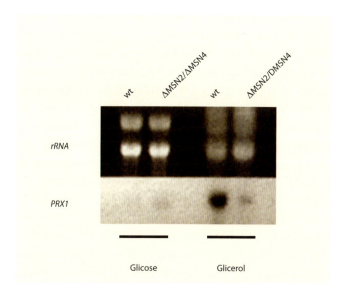

Figura 2.11 **Repressão catabólica na regulação da expressão da enzima antioxidante Prx1p. Indução da expressão dependente dos ativadores transcricionais Msn2/4p. Experimento de *Northern blotting* para detecção e quantificação do mRNA de *PRX1* nas linhagens selvagem (wt de "wild type") e com deleções nos genes *MSN2* e *MSN4*. Foto do gel mostrando a fluorescência do rRNA corado com brometo de etídeo, usado como controle interno para a quantidade total de RNA aplicada no gel (para mais detalhes, ver texto e Adendo1). Autorradiografia revelando a intensidade do sinal marcado pela sonda radioativa de *PRX1*.**

Os fatores transcricionais reconhecem sequências conservadas denominadas elementos promotores no DNA da região reguladora dos genes. Analisando a região promotora do gene *PRX1* encontra-se na posição –116 a –112 um elemento chamado STRE (do inglês "stress transcription responsive element") cuja sequência consenso é AGGGG. Esse elemento é reconhecido pelos ativadores de transcrição Msn2/4p, assim denominados por serem redundantes na função, ou seja, a deleção apenas de *MSN2* é compensada pela atividade de Msn4p e vice-versa. Msn2/4p são ativadores gerais de resposta a estresse, ou seja, ausência de fonte fermentativa de carbono, estresse oxidativo, fome, estresse osmótico, choque térmico, entre outros. Eles foram descritos como supressores multicópia do mutante para o gene *SNF1* (de onde vem a sigla "Multicopy Snf1 Suppressor") responsável por codificar a proteína quinase envolvida na reversão da repressão por glicose.

Os Msn2/4p são regulados por modificação pós-traducional que leva a alterações da sua localização celular. De forma mais específica, PKA fosforila esses fatores de transcrição que passam a sofrer exportação do núcleo para o citoplasma, impedindo assim sua ação sobre os genes-alvo. Em concordância com a presença do elemento STRE no promotor de *PRX1*, leveduras mutantes para os ativadores *MSN2/MSN4* não são capazes de induzir a expressão gênica de *PRX1* quando as células são crescidas na ausência de glicose (células crescidas em glicerol, Figura 2.11).

Experimentos de gene repórter (Adendo 1) usando mutação sítio dirigida para modificar a sequência de nucleotídeos do elemento STRE (AGGGG por ATGTT) na posição –116 a –112 do promotor de *PRX1*, mostram a importância do sítio de ligação ao DNA para essa regulação e sensibilidade às diferentes fontes de carbono (glicose ou glicerol). A atividade promotora do gene *PRX1* é induzida pela ausência de glicose apenas quando o promotor está intacto e os fatores de transcrição Msn2/4p estão presentes (Figura 2.12), mostrando que essa indução é dependente do elemento promotor e desses ativadores.

Como PKA está diretamente relacionada à atividade da proteína G Ras, mutações em *RAS2* levam a um aumento da transcrição do mRNA de *PRX1* quando há glicose presente no meio, já que a via de ativação da PKA, que é responsável por manter os ativadores Msn2/4p fora do núcleo, está prejudicada (Figura 2.12). A Figura 2.13 resume o complexo caminho regulatório desse gene.

Nesse exemplo, vimos que diversos fatores regulatórios são importantes para a regulação da expressão gênica em eucariotos. Temos a ação de receptores acoplados à proteína G Ras, ativada pela presença de glicose no meio. Essa proteína G ativa a adenilato ciclase que aumenta os níveis de cAMP, um segundo mensageiro importante na ativação da quinase PKA. Essa quinase por sua vez amplifica o sinal (presença de glicose abundante) por meio da fosforilação de fatores de transcrição, como por exemplo, Msn2/4p que são ativadores de genes responsáveis pela defesa das células em condições adversas de crescimento. O Msn2/4p fosforilado não consegue se acumular no núcleo, pois, nessa forma, interage eficientemente com transportadores nucleares, sofrendo extensiva exportação para o citoplasma. Assim, sem conseguir alcançar os elementos promotores STRE nos genes-alvo, todas as proteínas envolvidas em respostas a diferentes tipos de estresse estarão com sua expressão gênica reprimida.

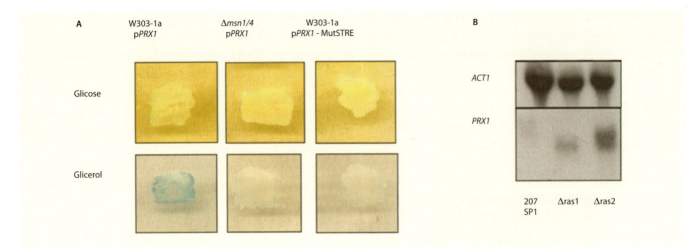

Figura 2.12 A atividade promotora e a transcrição do mRNA de *PRX1* são dependentes do elemento de ligação ao DNA STRE presente na posição −116 a −112 e dos fatores Msn2/4p que se ligam a ele. (A) Experimento de gene repórter (*lacZ*) sob regulação do promotor de *PRX1* (aproximadamente 500 bps de região promotora); pPRX1 = promotor intacto, selvagem; pPRX1-MutSTRE = promotor com mutação sítio dirigida no elemento STRE. (B) *Northern blotting* mostrando a dependência da proteína G Ras2 para o efeito da repressão catabólica sobre a transcrição do mRNA de *PRX1*. Autorradiografia mostrando o sinal marcado pela sonda radioativa do gene constitutivo *ACT1*, que codifica para actina, usado como controle interno da quantidade de RNA total presente nas diferentes amostras. 207SPI = linhagem selvagem isogênica das mutantes para os genes RAS1 e RAS2. Células crescidas em 2% de glicose (para mais detalhes, ver texto e Adendo 1).

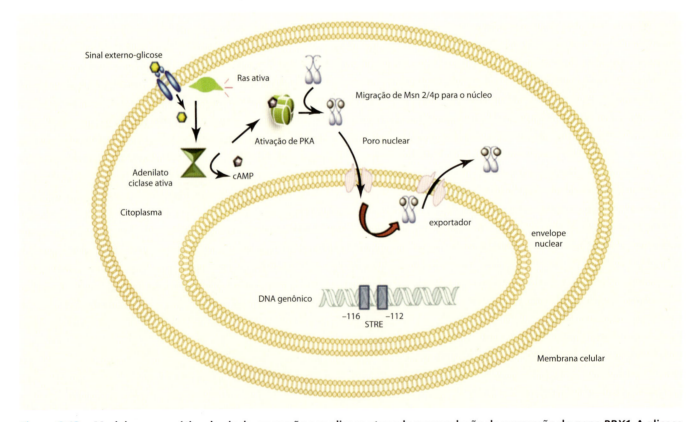

Figura 2.13 Modelo esquemático da via de repressão por glicose atuando na regulação da expressão do gene *PRX1*. A glicose é o sinal externo que ativa a proteína G Ras2 que leva à ativação da adenilato ciclase. Com isso, aumentam os níveis de cAMP intracelular, ativando a PKA (proteína quinase dependente de cAMP). A PKA fosforila os fatores de transcrição Msn2/4p que passam a interagir de forma eficiente com o exportador presente na membrana interna do poro nuclear. Como os ativadores não se acumulam no núcleo, não há interação deles com os elementos promotores STRE, um deles presente no promotor de *PRX1*, o que leva à repressão da expressão gênica dessa enzima antioxidante quando há glicose em abundância.

Adendo 1

Ferramentas de estudo da expressão gênica

Existem várias maneiras de se caracterizar a regulação da expressão gênica. Abordaremos duas delas: a detecção e quantificação do produto da transcrição, o mRNA, e a atividade promotora. Essas abordagens são complementares em razão da estabilidade do mRNA (abordado a seguir em Processamento). Uma das técnicas utilizadas para medir a quantidade de mRNA produzido em uma dada condição de crescimento celular é chamada *Northern blotting*. Essa técnica tem como base extrair o RNA total de células crescidas em diferentes condições de interesse. Esses RNAs serão submetidos à eletroforese em gel denaturante para separação por tamanho. Isso é possível em virtude do RNA possuir grupamentos fosfatos com carga negativa, o que faz com que o RNA quando submetido a um campo elétrico migre para o polo positivo. A malha do gel, normalmente agarose, permite a separação por tamanho já que quanto mais leve maior a facilidade e a rapidez em migrar para o polo positivo. A característica denaturante do gel é dada pela mistura de formaldeído na malha e formamida na amostra. Isso é necessário já que o RNA, por ser uma simples fita, adquire estruturas secundárias por meio de pareamento de regiões aleatoriamente complementares, o que faria com que a forma, em adição ao tamanho, influenciasse na migração no gel. Após a separação do RNA total por tamanho em gel, o RNA é transferido do gel para uma membrana (tipicamente de nylon carregado positivamente). Essa transferência é feita por capilaridade, usando-se uma solução concentrada de sal. O sal ao passar pelo gel carrega o RNA para a membrana, que ficará retido nela em razão de sua carga positiva. Com o RNA na membrana será preciso identificar no meio do RNA total o mRNA de interesse e, para isso, usamos o processo de hibridação com sonda marcada. Essa marcação pode radioativa ou fluorescente. A sonda consiste em um pedaço de DNA complementar ao mRNA de interesse, marcada por meio do uso de um dos nucleotídeos modificado (por exemplo, $^{\alpha 32}$P dATP). Essa marcação é feita por meio de replicação *in vitro* usando-se o molde (usualmente o gene de interesse isolado), nucleotídeos (sendo um deles marcado), iniciadores e o fragmento Klenow da DNA polimerase de *E. coli*. Esse fragmento tem a particularidade de não possuir o domínio que confere a atividade exonucleásica 5´ ⟶ 3´, aumentando a processividade da enzima, o que faz com que a reação de marcação seja rápida e eficiente. Por meio da incubação dessa sonda marcada com a membrana contendo o RNA total separado por tamanho, podemos identificar especificamente a presença e a quantidade de mRNA de interesse nas diferentes amostras, como exemplificado nas Figuras 2.17 e 2.18, expondo essa membrana a um filme de raio X. Contudo, é necessário que haja um controle interno de quantidade total de RNA carregado no gel e, para isso, usamos genes constitutivos (como rRNA da Figura 2.11 ou actina (ACT) da Figura 2.12), cuja expressão não variará de acordo com as condições celulares analisadas.

Ainda assim, a quantidade de mRNA não depende apenas da expressão, mas também de sua estabilidade. Assim, se um mRNA é altamente expresso, mas rapidamente degradado, a técnica de *Northern blotting* não detectará essa regulação. Por isso, usamos em conjunto a análise da atividade promotora por meio da técnica "gene repórter". Como o próprio nome sugere, o gene repórter será aquele que indicará quando o promotor está ativo ou não. Há diversos tipos de gene repórter, mas usaremos o gene *lacZ* que codifica para a enzima β-galactosidase (ilustrado na Figura 2.12) como exemplo, em razão do seu amplo uso. A β-galactosidase é uma enzima que converte o açúcar *X*-gal (5-bromo-4-cloro-3-indolil-D-galactopiranosídeo) em galactose e 5-bromo-4-cloro-3-hidroxiindol, este último um composto de cor azul. Assim, colocamos por meio de técnicas de Biologia Molecular (abordado no Capítulo 8) o gene *lacZ* sob o controle do promotor cuja atividade se quer estudar. Dessa forma, quando o promotor estiver ativo, haverá transcrição do gene *lacZ* e, consequente, tradução da proteína β-galactosidase. Ao adicionarmos *X*-gal no meio de cultivo, quando o promotor estiver ativo, o micro-organismo ficará azul devido à atividade de β-galactosidase que cliva o *X*-gal, reportando, visivelmente, a ativação promotora.

2.4.2.4 REGULAÇÃO DO mRNA – PROCESSAMENTO

A estabilidade do RNA é um segundo nível de regulação da expressão gênica. Fatores que influenciam a estabilidade estão relacionados, principalmente, a modificações nas extremidades 5′ e 3′. Em eucariotos, há, ainda, outros níveis de processamento relacionados aos éxons (regiões codificadoras) e íntrons (regiões intergênicas) que geram maior variabilidade de transcritos e, consequentemente, de efetores.

Os transcritos sem modificações, após o término de sua síntese, são chamados transcritos primários. Os transcritos de procariotos sofrem poucas alterações depois da transcrição e, em geral, são traduzidos ainda durante sua síntese. Apesar de em menor grau, alguns mRNAs de procariotos sofrem processamento. Recentemente foram caracterizadas duas poli A polimerases em *E. coli* e a adição de pequenas cadeias poli A (de 15 a 60 resíduos de adenilato) mudam a estabilidade do RNA. Diferentemente dos eucariotos, quanto maior a cauda poli A menor a estabilidade do mRNA. Essa mudança é atribuída ao aumento de afinidade de RNAses com atividade exonucleásica $3′ \longrightarrow 5′$, como a PNPase (polinucleotídeo fosforilase) e a RNAse II.

RNAs que não sofrem poliadenilação, a maior parte deles nos procariotos, protegem sua região 3′ não traduzida (3′ UTR, do inglês "untranslated region") por meio da formação de estruturas secundárias, como grampos, da ação das exonucleases. Já a porção 5′ não traduzida (5′ UTR), que não sofre adição de capacete (ver adiante em eucariotos), sofre vários níveis de regulação; entre os mais importantes estão a presença de sequências regulatórias de ligação ao ribossomo, ligação de RNAs não codificadores e temperatura.

Ligação ineficiente de ribossomos ou interação com fatores de repressão à tradução levam à redução da estabilidade, tornando esse RNA mais susceptível à ação das exonucleases como a RNAse E, tida como uma das principais enzimas reguladoras do decaimento de mRNAs em bactérias. Bactérias mutantes para o gene que codifica RNAse E possuem um aumento de 2-3 vezes na estabilidade de mRNAs totais. Essa ribonuclease também é responsável pelo processamento da porção 5′ do transcrito primário do rRNA por meio de uma atividade endonucleásica.

Mudanças de temperatura governam a formação de estruturas secundárias em diferentes 5′ UTR de mRNAs de procariotos, importantes para choque térmico, sendo essas estruturas tanto inibitórias como ativadoras da degradação, dependendo da condição celular. Um exemplo clássico é o mRNA codificador do fator σ^{32}, principal componente da holoenzima RNA polimerase de bactérias durante o choque térmico provocado por aumento de temperatura. Esse mRNA forma uma estrutura secundária inibitória da tradução por impedir o reconhecimento do ribossomo ao sítio de iniciação da tradução. Quando há um aumento da temperatura, essa estrutura é desestabilizada, levando à tradução do mRNA e produção do fator σ alternativo, necessário à adaptação da *E. coli* às novas condições de crescimento.

Em eucariotos, tão logo se inicia a fase de alongamento do mRNA os fatores associados à RNA polimerase II são substituídos por fatores de alongamento e processamento da região 5′ UTR. A principal modificação é a adição 5′ cap (capacete) por meio de três reações sequenciais. A primeira é a remoção de um fosfato da extremidade 5′ do transcrito pela RNA trifosfatase. A seguir, ocorre a adição de uma guanina pela enzima guanilil transferase por meio de uma ligação incomum 5′-5′. Por último, ocorre a metilação desse GTP pela metil transferase. A adição de cap 5′ ocorre quando a cadeia de mRNA possui de 20 a 40 nucleotídeos de comprimento. Após essa modificação, as enzimas responsáveis pela adição de 5′ cap saem e dão lugar a outro complexo enzimático, responsável em rearranjar éxons e íntrons, o *spliceossomo*.

O *spliceossomo* é a maquinaria celular responsável em retirar íntrons e embaralhar éxons, permitindo a maturação do mRNA e diferentes combinações que podem aumentar a variedade possível de efetores, usando apenas uma região codificadora.

A maioria dos eucariotos possui uma disposição gênica que intercala partes codificadoras (os éxons) e partes não codificadoras (os íntrons) (Figura 2.14). Com isso, o transcrito primário possui regiões intergênicas que não codificam para proteínas ou RNAs com função e precisam ser retirados antes que o mRNA seja exportado para o citoplasma e possa ser traduzido. Assim, após a adição de 5′ cap, a segunda etapa do processamento do mRNA em eucariotos é a retirada dos íntrons e a composição das ligações entre os éxons, feita pelo complexo ribonucleoproteico *spliceossomo*. Dessa forma, os mRNAs podem ser processados, colocando os éxons na ordem em que se encontram no genoma, ou em diferentes combinações, como mostrado no exemplo da Figura 2.14.

O último passo do processamento do mRNA está intimamente relacionado com a terminação da transcrição em eucariotos, a adição da cauda poli A. Quando a RNA polimerase alcança o final do gene transcreve sequências específicas que são reconhecidas pelos complexos de poliadenilação. A ligação desses complexos, chamados CPSF (do inglês "cleavage and polyadenilation specificity factor") e CstF (do inglês "cleavage stimulation factor"), desencadeia a clivagem do transcrito, a adição da cauda poli A à extremidade 3´ e a subsequente terminação da transcrição. A enzima responsável pela síntese da cauda poli A é a poli A polimerase (PAP), que adiciona cerca de 200 nucleotídeos de adenina à extremidade 3´ após a clivagem. Não está bem claro como a poliadenilação influencia a terminação da transcrição pela RNA polimerase, mas está bem estabelecido que a transcrição do sinal de poliadenilação é necessário para a terminação. A poliadenilação da extremidade 3´ do mRNA tem sido envolvida com sua estabilidade, mas de uma forma diretamente proporcional (ao contrário dos exemplos em procariotos), ou seja, quanto maior sua cauda poli A mais estável o mRNA.

Dessa forma, após a adição de 5´ cap, retirada dos íntrons e poliadenilação da extremidade 3´, o mRNA está maduro e pode ser exportado do núcleo para o citoplasma, onde será traduzido por ribossomos. Após essa etapa, vários níveis de regulação ainda serão impostos para controlar a atividade desse efetor, mas esse é um assunto que não abordaremos aqui.

A regulação da expressão gênica é o que dá identidade única aos diferentes tipos celulares. Apesar de todas possuírem o mesmo genoma, cada uma vai expressar um conjunto particular de efetores e isso depende de quais contatos celulares, sistemas de comunicação e efetores que já estavam presentes, pois foram definidos durante o processo de diferenciação celular, alguns desde o estágio embrionário. Conhecer mecanismos da regulação da expressão gênica nos ajuda a compreender a função biológica dos genes e seus produtos, suas interações celulares e quando (muitas vezes também quanto) esses efetores são necessários para as células. O grande desafio da era pós--genômica é exatamente esse. Sabemos quantos e como são os genes, mas ainda temos muito para descobrir sobre o que eles, de fato, fazem na célula.

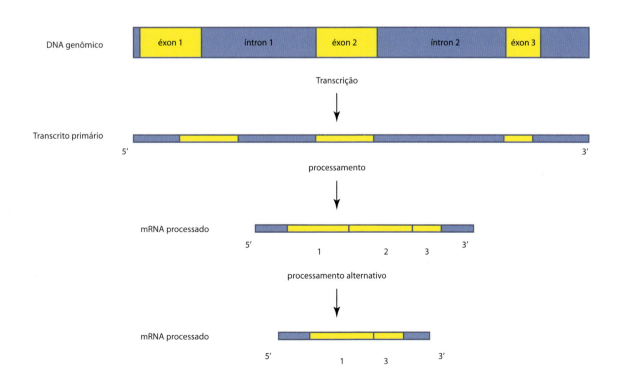

Figura 2.14 Estrutura dos genes eucarióticos, mostrando a presença de éxons (regiões que codificarão proteínas ou RNAs com função) intercalados pelos íntrons (regiões intergênicas que são retiradas do mRNA durante o processamento). A maquinaria responsável por retirar os íntrons e combinar os éxons é o *spliceossomo*.

2.5 RESUMO

Muitas doenças de interesse da indústria farmacêutica são regidas por vários genes e por intrincadas redes de comunicação e sinalização celular. Não coincidentemente, a maioria dos medicamentos amplamente utilizados tem como alvos proteínas, metade delas com função de receptor celular. A comunicação e a sinalização celular são eventos de extrema importância para a adaptação ao ambiente externo e mais crucial ainda em organismos multicelulares. A sinalização celular envolve receptores que, ao interagirem com um ligante, mudam sua conformação estrutural e levam a uma cascata de eventos intracelulares que, em última instância, mudam a expressão gênica e o conjunto proteico de células em resposta ao estímulo. A principal mudança controlada está em nível transcricional, na síntese de RNA, já que é muito dispendioso energeticamente sintetizar proteínas. Assim como o DNA, a síntese de RNA tem um sentido único $5' \longrightarrow 3'$, sendo a fita molde a que será lida pela RNA polimerase e a fita codificadora aquela que ditará a sequência de ribonucleotídeos. A regulação da expressão gênica em procariotos e eucariotos difere em vários aspectos. O primeiro é a ausência de compartimentalização intracelular dos procariotos, permitindo que a transcrição esteja acoplada à tradução em alguns casos. A RNA polimerase de procariotos só é recrutada para os promotores na forma de holoenzima, ou seja, na presença do fator σ, subunidade responsável pelo reconhecimento e força promotora. O fator σ se liga em regiões conservadas nos promotores bacterianos chamadas –10 e –35. Quanto mais parecida com a sequência consenso forem estas regiões nos promotores, maior será a capacidade de recrutar a holoenzima e iniciar a transcrição, processo chave na regulação da transcrição. O processo de regulação de transcrição mais amplamente utilizado pelos procariotos é o uso de repressores da transcrição. Genes constitutivos não sofrem regulação e possuem regiões –10 e –35 bem próximas da sequência consenso. Já os promotores eucariotos se utilizam principalmente de ativadores. Isso porque necessitam que a cromatina que normalmente reprime os genes fisicamente, seja rearranjada, expondo sítios promotores importantes como TATA Box, permitindo a ligação da TBP e a formação do complexo de pré-iniciação da transcrição para que haja o recrutamento da RNA polimerase II. Além disso, os eucariotos podem regular a localização celular de repressores e ativadores, sua atividade, por fosforilação ou outras modificações pós-traducionais, usar quinases e segundos mensageiros que modularão a força, a amplitude e a duração da resposta ao estímulo, além de controlar o processamento e a estabilidade do mRNA. Os mRNAs procariotos são basicamente traduzidos na forma de transcrito primário, sofrendo pouca ou nenhuma modificação, após o término de sua síntese. Já os mRNAs de eucariotos sofrem adição de 5' cap, retirada de íntrons e organização de éxons, além de poliadenilação da extremidade 3'.

Referências bibliográficas

ALBERTS, B. (Coord.). **Molecular biology of the cell**. 5. ed. New York: Garland Science, 2008.

ALPER, H. et al. Engineering yeast transcription machinery for improved ethanol tolerance and production. **Science**, New York, v. 314, p. 1565-1568, Dec. 2006.

BAKHEET, T. M.; DOIG, A. J. Properties and identification of human protein drug targets. **Bioinformatics**, Oxford, v. 25, n. 4, p. 451-457, 2009.

CAIRNS, B. R. The logic of chromatin architecture and remodelling at promoters. **Nature**, London, v. 461, p. 193-198, Sep. 2009.

DeLANO, W. L. **The PyMOL Molecular Graphics System**. San Carlos: DeLano Scientific, 2002.

DREWS, J. Drug discovery: a historical perspective. **Science**, New York, v. 287, p. 1960-1964, Mar. 2000.

GLOVER-CUTTER, K. et al. TFIIH-associated Cdk7 kinase functions in phosphorylation of C-terminal domain Ser7 residues, promoter-proximal pausing, and termination by RNA polymerase II. **Molecular and Cellular Biology**, Washington, DC, v. 29, n. 20, p. 5455-5464, 2009.

HONG, S. W. Phosphorylation of the RNA polymerase II C-terminal domain by TFIIH kinase is not essential for transcription of *Saccharomyces cerevisiae* genome. **Proceedings of the National Academy of Sciences of the United States of America**, Washington, DC, v. 106, n. 34, p. 14276-14280, 2009.

KABERDIN, V. R.; BLÄSI, U. Translation initiation and the fate of bacterial mRNAs. **FEMS Microbiology Reviews**, Amsterdam, v. 30, n. 6, p. 967-979, 2006.

LAZO, J. S. Rear-view mirrors and crystal balls: a brief reflection on drug discovery. **Molecular Interventions**, Bethesda, v. 8, n. 2, p. 60-63, 2008.

LEWIN, B. **Genes IX**. 9. ed. Sudbury: Jones & Bartlett Publishers, 2007.

MISTELI, T. Self-organization in the genome. **PNAS**, Washington, DC, v. 106, n. 17, p. 6885-6886, 2009.

MONTEIRO, G.; PEREIRA, G. A.; NETTO, L. E. Regulation of mitochondrial thioredoxin peroxidase I expression by two different pathways: one dependent on cAMP and the other on heme. **Free Radical Biology & Medicine**, New York, v. 32, n. 1, p. 278-288, 2002.

MONTEIRO, G. Glutathione and thioredoxin peroxidases mediate susceptibility of yeast mitochondria to Ca(2+)-induced damage. **Archives of biochemistry and biophysics**, New York, v. 425, n. 1, p. 14-24, 2004.

MONTEIRO, G.; NETTO, L. E. Glucose repression of PRX1 expression is mediated by Tor1p and Ras2p through inhibition of Msn2/4p in *Saccharomyces cerevisiae*. **FEMS Microbiology Reviews**, Amsterdam, v. 241, n. 2, p. 221-228, 2004.

NELSON, D. L.; COX, M. M. **Lehninger principles of biochemistry**. 3. ed. New York: W. H. Freeman and Company, 2000.

NUDLER, E. et al. The RNA-DNA hybrid maintains the register of transcription by preventing backtracking of RNA polymerase. **Cell**, Cambridge, v. 89, n. 1, p. 33-41, 1997.

O'HARA, E. B. et al. Polyadenylylation helps regulate mRNA decay in *Escherichia coli*. **PNAS**, Washington, DC, v. 92, n. 6, p. 1807-1811, 1995.

OSBORNE, C. S. et al. Active genes dynamically colocalize to shared sites of ongoing transcription. **Nature Genetics**, New York, v. 36, n. 10, p. 1065-1071, 2004.

PEDRAJAS, J. R. et al. Mitochondria of Saccharomyces cerevisiae contain one-conserved cysteine type peroxiredoxin with thioredoxin peroxidase activity. **The Journal of Biological Chemistry**, Baltimore, v. 275, n. 21, p. 16296-16301, 2000.

ROEDER, R. G. The role of general initiation factors in transcription by RNA polymerase II. **Trends in Biochemical Sciences**, Cambridge, v. 21, n. 9, p. 327-335, 1996.

ROLLAND, F.; WINDERICKX, J.; THEVELEIN, J. M. Glucose-sensing and -signalling mechanisms in yeast. **FEMS Yeast Research**, Amsterdam. v. 2, n. 2, p. 183-201, 2002.

THEVELEIN, J. M. Signal transduction in yeast. **Yeast**, Chichester, v. 10, n. 13, p. 1753-1790, 1994.

YAO, L.; RZHETSKY, A. Quantitative systems-level determinants of human genes targeted by successful drugs. **Genome Research**, Cold Spring Harbor, v. 18, n. 2, p. 206-213, 2008.

WATSON, J. D. (Coord.). **Recombinant DNA**. 2. ed. New York: W. H. Freeman, 1992.

_____. (Coord.). **Biologia molecular do gene**. Tradução de Luciane Passaglia. 5. ed. Porto Alegre: Artmed, 2006.

WEINTRAUB, H.; GROUDINE, M. Chromosomal subunits in active genes have an altered conformation. **Science**, New York, v. 193, p. 848-856, Sep. 1976.

Capítulo 3

Tecnologia de fermentações

João C. M. de Carvalho
Marcelo C. Matsudo
Raquel P. Bezerra
Sunao Sato

3.1 TECNOLOGIA DAS FERMENTAÇÕES NO CONTEXTO DA BIOTECNOLOGIA

O termo "fermentação", derivado da palavra *fermentare*, foi inicialmente introduzido para processos em que se envolvia a ação microbiana em material açucarado com formação de etanol e gás carbônico, que é o caso da fermentação alcoólica, estudada por Louis Pasteur. Com o passar do tempo, novos processos com ação microbiana foram sendo descobertos e essa denominação empregada para outras vias bioquímicas. Assim, o termo "fermentação" tem sido usado também para processos aeróbicos, em que a via metabólica é denominada respiração. Há autores que sugerem que o termo "fermentação" se restrinja a processos em que as vias metabólicas sejam fermentações. Neste texto, os termos "fermentação" e "cultivo microbiano" serão usados de uma forma genérica para processos envolvendo ação de micro-organismos.

O homem faz uso da microbiologia aplicada, mesmo sem ter consciência da existência dos micro-organismos. A fabricação de alimentos e bebidas, como pão, vinho,

cerveja, leite fermentado e queijos transcende de muito a era cristã. O conhecimento da atividade dos micro-organismos na conversão de determinados substratos em outros e da possibilidade de uso de grande variedade de substratos para obter vários produtos é relativamente recente. Esse conhecimento proporcionou o uso de micro-organismos para a produção controlada de substâncias específicas, fazendo surgir diversas indústrias. Os micro-organismos, encontrados nos mais diversos ambientes, têm um grande poder de multiplicação e são adaptáveis a variadas situações ambientais, incluindo as nutricionais, modificando seu metabolismo com a carência ou com o fornecimento de nutrientes no meio, seja pela adição de substratos diferentes ou pela forma em que um mesmo substrato é adicionado ao cultivo. Isto permite uma ampla flexibilidade em sua utilização, havendo a possibilidade de induzir os micro-organismos, dependendo de seu material genético, a produzirem qualquer produto que se deseje. Atualmente, pelo desenvolvimento das técnicas químicas, algumas substâncias que esses seres vivos produzem, principalmente as mais simples, podem eventualmente ser preparadas por vias sintéticas. A vantagem econômica de cada uma das vias dependeria de uma avaliação de custos industriais, como matéria-prima, gasto energético, equipamentos, localização da empresa etc. Por exemplo,

104 • BIOTECNOLOGIA FARMACÊUTICA

em nosso país, embora se possa produzir etanol a partir de derivados do petróleo por via química, a produção deste insumo se dá por processo fermentativo. Entretanto, tratando-se de substâncias complexas como antibióticos e enzimas, por exemplo, a produção não pode prescindir de micro-organismos.

A fermentação industrial é a exploração econômica da potencialidade dos micro-organismos adaptáveis a várias condições ambientais e capazes de produzir um número elevado de diferentes produtos cuja aplicação prática se amplia dia a dia. Há aproximadamente meio século, a exploração econômica da fermentação restringia-se quase que unicamente à produção de bebidas alcoólicas e de álcool retificado, mas atualmente abrange áreas mais amplas. Mais recentemente surgiu o termo biotecnologia que tem por objetivo principal o estudo da aplicação de conhecimento de bioquímica e de biologia na produção industrial e na conservação de materiais de valor econômico. Trata-se, portanto, de um vasto campo de trabalho que engloba, hoje, um elevado número de especialidades em rápido desenvolvimento, interessando a profissionais de diversas formações acadêmicas. Assim, nos dias atuais, o termo biotecnologia se aplica ao conjunto de técnicas e processos industriais que envolvem a utilização de organismos vivos (bactérias, leveduras, fungos, algas, células vegetais ou animais etc.) na produção de bens e serviços.

O desenvolvimento biotecnológico tem proporcionado a produção de compostos de interesse industrial pela ação microbiana (AQUARONE et al., 1975; LIMA et al., 1975), podendo ser citados:

1) Biomassa Microbiana

As biomassas microbianas (conhecidas como "Single Cell Protein – SCP") podem ser utilizadas na alimentação humana e/ou animal, como complemento alimentar e para preparo de rações, respectivamente. Apresentam grande quantidade de proteínas e vitaminas em sua constituição, e suas produções são favorecidas pela possibilidade de uso de grande variedade de matérias-primas. Os cogumelos comestíveis, corpos frutíferos de alguns fungos, também são considerados como biomassas microbianas, embora apresentem, de modo geral, menores teores de proteínas que os micro-organismos. Bactérias e leveduras podem ser considerados boas opções de biomassa microbiana, embora apresentem altos teores de ácidos nucleicos. Outra opção seriam os micro-organismos fotossintetizantes, os quais poderiam ser utilizados na alimentação humana e/ou animal.

2) Inoculantes agrícolas

Há micro-organismos, normalmente bactérias ou fungos, que podem ser empregados na agricultura, seja como inoculantes agrícolas para o controle biológico de pragas, como as bactérias do gênero *Bacillus*, seja como fixadores de nitrogênio, como é o caso do gênero *Rhizobium*. Dessa forma, esses micro-organismos, ou favorecem o desenvolvimento vegetal, ou atuam como biopesticidas, protegendo as plantações contra os ataques de pragas.

3) Alimentos e bebidas

Diariamente consumimos diferentes alimentos e/ou bebidas provenientes de processos fermentativos, tais como pães, queijos, iogurtes, picles, molho de soja, café, vinagre, chucrutes, alimentos orientais, bebidas alcoólicas fermentadas e fermento-destiladas.

4) Enzimas

As enzimas são de extrema importância industrial e em laboratórios de análises clínicas por apresentarem especificidade, eficiência, e por atuarem em condições brandas de pH e temperatura. As proteases encontram aplicação nas áreas de pães, amaciantes de carnes (Meat tenderizing) e fabricação de detergentes e couro. As amilases (glicoamilase, alfa-amilase) são empregadas nas áreas de cervejas, pães e fabricação têxtil. As pectinases são utilizadas nas indústrias de sucos e de vinhos. As hemicelulases e celulases também têm sido empregadas na indústria de vinhos e, atualmente, considerando a produção de álcool de segunda geração, grande destaque tem se dado a estas enzimas. A glicose oxidase é utilizada em laboratórios de análises clínicas para determinação de concentração de glicose no plasma sanguíneo.

5) Metabólitos

Entre os metabólitos produzidos por fermentação, encontram-se os aminoácidos como ácido glutâmico e lisina, utilizados na indústria de alimentos e de rações, respectivamente. Outros aminoácidos podem ter aplicação farmacêutica, como a glutamina, triptofano, taurina, levodopa, entre outros, enquanto que muitos dos aminoácidos encontram aplicação na nutrição parenteral.

As vitaminas e seus precursores são importantes metabólitos que podem ser obtidos por processos fermentativos, podendo ser citados a riboflavina, cianocobalamina e ergosterol. Há também a produção de ácido ascórbico, que tem o envolvimento de parte do seu processo de produção por via microbiana.

No tocante a pigmentos, encontram-se aqueles produzidos por fungos, cianobactérias e microalgas, com potencial aplicação na indústria de alimentos. Os carotenoides, como o β-caroteno e astaxantina, podem ser obtidos de cultivos de microalgas, e, adicionalmente, possuem atividade antioxidante.

Os esteroides cortisona, progesterona e testosterona podem ser obtidos pelo emprego de processos biotecnológicos. Inicialmente, a síntese da cortisona era feita por via química. Posteriormente, algumas das etapas principais da síntese passaram a ser realizadas por micro-organismos, o que proporcionou substancial redução no custo final.

Outros produtos como hidrocortisona, testosterona, albumina humana, gama globulina, e fator anti-hemofílico estão sendo produzidos por cultivo microbiano e comercializados.

Os antibióticos, de ampla utilidade na área de saúde, como penicilina, estreptomicina, eritromicina, tetraciclina, cefalosporina, entre outros, são produzidos por meio de cultivo microbiano. Há ainda os antibióticos semissintéticos, em que uma parte da molécula é obtida por cultivo microbiano e a outra é por meio de reação química, com substituição de grupos da molécula original, procurando alterar as propriedades químicas e/ou estruturais desta. São exemplos de antibióticos semissintéticos a ampicilina, azitromicina, tigeciclina etc. Entre os produtos industrializados, a maior contribuição comercial provem das penicilinas e cefalosporinas.

Os ácidos orgânicos são uma classe de metabólitos que podem ser obtidos por processos aeróbicos ou anaeróbicos e que têm ampla aplicação industrial. Os ácidos podem ser utilizados nas indústrias farmacêuticas, cosméticas, alimentícias, têxteis e na indústria química em geral. Como exemplos de ácidos orgânicos obtidos por fermentação temos os ácidos cítrico, lático, glucônico, itacônico, kôjico, propiônico e acético.

Solventes orgânicos tais como butanol, glicerol, isopropanol e etanol também são produzidos por via fermentativa. Destacamos a produção de etanol, que possui uma grande importância econômica no Brasil.

Os polissacarídeos, muitos dos quais são produzidos por cultivo microbiano, podem ser utilizados como espessantes, gelificantes e estabilizadores nas indústrias em geral, incluindo a farmacêutica. Como exemplos de polissacarídeos obtidos por cultivo microbiano, podem ser citados os dextrânios, gelano, goma xantana e o pululano. Os oligossacarídeos, como as ciclodextrinas, por exemplo, também encontram aplicação na indústria farmacêutica como veículo de liberação controlada de fármacos.

Proteínas reguladoras do metabolismo tais como insulina humana, interferon, hormônio de crescimento humano, peptídios neuroativos e anticorpos também podem ser produzidos por cultivo microbiano por meio de técnicas de DNA recombinante.

6) Vacinas

Muitas das vacinas encontradas no mercado são produzidas a partir de cultivo microbiano, como, por exemplo, cultivo de bactérias do gênero *Corynebacterium, Neisseria, Mycobacterium, Clostridium, Bordetella etc*. Há vacinas em que o micro-organismo produz a toxina, que detoxificada é usada na elaboração de vacinas. Há ainda processos em que o próprio micro-organismo morto é utilizado na constituição de vacinas. Atualmente, há processos envolvendo a produção de vacinas por meio de biologia molecular, em que um micro-organismo de mais fácil cultivo produz uma proteína de um micro-organismo patogênico, que será tratada para fins de uso como vacina.

7) Energia

Os micro-organismos apresentam importante ação na área energética. O Brasil e os Estados Unidos, os maiores produtores mundiais de etanol por fermentação, produzem juntos aproximadamente 65 bilhões de litros deste combustível por ano, sendo que no Brasil a matéria-prima é a cana-de-açúcar, cujos carboidratos são sacarose, glicose e frutose, enquanto que nos Estados Unidos se utiliza o milho, cujo carboidrato é o amido, que precisa ser hidrolisado para a ação do *Saccharomyces cerevisiae*. O metano, também conhecido como gás natural, pode ser obtido pela decomposição anaeróbica de materiais orgânicos pela ação microbiana. Há também muitos estudos visando à obtenção de hidrogênio por processo fermentativo.

8) Outras aplicações

As técnicas biotecnológicas têm possibilitado a propagação de cultura de células animais, o que tem permitido a obtenção de metabólitos que somente poderiam ser produzidos por este tipo de células, como é o caso de anticorpos monoclonais, que são usados na área de diagnóstico e que vêm sendo estudados para o tratamento de câncer. Também possibilitou o cultivo de tecidos vegetais a partir de partes das plantas tais como embriões, sementes, ponta de nódulos, extremidade de raízes, células etc. Nesses casos, cada planta resultante é geneticamente igual à original. Encontram aplicação nas áreas de horticultura ornamental, hortigranjeiros, cultivo de árvores, entre outras.

Os micro-organismos também encontram aplicação em diversas outras áreas, como em depuração de água, tratamento de efluentes industriais, biorremediação, tratamento de lixo e despejos sanitários, lixiviação, produção de substâncias reguladoras de crescimento vegetal, bioinseticidas, alcaloides, aromas, adoçantes etc.

Dependendo do tipo de produto a ser produzido, os métodos biotecnológicos podem oferecer vantagens em relação às tecnologias químicas tais como: diminuição de custo de produção, fornecimento de substâncias em maior facilidade e com maior grau de pureza, menor carga poluidora e/ou menor consumo energético. O surgimento de matérias-primas pode ser ilimitado e podem ser obtidos produtos totalmente novos. O desenvolvimento da biologia molecular, biologia celular e microbiologia, nas últimas décadas, tem contribuído sensivelmente para o avanço da biotecnologia. O desenvolvimento da informática, associado a esses avanços, tem permitido a avaliação de grande quantidade de dados, de forma que se pode conseguir com relativa facilidade o mapeamento genético dos seres vivos. O setor farmacêutico tem sido um dos grandes favorecidos pelo desenvolvimento da biotecnologia e tem dado muita atenção a novos processos que possam levar à obtenção de novas moléculas biologicamente ativas. Este setor requer elevados investimentos, procedimentos elaborados e operadores altamente qualificados, mas, em compensação, produz produtos de alto valor agregado. As técnicas de engenharia genética serão abordadas em outros capítulos deste livro.

3.2 FERMENTAÇÃO COMO PROCESSO UNITÁRIO

Fermentação é um processo em que micro-organismos catalisam as transformações de um dado substrato em um produto desejado, ou, de um modo mais amplo, todo processo no qual as células e/ou preparados enzimáticos provocam a transformação de substâncias. Os muitos processos fermentativos de importância econômica atualmente conhecidos, apesar de possuírem características que permitem distingui-los nitidamente uns dos outros, apresentam também uma série de pontos comuns. Assim, em geral, um processo fermentativo industrial compreende uma fase de multiplicação de um dado micro-organismo,

seguido de uma fase em que o mesmo vai provocar a transformação de certas substâncias em outras. Uma vez que se trabalha com organismos vivos, diversos fatores devem ser considerados em qualquer que seja a fermentação, considerando, como exemplos, o controle de temperatura e do pH, o fornecimento ou não de fonte de oxigênio etc. Diversos cuidados gerais devem ser tomados, tanto na esterilização do material e da aparelhagem empregada, como na manutenção do ambiente isento de micro-organismos contaminantes durante o processo de fermentação e assim por diante. Decorre daí a possibilidade de se proceder a um estudo geral dos principais fatores inerentes aos processos fermentativos industriais.

Em um processo fermentativo industrial genérico, podemos distinguir os seguintes pontos fundamentais:

- micro-organismo;
- meio de cultivo;
- esterilização e desinfecção;
- aparelhagem;
- processo fermentativo;
- separação de produto e subproduto;
- tratamento de águas residuais.

Esses pontos fundamentais do processo fermentativo industrial genérico serão detalhados nos tópicos a seguir.

3.2.1 Micro-organismo

Muitos micro-organismos podem ser utilizados em fermentações, incluindo-se fungos, bactérias, leveduras, actinomicetos, microalgas, entre outros. Tais micro-organismos podem ser isolados da natureza, adquiridos de coleções de micro-organismos nacionais ou internacionais, modificados por mutação ou engenharia genética etc. A melhora de um micro-organismo não deve basear-se somente no aumento da produção da substância desejada, mas também levando em conta características importantes em um micro-organismo de interesse industrial, quais sejam: fácil cultivo e manutenção, ser fisiologicamente ativo e constante, não ser patogênico, produzir a substância desejada com bom rendimento e não exigir condições de trabalho difíceis e caras.

Deve-se atentar ao fato de que micro-organismos da mesma espécie, porém de linhagens diferentes, podem apresentar resultados distintos. Dessa forma, especial atenção deve ser dada não somente à espécie de micro-organismo, mas também, se for o caso, às suas linhagens, para que se tenha reprodutibilidade dos rendimentos em um processo industrial de produção.

As culturas devem ser mantidas em condições tais que reduzam ao mínimo as possibilidades de alteração genética e perda de suas propriedades. Como as variações naturais ocorrem durante as fases de crescimento e reprodução, conclui-se que os métodos eficientes para conservação de micro-organismos são baseados ao princípio de armazenagem onde crescimento e reprodução são suprimidos ou reduzidos ao mínimo.

A seguir, são apresentados métodos gerais de conservação fazendo menção sobre as vantagens e desvantagens de cada um.

3.2.1.1 MANUTENÇÃO DE MICRO-ORGANISMOS

Há muitos métodos de preservar micro-organismos vivos (PARTON; WILLIS, 1990) variando de métodos altamente sofisticados para métodos muito práticos e baratos. Alguns métodos consistem na redução do metabolismo, requerendo transferência em intervalos de meses ou anos, como, por exemplo, os métodos de conservação em curto e médio prazo. Outros métodos são ideais para preservação em longo prazo de cultura (vários anos), como, por exemplo, a liofilização, congelamento a – 80 °C e a secagem em sílica. A escolha do método para a manutenção de micro-organismos depende das características do micro-organismo e do equipamento disponível.

3.2.1.1.1 Método de transferência periódica (repique)

É um método de conservação em curto prazo. É o método mais antigo de manutenção de culturas e tem a vantagem de oferecer um cultivo ativo a qualquer momento. Consiste em manter os cultivos em tubos com meio ágar inclinado com meio nutriente adequado à temperatura de 5-10 °C, fazendo-se transferências ou repiques periódicos. Nessa faixa de temperatura, o metabolismo celular é desacelerado, aumentando o intervalo de transferência da cultura para um meio novo. A minimização do número de repicagens feitas é importante para evitar contaminações e formação de mutantes indesejados.

Os micro-organismos produtores de antibióticos mostram uma forte tendência à degeneração neste processo de transferências repetidas, perdendo as características originais por variações naturais. Industrialmente, este processo só é utilizado quando feito simultaneamente com um programa de melhoramento de cepa por mutações naturais, no qual a produtividade é testada permanentemente.

3.2.1.1.2 Repiques mantidos sob óleo mineral

Este método de conservação em médio prazo é usado principalmente para preservar fungos. Nas culturas dos micro-organismos em meio líquido ou sólido apropriado é adicionado óleo mineral esterilizado em quantidade suficiente para cobrir toda a cultura. Isso evita a desidratação do substrato e reduz o metabolismo do micro-organismo, isolando-o do ar. Apresenta a vantagem de prolongar o tempo de conservação sem efetuar transferência.

3.2.1.1.3 Repiques mantidos em água esterilizada

A maioria dos organismos não apresenta recuperação em água destilada, porém alguns sobrevivem por períodos prolongados, como fungos e *Pseudomonas spp*. Esse método consiste na suspensão de células em água destilada esterilizada, em que os frascos serão lacrados para evitar contaminação e perda de água e, posteriormente, armazenados em geladeiras ou a temperatura ambiente. As vantagens desse método são a possibilidade de armazenamento à temperatura ambiente, a boa taxa de viabilidade e o baixo custo do processo, pois não necessita de equipamentos sofisticados. No entanto, como comentado anteriormente, não se aplica bem a muitos micro-organismos.

3.2.1.1.4 Repiques mantidos por meio de secagem em terra, areia ou sílica

Consiste no método em que uma suspensão de micro-organismos ou esporos são inoculados em amostras de solo ou silica-gel, previamente autoclavadas e dessecadas, seguindo-se a imediata secagem. O armazenamento é feito à temperatura ambiente ou em refrigerador. Enquanto a maioria dos organismos não sobrevive à secagem, alguns, especialmente aqueles formadores de esporos e alguns fungos, podem ser secos e armazenados por períodos prolongados. Algumas vantagens desse método podem ser citadas: simples e de baixo custo, requer um mínimo de trabalho, não precisa de equipamento especial, fornece uma fonte de inóculo muito uniforme por período de um a dois anos. Adicionalmente, as modificações morfológicas ou fisiológicas são reduzidas ou praticamente eliminadas, pois são utilizadas formas de resistência como esporos, a obtenção de inóculo é garantida por longos períodos, necessitando fazer somente a repicagem de pequenas porções de solo quando se necessita reativar a cultura, sendo mantida também a capacidade de esporulação do micro-organismo. No entanto, apresentam a desvan-

108 • BIOTECNOLOGIA FARMACÊUTICA

tagem de ser um método limitado a bactérias e fungos filamentosos esporulados, risco de contaminação em razão do manuseio sucessivo e a dificuldade de se perceber contaminações que muitas vezes só são notadas durante a repicagem.

Este método foi, durante muito tempo, o preferido para a manutenção de fungos filamentosos e actinomicetos. Atualmente, está sendo substituído pelas técnicas de congelamento e liofilização.

3.2.1.1.5 Técnicas de congelamento

Podem ser consideradas técnicas de manutenção de micro-organismos em médio prazo, quando o congelamento ocorre em freezer à temperatura de –4 °C a –20 °C, ou em longo prazo, quando o congelamento ocorre em ultrafreezer (–60 °C a –80 °C) ou em nitrogênio líquido (–196 °C).

O congelamento em freezers à –20 °C é simples porque não necessita de equipamento especial, nem de preparo da amostra. A desvantagem seria a danificação de algumas células durante o congelamento em razão da formação de cristais de gelo. A viabilidade média dos micro-organismos é de um a dois anos. Essa técnica é indicada para qualquer micro-organismo, particularmente aqueles que esporulam com dificuldade.

Para assegurar o êxito do processo devemos ter em conta o seguinte:

- o cultivo deve ser preferivelmente jovem;
- o substrato deve conter o mínimo possível de eletrólitos;
- de preferência, adicionar ao cultivo a ser congelado agentes crioprotetores tais como glicerina ou dimetil sulfóxido (10%);
- o descongelamento, no momento do uso, deve ser rápido.

Não respeitar essas regras significa correr o risco de perder a viabilidade e, tratando-se de micro-organismos geneticamente muito instáveis, pode significar um aumento da proporção de formas alteradas mais resistentes a uma situação desfavorável.

As técnicas de congelamento em longo prazo, o congelamento em ultrafreezers e a criopreservação em nitrogênio líquido, requerem equipamentos sofisticados e, frequentemente, há a necessidade de uso de agentes crioprotetores. O princípio dessas técnicas consiste em indução à dormência do micro-organismo.

Os agentes crioprotetores são normalmente adicionados à suspensão da cultura fornecendo proteção às células durante o congelamento, estocagem e descongelamento. Os mais utilizados são: glicerol a 10%, dimetil-sulfóxido (DMSO) a 10%, leite desnatado, a glicose e o inositol.

Na prática, recomenda-se subdividir o cultivo em ampolas, em frações de 0,5 a 10 ml, e congela-se em uma mistura de gelo seco e acetona (– 10 °C). O armazenamento deve ser feito em temperaturas menores que – 20 °C. Temperaturas entre – 20 °C e – 50 °C são satisfatórias para o período de armazenamento relativamente curto (um a dois anos). Para períodos mais longos, são necessários temperaturas mais baixas (nitrogênio líquido: – 196 °C).

As principais vantagens desses métodos são a garantia de uniformidade de inóculo por períodos de vários anos (nitrogênio líquido), alta recuperação de células vivas, quando o descongelamento é feito de modo correto, e a ausência virtual de degeneração durante o armazenamento.

3.2.1.1.6 Liofilização

É um método de conservação de micro-organismos em longo prazo (aproximadamente 30 anos). O princípio consiste na remoção de água intracelular por sublimação, evitando a formação de cristais de gelo. A liofilização é o procedimento mais difundido. Consiste em suspender esporos ou células vegetativas em um veículo coloidal (leite desnatado, dextrano) e distribuir quantidade suficiente em ampolas, e liofilizar (congelamento rápido a – 30 °C e secagem do material por sublimação da água e fechamento hermético das ampolas). As ampolas dessecadas a pressão reduzida até umidade residual de 1% são seladas sob vácuo ou atmosfera de nitrogênio.

Apresenta vantagens de não exigir cuidados especiais para armazenamento, podendo ser mantidas à temperatura ambiente, permitindo também o transporte a longas distâncias, sem exigir embalagem e cuidados especiais. Ademais, ocupam pouco espaço quando armazenados em ambientes refrigerados, apresentam estabilidade elevada em muitas espécies e é um processo de difícil contaminação.

Algumas desvantagens podem ser encontradas como: dependendo das características do aparelho liofilizador, não é fácil reproduzir exatamente as condições de liofilização em todas as ampolas, muitas espécies não sobrevivem ao processo, a viabilidade é insatisfatória em algumas situações, requer mão de obra especializada e equipamentos sofisticados.

3.2.1.2 PREPARO DO INÓCULO

Uma vez armazenado adequadamente o micro-organismo de interesse, para que se possa ter um processo industrial, há a necessidade de propagá-lo com vistas a ter quantidade suficiente para iniciar um processo fermentativo. Assim, denomina-se inóculo, pé de cuba ou pé de fermentação, um volume de suspensão de micro-organismo de concentração adequada capaz de garantir, em condições econômicas, a fermentação de um dado volume de mosto. Para este fim, normalmente, o micro-organismo armazenado precisa ser reativado e/ou inoculado em meio líquido de composição conhecida em tubos de ensaio. Após a reativação, deverá ser repicado para volumes maiores de tempos em tempos, sendo que o intervalo de tempo dependerá da velocidade de crescimento do micro-organismo e da proporção da suspensão microbiana da etapa anterior de propagação. Do tubo de ensaio contendo a suspensão líquida, após o tempo de crescimento microbiano estabelecido, a suspensão é transferida para frascos de Erlenmeyer e, posteriormente, para frascos maiores. Estes frascos podem ficar estáticos ou serem agitados. Normalmente, esses frascos são agitados em agitadores rotativos, para que sejam aumentadas as transferências de massa, permitindo um contato mais eficiente dos micro-organismos com os nutrientes, uma melhor incorporação de oxigênio no caso de micro-organismos aeróbios e remoção de gases e substâncias voláteis tóxicas oriundos do crescimento. Fica claro que a partir de um determinado volume, que pode ser da ordem de algumas dezenas de litros, fica praticamente impossível continuar a propagação do inóculo em frascos. Nesse caso, há a necessidade de se trabalhar com fermentadores de relativa pequena capacidade volumétrica, denominados germinadores, que não têm a função de produção e sim de propagação de inóculo. A transferência da suspensão celular dos frascos para os germinadores pode se dar por gravidade ou por pressão positiva, insuflando gás esterilizado, normalmente ar, no frasco. Dependendo do volume do fermentador de produção, denominado simplesmente fermentador ou biorreator, há necessidade de mais um germinador, de modo que o volume no último germinador seja suficiente para assegurar uma fermentação industrial em condições econômicas. Ainda, é essencial que a cultura usada para inocular o fermentador de produção (biorreator) esteja viável e ativa, para minimizar, ou, preferencialmente, eliminar a duração da fase lag, apresente forma morfológica adequada, esteja livre de contaminação e mantenha a capacidade de formação de produto.

O volume de inóculo introduzido no fermentador de produção está comumente ao redor de 10% de sua capacidade útil. No entanto, pode variar de 0,5% a 50%, como assinala Borzani (1975a). Deve-se ter em mente que quanto menor a proporção de suspensão celular de uma etapa para outra, maior será o tempo para se atingir a concentração celular necessária para a próxima transferência da suspensão microbiana. No entanto, para se obter suspensões celulares mais concentradas em tempos menores há a necessidade de maiores quantidades de transferências, o que aumenta o risco de contaminação quando das transferências. Na Figura 3.1 é apresentado um esquema geral de transferência de inóculo, podendo haver variações.

Ressaltamos que todas as etapas devem ser realizadas de forma asséptica, com materiais e meios esterilizados. Maiores ou menores rigores na assepsia dependem da fase da propagação de inóculo, do tipo de micro-organismo envolvido, da seletividade do meio para o micro-organismo de interesse, tipo de produto a ser produzido, entre outros. Isso porque, industrialmente, sempre há um balanço econômico que deve ser feito entre o custo do processo e os benefícios ou riscos correspondentes.

3.2.2 Meio de cultivo (mosto)

Escolhido o micro-organismo, deve-se fornecer meio que proporcione todas as condições indispensáveis para seu desenvolvimento e atividades. Pequenas variações na composição do meio podem causar profundas modificações nos resultados. Por essa razão a importância de se estabelecer relações perfeitas entre o micro-organismo e o meio de cultivo.

A denominação "meio de cultivo" é genericamente usada na microbiologia, embora na área de processos industriais seja comumente denominado mosto. Assim, podem ser considerados como condições para um bom mosto não somente condições diretamente relacionadas com as condições nutricionais para o crescimento celular e formação do produto, mas também os aspectos econômicos relacionados à matéria-prima constituinte do mosto, como custo, sazonalidade, custo de transporte, estabilidade, facilidade de armazenamento, fornecedores, entre outros. Daí decorre a definição de mosto, que é "todo líquido suscetível de sofrer fermentação em condições econômicas". Assim, uma determinada matéria-prima pode servir como mosto em um determinado país ou região e não ser adequada em outro país. Como exemplo, podem ser citadas as distintas matérias-primas utilizadas no Brasil e nos Estados Unidos para produção de etanol, que são cana-de-açúcar e milho, respectivamente.

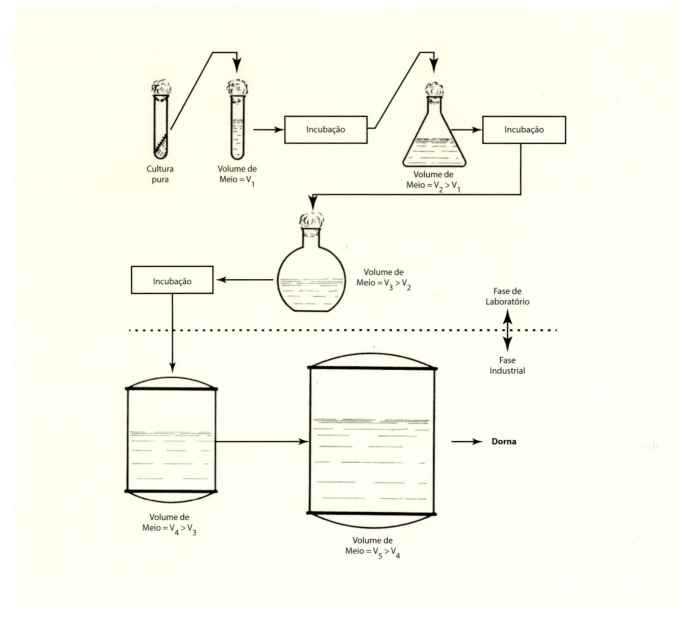

Figura 3.1   Esquema geral de um preparo de inóculo.
Fonte: Borzani, 1975a.

O mosto pode ser obtido de meios naturais, que não apresentam composição química definida, bem como da elaboração com substâncias químicas conhecidas, recebendo a denominação de meios sintéticos. Os meios sintéticos apresentam algumas vantagens sobre os meios naturais como: a reprodutibilidade dos resultados, a facilidade de interpretação de resultados em investigações científicas e maior facilidade de separação do produto final. Por outro lado, dependendo da escala de produção e/ou valor agregado do produto produzido, por apresentarem custo elevado, os meios sintéticos podem levar à inviabilização econômica da produção. Assim, em processos industriais, as etapas iniciais da propagação do inóculo podem ser realizadas em meio sintético, mas com o aumento de escala, em frascos de maior capacidade volumétrica ou em germinadores, o meio sintético é substituído por meio natural, de forma a evitar que o processo de adaptação do micro-organismo ocorra no biorreator de produção.

No entanto, há condições em que o meio natural pode ser mais caro que o meio sintético. Por exemplo, o vinho é mais caro que o meio sintético para fermentação acética.

Mesmo se tratando do uso de meio sintético para o processo industrial, em que se utilizam normalmente matérias-primas de relativo baixo custo, pode haver diferenças entre o meio que visa, em uma primeira fase, o crescimento microbiano e na segunda fase a produção de produto propriamente dita. Por exemplo, a produção de ácido cítrico por *Aspergillus niger* em fermentação submersa é desenvolvida em duas fases, sendo a primeira caracterizada pela alta velocidade de desenvolvimento do micro-organismo e consumo de açúcar praticamente sem produção de ácido cítrico, enquanto que a segunda é caracterizada pela formação do ácido cítrico, com pequeno desenvolvimento do micro-organismo.

O mosto deve obedecer aos seguintes requisitos básicos: satisfazer as necessidades nutricionais dos micro-organismos, fornecer condições adequadas para formação com acúmulo do produto, ser constituído de componentes de fácil aquisição, apresentar composição uniforme, propiciar fácil extração e purificação do produto e não ser oneroso.

A composição do mosto deve proporcionar energia, carbono, oxigênio, hidrogênio, nitrogênio, fósforo, enxofre, potássio, magnésio, vitaminas e micronutrientes para suprir as necessidades nutricionais dos micro-organismos (POSTEN; COONEY, 1993) e para que haja a formação do produto desejado. Para propiciar o acúmulo de produto, pode ser necessário incluir, na composição do meio, substâncias que atuem como precursores (compostos que possuam um radical na molécula dos produtos das fermentações por incorporação direta provocada pelo micro-organismo) destes metabólitos, ou, no caso de micro-organismos modificados geneticamente, adição de substâncias que atuem como agentes de pressão seletiva. Na produção de penicilina, por exemplo, é adicionado o fenil acetato de sódio ou o ácido fenil acético, que é um precursor na biossíntese da penicilina.

A facilidade de extração e purificação depende das características do mosto. Por exemplo, na produção de ácido cítrico, o mosto de melaço é de custo menor que o de sacarose, mas é mais difícil evitar a cristalização do ácido cítrico quando do emprego de mosto de melaço.

A escolha de um mosto menos oneroso é fundamental em qualquer cultivo microbiano, pois está diretamente relacionado com o custo total da produção. A redução do custo do meio pode ocorrer com o uso de meios naturais como mosto ou com a escolha de nutrientes menos onerosos.

Estudos cuidadosos devem ser realizados de modo a estabelecer o meio de cultura mais econômico para cada processo em particular; no entanto, certos requisitos básicos devem ser levados em consideração em qualquer caso estudado, que são os seguintes:

3.2.2.1 FONTE DE ENERGIA

O meio de cultura deve conter suficiente fonte de energia necessária para o processo de crescimento celular. Nos processos envolvendo micro-organismos heterotróficos, na maioria dos casos a fonte de energia é um açúcar ou um polímero deste. Nas fermentações de antibióticos a fonte de energia pode ser fornecida na forma de amido, sacarose, glicose, açúcar invertido ou melado. Por outro lado, pode haver processos em que se empreguem moléculas diferentes como fonte de energia. Por exemplo, pode-se utilizar o etanol como fonte de energia no crescimento de *Acetobacter*. No caso de micro-organismos autotróficos, outras formas de energia são utilizadas. Por exemplo, micro-organismos fotoautotróficos utilizam a luz como fonte de energia, como é o caso de cianobactérias e microalgas.

3.2.2.2 FONTE DE CARBONO

No caso de micro-organismos heterotróficos, geralmente as fontes de carbono são as mesmas que as fontes de energia. O aproveitamento da fonte de carbono depende da relação com o oxigênio no processo. Considerando que 50% da massa seca microbiana é carbono, é possível calcular-se quanto carbono devemos fornecer no meio de cultura para obter-se uma quantidade de células. Por exemplo, se necessitarmos de 40 gramas por litro de células secas, o meio deverá ter uma concentração de glicose de 50 g/L apenas para suprir o carbono que será incorporado como biomassa. No entanto, há que se considerar que parte do carbono proveniente do açúcar vai ser oxidado até CO_2 para obtenção de energia, que será utilizada no anabolismo e em outros processos que requeiram gasto de energia. Assim, considerando que em seu crescimento ocorra uma relação de 0,4 gramas de célula formada para cada grama de substrato consumido, para a produção desta quantidade de células (40 g/L) haveria a necessidade de fornecer uma quantidade de glicose correspondente a 100 g/L.

Na Tabela 3.1 podem ser observados os carboidratos mais utilizados em cultivos microbianos e suas fontes.

Deve-se considerar que alguns dos materiais, listados na Tabela 3.1, atuam também como fonte de nitrogênio, como as farinhas de soja e milho, o soro de leite e o farelo de trigo.

A escolha do carboidrato a ser utilizado (amido, sacarose etc.), assim como a fonte do mesmo, vai depender das exigências nutricionais de cada micro-organismo e do produto que se deseja produzir, bem como do processo utilizado na condução da fermentação, levando em consideração a máxima produção e o menor custo. Como exemplo, podemos citar que algumas cepas produtoras de estreptomicina não permitem a utilização econômica do açúcar invertido ou mesmo do xarope de glicose, aceitando somente a glicose em elevado grau de pureza. Portanto, deve-se ter muita cautela ao tentar a substituição de uma fonte qualquer de carboidrato fazendo sempre uma experimentação prévia em escala de laboratório ou escala piloto. No caso de micro-organismos fotossintetizantes, a fonte de carbono pode ser inorgânica, como é o caso do gás carbônico, que poderia ser aproveitado a partir do processo de produção de etanol (MATSUDO et al., 2011; FERREIRA et al., 2012).

Tabela 3.1 **Carboidratos mais utilizados em cultivos microbianos e suas fontes**

Carboidrato	Fonte
Amido	Farinha de soja
	Farinha de milho
	Amido puro de diversos processos
	Farelo de trigo
Sacarose	Açúcar cristal
	Açúcar mascavo
	Melaço de cana-de-açúcar
Glicose	Glicose mono-hidratada de grau técnico
	Xarope de glicose
Lactose	Lactose pura
	Soro de leite em pó

3.2.2.3 FONTE DE NITROGÊNIO

Para a maioria dos micro-organismos de importância industrial, o nitrogênio pode ser fornecido por meio de amônia ou seus sais. No entanto, os micro-organismos produtores de antibiótico têm necessidade de nitrogênio orgânico, muitas vezes proveniente de toda gama de aminoácidos, assim como purinas, pirimidinas e vitaminas. Também no caso de obtenção de algumas toxinas que são a matéria-prima para a obtenção de vacinas, há a necessidade de adição de nitrogênio orgânico, que atuaria como fonte de carbono também, em complemento à fonte de carbono clássica utilizada

(FRATELLI et al., 2010). Na prática, para satisfazer as mesmas exigências de nitrogênio orgânico, recorre-se a compostos nitrogenados naturais de composição muito complexa, com os quais se conseguem produtividades bastante superiores àquelas obtidas com meios de cultura de composição definida.

Entre os produtos nitrogenados naturais, destacam-se a água de maceração de milho, que é um subproduto da fabricação de amido de milho. Além de fonte de nitrogênio (apresentando uma grande variedade de aminoácidos essenciais) a água de maceração de milho contém carboidratos e sais minerais. Água de maceração de milho, soja, amônia e sulfato de amônio estão entre as fontes de nitrogênio mais empregadas nos processos industriais.

Outros materiais normalmente utilizados são:

Farinha de soja
Farinha de amendoim
Fubá
Farinha de semente de algodão
Farinha de carne ou de peixe
Extrato de levedura

Muitas vezes, associam-se fontes de nitrogênio complexas a fontes de nitrogênio simples. Um exemplo clássico é a utilização de amônia para regular o pH da fermentação quando o micro-organismo tende acidificar o meio.

Os micro-organismos, em geral, contêm cerca de 10% de massa das células constituídas de nitrogênio, de forma que o conteúdo mínimo de nitrogênio que o meio de cultura deve conter para obtenção de uma determinada massa de células pode ser facilmente calculada. No entanto, a forma sob a qual esse nitrogênio será fornecido dependerá das exigências de cada micro-organismo em particular, do custo e das condições do processo utilizados na fermentação, almejando sempre o máximo de rendimento de produto desejado.

3.2.2.4 ÍONS INORGÂNICOS ESSENCIAIS

A adição de íons inorgânicos essenciais é fundamental para o desenvolvimento de muitos processos fermentativos. Tomando como exemplo a produção de antibióticos, íons como fósforo, enxofre, magnésio, zinco, ferro e cobre dissolvidos em água fazem parte da composição do meio de cultura.

O fósforo é um elemento muito importante no metabolismo energético e na síntese de ácidos nucleicos. É encontrado em matérias-primas complexas como água de maceração de milho, farinha de soja, levedura de cerveja, mas pode ser adicionado, por exemplo, sob a forma de fosfato de potássio.

O enxofre é necessário por fazer parte de aminoácidos importantes como a cistina e a cisteína, e podem ser adicionados como sulfato de magnésio, sulfato ferroso etc.

O ferro, sob a forma reduzida (ferroso), constituinte dos citrocromos, pode também ser encontrado na água de maceração de milho ou adicionado como sal inorgânico, na forma de sulfato ferroso.

Além destes exemplos, são normalmente adicionados o sódio, o potássio, o cálcio, o magnésio e outros, dependendo da necessidade específica de cada tipo de fermentação.

Traços de ferro, cobalto, cobre e zinco são essenciais e estão, normalmente, presentes como impurezas de constituintes complexos do meio de cultura.

O balanceamento dos minerais presentes no meio de cultura, assim como do carboidrato e do nitrogênio, é muito importante para o sucesso de uma fermentação. A falta ou mesmo um pequeno excesso de um elemento, como, por exemplo, o fósforo pode levar a fermentação a um completo fracasso. Convém lembrar aqui que as fontes naturais de nitrogênio orgânico e algumas fontes de carboidrato contém considerável quantidade de sais minerais dispensando em muitos casos qualquer adição suplementar.

Alguns destes ingredientes minerais atuam também como tampões. São os casos dos fosfatos inorgânicos e do carbonato de cálcio, no qual é muito importante o tamanho das partículas, que determinará a sua capacidade de reagir com os elementos ácidos do meio.

3.2.2.5 FONTE DE OXIGÊNIO

Nos cultivos microbianos, os micro-organismos podem ser classificados de acordo com sua necessidade de oxigênio para o crescimento celular, em aeróbicos, anaeróbicos e anaeróbios facultativos. Os processos aeróbicos são empregados para a produção de biomassa, antibióticos, vitaminas, enzimas, aminoácidos, alguns ácidos orgânicos, e os anaeróbicos para a produção de ácido lático, solventes orgânicos, metano, etanol, entre outros.

Nos processos aerobios, os micro-organismos requerem O_2 para crescer. Estes produzem mais energia a partir dos nutrientes, devido ao metabolismo respiratório do que aqueles que não usam oxigênio (anaeróbios).

Os micro-organismos aeróbios obrigatórios utilizam o O_2 dissolvido no meio de cultura. Essa característica é uma desvantagem na produção industrial uma vez que o O_2 apresenta baixa solubilidade em água, além de aumentar os custos na produção industrial pela necessidade de adição contínua de O_2. A solubilidade de O_2 no meio de cultura líquido e a disponibilidade deste para as células dependem do processo de agitação e aeração que será discutido no item 3.7.

Em bioprocessos aeróbios, o oxigênio é um sustrato chave, e, em razão da sua baixa solubilidade nos meios de cultura (solução aquosa), uma adição continua é necessária. A taxa de transferência de oxigênio precisa ser conhecida para alcançar as condições de operação ideal e aumento de escala em biorreatores. Os estudos em escala laboratorial precisam ser feitos para se obter uma alta eficiência da transferência de oxigênio. A concentração de oxigênio dissolvido em uma suspensão de micro-organismos aeróbios depende da taxa de transferência de oxigênio da fase gasosa para a líquida e da taxa na qual o oxigênio é transportado para as células, caracterizada pela velocidade de consumo de oxigênio.

Na fermentação anaeróbica, não se adiciona o oxigênio, podendo haver em alguns casos a adição inicial de nitrogênio ou CO_2 para garantir a ausência do oxigênio. Nesse tipo de processo, o próprio gás carbônico decorrente do metabolismo microbiano garante a ausência de oxigênio durante o processo fermentativo. A fermentação anaeróbica é geralmente um processo lento, em razão do uso de vias metabólicas com menor obtenção de energia, com muitos produtos finais de metabolismo com energia, como álcoois e cetonas, por exemplo.

3.2.3 Esterilização e desinfecção

A esterilização e/ou desinfecção do meio de cultura, dornas de fermentação e todas as aparelhagens utilizadas no processo fermentativo são importantes para um bom desempenho do cultivo microbiano (KENT et al., 1990). A presença de contaminantes pode reduzir ou até mesmo tornar desprezível toda a fermentação se esses parâmetros não forem controlados. O controle da esterilização e desinfecção deve ser rigoroso quando o produto desejado for para aplicação na área de saúde e/ou no caso de processos em que o micro-organismo de interesse for muito sensível a contaminações. Os diferentes tipos de processos de esterilização e desinfecção serão detalhados no item 3.5.

3.2.4 Aparelhagem

Os processos desenvolvidos no cultivo de micro-organismos se desenvolvem geralmente em equipamentos denominados biorreatores ou fermentadores. A principal função de um biorreator é fornecer um ambiente controlado para o crescimento de um micro-organismo ou uma mistura definida de micro-organismos, para obter um produto desejado.

Os aparelhos destinados à multiplicação do micro-organismo em escala industrial (germinadores ou incubadores) e os destinados à fermentação propriamente dita (tanques de fermentação, fermentadores ou dornas) podem se apresentar com formas e dimensões muito variáveis. São muito comuns fermentadores cilíndricos, fechados ou não, de fundo cônico ou arredondados, a fim de facilitar a operação importante de limpeza. Quanto às dimensões, são muito frequentes dornas de altura igual a 2 ou 3 vezes o diâmetro. O volume de líquido em fermentação varia de 70% a 80% da capacidade total do fermentador. Alguns dispositivos para o controle de temperatura, pH, agitação, aeração, adição de substrato e adição de antiespumante, sejam estes automáticos ou não, podem existir conforme o caso, com a finalidade de promover um melhor rendimento em biomassa e/ou produto, visando minimizar os custos de produção (PURICH; ALLISON, 2000).

Os primeiros cuidados, no que se relaciona com a aparelhagem empregada no processo, é em relação a escolha do material de construção. Nos processos fermentativos, o material de construção deve obedecer a requisitos comuns relativos à corrosão, resistência mecânica etc. Além disso, o material não deve exercer ação inibidora sobre o micro-organismo da fermentação e também não deve prejudicar a qualidade do produto que se deseja obter.

Os reatores em escala laboratorial podem ser constituídos de diferentes materiais como ligas metálicas, aço inoxidável, vidro, plástico entre outros. No entanto, em escala industrial, as fermentações ocorrem normalmente em reatores de aço inoxidável, que é um material mais resistente a corrosão, atóxico e resistente a processos repetidos de esterilização.

Para o cultivo de micro-organismos fotossintetizantes, os reatores precisam ser abertos para que a iluminação atinja as células ou, se fechados, deve ser constituído de material transparente. Atualmente, o cultivo industrial desses micro-organismos ocorre principalmente em tanques abertos e é iluminado pela luz solar.

3.2.5 Processo fermentativo

Vários tipos de processos de cultivo de micro-organismos foram desenvolvidos para as mais diferentes aplicações. Esses processos podem ser convenientemente classificados de acordo com o modo de operação: processo descontínuo (batelada), descontínuo alimentado, contínuo, semicontínuo (batelada repetida), e suas variações (CARVALHO et al., 2012). As principais diferenças entre esses processos consistem no modo de alimentação do cultivo e o modo de retirada do caldo fermentado. Nesse tópico, abordaremos uma introdução dos principais tipos de processos que serão mais detalhados no item 3.3.

O processo descontínuo é muito empregado em indústrias, particularmente em indústrias de alimentos e de bebidas. Esse processo consiste na adição do meio de cultura (mosto) e do micro-organismo na dorna de fermentação no início do processo, sem haver adição de substrato e/ou retirada do produto até o final do processo fermentativo. Esse processo pode ocorrer ainda com reciclo de células, mas neste caso o risco de contaminação aumenta, não sendo, portanto, o reciclo recomendado para processos suscetíveis a contaminação.

Entre as variações do processo descontínuo, a mais comum é o processo descontínuo alimentado, que consiste na adição de substrato durante o processo fermentativo e os produtos formados permanecem dentro do reator até o final do processo (CARVALHO et al., 2003). Essa adição pode ser contínua ou intermitente, com vazão de alimentação constante ou variável.

Outro tipo de processo ultilizado industrialmente é o processo contínuo, que consiste na adição do meio de cultura e a retirada do caldo fermentado continuamente, de modo a se ter o volume constante, a fim de que o sistema atinja a condição de estado estacionário ("steady-state"), na qual não há variação da concentração celular, de nutrientes e de produto no meio em fermentação. Neste caso, o sistema pode operar por longos períodos de tempo sem que seja necessário retirar todo o volume da dorna. Do mesmo modo que no processo descontínuo, no processo contínuo pode haver reciclo de células, como é o caso das fermentações alcoólicas no Brasil.

Também pode ser citado o processo semicontínuo, que consiste em um processo em que, após o término da fermentação, parte do caldo fermentado é retirado para fins de separação do produto, sendo adicionado no biorreator o mesmo volume do meio de cultura, de modo

3.2.6 Separação de produto e subproduto

A produção em larga escala de produtos provenientes de processo fermentativo depende não somente das características dos processos fermentativos comentados anteriormente, mas também da viabilidade do modo de separação e/ou purificação do produto desejado. A extração e purificação de bioprodutos tenta obter alta qualidade do produto, o mais rápido possível, a uma taxa de recuperação eficiente, usando investimento mínimo e operando a custos baixos.

Nos processos biotecnológicos, após a produção da substância de interesse na etapa de cultivo celular, as operações subsequentes de recuperação e purificação (*downstream processing*) são a chave para a obtenção de produtos de elevada qualidade. No entanto, em muitos processos, os custos com estas operações podem atingir até 80% dos custos totais de produção (WENZIG et al., 1993). Como, geralmente, são empregados vários estágios na recuperação dos produtos, o rendimento global de cada produto depende tanto do número de estágios necessários, quanto do rendimento individual de cada um deles. Assim, torna-se necessário buscar, no estudo da recuperação de biomoléculas, uma redução no número de estágios, assim como uma otimização do rendimento de cada um.

As etapas do processo de purificação dependem de algumas características do produto como: localização do produto produzido pela célula, que pode ser intracelular ou extracelular; das características físico-químicas do produto, ou seja, tamanho molecular, densidade, concentração, solubilidade, carga elétrica, hidrofobicidade; características físico-químicas do meio, como viscosidade, densidade, impurezas e partículas indesejáveis; e da aplicação final do produto. Por exemplo, os produtos como ácidos orgânicos e enzimas industriais não requerem alto grau de pureza para sua aplicação; logo, técnicas simples como concentração do meio podem ser suficientes para serem comercializados. Por outro lado, produtos farmacêuticos requerem um maior grau de pureza. Sendo assim, é necessário aplicar técnicas mais elaboradas, como cromatografia, elevando a complexidade do processo de purificação, o que acarreta em uma elevação do custo final do produto.

As etapas de separação e purificação do produto envolvem operações unitárias como centrifugação, filtração, ultrafiltração, microfiltração, extração por solvente orgânico, adsorção, cristalização, cromatografia, diálise, eletroforese, precipitação, entre outras.

Não existe etapa padrão de purificação para cada tipo de bioprocesso e produto desejado. São necessárias pesquisas em escala laboratorial visando à otimização do processo. É aconselhável ter poucas etapas de purificação para que o custo da produção e perda do produto sejam reduzidos.

Assim, para um produto ser economicamente viável, o processo de fabricação deve ser capaz de conseguir alto rendimento do produto, e ser capaz de isolá-lo facilmente.

3.2.7 Tratamento de águas residuais

A utilização de água pela indústria pode ocorrer de diversas formas, tais como: incorporação ao meio de cultivo, lavagens de máquinas, tubulações e pisos, águas de sistemas de resfriamento e geradores de vapor, águas utilizadas diretamente nas etapas do processo industrial e esgotos sanitários dos funcionários. Exceto pelos volumes de águas incorporados aos produtos e pelas perdas por evaporação, as águas tornam-se contaminadas por resíduos do processo industrial ou pelas perdas de energia térmica, originando assim os efluentes líquidos.

Os efluentes líquidos precisam ser tratados para atingir as condições adequadas determinadas pela legislação ambiental antes de serem despejados no meio ambiente. O tratamento de águas residuais das indústrias é necessário para a manutenção e segurança de um meio ambiente limpo.

Todos os bioprocessos utilizam matérias-primas que são convertidas em uma variedade de produtos. Dependendo do processo, uma ampla variedade de resíduos é produzida. Resíduos típicos podem incluir componentes orgânicos e inorgânicos não consumidos, células e fragmentos celulares e produtos que sejam de interesse, oriundos do processo fermentativo.

Os efluentes industriais possuem composição variada em razão da infinidade de processos industriais atualmente empregados. Do ponto de vista de tratamento, cada efluente industrial deve ser avaliado individualmente, mesmo pertencendo ao mesmo ramo industrial. Devido à complexidade da composição dos efluentes industriais, são necessárias as associações de diversos níveis de tratamento para a obtenção de efluentes com as qualidades requeridas pelos padrões de lançamento.

Muitas vezes apenas o pré-tratamento pode ser suficiente para atender à legislação local. O pré-tratamento é feito por meio de métodos físicos, químicos ou biológicos, ou por uma combinação destes. Entre os métodos físicos encontramos o gradeamento, peneiramento, separação água/óleo, sedimentação, decantação, filtração, flotação e adsorção. O primeiro passo é o uso de peneiras para eliminar substâncias sólidas, como rótulos, rolhas, fragmentos de vidro, plástico e outros materiais e partículas granuladas.

Os métodos químicos consistem nos processos em que utiliza produtos químicos, tais como: agentes de coagulação, floculação, neutralização de pH, oxidação e redução em diferentes etapas dos sistemas de tratamentos; por meio de reações químicas, promovem a remoção dos poluentes. Os principais métodos químicos são a clarificação química, precipitação química, incineração, eletroquímica e os processos químicos de oxidação avançada, tais como fotocatálise e ozonização.

Outro tipo de tratamento utilizado em indústrias são os métodos biológicos. Para o tratamento biológico dos efluentes, temos à disposição dois métodos diferentes: de um lado o tratamento de efluentes anaeróbio, com micro-organismos que independem de oxigênio e, por outro lado, o tratamento de efluentes aeróbio, ao qual se fornece oxigênio para os micro-organismos pela aeração. O processo aeróbio é normalmente representado por lodos ativados e os processos facultativos.

O lodo ativado é fundamentado no fornecimento de oxigênio (ar atmosférico ou oxigênio puro), para que os micro-organismos biodegradem a matéria orgânica dissolvida e em suspensão, transformando-a em gás carbônico, água e flocos biológicos formados por micro-organismos característicos do processo.

Sistemas de tratamento biológico incluem processos aeróbios, com curtos tempos de residência, e processos anaeróbios, com maiores tempos de residência. O tratamento anaeróbio é o primeiro tratamento do efluente dimensionado para receber cargas orgânicas elevadas, que impedem a existência de oxigênio dissolvido no meio. A demanda bioquímica de oxigênio pode ser reduzida em até 60% em um período de 10 a 20 dias (BRANCO; HESS, 1975), que pode significar todo o tratamento requerido ou o estágio inicial de um tratamento completo. De fato, o tratamento anaeróbio dos efluentes com elevadas cargas é realizável até atingir uma carga reduzida, mas que ainda é sensivelmente superior ao permitido para lançamento em cursos d'água. Por isso, é utilizado um estágio aeróbio posteriormente ao tratamento anaeróbio. As vantagens do tratamento anaeróbio estão no baixo consumo de energia e na pequena geração de lodo excedente, em comparação com o tratamento aeróbio.

3.3 TIPOS DE PROCESSOS FERMENTATIVOS

O processo descontínuo, ou processo por batelada, vem sendo utilizado pelo homem desde a Antiguidade e, ainda hoje, é o mais empregado para obtenção de vários produtos fermentados, destacando-se a produção de medicamentos, alimentos e bebidas. Seu modo de operação pode ser descrito assim: inicia-se o processo com mosto esterilizado no reator, que é inoculado com o micro-organismo de interesse, e são fixados os parâmetros de processo para condições que otimizem o cultivo. No decorrer do processo somente são adicionados ar, antiespumante e substância para controle de pH (CRUEGER; CRUEGER, 1984). Finalizado o cultivo, descarrega-se a dorna e o meio fermentado segue para os tratamentos finais. Então, deve-se lavar a dorna, esterilizá-la e recarregá-la novamente com mosto e inóculo. É assim chamado por ser um processo em que há uma clara descontinuidade de uso do reator, ou seja, há interrupções do uso do biorreator para cultivo microbiano, após o final do processo. Essas interrupções são chamadas tempos mortos, indicando como tempo ocioso o período em que o biorreator não está sendo utilizado para o cultivo microbiano. Por isso, o processo descontínuo é chamado, também, processo por batelada, ou, em uma analogia com o termo usado na indústria farmacêutica, poderia se caracterizado por um processo por lotes. Tem grande aplicação na área de alimentos e bebidas e, uma vez que se trata de um processo fechado, em operações de elevado rigor pela manutenção de condições isentas de contaminação. Ademais, como cada processo é bem caracterizado com o seu início e fim, fica fácil a rastreabilidade no processo de produção, tão importante na indústria farmacêutica. Adicionalmente, para a produção de qualquer produto, normalmente é o processo inicial de escolha, no qual se busca as primeiras informações sobre o comportamento microbiano na produção do referido produto. Embora tenha grande aplicação, pode levar a concentrações inibitórias de substrato nas dornas ou até mesmo levar o micro-organismo a direcionar suas vias metabólicas para produtos indesejados, com redução de rendimento e/ou produtividade.

Há processos de cultivo descontínuos em que cada dorna recebe um inóculo e há processos com recirculação de micro-organismos. Como as próprias condições empregadas sugerem, o primeiro caso seria importante em processos em que não se admite contaminação do processo por outro micro-organismo, enquanto que o segundo caso seria aplicado em processos nos quais pode ser admitida uma contaminação dentro de certos limites estabelecidos. Pode-se, ainda, utilizar um processo misto, no qual por um determinado número de bateladas se reutilize o micro-organismo e que, após a queda de rendimento ou obtenção de concentração limite de contaminantes, se inicie o processo com um novo inóculo. O reaproveitamento do micro-organismo pode se dar de formas distintas. Por exemplo, ao final de um ciclo de produção, pode-se manter o micro-organismo na dorna, na forma de sedimento, como é o caso quando da reutilização dos micro-organismos como ocorre em alambiques, ou o micro-organismo pode ser retirado da dorna, opcionalmente tratado, para, então, ser retornado à dorna. Há ainda o processo de cortes, que não poderia ser caracterizado como um processo de produção, mas sim de propagação de inóculo. Neste caso, quando se atinge a fase logarítmica de crescimento em uma determinada dorna, esta tem metade de seu volume retirado, incluindo as células, para inocular uma nova dorna. Subsequentemente, ambas as dornas recebem mosto completando o seu volume. Esse procedimento se estende até que todas as dornas sejam preenchidas. A partir daí, não se trabalha mais com esse tipo de processo, mas com o processo descontínuo ou descontínuo alimentado, comentado posteriormente.

No entanto, o processo descontínuo apresenta a desvantagem de possuir tempo morto, ou seja, tempo em que o biorreator não está sendo usado para o processo fermentativo propriamente dito. O tempo morto consiste no tempo de carga e descarga da dorna e período correspondente a lavagem e esterilização do fermentador.

Outro processo, que tem importância tanto em escala industrial como em pesquisa, é o processo descontínuo alimentado, também conhecido como processo por batelada alimentada ou, simplesmente, fermentação descontínua alimentada.

Embora a utilização deste processo venha desde cerca de 1900 para regular o crescimento de *Saccharomyces cerevisiae*, os primeiros a utilizarem o termo "cultura por processo descontínuo alimentado" a título de catalogação foram Yoshida et al. (1973) para se referirem a uma fermentação descontínua continuamente alimentada com meio nutriente.

Basicamente, o processo descontínuo alimentado é definido como uma técnica em processos microbianos no qual um ou mais nutrientes são adicionados ao fermentador durante o cultivo onde os produtos permanecem até o final da fermentação. Em alguns casos, todos os nutrientes são gradualmente alimentados à dorna. Adicionalmente, outros autores estendem esse conceito para o acréscimo de aditivos, tais como precursores de produtos. A vazão de alimentação pode ser constante ou variar com o tempo e a adição de mosto pode ser de forma contínua ou intermitente. Mudança de volume pode ou não ocorrer, dependendo da concentração de substrato e da taxa de evaporação do sistema.

Deve-se salientar que parte do desenvolvimento do processo descontínuo alimentado tem se dado empiricamente em escala industrial, e essas informações, quase sempre determinantes da viabilidade da produção industrial, constituem segredo industrial e dificilmente são divulgadas.

Algumas das finalidades ao se empregar as fermentações descontínuas alimentadas são:

a) Minimizar efeitos do controle do metabolismo celular
Procuram-se contornar fenômenos de controle do metabolismo celular que evitam a produção excessiva de produtos, de tal forma que estes sejam acumulados no meio em fermentação. Yoon e Kang (1994) trabalharam com *E. coli* recombinante na produção de somatotropina bovina e conseguiram evitar que esta fosse degradada por proteases, por meio da adição de extrato de levedura como fonte de nitrogênio orgânica, que evitou a indução (desrepressão) dos genes que controlam a formação de proteases.

b) Adequar processo fermentativo a condições operacionais
No Brasil, o aumento da capacidade de produção de etanol das unidades industriais forçou o aumento da capacidade volumétrica e do número de fermentadores. Apesar de grande parte das instalações industriais, anteriormente, virem trabalhando com o processo descontínuo clássico, não foi mais possível mantê-lo. Houve o problema de intensa formação de espuma, que era menos intensa quando se operava com dornas de pequena capacidade volumétrica, sem levar em conta efeitos de inibição pelo substrato, que pode ocorrer quando a concentração de substrato atinge maiores valores no meio em fermentação. Surgiu, então, a aplicação do processo descontínuo alimentado para contornar esses problemas. No caso de se

ter um nutriente que seja instável às condições de fermentação e que seu custo justifique sua utilização, ele pode ser usado, desde que seja adicionado aos poucos, ajustando-se a velocidade de adição à velocidade de consumo pelo micro-organismo. Esta seria uma aplicação do processo descontínuo alimentado, por exemplo, no caso de cultivo de micro-organismos fotossintetizantes empregando ureia (SASSANO et al., 2004; MATSUDO et al., 2009), em razão da labilidade desta fonte de nitrogênio em pH alcalino e presença de urease, o que levaria à formação de amônia, que, embora seja um nutriente, pode ser tóxica dependendo de sua concentração no meio de cultivo.

c) Minimizar a formação de produtos de metabolismo tóxicos

O controle de alimentação na dorna pode evitar a formação de produtos do metabolismo tóxicos para a célula que se está cultivando, como ácidos, por exemplo.

d) Evitar inibição por substrato ou precursores

O controle da vazão de alimentação permite que se evite o trabalho em condições inibitórias, melhorando a produtividade e/ou rendimento desses processos fermentativos. Este caso encontra aplicação no cultivo de micro-organismos fotossintetizantes utilizando sais de amônio, evitando a toxicidade da amônia em pH alcalino (BEZERRA et al., 2008).

Assim, a fermentação descontínua alimentada apresenta-se como um processo fermentativo de extrema importância na área de tecnologia de fermentações.

A aplicação do processo descontínuo alimentado é utilizado na produção de leveduras, antibióticos, aminoácidos, etanol, enzimas, e até mesmo em cultivo de células animais. Além disso, estudos mostram que a utilização do processo descontínuo alimentado para o cultivo de *Spirulina platensis* permitiu a obtenção de resultados muito satisfatórios com o uso de ureia como fonte de nitrogênio, em substituição à fonte tradicional, sal de nitrato.

O processo descontínuo alimentado apresenta uma diversidade de aplicações, permitindo algumas variações com a finalidade de ajustá-lo à produção de diversos produtos obtidos por fermentação. Uma dessas variações é o processo descontínuo alimentado repetitivo (MATSUDO et al. 2009).

No processo descontínuo alimentado repetitivo, uma fração constante de volume da cultura é removida a intervalos de tempos fixos, podendo ser mantidos indefinidamente. Este volume retirado é destinado à separação de produto fermentado, sendo recomposto o biorretor até seu valor máximo pela adição de novo meio com uma determinada vazão de alimentação. Enchimentos e esvaziamentos repetidos de volumes específicos resultam em uma operação cíclica de variação de volume, podendo, por isso, ser designado também como processo descontínuo alimentado cíclico. Este tipo de processo tem sido utilizado industrialmente para produção de levedura e de antibióticos com o intuito de aproveitar como inóculo o micro-organismo que está crescendo com alta velocidade de crescimento e de trabalhar por mais tempo com células que estão na fase produtiva, respectivamente levando ao aumento de produtividade do sistema. Giridhar e Srivastava (2001) afirmaram que, com o emprego desse tipo de processo, o tempo não produtivo, que compreende limpeza, esterilização e abastecimento do reator, pode ser eliminado, aumentando a produtividade total do reator e reduzindo o custo da produção. Outra vantagem apontada é que essa técnica pode ser facilmente adotada pelas condições industriais existentes, sem nenhum custo adicional na aquisição de novos equipamentos.

Diferenciando-se substancialmente dos processos descontínuos, há o processo contínuo de cultivo, que não sofre interrupções ao longo do tempo, sendo operado por meio de alimentação contínua de meio de cultura ao em reator e por uma correspondente retirada contínua de caldo fermentado, de forma a se ter o volume de reação constante, a fim de que o sistema atinja a condição de estado estacionário ("steady-state"), situação em que, em reatores homogêneos, todas as condições no interior do reator permanecem constantes ao longo do tempo, e que se podem manter por longos períodos de tempo. Para o cultivo de micro-organismos, o processo contínuo pode ser conduzido seja por um quimiostato ou turbidostato, sendo que no primeiro a densidade celular e a taxa de crescimento são controladas pelo suprimento constante de um nutriente limitante do crescimento, por meio da fixação da vazão de alimentação, e no segundo a vazão de alimentação pode ser alterada continuamente visando à manutenção da densidade celular constante, sendo reduzida quando da diminuição da concentração celular e aumentada quando do aumento da concentração celular. No entanto, qualquer que seja o tipo de processo adotado, o que interessa é a obtenção de regime permanente. Nesta condição, as concentrações dos componentes no meio fermentado, inclusive produto, permanecem constantes, facilitando a separação deste (*downstream*). Por ser conduzido ininterruptamente, não apresenta tempo morto. O processo contínuo pode ser operado com apenas um biorreator ou com mais de um, em série, ou nos mais diversificados arranjos, de acordo com o interesse. Ainda, com relação às células, elas podem ou não sofrerem recirculação.

O aumento do risco de contaminação microbiana em cultivos contínuos, a perda de capacidade produtiva em cepas geneticamente modificadas, os problemas de homogeneidade ao se trabalhar com micro-organismos filamentosos, o fato de se trabalhar com fermentações em que o tempo morto seja desprezível frente ao tempo de fermentação são condições nos quais a aplicação do processo contínuo é desvantajosa em relação aos descontínuos.

Pode ser conduzida com dorna única ou em múltiplos estágios, dependendo da finalidade de aplicação. Quando se trabalha com dorna única, em reatores homogêneos, as concentrações de todos os componentes do meio em fermentação são iguais em todos os pontos do fermentador, e se têm balanços materiais bem estabelecidos. Por outro lado, a utilização de processos com múltiplo estágio favorece a aplicação de diferentes condições nas diferentes dornas, o que pode ser interessante em processos em que se tenha essa finalidade. Nestes casos, o comum é trabalhar-se com reatores homogêneos (de mistura). Mas o processo contínuo também pode ser conduzido em reatores não homogêneos, os chamados reatores pistonados, nos quais existe um gradiente de concentração ao longo do reator, o que leva a diferentes modelos matemáticos para representá-los.

A fermentação contínua é passível de inúmeras adaptações com vistas à aplicação industrial, com finalidades como:

1) minimizar volume de efluente e/ou custo de obtenção do produto
   - processos por extração por solventes (possibilitam trabalhar com mostos muito concentrados, o que diminui o efeito de inibição por produto, bem como reduz o volume de resíduo e o custo de separação de produto, comumente utilizados na obtenção de etanol e de outros solventes de baixa massa molar);
   - processos sob pressão reduzida (que a grosso modo apresentam a mesma justificativa anterior).

2) reter o micro-organismo na dorna
   Nestes casos, procura-se reter o micro-organismo na dorna com a finalidade de aumentar a produtividade volumétrica. Podem ser citados:

- processos com retenção microbiana por membranas;
- processos com células imobilizadas, trabalhando em condições de leito fixo ou fluidizado. Uma imobilização amplamente estudada é aquela em alginato. Quando se trabalha com suspensões mais concentradas de alginato tem-se maior resistência nos pellets formados, com a inconveniência de dificultar as trocas de massa. As trocas de massa e resistência dos pellets também são influenciadas por sua dimensão. Dessa forma é importante haver um estudo de melhores condições de imobilização das células;
- processos com recirculação de micro-organismos por meio de centrifugação, filtração ou trabalhos com micro-organismos floculantes. Cada um desses processos de recuperação microbiana pode ser usado em função das características do micro-organismo. Nestes casos, a reutilização microbiana pode propiciar a contaminação do cultivo e, dessa forma, é mais indicada somente para processos em que se trabalhe com cepas e/ou processos mais robustos, ou seja, que dificultem o crescimento de micro-organismos contaminantes.

Há processos que visam, no entanto, combinar mais de uma variante do processo contínuo.

No Brasil, a fermentação contínua encontra aplicações industriais, como, por exemplo, na fermentação alcoólica e no tratamento de efluentes.

Destaca-se esse processo fermentativo como ferramenta de estudo acadêmico de condições de cultivo, como verificar utilização de nutrientes por micro-organismos (aqui se incluem fonte de carbono, nitrogênio, entre outros), pH, temperatura, bem como na determinação de parâmetros cinéticos (SASSANO et al., 2007). Os resultados obtidos nesses cultivos são mais precisos que aqueles por processos de batelada em razão das condições constantes que se obtêm em regime estacionário. Por exemplo, no caso de produção de biomassa microbiana, sabe-se que a composição do meio determina em grande parte sua composição, como teores de proteínas, lipídios e carboidratos. Dessa forma, o processo contínuo tem uma importância fundamental no estudo. Em regime estacionário, com as condições definidas que se deseja estudar, avalia-se a composição da biomassa e chega-se, então, à relação entre a concentração dos nutrientes e a composição da biomassa obtida.

Também têm se apresentado na literatura processos contínuos que procuram simular *in vitro* condições *in vivo* tanto de micro-organismos potencialmente patogênicos como de micro-organismos benéficos, bem como cultivos com mutantes hiperprodutores, no qual se trabalha em condições em que o micro-organismo que teve a reversão da mutação não tenha condições de predominar no meio em fermentação, por limitação de nutriente.

Desta forma, o processo contínuo, em função de sua versatilidade, apresenta-se como um processo fermentativo que muito tem ainda a contribuir com o conhecimento dos processos de cultivo celular.

Ainda podemos encontrar o processo semicontínuo, que consiste na adição do meio de cultura e o inóculo do reator, e as operações seguintes obedecem a seguinte ordem: 1º) espera-se encerrar o cultivo; 2º) retira-se parte do meio fermentado, mantendo-se no reator o restante; e 3º) adiciona-se ao reator um volume de meio de cultivo igual ao volume de meio fermentado retirado na operação anterior. Em outras palavras, o meio fermentado não retirado na segunda operação serve de inóculo ao meio de cultivo adicionado na terceira operação. Reinicia-se, desse modo, a sequência de operações, que será repetida enquanto não houver queda da produtividade do processo (BORZANI, 2001a).

3.4 CONDUÇÃO DO PROCESSO FERMENTATIVO

Qualquer processo fermentativo industrial, realizado por micro-organismos, compreende duas fases principais, quais sejam o preparo do pé de cuba e fermentação.

Como vimos no item 3.2, o processo de preparo do pé-de-cuba corresponde à etapa laboratorial, na etapa em que se trabalha com frascos, e à escala industrial quando se trabalha com os germinadores. Por outro lado a etapa da fermentação ou cultivo microbiano propriamente dito, em fermentadores, ocorre em condições de larga escala, correspondente à industrial. Todo processo, desde a etapa inicial da propagação da cepa, deve ser cercado de cuidados e controles, de modo que o sucesso da produção seja conseguido. Por exemplo, desde as primeiras etapas de crescimento, faz-se o controle de contaminações. Isso porque um inóculo contaminado poderia levar a uma perda da fermentação industrial. Tendo em vista que o volume dos fermentadores pode ser da ordem de centenas de metros cúbicos, o prejuízo na perda de uma fermentação poderia ser extremamente grande. Além da avaliação de contaminantes, vários parâmetros devem ser controlados, como o substrato, bem como as condições físico-químicas

ambientais, tendo em vista tanto obter um inóculo como um cultivo industrial adequados. Os germinadores e, principalmente, os fermentadores devem, em geral, apresentar aparatos para conseguir ter o controle de todos esses parâmetros. Na Figura 3.2 pode ser observado um esquema geral de um fermentador (dorna).

3.4.1 Controle do micro-organismo

O cultivo deverá conter quantidade de células suficiente para garantir máxima produtividade, preservando ao máximo a capacidade de produção da cultura original e estar isento de micro-organismos contaminantes.

3.4.2 Controle do substrato

A adição do substrato pode ser controlada pelos diferentes tipos de processos fermentativos descritos no item 3.3. A falta do substrato prejudica a formação do produto desejado e o excesso contribui para algumas condições desfavoráveis como: inibir a formação do produto; contribuir para um aumento do custo de produção, uma vez que todo substrato adicionado não será convertido no produto; prejudicar o processo de separação e purificação do produto.

Os níveis residuais de substratos como o carboidrato, nitrogênio amoniacal, fosfato inorgânico entre outros são determinados em laboratório nas amostras retiradas periodicamente do fermentador durante o processo e podem ser controlados dentro dos limites desejados, por exemplo, pela adição de açúcar, amido, amônia e seus sais, e fosfatos inorgânicos. As adições de nutrientes podem ser contínuas ou descontínuas, crescentes ou decrescentes, de acordo com a demanda microbiana e com os valores de concentração destes que se deseja manter durante as várias etapas do crescimento microbiano. A adição dos nutrientes pode se dar por meio da medida direta destas ou de medida de componentes no meio fermentado ou nos gases de exaustão. Por exemplo, em um processo de cultivo de leveduras de panificação a presença de etanol nos gases de exaustão pode indicar que a levedura está fermentando. Dessa forma, caso se esteja assegurado o fornecimento de oxigênio ao sistema, deve-se diminuir o fornecimento de fonte de carbono, evitando, assim, o efeito Crabtree. Os nutrientes podem ser adicionados por meio de bombas dosadoras ou outros sistemas, desde que sejam em condições assépticas, de modo a evitar qualquer tipo de contaminação.

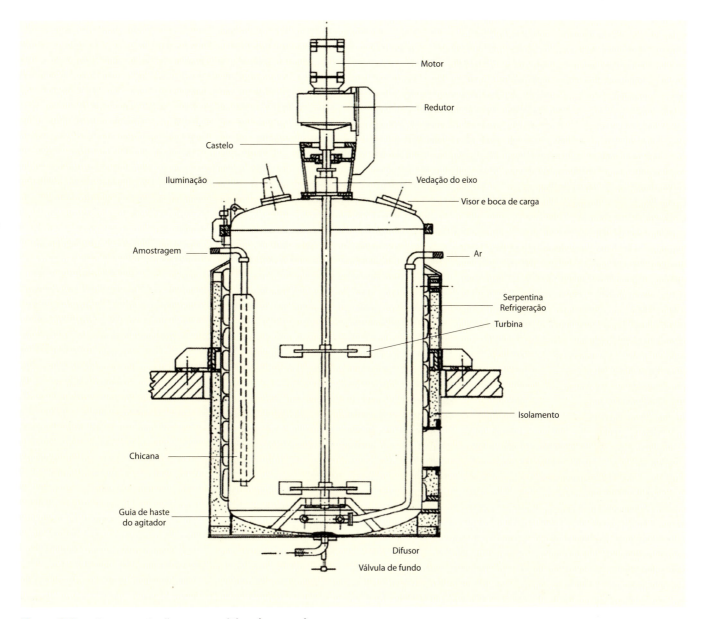

Figura 3.2   Representação esquemática de uma dorna.
Fonte: Thiemann, 2001.

Em processos fermentativos nos quais ocorram quedas de pH, a adição de amônia possibilita ao mesmo tempo o fornecimento de fonte de nitrogênio e o controle do pH, sendo, por isso, muito utilizada. Por outro lado, a adição de sulfato de amônio provoca queda no valor do pH.

3.4.3 Controles ambientais em fermentação

O controle dos parâmetros ambientais tais como temperatura, pH, pressão osmótica, antiespumante e intensidade luminosa são fundamentais para o alto rendimento do produto.

3.4.3.1   CONTROLE DE TEMPERATURA

Este fator é de muita importância para o desenvolvimento satisfatório dos micro-organismos. Em escala industrial, geralmente encontramos acoplados aos fermentadores registrador e controlador automático de temperatura. Em alguns casos de cepas extremamente sensíveis à variação de temperatura, este instrumento é projetado para não permitir desvios maiores que ± 0,5 °C

As fermentações de antibióticos são processadas em temperaturas entre 25-33 °C e dependem de cada processo em particular. Em alguns casos, o controle deve ser extremamente rigoroso, pois pequenas variações levam a resultados insatisfatórios.

O controle de temperatura desejado é realizado automaticamente por instrumentos que acionam uma válvula pneumática que abre ou fecha a entrada de água gelada na camisa de refrigeração (ou serpentina) do fermentador, conforme as necessidades. No caso de fermentadores de grande porte e liberação de elevada quantidade de calor, podem ser empregados sistemas de trocadores de calor por placas, em ambiente externo ao fermentador.

A temperatura ideal para desenvolvimento *do Penicillium chrysogenum* na produção de penicilina é de 24 °C e para o *Streptomyces griseus* para a produção de estreptomicina é de 28 °C.

Para a fermentação alcoólica, a temperatura é da ordem de 32 °C, havendo necessidade do uso de trocadores de calor externos às dornas de fermentação.

3.4.3.2 CONTROLE DE pH

Os produtos do metabolismo do micro-organismo, muitas vezes, causam alterações no pH, havendo a necessidade, na maioria dos casos, de ajustes durante o processo de modo a mantê-lo dentro dos limites ideais para o máximo de produção. De um modo geral, podemos dizer que o valor de pH para a produção de antibióticos está entre 5,5 e 8,0, dependendo do processo em particular. Na fermentação alcoólica, o valor ótimo é de 4,5 a 5,0.

O controle de pH durante a fermentação é essencial. O distanciamento, para cima ou para baixo, do pH ótimo de fermentação pode levar a grandes perdas de antibiótico.

No caso da penicilina a faixa ideal de pH é entre 6,8-7,8 e para estreptomicina é entre 7,6-8,0. O pH do meio sofre grandes influências do tipo e quantidade de carboidrato presentes que são rapidamente fermentados com produção de ácidos orgânicos e ocasionando decréscimo do valor do pH.

A medição, o registro e o controle de pH devem ser feitos periodicamente assim como as devidas correções. A medição do pH é feita por eletrodo de pH acoplado ao aparelho denominado pHmetro. Existem eletrodos industriais resistentes a altas temperaturas e pressão que são esterilizados junto com os fermentadores.

As alterações do pH são corrigidas com adição de ácidos ou álcalis conforme a reação seja alcalina ou ácida. Para tanto utilizam-se amônia, hidróxido de sódio, cal hidratada, carbonato de cálcio ou ácido sulfúrico.

A escolha dos álcalis ou ácidos para controle do pH deverá ser determinada experimentalmente. Modernamente existem aparelhos de registro automático do pH (on-line) que além de registrar fazem automaticamente o seu controle nos limites pré-fixados, acionando bombas dosadoras com álcali ou com ácido.

3.4.3.3 CONTROLE DE PRESSÃO

A manutenção de uma pressão do ar positiva dentro do fermentador é fundamental para a manutenção da assepsia do meio e possibilitar melhor transferência do ar ao micro-organismo. Geralmente, a pressão mantida é de 1 kgf/cm^2, mas isso naturalmente pode variar com o tipo de fermentação.

3.4.3.4 CONTROLE DA ESPUMA

A ocorrência de espuma durante uma fermentação é um problema muito comum em produção industrial. Alto teor de proteína no meio de cultura favorece a formação de espuma. A espuma não controlada diminui sensivelmente a aeração, conduz a grande perda de caldo fermentado e contaminação do fermentador pelo contato do caldo com o retentor do eixo do agitador e com as tubulações de exaustão.

O nível de espuma pode ser controlado por meio de cisalhamento mecânico ou pela adição de antiespumante. O controle mecânico não é muito efetivo quando o nível de espuma é alto. A adição de antiespumante químico é mais efetivo. No entanto, essas substâncias reduzem a taxa de transferência de oxigênio e podem prejudicar o crescimento celular. Os antiespumantes são agentes tensoativos, que atuam na interface ar-líquido, modificando ou impedindo a formação de bolhas.

Nas fermentações de antibióticos a ocorrência de espuma é mais frequente nas primeiras horas de fermentação, que correspondem à fase de maior crescimento do micro-organismo, embora possa ocorrer em qualquer momento, principalmente nos casos de contaminação. O controle inicial é feito com um aumento da pressão de trabalho (de cabeça).

Na escolha do antiespumante para um processo em particular devemos levar em conta:

a) Toxidez do material
b) Capacidade inibidora da biossíntese
c) Eficiência antiespumante
d) Interferência no processo de extração
e) Custo

Os antiespumantes são adicionados no momento do preparo do meio como também durante o processo de fermentação. Quando incorporados no momento do preparo da carga, eles têm a função primordial de reduzir ou eliminar a espuma durante a esterilização, circunstância da qual pode depender o êxito dessa operação. Empregam-se: óleos vegetais, silicones, ou mesmo óleos minerais de alto peso molecular. Quando se empregam óleos vegetais, muitas vezes eles são utilizados pelo micro-organismo, como fonte de carbono. A introdução desses ácidos graxos durante o processo provocam queda do pH constituindo-se, em alguns casos, em um método muito elegante de se evitar a espuma, fornecer carbono e controlar o pH em uma só operação.

O octadecanol, silicones e óleos vegetais são os antiespumantes usados para produção de antibióticos. O álcool de cadeia longa, octadecanol, ou uma mistura dele com óleos vegetais também é muito utilizada como antiespumante. Óleos vegetais, como o óleo de soja, óleo de milho também são utilizados nos processos fermentativos. Os óleos minerais se prestam muito bem para combater a formação de espumas; no entanto, nas fermentações de antibióticos eles devem ser usados com parcimônia para evitar um acúmulo desses hidrocarbonetos no meio de cultura, o que prejudicaria os processos de extração (esses hidrocarbonetos não são metabolizados pelos micro-organismos produtores de antibióticos).

O uso de agentes antiespumantes inertes, tais como o silicone, é indicado, mas para o uso em escala industrial são muito dispendiosos.

Alguns antiespumantes são tóxicos ao micro-organismo quando a sua presença no meio de cultivo ultrapassa um valor crítico; outros, embora não sejam tóxicos, atuam como inibidores do processo de biossíntese do produto desejado.

Finalmente, deve-se ressaltar o custo do material, analisando a função das vantagens econômicas que a introdução de determinado material trará para o processo.

Não será demais repetir que a decisão final sob introdução de um determinado antiespumante em escala industrial será baseada em informações obtidas de fermentações experimentais em escala de laboratório e/ou planta piloto, seguindo-se os mesmos procedimentos obtidos para os componentes essenciais do meio de cultura. Conforme o caso, haverá necessidade de analisarmos as eventuais implicações com o processo de extração.

Nos fermentadores, há sensores de espuma. Quando esta atinge estes sensores, automaticamente há liberação de antiespumante, evitando, assim, que ocorra o transbordamento desses biorreatores.

3.4.3.5 CONTROLE DA AGITAÇÃO E AERAÇÃO

Estes parâmetros são de extrema importância em cultivos microbianos, sendo diretamente responsáveis pelo fornecimento de oxigênio nos processos aeróbicos e, pela troca de massa e remoção de componentes tóxicos junto às células.

3.5 ESTERILIZAÇÃO E DESINFECÇÃO EM PROCESSOS FERMENTATIVOS

Em um bioprocesso, um determinado organismo é empregado com o objetivo de obter um determinado produto e, assim sendo, a presença de micro-organismos contaminantes pode exercer um efeito negativo na condução do processo e na obtenção do produto. O contaminante pode competir com o micro-organismo de interesse por nutrientes, comprometendo o rendimento do processo. Além disso, produtos liberados pelos contaminantes podem requerer etapas adicionais de separação, ou mesmo comprometer o produto final. Neste contexto, evitar a contaminação se torna imprescindível, tornando a esterilização uma etapa de grande importância.

Esterilização de um meio ou ambiente é a operação que tem por finalidade eliminar ou destruir todos os micro-organismos, incluindo bactérias, fungos (formas vegetativas e esporuladas) e vírus. Essa definição poderia representar o pensamento da maioria dos autores, mas quando se fala em ação de substâncias químicas sobre micro-organismos, há diferentes definições. Entre essas diversas definições são mais comuns as seguintes:

- Germicidas: substâncias que destroem germes, micro-organismos. Bactericidas: mata bactérias; Fungicida: mata fungos etc.
- Agente antimicrobiano: produto químico que mata ou que inibe o crescimento de micro-organismos.
- Desinfetantes: substâncias que destroem determinados micro-organismos (formas vegetativas) capazes de causar danos ou infecções. Reduzem ou inibem o crescimento, mas não esterilizam necessariamente
- Antissépticos: substâncias que impedem a multiplicação de micro-organismos, sem necessariamente destruí-los, e que não são demasiadamente tóxicos, podendo ser aplicados sobre tecidos vivos.

A ação de substâncias sobre micro-organismos depende de muitos fatores, tais como concentração, composição do meio em que age, espécie de micro-organismo, tempo de ação etc. Uma mesma substância, dependendo apenas de sua concentração e tempo de ação, pode ser desinfetante, bactericida, antisséptico e mesmo esterilizante. Além disso, substâncias comumente usadas como desinfetantes ou antissépticos podem agir, em determinadas concentrações, como estimulantes para determinados micro-organismos.

O ideal é uma substância que, quando adicionada a um meio de fermentação, destrói ou inibe micro-organismos contaminantes que podem prejudicar o rendimento dessa fermentação.

Os agentes de esterilização e desinfecção podem ser:

1. Agentes físicos
   - ✓ Calor úmido
   - ✓ Calor seco
   - ✓ Filtração
   - ✓ Pressão
   - ✓ Ondas supersônicas
   - ✓ Raios ultravioleta
   - ✓ Radiação ionizante eletromagnética (alfa, α, beta, β, gama, γ, além de prótons, nêutrons e elétrons de alta energia)

2. Agentes químicos
   - ✓ Ácidos
   - ✓ Hidróxidos
   - ✓ Sais
   - ✓ Ozônio
   - ✓ Halogênios
   - ✓ Fenóis e cresóis
   - ✓ Álcoois e éteres
   - ✓ Aldeídos
   - ✓ Antibióticos
   - ✓ Outras substâncias

O estudo da esterilização em bioprocessos industriais divide-se em:

- Esterilização do equipamento
- Esterilização do mosto
- Esterilização do ar

O objetivo destes três é o mesmo: evitar a presença de micro-organismos vivos contaminantes durante o processo fermentativo. Entretanto, a técnica de trabalho varia de um caso para outro. Na indústria, tanto para a esterilização do equipamento como do mosto costuma-se usar calor úmido (aquecimento por meio de vapor de água), mas, no caso do ar ou fonte de oxigênio, prefere-se a remoção microbiana por filtração.

3.5.1 Esterilização do meio de cultura

A esterilização do meio de cultura elimina micro-organismos contaminantes, e tem por objetivo evitar o consumo de nutrientes úteis por estes contaminantes, formação de produtos de metabolismo dos contaminantes, que possam alterar o desenvolvimento da fermentação ou interferir no processo de extração, bem como produção de enzimas que possam destruir o produto da fermentação.

A fermentação em condições estéreis significa que, pelos métodos de detecção empregados, encontram-se, no meio em fermentação, apenas os micro-organismos desejados.

Tanto a remoção física (filtração) quanto o tratamento térmico (inativação) podem ser empregados. A inativação térmica é a mais utilizada, em razão do baixo custo e maior eficiência, mas um fator muito importante a ser levado em conta é que a temperatura elevada pode, em muitos casos, levar à perda do valor nutritivo do meio. Neste sentido, há casos em que, por causa da presença de compostos termolábeis no meio, prefere-se o uso da filtração, que é mais onerosa, restringindo o aumento de escala.

A eficiência da operação de esterilização por inativação térmica depende da temperatura utilizada, tempo de esterilização, tempo de aquecimento e resfriamento e do equipamento utilizado. O processo de esterilização do meio de cultura em temperatura elevada (145-160 °C) e tempos reduzidos favorece a preservação dos nutrientes e a destruição de todos os esporos.

Os métodos gerais para morte de micro-organismos são:

- ✓ Vapor
- ✓ Pasteurização
- ✓ Calor seco
- ✓ Bactericidas
- ✓ Radiação
- ✓ Filtração

Todos esses métodos se aplicam nas diferentes etapas em uma indústria que emprega processos fermentativos. O que se usa com maior frequência, para a esterilização de meios de cultura de germinadores e fermentadores, é o vapor de água sob pressão.

O vapor pode ser aplicado direta ou indiretamente. No primeiro caso, se injeta vapor ao caldo através de todas as aberturas do tanque e o condensado que se forma fica retido no meio, diluindo-o. Esta diluição deve ser levada em conta para indicar o volume inicial apropriado, tendo como objetivo a concentração desejada do caldo depois da esterilização. A proporção de condensado depende do equipamento e da qualidade do vapor. Normalmente oscila entre 15% e 20%.

O aquecimento indireto se faz por meio de camisas ou serpentinas. A esterilização não afeta a concentração final, o que é uma vantagem. Entretanto, como os meios em geral são naturais e muito complexos, costumam deixar resíduos sobre as superfícies de aquecimento, formando películas isolantes e, por isso, este sistema é pouco usado.

A esterilização de um meio de cultura pode ser contínua ou descontínua.

No caso de esterilização contínua, prepara-se o caldo não esterilizado na concentração apropriada e se circula através de trocadores de calor de diversos tipos, a fim de submetê-lo, sucessivamente, a aquecimento até a temperatura de esterilização, mantendo-o a tal temperatura o tempo necessário e esfriando-o até a temperatura de fermentação. A seguir este caldo esterilizado é recebido no tanque de fermentação, previamente esterilizado e vazio. Este sistema permite reduzir os tempos de aquecimento e resfriamento para cada fração do caldo. Os equipamentos são dimensionados de forma a aproveitar melhor a energia térmica. Este processo propicia menores alterações dos componentes do caldo.

Para a esterilização descontínua, prepara-se o meio correspondente a uma fermentação, de tal forma que a concentração deste meio fique condicionada ao método de aquecimento e se esteriliza conjuntamente o caldo e o fermentador.

Qualquer que seja o procedimento seguido, ou o método de aquecimento adotado, se no meio de cultura houver partículas em suspensão, é necessário boa agitação para prevenir zonas em que o líquido possa ficar estanque e a uma temperatura mais baixa que a desejada seja ativada. O dimensionamento do tanque e operações corretas permitem, na prática, evitar este fato.

Costuma-se estabelecer temperaturas e tempos com o objetivo de destruir todos os contaminantes, incluindo esporos dos germes mais resistentes a altas temperatura.

Entretanto, o problema não consiste em determinar somente as condições para assegurar esterilidade do meio. Este contém sempre materiais termolábeis que ao serem submetidos ao aquecimento exageradamente rigoroso, perdem grande parte de seu valor nutriente. O excessivo aquecimento pode promover também processos químicos não desejados, como as reações entre componentes amínicos e açúcares, resultando em produtos de difícil metabolização.

Por outro lado, devendo-se manter boa reprodutibilidade em operações em série, é fundamental que o tratamento térmico que recebe o caldo seja igual em cada caso.

Na prática, atingir a temperatura de esterilização escolhida e esfriar a mesma até a temperatura da fermentação requer certo tempo que depende do tamanho do equipamento, do método de aquecimento escolhido, da capacidade das utilidades centrais etc.

Devem-se obter, então, determinados perfis de temperatura e tempo para cada instalação, lembrando-se que os períodos de aquecimento e resfriamento também contribuem para a redução do nível de infecção e, se não houver cuidado, pode-se exceder o tratamento térmico e reduzir o rendimento e a produtividade do processo de fermentação subsequente devido à degradação de nutrientes.

3.5.1.1 PROCESSO DE ESTERILIZAÇÃO DESCONTÍNUO

A esterilização pelo processo descontínuo, na maioria dos casos, é realizado no próprio fermentador, mas também, pode ser em tanques à parte. O uso de um tanque em separado para a esterilização pelo processo descontínuo se faz necessário quando na composição do mosto entram substâncias que, se aquecidas conjuntamente, dariam origem a reações químicas indesejáveis. Em qualquer dos casos, o recipiente em que ocorre a esterilização deve possuir ou uma serpentina para vapor direto, ou uma serpentina para vapor indireto, ou camisa de vapor ou, simultaneamente, dois ou os três desses dispositivos. Para que não haja superaquecimento do material em contato com a superfície transmissora de calor e para garantir um aquecimento homogêneo de todo o mosto, o recipiente de esterilização deve possuir um sistema de agitação. No caso de esterilização do mosto fora do fermentador, este deve ser esterilizado em separado e deve-se ter garantida uma linha estéril, normalmente mantida com uso de vapor, para a transferência do mosto para ele.

No processo descontínuo, a temperatura, considerada como temperatura de esterilização, e o intervalo de tempo durante o qual o mosto permanece a essa temperatura variam de caso para caso. No entanto, é muito generalizado o uso de temperatura de esterilização da ordem de 121 °C a 125 °C, com tempo de permanência a essa temperatura de 30 a 40 minutos. Em linhas gerais, a esterilização por este processo se faz do seguinte modo:

a) preenche-se o fermentador ou o tanque de esterilização com o mosto a ser esterilizado;
b) injeta-se vapor direta e/ou indiretamente até que o mosto atinja a temperatura de esterilização (aproximadamente 121 °C);
c) conserva-se o mosto a essa temperatura durante 30 a 40 minutos; e
d) fecham-se os registros de vapor e injeta-se água de refrigeração pela serpentina indiretamente e/ou pela camisa de vapor, até que o mosto atinja a temperatura de fermentação.

A velocidade de aquecimento assim como a de resfriamento de um mosto depende de muitos fatores, tais como: viscosidade, condutibilidade térmica, calor específico, superfície de transmissão de calor, vazão e entalpia do vapor direto, volume de carga, temperatura e entalpia do vapor indireto, vazão e temperatura da água de refrigeração. Porém, pode-se dizer que, em escala industrial, o tempo gasto desde o início do aquecimento até o final do resfriamento não é pequeno, sendo sempre de algumas horas. É importante, no caso da esterilização descontínua de uma dorna, conhecer as curvas de aquecimento e resfriamento, como se pode ver na Figura 3.3.

A permanência prolongada do mosto em temperatura elevadas, além de provocar a degradação de nutrientes com intensidade apreciável, pode dar origem a reações químicas entre açúcares e proteínas ou seus derivados, modificando, assim, substâncias indispensáveis à atividade do micro-organismo. Já se verificou, por exemplo, a destruição de cisteína e outros aminoácidos, necessários ao desenvolvimento dos micro-organismos, quando os mesmos são esterilizados em meio contendo glicose. Há autores que verificaram que a meticolina é rapidamente destruída quando aquecida em presença da glicose. Essas destruições se dão, principalmente, por reação entre os açúcares e os grupos amínicos livres, quer de aminoácidos como de proteínas. Estes fatos obrigam, muitas vezes, a se proceder à esterilização em separado dos açúcares e dos materiais proteináceos.

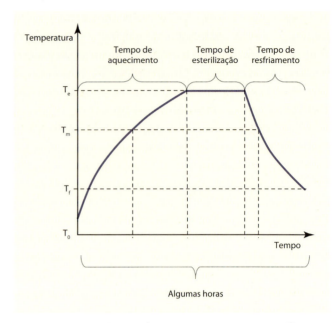

Figura 3.3 Variação da temperatura em esterilização de meio de cultivo por processo descontínuo. T_0: temperatura inicial do meio; T_m: temperatura mínima letal; Te: Temperatura de esterilização; T_f: temperatura final do meio: temperatura do bioprocesso.

Fonte: Adaptado de Lima e Borzani, 1975.

3.5.1.2 PROCESSO DE ESTERILIZAÇÃO CONTÍNUO

No processo contínuo, o mosto é sempre esterilizado em ambiente externo à dorna e, após resfriamento à temperatura de fermentação é encaminhado, por tubulações previamente esterilizadas por vapor, ao fermentador. A Figura 3.4 representa esquematicamente um aparelho para esterilização pelo processo contínuo.

A bomba impele o mosto a ser esterilizado através do trocador de calor, em contracorrente com o mosto esterilizado e quente. Desse trocador de calor 1, o mosto vai para o ejetor, onde é intimamente misturado com o vapor de água. Nesse ejetor o mosto atinge rapidamente a temperatura de esterilização. Daí, o mosto quente sob pressão atravessa o tubo de retenção ou de espera. A temperatura, dada pela pressão no tubo, e o tempo de passagem do mosto, dependente do diâmetro do tubo e da vazão de passagem, são responsáveis pelo processo de esterilização do mosto. Esta parte da aparelhagem é isolada termicamente. Deixando o tubo de retenção, o mosto esterilizado passa pela válvula de redução de pressão, passa pelo trocador de calor 1, fornecendo calor para o mosto que está chegando para ser esterilizado, passa pelo trocador de calor 2, onde é resfriado até a temperatura de fermentação com uso de água em contra-corrente, e vai ao fermentador, estando pronto para receber o inóculo. Cabe ressaltar que, neste caso, o fermentador foi previamente esterilizado com uso de vapor pressurizado. Como temperatura e tempo de esterilização variam de caso para caso, esses aparelhos devem possibilitar o ajuste dessas variáveis. Isso se consegue utilizando bomba cujo motor tenha velocidade regulável e tubo de espera construído de forma tal que possibilite o uso de todo ou parte do mesmo.

Na Tabela 3.2 são apresentadas algumas características dos processos descontínuos e contínuos de esterilização, procurando diferenciá-los.

A esterilização por processo contínuo apresenta uma série de vantagens sobre o processo descontínuo:

a) No processo contínuo, o tempo em que o mosto permanece à temperatura elevada é muito pequeno, sendo o aquecimento praticamente instantâneo e o resfriamento muito rápido. Na maioria dos casos a duração total da operação é inferior a 10 min (Figura 3.5). No processo descontínuo, em escala industrial, o mosto permanece em temperatura elevada durante um intervalo de tempo consideravelmente maior.

b) O aquecimento em temperatura elevada por curto intervalo de tempo ocasiona uma destruição de nutrientes muito menor que no processo descontínuo, no qual temos menores temperaturas, porém grandes intervalos de tempo.

c) Quando bem projetado, o esterilizador contínuo ocupa pequena área e é de fácil limpeza. Em razão do regime turbulento, com velocidades altas do líquido, dificilmente se observa a formação de crostas nas canalizações do aparelho.

d) Quando se trabalha com mostos densos e de alta viscosidade, como no caso de mostos elaborados a partir de cereais, o processo contínuo apresenta a vantagem de dispensar motores de alta potência, como se faz necessário no processo descontínuo para o acionamento dos agitadores.

e) Em razão do isolamento térmico do aparelho e às trocas de calor com o mosto de entrada, gasta-se menos vapor no processo contínuo do que no descontínuo.

f) Os esterilizadores contínuos podem ser usados também para cozimento e sacarificação de matérias-primas amiláceas.

g) No caso de esterilização descontínua, um inconveniente muito grave que algumas vezes surge é o da contaminação metálica resultante do ataque do recipiente pelo mosto em temperaturas elevadas. No processo contínuo, como o tubo de retenção é relativamente pequeno, sem grandes despesas, pode o mesmo ser construído de materiais especiais que evitem ou reduzam a contaminação metálica indesejável.

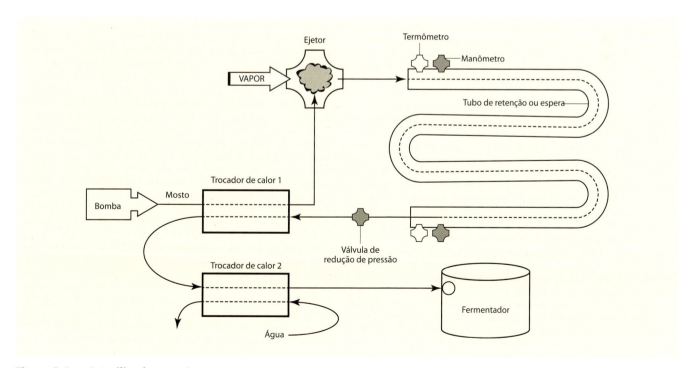

Figura 3.4 **Esterilizador contínuo.**
Fonte: Adaptado de Borzani, 2001b.

Tabela 3.2 Comparação dos processos de esterilização de meios de cultivo

Processo Descontínuo	Processo contínuo
Diretamente no fermentador ("in situ")	Fora do fermentador (fluxo contínuo)
Maior segurança em termos de manutenção de assepsia	Risco de contaminação na operação de transferência para o reator
Temperatura de esterilização: 121 °C/1 atm de sobrepressão	Temperatura: 130 °C-165 °C, com 4 a 5 atm de sobrepressão
Tempo de esterilização da ordem de dezenas de minutos (20 – 40 minutos, dependendo da escala de trabalho)	Tempo da ordem de minutos (2 a 3 minutos)
Tempo de aquecimento e resfriamento longos	Tempo de aquecimento e resfriamento extremamente curtos
Custo de instalação menor	Custo maior de instalação

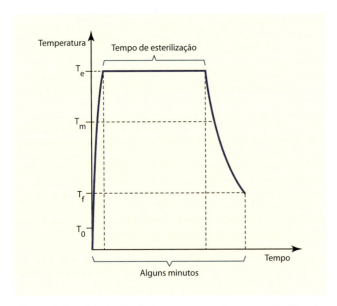

Figura 3.5 Variação da temperatura durante esterilização de meio de cultivo por processo contínuo. T_0: temperatura inicial do meio; T_m: temperatura mínima letal; T_e: Temperatura de esterilização; T_f: temperatura final do meio: temperatura do bioprocesso.

Fonte: Adaptado de Lima e Borzani, 1975.

3.5.1.3 PROBLEMAS DE CONTAMINAÇÃO

Este problema exige um procedimento todo especial de acompanhamento do processo fermentativo desde a fase de laboratório até o fermentador. Este acompanhamento é o chamado controle de esterilidade.

Quando se prepara grandes quantidades do meio de cultura, a verificação da ausência de contaminantes requer critérios especiais. Em linhas gerais, nas fermentações industriais se distinguem quatro situações para tal verificação:

a) Meios para as etapas de laboratório (inóculos, conservação de cultura, meios para provas de produtividade).
b) Meios em tanques em escala piloto ou industrial.
c) Pureza microbiológica da cepa.
d) Ausência de contaminantes durante a fermentação propriamente dita.

Para o caso *a* costuma-se empregar o método próprio de microbiologia geral, ou seja, a incubação total de todas as unidades de um lote de meio nos recipientes que serão usados (frascos, tubos etc.), desprezando as unidades contaminadas ou se sua proporção é alta, toda a partida.

No caso *b*, na realidade, não se pode obter uma resposta absoluta, especialmente levando-se em conta que pode existir contaminação localizada em pontos dificilmente acessíveis do tanque. Esta contaminação não é de constatação fácil com as amostras normais obtidas pouco antes de inocular o meio para iniciar o processo propriamente dito. Em outras palavras, só se poderá saber se um meio está contaminado se o sistema de amostras for capaz de pô-lo em evidência. O resultado deverá ser estéril ainda que o meio e o tanque não estejam realmente, desde que essa eventual contaminação não afete de início a marcha do processo. Esta é a definição prática de esterilidade na escala industrial.

Para os casos *c* e *d*, as provas devem ser condicionadas ao comportamento da cepa utilizada, a qual sempre estará presente nas amostras, observando-se que sua proliferação deve ser inibida para permitir que eventuais contaminantes se ponham em evidência. Cada processo requer, então, métodos específicos.

O método de detecção deve ser preparado de tal forma que os contaminantes possam ser detectados em função do tipo de processo. Exemplificando: não tem sentido preparar métodos para detectar micro-organismos anaeróbicos em um processo altamente aeróbico.

Uma observação prática é quanto à retirada de amostras, que deve ser realizada de forma asséptica. Este cuidado é importante para que não haja alarmes falsos (falso positivo) acarretando em decisões precipitadas. Para que não haja contaminação durante as amostragens, costuma-se utilizar um sistema dos três registros, representado na Figura 3.6. Este sistema é operado da seguinte maneira:

a) com A fechado, abrem-se B e C deixando-se passar o vapor que entra por B;
b) decorrido um intervalo de tempo suficiente para a esterilização do sistema, fecha-se B e abre-se A, retirando-se amostra;
c) fecha-se A, e abre-se B passando-se novamente vapor.

Visando evitar qualquer tipo de contaminação, durante todo o processo fermentativo, o sistema de retirada de amostra é protegido com um selo de vapor, ou seja, a válvula C (Figura 3.6) permanece parcialmente aberta, recebendo vapor continuamente.

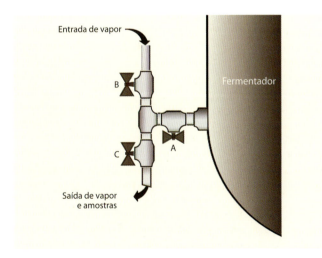

Figura 3.6 Sistema de três registros, com selo de vapor, no ponto de retirada de amostra.
Fonte: Adaptado de Cunha, 1975.

3.5.2 Esterilização de ar

Assim como no caso da esterilização do meio, o ar também pode ser esterilizado tanto pela remoção física ou destruição do micro-organismo. Devido, porém, às altas vazões de ar envolvidas no processo fermentativo, a remoção do contaminante por filtração é mais apropriada.

Os métodos para esterilização de ar podem ser por:

✓ radiação;
✓ aquecimento; ou
✓ filtração.

3.5.2.1 ESTERILIZAÇÃO POR RADIAÇÕES

É utilizado com frequência em salas assépticas, sobre locais de trabalho, visando à esterilização do ar circundante e das superfícies das mesas e instrumentos empregados. Apenas as radiações ultravioletas encontram aplicação prática em razão do alto custo envolvido na obtenção das outras radiações, bem como aos requisitos de segurança (partículas α, prótons e nêutrons, raios γ). Entretanto, em virtude de seu baixo poder de penetração, necessita-se de tempo de exposição relativamente longo, o que torna difícil o uso desse tipo de esterilização visando ao fornecimento de ar para um processo fermentativo.

3.5.2.2 ESTERILIZAÇÃO POR AQUECIMENTO

A resistência à destruição que o micro-organismo apresenta quando submetidos ao calor seco é bem superior quando comparada à resistência ao calor úmido. Sendo assim, o uso de calor seco exige temperaturas relativamente altas, assim como tempos maiores de permanência na temperatura de esterilização. Além disso, em um contexto industrial, com reatores de grande porte, há necessidade de vazões de ar muito elevadas, o que dificulta imaginar o aquecimento de todo esse ar para atingir elevadas temperaturas, assim como é impossível projetar tubos de retenção ou de espera suficientemente longos, a fim de se contar com tempos de residência prolongados sob essas temperaturas (SCHMIDELL, 2001a).

3.5.2.3 ESTERILIZAÇÃO DO AR POR FILTRAÇÃO

Atualmente, a filtração é encontrada em praticamente todas as instalações industriais, por causa dos relativos baixos custos envolvidos nesta operação, bem como em razão da disponibilidade de filtros muito confiáveis. É aplicada também em instalações de planta piloto ou laboratório.

Muitos materiais filtrantes como carvão, algodão e papel já foram empregados, mas, ao longo do tempo, foram substituídos por outros materiais fibrosos como a lã de vidro, que foi muito utilizada desde a década de 1950 até a de 1970. A partir de então, os filtros de membranas hidrofóbicas passou a ser o material mais utilizado para esterilização de ar.

3.5.2.3.1 Filtros de materiais fibrosos para esterilização de ar

Filtros de profundidade são filtros em que a remoção dos micro-organismos ocorre durante a passagem do ar pelos mesmos. São normalmente constituídos de materiais irregulares, fibrosos, de modo que não há um diâmetro de poro padronizado. Dessa forma, os mecanismos de retenção dos micro-organismos e materiais particulados são baseados em cinco modos principais, quais sejam: impacto, interceptação, difusão, sedimentação e interação eletrostática. No caso da retenção por impacto, a partícula choca-se diretamente com a superfície do meio filtrante, ficando retida. No caso da interceptação, embora a partícula não se choque diretamente com a superfície do meio filtrante, ela passa por uma interface estagnada, onde a velocidade é praticamente igual a zero, de modo que a partícula usualmente adere ao elemento filtrante. No caso da difusão, a partícula passa um pouco mais distante da fibra, mas a baixa velocidade da partícula possibilita que haja tempo para que esta sofra um pouco de difusão ou movimento Browniano, de modo que venha a aderir no elemento filtrante. No mecanismo de sedimentação, o que prevalece é a diferença de densidade do micro-organismo. O mecanismo de interação eletrostática é o que menos impacto tem, a menos que o material filtrante possua uma forte carga líquida (RAJU; COONEY, 1993).

Os materiais empregados como elementos filtrantes em filtros de profundidade podem ser, lã de vidro, cerâmica, terra diatomácea, fibra de celulose, metal sinterizado, entre outros.

Os filtros de lã de vidro, ainda utilizados em algumas indústrias, demandam cuidados e condições detalhadas de procedimento de sua montagem e condições de esterilização são apresentadas por Schmidell (2001a).

3.5.2.3.2 Filtros de membranas para esterilização de ar

O ar pode ser esterilizado através de sua passagem por membranas microporosas, elaboradas a partir de materiais poliméricos como politetrafluoretileno (PTFE – teflon). Essas membranas apresentam poros menores do que a dimensão do micro-organismo a ser retido (0,2; 0,22 ou 0,45 µm), proporcionando a retenção dos aerossóis microbianos, havendo, portanto, a retenção apenas por impacto direto das partículas contra o filtro, também conhecido como filtro absoluto.

A hidrofobicidade é um aspecto importante, pois estes filtros também devem ser esterilizados por vapor, podendo ser em autoclave a 121 °C, em escala laboratorial, ou com vapor em escala piloto e industrial.

Esses filtros podem ser fornecidos na forma de discos (Figura 3.7), mais utilizado em escala laboratorial, ou de cartuchos, os quais contém a membrana filtrante na forma de cartuchos (Figura 3.8) montada sobre uma estrutura de polipropileno. Este segundo caso é apropriado para instalações de grande porte.

Neste caso, diferentemente dos filtros de materiais fibrosos, a retenção dos micro-organismos não depende do fluxo do ar, mas o aumento da velocidade do ar pode acarretar em maior perda de carga do elemento filtrante, e velocidades excessivas podem provocar vibrações que comprometem o sistema de vedação.

Quando da esterilização do filtro com injeção de vapor, este deve ser devidamente filtrado, a fim de evitar o acúmulo de sólidos na superfície do elemento filtrante.

Procurando aumentar a vida útil dos filtros absolutos, uma vez que apresentam maior custo que os filtros fibrosos, estes são normalmente utilizados como pré-filtros, diminuindo os custos industriais com filtração do ar.

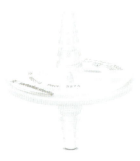

Figura 3.7 Fotografia de filtro esterilizante de ar (0,2 µm) na forma de discos.

Fonte: Sartorius SSStedium Biotech <http://www.sartorius.com/pt>.

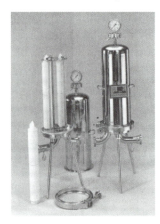

Figura 3.8 Filtros tipo cartucho e correspondentes suportes para filtração com grandes vazões de ar

Fonte: Wallhäusser, 1985 (Reproduzido com permissão).

3.5.3 Esterilização de equipamento

Processos fermentativos, geralmente, requerem a esterilização do equipamento também, o que denota eliminar todas as formas de vida presentes em seu interior. Existem processos menos exigentes em que a eliminação parcial dos micro-organismos presentes no equipamento é suficiente para garantir a obtenção do produto de forma satisfatória. Um exemplo de bioprocesso menos exigente é a fermentação alcoólica, em que o produto (etanol) pode, de certa forma, inibir ou mesmo impedir o crescimento de micro-organismos contaminantes.

A esterilização de equipamentos pode ser feita pela aplicação de métodos:

✓ Físicos: calor seco, calor úmido, radiação ultravioleta, radiação com partículas ionizantes [gama] e ultrassom; ou

✓ Químicos: limpeza com líquidos ou gases que matam os micro-organismos ou danificam irreversivelmente sua capacidade reprodutiva (hipoclorito, fenóis, formaldeído, óxido de etileno, ozônio, dióxido de enxofre etc.).

O calor úmido e a desinfecção por agentes químicos são os métodos mais empregados, mas alguns materiais, como vidrarias, também podem ser esterilizados com calor seco (fornos/estufas) e mais raramente por radiação ultravioleta.

3.5.3.1 USO DE CALOR ÚMIDO

Geralmente, o calor úmido (vapor saturado) é empregado para esterilização de biorreatores/fermentadores vazios ou com meio de cultura e tubulações.

No caso de reatores vazios, o vapor é injetado de forma a expulsar o ar presente em seu interior. Com o reator fechado, injeta-se vapor até que se atinjam valores adequados de pressão e temperatura (em geral, 1 atm e 121 °C). Ao término do tempo de esterilização, para evitar vácuo, provocado pelo resfriamento e consequente condensação do vapor, aplica-se ar estéril. O vácuo deve ser minimizado, pois pode provocar danos ao equipamento, vazamento em válvulas, ou mesmo propiciar a entrada de ar contaminado por pequenas fissuras em soldas, que eventualmente possam existir.

O processo de esterilização de reatores já contendo meio de cultura é tratado na Seção 3.5.1, sendo que reatores de pequeno porte (até aproximadamente 20 L) podem ser esterilizados em autoclaves, empregando-se temperatura e pressão de esterilização de 121 °C e 1 atm, geralmente. Entretanto, o tempo de esterilização deve ser mais longo (40 a 60 minutos), em relação a vidrarias e outros materiais. Isso se dá pelo fato de que o centro do conteúdo do reator pode demorar a atingir a temperatura de esterilização, já que não há agitação.

Vidrarias e outros materiais, incluindo eletrodos empregados nos reatores, também podem ser esterilizados em autoclaves. O tempo de esterilização pode variar de acordo com o material (vidrarias em geral podem ser esterilizados por 15 a 30 minutos).

O calor úmido também pode ser utilizado para esterilizar equipamentos empregados no processamento de produtos de bioprocessos, entre eles: filtros, centrífugas, bombas, misturadores, separadores e homogeneizadores. Quando a esterilização por calor úmido não é possível, empregam-se agentes químicos adequados.

3.5.3.2 USO DE CALOR SECO

Calor seco (em estufa que atinja temperatura superior a 150 °C) pode ser empregado para esterilização de vidrarias, metais e sólidos resistentes ao calor. Na ausência de umidade, a transferência de calor é muito mais lenta e os micro-organismos apresentam maior resistência à inativação. Por isso, os tempos de exposição ao calor devem ser também superiores (cerca de 3 a 4 horas).

3.5.3.3 USO DE AGENTES QUÍMICOS (GERMICIDAS QUÍMICOS)

O emprego de agentes químicos é menos comum e pode ser menos eficiente que o calor úmido. Geralmente, este método é utilizado quando equipamentos de operações unitárias ou partes de um biorreator não suportam condições de esterilização pelo calor, entre eles: bombas, centrífugas, filtros, secadores, válvulas e equipamentos de medição. Por outro lado, há casos em que a configuração do biorreator não permite a esterilização em autoclave ou mesmo por injeção de vapor. Neste caso, se o bioprocesso não é tão exigente em termos de remoção de contaminantes, a esterilização por agentes químicos seria o procedimento mais adequado.

A esterilização por agentes químicos apresenta a vantagem de poder ser feita em temperaturas brandas, mas, por outro lado, pode depender de muitos fatores, que precisam ser avaliados, como tempo de contato, pH, composição do meio, geometria do reator, material de construção do

132 • BIOTECNOLOGIA FARMACÊUTICA

mesmo, entre outros. Ou seja, devem ser levados em conta a interação do agente químico tanto com o meio residual, no processo de limpeza, como com o material do biorreator, de modo que não haja incompatibilidades.

A menos que a substância química seja decomposta ou se volatilize durante o período de esterilização, após a ação, a sua remoção pode ser necessária, por enxágue ou lavagem, seja com água ou com solução neutralizante, ambos estéreis.

Alguns germicidas químicos comuns são (URENHA et al. 2001):

✓ Etanol ou isopropanol: podem ser usados para desinfecção de materiais por imersão na solução a 70%, sendo ativos contra fungos, bactérias vegetativas e amplo espectro de vírus.
✓ Cloro livre: apresentando um nível de atividade intermediário, possui amplo espectro, podendo inativar bactérias esporuladas; pode ser utilizado em solução aquosa a 0,5%.
✓ Compostos quaternários de amônio: é utilizado na forma de solução aquosa até 0,2%; apresenta um nível de atividade baixo, sendo que algumas bactérias vegetativas gram-negativas podem ser resistentes.
✓ Compostos fenólicos: podem ser empregados para desinfecção de áreas de laboratório e de produção, na forma de solução aquosa até 5%; o nível de atividade pode ser até intermediário, sendo que podem eliminar até mesmo vírus não lipídicos.
✓ Formaldeído: em solução de 4% a 8%, apresenta nível de atividade intermediário a alto, e pode ser empregado para desinfecção de equipamentos, inativando bactérias esporulantes; sua atividade pode ser potencializada, podendo até mesmo esterilizar equipamentos, quando em combinação com solução de etanol ou isopropanol a 70%.

3.6 CINÉTICA DE PROCESSOS FERMENTATIVOS

O estudo da cinética de processos fermentativos tem sua importância decorrente do interesse de sua aplicação prática na área industrial. Atualmente, temos importantes produtos obtidos por fermentação que tiveram suas produções e/ou rendimentos aumentados em função de estudos cinéticos. Poderíamos citar, como exemplos, fermento de panificação e penicilina, nas áreas de alimentos e medicamentos, respectivamente. Tem por finalidades:

✓ calcular a velocidade das transformações ocorridas no meio em razão da ação dos micro-organismos durante a fermentação;
✓ estudar a influência de fatores nessas velocidades;
✓ correlacionar velocidades e fatores por meio de equações ajustadas; e
✓ aplicar equações em otimização do controle do processo; entre outras.

Para tanto, há necessidade de se acompanhar o processo fermentativo, por meio de amostras que terão alguns de seus componentes analisados e servirão de base para o cálculo das velocidades correspondentes (BORZANI, 1975b).

Devem-se determinar quais componentes serão acompanhados no decorrer do bioprocesso. Em geral, os parâmetros acompanhados são: concentração de células, substrato (um nutriente específico ou mais de um, se necessário), concentração de oxigênio dissolvido, caso se trabalhe com micro-organismo aeróbico, valor de pH e concentração de produto.

O estudo de cinética é um importante instrumento no aumento de escala, da bancada do laboratório para a produção industrial. A seguir serão comentados métodos de medida de variáveis dependentes no processo fermentativo, uma vez que as velocidades são calculadas a partir de seus valores. Adicionalmente, serão apresentadas as definições e as formas de cálculo das velocidadas e dos fatores de conversão, ferramentas essenciais relacionadas a cinética de processos fermentativos, pois delas depende a viabilidade do processo industrial.

3.6.1 Medida da concentração de componentes do meio de fermentação

3.6.1.1 CONCENTRAÇÃO CELULAR

Alguns dos métodos utilizados para se determinar a concentração celular no meio de cultivo são:

3.6.1.1.1 Concentração expressa em massa seca

Neste método, filtra-se um determinado volume de amostra através de uma membrana com diâmetro de poro adequado (menor que o diâmetro da célula) e de massa previamente conhecida. Lava-se a amostra para retirada de possíveis sais aderidos às células. Seca-se em estufa a 100 °C até massa constante. Pesa-se e obtendo-se a diferença das massas, esse valor é dividido pelo volume filtrado. Assim, obtém-se o valor de concentração celular expressa em massa seca. Este é o método mais utilizado e rigoroso, mas requer maior quantidade de células, e tempo para determinação, e não faz distinção entre biomassa viva e biomassa morta. É a forma mais aceita para cálculos de velocidades e fatores de conversão, mas não é prática do ponto de vista industrial em razão do tempo de secagem da biomassa.

3.6.1.1.2 Centrifugação para determinação do volume celular

Centrifuga-se um determinado volume de amostra do meio de fermentação, em tubo graduado, e determina-se porcentagem de volume celular em relação ao volume de amostra aplicado. É muito utilizado em indústria em razão da sua rapidez, mas pode apresentar fontes de erro, tais como partículas suspensas, grau de compactação etc. Além disso, não faz distinção entre biomassa viva e biomassa morta.

3.6.1.1.3 Densidade óptica

A densidade óptica, ou turbidez, de um meio de cultivo é proporcional à concentração celular, e esse fato permite a realização de uma medida simples, rápida e barata para determinar a concentração celular. Inicialmente, faz-se uma curva de calibração correlacionando valores de absorbância e a concentração celular de suspensões, cujos valores são determinados pelo método de massa seca, descrito no item 3.6.1.1.1. Tem de haver uma padronização muito rigorosa para reduzir os erros. Além disso, dependendo da composição do meio, a sua turvação pode interferir na determinação da absorbância resultante da presença de células. Este método também não permite a distinção entre células vivas e mortas.

3.6.1.1.4 Contagem microscópica

Neste método pode-se determinar o número de células totais (sem distinção entre vivas e mortas) ou apenas as células viáveis.

Contagem de células totais: Contabilizando células vivas e mortas, esse método pode ser realizado pelo emprego de câmaras de contagem, como a câmera de Neubauer, por exemplo, preenchidas com suspensões celulares, convenientemente diluídas. Pode-se chegar à concentração em termos de número de células/ml.

Contagem de células viáveis: Embora não se possa afirmar com certeza se uma célula é viável ou produtiva em um determinado bioprocesso, há métodos que podem fornecer indícios, por meio da adição de alguns corantes e visualização microscópica. Como exemplo, tem-se o uso de azul de metileno, empregado em destilarias, que cora leveduras mortas, e sendo assim, as células incolores são as viáveis.

3.6.1.1.5 Contagem em placas

Contagem em placas consiste na inoculação do meio de fermentação, convenientemente diluído, em placas e leitura das unidades formadoras de colônias. É um método que permite a contagem de células viáveis, mas muito demorado, pois depende da multiplicação das células para que se forme uma colônia visível.

3.6.1.1.6 Medida de componentes celulares

A medida de um componente celular, que esteja em uma proporção constante com a massa celular total, pode ser usada para avaliar a biomassa. Alguns dos componentes celulares utilizados para esse fim são nitrogênio, proteínas e DNA. Em razão da dificuldade de extrapolação, tendo em vista que a concentração de componentes celulares pode variar durante o crescimento celular, este método é mais utilizado quando se trabalha com substratos sólidos, em que se é praticamente impossível separar o micro-organismo do meio de cultivo.

3.6.1.2 CONCENTRAÇÃO DE COMPOSTOS ESPECÍFICOS NO MEIO DE FERMENTAÇÃO

Neste caso, consideram-se substrato (um nutriente específico, geralmente o substrato limitante), produto, entre outros. Deve-se lembrar de que, em geral, os meios de cultivo são complexos, sendo indispensável verificar se não há substâncias presentes no meio que possam interferir na análise do componente que se deseja dosar.

O preparo da amostra retirada do biorreator normalmente envolve etapas de separação da fase líquida da fase sólida, por meio de centrifugação ou filtração, para que, em seguida, a fase líquida possa ser submetida ao método para determinação da concentração do componente.

134 • BIOTECNOLOGIA FARMACÊUTICA

3.6.2 Medida das velocidades

Em um processo fermentativo, pode-se calcular a velocidade média ou as velocidades instantâneas de multiplicação celular, de consumo de substrato ou formação de produto.

Para se calcular a velocidade média da formação de células, chamada produtividade volumétrica em células ou, simplesmente, produtividade em células (P_X), deve-se, antes de tudo, saber o conceito do que este parâmetro representa. A produtividade em células representa a massa de células formada durante o cultivo microbiano por unidade de volume e por unidade de tempo. Por exemplo, se $P_x = 2$ g células/L.h, significa que durante o cultivo microbiano houve, em média, a formação de 2 g células (secas) por litro de líquido no biorreator por hora. Esse conceito é muito importante, pois dá indicação da eficiência de uso do biorreator. Em outras palavras, tendo em vista que a fábrica tem custos fixos, como energia elétrica, água, filtros, matéria-prima, funcionários, depreciação de bens etc., quanto mais produto formar no reator por unidade de tempo, maior será o aproveitamento dos custos fixos citados anteriormente. Dessa forma, menor vai ser o custo de produção da célula em questão.

Levando-se em conta que se tem os dados de concentração celular ao longo do tempo, uma vez que foram sendo retiradas amostras regulares, se dividirmos a concentração celular formada no decorrer do cultivo microbiano (cuja unidade poderia ser expressa em g/L, por exemplo) pelo correspondente tempo para ocorrer essa formação (cuja unidade poderia ser em horas, por exemplo), somente a unidade correspondente já indica que o valor a ser calculado corresponde à produtividade em células. Neste capítulo, sempre que se referir a concentração celular (X) estar-se-á considerando concentração celular expressa em massa seca (g células secas/L).

De um modo prático, para o cálculo da produtividade em células (P_X), deve-se:

a) Em um processo descontínuo (processo descontínuo clássico), subtrair a concentração final (X_f) da concentração inicial (X_i) [Variação da concentração celular no processo fermentativo em razão do crescimento celular (ΔX)$_c$];

b) Dividir a variação da concentração celular formada (ΔX)$_c$ pelo tempo decorrido para se terminar a fermentação (T_f), lembrando que este corresponde ao tempo em que X é máxima, no caso de produção de células ou em que a concentração de produto é máxima, no caso de produção de um metabólito celular.

Portanto,

$$P_X = \frac{(\Delta X)_c}{T_f}$$

O mesmo conceito aplicado para produtividade em células pode ser aplicado para produtividade em produto (P_p). Assim:

$$P_P = \frac{(\Delta P)_c}{T_f}$$

Onde $(\Delta P)_c$ representa a concentração de produto formado, decorrente da ação do micro-organismo. Em se tratando de processo descontínuo, $(\Delta P)_c = P_f - P_i$, onde P_f e P_i são as concentrações de produto final (que corresponde ao máximo valor de concentração de produto) e inicial, respectivamente.

Com relação a produção, cujo conceito representa massa produzida por tempo, as fórmulas para cálculo de produção celular (PR_x) e produção de produto (PR_P) são:

$$PR_X = (\Delta M_X)_c / T_f \quad \text{e} \quad PR_p = (\Delta M_P)_c / T_f$$

Onde $(\Delta M_X)_c$ e $(\Delta M_P)_c$ representam massa formada de células e produto, respectivamente.

Da mesma forma que P_X, P_P representa uma velocidade média, uma vez que é calculada a partir de diferenças entre valores finais e iniciais. No entanto, sabe-se que as células, em razão do seu crescimento e correspondentes consumo de substrato e formação de produto, modificam a constituição do meio de cultivo ao longo do processo fermentativo. Fica claro, então, que as velocidades devem mudar ao longo do cultivo microbiano. Dessa forma, para conhecer as condições em que há as maiores velocidades de crescimento celular, consumo de substrato e formação de produtos, há a necessidade de calcular as velocidades nos diversos instantes de cultivo, ou seja, é necessário calcular as velocidades instantâneas.

Na Figura 3.9 podem ser observados os perfis de concentração celular (X), concentração de substrato (S) e concentração de produto (P) em função do tempo. A inclinação dessas curvas (derivadas) representam as variações das concentrações de células, substrato e produto em função do tempo, representados pelos símbolos de derivadas $\frac{dX}{dt}$, $\frac{dS}{dt}$ e $\frac{dP}{dt}$, respectivamente. As unidades são as mesmas unidades já vistas para as velocidades médias (representadas por massa/volume.tempo), uma vez que também representam variação das concentrações em função do tempo.

Os valores das derivadas obtidas poderão não ser as velocidades instantâneas, dependendo do processo fermentativo em questão, mas de qualquer forma são imprescindíveis para a determinação destas.

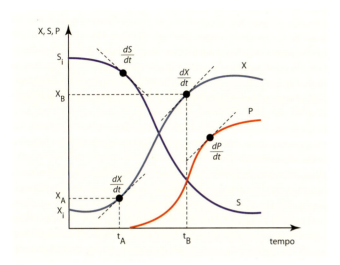

Figura 3.9 Variação das concentrações de células (*X*), substrato (*S*) e produto (*P*) em função do tempo, identificando-se as inclinações (derivadas) para cada caso.

Com esse conhecimento, algumas definições podem ser estabelecidas.

3.6.3 Definições

Tomando como exemplo um processo descontínuo (batelada clássica), pode-se estabelecer:

V = volume de meio em fermentação (V = constante)
F = Vazão de enchimento da dorna (F = 0)

e considerando concentração celular em massa seca (X), concentração de substrato (S) e concentração de produto (P) em função do tempo, temos:

$\dfrac{dX}{dt}$ = derivada de concentração celular, ou velocidade de variação da concentração celular (Figura 3.9)

e, neste caso, pode-se afirmar que a derivada $\frac{dX}{dt}$ (velocidade da variação da concentração celular no biorreator) representa a velocidade de crescimento celular (que chamaremos $\left(\frac{dX}{dt}\right)_c$), pois não há variação de volume, nem entrada ou saída de células. Em outras palavras, como pode-se afirmar que o crescimento celular é a única variável que pode ter levado a uma alteração na concentração celular no biorreator, pode-se assumir que a inclinação da curva de concentração celular é a própria velocidade de crescimento celular. Então:

$$\frac{dX}{dt} = \left(\frac{dX}{dt}\right)_c$$

$\dfrac{dS}{dt}$ = derivada de concentração de substrato, ou velocidade de variação da concentração de substrato (Figura 3.9)

e, considerando não haver variação de volume e nem entrada ou saída de substrato:

$$-\frac{dS}{dt} = \left(\frac{dS}{dt}\right)_c$$

Onde (dS/dt)c é a velocidade de consumo de substrato.

$\dfrac{dP}{dt}$ = derivada de concentração de produto, ou velocidade de variação da concentração de produto (Figura 3.9)

Igualmente, considerando não haver variação de volume nem entrada ou saída de produto:

$$\frac{dP}{dt} = \left(\frac{dP}{dt}\right)_c$$

Onde $(dP/dt)_c$ é a velocidade de formação de produto.

Visando facilitar o entendimento neste capítulo, os valores de derivada sem nenhuma notação adicional referem-se à variação, enquanto que acompanhados do índice "c" referem-se a velocidades associadas às células.

Observando a Figura 3.9, constata-se que os pontos t_A e t_B apresentam os mesmos valores de $\left(\frac{dX}{dt}\right)$, uma vez que as inclinações das retas tangentes à curva de crescimento nesses instantes apresentam mesmo valor. Entretanto, essa mesma variação de concentração celular é resultado de uma quantidade diferente de células presentes no meio, ou seja, X_B é muito maior que X_A. Assim, pode-se deduzir que, por haver uma quantidade muito menor de células no instante t_A, para que possam levar a uma mesma variação da concentração celular que no instante t_B, as células no instante t_A têm de crescer mais. Assim, daí decorre um novo conceito, que é a velocidade específica de crescimento (μ_X), que leva em conta não somente a velocidade da variação da concentração celular (velocidade de crescimento), mas também a quantidade de células que levou a essa velocidade de crescimento. A forma de fazer essa correção é dividir a velocidade de crescimento $\left(\frac{dX}{dt}\right)_c$ pela concentração celular (X), responsável por essa velocidade. Ou seja:

$$\mu_x = \frac{1}{X} \cdot \left(\frac{dX}{dt}\right)_c$$

Para simplificação, μ_x pode ser apresentado, igualmente, como μ.

Neste caso, a unidade é massa de célula formada por massa de célula presente no biorreator por unidade de tempo (por exemplo, g células formadas/ g células · h). Um micro-organismo que apresente uma velocidade específica de crescimento ($\mu = \mu_x$) de 0,2 g cel/g cel · h em um determinado instante produz, nessas condições, para cada grama de células presente no biorreator, por hora, 0,2 g de células. Por simplificação dessa unidade, a unidade da velocidade específica de crescimento é tempo^{-1} (por exemplo, h^{-1}).

Os mesmos conceitos podem ser aplicados para consumo de substrato e formação de produto:

Velocidade específica de consumo de substrato:

$$\mu_S = \frac{1}{X} \cdot \left(\frac{dS}{dt}\right)_c$$

Velocidade específica de formação do produto:

$$\mu_p = \frac{1}{X} \cdot \left(\frac{dP}{dT}\right)_c$$

Outro parâmetro importante é o fator de conversão (Y = "yield"). Considerando um determinado tempo t de fermentação, os correspondentes valores de X, S e P podem ser relacionados entre si, verificando-se a relação mássica entre formação de células ou produto a partir de uma quantidade conhecida de substrato, pelos fatores de conversão definidos por:

$$Y_{X/S} = \frac{X - X_i}{S_i - S}$$

Neste caso, X pode ser o valor final de concentração obtido em um bioprocesso (X_f), e se S final for próximo de zero, pode ser desprezível frente a S_i.

$$Y_{P/S} = \frac{P - P_i}{S_i - S}$$

Para o caso do produto também, P pode ser P_f (concentração final de produto), e se S final for próximo de zero, pode ser desprezível na equação. Cabe ressaltar aqui que normalmente os valores finais de X (X_f) e produto (P_f) correspondem aos seus valores máximos. No entanto, nem sempre isso ocorre, pois, por exemplo, o valor máximo de P pode ocorrer em trecho de decréscimo de X.

O fator de conversão $Y_{X/S}$ foi originalmente definido por Monod (1949), tendo sido útil na análise de alguns processos como, por exemplo, na produção de *single cell protein* (proteínas unicelulares) a partir de carboidratos ou hidrocarbonetos. É de extrema valia na produção de levedura de panificação e outros processos que envolvam micro-organismos, pois permite avaliar a quantidade de substrato destinada à formação celular.

Em um processo descontínuo, os fatores de conversão podem ser ou não constantes ao longo de todo o cultivo.

Para se calcular os fatores de conversão instantâneos, temos:

$$Y_{X/S} = \frac{(dX)c}{(dS)c} = \frac{\left(\dfrac{dX}{dt}\right)_c}{\left(\dfrac{dS}{dt}\right)_c} = \frac{\dfrac{1}{X}\left(\dfrac{dX}{dt}\right)_c}{\dfrac{1}{X}\left(\dfrac{dS}{dt}\right)_c} = \frac{\mu}{\mu_s}$$

$$Y_{X/S} = \frac{\mu}{\mu_s}$$

Portanto, por analogia:

$$Y_{P/S} = \frac{\mu_p}{\mu_s}$$

Todos os cálculos apresentados nesta seção foram exemplificados com o processo descontínuo clássico. No entanto, as definições são válidas para qualquer tipo de processo de cultivo, sempre empregando os mesmos conceitos, uma vez que estes não dependem do processo fermentativo.

3.6.4 Processo contínuo

Considere-se um fermentador de volume de meio V (V = constante), homogêneo e que está operando com vazão F (Figura 3.10).

Como se observa nessa figura, a entrada contínua de nutriente dada pela vazão volumétrica de alimentação (F) de mosto de concentração de substrato limitante S_m, indica que a exaustão de nutriente pode ser evitada. Ao mesmo tempo, a mesma vazão volumétrica de saída de meio fermentado (F), retira células, produto, metabólitos tóxicos e nutrientes residuais. Dessa forma, pode-se inferir que esse processo pode ser mantido indefinidamente.

Para se ter a real noção de condições de fornecimento de substrato, para uma dada concentração de substrato S_m, não basta saber apenas a vazão F, pois também há de se considerar o volume de suspensão celular presente no fermentador (V). Por isso, foi necessário a definição de vazão específica de alimentação (D), que é a razão de F e V, ou seja, D = F/V.

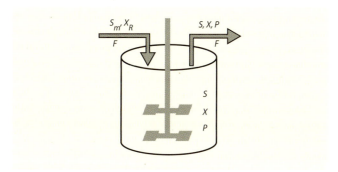

Figura 3.10 S_m: concentração de substrato no mosto de alimentação; X_R: concentração celular no reciclo; F: vazão de alimentação; S: concentração de substrato no biorreator e no meio de saída; X: concentração celular no biorreator e no meio de saída; P: concentração de produto no biorreator e no meio de saída.

A Figura 3.11 pode representar algumas condições possíveis de se ocorrer no processo contínuo. Pode-se notar na figura que o processo contínuo começa como um processo descontínuo e a partir de um determinado tempo (primeira linha tracejada vertical, instante t_A) inicia-se o processo contínuo, com adição de mosto e retirada simultânea de material fermentado. Nessa primeira etapa do processo contínuo, representada pela variação das concentrações dos componentes no meio em fermentação, o regime é chamado regime transiente. Com o decorrer do tempo, as variações das concentrações são cada vez menores (BORZANI et al., 1977), até chegar a uma condição em que não há variação das concentrações, denominada de regime permanente ou estacionário ($t \geq t_B$).

Para o cálculo das velocidades de crescimento e velocidades específicas de crescimento do micro-organismo, pode-se lançar mão do balanço material de células (DOIN, 1975; FACCIOTTI, 2001) para um instante dt, de acordo com o que se apresenta na Figura 3.10.

$$\begin{pmatrix} \text{Variação de massa} \\ \text{de micro-organismo} \\ \text{no biorreator} \end{pmatrix} = \begin{pmatrix} \text{Massa de micro-} \\ \text{-organismo que} \\ \text{entra no reator} \end{pmatrix} +$$

$$+ \begin{pmatrix} \text{Massa de micro-organismo} \\ \text{que se acumula devido} \\ \text{ao crescimento} \end{pmatrix} -$$

$$- \begin{pmatrix} \text{Massa de micro-organismo} \\ \text{que sai no líquido efluente} \end{pmatrix}$$

Esse balanço pode ser representado pela equação:

$$V(dX) = F \cdot dt \cdot X_R + V(dX)_c - F \cdot dt \cdot X$$

Lembrando que "F · dt" correspondem aos volumes que entram e saem do biorreator no intervalo dt.

Sendo que X_R representa a concentração celular no reciclo de células (Figura 3.10)

Adicionalmente, (dX) representa a variação global de concentração celular no biorreator no intervalo dt e $(dX)_c$ representa a variação de concentração celular no biorreator devido exclusivamente ao crescimento celular.

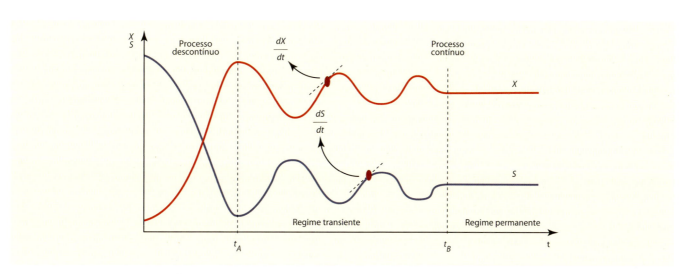

Figura 3.11 Curvas possíveis de concentração celular (X) e de substrato (S) para cultivo microbiano em processo contínuo. Os valores de derivada de concentração celular (dX/dt) e de concentração de substrato (dS/dt) estão representadas graficamente.

Dividindo-se tudo por V e dt, e sabendo que $F/V = D$ (vazão específica de alimentação, h^{-1}):

$$\left(\frac{dX}{dt}\right) = D \cdot X_R + \left(\frac{dX}{dt}\right)_c - D \cdot X$$

Onde (dx/dt) é a variação da concentração celular num determinado tempo, ou seja, a derivada da concentração celular (Figura 3.11) e (dx/dt)$_c$ é a velocidade de crescimento.

Dividindo-se por X, tem-se:

$$\frac{1}{X}\left(\frac{dX}{dt}\right) = D\frac{X_R}{X} + \mu - D$$

Sabendo-se que no regime permanente $\left(\frac{dX}{dt}\right) = 0$:

$$0 = D\frac{X_R}{X} + \mu - D$$

Isolando-se μ:

$$\mu = D - D\frac{X_R}{X}$$

Ou seja:

$$\mu = D\left(1 - \frac{X_R}{X}\right)$$

Caso, no processo, não haja reciclo de células ($X_R = 0$), então:

$$\mu = D$$

Então, em REGIME PERMANENTE, $\mu = D$, assim como nos pontos de mínimo e máximo no regime transiente, onde $\left(\frac{dX}{dt}\right) = 0$, como se pode observar na Figura 3.12, ou seja, a massa de micro-organismo que se forma na unidade de tempo é igual à massa de micro-organismo retirada do fermentador. Na curva ascendente, $\mu > D$, e na curva descendente, $\mu < D$. De fato, sendo μ o parâmetro que promove o aumento de células no reator e D o parâmetro que retira células do mesmo, a concentração celular é dependente deles.

Como se pode observar na Figura 3.12, com o aumento da vazão específica de alimentação (D), tem-se inicialmente oscilação dos valores de X e S (regime transiente), atingindo-se novamente o regime permanente, mas com valor de X menor. O aumento do valor de D, com obtenção de regime permanente, porém, só pode ocorrer enquanto é possível a obtenção da igualdade $\mu = D$. Levando-se em conta que o micro-organismo é um ser vivo, ele tem uma velocidade específica de crescimento máxima (μ_m), que seria, portanto, o máximo valor de D que se poderia trabalhar em processo contínuo sem reciclo de células. Por isso, essa vazão específica de alimentação é denominada de vazão específica de alimentação crítica (D_{crit}).

Tomemos, como exemplo, um processo contínuo em que se emprega uma levedura cujo μ_m é de 0,5 h^{-1}. Como vemos na Tabela 3.3, o aumento do valor de D até 0,5 h^{-1} permite a obtenção de regime permanente. Aqui, cabe uma observação, pois sendo 0,6 h^{-1} o valor de μ, então, um D de mesmo valor é considerado D crítico. Com o aumento de D para 0,6, porém, certamente, o sistema não atingirá regime permanente e as células serão completamente arrastadas ao longo do tempo. Este fenômeno é chamado *wash out* ou lavagem do sistema.

No último caso (D = 0,6 h^{-1}), supondo que haja um reciclo de células (X_R) de 1 g L^{-1}, e X = 5 g L^{-1}, pode-se empregar a fórmula:

$$\mu = D\left(1 - \frac{X_R}{X}\right)$$

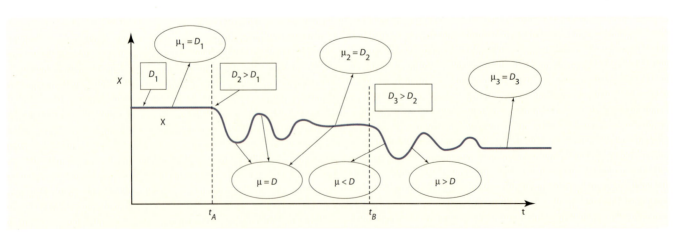

Figura 3.12 Concentração celular em função do tempo para um processo contínuo sem reciclo de células. Até o instante, t_A, o processo foi conduzido com vazão específica de alimentação D_1. No instante t_A a vazão específica de alimentação foi alterada para D_2 ($D_2 > D_1$). No instante t_B, a vazão específica de alimentação foi alterada para D_3 ($D_3 > D_2$).

Obtendo-se que $\mu = 0{,}48\ h^{-1}$, o que comprova a possibilidade de se obter um regime permanente ou estacionário, pois a levedura pode crescer com essa velocidade.

Ou seja, quando se trabalha com reciclo de células, desde que o produto $D\left(1 - \frac{X_R}{X}\right)$ seja menor que o valor de μ_m é possível obter regime permanente.

Há casos ainda em que pode ocorrer morte celular (HAYTER et al., 1993), que pode ocorrer principalmente em vazões especificar de alimentação mais baixas, cujos efeitos são dependentes das células que estão sendo cultivadas. Nesses casos de morte, há necessidade de inclusão da parcela correspondente à morte celular no balanço material de células (HAYTER et al., 1993).

Tabela 3.3 Estudo do regime do processo contínuo em função de D para um micro-organismo de velocidade específica de crescimento máxima de 0,5 h⁻¹

Sistema	D (h⁻¹)	Regime Permanente?
Sem reciclo	0,2	Sim
Sem reciclo	0,4	Sim
Sem reciclo	0,5	Sim (Teórico) – **D crítica**
Sem reciclo	0,6	Não
Com reciclo	0,6	Sim, com $X_R = 1g/L$ e $X = 5g/L$

Balanço material para substrato

Nas mesmas condições que foram consideradas para células, pode-se considerar o seguinte balanço de material para substrato no intervalo de tempo dt (DOIN, 1975) (Figura 3.10).

$$\begin{pmatrix} Variação\ de\ massa \\ de\ substrato \\ no\ biorreator \end{pmatrix} = \begin{pmatrix} Massa\ de\ substrato \\ que\ entra\ no\ reator \end{pmatrix} -$$

$$-\begin{pmatrix} Massa\ de\ substrato \\ consumida\ pelo \\ micro\text{-}organismo \end{pmatrix} - \begin{pmatrix} Massa\ de\ substrato \\ que\ sai\ no\ líquido \\ efluente \end{pmatrix}$$

$$V(dS) = F \cdot dt \cdot S_m - V(dS)_c - F \cdot dt \cdot S$$

Dividindo-se tudo por V e dt, e sabendo que $F/V = D$ (vazão específica de alimentação, h⁻¹):

$$\left(\frac{dS}{dt}\right) = D \cdot S_m - \left(\frac{dS}{dt}\right)_c - D \cdot S$$

ou:

$$\left(\frac{dS}{dt}\right) = D\left(S_m - S\right) - \left(\frac{dS}{dt}\right)_c$$

Sabendo-se que:

$$Y_{X/S} = \frac{(dX)_c}{(dS)_c} = \frac{\left(\frac{dX}{dt}\right)_c}{\left(\frac{dS}{dt}\right)_c}$$

$$\left(\frac{dS}{dt}\right)_c = \frac{\left(\frac{dX}{dt}\right)_c}{Y_{X/S}}$$

E substituindo-se este termo na equação:

$$\left(\frac{dS}{dt}\right) = D\left(S_m - S\right) - \left(\frac{dS}{dt}\right)_c$$

temos:

$$\left(\frac{dS}{dt}\right) = D\left(S_m - S\right) - \frac{\left(\frac{dX}{dt}\right)_c}{Y_{X/S}}$$

ou, sabendo-se que $\left(\frac{dX}{dt}\right)_c = \mu \cdot X$, tem-se

$$\left(\frac{dS}{dt}\right) = D\left(S_m - S\right) - \frac{1}{Y_{X/S}} \cdot \mu \cdot X$$

Balanço material para produto

Nas mesmas condições que consideramos para células, tem-se o seguinte balanço material para produto no intervalo de tempo dt.

$$\begin{pmatrix} Variação\ de\ massa \\ de\ produto\ no \\ biorreator \end{pmatrix} = \begin{pmatrix} Massa\ de\ produto \\ formada\ pelo \\ micro\text{-}organismo \end{pmatrix} -$$

$$-\left(Massa\ de\ produto\ que\ sai\ no\ líquido\ efluente\right)$$

$$V \cdot dP = V(dP)_c - F \cdot dt \cdot P$$

Dividindo-se tudo por V e dt, e sabendo que $F/V = D$ (vazão específica de alimentação, h⁻¹), tem-se:

$$\left(\frac{dp}{dt}\right) = \left(\frac{dP}{dt}\right)_c - D \cdot P$$

sabendo-se que $\left(\dfrac{dp}{dt}\right)_c = \mu_p \cdot X$:

$$\left(\frac{dP}{dt}\right) = \mu_p \cdot X - D \cdot P$$

Em estado estacionário, (dP/dt = 0):

$$D \cdot P = \mu_p \cdot X$$

$$P = \frac{\mu_p \cdot X}{D}$$

Cálculo de $Y_{X/S}$ em processo contínuo

No balanço de massa para substrato, obteve-se a equação:

$$\left(\frac{dS}{dt}\right) = D\left(S_m - S\right) - \left(\frac{dS}{dt}\right)_c$$

No balanço de massa para células, obteve-se:

$$\left(\frac{dX}{dt}\right) = D \cdot X_R + \left(\frac{dX}{dt}\right)_c - D \cdot X$$

Dessa equação, considerando que em regime permanente $\frac{dX}{dt} = 0$, tem-se que:

$$D = \frac{1}{\left(X - X_R\right)} \cdot \left(\frac{dX}{dt}\right)_c$$

Substituindo-se o valor de D na equação obtida no balanço de massa para substrato, e considerando ainda que $\frac{dS}{dt} = 0$ (regime permanente), tem-se:

$$0 = \frac{1}{\left(X - X_R\right)} \cdot \left(\frac{dX}{dt}\right)_c \cdot \left(S_m - S\right) - \left(\frac{dS}{dt}\right)_c$$

Ou:

$$\left(\frac{dS}{dt}\right)_c = \frac{\left(S_m - S\right)}{\left(X - X_R\right)} \cdot \left(\frac{dX}{dt}\right)_c$$

$$\frac{\left(X - X_R\right)}{\left(S_m - S\right)} = \frac{\left(\frac{dX}{dt}\right)_c}{\left(\frac{dS}{dt}\right)_c}$$

Considerando que: $\dfrac{\left(\dfrac{dX}{dt}\right)_c}{\left(\dfrac{dS}{dt}\right)_c} = Y_{X/S}$

Então:

$$Y_{X/S} = \frac{\left(X - X_R\right)}{\left(S_m - S\right)}$$

Cálculo de produtividade no processo contínuo

Considerando o conceito de produtividade:

$$\text{Produtividade} = \frac{\text{massa produzida}}{\text{volume} \cdot \text{tempo}}$$

temos:

Produtividade de células:

$$P_X = \frac{F \cdot dt \cdot X - F \cdot dt \cdot X_R}{V \cdot dt}$$

$$= \frac{F \cdot dt \left(X - X_R\right)}{V \cdot dt} = D \cdot \left(X - X_R\right)$$

Se não houver reciclo de células:

$$P_x = D \cdot X$$

Da mesma forma, a **Produtividade do Produto** será:

$$P_P = D \cdot P$$

Cálculo de Produção no processo contínuo

Considerando o conceito de produção:

Produção = massa produzida/tempo

Temos:

Produção de células:

$$Pr_X = (F \cdot dt \cdot X - F \cdot dt \cdot X_R)/dt = F \cdot (X - X_R)$$

Se não houver reciclo de células:

$$Pr_X = F \cdot X$$

Da mesma forma, a produção do produto será:

$$Pr_P = F \cdot P$$

Experiência de Monod

Em 1950, Monod apresentou a teoria de cultivo contínuo sem reciclo de células, com incorporação prática de um trabalho em fermentador homogêneo. Nesse processo, podem ser analisados os valores de S correspondentes a várias vazões específicas de alimentação quando o processo se encontra operando em regime permanente. Com isso, obtem-se também os valores de µ, possibilitando a compilação dos dados como a representada na Tabela 3.4:

Tabela 3.4 Exemplificação teórica de resultados obtidos por Monod

D	Regime	S	µ	X
D_1	permanente	S_1	$\mu_1 = D_1$	X_1
D_2	permanente	S_2	$\mu_2 = D_2$	X_2
⋮	⋮	⋮	⋮	⋮
D_n	permanente	S_n	$\mu_n = D_n$	X_n

O gráfico de µ em função de S se ajustou a uma equação de hipérbole, representada na Figura 3.13.

Deste gráfico, de curva semelhante à de Michaelis-Menten, temos a equação de Monod, representada por:

$$\mu = \mu_m \frac{S}{(K_S + S)}$$

Onde K_S representa a constante de saturação pelo substrato, que é a concentração de substrato na qual a velocidade específica de crescimento é a metade do seu valor máximo (Figura 3.13).

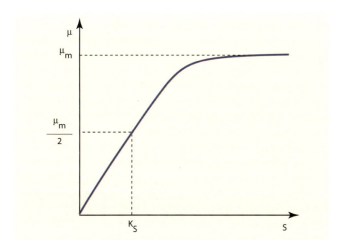

Figura 3.13 Curva de velocidade específica de crescimento em função da concentração de substrato no reator em regime permanente para um micro-organismo que cresce de acordo com a teoria de Monod.

Fonte: Doin, 1975.

O parâmetro K_S é interessante também na comparação da exigência por substrato por diferentes micro-organismos. Na Figura 3.14, por exemplo, o micro-organismo 1 (M1) é menos exigente pelo substrato que o micro-organismo 2 (M2). Sendo assim, se ambos apresentarem o mesmo valor de μ_m, pode-se deduzir que uma possível contaminação de um cultivo de M1 pelo micro-organismo M2 é menos preocupante que uma contaminação de um cultivo de M2 por M1.

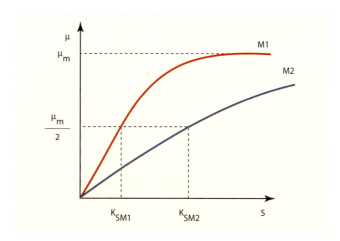

Figura 3.14 Curva de velocidade específica de crescimento em função da concentração de substrato no reator de dois micro-organismos (M1 e M2), que crescem de acordo com a teoria de Monod.

Fonte: Adaptado de Hiss, 2001.

Aplicando-se os inversos na equação de Monod, temos:

$$\frac{1}{\mu} = \frac{K_S + S}{\mu_m \cdot S}$$

Ou seja:

$$\frac{1}{\mu} = \frac{K_S}{\mu_m} \cdot \frac{1}{S} + \frac{1}{\mu_m}$$

A partir desta expressão linearizada (Lineweaver-Burk) pode-se calcular μ_m (velocidade específica de crescimento máxima) e K_s (constante de saturação do micro-organismo pelo substrato), sendo que a linearização neste caso (Figura 3.15) permite uma maior precisão na obtenção do valor de K_S.

Finalizando, os valores das concentrações de células e de substrato em função da vazão específica de alimentação (D) em processo de cultivo contínuo, sem reciclo de células em regime permanente podem ser representados graficamente (Figura 3.16). Nota-se, neste caso, que, para menores valores de D, a concentração celular decresce muito lentamente com o aumento de D, mas a partir de um determinado valor de D, a queda é mais pronunciada, ficando evidenciado o efeito de diluição que D exerce sobre X. Decorre daí o termo amplamente utilizado para expressar D, proveniente da língua inglesa, que é *dilution rate*. De forma contrária é a ação de D sobre a concentração de substrato. De fato, com o aumento de D, dois fatores contribuem para aumentar o valor de S no reator, quais sejam, maior fornecimento de substrato e menor concentração celular no reator. Nessa curva é possível notar também a instabilidade do processo para valores de D próximos de D crítica, bem como a lavagem, com sobra total de substrato alimentado quando D é maior que D Crítica.

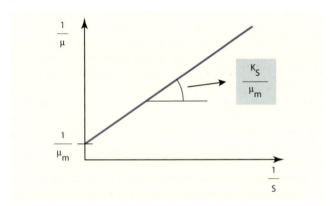

Figura 3.15 Curva dos inversos de velocidade específica de crescimento em função dos inversos de concentração de substrato.

Fonte: Adaptado de Doin, 1975.

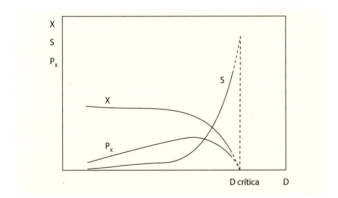

Figura 3.16 Perfil das concentrações de células e de substrato, bem como a produtividade em células ($P_x = D \cdot X$), em função da vazão específica de alimentação (D) em processo de cultivo contínuo sem reciclo de células, em regime permanente.

Fonte: Adaptado de Facciotti, 2001.

Sendo a produtividade em células (P_X) correspondente ao produto da concentração celular pela vazão específica de alimentação, no trecho em que X praticamente não decresce com aumento de D, P_X é crescente, pois P_X torna-se decrescente a partir do valor de D em que um pequeno aumento deste acarreta maiores quedas de X. Nota-se na Figura 3.16 que o máximo valor de $P_X(D \cdot X)$ ocorre com um valor de D que corresponde a alto valor de concentração de substrato residual no meio efluente, de modo que a perda de substrato precisa ser considerada.

3.6.5 Processo descontínuo ou batelada clássica

Vejamos o gráfico representando as diferentes fases do crescimento microbiano em um processo descontínuo clássico (Figura 3.17), bem como as correspondentes curvas de velocidade específica de crescimento (Figura 3.18).

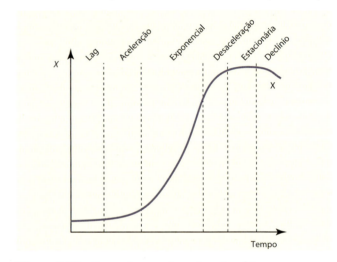

Figura 3.17 Fases do crescimento microbiano.
Fonte: Adaptado de Hiss, 2001.

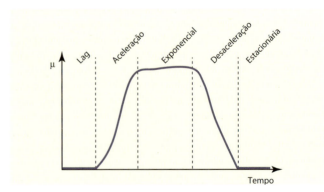

Figura 3.18 Velocidade específica de crescimento nas diferentes fases de crescimento microbiano.

Fonte: Adaptado de Borzani, 1975b.

A partir da Figura 3.17, podemos calcular a velocidade específica de crescimento para cada instante, cuja curva está representada na Figura 3.18.

$$\mu = \frac{\left(\dfrac{dX}{dt}\right)_c}{X}$$

$$\mu = \frac{1}{X}\left(\frac{dX}{dt}\right)_c$$

Considerando que, em processo descontínuo, não há variação de volume, nem entrada ou saída de células, tem-se que:

$$\left(\frac{dX}{dt}\right)_c = \left(\frac{dX}{dt}\right)$$

Assim:

$$\mu = \frac{1}{X}\left(\frac{dX}{dt}\right)$$

Considerando que no crescimento exponencial μ, simplificadamente, pode ser considerada máxima (Figura 3.18), tem-se:

$$\frac{dX}{X} = \mu_m \cdot dt$$

Considerando, no início da fase de crescimento exponencial, t = 0 e concentração celular X_{iL}, tem-se a integral:

$$\int_{X_{iL}}^{X} \frac{dX}{X} = \int_{0}^{t} \mu_m \cdot dt$$

$$\ln \frac{X}{X_{iL}} = \mu_m \cdot t$$

$$e^{\ln(X/X_{iL})} = e^{\mu_m \cdot t}$$

$$\frac{X}{X_{iL}} = e^{\mu_m \cdot t}$$

$$X = X_{iL} \cdot e^{\mu_m \cdot t}$$

Por meio dessa equação podemos obter o valor de X em um determinado tempo, após o início do crescimento exponencial.

Além da velocidade específica de crescimento máxima (μ_m), também é possível calcular o tempo de geração t_g, que representa o intervalo de tempo necessário para dobrar o valor da concentração celular, ou seja, quando $X = 2 \cdot X_{iL}$.

Assim, utilizando a equação anterior, tem-se

$$2X_{iL} = X_{iL} \cdot e^{\mu_m \cdot tg}$$

$$\ln 2 = \ln e^{\mu_m \cdot tg}$$

$$\ln 2 = \mu_m \cdot tg$$

Ou

$$tg = \frac{\ln 2}{\mu_m} = \frac{0{,}693}{\mu_m}$$

Dessa equação, conclui-se que o tempo de geração é constante na fase exponencial, pois foi considerado que μ_m é constante nessa fase, e que é possível saber o tg tendo-se o μ_m do micro-organismo.

Da equação

$$\ln \frac{X}{X_{iL}} = \mu_m \cdot t$$

Podemos ter uma equação de reta no período de crescimento exponencial, representada matematicamente a seguir e graficamente na Figura 3.19.

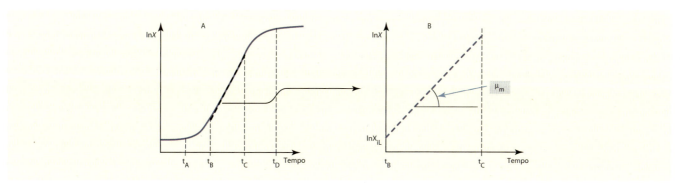

Figura 3.19 Logaritmo neperiano de *X* nas diferentes fases de crescimento microbiano (A) e somente na fase exponencial de crescimento (B).

144 • BIOTECNOLOGIA FARMACÊUTICA

$$\ln X - \ln X_{iL} = \mu_m \cdot t$$

$$\ln X = \ln X_{iL} + \mu_m \cdot t$$

A partir da inclinação da reta no trecho linear da curva (Figura 3.19A, intervalo $t_B - t_C$), representada pela fase exponencial de crescimento, é possível o cálculo da velocidade específica de crescimento celular. Na Figura 3.19B tem-se a representação apenas do intervalo de tempo $t_B - t_C$, no qual se calcula a inclinação da reta, que corresponde a μ_m.

3.6.5.1 PRODUÇÃO DE PRODUTO ASSOCIADA E NÃO ASSOCIADA AO CRESCIMENTO CELULAR

Para verificar se há correlação entre formação de produto e crescimento celular é importante analisar as velocidades específicas de crescimento celular μ e de formação de produto (μ_P) (HISS, 2001).

Quando a formação do produto é **associada ao crescimento**, a formação do produto acompanha o aumento da concentração celular (Figura 3.20A), o que acontece com metabólitos primários, cuja formação está diretamente ligada às reações do catabolismo ou decomposição do substrato, bem como formação de moléculas que fazem parte de macromoléculas. Temos, como exemplo, a fermentação alcoólica e a produção de alguns aminoácidos. Existe uma tendência de μ_P acompanhar μ, ou seja, quando μ aumenta, μ_P também aumenta, e quando decresce, a mesma coisa ocorre, como se vê na Figura 3.20B. Nesses casos, para maximizar a formação de produto deve-se maximizar o crescimento celular. Em outras palavras, para aumentar a quantidade de produto formado, deve-se manter condições que favoreçam o crescimento celular no biorreator.

Na figura 3.21A nota-se que a formação do produto somente iniciou na fase de declínio de velocidade de crescimento. Como se vê na Figura 3.21B, quando a formação do produto é **não associada ao crescimento** celular, μ_P aparece somente na fase em que se inicia o decréscimo de μ_X. No começo do bioprocesso, há predominância de transformações para produção de energia e biomassa (Figura 3.21A), e o produto é formado quando o metabolismo oxidativo se atenua. Nesses casos, o produto formado é resultante do metabolismo secundário do micro-organismo, e temos, como exemplo, antibióticos e toxinas. Nestes casos, em uma etapa inicial do cultivo, deve-se favorecer o crescimento celular e, após a

obtenção de uma quantidade adequada de células, deve-se restringir o fornecimento de nutriente, reduzindo μ, o que levará à liberação da biossíntese das enzimas responsáveis pela formação desses metabólitos, com consequente aumento de μ_p.

Existe ainda, um caso em que a formação do produto está **parcialmente associada ao crescimento celular**, sendo que a formação do produto está associada à atividade de todas as células do biorreator, estando em fase de reprodução ou não. Geralmente, não é possível identificar duas fases distintas, uma vez que o produto é produzido tanto por células com intenso crescimento quanto por células com baixa velocidade de crescimento, de modo que a inclinação da curva de P não acompanha a inclinação da curva de X (Figura 3.22A). De fato, mesmo na fase de declínio de velocidade, em que ocorre diminuição de μ (Figura 3.22B), não se observa uma diminuição de μ_p. Nestes casos, deve-se procurar estender ao máximo tanto a fase de crescimento celular intenso como a fase de declínio de velocidade, desde que μ_p mantenha-se alta. Como exemplo, há os ácidos orgânicos.

3.6.6 Processo descontínuo alimentado ou batelada alimentada

No processo descontínuo alimentado pode haver variações de massas e do volume com o decorrer do tempo. Logo, os modelos matemáticos para este processo diferem tanto do processo descontínuo como contínuo. A seguir serão apresentados os modelos matemáticos para processos descontínuos alimentados (YAMANE et al., 1992).

3.6.6.1 MODELOS PARA CÉLULAS

Tendo em vista que no processo descontínuo alimentado pode haver variação de volume em decorrência da adição de mosto, a concentração celular é função da massa celular (M_X) e V, como se observa a seguir.

$$X = \frac{M_X}{V}$$

Dessa forma, para se obter o modelo matemático que envolve células, onde se inclui a velocidade específica de crescimento (μ), deve-se partir de um equacionamento de variação de massa, pois esta não depende da variação de volume.

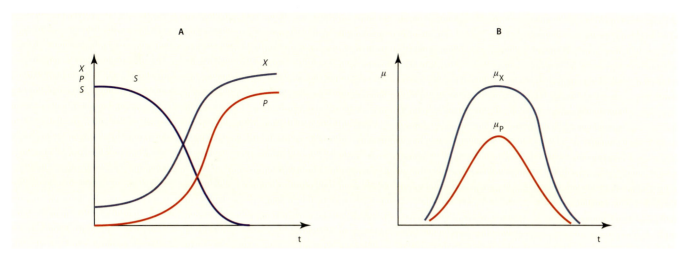

Figura 3.20 A) Concentrações de células (*X*), substrato (*S*) e produto (*P*) em função do tempo; B) Velocidade específica de crescimento (μ_X) e velocidade específica de formação de produto (μ_p) em função do tempo. Caso em que a formação de produto é associada ao crescimento celular.

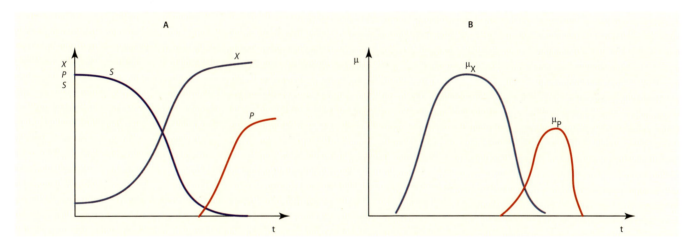

Figura 3.21 A) Concentrações de células (*X*), substrato (*S*) e produto (*P*) em função do tempo; B) velocidade específica de crescimento (μ_X) e velocidade específica de formação de produto (μ_p) em função do tempo. Caso em que a formação de produto não é associada ao crescimento celular.

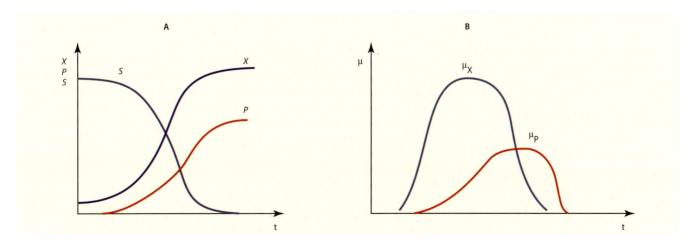

Figura 3.22 A) Concentrações de células (*X*), substrato (*S*) e produto (*P*) em função do tempo; B) velocidade específica de crescimento (μ_X) e velocidade específica de formação de produto (μ_p) em função do tempo. Caso em que a formação de produto é parcialmente associada ao crescimento celular.

Podemos assumir:

$$\frac{dM_X}{dt} = \left(\frac{dM_X}{dt}\right)_c$$

ou seja, a variação de massa celular no biorreator no intervalo dt (dM_X/dt) é igual à própria variação de massa celular devido ao crescimento celular (dM_X/dt)$_C$.

$$\frac{dM_X}{dt} = \mu \cdot V \cdot X$$

$$\frac{d(V \cdot X)}{dt} = \mu \cdot V \cdot X$$

$$\frac{dV}{dt} \cdot X + \frac{dX}{dt} \cdot V = \mu \cdot V \cdot X$$

Lembrando-se que a variação do volume na dorna deve-se exclusivamente à vazão de alimentação, tem-se:

$$F \cdot X + \frac{dX}{dt} \cdot V = \mu \cdot V \cdot X$$

$$\frac{F}{V} \cdot X + \frac{dX}{dt} = \mu \cdot X$$

Onde: $\mu \cdot X = \left(\frac{dX}{dt}\right)_c$ e D = F/V, então:

$$D \cdot X + \frac{dX}{dt} = \mu \cdot X$$

$$\frac{dX}{dt} = (\mu - D) \cdot X$$

Notemos que, não havendo variação da concentração celular ao longo do tempo, ou seja, se $\frac{dX}{dt} = 0$, tem-se a igualdade $\mu = D$.

3.6.6.2 MODELO PARA SUBSTRATO

Assim como ocorre para as células, também no caso de substrato, pode haver variações de massas e do volume com o decorrer do tempo. Logo, as variações das concentrações no decorrer do tempo são funções de duas variáveis: massa de substrato residual (M_{SR}) e volume.

$$S = \frac{M_{SR}}{V}$$

A velocidade de variação da massa de substrato em um processo descontínuo alimentado corresponde à diferença entre a massa de substrato adicionada por tempo ($F \cdot S_m$) e a massa de substrato utilizada para o crescimento celular no correspondente tempo (dM_S/dt)$_c$.

Assim:

$$\frac{dM_{SR}}{dt} = F \cdot S_m - \left(\frac{dM_S}{dt}\right)_c$$

Onde F é a vazão de alimentação (l/h) e S_m a concentração de substrato no mosto (g/L).

$$\frac{d(V \cdot S)}{dt} = F \cdot S_m - \left(\frac{dM_s}{dt}\right)_c$$

$$\frac{dV}{dt} \cdot S + \frac{dS}{dt} \cdot V = F \cdot S_m - \left(\frac{dM_s}{dt}\right)_c$$

Considerando que a variação de volume na dorna deve-se exclusivamente à alimentação:

$$\frac{S}{V} \cdot F + \frac{dS}{dt} = \frac{F}{V} \cdot S_m - \frac{1}{V}\left(\frac{dM_s}{dt}\right)_c$$

$$D \cdot S + \frac{dS}{dt} = \frac{F}{V} \cdot S_m - \frac{1}{V}\left(\frac{dM_s}{dt}\right)_c$$

$$D \cdot S + \frac{dS}{dt} = D \cdot S_m - \left(\frac{dS}{dt}\right)_c$$

Onde: $\left(\frac{dS}{dt}\right)_c$ = velocidade consumo de substrato

$$\frac{dS}{dt} = D \cdot (S_m - S) - \left(\frac{dS}{dt}\right)_c$$

Sabendo-se que $Y_{X/S} = \left(\frac{dX}{dt}\right)_c / \left(\frac{dS}{dt}\right)_c$, chega-se a:

$$\frac{dS}{dt} = D \cdot (S_m - S) - \frac{1}{Y_{X/S}} \cdot \left(\frac{dX}{dt}\right)_c$$

$$\frac{dS}{dt} = D \cdot (S_m - S) - \frac{1}{Y_{X/S}} \cdot \mu \cdot X$$

Essa é uma equação simplificada que é comumente descrita na literatura, embora haja autores que sugerem equações mais completas, em que se considera que uma parcela do substrato vai para crescimento celular e outra para manutenção. É importante lembrar, também, que o valor de D pode ser variável com o tempo, diferentemente do D que tem valor fixo nas equações propostas para balanço de substrato de um processo contínuo.

3.6.6.3 MODELO PARA PRODUTO

A variação da massa de produto em função do tempo em um bioprocesso depende da massa que é formada em razão do metabolismo microbiano:

$$\left(\frac{dM_p}{dt}\right) = \left(\frac{dM_p}{dt}\right)_c$$

$$\frac{d(V \cdot P)}{dt} = \mu_p \cdot V \cdot X$$

$$\frac{dV}{dt} \cdot P + \frac{dP}{dt} \cdot V = \mu_p \cdot V \cdot X$$

Considerando que a variação de volume na dorna deve-se exclusivamente à alimentação, temos:

$$F \cdot P + \frac{dP}{dt} \cdot V = \mu_p \cdot V \cdot X$$

$$\frac{dP}{dt} = \mu_p \cdot X - D \cdot P$$

Onde: $\mu_p \cdot X = \left(\frac{dP}{dt}\right)_c$

3.7 AGITAÇÃO E AERAÇÃO

A importância do estudo da aeração advém do fato de grande parte dos bioprocessos de interesse industrial ser aeróbia (SCHMIDELL, 2001b), como, por exemplo, produção de leveduras, ácido acético, vitamina B_{12}, ácido cítrico, aminoácidos, antibióticos, amilases, tratamento biológico de água residuária etc. E nesse sentido, a agitação é importante para promover a difusão do oxigênio no meio de cultivo. Mesmo em fermentações anaeróbias (fermentação lática, produção de solventes) em que o oxigênio é indesejado, a agitação cumpre seu papel no sentido de promover a difusão dos materiais, garantindo um meio homogêneo e aumentando a troca de massas.

Embora o oxigênio possa ser considerado um nutriente (CRUEGER; CRUEGER, 1984), tem um tratamento teórico exclusivo, pois não é possível estocá-lo no meio de fermen-

tação em razão da baixa solubilidade (SCHMIDELL, 2001b), além de ter um papel muito importante no metabolismo microbiano. Como se sabe, quando se trabalha com cultivos aeróbicos, a energia provém da oxidação do carbono da fonte de carbono, de modo que no catabolismo deste substrato há liberação de CO_2, ou seja, a forma em que o carbono está totalmente oxidado. Em outras palavras, as ligações C-H do substrato são substituídas por ligações carbono-oxigênio. Para remoção do hidrogênio do carbono do substrato, a célula, através das vias da glicólise e respiração, lança mão de uma sequência de reações, em que as coenzimas NAD+ (Nicotinamida Adenina Dinucleotídeo) e FAD (Flavina Adenina Dinudeotídeo) são receptores de hidrogênio, carreando os elétrons das moléculas oxidadas. Para que as coenzimas sejam reoxidadas, de modo que possam continuar recebendo elétrons dos intermediários das vias metabólicas mencionadas, há a cadeia respiratória, na qual o oxigênio recebe os elétrons e prótons das coenzimas, formando H_2O (TORTORA et al., 2005). Nesse processo como um todo há liberação de ATP (Adenosina Trifosfato), que é usada no anabolismo e na manutenção das células. No caso de substrato que não contém oxigênio em sua composição, como os hidrocarbonetos, por exemplo, ou com baixa proporção de oxigênio, como no caso dos ácidos graxos, o oxigênio adicionado ao cultivo deve não somente suprir a demanda energética citada acima, mas também deve ser incorporado ao esqueleto de carbono, formando moléculas que serão os blocos construtores de novas células, como açúcares, aminoácidos, nucleotídeos, entre outras. Dessa forma, nestes casos a demanda por oxigênio é maior ainda. Esta seria uma importante justificativa para não descartar óleos comestíveis em esgoto residencial, pois aumentaria muito a demanda de oxigênio em estações de tratamento de esgoto. Por outro lado, industrialmente, em alguns casos, pode ser importante o uso de substratos com baixa proporção de oxigênio na molécula. Nesses casos já se sabe que o consumo de oxigênio será proporcionalmente maior que quando do uso de um substrato com maior proporção de oxigênio em sua molécula (açúcares, por exemplo). Qualquer que seja o substrato, a agitação e a aeração devem suprir o oxigênio em quantidade e velocidades adequadas, de modo que sempre haja oxigênio dissolvido no meio de cultivo. É importante notar que pode ter um substrato com necessidade de maior adição de oxigênio devido à sua composição (hidrocarboneto, por exemplo), que pode ou não exigir maior velocidade de fornecimento, pois está relacionada com a velocidade com que o micro-organismo consome o oxigênio. Por exemplo, um açúcar facilmente metabolizável, embora já contenha oxigênio em sua molécula, pode exigir uma maior velocidade de fornecimento de oxigênio ao sistema, pois é degradado rapidamente.

É importante, pois, manter a disponibilidade de O_2 no meio em fermentação, em nível adequado, seja para evitar gastos desnecessários de energia, seja para permitir um controle do metabolismo microbiano.

As principais finalidades de um sistema de agitação e aeração são (BRUNELLO; CONCONE, 1975):

✓ suspender partículas sólidas (micro-organismos e substratos sólidos insolúveis);
✓ dispersão de gases em líquidos (principalmente de ar, a fim de promover a dissolução do O_2);
✓ promover a dispersão de líquidos imiscíveis formando emulsões ou suspensões de gotas de diâmetro extremamente pequenos (como no caso de fermentações de hidrocarbonetos); e
✓ melhorar as condições de transporte e calor.

Adicionalmente, a aeração tem por finalidade principal promover o transporte de oxigênio desde as bolhas até as células e, ao mesmo tempo, auxiliar na remoção de produtos voláteis que possam ser prejudiciais aos micro-organismos.

Torna-se óbvio que agitação e aeração estão intimamente associadas e a importância da adequação dessas variáveis em cada processo pode ser ilustrada pela Figura 3.23. Nesta figura observa-se uma região central, que poderia levar a uma boa combinação da agitação e aeração. Nas outras condições, há sempre um problema associado. Por exemplo, agitação moderada e alta aeração pode levar a intensa formação de espuma.

Nas células microbianas, as reações oxidativas envolvem a incorporação de oxigênio na forma dissolvida, ou seja, a concentração de oxigênio na fase líquida, até certo ponto, exerce grande influência sobre a atividade metabólica do micro-organismo, como se vê na Figura 3.24. Nesta figura, observa-se a partir de uma determinada concentração de oxigênio, denominada concentração crítica (C_{Crit}), não ocorre aumento da velocidade específica de consumo de oxigênio (Q_{O_2}), de modo que a manutenção de concentrações muito acima dessa não levaria, a princípio, à benefícios metabólicos. Considerando que o fator de conversão de oxigênio em células ($Y_{x/O}$) não varia (PIRT, 1975), chega-se a uma equação do tipo Michaelis-Menten para representar a relação entre velocidade específica de crescimento (μ) e a concentração de oxigênio dissolvido no meio líquido (C), ou seja:

$$\mu = \mu_m \, C/(K + C)$$

Onde K é a constante de saturação do micro-organismo pelo oxigênio.

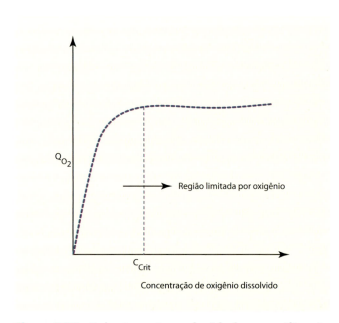

Figura 3.24 Relação entre velocidade específica de consumo de oxigênio (Q_{O_2}) e concentração de oxigênio dissolvido.

Fonte: Esta figura foi adaptada da publicada em DORAN, Bioprocess engineering principles. © Elsevier 1995.

A resposta da velocidade específica de crescimento em relação à concentração de oxigênio dissolvido é análoga aos outros substratos. Então, pode-se considerar o oxigênio dissolvido como um **nutriente**, similarmente aos outros nutrientes dissolvidos, como fonte de carbono, fonte de nitrogênio etc. Entretanto, há uma grande

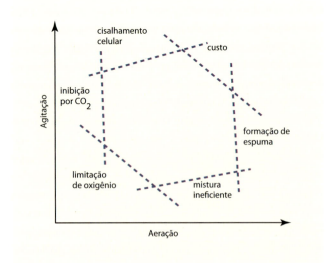

Figura 3.23 Limites de operação para "scale-up" de processos fermentativos.

Fonte: Buckland e Lilly 1993 (Reproduzido com permissão).

diferença: **a solubilidade do oxigênio** é extremamente limitada, em comparação aos outros nutrientes. Por exemplo, em um cultivo microbiano, podemos facilmente manter a concentração de um nutriente como açúcares em níveis da ordem de dezenas de gramas por litro de meio de cultivo, mas dificilmente uma concentração de oxigênio dissolvido chega a valores da ordem de 8 mg/L (WANG et al., 1979). Esse fato se deve à baixa solubilidade do oxigênio (PIRT, 1975), e, considerando que os valores de C_{Crit} dos micro-organismos não excedem geralmente, 1 mg/L (CRUEGER; CRUEGER, 1984), há a necessidade de continuamente alimentar o meio com oxigênio para atender à demanda do micro-organismo, de modo a conciliar o fornecimento de oxigênio ao seu consumo.

A concentração de oxigênio dissolvido reduz com o aumento da temperatura. Por outro lado, a concentração de oxigênio dissolvido aumenta com o aumento da pressão parcial de oxigênio na fase gasosa, o que poderia ser propiciado pela saturação da água com oxigênio puro (pressão parcial de O_2 = 1 atm), atingindo-se 40,3 mg/L no equilíbrio a 25 °C (SCHMIDELL, 2001b).

Mesmo considerando-se a necessidade de se ter valores elevados da concentração de O_2 na saturação para aumentar a transferência de oxigênio, sabemos que a redução da temperatura não seria o mais adequado, pois na maioria dos processos fermentativos de importância, trabalha-se na faixa mesofílica (ordem de 28 °C e 35 °C). Seria interessante se trabalhar com pressões parciais de oxigênio no gás mais elevadas, enriquecendo-se o ar atmosférico com oxigênio. Porém, isso deve ser efetuado com cuidado, pois elevadas concentrações de oxigênio dissolvido pode inibir a maior parte dos micro-organismos aeróbios e também as questões custo e segurança devem ser analisadas.

Outras espécies químicas dissolvidas no meio podem reduzir a concentração do oxigênio dissolvido (PIRT, 1975), o que não pode ser esquecido, pois bioprocessos sempre envolvem soluções de nutrientes, em que diversas substâncias dissolvidas, em conjunto, podem influenciar negativamente a concentração de saturação do oxigênio. Isso também pode acontecer devido aos metabólitos liberados pelos micro-organismos ao longo do processo.

3.7.1 Cálculo da concentração de saturação

A solubilidade de O_2 em meio aquoso é da ordem de poucos mg/L. Para se ter uma ideia, a solubilidade em água destilada a 25 °C, utilizando-se ar comprimido

(pO_2 = 0,209 atm) por borbulhamento é de 8,1mg/L. A medida de O_2 dissolvido pode ser feita por meio de eletrodos: galvânicos ou polarográficos.

Em uma solução diluída, pode-se aplicar a **lei de Henry** que diz: **A concentração de oxigênio dissolvido no equilíbrio (saturação) é proporcional à pressão parcial de oxigênio no gás**

$$C_s = H \cdot pO_2$$

C_s = concentração de oxigênio na saturação (gO_2/m^3)
H = constante de Henry ($gO_2/m^3 \cdot$ atm)
pO_2 = pressão parcial de O_2 na fase gasosa (atm)

Assim, ao variar a composição química de um líquido, a constante de Henry também varia, variando, por consequência, a concentração de oxigênio na saturação para um dado valor da pressão parcial do oxigênio no gás.

Observa-se, então, que H é função da temperatura, da concentração de substâncias dissolvidas e da pressão parcial de O_2 (pO_2). Existem equações descritas na literatura para os cálculos dos valores de solubilidade do oxigênio envolvendo temperatura e presença de solutos (DORAN, 1995; QUICKER et al., 1981).

3.7.2 Sistemas de aeração

Há vários sistemas que têm por finalidade transferir oxigênio para meio em fermentação (SCHMIDELL, 2001b) (Figura 3.25), cada um com suas particularidades no tocante a custos, capacidade de transferência de O_2 ao meio, além de condições de tensão de cisalhamento.

Dependendo do tipo de fermentação um ou outro sistema pode ser o mais indicado:
- Superficial
  - ✓ Bandejas
  - ✓ Leito de enchimento
- Aeração em profundidade (submersa)
  - ✓ Borbulhamento de ar
    - ▸ Coluna de bolhas
    - ▸ *Air-lift*
  - ✓ Borbulhamento de ar e agitação mecânica.
    - ▸ Tanque agitado e aerado
    - ▸ *Draught-tube*

3.7.2.1 AERAÇÃO SUPERFICIAL

Nestes sistemas de aeração, o oxigênio dissolve-se no mosto pela superfície de contato do mosto com o

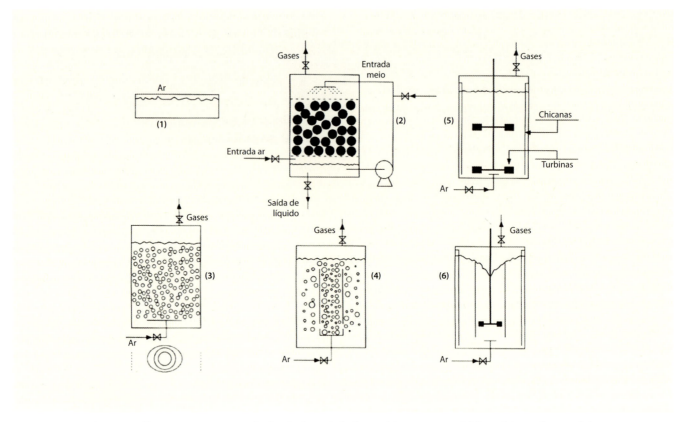

Figura 3.25 Sistemas diversos para a transferência de oxigênio em biorreatores. (1) bandeja ou lagoa; (2) reator de leito fixo; (3) coluna de bolhas; (4) *air-lift*; (5) tanque agitado e aerado; (6) *draught-tube*.
Fonte: Schmidell, 2001b.

ar. Os principais exemplos deste sistema são fermentação em bandejas (fermentação acética por processo lento e fermentação cítrica) e em reatores com leito de enchimento (fermentação acética), sendo que os leitos de enchimentos devem ser inertes. É o caso também de lagoas de oxidação para o tratamento biológico de resíduos, em que o líquido em contato com o ar recebe o oxigênio por difusão.

No leito de enchimento, a formação de uma película de células no suporte utilizado e a camada delgada de líquido que escorre pelo suporte favorecem a transferência de oxigênio.

3.7.2.2 AERAÇÃO EM PROFUNDIDADE

Nestes sistemas, utilizam-se ar comprimido ou O_2 puro. Podemos subdividi-los em aeração por borbulhamento e aeração por borbulhamento e agitação mecânica.

Aeração por borbulhamento: temos como exemplo:

a) sistemas que empregam serpentinas perfuradas localizadas na base do fermentador, liberando bolhas de ar de pequeno diâmetro que sobem, promovendo a agitação e a dissolução do O_2. É ideal que o reator seja alto e estreito, para que o ar possa percorrer toda a altura e tenha maior tempo de residência do ar em contato com o líquido. Estes sistemas são chamados de reatores de coluna de bolhas. São utilizados na produção de fermento e seu uso é comum quando do trabalho com micro-organismos filamentosos (caso dos produtores de antibióticos).

b) sistema *Air lift*, em que há uma tubulação dentro do fermentador pelo qual passa o líquido que é arrastado pelo ar que sai da base do fermentador, por meio de um difusor. Ocorre, com isto, uma movimentação do meio em fermentação, promovendo a agitação e a difusão do O_2 no sistema. Estes métodos levam a uma baixa tensão de cisalhamento no sistema, sendo recomendado para cultivo de células animais, que apresentam grande sensibilidade ao cisalhamento. Neste caso, também se recomenda reatores mais altos e com diâmetro menor, permitindo um maior tempo de contato com o meio. No entanto, estes reatores são muito menores que os utilizados para o sistema de coluna de bolhas, uma vez que são utilizados para cultivo de células animais, que não toleram altas pressões.

Aeração por borbulhamento e agitação mecânica: Aqui se incluem os fermentadores agitados convencionais e os fermentadores que possuem tubos de aspiração (*Draught-tube*).

Nos sistemas convencionais, os fermentadores possuem chicanas (para evitar formação de vórtice), agitadores tipo turbina com pás planas (de diâmetro igual a 1/3 do diâmetro do reator) e difusores, pelos quais ocorre a saída do ar (ou oxigênio puro). Estes difusores são localizados abaixo da turbina, que quebra as bolhas de ar, levando a um aumento da eficiência da dissolução do oxigênio, pois aumenta a superfície de contato entre gás e líquido.

Nos sistemas de tubo de aspiração há um tubo cilíndrico acima do agitador tipo turbina. A agitação do sistema força o líquido a passar por esse tubo levando à ocorrência de uma região de grande turbulência nas proximidades da parte superior do tubo, pela qual se introduz o ar (BRUNELLO; CONCONE, 1975). Estes sistemas levam a tensão de cisalhamento mais alta.

3.7.3 Sistemas de agitação mecânica em biorreatores

A agitação é uma operação de mistura para homogeneizar um fluido, mantendo sólidos em suspensão, nos quais as células estão incluídas, e garantir transportes de calor e massa. Para isso, há necessidade de agitadores, que podem possuir diferentes formas, levando a diferentes movimentos no fluido.

Em reatores agitados, para se atingir uma adequada mistura de gases como oxigênio, bem como para se remover gás carbônico proveniente da respiração celular, diversos tipos de impelidores podem ser empregados (IRVINE, 1990). A Figura 3.26 mostra os principais agitadores empregados em bioprocessos industriais.

O agitador tipo hélice exerce um fluxo de descarga de líquido na **direção axial** (para baixo) da direção do eixo (Figura 3.27), enquanto a turbina de pás planas apresenta fluxo de descarga na **direção radial** (na direção das paredes do tanque – Figura 3.27).

Geralmente, quatro chicanas são posicionadas na lateral do biorreator (Figura 3.27), com o intuito de evitar a formação de vórtex. Dessa forma, promove-se a turbulência de sistema, com consequente melhor mistura.

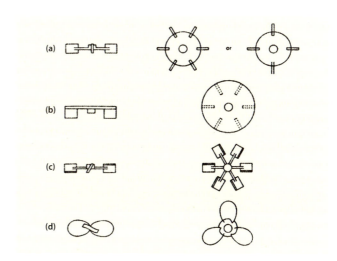

Figura 3.26 Tipos de agitadores. (a) turbina tipo disco com 6 ou 4 pás planas; (b) variação de turbina tipo disco; (c) turbina aberta com pás inclinadas; e (d) agitador tipo hélice.

Fonte: Esta figura foi publicada em SOLOMONS, in Materials and Methods in Fermentation. © Elsevier 1969.

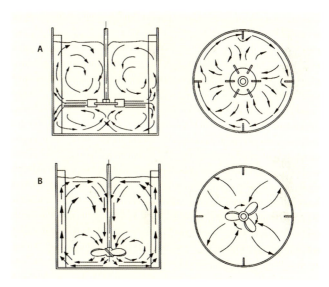

Figura 3.27 Escoamento (A) radial, com agitadores tipo disco e pás planas ("flat-blade"), e (B) axial, com agitadores tipo hélice, em tanques com chicanas.

Fonte: Schmidell, 2001b.

3.7.4 Fatores que interferem na concentração de oxigênio dissolvido no meio de cultivo

Quando se pensa em sistema de agitação e aeração, há a preocupação em otimizar o fornecimento de oxigênio necessário para a atividade respiratória do micro-organismo, ou seja, garantir a transferência do oxigênio da fase gasosa para o líquido e a sua dissolução homogênea no meio de cultivo, para que cada célula microbiana possa assimilá-lo e utilizá-lo na respiração.

Em razão da baixa solubilidade do oxigênio no meio de cultivo, o mecanismo de transferência de oxigênio, do seio da bolha de ar até o seio do líquido em que as células estão suspensas, é dificultado por diversas resistências tais como: resistência na película gasosa, resistência na interface gás-líquido e resistência na película líquida. Entretanto, considerando-se um meio líquido convenientemente agitado, Schmidell (2001b) destaca que os seguintes fatores exercem resistência significativa sobre a transferência do oxigênio da fase gasosa até o ponto de consumo, na célula:

a) Película líquida estagnada que separa a fase gasosa da fase líquida;
b) Velocidade das reações enzimáticas responsáveis pelo processo de respiração.

A primeira resistência (R) depende da velocidade de fluxo do fluxo em agitação, geometria do sistema de transferência de massa, e propriedades do fluido, tais como viscosidade e difusidade (DORAN, 1995). Ela pode ser quantificada da seguinte forma:

$$R = \frac{1}{k_L}$$

Onde: k_L é o coeficiente de transferência de massa de O_2 através da película líquida estagnada (m/h).

A concentração de oxigênio dissolvido dependerá, portanto, dessas duas resistências principais, sendo que a dissolução de O_2 é inversamente proporcional a R. A velocidade das reações enzimáticas, na prática, retratada pela velocidade de consumo de oxigênio (dO_2/dt), representa o consumo do oxigênio do meio líquido. Por outro lado, interfere também na concentração de oxigênio dissolvido a diferença de concentração deste na interface entre as fases gasosa e líquida e o meio líquido.

Observando-se a Figura 3.28, verificamos que a concentração de oxigênio no meio (C) depende essencialmente de dois fatores: da velocidade de dissolução de oxigênio no meio (suprimento = $\frac{dC'}{dt}$) e da velocidade de consumo de oxigênio pela célula (demanda = $\frac{dO_2}{dt}$).

Observando a Figura 3.28, pode-se concluir que a variação da concentração de O_2 dissolvido (C) em função do tempo $\left(\frac{dC}{dt}\right)$, pode ser equacionada da seguinte forma:

$$\frac{dC}{dt} = \frac{dC'}{dt} - \frac{dO_2}{dt}$$

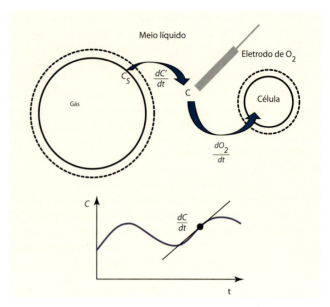

Figura 3.28 Esquema da transferência de oxigênio. C_S = Concentração de oxigênio dissolvido na interface entre as fases gasosa e líquida; dC/dt = velocidade de variação da concentração de oxigênio dissolvido.

Sendo:

$\frac{dC}{dt}$ = variação da concentração de O_2 dissolvido em função do tempo (mg/L.h);

$\frac{dC'}{dt}$ = velocidade de transferência de O_2 ao sistema;

$\frac{dO_2}{dt}$ = velocidade de consumo de O_2 pelo micro-organismo.

Considerando que a velocidade de transferência de massa é proporcional à uma força promotora, representada por uma diferença de concentração, por exemplo, e inversamente proporcional à resistência (BRUNELLO; CONCONE, 1975; SCHMIDELL, 2001b), o fluxo de O_2 pela interface gás-líquido pode ser calculado por:

$$n_{O_2} = \frac{(C_s - C)}{1/k_L}$$

$$n_{O_2} = k_L(C_s - C)$$

Lembrando das unidades de k_L (m/h) e da concentração de oxigênio dissolvido (mg/L ou g/m³), verifica-se que a unidade de fluxo de oxigênio pela interface gás-líquido (n_{O_2}) é de uma velocidade de fornecimento de oxigênio por unidade de área interfacial (g/m² · h). Nota-se que, no entanto, na equação que temos para o balanço de oxigênio dissolvido, como visto anteriormente, a velocidade é expressa pela variação de massa por unidade de volume por tempo (g/m³ · h). Dessa forma, para haver uma correspondência entre as unidades, há a necessidade de se multiplicar o fluxo de oxigênio pela relação entre área de gás por unidade de volume de líquido (a) (m² de área interfacial/m³ de meio).

Desta forma, temos o fluxo de oxigênio por unidade de volume por tempo (g/m³ · h) (AIBA et al., 1973; SCHMIDELL, 2001b), representado pela equação:

$$\eta_{O_2} \cdot a = k_L \cdot a \left(C_S - C \right)$$

Comparando-se as unidades de dC'/dt e $\eta_{O_2} \cdot a$, vemos que são idênticas. Então, $\eta_{O_2} \cdot a$ é a velocidade de fornecimento de oxigênio ao sistema (dC'/dt).

Notar que tanto k_L como a são parâmetros difíceis de determinar. Dessa forma, eles são considerados como um termo denominado coeficiente volumétrico de transferência de oxigênio ($k_L a$), que é a velocidade específica de transferência de oxigênio ao sistema. Ou seja:

$$k_L a = \eta_{O_2} \cdot a \Big/ \left(C_S - C \right) \qquad \text{(h}^{-1}\text{)}$$

Comparando as formas de expressar fornecimento de oxigênio ao sistema, como vazão de ar (F_{ar}, m³/min) ou vazão específica de aeração (ϕ, m³/m³ · minuto), expressa comumente como VVM, temos uma nítida melhora da informação da transferência de oxigênio ao sistema quando do uso do valor de $k_L a$. Por exemplo, um processo aerado com uma vazão específica de aeração de 0,5 VVW significa que, por minuto, se está fornecendo 0,5 litros de ar para cada litro de meio líquido presente no biorreator. No entanto, não é dada nenhuma informação referente à solubilização do oxigênio no meio líquido. De fato, para essa mesma vazão, diferentes velocidades de solubilização de oxigênio podem ser conseguidas, dependendo do sistema de agitação e aeração empregados. É nesse sentido que temos a melhora da informação com a determinação do valor do $k_L \cdot a$, pois dá informação de velocidade específica de solubilização do oxigênio (gO₂/gO₂ · h). Normalmente é expresso por tempo^{-1}.

Na otimização da transferência de oxigênio da fase gasosa para a fase líquida, visa-se aumentar $\frac{dc'}{dt}$. Para tanto, como relatado por Schmidell (2001b), pode-se:

✓ aumentar agitação: ocorre aumento de a (porque diminui tamanho das bolhas) e k_L (porque reduz a resistência na película líquida, em razão da diminuição de sua espessura);

✓ aumentar a vazão de ar: ocorre aumento de a;

✓ enriquecer o ar com O_2: ocorre aumento de C_s;

✓ aumentar a pressão total do gás: ocorre aumento de C_s;

✓ reduzir a concentração de oxigênio dissolvido no meio de cultivo, respeitando o limite mínimo de concentração de oxigênio necessária para o crescimento celular.

Pensando na velocidade específica de transferência de oxigênio ($k_L a$) é importante mencionar a adição de tensoativos que podem diminuí-la, pois reduzem o valor de k_L em baixas concentrações (AIBA et al., 1973).

Na retirada de oxigênio do seio líquido, tem-se como limitante a própria velocidade de consumo de O_2 pelo micro-organismo ($\frac{dO_2}{dt}$). Podemos calcular a "velocidade específica de consumo de O_2" (respiração), Q_{O_2}:

$$Q_{O_2} = \frac{\dfrac{dO_2}{dt}}{X}$$

Assim:

$$\frac{dO_2}{dt} = Q_{O_2} \cdot X$$

$\frac{dO_2}{dt}$ = velocidade de consumo de O_2 pela respiração $\cong$ demanda de O_2 em um dado instante (g$_{O_2}$/m³ · h)

Q_{O_2} = é dado em gO₂/g celula · h

Podemos considerar que o Q_{O_2} depende de:

✓ espécie de micro-organismo ou célula;

✓ condições de cultivo (pH, temperatura, composição do meio).

3.7.4.1 INTEGRAÇÃO DE FORNECIMENTO E DEMANDA DE OXIGÊNIO

Já calculamos:

Transferência de O_2 (suprimento):

$$\left(n_{O_2} \cdot a \right) = k_L \cdot a \left(C_s - C \right)$$

Consumo de O_2 (demanda):

$$\frac{dO_2}{dt} = Q_{O_2} \cdot X$$

Durante o cultivo microbiano, tem-se simultaneamente transferência e consumo de O_2. Assim, o balanço material de O_2 no meio líquido pode ser expresso por:

$$\frac{dC}{dt} = k_L \cdot a \left(C_s - C \right) - Q_{O_2} \cdot X$$

3.7.5 Determinação de $k_L \cdot a$

Para determinar o $k_L \cdot a$, parâmetro importante em fermentações aeróbicas, podemos utilizar vários métodos. A seguir são apresentados dois métodos que podem ser utilizados para essa determinação.

a) método do sulfito: realizado com a ausência de células no fermentador;

b) método dinâmico: realizado com a presença de células no fermentador.

O método do sulfito é um método que leva a valores de $k_L.a$ diferentes daqueles que realmente se obtêm com o meio de fermentação, pois tem propriedades reológicas muito diferentes do caldo em fermentação. Mesmo assim, é um método muito utilizado.

No método dinâmico, emprega-se um eletrodo de medida de O_2 dissolvido de resposta rápida e um registrador.

3.7.5.1 MÉTODO DO SULFITO PARA DETERMINAÇÃO DE $k_L \cdot a$

Neste método (COOPER et al., 1944), presume-se que todo o oxigênio que foi adicionado reage instantaneamente com a solução de sulfito. Coloca-se uma solução concentrada de sulfito no fermentador com catalisador (cobre ou cobalto) sob fluxo de nitrogênio.

No instante em que se começa a agitar e a aerar, aciona-se o cronômetro. Após determinado tempo, retira-se uma amostra, sob fluxo de nitrogênio, e adiciona-se a ela um excesso de solução de iodo, de concentração rigorosamente conhecida. Titula-se o excesso da solução de iodo com uma solução padrão de tiossulfato de sódio. Por retorno, chega-se à massa de O_2 que foi adicionada no intervalo de tempo t.

Sabe-se o volume de solução de sulfito que foi adicionado no fermentador. Portanto, chega-se ao valor de $\frac{dC}{dt}$.

Como todo O_2 adicionado foi consumido, $C = 0$.

Utiliza-se o valor de C_s da água destilada correspondente à temperatura que foi feita a execução da técnica.

Chega-se, pois a:

$$k_L \cdot a = \frac{dC/dt}{C_s}$$

3.7.5.2 MÉTODO DINÂMICO DE DETERMINAÇÃO DE $k_L \cdot a$

Este método (BANDYOPADHYAY; HUMPHREY, 1967) considera o fato de um micro-organismo estar consumindo oxigênio do meio em cultivo.

Sabe-se que a equação que representa o balanço da concentração de oxigênio no meio é:

$$\frac{dC}{dt} = k_L \cdot a\left(C_s - C\right) - Q_{O_2} \cdot X$$

Em um cultivo, o que se pode saber previamente e/ou determinar são: $\frac{dC}{dt}$, C_s, C e X. Resta saber os valores de $k_L.a$ e Q_{O_2}, que podem, justamente, ser calculados pelo presente método.

No processo contínuo, o procedimento técnico a adotar é relativamente simples. Após atingir-se o regime estacionário, em um determinado instante, cessa-se a agitação e aeração por alguns segundos, após os quais se retorna a agitação e aeração em condições idênticas às anteriores a interrupção.

No período de suspensão de aeração, imagina-se que:

X = constante
μ = constante
Q_{O_2} = constante.

Cessando-se a aeração e agitação, elimina-se o suprimento. Portanto, tem-se uma queda na concentração de oxigênio dissolvido. Neste trecho de queda pode-se calcular o valor de Q_{O_2}. A equação que representa o trecho de queda é:

$$\frac{dC}{dt} = -Q_{O_2} \cdot X$$

Portanto, por integração (SCHMIDELL, 2001b), tem-se

$$C = C_i - Q_{O_2} \cdot X \cdot t$$

onde:

C = concentração de O_2 dissolvido no instante t;
C_i = concentração de O_2 dissolvido no momento que se interrompeu a agitação e aeração (concentração de O_2 dissolvido no regime estacionário em que se encontrava a fermentação contínua).

Determina-se o valor de Q_{O_2} a partir desta última equação, no trecho de queda.

Voltando a agitação e aeração a condições iguais às anteriores, C deverá aumentar até se atingir C_i novamente.

No trecho de subida, tem-se o suprimento e a demanda. Portanto, de acordo com a proposta por Brunello e Concone (1975), tem-se:

$$\frac{dC}{dt} = k_L \cdot a \left(C_s - C \right) - Q_{O_2} \cdot X$$

$$\frac{dC}{dt} = \left[\left(C_s - \left(\frac{Q_{O_2} \cdot X}{k_L \cdot a} \right) - C \right) \right] \cdot k_L \cdot a$$

Para condição de trabalho, C_s e $\left(\frac{Q_{O_2} X}{k_L \cdot a} \right)$ podem ser considerados constantes, portanto:

Chamando

$$C_s - \left(\frac{Q_{O_2} \cdot X}{k_L \cdot a} \right) = B,$$

tem-se:

$$\frac{dC}{dt} = \left[(B - C) \right] \cdot k_L a$$

Por integração chega-se a:

$$\ln \frac{\left(B - C_0 \right)}{\left(B - C \right)} = k_L a \cdot t$$

Onde:

C_o = concentração de O_2 dissolvido no início do trecho de subida;

C = concentração de O_2 dissolvido no trecho de subida.

É necessário determinar B, pois pelas equações anteriores não é possível determiná-lo.

No regime estacionário, tem-se pela equação de balanço material (estacionário):

$$k_L a \left(C_s - C_i \right) = Q_{O_2} \cdot X$$

onde C_i é a concentração de oxigênio dissolvido no regime permanente (estacionário).

Portanto:

$$C_i = C_s - \frac{Q_{O_2} \cdot X}{k_L a}$$

Dessas equações, conclui-se que:

$$B = C_i$$

Substituindo-se B por C_i na equação:

$$\ln \frac{\left(B - C_0 \right)}{\left(B - C \right)} = k_L a \cdot t$$

Chega-se à equação do trecho de subida que permite calcular o valor de $k_L \cdot a$

$$\ln \frac{\left(C_i - C_0 \right)}{\left(C_i - C \right)} = k_L a \cdot t$$

Referências bibliográficas

AIBA, S.; HUMPHREY, A. E.; MILLIS, N. F. **Biochemical engineering**. 2 ed. Tokyo: University of Tokyo Press, 1973.

AQUARONE, E.; BORZANI, W.; LIMA, U.A. **Biotecnologia**. São Paulo: Blucher, 1975. [V. 2].

BANDYOPADHYAY, B.; HUMPRHEY, A. E. Dynamic measurement of the volumetric oxygen transfer coefficient in fermentation systems. **Biotechnology and Bioengineering**, New York, v. 9, n. 4, p. 533-544, 1967.

BEZERRA, R. P. et al. Influence of the ammonium chloride feeding time and the light intensity on the cultivation of *Spirulina (Arthrospira) platensis*. **Biotechnology and Bioengineering**, New York, v. 100, n. 2, p. 297-305, 2008.

BORZANI, W. Fermentação Descontínua. In: BORZANI, W.; LIMA, U. A.; AQUARONE, E. **Biotecnologia**. São Paulo: Blucher, 1975a. p. 105- 111. [V. 3].

_____. Cinética de processos fermentativos. In: BORZANI, W.; LIMA, U. A.; AQUARONE, E. **Biotecnologia**. São Paulo: Blucher, 1975b. p. 168-184. [V. 3].

_____. Fermentação semicontínua. In: SCHMIDELL, W. et al. (Coord.). **Biotecnologia industrial**. São Paulo: Blucher, 2001a. p. 219-222. [V. 2].

_____. Esterilização de meios de fermentação por aquecimento com vapor. In: SCHMIDELL, W. et al. (Coord.). **Biotecnologia industrial**. São Paulo: Blucher, 2001b. p. 39-62. [V. 2].

BORZANI, W.; GREGORI, R. E.; VAIRO, M. L. R. Some observations on oscillatory changes in the growth rate of *Saccharomyces cerevisiae* in aerobic continuous undisturbed culture. **Biotechnology and Bioengineering**, New York, v. 19, n. 9, p. 1363-1374, 1977.

BRANCO, S. M.; HESS, M. L. Tratamento de resíduos. In: AQUARONE, E.; BORZANI, W.; LIMA, U.A. **Biotecnologia**. São Paulo: Blucher, 1975. p. 47-76. [V. 2].

BRUNELLO, G.; CONCONE, B. R. V. Agitação e aeração e, fermentadores. In: BORZANI, W.; LIMA, U. A.; AQUARONE, E. Biotecnologia. São Paulo : Blucher, 1975. p. 137-167. [V.3].

BUCKLAND, B. C.; LILLY, M. D. Fermentation: an overview. In: REHM, H. J.; REED, G. (Ed.). **Biotechnology**. Weinheim: VCH, 1993. p. 7-22. [V. 3].

156 • BIOTECNOLOGIA FARMACÊUTICA

CARVALHO, J. C. M. et al. Cultivation of *Arthrospira (Spirulina) platensis* by Fed-Batch Process. In: LEE, J. W. (Ed.). **Advanced biofuels and bioproducts**. New York: Springer, 2012. p. 781-805.

CARVALHO, J. C. M. et al. Ethanol production by *Saccharomyces cerevisiae* grown in sugarcane blackstrap molasses through a fed-batch process: optimization by response surface methodology. **Applied Biochemistry and Biotechnology**, Clifton, v. 110, n. 3, p. 151-164, 2003.

COOPER, C. M.; FERNSTROM, G. A.; MILLER, S. A. Performance of agitated gas-liquid contactors. **Journal of Industrial & Engineering Chemistry**, v. 36, n. 6, p. 504-509, 1944.

CRUEGER, W.; CRUEGER, A. **Biotechnology**: a textbook of industrial microbiology. Madison: Science Tech, 1984.

CUNHA, B. C. A. Esterilização de equipamentos. In: BORZANI, W.; LIMA, U. A.; AQUARONE, E. **Biotecnologia.** São Paulo: Blucher, 1975, p. 3-30. [V.3].

DOIN, P. A. Fermentação contínua. In: BORZANI, W.; LIMA, U. A.; AQUARONE, E. **Biotecnologia**. São Paulo: Blucher, 1975. p. 112-134. [V.3].

DORAN, P. M. **Bioprocess engineering principles**. London: Academic Press, 1995.

FACCIOTTI, M. C. R. Fermentação contínua. In: SCHMIDELL, W. et al. **Biotecnologia industrial**. São Paulo: Blucher, 2001. p. 223-246. [V.2].

FERREIRA, L. S. et al. *Arthrospira (Spirulina) platensis* cultivation in tubular photobioreactor: use of no-cost CO_2 from ethanol fermentation. **Applied Energy**, Oxford, v. 92, n. 3, p. 379-385, 2012.

FRATELLI, F. et al. Fed-Batch production of tetanus toxin by *Clostridium tetani*. **Biotechnology Progress**, New York, v. 26, n. 1, p. 88-92, 2010.

GIRIDHAR, R.; SRIVASTAVA, A. K. Repeated fed-batch sorbose fermentation by *Gluconobacter oxydans*. **Chemical Biochemical Engineering**, New York, v. 15, n. 3, p. 127-129, 2001.

HAYTER, P. M. et al. The effect of the dilution rate on CHO cell physiology and recombinant interferon-g production in glucose-limited chemostat culture. **Biotechnology and Bioengineering**, New York, v. 42, n. 9, p.1077-1085, 1993.

HISS, H. Cinética de processos fermentativos. In: SCHMIDELL, W. et al. **Biotecnologia industrial**. São Paulo: Blucher, 2001. p. 93-122. [V.2].

IRVINE, T. S. Laboratory fermenters. In: McNEIL, B.; HARVEY, L. M. **Fermentation**: a practical approach. Oxford: Oxford University Press, 1990, p. 17-38.

KENT, C. A. et al. In: McNEIL, B.; HARVEY, L. M. (Ed.). **Fermentation:** a practical approach. Oxford: Oxford University Press, 1990. p. 173-203.

LIMA, U. A.; BORZANI, W. Esterilização de meios de fermentação. In: BORZANI, W.; LIMA, U. A.; AQUARONE, E. **Biotecnologia.** São Paulo: Blucher, 1975. p. 31-43. [V.3].

LIMA, U.A.; AQUARONE, E.; BORZANI, W. **Biotecnologia**. São Paulo: Blucher, 1975. [V. 1].

MATSUDO, M. C. et al. Repeated fed-batch cultivation of *Arthrospira (Spirulina) platensis* using urea as nitrogen source. **Biochemical Engineering Journal**, Amsterdam, v. 43, n. 1, p. 52-57, 2009.

MATSUDO, M. C. et al. CO_2 from alcoholic fermentation for continuous cultivation of *Arthrospira (Spirulina) platensis* in tubular photobioreactor using urea as nitrogen source. **Biotechnology Progress,** New York, v. 27, n. 3, p. 650-656, 2011.

MONOD, J. The growth of bacterial cultures. **Annual Review of Microbiology**, Standford, v. 3, p. 371-394, Oct. 1949.

_____. La technique de culture continue, théorie et applications. **Annales d'Institute Pasteur**, Paris, v. 79, p. 390-410, 1950.

PARTON, C.; WILLIS, P. Strain preservation, inoculum preparation and inoculum development. In: MCNEIL, B.; HARVEY, L. M. **Fermentation**: a practical approach. Oxford: Oxford Universtiy Press, 1990, p. 39-64.

PIRT, S. J. **Principles of microbe and cell cultivation**. London: Blackwell Scientific Publications, 1975.

POSTEN, C. H.; COONEY, C. L. Growth of microorganisms. In: REHM, H. J.; REED, G. (Ed.). **Biotechnology**. Weinheim: VCH, 1993. p. 111-162. [V.1].

PURICH, D. L.; ALLISON, R. D. **Handbook of biochemical kinetics**. New York: Academic Press, 2000.

QUICKER, G. et al. Comparison of measured and calculated oxygen solubilities in fermentation media. **Biotechnology and Bioengineering**, New York, v. 23, n. 3, p. 635-650, 1981.

RAJU, G. K.; COONEY, C. L. Media and air sterilization. In: REHM, H. J.; REED, G. (Ed.). **Biotechnology**. Weinheim: VCH, 1993. p. 157-184. [V.3].

SASSANO, C. E. N. et al. Kinetics and bioenergetics of *Spirulina platensis* cultivation by fed-batch addition of urea as nitrogen source. **Applied Biochemistry and Biotechnology**, Clifton, v. 112, n. 3, p. 143-150, 2004.

SASSANO, C. E. N. et al. Cultivation of *Spirulina platensis* by continuous process using ammonium chloride as nitrogen source. **Biomass and Bioenergy**, Oxford, v. 31, n. 8, p. 593-598, 2007.

SCHMIDELL, W. Esterilização de ar. In: SCHMIDELL, W. et al. (Coord.). **Biotecnologia industrial**. São Paulo: Blucher, 2001a. p. 63-91. [V.2].

SCHMIDELL, W. Agitação e aeração em biorreatores. In: SCHMIDELL, W. et al. (Coord.). **Biotecnologia industrial**. São Paulo: Blucher, 2001b. p. 277-331. [V.2].

SOLOMONS, G. L. Materials and Methods in Fermentation. Academic Press, London, 1969.

THIEMANN, J. E. Construção de equipamento de fermentação. In: SCHMIDELL, W. et al. (Coord.). **Biotecnologia industrial**. São Paulo: Blucher, 2001. p. 441-491. [V.2].

TORTORA, G. J.; FUNKE, B. R.; CASE, C. L. **Microbiologia**. São Paulo: Artmed, 2005.

URENHA, L. C.; PRADELLA, J. G. C; RODRIGUES, M. F. A. R. Esterilização do equipamento. In: SCHMIDELL, W. et al. (Coord.). **Biotecnologia industrial**. São Paulo: Blucher, 2001. p. 19-38. [V.2].

WALLHÄUSSER, K. H. Sterilization. In: REHM, H. J.; REED, G. (Ed.). **Biotechnology**. Weinheim: VCH, 1985. p. 699-723. [V.2].

WANG, D. L. C. et al. **Fermentation and Enzyme Technology**. New York: John Wiley & Sons, 1979.

WENZIG, E. et al. Comparison of selected methods for downstream processing in the production of bacterial lipase. **Chemical Engineering & Technology**, Weinheim, v. 16, n. 6, p. 405-412, 1993.

YAMANE, T. et al. Fed-batch culture automated by uses of continuously measured cell concentration and culture volume. **Biotechnology and Bioengineering**, New York, v. 39, n. 5, p. 550-555, 1992.

YOON, S. K.; KANG, W. K. Fed-batch operation of recombinant Escherichia coli contendo trp promoter with controlled specific growth rate. **Biotechnology and Bioengineering**, New York, v. 43, n. 10, p.995-999, 1994.

YOSHIDA, F.; YAMANE, T.; NAKAMOTO, K. I. Fed-batch hydrocarbon fermentation with coloidal emulsion feed. **Biotechnology and Bioengineering**, New York, v. 15, n. 2, p. 257-70, 1973.

Capítulo 4

Tecnologia de cultivo de células de mamíferos

Marco Antonio Stephano
Patrícia Barros dos Santos

4.1 INTRODUÇÃO

A tecnologia de cultivo de células animais se desenvolveu muito nos últimos 30 anos e se tornou uma parte essencial da biotecnologia, especialmente pela integração de diversas áreas como biologia celular, engenharia genética, química de proteínas, genômica e engenharia química.

Essa tecnologia é baseada no uso de técnicas de cultivo, em sistemas controlados, de células animais obtidas por desagregação enzimática, mecânica ou química. Essa tecnologia é utilizada há décadas nas áreas de pesquisa e desenvolvimento de diversos produtos biológicos, como vacinas virais, proteínas recombinantes, anticorpos monoclonais e, mais atualmente, em procedimentos nas áreas de terapia celular e terapia gênica. O sistema *in vitro* de cultivo também é utilizado em farmacologia, na busca por novas drogas e avaliação toxicológica de substâncias e materiais.

Em 1907, Dr. Ross G. Harrison (1870-1959) publicou uma nota (HARRISON, 1907) que descrevia os resultados de um experimento no qual foram cultivadas células nervosas de um embrião de anfíbio, em fluido linfático, por meio da técnica de gota pendente, observando, posteriormente, o crescimento dos axônios, até a formação de longas e finas fibras nervosas.

Essa foi a primeira publicação que demonstrou a possibilidade do estudo de desenvolvimento de células e tecidos em cultura, sendo reconhecida como uma das dez maiores contribuições para a pesquisa na área médica (FRIEDMAN; FRIEDLAND, 2000).

A técnica desenvolvida por Harrison, publicada mais detalhadamente em 1910, foi seguida por vários outros pesquisadores da área, inclusive por Montrose Burrows, colaborador de Alexis Carrel, o ganhador do Prêmio Nobel de Medicina em 1912, sendo ele considerado o precursor dos transplantes de órgãos e cirurgias vasculares (WITKOWSKI, 1979).

Embora vários pesquisadores dessa época tenham postulado que *in vitro* os tecidos cultivados não sobreviveriam por muito tempo, Carrel, por meio da troca contínua do meio de cultura, manteve células por mais de 11 anos. Por meio de sua experiência como médico cirurgião, foi o primeiro a descrever o método de cultura de tecidos, em um relato que detalhou as técnicas assépticas necessárias a fim de evitar a contaminação microbiana, em uma época muito anterior à descoberta dos antibióticos (DUTKOWSKI; DE ROUGEMONT; CLAVIEN, 2008).

A utilização de culturas celulares para fins terapêuticos se iniciou com a produção de vacinas virais, as quais necessitam de células vivas para se propagarem.

Os estudos de Enders, Weller e Robbins (1949), demonstraram que culturas de células de diversas origens poderiam ser utilizadas para replicar e, então, produzir o vírus da pólio em larga escala, por meio de garrafas tubulares tipo *roller*, permitindo a substituição do uso de macacos por cultura *in vitro* e a produção em larga escala do vírus da pólio. Utilizou-se uma cultura primária aderente de rim de macaco tornando a vacina contra a pólio o primeiro produto comercial gerado a partir de cultura de células e comercializado a partir de 1954 (WELLER et al., 2004). Além das vacinas humanas, diversas vacinas veterinárias também são produzidas a partir de células animais (HELDENS et al., 2008).

O outro grande passo para a tecnologia de cultura celular foi a aprovação do uso de linhagens celulares contínuas, por parte do FDA em 1979 (PETRICCIANI, 1995). As linhagens de células contínuas podem crescer indefinidamente, sendo menos exigentes quanto às condições de crescimento e, o mais importante, alguns tipos celulares podem ser cultivadas em suspensão. A eliminação do substrato sólido na cultura em suspensão permitiu o escalonamento por volume e o crescimento das células em biorreatores, antes somente utilizados para sistemas microbianos (leveduras, bactérias e fungos).

O Interferon humano (IFNα) era tradicionalmente produzido a partir de glóbulos brancos do sangue de doadores e passou a ser no início dos anos 1980, produzido em células Namalwa (células linfoblastoides humanas), se tornando a primeira proteína derivada de cultura de células de mamífero a ser utilizada como medicamento em biorreatores de 10 mil L.

A engenharia genética e o uso da tecnologia de DNA recombinante tornaram possível a produção de vários produtos derivados de proteína em cultura de células, assim como a modificação dos mesmos quanto a estrutura primária, estabilidade, eficácia e atividade biológica.

As células, além de produzir proteínas de uso terapêutico, podem ser elas mesmas os produtos, no caso de engenharia tecidual e de terapias celular e gênica.

Uma categoria importante para os fabricantes de produtos biológicos utilizados na terapêutica é a de biofármacos, e, embora haja diversas definições, os produtos mais frequentemente identificados como tal são as proteínas recombinantes, os anticorpos monoclonais e as drogas contendo ácidos nucleicos, tanto produzidos em células procarióticas (por exemplo, *Escherichia coli*) como em eucarióticas (por exemplo, fungos: *Pichia pastoris*, *Saccharomyces cerevisiae*, ou células animais: CHO, BHK-21, Vero).

O interesse pela produção em larga escala de proteínas recombinantes, em princípio, foi impulsionado pela necessidade de obter produtos que oferecessem maior segurança e em maior quantidade, a fim de atender a demanda cada vez maior por medicamentos que, por razões tecnológicas ou financeiras, não podiam ser sintetizados quimicamente.

4.2 BREVE HISTÓRICO

Os adventos da tecnologia do DNA recombinante (genética engenharia) e o da tecnologia de hidridomas marcaram o início de uma nova era das ciências farmacêuticas. Superaram as dificuldades relacionadas ao uso de moléculas, que mesmo com potencial farmacoterapêutico, tinham aplicação médica limitada ou impraticável, em virtude das quantidades disponíveis em fontes naturais (por exemplo, o interferon). Exemplos do impacto positivo sobre a produção farmacêutica de proteínas importantes podem ser citados como:

- Disponibilidade: Muitas proteínas de potencial terapêutico são produzidas naturalmente no organismo, em quantidades ínfimas. Exemplos incluem os interferons, as interleucinas e os fatores estimuladores de colônias (*colony-stimulating factors* – CSF's). Sendo impraticável a sua extração direta a partir do material de origem em quantidades suficientes para atender uma provável demanda clínica.
- Segurança do produto: A extração direta do produto biológico a partir de algumas fontes naturais, no passado, ocasionou transmissão involuntária de doenças. Um exemplo foi a transmissão da doença de Creutzfeldt-Jakob em que as pessoas que recebem preparações do hormônio de crescimento humano (GH) derivadas de hipófises humanas.
- Segurança do processo: Uma série de proteínas terapêuticas tem sido tradicionalmente extraída a partir da urina humana. A maioria do Hormônio Folículo Estimulante (FSH – hormônio da fertilidade) produzida, por exemplo, é obtida a partir da urina de mulheres pós-menopausa. A urina não é considerada uma fonte particularmente desejável de produtos farmacêuticos e, embora vários produtos obtidos dessa forma devam permanecer no

mercado, pelo baixo custo, formas recombinantes já foram aprovadas.

- Mais eficiência: Técnicas como a mutagênese dirigida facilitam a introdução de alterações predefinidas na sequência de uma proteína de aminoácidos. Tais mudanças podem ser tão mínimas como a inserção, exclusão ou alteração de um único resíduo de aminoácido, ou podem ser mais importantes como a alteração/eliminação de todo um domínio.

Um exemplo especial desse impacto positivo é a insulina que, desde 1923, era utilizada no tratamento da diabete e extraída de pâncreas de bois e porcos. Foram observados ao longo dos anos, diversos casos de reações alérgicas em razão da origem animal da proteína. Em 1978, cientistas de uma das primeiras empresas de biotecnologia, a Genentech, utilizando a tecnologia de DNA recombinante, clonaram o gene codificador da insulina humana em *E. coli*, licenciando a descoberta para Eli Lilly, primeiro fabricante das insulinas de origem animal. Em 1982 chegou ao mercado, a insulina que se tornou a primeira proteína recombinante para uso humano aprovada pelo FDA, agência reguladora da área da saúde nos Estados Unidos, com o nome de Humulin®(Eli Lilly and Company).

Em virtude da relativa simplicidade estrutural apresentada pela molécula da insulina, a escolha mais óbvia foi pela produção em larga escala a partir da expressão em *E. coli*, a qual cresce muito mais rápido que qualquer célula animal. Porém com a necessidade de se expressar moléculas cada vez mais complexas, as quais requeriam um processamento pós-traducional somente disponível em células eucarióticas, os estudos se intensificaram a fim de possibilitar a entrada de produtos produzidos em larga escala a partir de células animais.

A primeira proteína recombinante, registrada nos Estados Unidos em 1987, produzida em célula animal (CHO) foi um ativador de plasminogênio tecidual (tPA), agente fibrinolítico utilizado para desobstruir a artéria coronária ocluída em pacientes com infarto agudo do miocárdio.

Em seguida, o FDA aprovou, em 1989, a eritropoetina recombinante humana (Epogen®, Amgen), produzida em células CHO. A eritropoetina humana é uma glicoproteína, produzida principalmente nas células justa tubulares no rim, que estimula células progenitoras a proliferarem e diferenciarem em eritrócitos, além de controlar a síntese da hemoglobina. A EPO humana foi, em princípio, isolada e posteriormente purificada da urina na década de 1970. Os estudos como possível tratamento de pacientes com anemia, causada pela insuficiência renal crônica, estimularam a busca de genes responsáveis pela codificação da proteína e subsequente produção piloto para realização estudos clínicos na década de 1980.

O Epogen® arrecadou em 2006, só no mercado norte-americano, 2,6 bilhões de dólares, e faz parte da primeira geração de biofármacos, na qual substâncias já existentes eram apenas "recriadas". Embora essa quantia seja grande, sua venda só não é maior por causa da entrada no mercado dos biofármacos de segunda geração nos últimos anos. O líder dessa segunda geração é a darbepoetina alfa (Aranesp®, Amgen), aprovada em 2001 nos Estados Unidos e na União Europeia. Esse medicamento tem uma sequência de 165 aminoácidos da proteína que é alterada em relação à proteína natural humana. A alteração implica a introdução de dois novos sítios de N-glicosilação e, assim que o produto recombinante é produzido pela linhagem CHO, exibe cinco sítios de glicosilação, em vez dos três apresentados pela proteína natural. A presença de duas novas cadeias de carboidratos confere uma meia-vida sérica prolongada da molécula (até 21h, em comparação com 4-6h para a molécula natural).

Em paralelo à terapia de reposição, tendo como líder de vendas a eritropoetina recombinante e seus análogos, em meados dos anos 1990, foram aprovados os primeiros anticorpos monoclonais, seus fragmentos e outras moléculas antagonistas. Dentro dessa categoria o grupo que tem como alvo o fator de necrose tumoral alfa (TNF α-Tumor Necrose Factor), uma citocina dominante no processo inflamatório em doenças autoimunes como artrite reumatoide e psoríase, vem ganhando destaque.

Um exemplo é o etanercepte, medicamento anti-TNFα, um dos mais vendidos entre os biofármacos, tendo sido inicialmente aprovado em 1998 para o tratamento de artrite reumatoide e produzido em linhagem de células CHO. O etarnecepte é uma proteína de fusão (150 kda) do receptor p75 do fator de necrose tumoral humano (TNFR2/p75) com o fragmento Fc da IgG1 humana, inibindo a ligação do TNFα e do TNFβ aos receptores de TNF na superfície celular, o que torna o TNF biologicamente inativo e impede as respostas celulares mediadas por ele.

Antes da liberação desses medicamentos antagonistas, os únicos agentes antirrematoides utilizados eram anti-inflamatórios não esteroides(AINEs) e corticosteroides, com os quais muitos efeitos indesejáveis pelo uso prolongado são observados.

Entre 2003 e junho de 2006, foram aprovadas 31 proteínas terapêuticas, sendo 9 produzidas em *E. coli* e 17 em linhagens de células de mamíferos. Em 2006, foram registrados os primeiros biossimilares nos Estados Unidos. Em 2007 dos 17 biofármacos aprovados 70% foram produzidos em cultura de células de mamíferos, demonstrando a importância desse sistema de expressão.

Como alternativa, no processo de expressão de proteínas, está sendo estudada a produção em outros sistemas eucarióticos que utilizem culturas de células vegetais e de inseto.

No sistema baseado em células de inseto ocorre uma infecção da cultura com um baculovírus (família viral que naturalmente infecta insetos), vetor do gene codificante para a proteína de interesse. As células de inseto são capazes de modificações pós-traducionais, como a N-glicosilação, e expressam altos níveis intracelulares de proteína recombinante. Porém, ainda apresenta desvantagens em relação aos perfis de glicosilação de proteínas humanas quando comparada a um sistema de expressão em célula animal de mamífero.

Em 2007, nos Estados Unidos, foi aprovado do primeiro biofármaco para uso humano produzido em um sistema de expressão baseado em células de inseto. É uma vacina divalente contendo as proteínas principais do capsídeo de vírus papiloma humano tipo 16 e 18.

As células vegetais também estão sendo estudadas como alternativas ao uso de células animais, em virtude do oferecimento de um sistema de produção de baixo custo e risco reduzido de transmissão de patógenos capazes de infectar mamíferos, porém em razão dos perfis diferentes de glicosilação, as proteínas produzidas nesse sistema têm apresentado imunogenicidade em animais de laboratório, quando administrada por via parenteral.

Os processos de produção dos biofármacos em escala laboratorial, piloto e em larga escala serão discutidos neste capítulo, resumidamente, desde a obtenção das células, até o controle da autenticidade, a esterilidade, o isolamento de clones produtores e a utilização de biorreatores, assim como as boas práticas a serem aplicadas no cultivo de células animais de mamífero durante todo o processo.

4.3 O MERCADO DE BIOFÁRMACOS

Atualmente, cerca de 60%-70% de todos os produtos farmacêuticos de proteínas recombinantes são produzidos em células de mamíferos. Além disso, centenas de biofármacos, com potencial clínico, estão sendo estudados.

A IMS Health divulgou que o valor do mercado farmacêutico globalmente em 2010 excederá os 825 bilhões de dólares, com um crescimento de 4%-6% em relação ao ano 2009. Aproximadamente um em cada quatro novos medicamentos que está chegando ao mercado é um biofármaco. Até 2007, cerca de 200 produtos biofarmacêuticos tiveram a comercialização aprovada nos Estados Unidos e na União Europeia. Coletivamente, estes representam um mercado global de cerca de 112 bilhões de dólares, o que não parece muito em relação ao volume total de vendas de medicamentos. Porém os biofármacos, em especial os produzidos em células animais, também estão entre os medicamentos que as indústrias chamam *blockbusters*, ou seja, medicamentos que possuem vendas maiores que 1 a 2 bilhões de dólares anuais.

Embora a maioria dos biofármacos aprovados até agora seja destinada para uso humano, uma série de produtos destinados à aplicação veterinária também começou a entrar no mercado. Vacinas e anticorpos monoclonais representam as duas maiores categorias de produtos.

4.4 CATEGORIAS DE PRODUTOS BIOFARMACÊUTICOS

4.4.1 Vacinas

As vacinas virais contra a poliomielite, sarampo, rubéola e caxumba para uso humano e, raiva, febre aftosa de uso veterinário são importantes produtos produzidos eficientemente pela tecnologia de cultivo celular. Para esse propósito, são usadas células primárias, células diploides ou linhagem de células contínuas e, recentemente, até mesmo linhagens de células recombinantes. Um avanço para a grande escala de produção de vacinas virais com as células de ancoragem-dependente foi o desenvolvimento de microcarregadores, no final dos anos 1960, o que permitiu o cultivo em tanques agitados na escala de mil litros.

4.4.2 Anticorpos monoclonais

Os anticorpos monoclonais tornaram-se uma ferramenta valiosa para fins de diagnóstico e terapia. A importância de anticorpos monoclonais como agentes terapêuticos evoluiu muito recentemente, pois os anticorpos de origem murina são imunogênicos e estão sendo substituídos por anticorpos humanos, humanizados ou quiméricos. As principais áreas de aplicação são no tratamento de rejeição aguda após transplante de órgãos, diagnóstico e tratamento do câncer, artrite reumatoide, leucemia, asma e esclerose múltipla.

Exemplo de produto:

O bevacizumab é um anticorpo monoclonal IgG1 humanizado recombinante de 149 kDa. Em princípio, aprovado para uso médico nos Estados Unidos em 2004 e, posteriormente, na União Europeia em 2005. É indicado para tratamento de primeira linha de pacientes com câncer colorretal metastático, por causar inibição da angiogênese (formação de novas artérias), a qual é responsável por manter o crescimento do tumor. A inibição ocorre em virtude da ligação do anticorpo ao fator de crescimento vascular endotelial (VEGF), impedindo que esse anticorpo se ligue aos seus receptores da superfície celular, um processo essencial para desencadear a formação de novos vasos sanguíneos nos tecidos. A produção do Avastin é realizada por células CHO em biorreatores de 12 mil L e a purificação por Cromatografia de Afinidade (proteína A), seguida pela cromatografia de troca iônica.

4.4.3 Glicoproteínas

As glicoproteínas pertencem a outro grupo importante de produtos produzidos a partir de células de mamíferos. Os principais exemplos são citocinas (por exemplo, interferons e as interleucinas), fatores de crescimento hematopoiéticos (por exemplo, eritropoetina), hormônios de crescimento, trombolíticos (por exemplo, ativador de plasminogênio tecidual), fatores de coagulação (fator VII, fator VIII, fator IX etc.) e enzimas recombinantes (DNAse) (OZTURK, 2006).

4.4.4 Células e tecidos para transplante

São incluídos nesse grupo: o desenvolvimento de órgãos artificiais (Engenharia de tecidos do fígado, rim) e tecidos (pele, cartilagem, osso), a expansão de células hematopoiéticas para transplante de medula óssea e a terapia gênica.

A substituição de tecidos (como o osso ou cartilagem) ou nas articulações com os materiais de enxerto inclui o risco de infecções por vírus (como HIV, hepatite C)

ou rejeição. Os implantes artificiais têm limitações em razão de sua duração e reações alérgicas causadas pelo desgaste do material. Portanto, o objetivo da engenharia de tecidos pode ser definida como o desenvolvimento de substitutos baseados em células para restaurar, manter ou melhorar as funções do tecido.

4.4.5 Material para terapia gênica

A terapia gênica se baseia na transferência de material genético por meio de:

- um único gene, mais comum para a terapia gênica;
- fragmentos de sequências codificantes, como na terapia baseada em RNA;
- genoma inteiro, como ocorre em terapias baseadas em células tronco ou células embrionárias.

O resultado esperado para todos os tipos de terapia gênica é modificar um fenótipo para fins terapêuticos. Conceitualmente, a estratégia mais simples é o de corrigir ou compensar a expressão do gene anormal causada pelo genótipo alterado. Alternativamente, a terapia genética pode ser projetada para regenerar um órgão doente, quer pela reengenharia de tecidos, expressando genes que induzem o desenvolvimento dos órgãos, ou, no caso da terapia com células-tronco, utilizando as células alteradas ou não geneticamente para gerar tecidos normais. A aplicação bem-sucedida dessa terapia depende de abordar vários desafios em geral, incluindo os decorrentes do *delivery* da informação genética, as respostas imunes do hospedeiro, a transmissão hereditária da doença, dos órgãos que se manifestam o fenótipo anormal, e as várias mutações que resultam na doença (O'CONNOR; CRYSTAL, 2006).

4.5 CÉLULAS ANIMAIS

4.5.1 Características básicas

As células eucarióticas possuem um núcleo e numerosas organelas em seu citoplasma. Todas as diferentes organelas permitem uma divisão complexa do metabolismo intracelular, o que não acontece nas células de micro-organismos procariotos. A seguir é apresentada uma descrição resumida da célula eucariótica.

Núcleo: contém os cromossomos e é onde acontece a replicação do DNA e síntese do RNA. Uma mem-

162 • BIOTECNOLOGIA FARMACÊUTICA

brana nuclear porosa, ausente em procariotos, isola e protege o genoma de danos estruturais interferências na transcrição. Essa segregação permite duas etapas cruciais na expressão da informação genética (Figura 4.1): 1) Transcrição de sequências do DNA em RNA; e 2) o O RNAm (RNA mensageiro) ao sair do núcleo para o citoplasma é traduzido, resultando na síntese de uma proteína (tradução). Nos procariotas não há compartimentalização desses processos, ou seja, assim que começa a transcrição, as sequências de RNA são simultaneamente traduzidas em proteínas. Quando a célula não está em duplicação, o DNA fica na forma de cromatina, o que permite a transcrição em RNA.

Citoplasma: As outras organelas presentes no citoplasma são altamente adaptadas e especializadas. Os ribossomas (produzidos no nucléolo) flutuam livremente no citoplasma ou se ligam a uma organela chamada retículo endoplasmático (RE). São membranas interconectadas que formam uma rede de transporte de moléculas que necessitam de modificações pós-traducionais ou com destinos específicos. O RE rugoso (por possuir ribossomas ligados) se liga, periodicamente, à membrana nuclear para receber o RNAm a ser traduzido. O RE liso (sem ribossomas) recebe as proteínas sintetizadas para o envio ao aparelho de Golgi, onde ocorrerá o processamento pós-traducionais (por exemplo, glicosilação) e transporte. Os vacúolos são organelas simples utilizadas como áreas de estocagem, e as vesículas fazem os transportes das moléculas através da célula, por exemplo, carreando as proteínas do RE para o aparelho de Golgi. Os lisossomas e peroxisomas possuem enzimas digestivas que podem degradar proteínas, ácidos nucleicos e polissacarídeos. As mitocôndrias são organelas que possuem a capacidade de autoduplicação, pois contêm um genoma distinto do genoma nuclear. Uma membrana plasmática, em bicamada, separa e protege a célula eucariótica do meio ambiente externo.

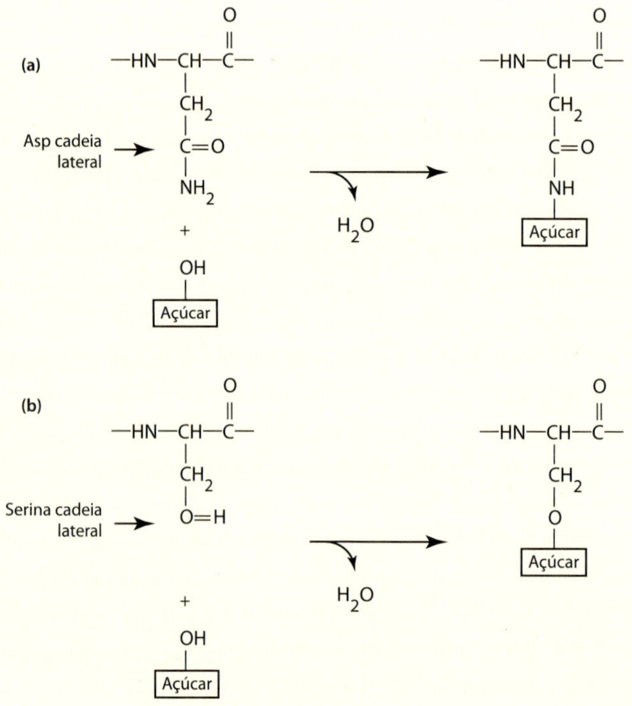

Figura 4.1   Etapas e modelos de glicosilação-ligações N ou O de aminoácidos a oligossacarídeos, (a) Ligação N *versus* (b) ligação O glicosilados: "açúcares" representa uma cadeia de oligossacarídeo, um exemplo de como é fornecido o oligossacário.

4.5.2 Processos pós-traducionais

Modificações covalentes podem ocorrer durante e após a síntese de proteínas. Os tipos e a extensão das modificações pós-traducionais (MPT) dependem da proteína, e, muitas vezes, desempenham um papel importante na função biológica desempenhada por elas. As MPT's mais comuns são listadas na Tabela 4.1.

Embora a glicosilação represente a modificação mais comum, outras MPT's são importantes em relação a produção de biofármacos, como a carboxilação, hidroxilação, sulfatação e amidação.

A glicosilação é a forma mais comum de MPT associada com proteínas extracelulares e de superfície de células eucarióticas. Um exemplo é a glicoproteína eritropoietina (EPO), principal regulador da formação de células vermelhas do sangue na qual os oligossacarídeos ligados são essenciais para sua função *in vivo*. A meia-vida no soro da EPO não glicosilada é medida em minutos, entretanto, quando a proteína é glicosilada a meia-vida passa a ser cerca de duas horas.

As cadeias laterais de carboidratos são sintetizadas por uma família de enzimas conhecidas como glicosil-transferases, localizadas principalmente no retículo endoplasmático. Podem ocorrer dois tipos de glicosilação que geram cadeias de carboidratos (oligossacarídeos) chamadas N-glicanos e O-glicanos. Na N-glicosilação, o oligossacarídeo é ligado à proteína por meio do átomo de nitrogênio de um resíduo de asparagina, diferentemente da O-glicosilação, na qual as cadeias de carboidratos são ligadas por meio de um átomo de oxigênio de grupos de hidroxila presentes, normalmente, em resíduos de serina ou treonina.

Os monossacarídeos mais facilmente encontrados na cadeia lateral de açúcar incluem: manose, galactose, glicose, fucose, N-acetilgalactosamina, N-acetilglicosamina, xilose e ácido siálico. Estes podem se unir em várias sequências e por uma variedade de ligações glicosídicas.

A N-glicosilação é sequência-específica, envolvendo a transferência de uma cadeia de oligossacarídeo pré--sintetizado para um resíduo Asn, encontrado em uma sequência característica Asn-X-Ser ou Asn-X-Thr ou Asn-X-Cis, em que X representa qualquer resíduo de aminoácido, com a exceção de prolina. Porém, nem todos os sítios de ligação-N são glicosilados em algumas proteínas.

Tabela 4.1   Tipos de modificações pós-traducionais

Modificação	Exemplo
Processamento proteolítico	Várias proteínas se tornam biologicamente ativas somente após a clivagem (por exemplo, fatores do sangue)
Glicosilação	Pode aumentar a solubilidade, o transporte intracelular, a meia-vida e as atividades biológicas
Fosforilação	Influencia e regula a atividade biológica de vários hormônios polipeptídicos
Acetilação	Função não conhecida
Acilação	Ajuda na interação com membranas biológicas de polipeptídeos
Amidação	Influencia a atividade e a estabilidade biológica de polipeptídeos
Sulfação ou sulfatação	Influencia a atividade biológica de alguns neuropeptídeos e o processamento proteolítico de polipeptídeos
Hidroxilação	Importante para a estrutura de algumas proteínas
Formação de γ-Carboxiglutamato	Permite que algumas proteínas do sangue se liguem ao cálcio
Ribosilação de ADP	Regula a atividade biológica de várias proteínas
Formação da ligação de dissulfeto	Ajuda a estabilizar a conformação de algumas proteínas

164 • BIOTECNOLOGIA FARMACÊUTICA

Os determinantes da O-glicosilação são ainda menos conhecidos. Sequências de reconhecimento características não são aparentes na maioria dos casos, e talvez a estrutura tridimensional possa ser mais importante nesses casos. Algumas proteínas glicosiladas podem ser caracterizadas por um ou mais N-glicanos, outras por um ou mais O-glicanos, ou possuir os dois tipos de glicosilação. A EPO humana, por exemplo, possui três N-glicanos e um O-glicano na cadeia lateral.

Para qualquer glicoproteína, a composição exata e a estrutura da cadeia lateral de carboidrato pode variar pouco de uma molécula de glicoproteína para outra. Isso resulta em micro-heterogeneidade que pode ser visualizada diretamente por meio de técnicas de análise, tais como a focalização isoelétrica. A variação no sítio da glicosilação contribui para a macro-heterogeneidade. Isto ocorre em razão da especificidade da glicosiltransferase ao substrato e a proporção de proteínas glicosiladas que podem ser exportadas para fora da célula antes que tenham sido totalmente processadas pelas enzimas.

Além disso, os perfis de glicosilação obtidos quando glicoproteínas humanas são expressas em outros sistemas de expressão eucarióticos diferem dos observados na proteína humana "natural".

A importância de perfis alterados de glicosilação/micro-heterogenecidade é determinada diretamente por meio da pesquisa clínica. Se o produto é considerado seguro e eficiente, o controle de qualidade do produto final é baseado na análise de micro-heterogenecidade dos carboidratos a fim de determinar a consistência do processo lote a lote.

A qualidade e a extensão da glicosilação proteica dependem, principalmente, da célula produtora, tendo um papel significativo na atividade terapêutica. As condições de cultivo também influenciam a glicosilação, bem como qualquer outra modificação pós-traducional, tais como agitação, aeração, pH, concentração de macronutrientes (açúcares, aminoácidos, vitaminas e fatores de crescimento) e micronutrientes (coenzimas e sais minerais).

4.5.3 Imunogenicidade de proteínas recombinantes

A maioria dos fármacos tradicionais é composta por substâncias de baixo peso molecular e, geralmente, não chama a atenção do sistema imunológico. Porém, as proteínas são macromoléculas e podem desencadear uma resposta imune (imungenocidade). Os mecanismos de tolerância aos autoantígenos se desenvolvem junto com o sistema imune e, normalmente, são mantidos ao longo da vida por diversas formas de regulação como (a) impedir que linfócitos B e T se tornem sensíveis a autoantígenos, ou (b) inativar células efetoras que, por acaso, encontrem os autoantígenos.

Com base nos princípios apresentados, pode-se supor que uma proteína terapêutica recombinante obtida via expressão de um gene/sequência de DNA humano (por exemplo, hormônios humanos, recombinantes ou citocinas) seriam não imunogênicos em humanos enquanto proteínas terapêuticas produzidas a partir de material genético de outros animais (por exemplo, anticorpos monoclonais murinos) seriam capazes de estimular uma resposta imune. Embora seja verdade em muitos casos, têm sido cada vez mais observadas, em casos de indução de resposta humoral, proteínas terapêuticas obtidas a partir de sequências genéticas humanas, o que claramente demonstra que fatores além das sequências de aminoácidos contribuem para a imunogenicidade (SCHERNTHANER, 1993; JACQUEMIN; SAINT-REMY, 1998; PECES et al., 1996).

A incidência e as consequências clínicas da imunogenicidade entre os biofármacos, atualmente uma das maiores preocupações das agências reguladoras, variam de acordo com o produto (EMA, 2006).

Alguns fatores podem contribuir para a imunogenicidade de biofármacos são apresentados a seguir (MUKOVOZOV et al., 2008).

Características do paciente: A exposição dos pacientes às proteínas terapêuticas, as quais não podem sintetizar, frequentemente, leva à geração de anticorpos neutralizantes, após uma exposição única ou repetida. Do mesmo modo, indivíduos com o sistema imune comprometido (por exemplo, submetidos a quimioterapia anticâncer) podem não desenvolver resposta imune.

Características do produto: Proteínas de origem animal são frequentemente imunogênicas em humanos porque as sequências de aminoácidos em relação às proteínas humanas análogas são, em muitos casos, diferentes. Por exemplo, as insulinas bovinas e suínas recombinantes são mais imunogênicas em pacientes diabéticos insulino-dependentes do que a insulina humana recombinante.

Outra classe de proteínas terapêuticas que apresentam graus variáveis da imunogenicidade é a de anticorpos monoclonais. Um levantamento bibliográfico demonstrou que de 44 anticorpos monoclonais murinos, desenvolvidos para o tratamento de várias doenças entre o período entre 1984 e 2003, 84% apresentaram resposta humoral acentuada. A incidência, ou seja, o número de pacientes que apresentou imunogenicidade causada pelo mAb, foi classificada em três níveis: negligenciável (< 2%), tolerável (2%-15%) e acentuada (> 15%). Praticamente 100% dos pacientes sofreram reações de imunogenicidade em graus diferenciados. Somente quatro produtos foram registrados junto ao FDA. Os anticorpos monoclonais quiméricos foram considerados menos imunogênicos em pacientes quando comparados com os murinos, pois 40% dos 15 anticorpos monoclonais quiméricos avaliados apresentaram resposta imunológica acentuada. A classe dos anticorpos humanizados apresentaram a menor imunogenicidade. De 22 estudos analisados, apenas em 9% se encontraram no nível mais acentuado de reação imune contra os mAbs (HWANG; FOOTE, 2005).

Sistemas de expressão: A variação na localização, no retículo endoplasmático e Golgi, e os níveis de glicosiltransferases fornece uma explicação para os diferentes perfis de glicosilação da mesma glicoproteína em diferentes linhagens celulares. A linhagem CHO é muito utilizada para expressão de proteínas recombinantes pelo fato de o repertório enzimático de glicosilação ser muito parecido com o do sistema humano (MONACO et al., 1996).

Modificações pós-traducionais: As enzimas que adicionam glicanos às proteínas podem gerar perfis distintos de glicoformas. Por exemplo, 44 glicoformas diferentes da eritropoetina recombinante humana (RhEPO) foram identificadas (NEUSÜß; DEMELBAUER; PELZING, 2005). A rhEPO e EPO endógena humana podem ser distinguidas por diferenças em suas estruturas de carboidratos e os seus pontos isoelétricos, em virtude dos diferentes teores de ácidos siálicos. Produzir biofármacos em células CHO e células BHK com perfis de glicosilação idênticos às humanas é praticamente impossível.

Formulação: os biofármacos são normalmente armazenadas em solução ou após liofilização a 4 °C. Estabilizadores podem ser adicionados à formulação para evitar degradação de proteínas. A formulação, no entanto, pode aumentar o potencial imunogênico e/ou modificar a atividade biológica de proteínas terapêuticas.

Armazenamento e manipulação: Mesmo em recipientes fechados, as proteínas permanecem suscetíveis às modificações por fatores externos que podem ter impacto em sua imunogenicidade, como, por exemplo: agitação, cisalhamento, alterações na temperatura, luz, presença de gases e vapor d'água.

Recipientes e embalagens: O recipiente destinado a proteger o produto do ambiente externo pode interagir com as proteínas de modo a afetar sua atividade biológica e a imunogenicidade. Contaminantes presentes em vidro, selos e lubrificantes, podem influenciar desenvolvimento de anticorpos.

Degradação química: A desnaturação de proteínas pode ocorrer a partir de oxidação, desaminação, temperaturas extremas, interações de superfície, mudanças que ocorrem durante o processo de liofilização, ou após algum tempo de estocagem. A desnaturação pode favorecer a formação de agregados de proteínas em estruturas poliméricas por interações hidrofóbicas ou covalentes.

Além de todos esses fatores, a frequência, a duração e as rotas de administração dos biofármacos são muito importantes na imunogenicidade.

Todas as etapas do desenvolvimento de um biofármaco devem ser bem conhecidas e estudadas, pois qualquer alteração, por menor que seja, na produção, no processamento ou na administração, pode prejudicar a segurança do produto.

4.5.4 Tipos de células

Em geral, as células de mamíferos, relevantes para o processo industrial podem ser divididas nos seguintes grupos:

* Células primárias: isoladas a partir de um tecido e, depois, mantidas em cultura (cultura primária).
* Linhagens celulares diploides.
* Linhagens celulares contínuas: originam-se de uma cultura primária, mas em decorrência de algumas transformações, são capazes de se dividir e proliferar indefinidamente. Essas linhagens celulares são mantidas em um banco de células e são frequentemente utilizadas como células hospedeiras para a expressão de proteínas recombinantes.
* Hibridomas: são células obtidas por meio da fusão de linfócitos e células tumorais, e que são capazes de expressar anticorpos monoclonais.

Na *cultura primária* o processo se inicia a partir da obtenção de amostras de tecidos diretamente de um animal em estudo, seguida por dissociação mecânica e/ou digestão enzimática, a fim de obter uma suspensão de células únicas. As células são transferidas para frascos e/ou placas exclusivos para o cultivo estéril, podendo proliferar como monocamada aderente ou como uma suspensão em meio

166 • BIOTECNOLOGIA FARMACÊUTICA

de cultura. Após atingirem uma determinada quantidade, podem ser novamente dispersas por tratamento enzimático ou simplesmente diluídas (no caso da suspensão) e transferidas novamente para outros frascos, para cultura com meio de cultura fresco, em um processo chamado subcultivo ou repique.

Essa subcultura é a origem das culturas chamadas secundárias, sendo que parte dessas células pode ser armazenada por meio do congelamento em nitrogênio líquido, após a adição de criopreservantes (por exemplo, DMSO). Elas permanecem como um estoque de segurança, do qual, quando necessário, é possível obter um número de células suficientes para iniciar uma nova série de subculturas para produção de massa celular. A cultura primária, pode ser subcultivada por diversas vezes. No entanto, as células possuem um número de duplicações (mitoses) máximo (entre 50-100 vezes), quando deixam de crescer para morrer. A capacidade de crescimento finito é uma característica de todas as células derivadas de tecidos normais de mamíferos, as quais são consideradas normais quando demonstram certo conjunto de características (HAYFLICK; MOORHEAD, 1961):

- Um número diploide de cromossomos (ou seja, 46 cromossomos para as células humanas), com qual é demonstrado que nenhum dano grave ocorreu em nível de cromossomo.
- Aderência: as células necessitam de uma superfície para crescer e se anexar (ancoragem dependente). A fase de crescimento se estende até as células chegarem a uma fase de confluência, que normalmente é acompanhado de inibição do crescimento por contato com células vizinhas.
- Número finito de divisões e sobrevivência em cultura.
- Não malignidade: as células normais não são cancerosas, por exemplo, elas não causam tumores quando injetadas em camundongos.

Nem todos os tipos de células produzem exclusivamente culturas de células primárias, e morrem depois de um número limitado de "passagens". Algumas células adquirem características de crescimento infinito e tal população é geralmente chamada linhagem contínua ou transformada. Essas células sofreram uma transformação, perdendo o controle do crescimento por contato. As células transformadas também podem perder a característica de crescer quando aderidas a uma superfície e, portanto, são capazes de crescer em suspensão. Essas transformações são, por vezes, também refletidas nos cromossomos, alterando o genótipo das células, que

são chamadas aneuploides. As células transformadas podem ser cultivadas em meios relativamente simples, sem adição de fatores de crescimento de alto custo. O que, inicialmente, foi identificado por acaso, hoje, é possível, a partir de técnicas para causar transformação celular e a "imortalização". Por exemplo, o tratamento com substâncias mutagênicas ou com vírus (BUTLER, 2004). A transformação *in vitro* nem sempre gera células que se dividem permanentemente, por outro lado, todas as células que são isoladas de tumores (por exemplo, HeLa, Namalwa) podem ser mantidas em uma cultura permanentemente.

Exemplos de linhagens celulares importantes para a pesquisa e produção estão apresentados na Tabela 4.2. Um sistema alternativo de expressão de proteínas recombinantes são as células de inseto, especialmente o sistema células de inseto-baculovírus (IKONOMOU; SCHNEIDER; AGATHOS, 2003). As células frequentemente aplicadas são as linhagens *Sf*9 ou células *Sf*21 isoladas de *Spodoptera frugiperda*. A produção de proteínas heterólogas pelo sistema citado ocorre em duas etapas. As células de inseto são expandidas até que a concentração desejada seja atingida, só então são infectadas com o baculovírus recombinante contendo o gene que codifica a proteína desejada.

As linhagens ou cepas celulares podem propagar em monocamadas aderentes ou em suspensão. Em monocamada, as células aderem ao suporte (plástico, por exemplo) e proliferam, sendo classificadas quanto à forma de crescimento, como *ancoragem dependente*. A maioria das culturas de células normais cresce em monocamada, porém as células hematopoiéticas, linhagens de células transformadas ou tumorais são exemplos de culturas em suspensão que podem sobreviver e proliferar sem aderir ao suporte plástico – *ancoragem independente*.

Quanto à morfologia, as células podem ser classificadas como:

- Epiteliais: podem ser o revestimento de organismos como a pele, por exemplo, ou vasos saguíneos. As células epiteliais podem ser mantidas em cultura com uma relativa facilidade.
- Fibroblastos: originalmente obtidas de tecido conjuntivo e em cultura apresentam excelentes características de crescimento, estando entre as células mais utilizadas.
- Musculares: músculos são compostos por uma associação de pequenos canais construídos a partir dos mioblastos. O processo de construção desses canais pode ser repetido pelos mioblastos em cultura.

- Neuronais: o tecido nervoso é constituído por neurônios responsáveis pela transmissão de impulsos elétricos. Os neurônios são células altamente diferenciadas e não podem ser cultivadas em cultura. Porém, algumas de suas características foram observadas nas culturas do neuroblastos, ou seja, as células tumorais originárias do tecido nervoso.

- Linfócitos: o sangue e fluidos teciduais contêm uma série de células em suspensão, sendo algumas capazes de crescer em cultura. Os linfócitos, células brancas do sangue, são um exemplo.

Tabela 4.2   Exemplos de linhagens celulares importantes para a produção e pesquisa

Linhagem Celular	Origem	Aplicação
BHK (Baby Hamster Kidney)	Isolada em 1961 a partir de rim de hamster recém-nascido.	Células aderentes, adaptáveis para crescimento em suspensão. Produção de vacina febre aftosa e raiva.
CHO (Chinese Hamster Ovary)	Isolada em 1957 de ovário de hamster chinês.	Célula aderente, adaptável para suspensão. Utilizada como sistema de expressão de diversas proteínas recombinantes.
HeLa	Foi isolada em 1951 de um carcinoma de colo de útero, retirado da paciente Helen Lane.	Primeira linhagem humana a proliferar em cultura.
NAMALWA	Tecido linfático humano.	Interferon-alfa.
MDCK	Rim de cadela.	Linhagem aderente e utilizada na produção de vacinas para animais.
MDBK	Rim de bovino.	Linhagem aderente e utilizada na produção de vacinas para animais.
MRC-5	Células embrionárias de pulmão humano.	Célula diploide utilizada para produção de vacinas.
NS0 e SP2/0	Mieloma murino, obtido a partir de linfócitos B.	Produção de anticorpos.
Vero	Rim de macaco-verde africano, obtida em 1962.	Linhagem estabelecida com algumas características de célula normal diploide.
PERC.6	Células embrionárias de retina humana.	Linhagem imortalizada que produz altos níveis de proteínas recombinantes e vírus.

4.5.5   Células de hibridomas

A característica de anticorpos se ligarem seletivamente contra antígenos é amplamente utilizada pela pesquisa biomédica. Antes da introdução da tecnologia hibridoma, os anticorpos eram isolados do soro sanguíneo, que, por conterem uma grande variedade de anticorpos diferentes que reagiriam com vários epítopos do antígeno, eram chamados anticorpos "policlonais". A aplicação de anticorpos policlonais é limitada em virtude de seu nível de pureza ser baixo, pela reações cruzadas com outros antígenos semelhantes, e também pela necessidade de disponibilidade e criação de animais.

Os hibridomas são células conjugadas, produzidas pela fusão de linfócitos humanos ou de mamíferos, os quais podem secretar anticorpos específicos, com uma célula de mieloma. Geralmente, os linfócitos não sobrevivem e, consequentemente, não podem ser mantidos por muito tempo em

168 • BIOTECNOLOGIA FARMACÊUTICA

cultura, por isso, em 1975, Köhler e Milstein resolveram esse problema, fundindo uma célula de mieloma murinho (NS0 ou SP2/0) semelhante a uma célula tumoral com linfócitos obtidos a partir do baço de um camundongo imunizado com um determinado antígeno. As células geradas dessa maneira são células híbridas (Hibridomas) e têm a característica de linfócitos, por produzirem anticorpos específicos contra um determinado epítopo antigênico. Elas têm a capacidade das células de mieloma de sobreviver em cultura e produzir grande quantidade de anticorpos moclonais.

A tecnologia básica para a produção de anticorpos monoclonais por células de hibridomas, desenvolvida por Köhler e Milstein apresenta algumas etapas descritas a seguir:

1) Fusão: linfócitos B isolados a partir de um baço de camundongo, previamente imunizado com um determinado antígeno, são fundidos com células de mieloma de camundongo ou rato.

2) Seleção: as células híbridas são separadas das outras células com a ajuda de um meio seletivo (meio HAT: mistura de hipoxantina, aminopterina, timidina).

3) Isolamento e clonagem: Após o isolamento dos clones resistentes ao meio seletivo, deve-se avaliar quais são os produtores do anticorpo de interesse.

4) Manutenção dos clones: as células que produzem o anticorpo desejado podem ser expandidas, criopreservadas e descongeladas sempre que for necessário.

É possível expandir essas células em cultura, para fins industriais em biorreatores ou por produção de líquido ascítico, processo em que as células são injetadas diretamente no peritônio de camundongos e, após algumas semanas, o líquido formado é puncionado. O sobrenadante da cultura ou líquido ascítico passam por etapas de purificação até a obtenção de frações puras do anticorpo monoclonal de interesse.

A ampla aplicação terapêutica de anticorpos monoclonais, principalmente derivados de camundongos, é deficiente em virtude de uma série de efeitos colaterais, quando utilizados na terapêutica humana. Esse problema pode ser superado, por novas técnicas que produzem anticorpos parcialmente ou totalmente humanizados, ou mesmo, apenas fragmentos para uma série de terapias, incluindo câncer, doenças infecciosas, doenças cardiovasculares e inflamação. De certa forma, esses anticorpos podem ser produzidos em outras linhagens celulares (CHO, por exemplo) em vez de células de NS0 ou hidridomas.

4.5.6 Estrutura básica dos anticorpos ou imunoglobulinas

Os anticorpos são proteínas grandes heterodimérica composta por quatro cadeias polipeptídicas, duas cadeias idênticas pesadas (H) e duas cadeias idênticas leves (L) – cadeias ligadas entre si por ligações dissulfeto para formar uma molécula estável. As sequências de aminoácidos nas extremidades amino-terminais de ambas as cadeias (H e L) variam muito entre os diferentes anticorpos. Essas regiões variáveis formam um sítio de ligação antigênica. Durante a maturação do linfócito B ao longo da resposta imune, recombinações ocorrem rearranjando os genes das cadeias H e das cadeias L a fim de gerar uma sequência de DNA que codifique somente um anticorpo com as regiões variáveis específicas para um determinado antígeno. Comparações entre as sequências de aminoácidos das regiões variáveis das imunoglobulinas mostram que a maioria das variações reside em três regiões chamadas regiões hipervariáveis ou regiões determinadoras de complementaridade(CDR). Os CDRs de imunoglobulina G (IgG) são responsáveis pelo alto grau de afinidade do anticorpo.

Quando o anticorpo é tratado com proteases, pode se clivar as ligações entre cadeias, gerando fragmentos de ligação de antígeno (Fab) e $F(ab')_2$. A região constante das cadeias H de anticorpos é chamada fragmento cristalizável (Fc), a qual determina o mecanismo efetor. Com base nas propriedades estruturais, cada cadeia de anticorpo é dividida em domínios variáveis e domínios constantes. Na região Fc, os domínios constantes CH2 e CH3 da cadeia pesada contêm sítios de ligação para os componentes do sistema complemento e para os receptores de Fc(FcR) encontrados em células do sistema imune.

4.5.7 Anticorpos monoclonais

O advento da tecnologia de hibridoma murino para a produção de mAbs, juntamente com a descoberta de um grande número de antígenos de superfície, expressos em células patogênicas, vêm alimentando um intenso interesse no desenvolvimento de mAbs para uso terapêutico. Embora mAbs mouse hybridoma produzidos tenham sido a fonte de muitos inícios de modalidades terapêuticas, o desenvolvimento de mAbs avançou para a produção de anticorpos de quatro grandes tipos, incluindo murino, quimérico, humanizado, e mAbs totalmente humanos. Os tipos de anticorpos são determinados pela percentagem de peças de camundongo e humanas que compõem as moléculas de anticorpos. A sequência de aminoácidos de anticorpos murinos contêm sequências de 100% do camundongo; os anticorpos quiméricos são compostos por cerca de 35% da sequência murina; os anticorpos humanizados contêm aproximadamente 5% dos aminoácidos de camundongo e nos mAbs totalmente humanos, as sequências de aminoácidos são 100% de origem humana.

Técnicas de engenharia genética (*phage display* e PCR) são utilizadas para desenvolver os mAbs quiméricos e humanizados. Os quiméricos são construídos pela clonagem de genes de regiões variáveis derivados de camundongo e genes de regiões constantes derivados de células humanas, produzidos em células transfectadas. Os mAbs humanizados são predominatemente derivados de genes humanos com inserções de CDR's murinos às regiões variáveis e constantes. Os mAb totalmente humanos são produzidos pela seleção de bibliotecas de anticorpos *in vitro* ou por animais trangênicos por meio da geração de hidridomas humanos.

4.5.7.1 TIPOS DE ANTICORPOS MONOCLONAIS

4.5.7.1.1 Anticorpos monoclonais murinos

Inicialmente, os mAbs para uso humano foram gerados em ratos e camundongos, obtidos pela tecnologia dos hibridomas. Embora o uso de hibridomas murinos tenha oferecido uma fonte confiável de grandes quantidades de anticorpos direcionados aos testes clínicos, a sua utilização foi descartada por causa da alta incidência de imunogenicidade, que, por vezes, causou reações alérgicas e anafiláticas. Após diversos avanços em técnicas de biologia molecular na década de 1980, como a descoberta dos fagos e da técnica de polimerase em cadeia (PCR – polymerase chain reaction), anticorpos quiméricos e humanizados se tornaram possíveis. Alguns anticorpos murinos são aprovados pelo FDA e utilizados em radioterapia contra o câncer, como, por exemplo, o Ibritumomab, marcado com itrium 90, e o Tositumomab, marcado com I-131.

4.5.7.1.2 Anticorpos monoclonais quiméricos

Os mAbs quiméricos são moléculas de anticorpos geneticamente modificados que contêm domínios variáveis de camundongo ligados com os domínios constantes de humanos das duas cadeias H e L, produzidos por linhagens de células transfectadas. A remoção das regiões constantes de origem murina reduz a imunogenicidade de anticorpos murinos e aumenta a meia-vida sérica mantendo a mesma especificidade que o anticorpo murino natural. Além disso, mAbs quiméricos também podem interagir de forma mais eficiente com o receptor FcR de células imunes humanas, o que resulta em aumento de potência. Exemplos de anticorpos quiméricos aprovados pelo FDA: infliximab, rituximab, basiliximab e cetuximab.

4.5.7.1.3 Anticorpos monoclonais humanizados

A humanização dos anticorpos murinos foi atingida por ligação dos CDR's de camundongos em domínios dos anticorpos humanos, sendo um dos mais utilizados e estudados, atualmente, para terapêutica humana. As diferenças em anticorpos completamente humanos e humanizados são insignificantes e, como tal, os dois tipos de anticorpos têm igual eficácia e segurança.

4.5.7.1.4 Anticorpos monoclonais humanos

São produzidos a partir de camundongos transgênicos que são animais manipulados geneticamente para conter os genes humanos que expressam imunoglobulinas. Após a modificação genética, os camundongos são imunizados com antígenos-alvo para estimular uma resposta imune humoral *in vivo*. A imunização estabelece um repertório secundário células B, que podem ser isoladas e por meio da fusão com células de mieloma; utiliza-se a tecnologia de hidridomas produtores de anticorpos monoclonais totalmente humanos (Figura 4.2).

As bibliotecas sintéticas não imunes são utilizadas para triagem de sequências de antígeno específico para a formação de anticorpos completamente humanos. Anticorpos produzidos dessa forma têm as regiões variáveis que são muito semelhantes aos humanos. Exemplos: opanitumumab e adalimumab, foram aprovados pela FDA para o tratamento de câncer e doenças autoimunes, respectivamente.

4.5.8 Tecnologia de *phage display*

Essa tecnologia gera uma biblioteca de ligantes proteicos, que posteriormente podem ser testados quanto à capacidade de se ligar a um antígeno específico. A técnica utiliza a clonagem de sequências de DNA de interesse (anticorpo) fundidas a um gene que codifica uma das proteínas do revestimento do fago, seguindo a incubação com *E. coli* ou leveduras, para permitir a replicação do fago. É obtida uma biblioteca de genes, um dos quais codifica para a proteína de interesse. A expressão da proteína de fusão permite a apresentação do produto do gene de interesse na superfície do fago. A biblioteca inteira dos fagos pode, então, ser analisada a fim de identificar o(s) que codifica(m) a proteína de interesse. Por meio da coluna de afinidade em que as moléculas-alvo estão imobilizadas e apenas o fago que expressa a proteína desejada é imobilizado na fase fixa da coluna de forma a purificar apenas as proteínas com especificidade. O fago é posteriormente eluído, por exemplo, sendo reduzindo o pH do tampão de eluição ou com a inclusão de um ligante competitivo (moléculas-alvo geralmente livre) no tampão da coluna.

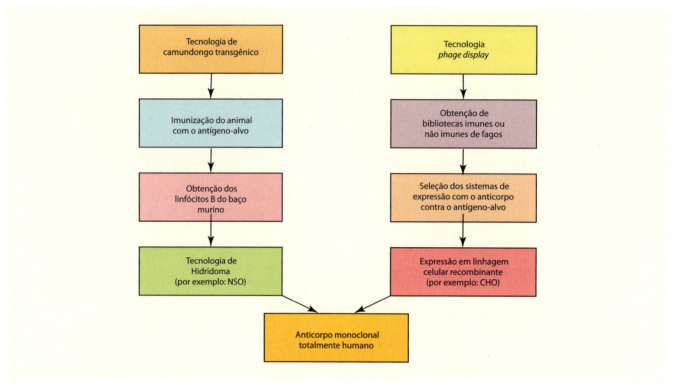

Figura 4.2   Tecnologias utilizadas para obtenção de anticorpos monoclonais humanos.

O gene que codifica a proteína de interesse pode ser obtido do genoma do fago, pelas técnicas convencionais de biologia molecular, e incorporado em um sistema de expressão microbiano ou célula animal. Isso facilita a produção em larga escala da proteína expressa por esse gene.

Uma das aplicações mais importantes dessa tecnologia são a produção e triagem de bibliotecas, a fim de isolar/identificar um anticorpo capaz de se ligar a uma molécula-alvo desejada. Dois tipos de biblioteca podem ser geradas: (1) Bibliotecas "imunológicas", que são obtidas por clonagem das sequências codificantes do anticorpo ou fragmento derivado de linfócitos B (geralmente a partir do baço) de doadores previamente imunizados com o antígeno-alvo. Um grande número de clones positivos devem ser obtidos a partir de tais bibliotecas, (2) Bibliotecas não imunológicas, que são produzidas de forma semelhante, mas usando linfócitos B de animais ou humanos doadores não imunizados, como fonte de genes de anticorpos. Essa abordagem torna-se necessária se a imunização com o antígeno de interesse não for possível (por exemplo, em razão de considerações éticas). A biblioteca não imune pode também ser o ponto de partida para a geração das chamadas bibliotecas imunológicas "sintéticas", as quais contêm sítios de ligação antigênica construídos inteiramente a partir da diversidade de sequências randomizadas aleatoriamente *in vitro*.

4.5.9 Fragmentos de anticorpos

Um dos fatores mais importantes para a eficácia clínica de anticorpos monoclonais é a habilidade de penetração em tecidos-alvo. Foi demonstrado que as moléculas inteiras de anticorpos difundem pouco do espaço vascular em tecidos sólidos, como tumores. Para melhorar a distribuição específica tecidual, uma grande variedade de fragmentos de anticorpos podem ser desenvolvidos. Fragmentos de anticorpos sem a porção Fc podem ser desenvolvidos, por exemplo, para bloquear citocinas solúveis, ligando-se aos seus receptores, ao mesmo tempo em que podem ser rapidamente eliminados da circulação sistêmica. Assim, os fragmentos de anticorpos podem ser, por exemplo: Fab, scFv, "minicorpos" que variam de peso molecular 15 kD a mais de 150 kD.

O menor fragmento de anticorpo que retém a especificidade antigênica de uma molécula inteira de anticorpos é a Fv, a qual é composta pelos domínios VH e VL. Em virtude da instabilidade em baixas concentrações, os domínios VH e VL são ligados covalentemente, via ligação peptídica, e chamados cadeias simples de Fv (scFv – single chain Fv). Homodímeros de scFv podem se ligar via ligação peptídica para formar um complexo molecular chamado "diabody". Os "minibodies" consistem de homodímeros de scFv ligados pelo CH3.

4.6 MEIOS DE CULTURA

O desenvolvimento de meios de cultura para células de mamíferos tem sido estudado há mais de 50 anos. As primeiras tentativas de cultivo de células animais *in vitro*, fizeram uso de fluidos biológicos, tais como soro, sangue ou outros extratos de tecidos. Em seguida, foram realizadas análises, a fim de identificar os componentes básicos dos fluidos biológicos para obtenção de um meio definido (com componentes e concentrações conhecidos) para o crescimento celular. Eagle,1955 desenvolveu outra abordagem que consistia em achar os ingredientes mínimos e essenciais para o crescimento, o que levou ao desenvolvimento do meio Eagle's minimal essential medium (EMEM). Esse meio consistia de 13 aminoácidos, 8 vitaminas, 6 espécies iônicas, e soro dialisado para fornecer os componentes necessários, porém indefinidos, para o crescimento das células *in vitro*.

Como novas linhagens celulares tornaram-se disponíveis para a comunidade científica, outras formulações de meios de cultura foram desenvolvidas como o Dulbecco's modification of Eagle's medium (DMEM), Ham F12 e o meio Roswell Park Memorial Institute (RPMI). Os progressos na compreensão do metabolismo celular e fatores de crescimento necessários para crescimento permitiram o desenvolvimento de várias formulações livres de soro.

Basicamente, um meio de cultura para células de mamíferos deve fornecer todos os nutrientes necessários para o crescimento e formação de produto. Além disso, deve ter a capacidade de tamponar, a fim de estabilizar o pH (pH ótimo 7,0-7,3) e fornecer osmolaridade adequada (aproximadamente 350 mOsm/L) evitando danos às membranas sensíveis. A presença de sais é fundamental para fornecer íons ao metabolismo celular e manter a pressão osmótica dentro do intervalo desejado.

Existem um ou mais sistemas-tampão (Tampão fosfato de sódio, HEPES e/ou bicarbonato) para a regulação do pH, e, em alguns casos, a presença de um indicador de pH (vermelho de fenol) no meio auxilia na manutenção e acompanhamento da cultura. O vermelho de fenol se torna laranja, em pH 7,0, amarelo, em pH abaixo de 6,5, rosa, em pH 7,6, e roxo, em pH 7,8. Um exemplo do uso desse indicador no meio é observado em culturas contaminadas por micro-organismos, o consumo de nutrientes aumenta e o pH tende a acidificar, alertando o operador. Em culturas celulares com finalidade para terapia celular e de tecidos, o uso de vermelho fenol deve ser evitado.

O sistema tampão dióxido de carbono e bicarbonato age semelhantemente ao sistema tampão encontrado *in vivo* no sangue. O dióxido de carbono (produzido pelas células ou do ambiente externo) na fase gasosa e dissolvido em meio de cultura, estabelece um equilíbrio com os íons HCO_3^- o qual acidifica o meio, como mostrado na fórmula. HCO_3^- possui uma constante de dissociação baixa, tendendo a se reassociar com o cátion H^+ livre, produzindo H_2CO_3.

$$H_2O + CO_2 \Leftrightarrow H_2CO_3 \Leftrightarrow H^+ + HCO_3^- \qquad (1)$$

A tensão de CO_2 atmosférico regula diretamente a concentração de CO_2 dissolvido, em função da temperatura. Portanto, o efeito do aumento da tensão de CO_2 é neutralizado pela suplementação de bicarbonato de sódio no meio.

$$NaHCO_3 \Leftrightarrow Na^+ + HCO_3^- \qquad (2)$$

O aumento da concentração de íons bicarbonato leva a equação para (1) a atingir um equilíbrio até em torno do pH 7,4.

O HEPES, um tampão mais forte, pode controlar o pH dentro de níveis fisiológicos, na ausência de CO_2 atmosférico. Porém é um reagente caro e apresenta toxicidade, dependendo da célula e da concentração utilizada.

Na maioria das formulações, a glicose é utilizada como a principal fonte de carboidrato para obtenção de energia, bem como um precursor para a biossíntese. Carboidratos alternativos, como a frutose, também podem ser adicionados. Os aminoácidos são incluídos como um precursor para síntese de proteínas. Considerando que, para a maioria dos aminoácidos, a concentração é de aproximadamente 0,1-0,2 mmol/L, a glutamina é normalmente incluída em concentrações mais elevadas (2-4 mmol/L), a fim de atuar como um precursor para os intermediários do ciclo de TCA (ácido tricarboxílicos). Além disso, o meio contém vitaminas, sais minerais e oligoelementos.

4.6.1 Suplementos de meios de cultura

Os meios de cultura diferem em relação a sua composição e aplicação. Diferentes linhagens celulares requerem diferentes composições. A adaptação do crescimento ao meio sem soro é lento e nem todas as células são facilmente adaptáveis

Os principais meios de cultura utilizados atualmente, juntamente com suas descrições e finalidades específicas estão apresentados na Tabela 4.3.

Tradicionalmente, os meios de cultura são suplementados com aproximandamente 5%-10% de soro (por exemplo, soro fetal bovino (SFB) ou soro de cavalo), a fim de fornecer fatores de crescimento específicos e para proteger as células contra o estresse causado pelo cisalhamento.

As desvantagens do meio contendo soro são: (1) a composição indefinida; (2) o alto custo de soro; (3) a dificuldade de purificação do produto; (4) as variações entre os lotes; (5) o risco de contaminação por vírus, os quais não podem ser removidos por filtração; e (6) o risco de transmissão de príons, tais como encefalopatia espongiforme bovina.

O soro pode ser substituído parcialmente pela adição de transferrina, insulina, albumina, ou, eventualmente, fibronectina como fator de aderência em meios livres de soro. O próximo passo para a constituição química definida é substituir proteínas de origem animal por sais ou complexos de ferros, IGF-1 (*insulin like grow factor* I), concentrados quimicamente definidos de lipídeos, precursores ou outros agentes como ácidos graxos, biotina, colina, glicerina, etanolamina, hormônios e vitaminas.

Os hidrolisados de peptonas são produzidos por meio da hidrólise ácida ou digestão enzimática de tecidos (por exemplo, carne), células (por exemplo, leveduras) e de sementes (por exemplo, soja). É a maneira mais antiga e bem estabelecida de adicionar, com baixo custo, peptídeos, aminoácidos, vitaminas, metais e carboidratos.

No entanto, esses aditivos possuem desvantagens decorrentes da natureza de tais misturas complexas não ser bem caracterizada, sendo, portanto, de difícil obtenção de consistência lote a lote.

Para isso, podem ser copolímeros sufactantes de alto peso molecular, como, por exemplo, o Pluronic F68.

Antibióticos (penicilina, estreptomicina) são, muitas vezes, adicionados em escala de laboratório para evitar contaminação. Em escala de produção, os antibióticos são evitados em razão da possibilidade de selecionar-se micro-organismos contaminantes resistentes, sendo utilizados apenas como marcador de seleção O mesmo ocorre com o vermelho de fenol que é evitado em escala produtiva, a fim de simplificar o *downstream*, pois tem atividade indutora de hipersensibilidade tipo I.

A taxa de crescimento e a produtividade em um meio isento de soro pode reduzir e, além disso, a sensibilidade ao estresse por cisalhamento aumenta. Para isso, podem ser utilizados polímeros de alto peso molecular, como, por exemplo, o Pluronic F68.

Para o cultivo de células primárias, a pesquisa básica ou a produção de vacinas, que são processos complexos, é comum o uso de meios com soro. Para produção industrial, é essencial o estabelecimento de linhagens celulares otimizadas em meio sem soro, produtos derivados de animais (por exemplo, colágeno bovino, tripsina suína) e quimicamente definidos. Meios de cultura com formulações desenvolvidas para cada caso podem permitir densidades celulares de aproximadamente 5×10^6 a mais de 10^7 células/mL e 3-5 mg/L do título de produto (WURM, 2004).

A esterilização do meio utilizado no cultivo de células garante que os reagentes não sejam possíveis fontes de contaminantes. A esterilização por calor (autoclave a 121 °C) não é a opção para muitos meios, em virtude da destruição de componentes e biomoléculas necessários para o crescimento celular. O método de escolha para esterilização de meios de cultura de células e aditivos é a filtração, que é feita, normalmente, usando-se filtros de poros com 0,2 µm.

Tabela 4.3 Os diferentes meios de cultura utilizados no cultivo de células

Suplemento	Descrição	Finalidade
Soro	Fração obtida do sangue animal (bovinos e equinos).	Fonte natural de fatores de crescimento, lipídeos, vitaminas, fatores de adesão, metais. Por exemplo: soro fetal bovino.
Extratos de tecidos	Mistura de componentes animais e plantas selecionados.	Fonte natural de fatores de crescimento.
Hidrolisados/peptonas	Tecidos e células parcialmente hidrolisados de forma ácida ou enzimática.	Fontes naturais de peptídeos, aminoácidos, vitaminas, carbohidratos. Por exemplo: extrato de levedura.
Hormônios/fatores de crescimento	Proliferação celular. Polipeptídeos ativos, proteínas e esteroides, entre outros.	Ativar as vias de estímulo e controle da proliferação. Por exemplo: IGF-1 (*insulin growth factor*-1).
Reguladores do ciclo celular	Mitógenos baseados em lectina e inibidores sintéticos da caspase.	Promover a divisão e inibir apoptose em, por exemplo, culturas primárias.
Fatores de adesão e matriz extracelular	Componentes de adesão/associação celular: gelatina, colágeno, lamininas e fribronectina, entre outros.	Promover a adesão ou associação a microcarregadores e frascos.
Antibióticos/ antimicóticos	Inibidores do metabolismo de bactérias e fungos.	Previnr, controlar e eliminar vírus adventícios e outros micro-organismos contaminantes. Por exemplo: penicilina e estreptomicina.
Vitaminas e nutrientes concentrados	Misturas definidas de aminoácidos, vitaminas e íons metálicos.	Enriquecer o meio, aumentando a capacidade de produção. Concentrado $100\times$ de aminoácidos não essenciais.
Sais e nutrientes simples	Glutamina, glicose, piruvato, Na_2HCO_3, $CaCl_2$.	Suplementar meios especiais.
Concentrados lipídicos	Estabiliza dispersões de esteróis, ácidos graxos, lecitinas e vitaminas lipossolúveis.	Fornecer lipídeos para células auxotróficas ou reduzir a necessidade de biossíntese, levando ao metabolismo mais eficiente em processos industriais.
Agentes seletivos	Toxinas, análogos, inibidores.	Selecionar, amplificar e manter genes exógenos. Por exemplo: MSX (metionina sulfoximina).
Tampões de pH	HEPES, NaH_2PO_4, Na_2HCO_3.	Controlar o pH, permitindo a cultura ou a produção utilizando células.
Transportadores de ferro	Quelantes naturais ou sintéticos associados ao ferro.	Manter a concentração de ferro intracelular. Por exemplo: transferrina humana.
Polímeros de alto peso molecular sintéticos	Metilcelulose, polivinilpirrolidona, surfactantes.	Promover viscosidade, reologia de fluidos e proteção contra o cisalhamento. Por exemplo: Pluronic® F68.

174 • BIOTECNOLOGIA FARMACÊUTICA

Tabela 4.4 Comparação do meio de cultura com soro e sem soro

	Meio com soro	Meio sem soro
Composição	Não definido.	Quimicamente definido.
Variação lote a lote	Variação de lote a lote.	Composição idêntica para todos os lotes.
Contaminação	Fonte potencial de contaminantes (vírus, micoplasmas e príons).	Baixo risco de contaminação.
Processo de *downstream*	Complexo.	Mais simples.
Atividade biológica do produto final	Diminui.	Não é alterada.
Validação e registro	Mais complicado.	Fácil.
Viscosidade do meio	As albuminas presentes, que aumentam a viscosidade, protegem as células contra o estresse por cisalhamento.	Existem outras substâncias protetoras que podem ser adicionadas a fim de aumentar a viscosidade do meio.

4.6.2 Otimização de meio de cultura

A complexidade da composição do meio de cultura proporciona muitas oportunidades para otimizar os componentes individuais ou de classes inteiras de ingredientes. Meios de cultura clássica desenvolvidos pela Eagle, Ham, e outros, 40 a 50 anos atrás, foram projetados principalmente para as culturas de pequena escala e baixa densidade e, muitas vezes, com adição obrigatória de soro como uma fonte importante de nutrientes. O surgimento e o crescimento da indústria de biotecnologia vem estimulando esforços para melhorar o meio de cultura de célula, maximizando a rentabilidade do produto e reduzindo os custos. Atualmente, a maioria dos meios de cultura para processos biotecnológicos industriais é isenta de soro e possui maiores concentrações de nutrientes que os meios clássicos, e isto se deve à necessidade de manter altas densidades celulares e aumentar a produtividade. A escolha do método de otimização depende do produto, linhagem celular e processo. Mesmo que haja no mercado meio de cultivo com alta qualidade e específico para uma linhagem celular, é necessário que esse meio seja, ainda, aprimorado *in loco* para uma melhor produtividade de cada cultura de células transfectadas, tornando-se, esse aprimoramento, o segredo da indústria, que permitirá reduzir seu custo de produção, por meio com melhor desempenho para o crescimento e produção.

Um exemplo da necessidade de otimização de meios de cultura é a produção de vírus para vacinas. Essa produção exige densidades celulares altas para a replicação viral eficiente. No entanto, após a inoculação, os nutrientes devem ser aplicados em quantidades suficientes para manter a replicação do vírus e os altos níveis de atividade metabólica, que frequentemente seguem a infecção viral.

Para obtenção de maiores densidades de células viáveis, a velocidade de crescimento celular e a viabilidade em diferentes tempos são parâmetros essenciais da otimização.

A escolha do método de otimização dependerá do produto, da linhagem celular e do processo. Os métodos existentes são:

- Titulação de componentes: é a abordagem clássica para o desenvolvimento de meios de cultura, que envolve a realização de uma série de experimentos para determinar a "dose-resposta" de uma linhagem celular em presença de vários componentes, adicionando-se, um a um, em diferentes quantidades.
- Mistura de meios: rapidamente gera novos meios, simplesmente misturando-se formulações já existentes. Após avaliar as novas formulações, realizam-se testes adicionais com os que obtiveram bom desempenho. É um método rápido, porém não fornece um bom conhecimento sobre o comportamento metabólico da célula durante o processo.
- Análise do metabolismo celular: fornece informações importantes por meio da análise das alterações do meio durante o processo de cultura. Ao comparar as concentrações iniciais dos componentes com as concentrações finais determina-se o consumo médio. Por meio de modelos matemáticos pode-se descrever

o processo quanto ao esgotamento de nutrientes e ao acúmulo de metabólitos.

Outras abordagens para otimização de meio de cultura se direcionam para a observação do estado metabólico celular por meio da análise de fluxo metabólico e/ou perfil de expressão gênica.

Na análise de fluxo metabólico, as principais reações bioquímicas são traduzidas em equações de balanço de massa envolvendo o carbono e o nitrogênio. Normalmente, somente as reações de catabolismo de carboidratos e aminoácidos são consideradas, assim como a produção de biomassa e produto.

O perfil de expressão gênica inclui o monitoramento dos níveis de RNA menssageiro (RNAm) para determinados genes. Por meio da comparação dos níveis de RNAm correspondente a enzimas-chaves do metabolismo celular, esses níveis, assim como as vias metabólicas, podem ser regulados para mais ou para menos, em resposta a mudanças de formulação do meio durante a otimização, o crescimento e a produção.

Existem vários fatores que contribuem para a determinação da formulação "ideal" de nutrientes. Cada fator pode alterar quantitativamente ou qualitativamente a composição de nutrientes do meio. Um exemplo é que o meio adequado para a produção em sistema de batelada pode ser inibitório para o crescimento celular ou a produção em um sistema de cultivo por batelada alimentada ou contínuo de perfusão. Os nutrientes que potencializam a densidade celular ou a produtividade podem ser indesejáveis quando interferem nas etapas iniciais críticas da purificação. Por último, os fatores econômicos associados com o custo e a estabilidade de matérias-primas, com qualidade e a estabilidade do produto, e com a utilização de espaço/tempo podem ser afetados por matérias-primas que são muito caras, muito variáveis ou não disponíveis em quantidade suficiente para as necessidades em escala de produção industrial.

4.7 LABORATÓRIO BÁSICO DE CULTURA CELULAR

A contaminação por micro-organismos é um dos maiores problemas para a cultura de células animais. Bactérias, micoplasma, leveduras e fungos podem ser introduzidos por meio de: operador, atmosfera, superfícies de trabalho, soluções e muitas outras fontes. O uso da técnica asséptica correta pode fornecer uma barreira entre os micro-organismos presentes no meio ambiente e a cultura de células. Portanto, a técnica asséptica é a combinação de procedimentos que reduzem a probabilidade de contaminação, quando todos os materiais que entram em contato direto com a cultura precisam ser esterilizados e a manipulação precisa ser realizada, em situações em que não exista contato entre cultura e meio externo não estéril.

Alguns equipamentos são essenciais para a execução da técnica asséptica e a manutenção das culturas celulares, como microscópio, pipetas de uso exclusivo, autoclaves, estufas e dispositivos para purificação da água utilizada. Além desses dois equipamentos são essenciais:

- Cabine de segurança biológica

  As cabines de segurança biológica (capela de fluxo laminar ou de biossegurança) permitem obter grau de limpeza do ambiente equivalente aos critérios da ISO 5 (ou classe 100) da ABNT NBR ISO 14644-1. Em graus variados, a cabine pode ser projetada para fornecer três tipos básicos de proteção:

  i) Proteção pessoal contra agentes nocivos no interior do gabinete.

  ii) Proteção do produto para evitar a contaminação do material, experimento ou processo.

  iii) Proteção ambiental contra contaminantes manipulados dentro da cabine.

  As cabines são divididas em três classificações, de acordo com a National Sanitation Foundation (NSF):

  1 Classe I – A cabine é projetada para fornecer apenas proteção pessoal e ambiental, não protegendo o produto de qualquer contaminação, porque o ar ambiental e não filtrado entra constantemente na cabine de fluxo, ou seja, em toda a superfície de trabalho.

  2 Classe II – O projeto da cabine deve cumprir os requisitos para a proteção pessoal, de produto e ambiental. Esse tipo de cabine é amplamente utilizado em clínicas, hospitais, laboratórios de pesquisa e farmacêuticos.

  3 Classe III – A cabine é à prova de gás, concebida para manipulação de agentes de alto risco biológico e é também denominada de isoladora. Fornece o mais alto nível de proteção pessoal, de produto e ambiental.

A maioria dos laboratórios de cultura celular trabalha com cabines de segurança biológica Classe II. Uma subclassificação para a cabine Classe II é feita de acordo com o método pelo qual o volume de ar passa por recirculação ou exaustão. As subclasses recebem as designações A1, A2, B1 e B2, e possuem diferentes aplicações, de acordo com o nível de biossegurança exigido.

O grau de limpeza das cabines de segurança biológica é proporcionado por um grande motor que faz a captação do ar presente na sala, o qual, após passar por um filtro de alta eficiência (HEPA), vai em direção à superfície de trabalho. Os filtros HEPA são concebidos para remover partículas e possuem uma eficiência mínima de 99,97% para partículas de 0,3 mícrons. Esses filtros são eficientes somente quando instalados em determinadas condições ambientais, tais como: temperatura entre 18 °C a 23 °C e umidade relativa do ar entre 45% a 65%.

O local em que a cabine está instalada, idealmente, deve conter um sistema de filtração do ar, a fim de garantir a eficiência e uma maior durabilidade do filtro HEPA instalado na cabine.

- Incubadora de CO_2

O uso de incubadoras com suprimento do gás dióxido de carbono tem por finalidade controlar três variáveis essenciais, relacionadas com o ambiente necessário para o crescimento de células animais: nível estável de CO_2, temperatura e umidade relativa do ar. O resultado é o pH equilibrado (7,2-7,4), temperatura estável (37 °C ou 25 °C-28 °C para célula de inseto), umidade relativa alta (95%), e nível de CO_2 controlado (5%). A relevância de CO_2 está relacionada ao seu uso generalizado na tecnologia de cultura celular para regulação do pH, em equilíbrio com o bicarbonato do meio de cultura.

Alguns modelos possuem um sistema de filtragem por HEPA, que, em conjunto com o uso de materiais (inox) que permitam a limpeza eficiente da câmara interna, reduz o risco de contaminação microbiana da cultura de células.

4.8 MEIO DE CULTURA E SUPLEMENTOS

Em 1955, Harry Eagle's desenvolveu o primeiro meio de cultura sintético para células animais. A partir disso, pesquisadores vêm desenvolvendo novas formulações e suplementos. Um meio de cultura pode conter aminoácidos (glutamina é o principal e necessário, pois as células não o sintetizam), vitaminas (cofatores de reações enzimáticas), sais (são utilizados para manter a isotonicidade e o balanço osmótico), elementos traço (muitos dos quais

são importantes nas atividades enzimáticas essenciais a sobrevivência da célula), glicose (energia), compostos orgânicos (por exemplo: piruvato, hormônios, fatores de crescimento, antibióticos (somente em rotina de subcultivo), substâncias indicadoras de pH (vermelho de fenol) e o soro animal (soro fetal bovino, de bezerro, entre outros).

O soro animal possui proteínas, fatores de crescimento, hormônios, nutrientes, lipídeos e minerais, e podem conter até inibidores de proliferação celular. Atualmente, o uso de soro em cultura de células para processos de fabricação de biofarmacêuticos está sendo contraindicado ou, até mesmo, proibido pelos orgãos de saúde reguladores de todo mundo, em virtude da possível transmissão de agentes patogênicos (vírus adventícios, príon, por exemplo) que podem não ser detectados pelos testes padronizados e causar doenças em humanos ou, ainda, em outros animais.

Muitos fornecedores de soro fetal bovino GMP, por exemplo, documentam tudo a respeito do local de origem (livre de aftosa ou encefalopatia espongiforme), esterilização (filtração e irradiação) e testes para detecção de bactéria, vírus, príon, mycoplasma e limites de endotoxina (> 0,25 EU/mL), além das propriedades físico-químicas, como osmolaridade e pH. Isso permite que ainda seja utilizado em processos farmacêuticos industriais, gerando três tipos de meio para células de mamífero e de inseto, de acordo com sua complexidade.

Os três tipos são: meio com soro, "serum-free media" (meio com ausência de soro), meio sem produtos proteicos ou oriundos de animais. O meio com soro é o mais complexo de todos, mas é o menos definido. Embora algumas células só cresçam em meio com soro, seu uso possui algumas desvantagens como: variabilidade fisiológica, curta validade, controle de qualidade deficiente, custo alto, possível presença de contaminantes, ausência de padronização e, por último, o fato de fornecer muitas complicações no processo de *downstream* (purificação), pois aumenta muito o conteúdo proteico do meio, podendo ser muito maior que o próprio produto final produzido pelas células. O meio sem soro, ao contrário, é uma composição mais definida e segura, simplificando o processo de *downstream*. Já o meio sem soro e sem nenhum produto animal ou proteico é menos complexo, porém, mais definido. Sua desvantagem é que ele é somente utilizado para cultivo para um número limitado de tipos celulares.

Muito embora o meio sem soro seja a alternativa mais viável, ele também apresenta desvantagens: cada tipo celular exige um meio diferente; é necessária a seleção de células em cultivo; o meio não tem propriedade detoxificante, observada em meio com soro; o crescimento celular pode ser mais lento; sua disponibilidade ainda é limitada e a segurança ainda não é total, pois as alternativas aos produtos de origem animal (bovina, porcina), ainda assim, podem oferecer riscos quanto a presença de toxinas, fragmentos de parede celular e endotoxina, entre outros. Um exemplo é, em vez de suplementar o meio com albumina bovina, utilizar a albumina recombinante produzida em leveduras, porém esse produto pode conter impurezas, como constituintes de parede celular e micotoxinas.

Além de todos os constituintes do meio de cultura descritos aqui, existem as propriedades como pH(7,4), mantido normalmente por sistemas tampões, como o bicarbonato (dependente de CO_2) ou HEPES e a osmolaridade (260-320 mOsm/kg) que devem ser controladas.

As células, ainda, precisam de condições atmosféricas para se desenvolverem, como a concentração de gás carbônico, a temperatura (de acordo com a origem da célula) e a umidade.

4.9 ETAPAS DO BIOPROCESSO COM CÉLULAS ANIMAIS

Um dos princípios para atingir a consistência e segurança na produção de medicamentos para uso humano é a caracterização e a análise da matéria-prima. No caso de biofármacos a principal matéria-prima é a célula e, mais especificamente dentro do assunto deste capítulo, as células de origem animal.

Um grande número de linhagens celulares bem caracterizadas é oferecido por coleções comerciais para muitas aplicações. As maiores e mais conhecidas coleções de células animais são a American Type Culture Collection (ATCC), a European Collection of Animal Cell Culture (ECACC) e a alemã Resource Centre for Biological Material (DSMZ).

A qualificação (caracterização e análise) dos bancos de células em relação a identidade, presença de contaminantes microbianos, vírus adventícios e a estabilidade genética do gene que codifica o produto é objeto de regulamentação pelo órgãos de fiscalização em saúde. Em 1987 a OMS publicou as primeiras orientações quanto ao uso de células diploides ou contínuas na produção de biológicos (WHO, 1987). Esse documento possui recomendações para a criação de um banco mestre de células (Marter Cell Bank – MCB) e a necessidade de execução de vários testes.

Os rápidos avanços em biotecnologia, especificamente produtos derivados do DNA recombinante, fizeram com

que as agências reguladoras desenvolvessem diretrizes necessárias a serem consideradas nos documentos de garantia da qualidade e segurança desses produtos. O FDA (FDA; CBER, 1993, 1997), e a Conferência Internacional de Harmonização (ICH Q5D, 1998) têm fornecido orientações sobre as normas adequadas para a preparação e caracterização de bancos de células a serem utilizados para a produção de biológicos.

4.10 PRINCIPAIS ORIENTAÇÕES PARA A OBTENÇÃO DE BANCOS DE CÉLULAS

4.10.1 Obtenção e controle da célula "original"

A fonte de linhagem celular "original", ou seja, ainda não modificada geneticamente, ou células e tecidos obtidos a partir de animais e humanos precisa fornecer documentação apropriada e rastreável a fim de garantir as características fundamentais para a cultura celular:

–   identidade: as células são as que realmente se pretende trabalhar;
–   pureza: livre de contaminação microbiológica;
–   estabilidade fenotípica e genotípica após o crescimento *in vitro*.

A prevenção de contaminação microbiana de células em cultivo de larga escala é realizada pelo cumprimento das Boas Práticas de Fabricação (BPF's). Antes da preparação do banco mestre e do banco trabalho de células, todas as células recebidas de fontes reconhecidas devem passar por quarentena e ser testadas quanto à esterilidade (bactérias e fungos) e ausência de micoplasma.

Diversas espécies da bactéria do gênero *Mycoplasma* são contaminantes comuns de culturas de células de mamíferos. A infecção de culturas celulares com micoplasmas pode gerar diferentes efeitos na citogenética, depleção de nutrientes do meio de cultura, alteração de características do crescimento celular, inibição do metabolismo, interrupção da síntese do ácido nucleico, produção de aberrações cromossômicas, alterações da antigenicidade das membranas celulares e interferência na replicação do vírus (CHENG; SHEN; WANG, 2007).

Os testes de bactérias e fungos devem ser realizados conforme descrito nas farmacopeias norte-americanas.

Já os testes, preconizados pelo FDA, para detecção de micoplasma, podem ser realizados por meio de método de crescimento direto em meio sólido, líquido e o cultivo em linhagem de células sensíveis (por exemplo, Vero e NIH-3T3), seguido por coloração de DNA e PCR (FDA; CBER, 2010). Esse método de crescimento direto, padrão para aplicações industriais, é feito pela inoculação de amostras de células diretamente em um caldo enriquecido – a fim de que possíveis micoplasmas presentes em pequena quantidade cresçam – e pela detecção subsequente em placas de ágar.

Ensaios baseados em PCR podem ser utilizados para detectar *Mycoplasma*, desde que se compare o resultado aos testes de crescimento em ágar/caldo e de cultura em células indicadoras. Se, em algum caso, o procedimento de cultivo em linhagem celular indicadora não puder ser utilizado, em decorrência de uma incapacidade de neutralizar completamente o vírus da vacina, os ensaios baseados em PCR são necessários.

4.10.2 Preparação do banco de células

Uma vez os controles de qualidade da célula "original" tenham sido feitos, o banco de células mestre (BCM) pode ser produzido. O BCM é definido como uma alíquota de um único conjunto de células (composição uniforme), que foi elaborada a partir de um clone de células selecionado sob condições definidas, e armazenados em temperaturas abaixo de –100 °C.

O banco mestre é submetido à caracterização e controle de qualidade. Após qualificação, a partir de um tubo do estoque, é gerado o Banco Trabalho de Células (BTC) e o número de tubos corresponderá ao planejamento de produção, ou seja, número de lotes por um determinado período. A repetição dos testes dos parâmetros críticos é executada antes do início da utilização desse banco.

O Banco de Células de Trabalho (BCT) é utilizado para a bioprodução. Sempre que for iniciado um lote de um determinado produto, um tubo é descongelado e as células são expandidas. Normalmente, devem ser produzidos 100 tubos contendo 10^7 células/frasco de BCM e 100-500 tubos de BCT, dependendo do processo de produção. Os bancos de células são armazenados separadamente em sistemas de refrigeração criogênica (–156 °C) ou em nitrogênio líquido (–196 °C).

Embora seja um processo de alto custo, a organização de um banco de células para a produção de produtos bio-

lógicos sob condições de BPF, além de ser uma exigência das agências regulatórias, fornece uma fonte consistente, assegurando que o fornecimento adequado de células exista durante a vida útil do produto.

Assim como as células, as matérias-primas de origem animal (por exemplo, soro e tripsina) utilizadas na produção de produtos terapêuticos biológicos devem ser testadas contra bactérias, fungos, micoplasmas e vírus adventícios. Quando de origem bovina, por exemplo, o soro fetal bovino (SFB) deve ter um certificado do fornecedor, atestando que a região utilizada para a criação dos animais é livre de encefalopatia espongiforme bovina.

4.10.3 Testes de qualificação do banco de células

O BCM e o BTC são geralmente testados seguindo as recomendações no ICH (Q5A; Q5D), FDA e OMS. Testes para identificação da linhagem celular, detecção de contaminantes microbianos e virais, são executados quando o banco mestre é estabelecido.

Resumo dos testes de controle de qualidade aplicados aos bancos de células:

Banco de células mestre:
- Viabilidade (0 e 24 h)
- Teste de esterilidade – ausência de bactérias e fungos
- Cariotipagem
- Análise de perfil do DNA (*fingerprinting*)
- Análise de isoenzimas
- Teste de micoplasma
- Ausência de agentes adventícios
- Estabilidade

Banco de células trabalho:
- Viabilidade (0 e 24 h)
- Teste de esterilidade – ausência de bactérias e fungos
- Análise de perfil do DNA (*fingerprinting*)
- Teste de micoplasma
- Ausência de agentes adventícios
- Estabilidade

4.11 CARIOTIPAGEM (ANÁLISE CITOGENÉTICA)

Autenticação da linhagem celular é um essencial para todos os laboratórios de cultura celular, incluindo de pesquisa científica e industriais. Essa autenticação precisa ser realizada em intervalos regulares, desde o estabelecimento do BCM, para que a possibilidade de existência de contaminação cruzada entre as linhagens seja eliminada.

A cariotipagem é baseada na observação do conteúdo cromossômico das linhagens celulares. É um método direto, que confirma as espécies de origem da célula e permite a detecção de aberrações no número de cromossomas e/ou morfologia.

Essa técnica não é mais recomendada para as linhagens de células contínuas, especialmente de roedores (por exemplo, Sp2/0, NS0, CHO), para as quais somente a análise de isoenzimas é necessária. No entanto, a caracterização cromossômica ainda se aplica a linhagens de células diploides.

4.12 ANÁLISE DE ISOENZIMAS

Esse método utiliza a propriedade de isoenzimas em relação a terem especificidades similares a um substrato, porém com diferentes estruturas moleculares, afetando a mobilidade eletroforética. Portanto, cada espécie terá um perfil característico de mobilidade de isoenzimas. A identificação da espécie de origem da célula, geralmente, pode ser determinada por dois testes de isoenzimas, a lactato desidrogenase (LDH) e glicose-6-fosfato desidrogenase(G6PD). Porém, outras isoenzimas podem ser utilizadas como: fosforilase nucleosídica (NP), malato desidrogenase (MD), peptidase B (PepB), aspartato amino transferase (AST) e manose 6-fosfato isomerase(MPI).

A análise de isoenzimas também tem o potencial para detectar as fases iniciais da contaminação cruzada entre as linhagens celulares, ou seja, o período de tempo entre o evento de contaminação inicial e a eventual substituição da cultura original com a linha de células contaminantes. Isso pode ocorrer nos casos em que as diferenças nos parâmetros de crescimento favorecem um dos tipos celulares em relação aos outros. As avaliações das misturas envolvendo um rápido crescimento da linhagem de células de hamster chinês (CHO-K1) e uma linha celular humana de crescimento mais lento (MRC-5), revelou que os extratos preparados a partir de misturas dos dois tipos de células resultaram na visualização das bandas LDH distintas para cada espécie, quando cada tipo de célula foi representado, pelo menos, em 11% do número total de células.

4.13 DNA *FINGERPRINTING*

O DNA contém regiões conhecidas como DNA satélite que aparentemente não são transcritas. Essas regiões são altamente repetitivas, com tamanho variado. As funções dessas regiões não são completamente conhecidas, entretanto, ocorre uma hipervariabilidade por não terem conservadas suas sequências. Quando o DNA é clivado por endonucleases (enzimas de restrição), sequências específicas podem se ligar a sondas marcadas de DNA complementar ou amplificadas por PCR. A técnica de eletroforese revela as variações nos tamanhos dos fragmentos do DNA satélite, chamadas polimorfismo de sítio de repetição – *restriction fragment length polimorphisms* (RFLP's) –, específicas do indivíduo do qual deriva a célula. Por meio da eletroforese, cada DNA individual fornece um perfil específico de hibridização, revelado pela autorradiografia com sondas radioativas ou fluorescentes. Uma abordagem alternativa a análise multilocus apresentada aqui é a análise de simples loci polimórficos chamados minissatélites (1 a 30 kb) ou repetição em tandem de número variável (variable number of tandem repeats – VNTR). Uma sonda sob condições que permitem a hibridização cruzada com diferentes famílias de DNA repetitivo e o resultado final representa informações do polimorfismo em várias partes do genoma. As sequências de DNA microssatélite (2-4 bases) são extremamente pequenas e, por isso, permitem a identificação e quantificação de sequências *short tandem repeat* (STR) em loci específicos.

4.14 ESTABILIDADE

O teste da estabilidade genética da célula recombinante tem como principal objetivo averiguar a produção consistente da proteína e a retenção da capacidade de produção durante o armazenamento (ICH, 1995). Para isso, deve ser realizada uma análise comparativa da estabilidade genética das células produtoras (BCM) e células mantidas *in vitro*. A sequência codificante da proteína recombinante é amplificada pela reação de polimerase em cadeia (PCR). O DNA amplificado ou cDNA, preparado a partir de RNA isolado, é usado para realizar a análise de sequenciamento de DNA. A integridade do plasmídeo de expressão gênica também é analisada pelo mapeamento de restrição e *Southern blotting* para determinar o número de cópias do plasmídeo e detectar qualquer inserção ou deleção de sequências.

A preparação dos bancos de células é um ponto de referência importante para qualquer projeto que utilize a cultura de células como um componente crítico. Entretanto, também é importante saber que as células são sujeitas à variação quando um todo é descongelado individualmente. Por isso a especificação do meio de cultura e as condições de cultivo e subcultivo são importantes para a padronização de resultados em diferentes laboratórios ao longo do tempo. Além disso, para aplicações críticas, como a produção de vírus para vacinas, é recomendável a execução de várias passagens das células até o limite esperado para o uso, estabelecendo bancos de células "estendidos" em intervalos de várias passagens e, então, comparando as características desses bancos em paralelo, a fim de determinar qualquer alteração da cultura ao longo do tempo (Figura 4.3).

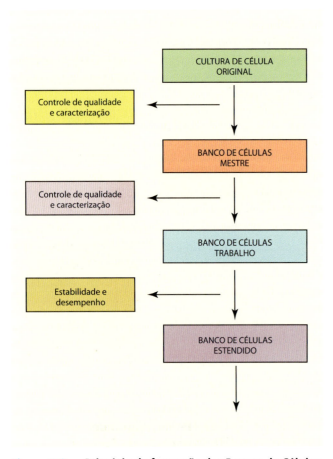

Figura 4.3 **Princípio de formação dos Bancos de Células.**

4.15 BOAS PRÁTICAS EM CULTURA CELULAR

A manutenção de um padrão de qualidade é fundamental para toda boa prática científica e essencial para assegurar reprodutibilidade, segurança, credibilidade, aceitação e aplicação apropriada de qualquer resultado produzido. A cultura de células é inerentemente propensa à variabilidade, gerando dificuldades para o controle adequado, tornando a padronização uma atividade crítica para se garantir a confiança nos dados e produtos obtidos por sistemas baseados em células. A manipulação adequada de materiais de referência e a elaboração de bancos de células qualificados, são partes vitais do processo de padronização.

A aplicação das Boas Práticas em Cultura Celular tem por objetivo reduzir a incerteza no desenvolvimento e na aplicação de procedimentos *in vitro*, por meio do estabelecimento de princípios e técnicas, sendo baseada nos princípios de Boas Práticas de Laboratório (BPL). Diversas áreas que utilizam a tecnologia de cultivo celular, como, por exemplo, em pesquisa básica para desenvolvimento de novos produtos, controle de qualidade, diagnóstico, produção de biofármacos, vacinas e terapêutica (terapia gênica, celular e engenharia tecidual), podem desenvolver um guia de boas práticas em cultura celular.

As variabilidades encontradas durante o cultivo de células são a instabilidade genética e a irreprodutibilidade devida a diferentes formas de manuseio. A instabilidade pode ser observada mesmo em células consideradas altamente estáveis geneticamente e fenotipicamente, após várias passagens de linhagens diploides (MRC-5 e WI-38), associada à redução do tamanho de telômero (ALLSOPP et al., 1992). Linhagens contínuas podem possuir diferentes cariótipos, de acordo com o número de passagens, estabelecendo uma frequência em torno de uma média de cromossomos.

A irreprodutibilidade dos resultados pode ser obtida quanto a variações nas técnicas utilizadas para a manipulação da cultura celular. Devem ser evitadas situações como:

- plaqueamento de diferentes quantidades de células;
- realização de subcultivos em fases diferentes da cultura ou após atingir a confluência (por exemplo, MDCK e Caco-2);
- alterações nas condições de cultivo (por exemplo, meio de cultivo, concentração de CO_2 da estufa).

Para evitar as situações descritas, alguns parâmetros críticos devem ser monitorados, como a viabilidade celular, o número de passagens/duplicações e escalonamentos.

A viabilidade celular em um determinado ponto da cultura é obtida por meio de diversos métodos que analisam:

- a integridade da membrana celular com o corante azul de tripano e subsequente contagem das células não coradas e refringentes na câmara de Neubauer;

- a atividade enzimática com o ensaio que utiliza o MTT (brometo de 3-(4,5-Dimetil)tiazol-2-il)- 2,5-difeniltetrazolio), que é reduzido dentro das células viáveis em um produto insolúvel e colorido;
- a atividade metabólica com o ensaio de atividade da Lactato desidrogenase (LDH), a qual tem o conteúdo celular alterado, influenciado pelas condições de cultivo. Por uma razão, é muito utilizado em análises realizadas em biorreatores.

O número de passagens da cultura celular tem relação direta com o número acumulado de divisões celulares, e dependerá de fatores como razão de plaqueamento (por exemplo, 1:3 significa a passagem das células contidas em um frasco para três frascos do mesmo tamanho) e a densidade celular (céls/mL ou céls/cm^2).

O escalonamento (*scale up* e *scale down*) precisa de otimização cuidadosa e controle, a fim de fornecer produtos padronizados.

As variações encontradas na aplicação da tecnologia de cultivo celular são:

- obtenção da linhagem de fontes qualificadas e reconhecidas;
- padronização do ambiente de cultivo e procedimentos utilizados;
- controle e realização de testes com diferentes lotes de matérias-primas (por exemplo, soro e aminoácidos);
- aplicação das boas práticas em cultivo celular (BPCC).

Os princípios da BPCC's são:

1) Identificar e controlar os fatores relevantes que podem afetar diretamente a cultura celular a fim de não invalidar os resultados obtidos. Controles chaves: autenticidade, características genotípicas e fenotípicas, contaminação microbiológica, estabilidade e integridade funcional.

2) Garantir que a qualidade de todos os materiais, métodos e suas aplicações a fim de manter a integridade, a validade e a reprodutibilidade dos resultados. Controles chaves: monitoramento das células, reagentes e materiais, calibração, especificação e monitoramento dos equipamentos críticos que influenciam no crescimento celular e na formação de produto.

3) Documentar com informação necessária para o rastreamento de materiais e métodos utilizados. Controles chaves: a origem das células e dos tecidos, manipulação, manutenção e estocagem.

4) Estabelecer e manter medidas adequadas para a proteção individual e do meio ambiente contra perigos potenciais. Controles-chaves: uso de equipamentos de proteção individuais e de cabines de fluxo laminar apropriadas.

5) Manter adequação a leis e regulamentos, relevantes para a área, e a princípios éticos.

6) Treinar e educar adequadamente os colaboradores a fim de promover a segurança e a qualidade nos trabalhos desenvolvidos. Controles-chaves: registro de treinamentos, padronização de técnicas de cultivo e treinamento geral sobre a importância da qualidade no cultivo celular.

Tabela 4.5   Típica variação no cariótipo, porém não no número modal com passagens *in vitro*

Linhagem/Tipo de Célula	Cariótipo	Variação do número de cromossomos por células, determinado em diferentes tempos de cultivo
MCR-5/fibrolasto diploide humano	46	43-50
HeLa/carcinoma cervical humano	60	50-73
RK13/células de coelho semelhante ao epitélio	66	57-73
L20B/célula de camundongo recombinante que expressa receptor da pólio humana	45	37-51
Vero/fibroblasto de rim de macaco-verde	58	50-65

4.16 DESENVOLVIMENTO DE UMA LINHAGEM CELULAR

A produção de proteínas recombinantes em cultura celular animal para pesquisa e desenvolvimento, necessariamente, começa com a obtenção da linhagem celular. A escolha do sistema de expressão e a forma de expressão é geralmente baseada na natureza da proteína de interesse, na quantidade do produto final e no período necessário para sua produção. O desenvolvimento de uma linhagem celular recombinante é um processo que demanda tempo e é de alto custo.

O sistema de expressão por células de mamíferos pode ser transiente, para produção de pequenas quantidades de proteínas em um curto espaço de tempo, ou estável, em situações em que a produção industrial por longos períodos e em grandes quantidades seja necessária.

4.16.1 Expressão transiente

O cDNA contendo o gene da proteína de interesse é introduzido na célula e replicado como uma unidade extracromossomal. Os fatores que determinam o nível de expressão da célula transfectada são: 1) a força do promotor utilizado para estimular a expressão do gene codificador da proteína recombinante; e, o mais importante; 2) eficiência de tranfecção, que se refere à porcentagem de células que possuem e expressam o DNA.

Vários métodos têm sido desenvolvidos a fim de se obter transfecções de alta eficiência e com rendimentos reprodutíveis. A vida média de produção do sistema de expressão transiente, geralmente, é limitada pela toxicidade do DNA que se multiplica rapidamente, ou a perda de DNA da população durante a divisão celular.

4.16.2 Expressão estável

O DNA exógeno precisa ser integrado ao genoma da célula hospedeira para produção estável do produto. Portanto, além da força do promotor e da eficiência de transfecção, a frequência da integração do DNA no cromossomo (número de cópias) e a posição da integração são fatores importantes na determinação de níveis totais de expressão.

Basicamente, existem três métodos pelos quais os produtos biológicos podem ser expressos em células de mamíferos:

- transfecção com um plasmídeo bacteriano modificado contendo um promotor forte de expressão gênica em mamíferos, o gene de interesse e outras sequências que aumentam a expressão;
- infecção com um vetor viral recombinante e construído para expressar altos níveis da proteína de interesse (por exemplo: adenovírus, retrovírus, vaccinia);
- infecção com vírus de interesse, por meio de um genoma viral inteiro ou modificados para produção de vacinas virais.

A linhagem celular obtida de ovário de hamster chinês (CHO) consiste na plataforma de expressão em células de mamífero, mais comum para produção de proteínas recombinantes.

As etapas para a produção de um biofármaco para fins industriais são:

1. Construção do vetor de expressão.
2. Transfecção para a célula hospedeira, ou seja, transferência do vetor para o citoplasma celular.
3. Seleção de clones individuais e de alta expressão.
4. Preparação dos bancos de células para produção.
5. Expansão para produção do inóculo.
6. Crescimento em biorreatores e produção do biofármaco.
7. Purificação.
8. Formulação e envase.

4.16.3 Construção do vetor de expressão

A expressão estável de proteínas heterólogas em células de mamíferos é realizada por vetores que carregam para o meio intracelular um DNA ou RNA exógeno. Esses vetores devem apresentar três características principais: 1) a expressão deve ser independente do local de integração no genoma; 2) o nível de expressão deve se correlacionar com o número de cópias integradas do gene de interesse; e 3) a expressão precisa ser mantida ao longo do tempo (BLASS et al., 2009). Em virtude dessas características, os vetores para células de mamíferos, geralmente, são plasmídeos (Figura 4.4).

Os plasmídeos são moléculas de DNA circular, encontradas em bactérias, que, além do seu cromossomo principal, possuem, pelo menos, uma origem de replicação. Isso permite que os plasmídeos se repliquem dentro das células, independentemente dos cromossomos bacterianos ou eucarióticos. Portanto, cada vetor plasmidial para produção de células recombinantes deve conter sequências com funções específicas como:

- Elementos promotor e intensificador (enchancer) que orientam a transcrição do RNA mensageiro.
- Sequências que ajudam a estabilizar e aumentar a tradução do transcrito primário.
- Sequência codificante de marcador de seleção, a ser incluída o caso de o vetor ser utilizado para expressão estável.
- Componentes opcionais que podem incluir a presença de um epítopo do antígeno, que permite a detecção/visualização dos produtos dos genes expressos.
- Gene repórter, cuja expressão pode dar indicações quantitativas de transfecção ou atividade transcricional, e que pode ser adicionado, se necessário. A leitura a partir deste pode ser enzimática, tal como transferase, ou bioluminescente, como luciferase ou por expressão da proteína verde fluorescente (Green fluorescent protein – GFP).

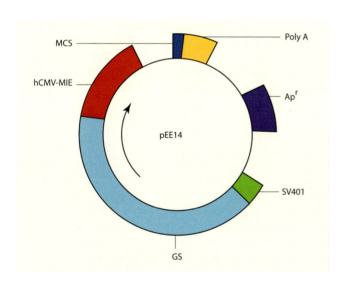

Figura 4.4 Mapa do Plasmido pEE14, um vetor de expressão para células CHO.GS = minigene glutamina sintetase de hamster (contém um único intron GS expresso originário do promotor do SV40 tardio (SV40I)); hCMV-MIE = promotor de aumento (enhancer promoter) precoce intermediário principal do citomegalovírus; MCS = sitio de clonagem múltiplo; A_P^r = gene ampicilina resistente; poly A = sinal de poliadenilação.

4.16.4 Promotores

Um promotor é uma sequência de DNA localizada na extremidade 5′, que permite a formação de um complexo entre a RNA polimerase II e a sequência exata de início da transcrição, definindo a direção.

Para a expressão de proteínas recombinantes em células de mamífero, os elementos promotor de genes endógenos são normalmente substituídos por promotores virais fortes ou por combinações específicas para a célula escolhida. Os dois exemplos mais utilizados são derivados do vírus símio 40 (SV40) e citomegalovírus (CMV). No entanto, outras sequências estão disponíveis para linhagens celulares derivadas de roedores, tais como Fator de elongação da CHO (CHEF1-α).

4.16.5 Enhancer

Os *enhancers* são elementos que aumentam a formação dos complexos de transcrição.

A transcrição controlada ou induzida permite a expressão exata do gene de interesse e é frequentemente utilizada quando a proteína expressa é citotóxica ou citostática. Os promotores induzíveis são disponíveis comercialmente e capazes de induzirem altos níveis de expressão. A maioria é baseada em promotores bacterianos como, por exemplo, o sistema operon *Lac E. coli*; sistema "tet-On/tet-Off", um operon que codifica resistência a tetraciclina.

4.16.5.1 ELEMENTOS QUE ESTABILIZAM E AUMENTAM A TRADUÇÃO DO TRANSCRITO PRIMÁRIO

A propriedade original da maioria dos mRNAs eucarióticos é a sua cauda poli A na extremidade 3′. A enzima polimerase poli A adiciona a cauda poli A no mRNA, após a liberação do complexo de transcrição. O local da adição é marcado pela presença da sequência AAUAAA (sinal de poliadenilação) na região não traduzida do mRNA. O papel da cauda poli A pode estar envolvido com a exportação do mRNA do núcleo, prolongando a meia-vida do mRNA no citoplasma e possibilitando uma tradução mais eficiente. Portanto, aumenta os níveis de expressão do gene de interesse.

4.16.6 Seleção

Marcadores de seleção são genes (principalmente bacterianos), que estabelecem a resistência a medicamentos em cultura de células. A primeira categoria de marcadores é representada em vetores comerciais, por exemplo: o gene *aph*, que codifica a fosfotransferase aminoglicosídeo bacteriana, a qual detoxifica a droga inibidora de síntese proteica G418 (neominica/geneticina); e a fosfotransferase-higromicina B (*hph*), que inibe higromicina-B.

184 • BIOTECNOLOGIA FARMACÊUTICA

A segunda categoria de genes de seleção são capazes de amplificar a expressão da proteína de interesse. Para plataformas de expressão baseadas em células CHO e o mieloma NS0, o uso de genes que expressam enzimas, como o diidrofolato redutase (DHFR) e glutamina sintetase (GS), respectivamente, já se tornou padrão industrial. Em ambos os casos, a seleção ocorre na ausência de nutrientes como hipoxantina e timidina, para o caso de DHFR, e glutamina, no caso de GS, prevenindo o crescimento de células não transformadas.

A transfecção do gene DHFR em células CHO deficientes (*dhfr*− CHO) na atividade dessa enzima é o método mais utilizado. Com esse sistema, a expressão da proteína recombinante pode aumentar pela exposição das células ao metrotexato (MTX), uma droga que bloqueia a atividade de DHFR e limita de forma dose-dependente a habilidade celular de produzir a substância tetrahidrofurato (FH4). Na ausência de FH4, a via primária de produção para síntese de purinas e pirimidinas é inibida. Após duas a três semanas a maioria das células morre durante a exposição ao MTX, porém um pequeno número de células, que possuem um nível alto de expressão do gene de DHFR, pode sobreviver. Após o tratamento com MTX, o aumento da produtividade da proteína recombinante chega a 10 a 20 vezes em relação à produção que não utilizou esse tipo de sistema, variando de acordo com os clones isolados.

No sistema baseado em células NS0 transfectadas com o gene da enzima GS, a qual catalisa a produção de glutamina a partir de glutamato e amônia, o sistema oferece a dupla vantagem de reduzir o nível de amônia no meio de cultura de células e fornecer um aminoácido (glutamina) para nutrição das células. Uma inibição irreversível e específica da GS pode ser mediada pela substância metionina sulfoximina (MSX). Em concentrações entre 10-100 mM de MSX, os clones resistentes podem ser identificados entre populações de células que possuem o complexo contendo o gene de GS e do produto de interesse amplificados.

Rendimentos elevados de proteínas recombinantes também podem ser alcançados por meio da linhagem celular humana PER.C6, obtida por meio de células embrionárias de retina humana saudável imortalizadas com o gene E1 de adenovírus (JONES et al., 2003). Essa linhagem celular demonstrou ser capaz de produzir níveis elevados de proteína recombinante com um número baixo de cópias do gene e sem necessidade de protocolos de amplificação, como os citados. Outra vantagem dessa linhagem é a garantia de expressão de proteínas com o perfil humano de glicosilação.

4.16.7 Seleção de clones

Os níveis de expressão de proteínas recombinantes a partir de clones de células diferentes, incluindo os derivados de amplificação gênica, podem variar enormemente. Como consequência, a identificação das linhagens de células altamente produtoras é um exercício tedioso e trabalhoso que requer a seleção de centenas de linhagens celulares. Existem vários métodos de isolamento de clones. Entre os mais tradicionais e, normalmente, utilizados consta o método de clonagem por diluição limite, o qual é relativamente simples e de baixo custo. Nesse método, uma suspensão de baixa densidade celular é dispensada em placas de microtitulação, de forma que cada poço tenha, no máximo, uma célula. A placa é observada microscopicamente e aqueles poços que contenham apenas uma célula são marcados para posterior análise. Após a proliferação celular, os sobrenadantes dos clones são quantificados quanto a presença da proteína de interesse. Os clones que possuem os maiores títulos de proteína são posteriormente expandidos ou passam por outra clonagem por diluição limite. Existem diversas limitações quanto ao uso industrial desse método, em virtude do tempo necessário para análise de cada clone e do número de clones que podem ser analisados.

A aplicação de métodos de seleção baseados em citometria de fluxo e separação de células (FACS) aumentou o número de células que podem ser analisadas em menos tempo. Subpopulações e células únicas podem ser isoladas mesmo quando presentes na frequência de 10^{-6} dentro de uma população, tornando-se, através dos anos, um instrumento importante na pesquisa de cultura de células de mamíferos. Entretanto, em alguns casos, esse método pode ser limitado pela ausência de anticorpos disponíveis específicos, para as proteínas recombinantes, e pela necessidade de otimizar as condições experimentais para cada linhagem celular.

Recentemente, vários métodos automatizados têm sido desenvolvidos visando selecionar clones altamente produtores. Entrentanto, esses sistemas são caros e selecionam um grande número de clones (BROWNE; AL-RUBEAI, 2007).

Um clone celular com a produtividade específica acima de 10pg/célula/dia pode ser utilizado normalmente para a produção de proteínas recombinantes. Entretanto, produtividades maiores que 90 pg/célula/dia podem ser possíveis com mudanças na tecnologia do vetor e no entendimento de parâmetros que controlam a expressão proteica (WURM, 2004).

4.16.8 Transfecção

Vários métodos para introduzir DNA em células de mamíferos têm sido desenvolvidos. Eles podem ser divididos em quatro classes: química, física e lipofecção baseada em lipídeos, polímeros ou dendrímeros. O método de transfecção é escolhido de acordo com a célula.

4.16.8.1 MÉTODO DO FOSFATO DE CÁLCIO

Esse método foi descrito em princípio, em 1973 por Graham et al. e funciona com uma ampla gama de células. Nesse método, o cloreto de cálcio, tampão fosfato e o DNA coprecipitam e formam um precipitado que entra nas células de mamíferos por meio de endocitose. O método pode variar de acordo com a célula em que o dimetilsulfóxido (DMSO) ou o glicerol podem ser utilizados. Embora seja um método econômico existem desvantagens, pois a eficiência da transfecção está relacionada diretamente ao tamanho do precipitado de fosfato de cálcio e à concentração de DNA. Os cristais de fosfato de cálcio formam núcleos imediatamente após a adição dos reagentes e continuam a crescer rapidamente em decorrência da concentração relativa de cloreto de cálcio e fosfato, do pH dos reagentes e da temperatura. Portanto, o método precisa ser otimizado com cautela, uma vez que pequenas alterações no processo ou ambiente podem alterar drasticamente o resultado de transfecção.

4.16.8.2 ELETROPORAÇÃO

O método de eletroporação utiliza um campo de pulsos elétricos a fim de romper o gradiente de tensão que existe através da membrana plasmática e criar microporos reversíveis que permitem que o DNA entre na célula. É um método simples, rápido e que envolve uma interação direta entre um campo elétrico e a membrana celular, portanto, mais inespecífico quanto ao tipo celular que pode ser utilizado, em comparação com outros métodos. Parâmetros, como tensão e tempo, aplicados precisam ser determinados empiricamente levando em conta que esse método, geralmente, reduz a viabilidade celular pós-transfecção.

4.16.8.3 LIPOFECÇÃO E POLIFECÇÃO

A lipofecção e a polifecção são as metodologias de transfecção mais recentes e mais simples, aplicáveis a uma grande variedade de células.

A lipofecção consiste na transferência de DNA às células, mediada por lipídios catiônicos. Os lipídios catiônicos contêm uma amina quaternária formando lipossomas carregados positivamente, que interagem com a carga negativa do DNA para formar um complexo. Esses complexos podem entrar na célula por endocitose ou fusão direta com a membrana celular e o DNA provavelmente é liberado no citoplasma. Os parâmetros mais críticos para a realização de uma lipofecção são a quantidade de DNA e os lipídios utilizados, bem como a razão entre eles. Utilizar muito pouco DNA resulta em baixa expressão, enquanto quantidades muito grandes são citotóxicas para as células. Além disso, a otimização da razão entre DNA e lipídios também é importante, pois a carga final do complexo deve ser necessariamente positiva para facilitar a interação com a carga negativa da membrana celular.

A polifecção refere-se à transferência de DNA mediada por polímeros catiônicos e dendrímeros. Os polímeros catiônicos, especialmente os que são altamente ramificados e as macromoléculas dentríticas esféricas possuem um número elevado de grupo amina primário na superfície, as quais interagem com o DNA, formando um complexo. Esse complexo protege o DNA da degradação antes de chegar ao núcleo celular.

Há muitos reagentes de lipofecção e polifecção disponíveis comercialmente e o método mais eficiente para um dado sistema de cultura de células deve ser determinado.

Os métodos de transfecção utilizados para os sistemas transitórios ou estáveis são os mesmos, porém no sistema estável é necessário identificar e selecionar as células que integraram o DNA plasmidial no genoma. Isso geralmente é realizado pela transfecção de uma sequência de codificação de um gene marcador na célula hospedeira, juntamente com o vetor de expressão que contém o gene produto. Após o procedimento de transfecção, as células são cultivadas sob condições definidas que permitem a seleção direta das que incorporaram a sequência marcadora no genoma. Muitos vetores foram desenvolvidos a fim de garantir a cointegração do marcador de seleção e o gene do produto. Assim, espera-se que a maioria das células selecionadas também expresse o gene.

Se a produtividade das células inicialmente selecionadas estiver abaixo do esperado, existe a possibilidade de aumentar a expressão proteica submetendo as células transfectadas a exposições repetidas com o agente de seleção. É possível analisar os clones individualmente quanto a produtividade em placas com 96 poços.

4.16.8.4 ESCALONAMENTO DA PRODUÇÃO DE CÉLULAS – PRODUÇÃO EM LARGA ESCALA

O primeiro interesse comercial em produtos de células em suspensão (Interferon em células Nawalva) estimulou a adaptação dos sistemas homogêneos de biorreatores, utilizados normalmente para cultura microbiológica, às necessidades das células animais, mais mecanicamente sensíveis. Nos anos 1960, microcarregadores e discos para células dependentes de ancoragem permitiram a introdução de biorreatores e produção em larga escala. Nos anos 1970, iniciaram-se os experimentos de DNA recombinante e desenvolvimento de outros tipos de biorretores (*air-lift* e *hollow fiber*), nos quais a ideia era superar as limitações como baixo crescimento celular e baixas densidades celulares finais. Nos anos 1980 a ênfase foi dada no escalonamento e na produção de anticorpos monoclonais e outras proteínas recombinantes. Nos anos 1990 o foco era melhorar os rendimentos de produto e o escalonamento, assim como a adaptação de linhagens celulares para o crescimento em meios sem soro, proteína ou produtos de origem animal e em meios quimicamente definidos. Desde então, as agências reguladoras têm sido cada vez mais insistentes em retirar todo e qualquer ingrediente de fonte animal (bovino, em particular) dos meios de cultura animais, na produção de susbtâncias terapêuticas para uso humano.

A aplicação industrial do cultivo de células animais teve início na década de 1950, com a produção da vacina para poliomielite em culturas primárias de rim de macaco.

Um grande avanço para o uso da tecnologia de cultivo de células foi a regulamentação do uso de linhagens celulares contínuas, que são capazes de crescer indefinidamente, pelas agências regulatórias. Células como BHK, CHO (célula de ovário de hamster chinês), células de mieloma (SP2, NS0), e células de rim embrionário humano (HEK) gradualmente foram aceitas para utilização na tecnologia de cultivo celular. Essas células podem ser cultivadas em suspensão e são mais adaptáveis ao escalonamento industrial (grandes volumes) e o cultivo pode ser realizado em biorreatores.

4.17 DEFINIÇÃO DE BIORREATOR

Um biorreator é definido como um sistema fechado, em que uma reação bioquímica ocorre por meio de células animais, agindo como biocatalisadores. Seu papel principal é fornecer contenção com condições adequadas para o crescimento celular e a formação de produto. A princípio, isso pode ser alcançado imitando-se o ambiente a que uma célula é exposta em tecido de origem, ou seja, assegurar hemostasia por exclusão de micro-organismos, termostatização, o fornecimento contínuo de oxigênio, nutrientes e fatores de crescimento, remoção de CO_2 e de resíduos. No processo, o produto desejado é, geralmente, obtenção de biomassa ou uma proteína expressa. Deve-se salientar que o termo "fermentador" caracteriza exclusivamente um biorreator operando com micro-organismos de crescimento rápido (por exemplo, bactérias e fungos). Portanto, o termo biorreator é normalmente utilizado para cultivo de células de mamíferos, cujo papel principal é fornecer um ambiente controlado e asséptico para o crescimento celular e/ou formação de produto. O tipo e a configuração influenciam consideravelmente os resultados do cultivo, expressos em termos de concentrações de biomassa, densidade de celular e/ou títulos de produtos em gramas por litro, e, como consequência, a eficiência do processo (WURM, 2004). Em geral, um biorreator tem de cumprir as seguintes exigências:

- Mistura e aeração homogêneas e de baixo cisalhamento;
- Turbulência suficiente para a transferência eficaz de calor;
- Dispersão adequada de ar e gás;
- Prevenção de segregação de substrato;
- Mensurabilidade das variáveis de processo dos principais parâmetros;
- Manutenção da estabilidade e da esterilidade no longo prazo;
- Facilidade de manuseio e manutenção.

4.17.1 Cultura em pequena escala

Na cultura de pequena escala, a maioria das células é cultivada em frascos T os quais possuem áreas que variam de 25 cm^2 para 225 cm^2. Um frasco de 175 cm^2 rende aproximadamente 10^7 células ancoragem-dependentes a 10^8 células para linhagens em suspensão, embora o rendimento dependa da célula utilizada. Embora frascos T sejam indicados durante a fase de desenvolvimento, é difícil produzir grandes quantidades de células nesse sistema em virtude das exigências quanto ao espaço e do custo.

Embora os diversos sistemas de escalonamento disponíveis possam ser classificados de diferentes maneiras, a forma mais comum de classificação é de acordo com o tipo de crescimento celular. Podemos dividir os sistemas em três categorias:

- sistemas adequados para células ancoragem-dependentes;

- sistemas adequados para as células que crescem em suspensão;
- sistemas adequados para qualquer um dos anteriores.

Em alguns casos, linhagens celulares podem aderir a um substrato ou crescer em suspensão, dependendo das condições em que são cultivadas. As células CHO, por exemplo, podem aderir a uma superfície de cultivo em meio que contenha soro, mas crescem em suspensão em meio livre de soro ou proteínas. Isso aumenta a importância de conhecer as propriedades essenciais das células, assim como definir o meio de cultura o mais rapidamente possível durante o desenvolvimento do processo, embora, na realidade, é pouco provável que este tenha sido concluído antes do início do escalonamento. No entanto, todas as mudanças tornam-se mais difíceis e caras quanto mais tardiamente forem introduzidas durante o desenvolvimento.

4.17.2 Problemas no escalonamento (*scale-up*)

Algumas questões são importantes durante o processo de escalonamento como (Figura 4.5):

Demanda de oxigênio: Todas as células animais necessitam de oxigênio, mas a baixa solubilidade do oxigênio na água (cerca de 0,2 mmol/L, a 37 °C) pode apresentar uma barreira significativa para o fornecimento das quantidades adequadas às células em cultura de larga escala. Em pequena escala, o fornecimento de oxigênio para as culturas celulares raramente é um problema, pois a taxa de difusão de oxigênio através de poucos milímetros do meio de cultura que recobrem as células, geralmente, é suficiente. No entanto, conforme o volume da cultura e a concentração de células aumentam o fornecimento adequado de oxigênio passa a se tornar o principal problema a ser enfrentado durante o escalonamento.

Gradientes de nutrientes e metabólitos: Em uma cultura estática um gradiente de nutrientes e metabólitos secretados tende a se formar em torno das células. A cultura em larga escala se torna ineficiente quando gradientes são formados e, portanto, devem ser utilizados mecanismos de mistura e homogenização. No entanto, esses mecanismos podem introduzir muito mais problemas, incluindo cisalhamento e formação de bolhas. Pela falta de uma parede celular, as células animais são muito mais suscetíveis aos efeitos nocivos do cisalhamento, em comparação com os organismos procariotos. Por isso, os efeitos nocivos da agitação devem ser balanceados com as exigências para a transferência de massa de oxigênio para as células e a minimização dos gradientes químicos.

A introdução de bolhas em uma suspensão de células pode auxiliar o transporte de oxigênio e de agitação. A desvantagem é que as células podem ser danificadas após a explosão das bolhas na superfície do líquido. Este efeito pode ser controlado pela adição de agentes tensoativos ao meio.

Logística: Os frascos pequenos de cultura e seus conteúdos podem ser manipulados manualmente, movidos de um ambiente ao outro (por exemplo, cabine de biossegurança para a incubadora), aquecidos ou resfriados rapidamente. Conforme a escala aumenta, o transporte e a manipulação se tornam difíceis e, eventualmente, impossíveis. Assim, por exemplo, a esterilização a vapor no local (*steam-in-place*) substitui a autoclave. Da mesma forma, pode levar alguns minutos para se chegar à temperatura correta de incubação do meio de cultura, em pequena escala, mas, em um biorreator grande, esse processo pode levar várias horas. Esses fatores têm um impacto muito importante na concepção e nos custos operacionais (incluindo o tempo ocioso) de sistemas de larga escala.

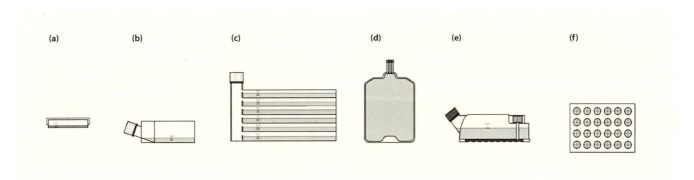

Figura 4.5 Esquema básico de cultura de células em biorreatores estáticos: (a) placa de petri; (b) Frascos-T; (c) cultura em sistemas de bandejas múltiplas; (d) cultura em bolsas; (e) biorreator estático em frasco com membrana; e (f) placa com múltiplos poços.

4.18 SISTEMAS DE CÉLULAS ANCORAGEM-DEPENDENTES

4.18.1 Garrafas *roller*

As garrafas *roller* têm sido utilizadas para o cultivo de um grande número de diferentes tipos de células. A superfície interna da garrafa ou frasco é utilizada como uma superfície cilíndrica de crescimento. As células são introduzidas com um volume limitado de meio e o frasco é, então, colocado em uma posição horizontal sobre um aparelho que girará lentamente em torno de um eixo, paralelo ao do crescimento da superfície cilíndrica. Durante as rotações, as células anexadas à parede da garrafa são ciclicamente imersas no meio de cultura. Quando não estão imersas, há uma fina camada de meio cobrindo as células, e a taxa de rotação deve ser ajustada para que não haja ressecamento. A transferência de oxigênio é relativamente eficiente nesse sistema, como as células passam uma grande parte do tempo apenas com uma fina camada do meio que as separa da fase gasosa no interior do frasco.

As garrafas *roller* possuem uma superfície entre $490 \ cm^2$ e $1.800 \ cm^2$ e caso o aumento de escala seja necessário, basta aumentar o número de unidades utilizadas. Isso faz com que o escalonamento a partir do laboratório para a escala de produção seja relativamente simples, por não haver nenhuma mudança no processo. No entanto, quando um grande número de unidades precisa ser manuseado o escalonamento só pode ser realizado por meio da automação das diversas etapas envolvidas na manipulação de garrafas de *roller*. O grau de automação pode variar, mas o sistema industrial de larga escala é quase completamente automatizado e tem uma capacidade de dezenas de milhares de garrafas. Tais sistemas industriais têm sido utilizados na indústria de vacinas, e a tendência é para o uso de sistemas robotizados, em substituição a operadores humanos, a fim de reduzir o potencial de contaminação, convertendo esses operadores de modo que possam ser executados em biorretores. Uma série de medicamentos biológicos foram produzidos em instalações com garrafas *roller*, incluindo uma série de vacinas, bem como uma eritropoietina recombinante. No entanto, muitos desses processos já foram convertidos para biorreatores, com ou sem microcarregadores.

4.18.2 Sistemas *stacked-plate* ou *multitray*

Esses sistemas de cultura contêm uma série de superfícies de cultura empilhadas em paralelo, um sobre o outro, dentro de uma única unidade, de modo a aumentar a superfície de cultura que pode ser tratada em uma única operação (Figura 4.5). Ao contrário de garrafas *roller*, não necessitam de agitação e podem ser aplicados para múltiplos propósitos que necessitem de frascos em produção de larga escala. O escalonamento inicial é pelo aumento do número de superfícies dentro de uma unidade, e pode haver até 40 dentro de uma única unidade. O meio de cultura e outras soluções são adicionados por meio de uma abertura de acesso e distribuídos entre as camadas inclinando a unidade.

Embora, as condições de cultivo nessas unidades seja muito semelhante ao de uma cultura em outros frascos, existem diversas desvantagens. Diferentemente de uma cultura em frascos T e *roller*, não há meios de acesso direto à superfície da cultura, assim a remoção das células por raspagem, por exemplo, não é possível. Eles também são completamente dependentes da integridade dos selos, entre os vários componentes da unidade. Em alguns modelos, é difícil manter uma atmosfera enriquecida com CO_2, de forma a manter um tamponamento adequado pelo sistema bicarbonato. Esse problema já foi superado em alguns casos para os quais foram projetados com um sistema de distribuição de gás que permite a troca gasosa. Essas "fábricas de células" estão disponíveis por mais de 30 anos e têm sido utilizadas com uma ampla gama de linhagens de células e em escala industrial para a fabricação da vacina. Tal como acontece com as garrafas *roller*, o escalonamento e o ajuste à demanda do mercado é relativamente simples, por meio do aumento de unidades iguais.

4.18.3 Microcarregadores

Os microcarregadores foram concebidos como uma forma de melhorar a eficiência volumétrica (superfície por unidade de volume) de sistemas de cultura para células aderidas. Usando essas esferas (diâmetro típico $200 \ \mu m$), áreas de superfície superior a $30 \ cm^2$ por cm^3 de meio de cultura são facilmente alcançadas para processos em batelada, e valores superiores podem ser empregados para processos em batelada alimentada ou perfusão. Em comparação com os $3 \ cm^2$ por cm^3 em um frasco T ou unidade *multitray* esses valores são muito superiores.

Originalmente, foram utilizados microcarregadores de DEAE-Sephadex A-50, mas a densidade das cargas positivas era muito alta para a aderência eficiente e o crescimento das células. Reduzir a densidade de carga positiva superou o problema e, atualmente, as superfícies carregadas negativamente e anfotéricos são também utilizados. Uma vasta gama de microcarregadores está disponível comercialmente, a partir de uma variedade de materiais. Alguns possuem revestimentos de superfície especiais para aumentar a aderência de alguns tipos celulares em particular, enquanto outros são feitos de materiais que podem ser digeridos por enzimas, a fim de reduzir os danos celulares, após o descolamento.

Outras propriedades físicas também são importantes para definir o uso de microcarregadores:

Densidade: Os microcarregadores precisam possuir densidade suficiente para não flutuar, mas não tão densa que os torne difíceis de manter em suspensão. Valores entre 1,02 e 1,04 g/cm^3 são os mais frequentemente utilizados.

Transparência: Microcarregadores produzidos de material transparente permitem a observação microscópica de células aderidas. Os materiais normalmente utilizados são: dextrano, celulose, plástico e gelatina. Alguns microcarregadores comerciais são recobertos por colágeno, poliestireno e fibronectina recombinante.

Porosidade: A maioria dos microcarregadores é projetada de tal forma que as células possam crescer em sua superfície. Alguns são projetados especificamente para seres macroporosos, de modo que as células realmente se multiplicam dentro do microcarregador. Isso pode ter vantagens em termos de proteger as células de danos causados por impactos entre os microcarregadores e cisalhamento, embora esses mecanismos só possam ser significativos sob altas taxas de agitação. Entretanto, a remoção das células das esferas por tripsinização pode ser mais difícil.

Diâmetro: Um grande número de esferas/cm^3 é necessário, tanto para garantir que a suspensão seja homogênea quanto para obter a eficiência volumétrica necessária. Cada esfera deve possuir a habilidade de carregar várias centenas de células, por isso os diâmetros estão na faixa de 150-230 µm. A distribuição de tamanho deve ser a menor possível para garantir uma uniformidade de células nas esferas.

Obviamente, os microcarregadores não devem ser tóxicos para as células. Da mesma forma, o material monomérico a partir do qual elas são feitas, e quaisquer outras substâncias (como revestimentos de superfície) não deve ser inibidora para o crescimento celular. Embora a maioria dos grânulos microcarregadores sejam esféricos, essa forma não é essencial e única. Estando no mercado formas de poliestireno hexagonal ou cilíndrica.

Uma das vantagens da utilização de microcarregadores é que a cultura de células aderentes pode ser realizada no mesmo tipo de equipamento que é utilizado para o cultivo em suspensão, com poucas modificações. O escalonamento e controle ganham benefícios por meio desse sistema, o que leva ao uso generalizado de microcarregador, particularmente na produção de vacina, em que essa tecnologia foi, em princípio, aplicada há mais de 20 anos atrás.

4.19 BIORREATORES DE LEITO

Os biorreatores de leito são os representantes da cultura celular que é conduzida hidraulicamente e com imobilização. Podemos distingui-los entre biorreatores de leito empacotado ou fixo (*packed bed*) e biorreatores de leito fluidizado (*fluidized bed*).

O biorreator de leito fixo tem microcarregadores em alta densidade, que constitui o leito fixo. Um biorreator de leito fixo típico é composto por uma câmara cilíndrica, preenchida com os microcarregadores, um trocador de gás, um tanque de armazenamento de meio e a bomba que faz o meio de cultura circular entre este último e o biorreator. A canalização do meio no leito, o bloqueio dos poros decorrente da alta densidade celular, a ineficiente transferência e o desprendimento do gás pobre limitam sua aplicação. A principal vantagem desse reator é a taxa de cisalhamento baixa, a ausência de abrasão entre partículas e o aumento do rendimento espaço/tempo. Por isso, biorreatores de leito fixo (até 100 L de volume médio) são capazes de fornecer altas densidades celulares em cultivos com células animais em suspensão secretoras de proteínas e para células ancoragem-dependentes utilizado para o crescimento de células e produção de vírus.

O objetivo do biorreator de leito fluidizado é realizar a operação de modo que o fluxo seja ascendente, fazendo com que o leito se expanda sob altas taxas de vazão e siga em direção aos microcarregadores onde as células estão aderidas. No que diz respeito à otimização da transferência de massa e de calor, esse sistema visa proporcionar um leito fluidizado para garantir um movimento de todas as partículas (microcarregadores e células) e evitar a sua sedimentação ou flotação.

4.19.1 Sistemas para células em suspensão (ou células aderidas em microcarregadores)

4.19.1.1 FRASCOS SPINNER

São frascos cilíndricos, com dispositivos para agitação, variando em capacidade de cerca de 100 ml para 36 litros. Os frascos *spinner* representam um nível intermediário de escalonamento entre frascos T e biorreatores, mas o custo é menor para aquisição e utilização do que um biorreator pequeno de tamanho equivalente. Entretanto, existe muito menos instrumentalização e controle do que está disponível em um biorreator, e, por isso, não bons modelos para o desenvolvimento de processos de fermentação. São úteis em estágios iniciais de crescimento das células para preparação de inóculo em sistemas de larga escala, para a produção em pequena escala de material, quer durante a "prova do conceito" ou fase de julgamento clínico precoce do desenvolvimento de medicamento biológico, ou para a produção de insumos para diagnóstico.

Muitos formatos diferentes estão disponíveis, com diversos métodos de agitação, configuração do agitador, tamanhos, graus diferentes e facilidade de acesso às fases gasosas e líquidas.

4.19.1.2 FRASCOS SHAKER

São frascos estilo *erlenmeyer* que têm sido utilizados para a cultura de células de mamíferos desde a década de 1950. Esses frascos são adequados para um aparelho agitador (*shaker*), que mistura o conteúdo e mantém as células em suspensão. Esse método de cultura é particularmente útil para volumes pequenos a moderados de células com exigências elevadas de oxigênio, tais como células de inseto. Tanto frascos reutilizáveis quanto descartáveis são disponíveis geralmente nos tamanhos de 50 mL a 6 L. Tampas com ventilação podem ajudar a aumentar a troca gasosa. Acima de 2 litros de meio por frasco o escalonamento pode ser feito utilizando-se múltiplos frascos.

4.19.1.3 BOLSAS PARA CULTURA

As bolsas adequadas para o cultivo de células foram disponibilizadas ao mercado há, pelo menos, 18 anos. As aplicações iniciais foram em sistema estático com bolsas gás-permeáveis em incubadoras de CO_2, e os volumes de cultura foram, consequentemente, limitados a poucos litros pela necessidade de fazer o oxigênio difundir através das paredes da bolsa. Um sistema muito mais adequado para uso em escalonamento foi comercializado pela Wave Biotech, em 1999, e consiste basicamente de uma bolsa estéril, não reutilizável, impermeável a gás, a ser mantida em um aparelho que balança constantemente. A bolsa é inflada com uma mistura adequada de CO_2/ar para o meio a ser utilizado, em seguida, o meio é introduzido no saco (e aquecido, se necessário), após o qual as células são acrescentadas. A bolsa mantém um espaço substancial tensão superficial de CO_2/air, normalmente, em volume igual ao do meio. A homogenização é obtida e as trocas gasosas facilitadas pelo movimento alternado de balanço automatizado em que a bolsa está instalada. Os níveis de cisalhamento são muito baixos e a velocidade do balanço deve ser controlada a fim de evitar a formação de espuma. As bolsas vêm equipadas com um tubo de enchimento, o tubo de coleta, um filtro de entrada, filtro de exaustão, abertura de amostragem, válvula de alívio de pressão constante, as entradas para os sensores de pH *in situ* e, e as sondas de oxigênio dissolvido. O sistema tem sido utilizado com células animais, tanto em suspensão como em microcarregadores, bem como células vegetais e células procarioticas. Com os ajustes dos parâmetros de inclinação e geometria da bolsa, o escalonamento linear a partir de 100 mL até 500 litros (www.wavebiotech.com; PIERCE; SHABRAM, 2004). O escalonamento desse sistema é influenciado por outros fatores, tais como mecânicos e de segurança, associados à manipulação de grandes massas, assim como o controle de temperatura que ainda é alcançado por meio de transferência de calor através da parede da bolsa. As principais vantagens do sistema, além do conceito simples e do ambiente de baixo cisalhamento, são, em grande parte, devidas à natureza descartável da bolsa. Assim, não há necessidade de procedimentos validados de limpeza ou de esterilização, nem de realizar-se a manutenção e outros procedimentos com um enorme gasto de tempo, como ocorre no caso dos biorreatores. Na maioria das instalações industriais o sistema é utilizado para fazer crescer inóculos semente para sistemas mais convencionais do que para a produção em larga escala do produto final propriamente dito. Outros sistemas como as *Wave Bags* têm sido desenvolvidos e disponibilizados para consumo.

4.20 BIORREATORES OU FERMENTADORES

Para a produção em escala industrial de células animais e seus produtos secretados, o método mais utilizado é a cultura em tanque agitado (*Stirred-tank*) ou, em biorreatores *air-lift* que são bem menos comuns. Essa tecnologia tem sido usada na fabricação de cerveja e outras indústrias por muitos anos, e os princípios e engenharia envolvidas são bem compreendidos. Assim, as primeiras tentativas de utilização de fermentadores de larga escala para cultura de células de mamíferos empregou a tecnologia e os projetos que foram desenvolvidos para a fermentação microbiana. No entanto, logo ficou aparente que, embora muitas das questões e preocupações permaneceram as mesmas como, por exemplo, o controle de pH, a homogenização (incluindo da mistura gás/líquido) e a transferência de massa para oxigênio, bem como as características especiais das células de mamíferos impuseram as adaptações quanto às estratégias de controle.

Independente da escala, produto e célula, os biorreatores do tipo tanque agitado (*stirred*), no qual a produção de energia para transferência de massa e calor é controlado mecanicamente é o mais utilizado. Eles são, basicamente, equipados com dispositivos de aeração, um rotor com pás e os defletores (ou chicanas) que são placas instaladas perpendicularmente à parede do reator com o objetivo de evitar a formação de vórtices. São aplicados na produção de inóculo, experimentos de triagem, para fins de otimização e processos de fabricação (Figura 4.6).

Uma vantagem importante é a sua simplicidade, facilidade de monitoramento e controle do escalonamento. A homogeinização é realizada pelo conjunto rotor e pás, em posição axial. A velocidade do rotor idealmente deve ser suficiente para garantir que cada fase do conteúdo do biorreator tenha composição uniforme. Consequentemente, são sistemas homogêneos, quando utilizado em escalas menores. Quando o sistema é dimensionado para larga escala, podem ocorrer dificuldades de homogeneidade dentro do reator, como a ocorrência do principal mecanismo de morte celular em cultura, a apoptose. A apoptose pode ser induzida por esgotamento de nutrientes, falta ou excesso de oxigênio dissolvido, mudanças extremas do ambiente ideal fisiológico (por exemplo, pH), e estresse físico.

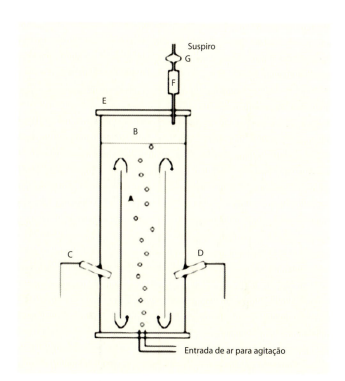

Figura 4.7 Diagrama simplificado de um fermentador com *air-lift*: (A) suspenção celular; (B) espaço de ar entre a superfície e a tampa; (C) sensor de pH; (D) sensor de Oxigênio Dissolvido (OD); (E) tampa de superfície; (F) condensador; e (G) filtro de ar.

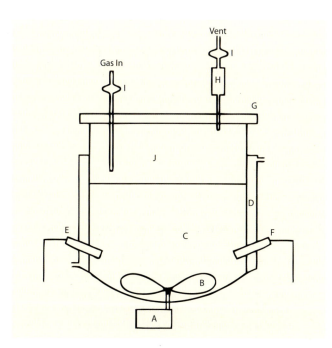

Figura 4.6 Diagrama simplificado de um fermentador com hélices de rotação: (A) motor; (B) hélices do tipo naval; (C) suspensão celular; (D) jaqueta de água; (E) sensor de pH; (F) sensor de oxigênio dissolvido (OD); (G) tampa de superfície removível; (H) condensador; (I) filtro de ar; e (J) espaço de ar de entre a superfície e a tampa.

Os biorreatores de leito fluidizado geralmente diferem de sistemas conduzidos pneumaticamente (*air-lift* e colunas de bolhas) em virtude do fato de que estes últimos não necessitam da utilização de células imobilizadas. Nos biorreator *air-lift* e de colunas de bolhas a transferência de massa e calor é realizada, em grande parte, pela injeção de ar ou gás por uma coluna ou por distribuidores estáticos de gás (difusores, bicos, placas perfuradas, anéis difusores) ou distribuidores dinâmicos de gás (tubos, injetores ou ejetores). Enquanto as bolhas de gás ascendente, injetado por colunas, causam a homogeinização aleatória, a circulação de fluidos em biorreatores *air-lift* é obtida pela circulação fechada de líquidos, que permite a transferência de massa mais eficiente e a melhora do fluxo e homogenização. Por causa da configuração relativamente simples, as colunas de bolhas e os biorreatores *air-lift* são caracterizados pelo baixo custo. Em comparação com os biorreatores agitados, as colunas de bolhas e os biorreatores *air-lift* exigem menos gasto de energia, minimizam a necessidade de esterilização no longo prazo (não possuem partes móveis, eixos e selos mecânicos), e proporcionam facilidade de escalonamento, fatores que podem ser destacados como benefícios adicionais. No entanto, existem desvantagens quando há grandes variações na concentração de biomassa, viscosidade, tensão de superfície, concentração iônica e formação de espuma (Figura 4.7).

Portanto a mudança do frasco *spinner* para biorreator ocorre, geralmente, quando os volumes necessários para a cultura estão entre 10 a 100 L e dependerá de uma série de fatores, incluindo:

Manipulação: Apesar de os frascos *spinner* serem disponíveis em tamanhos de até 36 L, manipular volumes acima de 20 L passa a ser muito difícil.

Controle: O controle do pH e de oxigênio dissolvido nos frascos *spinner* é dificultado pela impossibilidade de acomodar sensores *in situ*.

Disponibilidade de serviços: Um biorreator pode exigir os seguintes serviços disponíveis: eletricidade trifásica; vapor limpo, em casos de esterilização *in situ*, água refrigerada, água quente, água estéril, drenagem, CO_2, O_2, N_2 e ar comprimido.

Tabela 4.6   **Diferenças fundamentais para desenvovimento de biorreatores**

Característica microbiológica	Característica da célula animal	Mudança resultante
Baixa sensibilidade ao cisalhamento	Alta sensibilidade ao cisalhamento.	Mudança na concepção do agitador (por exemplo, por hélice naval para melhor agitação) reduzindo a razão de rotação; removendo os defletores.
Baixa sensibilidade ao dano por borbulhamento	Alta sensibilidade ao dano por borbulhamento.	Aumento do diâmetro: relação altura para maximizar a aeração da superfície (embora possa reduzir o efeito com aumento do volume de cultura): minimizar o tamanho da bolha de gás utilizado pelo pulverizador: adição de agente de superfície ativa (mais o controle de espuma).
Alta viscosidade do meio	Baixa viscosidade do meio.	Eficiente de mistura, pode ser obtida com rotores girando em baixas velocidades de forma a reduzir o cisalhamento: o fundo do fermentador mais arredondado melhora a mistura em velocidades do rotor mais baixas. Acoplamentos magnéticos do motor em lugar do selo mecânico para evitar problemas de vedação.
Alta demanda de oxigênio	Baixíssima demanda de oxigênio.	Deve permitir uma velocidade mais baixa rotação: reduz a quantidade (potencialmente danoso) pulverização requerida.

O escalonamento de todos os biorreatores, especialmente do tipo agitado, não pode ser proporcional (CINO, 1996). Por exemplo, a duplicação das dimensões do frasco, mantendo a mesma forma tridimensional aumentará oito vezes o seu volume, mas a área de interface entre o ar e líquido só aumentará quatro vezes, diminuindo o papel da troca gasosa no *headspace* pode desempenhar, interferindo na oxigenação da cultura. Da mesma forma, quando um tanque agitado aumenta de diâmetro, geralmente será necessário aumentar o diâmetro do rotor, a fim de garantir uma boa homogenização. No entanto, se a taxa de rotação do rotor for mantida, as pás aumentarão. Muitos outros fatores que interagem também variam em diferentes graus. Assim, em larga escala, uma boa compreensão das necessidades físicas e metabólicas das células (por exemplo, sensibilidade ao cisalhamento, necessidades de oxigênio), bem como das características do meio (densidade, viscosidade, formação de espuma) tornam-se essencial para definir o o biorreator. Atualmente, os biorreatores do tipo tanque agitado para a cultura de células animais podem ser de volumes próximos a 20 mil L, enquanto os de *air-lifts* próximos a 5 mil L.

4.20.1 Reatores de fibras ocas (*Hollow fiber*)

Os biorreatores de fibra oca permitem o cultivo de células em alta densidade, sendo um exemplo de sistema heterogêneo, pois as células e o meio de cultura estão em compartimentos separados. As células aderem à superfície externa de fibras semipermeáveis, crescendo no espaço extracapilar, enquanto o meio é distribuído através do espaço intracapilar. O nutriente se difunde pelas fibras feitas normalmente de acetato de celulose, enquanto os metabólitos tóxicos se difundem para o espaço extracapilar e são retirados por perfusão. A unidade é constituída por milhares de fibras tradicionalmente dispostas em um cilindro, e mais recentemente em cartuchos. O produto se acumula no interior do espaço extracapilar e pode ser coletado intermitentemente. A principal vantagem desse sistema é que pode ser utilizado com altas densidades celulares, que, por sua vez, levam ao aumento da produtividade específica em um biorreator relativamente pequeno. Contudo, os sistemas estão associados com grandes gradientes de difusão que limitam o escalonamento e afetam a qualidade do produto, em virtude de a pressão do meio diminuir ao longo da fibra, por isso não são utilizados em processos comerciais.

4.21 TIPOS DE PROCESSOS FERMENTATIVOS

A produção a partir de biorreatores tem como finalidade melhorar a utilização da capacidade disponível, minimizar o volume gasto de meio e aumentar a produtividade. Originalmente, os processos em batelada (*batch* ou descontínuos) foram utilizados em situações em que um volume fixo da meio é adicionado ao biorreator com as células. A incubação é realizada sem adição de mais meio até que o ponto final da cultura seja atingido, ou seja, quando há mais morte celular do que proliferação. No entanto, esse processo se mostra ineficiente em virtude da limitação da produtividade por esgotamento de nutrientes. A princípio, esse problema poderia ser facilmente resolvido com a adição de meio fresco e/ou outras soluções nutritivas, o que levou ao processo de batelada alimentada, que é agora amplamente implantada em cultura de células de larga escala. A remoção contínua do meio esgotado de nutrientes e a adição de meio fresco gera um processo de *perfusão*. Os processos de perfusão podem ser executados com a remoção das células do sistema, juntamente com o meio em um modo chamado quimiostático, em que a taxa de remoção de células tem de ser cuidadosamente equilibrada em relação à taxa de multiplicação, de modo a não esgotar a população de células. Outro tipo de perfusão é caracterizado por uma suspensão de células que passam por um dispositivo de retenção celular, onde o meio é coletado, enquanto as células são devolvidas ao biorreator. Quando o processo de perfusão é utilizado para a produção de proteínas secretadas por células, o modo de retenção celular é favorecido uma vez que se distingue a taxa de produção da taxa de multiplicação celular. Os dispositivos de retenção podem ser de varias formas como: filtros *spin*, dentro dos biorreatores, ou filtros de fluxo tangencial e centrífugas de fluxo contínuo, com recirculação externa (Figuras 4.8 e 4.9).

4.22 METABOLISMO CELULAR

A fim de aperfeiçoar os processos que envolvem o cultivo de células é necessário o entendimento sobre vias metabólicas. Essa informação pode ser posteriormente utilizada para melhorar o processo, o meio de cultivo e a própria célula. As vias metabólicas de células de mamíferos são muito complexas e flexíveis. Os padrões metabólicos de células de mamíferos são alterados substancialmente quando o ambiente homeostático original, em um

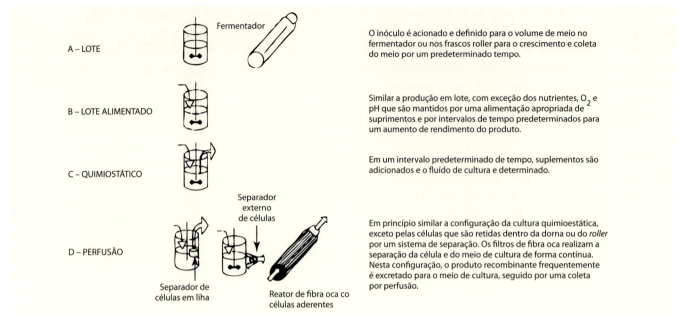

Figura 4.8   Tipos de cultivo para células de origem animal.

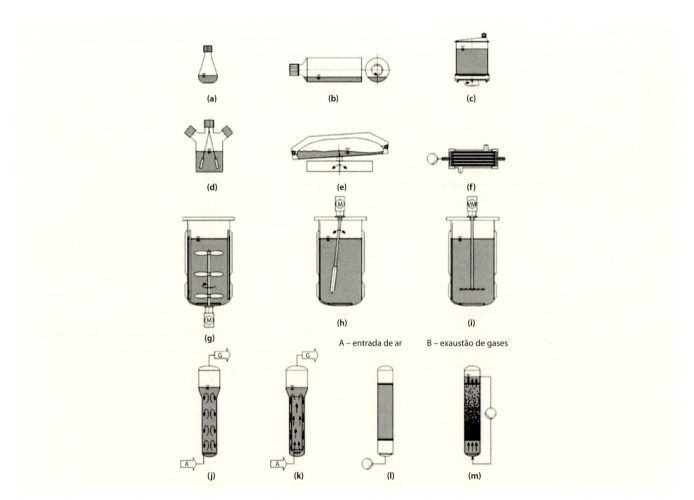

Figura 4.9   Esquema básico de biorreatores dinâmicos para cultura celular: (a) frasco para *shaker*; (b) garrafas *rollers*; (c) frasco biorreator com membrana rotativa; (d) frasco *spinner*; (e) biorreator em bolsa (wave); (f) biorreator em fibra oca; (g) biorreator de agitação mecânica; (h) biorreator com agitação em movimento excêntrico; (i) biorreator com vibromix; (j) agitação por meio de coluna de borbulhamento; (k) biorreator com *air-lift*; (l) biorreator de leito fixo; e (m) biorreator de leito fluidizado.

tecido de organismos pluricelulares, é trocado pelo estresse do ambiente *in vitro* do sistema de cultura e pelas alterações genéticas que ocorrem durante o processo de imortalização, levando à obtenção de uma linhagem celulares.

Essa desregulação é caracterizada pelo consumo elevado e ineficiente de glicose e glutamina como as principais fontes de carbono, nitrogênio e energia, levando à geração de produtos metabólicos finais como lactato, amônia e alguns aminoácidos (alanina, ácido glutâmico etc.). Portanto, limitando o desempenho das células de mamíferos em cultura.

Esse perfil metabólico é observado nos sistemas de cultivo em batelada, que são mais frequentemente utilizados por causa da sua simplicidade e nos quais as células são expostas aos níveis elevados de glicose e glutamina no meio, embora esse padrão também seja encontrado em sistemas de batelada alimentada, após certo período de operação. Diferentes mecanismos combinados resultam no perfil metabólico desregulado das células *in vitro*. Outros fatores importantes são a flexibilidade metabólica celular, que permite o ajuste e alteração de vias, e a compartimentalização celular, a qual reflete em etapas adicionais de transporte necessárias para as reações que ocorrem na mitocôndria.

São sugeridas diferentes estratégias para reduzir a desregulação do metabolismo das células e obter padrões mais fisiologicamente e metabolicamente equilibrados: engenharia metabólica, equilíbrio e redefinição do meio de cultivo, bem como concepção de engenharia de bioprocessos otimizados, com base nas exigências metabólicas. O objetivo final é gerar processos mais eficientes de cultivo celular.

As principais vias metabólicas compreendem:

- Glicólise
- Via das pentoses-fosfato
- Ciclo do ácido tricarboxílico
- Fosforilação oxidativa
- Glutaminólises
- Metabolismo de outros aminoácidos

4.22.1 Glicose, glutamina e aminoácidos como fonte de energia e carbono

Os meios de cultura contêm concentrações de 10-25 mM de glicose. Como a membrana citoplasmática é impermeável às moléculas polares, como a glicose, a captação é obtida por meio de moléculas de transporte, localizadas na membrana plasmática, e é impulsionada principalmente pelo gradiente de concentração (GÓDIA; CAIRÓ, 2006). Fornece principalmente a energia para o metabolismo celular e pode ser metabolizada, via glicólise, para piruvato. O lactato é produzido como um metabólito inibidor em uma razão de cerca de 1,1-1,7 mol de lactato/mol de glicose. Em um ambiente de limitação de oxigênio (metabolismo anaeróbio), dois moles de lactato são produzidos por mol de glicose. O piruvato resultante da glicólise é descarbonizado oxidativamente a acetil-CoA, transformada por meio do ciclo do TCA e da cadeia respiratória em água e CO_2. Essa via resulta em 36 moles de ATP por mol de glicose. Outra via importante, que consome parte da glicose, é representada pela via das pentoses-fosfato a fim de obter nucleotídeos.

A glutamina, presente em aproximadamente de 1 a 5 mM no meio de cultura, é um importante precursor para a síntese de purinas, pirimidinas, amino açúcares e asparagina (BUTLER, 2004). Ela é incorporada à célula por meio de diferentes sistemas transportadores de aminoácidos, podendo ser convertida em glutamato ou aspartato, ou é metabolizada pelo ciclo de TCA. O principal metabólito da transformação de glutamina é a amônia (cerca de 0,7 mol de amônia/mol glutamina). A amônia provém não só do metabolismo da glutamina, mas também da decomposição química da glutamina para ácido carboxílico pirrolidônico e amônia. Foi proposto um mecanismo de inibição do crescimento, pela presença de amônia no meio, com base no fato de essa substância gerar uma acidificação do citoplasma e, portanto, uma redução do pH intracelular (MCQUEEN; BAILEY, 1990).

Os aminoácidos estão presentes no meio, em concentrações que variam de 0,1 a 0,2 mM, e são usados principalmente para a síntese proteica. Eles podem ser agrupados em aminoácidos que são consumidos (arginina, aspartato, cisteína, histidina, isoleucina, leucina, lisina, metionina, alanina fenila, prolina, serina, treonina, triptofano, tirosina, valina) e aqueles que são parcialmente produzidos (alanina, glicina, ácido glutâmico).

Os valores reais para as velocidades específicas de consumo de substrato podem variar significativamente em relação ao tipo de célula, ao estágio de cultivo e à concentração do substrato. Similar à maioria dos micro-organismos, as velocidades específicas de captação para substratos e as velocidades de produção para metabólitos diminuem sob limitação de substrato (CRUZ; MOREIRA; CARRONDO, 1999).

4.22.2 Efeitos do lactato e da amônia

Os efeitos tóxicos de amônia e do lactato, em culturas de células de mamíferos, têm sido estudados em diversas linhagens celulares diferentes. Esses efeitos demonstram que os níveis de tolerância para esses dois produtos dependem das condições de cultivo, e são específicos para cada linhagem. As vias catabólicas, especialmente as de glicose e glutamina, são muito semelhantes em diferentes tipos celulares, portanto, as diferenças entre os efeitos da amônia e do lactato podem ser relacionadas às diferentes sensibilidades das enzimas-chave nas principais vias metabólicas e nas mudanças metabólicas em resposta ao ambiente adverso. A compreensão dessas alterações metabólicas podem ser essenciais, na elaboração de estratégias de controle mais adequados de bioprocessos (LAO; TOTH, 1997).

Em recente estudo, foi demonstrada uma nova abordagem para a engenharia metabólica. Análises da utilização de nutrientes e formação de metabólitos indicaram que linhagens de CHO resistentes à apoptose consomem o lactato disponível e possuem baixos níveis de acúmulo de amônia quando crescem em meio de cultura disponível comercialmente. Mesmo em meios de cultura com alta concentração de glicose (60 mM), a concentração de lactato foi menor quando comparada a linhagem não resistente, enquanto o tempo de cultivo e a produtividade foram maiores (DORAI et al., 2009).

Em meios de culturas livres de proteína e com densidade celular alta, a morte celular por apoptose ocorre em até 80%, em um biorreator por batelada alimentada típico, sendo induzida em resposta a limitação de nutrientes, fatores de crescimento, oxigênio, acúmulo de toxinas e cisalhamento.

A capacidade das linhas celulares resistentes a apoptose de consumir lactato, ao invés de acumular, abre a possibilidade de novas estratégias de adaptação da cultura, a fim de permitir o crescimento em condições de concentração elevada de glicose, bem como após o esgotamento de glicose do meio. Sendo assim, as estratégias de cultivo em batelada alimentada que têm sido utilizados para limitar os níveis tóxicos elevados de lactato e amônia podem não ser uma questão tão crucial quando linhagens como essas são utilizadas.

4.22.3 Papel do oxigênio e do gás carbônico no metabolismo celular

O oxigênio é um importante nutriente para o metabolismo das células de mamíferos, uma vez que é o aceptor final de elétrons na cadeia respiratória mitocondrial, diretamente ligado para a geração de energia na forma de moléculas de ATP. Além disso, a solubilidade de oxigênio em composições normais de meios de cultura é baixa, cerca de 0,2 mM, e, portanto, o fornecimento de oxigênio para as células pode ser um fator limitante, especialmente em altas concentrações celulares.

Embora as diversas linhagens celulares tenham diferentes valores ideais de porcentagem saturação de oxigênio, algumas tendências gerais são frequentemente observadas: para uma ampla gama de valores de percentagem de saturação de oxigênio, entre 10% e 100%, o metabolismo celular é mais inalterado, com valores ótimos no intervalo de 40%-60%.

Quando o nível de oxigênio fica abaixo de 10%, duas tendências podem ser observadas: em primeiro lugar, o oxigênio torna-se o substrato limitante, o crescimento das células é reduzido e a velocidade específica de consumo de glicose e glutamina também são reduzidas; em segundo lugar, se o nível de oxigênio cai muito (abaixo de 0,1%-0,5%), o metabolismo celular é severamente afetado, as taxas específicas de consumo de glicose e glutamina se tornam muito elevadas, o ciclo TCA e a fosforilação oxidativa são inibidos, resultando no aumento da produção de lactato.

O dióxido de carbono é um dos produtos finais do metabolismo das células de mamíferos, produzido em diferentes etapas. A relevância de CO_2 também está relacionada à regulação do pH, em equilíbrio com o bicarbonato ($CO_2 + H_2O \Leftrightarrow HCO_3- H^+$) no meio. O CO_2 produzido metabolicamente em biorreatores, observado por meio do aumento de pressão parcial do gás, pode levar à redução da viabilidade celular e outros efeitos relacionados a produtividade. Geralmente, os níveis de pCO_2 na faixa de 40-50 mmHg são considerados ideais, e não são observados efeitos deletérios. No entanto, os níveis de pCO_2 podem alcançar a faixa de 100-170 mmHg, principalmente em reatores de grande volume (GRAY et al., 1996).

4.23 MONITORAMENTO E CONTROLE DA CULTURA DE CÉLULAS ANIMAIS

A produção de fármacos utilizando bioprocessos requer o monitoramento e controle de vários parâmetros: pH, temperatura, concentração de substrato (glicose, glutamina), concentração de metabólitos (ácido lático, creatinina), agitação, oxigênio dissolvido e etc. Além disso, manter esses parâmetros, quer de natureza física ou química, é crucial para a alta produtividade do bioprocesso. Condições não ideais dentro do biorreator podem resultar em uma redução de formação de produto e um processo menos eficiente. Os parâmetros mais comuns a serem monitorados e controlados durante um bioprocesso são: temperatura, velocidade de agitação, pH, pO_2 e pCO_2. Se um desses valores diferir do ponto específico desejado, um conjunto de ações corretivas deve ser tomado (KRAHE, 2006; CHMIEL, 2011). Outros parâmetros, como concentração dos metabólitos no meio de cultura e viabilidade celular, podem ser usados para fornecer informações sobre o estágio do processo (RILEY, 2006).

4.23.1 Temperatura

A temperatura é um parâmetro muito importante para um bioprocesso, e em culturas de células animais deve ser mantida no *set point* desejado dentro de uma faixa estreita de cerca de ± 0,5 °C. A maior variação de temperatura, muitas vezes, leva a velocidade de produção para longe do ideal, em virtude de o metabolismo da célula ficar lento (por temperatura abaixo do limite inferior) ou da ocorrência de uma rápida morte celular (em razão de temperaturas acima do limite).

Existem dois tipos principais de sensores de temperatura usados em biorreatores (HARTNETT, 1994):

- Dispositivos termorresistentes (*Resistance temperature devices* – RTDs): esses dispositivos são caracterizados pela alta precisão e estabilidade. Eles têm um tempo típico constante de cinco segundos, o que é adequado para culturas de célula animal. Os RTDs são baseados na medição da resistência elétrica de um metal, a qual muda com a temperatura. O metal mais usado é a platina, um dispositivo clássico é o sensor Pt-100, referindo-se a uma resistência de 100 Ω a 0 °C. Outros metais utilizados são: níquel, ligas de níquel e cobre. A relação não linear entre a resistência elétrica e temperatura requer uma calibração cuidadosa.

- Termopares: são alternativas de custo menor que os RTD's, os quais são mais usados nas análises feitas nos biorreatores durante a cultura, enquanto os termopares são utilizados em utilidades e esterilização. Consistem em um circuito elétrico fechado feito de dois metais diferentes, nos quais, se houver alguma diferença de temperatura entre as junções, é gerada uma corrente elétrica. Uma junção é colocada na região a ser controlada, e outra, considerada como referência, é colocada em um ambiente no qual a temperatura seja cuidadosamente controlada (por exemplo, em um banho de gelo) ou medida.

4.23.2 pH

O pH é medido e controlado em biorreatores, uma vez que as células são muito sensíveis às alterações de pH. O tipo mais comum de biorreator é um sensor potenciométrico de vidro esterilizável à vapor, preenchido com eletrólito líquido ou gel, combinando, em uma unidade, um eletrodo de referência e um eletrodo sensor de pH.

4.23.3 Pressão parcial do oxigênio (pO_2)

O oxigênio é utilizado por culturas de células animais para a produção de energia a partir de fontes orgânicas de carbono, sendo um substrato muito importante. Porém, a solubilidade do oxigênio em meio aquoso é relativamente baixa, e sua limitação pode afetar a taxa de crescimento celular e o metabolismo. A solubilidade de oxigênio em um bar de pressão e saturação do ar é de apenas 6-8 mg/L, dependendo da temperatura do líquido e de sua composição. A taxa de consumo de oxigênio depende da linhagem de células usadas, das taxas de crescimento, das fontes de carbono etc. (DOYLE; GRIFFITH, 1998). É difícil medir diretamente o oxigênio dissolvido no meio de cultura de células, podendo-se usar sua pressão parcial para determinar a concentração real de dissolução. Em equilíbrio, a pressão parcial de oxigênio (pO_2) no meio é proporcional à concentração de oxigênio (CO_2) na fase de vapor acima do meio.

A medição e o controle de oxigênio dissolvido durante o cultivo celular é essencial, particularmente em alta densidade celular. Esse monitoramento é também utilizado durante o *design* e o escalonamento (*scale-up*) de biorreatores, para determinar a eficiência do sistema de gaseificação. Os sensores mais comuns são eletrodos esterilizáveis *in situ*, do tipo galvânico (potenciométrico) ou, mais frequentemente, do tipo polarográfico (amperométricos ou Clark) (BAILEY; OLLIS, 1986). Uma membrana permeável ao oxigênio separa o eletrodo do meio de cultura. Para ambos os tipos, a reação no cátodo (geralmente platina), é a redução do oxigênio, de acordo com a seguinte reação:

$$\tfrac{1}{2}O_2 + H_2O + 2e^- \xrightarrow{Pt} 2OH^-$$

No ânodo do tipo galvânico, a reação é:

$$Pb \rightarrow Pb^{2+} + 2e^-$$

A corrente resultante fornece uma voltagem, a qual é medida.

No sensor polarográfico, uma voltagem constante é aplicada entre o cátodo e o ânodo, a reação no ânodo é:

$$2Ag + 2Cl^- \rightarrow 2AgCl + 2e^-$$

A corrente resultante é medida.

Em ambos os tipos de eletrodos, o sinal elétrico é medido, em estado estacionário, proporcional ao fluxo de oxigênio no cátodo, o que, por sua vez, é proporcional à pressão parcial de oxigênio na fase líquida. A calibração de dois pontos é normalmente realizada após a esterilização *in situ*, mas antes da inoculação, em meio de cultura saturado de ar e nitrogênio.

4.23.4 Pressão parcial de dióxido de carbono

A concentração de dióxido de carbono, no vapor que sai de um biorreator, pode ser utilizada para calcular as taxas de respiração específica e atividade celular, sendo medida como a utilização de analisadores de infravermelho (IR) (RILEY, 2006; CHMIEL, 2006). O dióxido de carbono dissolvido também pode ser medido *in situ* utilizando-se um sensor químico de fibra óptica, porém, ainda não é utilizado industrialmente. Esse tipo de sensor usa hidroxipirenotrisulfonato (HPTS) para quantificar o dióxido de carbono dissolvido no meio. As formas protonadas e não protonadas possuem excitações máximas distintas em 396 nm e 460 nm, respectivamente, que permitem a medição radiométrica do pH e a concentração de dióxido de carbono.

4.23.5 Metabólitos e produtos

A glicose de carboidratos e do aminoácido glutamina são os dois principais nutrientes em culturas de células animais, enquanto a amônia e o lactato são os dois principais subprodutos metabólicos. Além de oferta insuficiente de nutrientes, a formação de subproduto pode inibir o crescimento celular e a formação do produto. Por essa razão, é muito importante monitorar e controlar as concentrações de ambos os nutrientes e subprodutos no meio durante o processo.

Biossensores são utilizados para quantificar as concentrações de nutrientes e derivados. São dispositivos que utilizam uma reação enzimática específica para obter um sinal elétrico que é proporcional à concentração do analito a ser quantificado. Em virtude da natureza enzimática do sensor, deve ser usado um para cada substância. Em todos os casos, a reação enzimática, por exemplo, uma reação de oxidase, resulta em um produto que pode ser facilmente detectado, por exemplo, o peróxido de hidrogênio.

Outra forma de quantificar as concentrações de nutrientes e derivados é a análise por injeção em fluxo (*flow injection analysis* – FIA). Uma amostra líquida é injetada em uma corrente contínua carreadora, e forma um pulso que pode ser detectado, com base em alterações de diferentes parâmetros físicos (por exemplo, absorção, fluorescência, luminescência-química etc.) Como cada sensor pode detectar apenas uma substância, o fluxo da amostra é geralmente dividido em diferentes canais.

4.23.6 Densidade e viabilidade celular

A densidade celular pode ser medida utilizando-se diferentes métodos. Os métodos *off-line* requerem amostragem asséptica, na qual a amostra é quantificada no hemocitômetro (câmara de Neubauer). O corante azul de tripano, o qual penetra nas células com membranas rompidas e cora as proteínas presentes no citosol, é utilizado para determinar a viabilidade celular. Contadores automáticos também podem ser utilizados para determinar a densidade e viabilidade celular. Métodos indiretos incluem a determinação de proteína total (por exemplo, Ensaio de Bradford), quantificação de núcleos celulares por meio de um corante fluorescente de DNA (DAPI). Outros métodos para determinar a porcentagem de células viáveis dentro da cultura incluem a análise de MTT e a determinação do lactato desidrogenase (LDH).

4.23.7 Agitação

É muito importante manter uma velocidade específica de agitação no sistema. A agitação garante a homogeneidade dos nutrientes e oxigênio no meio, assim como as adições como soluções básicas ou ácidas (CHMIEL, 2006). Se a taxa de agitação é muito alta, a morte celular pode ocorrer em virtude do cisalhamento. Portanto, é muito importante saber se as células cultivadas podem resistir ao cisalhamento sem redução na produção de proteína ou da viabilidade celular. Eficiência e tensão de cisalhamento podem ser significativamente diferentes para diferentes tipos de rotores. A velocidade do rotor pode ser medida por todos os controladores de velocidade padrão, como, por exemplo, tacômetro eletrônico.

4.24 BIOSSIMILARES

Quando os medicamentos de baixo peso molecular têm a patente vencida após 20 anos, em muitos casos, há o desenvolvimento do medicamento genérico. Esses genéricos são significativamente mais baratos do que o produto original ou inovador. Existem três razões principais para esse preço reduzido: (1) menor gasto em pesquisa e desenvolvimento; (2) os custos de comercialização são significativamente mais baixos; e (3) o genérico precisa ser bioequivalente (mesmo perfil farmacocinético e farmacodinâmico) ao produto inovador, portanto, presume-se que a segurança e a eficácia também sejam iguais. Isso resulta em uma redução significativa nos ensaios clínicos, e, portanto, custos muito mais baixos do produto final.

A partir de uma perspectiva econômica, a abordagem do mercado de biofármacos em uma maneira similar é altamente atraente. Porém, a maioria dos produtos biofarmacêuticos é composta por moléculas altamente complexas, tornando praticamente impossível assegurar a presença de uma molécula química e fisicamente equivalente (BELSEY et al., 2006; SCHELLEKENS, 2002, 2004). Mesmo os fabricantes de produtos inovadores, frequentemente, obtêm diferentes perfis para o seu composto ativo, no caso em que mudanças aparentemente triviais são feitas (SHARMA, 2007).

O processo altamente complexo de fabricação de produtos biológicos torna impossível produzir cópias exatas. Ou seja, o nível de impurezas do processo de produção, bem como o perfil dos produtos de degradação do biossimilar, pode diferir do produto inovador. Isso implica que dificilmente poderá se garantir a completa bioequivalência, incluindo perfil de segurança, entre o biossimilar e o produto inovador, sem estudos clínicos. A resposta imune (imunogenicidade) a produtos biofarmacêuticos, mostra como pequenas diferenças podem ter um impacto negativo na saúde humana. Como produtos genéricos de biofármacos são considerados impossíveis, fala-se em biossimilares (na União Europeia) ou *follow-on* (nos Estados Unidos) biológicos. A União Europeia em 2004 permitiu a entrada de biossimilares no mercado, fazendo com que o EMA publicasse guias, os quais exigem que o biossimilar seja comparado a um produto já comercializado, tanto estruturalmente como clinicamente (EMA, 2005). Isto é, a eficácia e segurança devem ser testados e comparados. Essa exigência pode resultar em ensaios clínicos mais complexos, envolvendo um número maior de pacientes. Assim, o benefício econômico pode ser limitado para alguns biossimilares.

Oficialmente, o FDA não tem nenhuma disposição para biossimilares (ou *follow-on*). No entanto, permite que os produtos sejam aprovados, não como genéricos, mas como suficientemente semelhantes aos produtos já comercializados. Assim, apenas os estudos clínicos são capazes de demonstrar que os biossimilares são realmente tão seguros e eficazes quanto os produtos inovadores.

4.25 VACINAS VIRAIS

As vacinas virais protegem os indivíduos, provocando uma resposta imune. Elas impedem que um indivíduo seja, posteriormente, infectado com a cepa do vírus causadora de doença.

Existem três tipos de licença para vacinas virais: subunidade, mortos e atenuados. Vacinas compostas de subunidades são proteínas virais purificadas. Vacinas com vírus mortos ou atenuados são confeccionadas a partir de vírus purificado do meio em que houve a inoculação e o cultivo viral. Há uma variedade de meios utilizados na fabricação de vacinas virais. Estes incluem:

- substratos de origem animal, como ovos embrionados;
- linhagens celulares derivadas de tecidos animais, tais como fibroblastos de embrião de galinha;
- linhagens celulares estabelecidas, como células Vero, derivadas de rins de macaco.

Vacinas de vírus atenuados são fabricados pela purificação do vírus inteiro das células infectadas. Como o vírus é atenuado, ou enfraquecido, e não é capaz de causar a doença.

O processo de produção geral de uma vacina viral atenuada, pode ser dividido em quatro etapas:

- preparação da cultura celular – o desenvolvimento de linhagens celulares apropriadas para fabricação de vacinas para uso humano;
- inoculação de vírus e propagação;
- coleta de vírus – recuperação do vírus presente no meio de cultura;
- purificação.

Com o advento da tecnologia do DNA recombinante, grandes quantidades de purificação de antígenos virais podem ser produzidas para uso na imunoprofilaxia. Tendo sido identificados antígenos protetores, imunógenos recombinantes adequados podem ser produzidos por meio do isolamento o gene do antígeno ou fragmento do antígeno, clonagem em um vetor expressão (geralmente um plasmídeo ou vetor viral), seguida de transfecção em um célula hospedeira apropriada. A proteína expressa é secretada para o meio e, por essa razão, após a purificação, e reduz-se o risco da contaminação por DNA celular com potencial oncogênico. A técnica de purificação deve ser suave o suficiente para manter a proteína em seu estado nativo, garantindo, assim, que os epítopos envolvidos na indução de anticorpos neutralizantes sejam corretamente apresentados.

4.25.1 Vetores virais

Os vetores virais são projetados para transferência de um gene de interesse, explorando o sistema eficiente de transfecção de diferentes tipos de vírus, enquanto, ao mesmo tempo, os risco de patogenicidade são minimizados. A maioria dos estudos clínicos foi realizada utilizando vetor retroviral, seguido por adenoviral e outros sistemas de vetores virais, entre eles o vírus adeno-associado (AAV). Os protocolos de produção de vetores virais são razoavelmente simples e a maioria dos sistemas foi projetada para manter, e até mesmo estender, o tropismo celular.

A arquitetura de um vetor viral tem um impacto significativo sobre a segurança dos sistemas de transdução. Normalmente, quanto mais o genoma viral é segregado e não tem sobreposição de sequências, menor é a probabilidade de geração baseada na recombinação de partículas virais competentes e capazes e se replicar durante o processo de produção. O vírus de tipo selvagem é altamente otimizado e adaptado ao seu ambiente, alterando a sua organização e seus padrões de expressão, como

é feito para a construção de vetores virais, reduzindo a eficiência da produção. Isso, muitas vezes, se manifesta em títulos baixos, baixa encapsidação do genoma viral ou alterações na eficiência de transdução de partículas virais recombinantes. Cada sistema de transdução viral tem as suas características únicas que a tornam mais adequada para uma ou outra aplicação.

4.25.2 Expressão em sistema de baculovírus

O baculovírus é um vírus DNA dupla-fita específicos para espécies de artrópodes. O vírus mais utilizado como sistema de expressão é o Nucleopoliedrovírus de *Autographa californica* (AcMNPV), o qual infecta um número limitado de espécies do inseto Lepidoptera. O sistema consiste de duas partes: o baculovírus em que o gene de interesse está inserido, e as linhagens celulares de inseto hospedeiro, no qual o vírus replica e o produto é expresso. As vantagens do sistema são provenientes tanto das propriedades intrínsecas do baculovírus como das características das linhagens de células de insetos disponíveis. A combinação de um dos dois cria um sistema altamente flexível que rapidamente dá bons rendimentos (média de 5-20 mg/L) em proteínas recombinantes.

As células de inseto realizam a maior parte do processamento pós-traducional que ocorrem em células de mamíferos, incluindo a fosforilação, acilação, acetilação e α-amidação. No entanto, a N-glicosilação em células de inseto geralmente resulta em polissacarídeos com muita manose e não as estruturas complexas de glicosilação de proteínas de mamíferos. O baculovírus é provavelmente o primeiro sistema de escolha para a produção rápida de miligramas a gramas de proteínas eucarióticas e também para muitas proteínas procariotos, em especial para as avaliações iniciais, os estudos de relação de estrutura-função e busca rápida de novas proteínas terapêuticas.

4.26 PARÂMETROS CINÉTICOS E MODELAGEM MATEMÁTICA

Como já foi dito, as proteínas recombinantes podem ser produzidas por leveduras, bactérias ou a partir de células de animais mamíferos. Do ponto de vista tecnológico, bactérias ou leveduras têm uma vantagem no que diz respeito à taxa de crescimento, à densidade celular final e à concentração do produto. No entanto, as células de mamíferos são os sistemas de expressão de escolha para essas proteínas, pois possuem um padrão de glicosilação mais parecido com o humano (ANDERSEN; GOOCHEE, 1994; HARCUM, 2006). Outro problema que o sistema de expressão por micro-organismos encontra é o tamanho máximo da proteína produzida, que deve ser abaixo de um peso molecular de aproximadamente 30 kDa. Além disso, os produtos provenientes de micro-organismos são frequentemente acumulados intracelularmente em "corpos de inclusão", o que exige mais etapas no método de purificação.

Existem vantagens e desvantagens no sistema de expressão por células animais. As células variam no tamanho (10-30 mm) e forma (esférica, elipsoidal) e têm uma alta tendência de aderir ou formar agregados, mesmo em células em suspensão. Isso resulta em problemas de homogeneização e limitações para transferência de massa. Além disso, células de mamíferos não têm uma parede celular, mas são cercadas por uma membrana plasmática fina e frágil, composta por proteína, lipídios e carboidratos. Essa estrutura resulta em um aumento significante de sensibilidade ao efeito de cisalhamento.

Referências bibliográficas

ALLSOPP, R. C. et al. Telomere length predicts replicative capacity of human fibroblasts. **Proceedings of the National Academy of Sciences**, Washington, DC, v. 89, n. 21, p. 10114-10118, 1992.

ANDERSEN, D. C.; GOOCHEE, C. F. The effect of cell-culture conditions on the oligosaccharide structures of secreted glycoproteins. **Current Opinion in Biotechnology**, London, v. 5, n. 5, p. 546-549, 1994.

BAILEY, J. E.; OLLIS, D. F. **Biochemical engineering fundamentals**. 2. ed. Columbus: McGraw-Hill, 1986.

BELSEY, S.; DANKSAC, T. N.; WAGNER, G. Microwave-Assisted Selenium Dioxide Oxidation of Camphor Derivatives to α-Dicarbonyl Compounds and Oxoimines. **Synthetic Communications**, New York, v. 36, n. 8, p. 1019-1024, 2006.

BLAAS, L. et al. Bacterial artificial chromosomes improve recombinant protein production in mammalian cells. **BMC Biotechnology**, London, v. 9, n. 3, p. 1-5, 2009.

BROWNE, S. M.; AL-RUBEAI, M. Selection methods for high-producing mammalian cell lines. **Trends in Biotechnology**, Amsterdam, v. 25, n. 9, p. 425-432, 2007.

BUTLER, M. **Animal cell culture and technology**. 2. ed. Oxford: Bios Scientific Publishers, 2004.

CARREL, A.; BURROWS, M. T. Cultivation of tissues in vitro and its technique. **Journal of Experimental Medicine**, New York, v. 13, n. 3, p. 387-396, 1911.

CHENG, H.-S.; SHEN, C.-W.; WANG, S.-R. Effect of storage conditions on detection of mycoplasma in biopharmaceutical products. **In Vitro Cellular & Developmental Biology - Animal**, Columbia, v. 43, n. 3-4, p. 113-119, 2007.

CHMIEL, H. **Bioprozesstechnik**. Heildeberg: Spektrum Akademischer Verlag, 1991.

CHMIEL, H. Bioreaktoren. In: _____. **Bioprozesstechnik**. 2. ed. München: Elsevier, 2006.

CHMIEL, H. Bioreaktoren. In: _____. **Bioprozesstechnik**. 3. ed. Heidelberg: Spektrum Akademischer Verlag, 2011. p. 197-236.

CRUZ, H. J.; MOREIRA, J. L.; CARRONDO, M. J. T. Metabolic shifts by nutrient manipulation in continuous cultures of bhk cells. **Biotechnology and Bioengineering**, New York, v. 66, n. 2, p.104-113, 1999.

DORAI, H. et al. Expression of anti-apoptosis genes alters lactate metabolism of chinese hamster ovary cells in culture. **Biotechnology and Bioengineering**, New York, v. 103, n. 3, p. 592-608, 2009.

DOYLE, A.; GRIFFITH, J. B. **Cell and tisue culture**: laboratory procedures in biotechnology. West Sussex: Jonh Wiley & Sons, 1998.

DUTKOWSKI, P.; DE ROUGEMONT, O.; CLAVIEN, P. A. Alexis carrel: Genius, innovator and ideologist. **American Journal of Transplantation**, Copenhagen, v. 8, n. 10, p. 1998-2003, 2008.

EAGLE, H. Nutrition Needs of Mammalian Cells in Tissue Culture. **Science**, New York, v 122, p. 501–504, Sep. 1955.

ENDERS, J. F.; WELLER, T. H.; ROBBINS, F. C. Cultivation of the lansing strain of poliomyelitis virus in cultures of various human embryonic tissues. **Science**, New York, v. 109, n. 2822, p. 85-87, 1949.

EMA - EUROPEAN MEDICINES AGENCY. . **Guidiline of Similar biological medicinal products containing biotechnology-derived proteins as active substance active substance responsible for the activity of a medicine**: non-clinical and clinical issues. London, 2006. Disponível em: <http://www.ema.europa.eu/docs/en_GB/document_library/Scientific_guideline/2009/09/WC500003920.pdf >. Acesso em: 21 set. 2014.

FDA - FOOD AND DRUG ADMINISTRATION. **Characterization and qualification of cell substrates and other biological materials used in the production of viral vaccines for infectious disease indications**. Silver Spring, 2010.

FDA – FOOD AND DRUG ADMINISTRATION; CBER – CENTER FOR BIOLOGICS EVALUATION AND RESEARCH. **Points to consider in the characterization of cell lines used to produce biologicals**, Rockville, 1993. Disponível em: <http://www.fda.gov/downloads/BiologicsBloodVaccines/SafetyAvailability/UCM162863.pdf>. Acesso em: 15 dez. 2013.

FDA – FOOD AND DRUG ADMINISTRATION; CBER – CENTER FOR BIOLOGICS EVALUATION AND RESEARCH. **Points to consider in the manufacture and testing of monoclonal antibody products for human use**. Rockville, 1997. Disponível em: <http://www.fda.gov/downloads/BiologicsBloodVaccines/GuidanceComplianceRegulatoryInformation/OtherRecommendationsforManufacturers/UCM153182.pdf>. Acesso em: 15 dez. 2013.

FDA – FOOD AND DRUG ADMINISTRATION; CBER – CENTER FOR BIOLOGICS EVALUATION AND RESEARCH. **Guidance for industry**: characterization and qualification of cell substrates and other biological materials used in the production of viral vaccines for infectious disease. Rockville, 2010. Disponível em: <http://www.fda.gov/downloads/biologicsbloodvaccines/guidancecomplianceregulatoryinformation/guidances/vaccines/ucm202439.pdf>. Acesso em: 15 dez. 2013.

FRIEDMAN, M.; FRIEDLAND, G. W. **As dez maiores descobertas da medicina**. São Paulo: Companhia das Letras, 2000.

GÓDIA, F. E.; CAIRÓ, J. J. Cell metabolism. In: OZTURK, S. S.; HU, E. W. **Cell culture technology for pharmaceuticals and**

cell-based therapies. New York: Taylor & Francis Group, 2006. p. 81-112.

GRAHAM, F. L.; VAN DER EB, A. J. A new technique for the assay of infectivity of human adenovirus 5 DNA. **Virology**, New York, v. 52, n. 2, p. 456-467, 1973.

GRAY, D. R. et al. Co(2) in large-scale and high-density CHO cell perfusion culture. **Cytotechnology**, Boston, v. 22, n. 1, p. 65-78, 1996.

GREWAL, I. S. **Emerging protein biotherapeutics.** Boca Raton: CRC Press, 2009. 341 p.

HARCUM, S. W. Protein Glycosylation, In: OZTURK, S. S.; HU, E. W. **Cell culture technology for pharmaceuticals and cell-based therapies**. New York: Taylor & Francis Group, 2006. p. 113-154.

HARRISON, R. G. Observations on the living developing nerve fiber. **Proceedings of the Society for Experimental Biology and Medicine**, New York, v. 4, p. 140-143, 1907.

_____. The outgrowth of the nerve fiber as a mode of protoplasmic extension. **Journal of Experimental Zoology**, Hoboken, v. 9, p. 787-846, 1910.

HARTNETT, T. Instrumentation and control of bioprocesses. In: LYDERSEN B. K.; D'ELIA, N. A.; NELSON, K. L. (Ed.). **Bioprocess engineering**: systems, equipment, and facilities. New York: Wiley, 1994. p. 413-468.

HAYFLICK, L.; MOORHEAD, P. S. The serial cultivation of human diploid cell strains. **Experimental Cell Research**, New York, v. 25, p. 585-621, 1961.

HELDENS, J. G. et al. Veterinary vaccine development from an industrial perspective. **Veterinary Journal**, London, v. 178, n. 1, p. 7-20, 2008.

HWANG, W. Y. K.; FOOTE, J. Immunogenicity of engineered antibodies. **Methods**, San Diego, v. 36, n. 1, p. 3-10, 2005.

ICH - HARMONISED TRIPARTITE GUIDELINE. **Quality of biotechnological products: analysis of the expression construct in cells used for production of r-DNA derived protein products Q5b**. [S.l:s.n], 1995. Disponível em: <http://www.ich.org/fileadmin/Public_Web_Site/ICH_Products/Guidelines/Quality/Q5B/Step4/Q5B_Guideline.pdf>. Acesso em: 12 dez. 2013.

IKONOMOU, L.; SCHNEIDER, Y-J.; AGATHOS, S. N. Insect cell culture for industrial production of recombinant proteins. **Applied Microbiology and Biotechnology**, Berlin, v. 62, n. 1, p. 1-20, 2003.

JACQUEMIN, M. G.; SAINT-REMY, J. M. Factor viii immunogenicity. **Haemophilia**, Oxford, v. 4, n. 4, p. 552-557, 1998.

JONES, D. et al. High-level expression of recombinant igg in the human cell line per.C6. **Biotechnology Progress**, New York, v. 19, n. 1, p. 163-168, 2003.

KRAHE, M. **Biochemical Engineering**: Ullmann's Encyclopedia of Industrial Chemistry. Hoboken: Wiley, 2006.

LAO, M.-S.; TOTH, D. Effects of ammonium and lactate on growth and metabolism of a recombinant chinese hamster ovary cell culture. **Biotechnology Progress**, New York, v. 13, n. 5, p. 688-691, 1997.

LINK, T. et al. Bioprocess development for the production of a recombinant muc1 fusion protein expressed by cho-k1 cells in protein-free medium. **Journal of Biotechnology**, Amsterdam, v. 110, n. 1, p. 51-62, 2004.

McQUEEN, A.; BAILEY, J. E. Effect of ammonium ion and extracellular pH on hybridoma cell metabolism and antibody production. **Biotechnology and Bioengineering**, New York, v. 35, n. 11, p. 1067-1077, 1990.

MILLER, F. R. et al. Spontaneous fusion between metastatic mammary tumor subpopulations. **Journal of Cellular Biochemistry**, Hoboken, v. 36, n. 2, p. 129-136, 1988.

MONACO, L. et al. Genetic engineering of 2,6-sialyltransferase in recombinant cho cells and its effects on the sialylation of recombinant interferon- . **Cytotechnology**, Boston, v. 22, n. 1, p. 197-203, 1996.

MUKOVOZOV, I. et al. Factors that contribute to the immmunogenicity of therapeutic recombinant human proteins. **Thrombosis and Haemostasis**, Stuttgart, v. 99, n. 5, p. 874-882, 2008.

NEUSÜß, C.; DEMELBAUER, U.; PELZING, M. Glycoform characterization of intact erythropoietin by capillary electrophoresis-electrospray-time of flight-mass spectrometry. **Electrophoresis**, Weinheim, v. 26, n. 7-8, p. 1442-1450, 2005.

NIMS, R. W. et al. Sensitivity of isoenzyme analysis for the detection of interspecies cell line cross-contamination. **Vitro Cellular & Developmental Biology: Animal**, Columbia, v. 34, n. 1, p. 35-39, 1998.

O'CONNOR, T. P.; CRYSTAL, R. G. Genetic medicines: Treatment strategies for hereditary disorders. **Nature Reviews Genetics**, London, v. 7, n. 4, p. 261-276, 2006.

OZTURK, S. S. Cell culture technology: an overview. In: OZTURK, S. S.; HU, E. W. **Cell culture technology for pharmaceuticals and cell-based therapies**. New York: Taylor & Francis Group, 2006. p. 1-14.

PECES, R. et al. Antibodies against recombinant human erythropoietin in a patient with erythropoietin-resistant anemia. **New England Journal of Medicine**, Boston, v. 335, n. 7, p. 523-524, 1996.

PETRICCIANI, J. C. The acceptability of continuous cell lines: A personal & historical perspective. **Cytotechnology**, Boston, v. 18, n. 1, p. 9-13, 1995.

PIERCE, L. N.; SHABRAM, P. W. Scalability of a Disposable Bioreactor from 25 L-500 L Run in Perfusion Mode with a CHO-Based Cell Line: A Tech Review. **BioProcessing Journal**, Norfolk, v. 3, n. 4, p. 51-56, 2004.

RILEY, M. R. Instrumentation and process control, In: OZTURK, S. S.; HU, E. W. **Cell culture technology for pharmaceuticals and cell-based therapies**. New York: Taylor & Francis Group, 2006. p. 249-298.

SCHELLEKENS, H. Bioequivalence and the immunogenicity of biopharmaceuticals. **Nature Reviews Drug Discovery**, London, v. 1, p. 457-462, 2002.

SCHELLEKENS, H. When biotech proteins go off-patent. **Trends in Biotechnology,** Amsterdam, v. 22, n. 8, p. 406-410, 2004.

SCHERNTHANER, G. Immunogenicity and allergenic potential of animal and human insulins. **Diabetes Care**, New York, v. 16, p. 155-165, 1993. Supplement 3.

SHARMA, B. Immunogenicity of therapeutic proteins. Part 3: impact of manufacturing changes. **Biotechnology Advances**, Oxford, v. 25, n. 3, p. 325-331, 2007

WELLER, T. H. et al. **Growing pathogens in tissue cultures: fifty years in academic tropical medicine, pediatrics, and virology**. Boston: Science History Publications, 2004.

WHO – WORLD HEALTH ORGANIZATION. Requirements for continuous cell lines used for biological production. In: _____. **WHO Expert Committee on biological standardization**. Geneva: Switzerland: World Health Organization, 1987. Technical Report Series n. 745.

WITKOWSKI, J. A. Alexis carrel and the mysticism of tissue culture. **Medical History**, Cambridge, v. 23, n. 3, p. 279-296, 1979.

WURM, F. M. Production of recombinant protein therapeutics in cultivated mammalian cells. **Nature Biotechnology**, New York, v. 22, n. 11, p. 1393-1398, 2004.

Capítulo
5

Enzimas: as proteínas catalisadoras

Michele Vitolo

5.1 FUNDAMENTOS DA CINÉTICA ENZIMÁTICA

A evolução da enzimologia pode ser dividida em quatro fases, a saber, empírica, descritiva, quantitativa e aplicada com planejamento.

A fase empírica – de 4000-3000 a.C. até o final do século XVIII – envolveu o uso de enzimas em processos realizados em grande escala – curtume, coagulação do leite para fazer queijo, por exemplo – sem a mínima noção do tipo de agente responsável pela conversão.

A fase descritiva – ocorrida ao longo do século XIX – correspondeu ao período em que a atividade enzimática começou a ser observada com mais atenção e método. Por exemplo, observou-se que extratos aquosos de estômagos de aves tinham a capacidade de digerir a carne animal; extratos aquosos de cereais digeriam materiais amiláceos, tal como a ptialina da saliva humana agia sobre um pedaço de pão; extrato aquoso de levedura de panificação era capaz de hidrolisar a sacarose, resultando no açúcar invertido como produto final.

A fase quantitativa, que se refere ao estabelecimento de modelos matemáticos para quantificar a atividade enzimática, iniciou-se no final do século XIX, sendo o primeiro modelo quantitativo – conhecido como modelo de Michaelis–Menten – estabelecido em 1913 e aperfeiçoado por Briggs e Haldane em 1926. Nesse mesmo ano, Sumner cristalizou a urease e identificou-a como uma proteína. A característica proteica das enzimas tornou-se cada vez mais clara, à medida que novas enzimas eram descobertas, caracterizadas quimicamente e descritas ao longo de todo o século XX.

A fase aplicada com planejamento, apesar de ter começado na primeira década do século passado – o uso da amilase e da invertase na hidrólise do amido e da sacarose, respectivamente – acelerou-se a partir dos anos 1940, quando novas enzimas apareceram no mercado e os conhecimentos básicos foram se ampliando e aperfeiçoando.

Lembra-se que todas as enzimas conhecidas até agora são de natureza proteica, mas que nem toda a proteína tem a capacidade de atuar como catalisador. Recentemente, descobriu-se que algumas moléculas de ácido ribonucleico têm propriedades catalíticas, sendo chamadas ribozimas. Suas funções restringem-se à modificação de algumas moléculas de RNAm antes de sua tradução em proteína no ribossomo. As ribozimas poderão ser empregadas na terapia gênica (SAID; PIETRO, 2004).

As enzimas, por serem proteínas, são polímeros de aminoácidos concatenados por meio da ligação péptica. Em virtude das interações entre os grupos químicos presentes nas cadeias laterais de seus aminoácidos constituintes, a molécula adquire conformações tridimensionais, de tal sorte que lhe permite interagir com determinadas substâncias, as quais acabam tendo sua estrutura molecular modificada de alguma forma.

5.1.1 Especificidade enzimática

As enzimas catalisam especificamente uma reação, aceitando, em geral, somente uma substância como substrato. Mesmo quando a enzima catalisa a conversão de mais de um substrato, ela o faz com atividades relativas diferentes. Por exemplo, a glioamilase na presença de maltose, nigerose e isomaltose atua com atividade máxima sobre a maltose, mas somente com 7% e 4% de sua atividade sobre a nigerose e isomaltose, respectivamente (KULP, 1975).

A especificidade decorre das características particulares de uma região da macromolécula enzimática, denominada sítio ativo. O substrato – reagente a ser modificado pela enzima – se encaixa no sítio ativo, em que é transformado em outro composto (produto). Existem duas teorias que procuram explicar o modo como se dá a interação enzima-substrato. Uma delas – a teoria da chave–fechadura, proposta por Fisher no início do século XX – preconiza que o substrato (a chave) se encaixa no sítio ativo da enzima (a fechadura). Para tal, devem ser satisfeitas duas condições, a saber, complementaridade estrutural entre o sítio ativo e o substrato; o substrato e o sítio ativo terem polaridade e tamanho compatíveis. A outra teoria – proposta por Koshland nos anos 1960, chamada teoria do encaixe induzido – propõe que o sítio ativo seria uma região da molécula enzimática susceptível de sofrer ligeiras modificações conformacionais, quando o substrato se aproxima dela, de modo a facilitar a interação enzima--substrato. Na essência, as duas teorias diferem, apenas, na característica estrutural atribuída ao sítio ativo, ou seja, rígida (segundo Fischer) ou flexível (segundo Koshland).

Atualmente, considera-se que o sítio ativo é constituído por duas sub-regiões. Em uma delas, se dá o encaixe do substrato (denominada sítio de ligação) e, na outra, a transformação química do substrato (denominada sítio catalítico).

Conforme citado acima, a glicoamilase (também conhecida pelo nome de amiloglicosidase) pode atuar sobre os dissacarídeos isômeros (nigerose, maltose e isomaltose), porém o substrato de preferência é a maltose.

Ou seja, esse dissacarídeo tem afinidade maior pelo sítio de ligação da glicoamilase do que os demais isômeros.

5.1.2 Atividade enzimática

O conhecimento e a quantificação da atividade enzimática são importantes, quando se deseja utilizar as enzimas, quer em processos industriais quer em métodos analíticos.

Centrando a atenção nos processos industriais, algumas considerações devem ser feitas com o intuito de avaliar a propriedade ou não de se empregar enzimas como catalisadores de reações específicas. Os questionamentos básicos seriam: a) Quanto da enzima será necessário?; b) Qual a duração da reação?; c) Qual a concentração de substrato a ser transformado?; d) Quais as condições de reação?; e) Quais os custos envolvidos?

Uma vez tomada a decisão em favor do processo enzimático, e sabendo que a enzima, *per se*, tem um custo – ela deve ser adquirida no mercado – deve-se avaliar o impacto que esse custo exerce sobre o processo como um todo. Em linhas gerais, o custo efetivo de um processo catalisado por enzima deriva da razão entre o custo adicional da enzima e o aumento do rendimento e/ou do valor agregado do produto final, ou, ainda, da economia global obtida no processo.

Do exposto, decorre que o sucesso no uso da enzima implica a otimização do trinômio quantidade de enzima necessária/condições operacionais/rendimento da reação.

Teoricamente, sendo as enzimas catalisadores – portanto, regeneráveis ao fim de cada ciclo de reação – uma pequena quantidade de enzima pode transformar qualquer quantidade de substrato. Contudo, deve existir uma correlação ótima e finita entre a quantidade de catalisador, sua atividade inicial e a quantidade de substrato a ser transformada. Lembra-se, também, que os processos enzimáticos industriais duram desde minutos (por exemplo, a ação de proteases sobre as proteínas da cevada maltada – visando o aumento do teor de nitrogênio no mosto a ser usado na fabricação de cerveja – dura menos que 60 minutos) até algumas horas (por exemplo, a sacarificação do amido liquefeito pela glicoamilase dura cerca de 3 horas, enquanto a hidrólise da lactose do soro de leite pela β-galactosidase – também chamada lactase – dura cerca de 20 horas) (GODFREY; WEST, 1996). Obviamente, a tecnologia enzimática visa à ocorrência de reações rápidas, sem, no entanto, perder de vista as restrições impostas pelas condições de processamento e de escala, que devem ser justificadas, do ponto de vista econômico.

5.1.2.1 QUANTIFICAÇÃO DA ATIVIDADE ENZIMÁTICA

Seja a reação catalisada por uma enzima:

$$E + S \underset{k_2}{\overset{k_1}{\rightleftarrows}} ES \overset{k_3}{\rightarrow} E + P$$

onde:
- E = concentração de enzima;
- S = concentração de substrato;
- ES = concentração do complexo enzima-substrato;
- P = concentração de produto;
- k_1 = constante de velocidade de primeira ordem (t^{-1});
- k_2 = constante de velocidade de segunda ordem ($M^{-1} \cdot t^{-1}$); e
- k_3 = constante de velocidade de primeira ordem (t^{-1}).

Da equação proposta, observa-se que, antes do substrato ser convertido em produto, a enzima e o substrato se ligam, formando o chamado complexo enzima-substrato (ES). A formação do ES é uma etapa obrigatória em qualquer reação catalisada por uma enzima. Nota-se, também, que ES – dependendo das condições operacionais – pode se decompor, quer formando o produto final (P) – etapa controlada pela constante k_3, na qual a reação ocorre efetivamente – quer liberando o substrato (S), etapa controlada pela constante k_2, na qual a reação não ocorre efetivamente.

Em linhas gerais, pode-se considerar que uma reação enzimática ocorre em três etapas distintas (Figura 5.1). Na 1ª etapa – verificada tão logo a enzima (E) e o substrato (S) entram em contato no meio reacional – ocorre a formação e o acúmulo do complexo enzima substrato (ES). Nessa fase, não há formação de produto. A existência de ES foi prevista por Brown em 1892 e reforçada em 1902 por Henry. A ideia foi usada por Michaelis–Menten para, em 1913, estabelecerem o primeiro modelo matemático útil para quantificar a atividade enzimática, o qual seria modificado e complementado por Briggs e Haldane, em 1926. A identificação experimental de ES ocorreu em 1936. Na 2ª etapa – período durante o qual a concentração de ES no meio reacional permanece constante – a concentração de substrato diminui e a de produto aumenta rapidamente. Na 3ª etapa – quando a concentração de ES no meio reacional não é mais constante – o consumo de substrato e a formação de produto ocorrem mais lentamente.

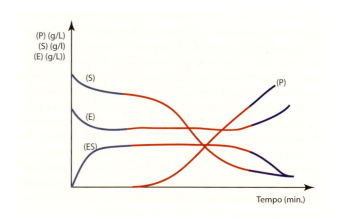

Figura 5.1 Variação das concentrações de enzima (E), substrato (S) e produto (P) em função do tempo – **1ª fase**; **2ª fase** e **3ª fase**.

A abordagem quantitativa da atividade enzimática é feita considerando-se os eventos da 2ª e 3ª fases.

Em princípio, vamos considerar a 2ª fase.

O ponto de partida será a avaliação da maneira de como as concentrações iniciais de substrato (S) variam com o tempo na presença de uma quantidade fixa de enzima (E_0). Isso é feito no laboratório, medindo-se a quantidade de substrato consumida (P) durante um período total de reação e lançando-se em um gráfico do tipo (P) = f(t) (Figura 5.2).

A partir dos trechos lineares das curvas do gráfico (P) = f(t), calculam-se as inclinações correspondentes, as quais representam as velocidades da reação catalisada pela enzima ($v_1, v_2, v_3,...v_n$) frente às correspondentes concentrações iniciais de substrato ($S_1, S_2, S_3,...S_n$) (Tabela 5.1).

A seguir, os dados constantes da Tabela 5.1 são lançados em um gráfico v = f(S), cujo perfil representa geralmente uma hipérbole retangular (Figura 5.3).

Conforme já referido, lançando-se os pares de valores (v, S) em um sistema de coordenadas cartesianas, resulta um gráfico do tipo apresentado na Figura 5.3, ou seja, v e S correlacionam-se por uma função hiperbólica, cuja assíntota tende a um valor máximo de v (a chamada $V_{máx.}$, uma das constantes cinéticas fundamentais, que ajuda a descrever quantitativamente a catálise enzimática). O trecho assintótico da curva, representado pela invariância de v com o aumento de S, seria a representação gráfica da condição em que a quantidade de substrato presente no meio reacional é suficiente para saturar completamente as moléculas de enzima. Em outras palavras, todas as moléculas de enzima, presentes no meio de reação, acham-se ligadas ao substrato, ou seja, no sistema predomina a espécie ES (complexo enzima-substrato, outro ente fundamental da catálise enzimática) (PURICH, 2010).

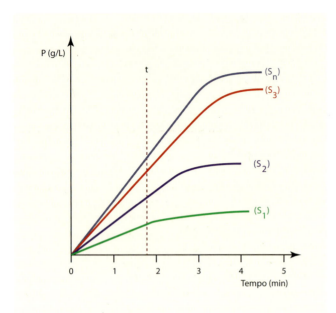

Figura 5.2 Variação do consumo de substrato em função do tempo de reação. A quantidade de enzima presente no meio reacional foi suposta constante (E_0). No intervalo de tempo 0 ⟶ t tem-se que o consumo de substrato varia linearmente com o tempo, ou seja, a velocidade de consumo de substrato (v = dP/dt) permanece constante, indicando que a concentração inicial de substrato (S_1, S_2, S_3,... S_n) é suficiente para saturar toda a quantidade de enzima presente (E_0). Acima do tempo t a correlação de consumo frente ao tempo de reação para S_1 deixa de ser linear, neste caso, então, a quantidade de substrato presente no meio reacional já não é mais suficiente para saturar toda a enzima presente. Por conseguinte, no trecho linear de cada curva tem-se representada a condição em que a concentração de (ES) permanece constante, ou seja, o intervalo 0 ⟶ t correspondente à **2ª fase** referida na Figura 5.1. Lembra-se que as curvas indicadas correspondem às concentrações iniciais crescentes de substrato ($S_1 < S_2 < S_3... < S_n$), tendo-se em decorrência $v_1 < v_2 < v_3... < v_n$.

Tabela 5.1 Correlação entre as concentrações iniciais de substrato e as velocidades de reação no intervalo de tempo 0 ⟶ t.

Concentração inicial de substrato (g/L)	Velocidade da reação (g/L·min.)
S_1	v_1
S_2	v_2
S_3	v_3
S_n	v_n

Considerando a decomposição (ES ⟶ E + P) como a etapa determinante da reação, pode-se escrever que:

$$(-dS/dt) = v = k_3 \cdot (ES) \qquad (5.1)$$

Em qualquer instante da reação, tem-se que:

$$E_0 = (E) + (ES) \qquad (5.2)$$

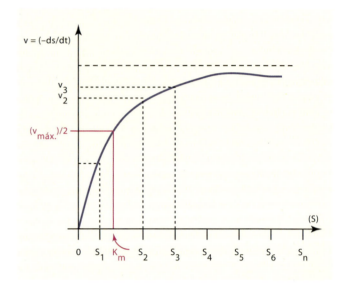

Figura 5.3 Gráfico da velocidade (v = –dS/dt) da reação enzimática em função da concentração **inicial** de substrato. A curva – identificada matematicamente como hipérbole retangular – mostra que, a partir da concentração inicial de substrato S_2, a velocidade da reação passa a não aumentar na mesma proporção que a concentração inicial de substrato, até que, a partir de S_4, torna-se invariante em relação ao aumento da concentração inicial de substrato. A reação, portanto, passa a ocorrer com a velocidade máxima ($V_{máx.}$), lembrando que, nessa condição, a enzima encontra-se saturada com substrato, ou seja, o complexo **ES** é a forma dominante da enzima nessa fase da catálise (2ª fase). Indica-se, também, nesta figura a constante cinética k_m – que corresponde à concentração inicial de substrato, na qual a velocidade da reação é a metade da velocidade máxima – a qual, junto com a $V_{máx.}$ e sob condições definidas de reação, caracteriza a atividade catalítica da enzima.

Em presença de excesso de S (substrato), a reação estará totalmente deslocada para a direita (ou seja, no sentido da formação de produto) e, por conseguinte, toda a enzima estará ligada ao substrato (ou seja, a cada instante da reação não existe molécula de enzima no meio reacional que não esteja ligada a uma molécula de substrato). Logo, (E) = 0.

Desta forma, a Equação 5.2 pode ser escrita:

$$E_0 = (ES) \qquad (5.3)$$

Substituindo a Equação 5.3 na Equação 5.1, temos:

$$v = k_3 \cdot E_0 \qquad (5.4)$$

Pela Equação 5.4, pode-se concluir que, na condição de saturação da enzima, a reação procede segundo uma cinética de "pseudo-ordem zero", ou seja, aparentemente a cinética não é afetada pela concentração de substrato. Realmente, observando a Equação 5.4, nota-se que a velocidade da reação é diretamente proporcional à concentração total de enzima presente no meio reacional.

Nessa condição de saturação da enzima, a constante de velocidade (k_3) é chamada *turnover number* e simbolizada por **k_{cat}**. O *turnover number* significa o número de vezes que uma molécula de enzima participa do ciclo catalítico em um dado intervalo de tempo.

Na condição de saturação, o produto **$k_{cat} \cdot E_0$** corresponde à velocidade máxima da reação catalisada pela enzima (**$V_{máx.}$**). Então,

$$v = \mathbf{V_{máx.}} \qquad (5.5)$$

Lembrando que a Equação 5.5 pode, também, ser escrita como:

$$-dS/dt = \mathbf{V_{máx.}} \qquad (5.6)$$

Rearranjando a Equação 5.6, e integrando em seguida tem-se:

$$(S) = (S_0) - \mathbf{V_{máx.}} \cdot t \qquad (5.7)$$

Portanto, quando a enzima está saturada de substrato, a concentração de substrato presente no meio reacional diminui linearmente com o tempo. Esse fato é o reflexo da reação transcorrer a uma velocidade constante e, ao mesmo tempo, máxima. É nessa condição que a enzima tem sua atividade catalítica padronizada.

Na presença de baixa concentração de substrato, nota-se da Figura 5.3 (**trecho 0 $\longrightarrow$ S_1**) que **v** varia linearmente com **S**, podendo-se, então, escrever que:

$$v = (-dS/dt) = k' \cdot S \qquad (5.8)$$

Onde k' é uma constante de velocidade de primeira ordem.

Rearranjando a Equação 5.8 e, a seguir, integrando, tem-se:

$$\text{Ln } S = \text{Ln } S_0 - k' \cdot t \qquad (5.9)$$

Pela Equação 5.9, tem-se que a concentração de substrato presente no meio reacional – **na condição de não saturação e em baixa concentração** – diminui exponencialmente com o tempo.

Retornando à Figura 5.3, observa-se que a reação vai gradualmente passando de uma cinética de 1ª ordem (concentração de substrato < S_1) para uma de "pseudo-ordem zero" (concentração de substrato > S_4). Para poder quantificar o trecho **$S_1 \longrightarrow S_4$**, temos de considerar que, na **2ª fase** (ver Figura 5.1), a (**ES**) permanece constante. Isto significa que

$$d(ES)/dt = 0 \qquad (5.10)$$

A Equação 5.10 pode ser interpretada como segue:

Velocidade de formação do complexo = velocidade de decomposição do complexo

ou, em linguagem literal,

$$k_1 \cdot (E) \cdot (S) = k_2 \cdot (ES) + k_3 \cdot (ES) \qquad (5.11)$$

rearranjando a Equação 5.11, temos

$$(E) = [(k_2 + k_3)/k_1] \times (ES)/(S) \qquad (5.12)$$

Chamando a relação de constantes de velocidade $[(k_2 + k_3)/k_1] = \mathbf{K_M}$, então, a Equação 5.12 pode ser escrita como:

$$(E) = [\mathbf{K_M} \cdot (ES)] \div (S) \qquad (5.13)$$

Substituindo a Equação 5.13 na Equação 5.2 (isto é possível desde que as condições de reação preservem a plena capacidade catalítica da enzima) temos

$$\begin{aligned} E_0 &= \{[\mathbf{K_M} \cdot (ES)/(S)] + (ES)\} \text{ ou seja,} \\ (ES) &= \{[S \cdot E_0] \div [S + \mathbf{K_M}]\} \end{aligned} \qquad (5.14)$$

Substituindo a Equação 5.14 na Equação 5.1, tem-se

$$v = [k_3 \cdot E_0 \cdot (S)] \div [(S) + \mathbf{K_M}]$$

ou finalmente,

$$v = V_{máx.} \cdot (S)/[(S) + K_M] \qquad (5.15)$$

A Equação 5.15 descreve completamente a curva hiperbólica mostrada na Figura 5.3. Ou seja, durante a **2ª fase** da reação catalisada pela enzima (Figura 5.1), pode-se dispor, a cada instante, da velocidade da reação frente a uma determinada concentração de substrato.

Na Equação 5.15 aparecem $V_{máx.}$ e K_M – as chamadas constantes cinéticas – que caracterizam uma enzima, quando a catálise é conduzida sob condições definidas de reação (pH, temperatura, agitação, concentrações dos reagentes etc.). Essas constantes devem ser calculadas a partir da Tabela 5.1, na qual se dispõe a velocidade da reação medida experimentalmente frente às correspondentes concentrações iniciais de substrato.

A Equação 5.15 pode ser escrita da seguinte forma:

$$1/v = (1/V_{máx.}) + (1/S) \cdot (K_M/V_{máx.}) \qquad (5.16)$$

A partir de um gráfico $(1/v)$ *versus* $(1/S)$ calculam-se as constantes cinéticas referidas.

A respeito do K_M, deve-se lembrar de três aspectos importantes: a) Quando $K_M = (S)$, ou seja, numericamente igual à concentração de substrato, a Equação 5.15 se transforma em $v = V_{máx.}/2$; b) K_M serve de referencial para fixar a concentração inicial de substrato – quando (S) for, pelo menos, 100 vezes maior que o K_M, a reação transcorre em condição de saturação; quando (S) for pelo menos 100 vezes menor que o K_M, a reação se dá em condição não saturante; e c) K_M é uma característica da enzima sob condições definidas de reação.

Vamos analisar a **3ª fase** da reação catalisada por uma enzima. Essa é a fase em que a concentração de (ES) deixa de ser constante (Figura 5.1).

Para equacionar esta fase, vamos reescrever a Equação 5.15 da seguinte maneira:

$$v = -(dS/dt) = V_{máx.}/[1 + (K_M/S)] \qquad (5.17)$$

rearranjando,

$$-dS \cdot [1 + (K_M/S)] = V_{máx.} \cdot dt \qquad (5.18)$$
e integrando, tem-se:

$$t = [(S_0 - S) - K_M \cdot Ln\ (S/S_0)] \div V_{máx.} \qquad (5.19)$$

A Equação 5.19 correlaciona o consumo de substrato com o tempo, durante todo o período de duração da reação.

A Equação 5.19 pode ser modificada como segue:

Definindo a conversão (Y) como:

$$Y = (S_0 - S)/S_0 \qquad (5.20)$$

e rearranjando a Equação 5.20, temos

$$S = S_0 \cdot (1 - Y) \qquad (5.21)$$

Substituindo a Equação 5.21 na Equação 5.19, tem-se finalmente:

$$t = [Y \cdot S_0 - K_M \cdot Ln\ (1 - Y)] \div V_{máx.} \qquad (5.22)$$

A importância prática da Equação 5.22 reside no fato de que uma dada conversão pode ser estimada a partir de um tempo previamente estabelecido.

5.1.2.2 EXPRESSÃO DA ATIVIDADE ENZIMÁTICA

A atividade enzimática pode ser expressa de diferentes formas. No entanto, deve-se dar preferência ao estabelecido pela Comissão Internacional de Bioquímica, que recomendou as seguintes definições:

a) Uma unidade (U) de qualquer enzima é aquela quantidade que catalisa a transformação de 1 µmol de substrato por minuto sob condições definidas de reação.

b) Um katal (k_{at}) é a quantidade de enzima que promove a conversão de 1 mmol de substrato por segundo sob condições definidas de reação.

c) A razão U/mg de proteína é chamada atividade específica.

d) A razão U/µmol de enzima é chamada atividade molecular.

5.1.2.3 FATORES QUE AFETAM A ATIVIDADE ENZIMÁTICA

Grosso modo, uma macromolécula de enzima pode ser dividida em duas partes, a saber, o microambiente do sítio ativo e o resto da molécula. Não é preciso dizer que a atividade enzimática ótima, ocorre quando as condições reacionais não afetam significativamente a estrutura da molécula. As condições reacionais a serem consideradas seriam aquelas relacionadas a fatores físico-químicos (pH, temperatura, força iônica, atividade de água etc.), químicos (substâncias ativadoras, desativadoras, estabilizantes e inibidores) e físicos (força de cisalhamento, pressão).

5.1.2.3.1 Fatores físico-químicos

5.1.2.3.1.1 pH

Esse fator tem uma ação generalizada sobre as reações em geral, influindo na velocidade da reação, posição do equilíbrio, no grau de ionização, dissociação e/ou solubilidade dos reagentes. No caso das enzimas, acrescentam-se os efeitos sobre a estabilidade e os valores das constantes cinéticas ($V_{máx.}$ e K_M). A atividade enzimática é afetada pelo pH, porque interfere no grau de ionização dos aminoácidos constituintes da proteína. A forma em "sino" da curva pH *versus* atividade indica o efeito gradual do pH sobre a estrutura da macromolécula (TOMOTANI; VITOLO, 2004; PURICH, 2010). Ao se sobrepor as curvas pH *versus* atividade e pH *versus* estabilidade, é possível determinar os valores do pH nos quais ocorre a desnaturação da proteína.

5.1.2.3.1.2 Temperatura

A temperatura exerce efeito generalizado no andamento de uma reação, influindo na solubilidade dos reagentes, na velocidade global da reação e, no caso das enzimas, afeta as constantes cinéticas e a estabilidade. Segundo a lei de Van't Hoff, frente a um aumento de 10 °C na temperatura, a velocidade da reação dobra, porém, no caso das enzimas, pode ser até mais que o dobro (GODFREY; WEST, 1996).

É muito difícil estabelecer uma ótima temperatura para a ação de uma enzima, porque a macromolécula está submetida aos eventos simultâneos da ativação e da desnaturação. Em virtude da coexistência ativação/desnaturação, o tempo, durante o qual a enzima é submetida a uma dada temperatura, torna-se um fator importante na sua estabilidade.

O efeito da temperatura na vida de prateleira da enzima, também, é um aspecto importante a ser considerado, pois um mesmo preparado enzimático, mantido a diferentes temperaturas, apresenta perda de atividade diferenciada. A introdução de modificações na estrutura molecular da enzima, quer por via química (engenharia de proteínas) quer por modificação genética da fonte (biologia molecular), com a finalidade de torná-la mais ou menos termoestável, é um objetivo dos fabricantes de enzimas industriais.

5.1.2.3.1.3 Outros

Apenas para lembrar, citam-se: a) Força iônica – relacionada à concentração de íons presentes no meio reacional – e que pode afetar a solubilidade e a ionização dos grupos ionizáveis presentes nas cadeias laterais dos aminoácidos constituintes da enzima; b) Natureza do tampão, em que a composição salina particular de soluções tampão, que tamponam nos mesmos intervalos de pH, podem provocar danos à estrutura da enzima, causando diminuição do desempenho catalítico (TOMOTANI, 2002); e c) Atividade de água, ou seja, o teor de água existente no meio reacional, que poderá interferir na intensidade e no mecanismo catalítico da enzima. A atividade de uma enzima pode ser severamente reduzida em ambiente de baixo teor de água ou, caso a enzima catalise uma hidrólise, o seu mecanismo de ação poderá deixar de ser hidrolítico e passar a ser transferásico (em vez de romper uma ligação, passa a formá-la) (SAID; PIETRO, 2004).

5.1.2.3.2 Fatores químicos

Os fatores químicos, ao contrário dos fatores físicos e/ou físico-químicos, atuam sobre uma região específica da macromolécula, por exemplo, no sítio ativo.

5.1.2.3.2.1 Ativadores/desativadores

O ativador é uma substância, muitas vezes um íon, que aumenta a atividade da enzima e que pode ser um elemento integrante da macromolécula (se for de natureza orgânica é chamado grupo prostético) ou estar solubilizado no meio reacional e se unir à enzima somente no momento da catálise, ou seja, na presença do substrato. Nesse caso, se o composto for orgânico, recebe o nome de coenzima. Salienta-se que, entre as seis classes de enzimas conhecidas, as oxidorredutases – envolvidas sempre em reações de oxidorredução – requerem algum tipo de cofator, quer grupo prostético (o FAD no caso da glicose oxidase) quer coenzima (o NADP no caso da glicose 6-fosfato desidrogenase) (TOMOTANI; DAS NEVES; VITOLO, 2005; TOMOTANI; VITOLO, 2008).

5.1.2.3.2.2 Estabilizadores

A presença do substrato, em geral, estabiliza a enzima, sobretudo frente à temperatura. Por exemplo, a preparados enzimáticos líquidos, às vezes, são acrescentados substratos modificados. Assim, amilases podem ser estabilizadas com amido hidrolisado, as proteases com peptídeos. Nos casos em que a enzima pode catalisar a reação P $\longrightarrow$ S, o produto, também, pode estabilizá-la. Só que, nesse caso, a eliminação da atividade da enzima, no final do processo, se torna um problema. Há casos em que o íon metálico, além de ativador, atua como agente estabilizador (por exemplo, o Ca^{+2} estabiliza a α-amilase frente à temperatura e ao pH).

5.1.2.3.2.3 Inibidores

Os inibidores são substâncias específicas que, em baixas concentrações, diminuem a velocidade da reação enzimática. Atuam no nível do sítio ativo ou de sítios auxiliares, sem prejudicar a estrutura terciária e/ou quaternária da proteína, ao contrário do que fazem os reagentes químicos inespecíficos (álcali, ácido, sais, ureia, detergentes) (PURICH, 2010).

Do ponto de vista industrial é importante ter consciência de que o inibidor reduz a eficiência catalítica da enzima. Evitá-lo é a atitude correta.

Os principais tipos de inibidores são: a) **irreversível**: liga-se à molécula da enzima por meio de ligação covalente, inutilizando-a por completo; e b) **reversível**: liga-se à molécula da enzima por meio de ligações não covalentes, de tal sorte que seu efeito pode ser revertido ao usar-se uma concentração adequada de substrato. Existem três tipos básicos de inibidores reversíveis: **competitivo** – o substrato e o inibidor disputam o sítio ativo da enzima e, dependendo da concentração relativa entre eles, o efeito inibitório pode ser reduzido ou até eliminado; em outras palavras, eles se excluem mutuamente –, **não competitivo** – inibidor e substrato não se excluem mutuamente, porque se ligam em pontos diferentes da molécula da enzima – e **incompetitivo**, o inibidor só se liga à enzima após ter se introduzido o substrato no sítio ativo, ou seja, o inibidor se liga diretamente no complexo enzima-substrato. O tipo não competitivo de inibição reversível, pode ocorrer, também, quando na molécula da enzima houver um íon metálico susceptível à óxido-redução. A glicose oxidase, por exemplo, possui um íon Fe^{+2} em sua estrutura molecular, o qual é oxidado a Fe^{+3} pela água oxigenada em concentração superior a 1,22 mM, resultando na redução de sua atividade catalítica (TOMOTANI et al., 2005).

5.1.2.3.3 Fatores físicos

Merecem lembrança, os fatores que podem prejudicar de maneira inespecífica a estrutura da molécula enzimática por meio de efeitos puramente mecânicos, como as forças de cisalhamento – resultantes da agitação mecânica do meio de reação – e a pressão interna do compartimento (reator) dentro do qual a catálise se processa.

5.1.2.4 TERMODINÂMICA DA CATÁLISE ENZIMÁTICA

A enzima – como qualquer outro catalisador – facilita a ocorrência da reação, reduzindo a energia necessária para as moléculas reagentes atingirem o estado de transição. No entanto, o mecanismo catalítico de uma enzima envolve sempre a formação do complexo intermediário enzima-substrato, que é uma forma estável da enzima. Assim sendo, do ponto de vista da redução da barreira energética para alcançar o estado intermediário, a reação catalisada pela enzima deveria parar no ponto em que o complexo intermediário se formou. Porém, hodiernamente, se verifica que a reação enzimática continua adiante para liberar a enzima e gerar o produto. Explica-se este resultado, levando em conta o somatório das instabilidades no seio do complexo intermediário, que surgem em decorrência do íntimo contato entre as moléculas do substrato e as de enzima. Em consequência, incompatibilidades eletrostáticas, hidrofóbicas, entre outras, entre grupos químicos do substrato e da enzima, levam à desestabilização do complexo, que, ao se desfazer, acaba liberando a enzima e o produto formado. Acrescenta-se, também, que a entropia do sistema diminui, à medida que o complexo ES vai se acumulando no sistema reacional (lembra-se que o complexo é uma forma mais estruturada e, por isso, mais organizada do que quando o substrato e a enzima estão separados). Esta redução de entropia, associada às alegadas instabilidades internas do complexo ES, faz com que a reação enzimática chegue ao término (PURICH, 2010).

5.2 ASPECTOS DA TÉCNICA DE IMOBILIZAÇÃO

Como é do conhecimento geral, o ambiente celular (volume da célula da ordem de 10^{-12}mL) é muito pequeno, obrigando as milhares de substâncias existentes em seu interior a interagirem entre si. Lembra-se, também, que, das milhares de enzimas conhecidas até agora, a maioria acha-se ligada a estruturas membranosas intracelulares. Enfim, em seu *habitat* natural, que é o interior da célula, e onde apresentam suas maiores atividades catalíticas, as enzimas atuam como catalisadores heterogêneos, ou seja, na forma pouco solúvel. Baseados nesse fato, os pesquisadores resolveram mimetizar esta situação, por meio da ligação da enzima a um material inerte a partir de métodos físicos e/ou químicos.

A técnica da imobilização, embora já tentada em 1916 por Nelson e Griffin (imobilização da invertase em carvão ativo), adquiriu impulso a partir dos anos 1960. Essa técnica evoluiu tanto que, atualmente, várias enzimas imobilizadas são encontradas no comércio. A glicose isomerase imobilizada (Sweetzyme®) – só para citar um exemplo – é usada na produção do xarope de frutose a partir da glicose oriunda da hidrólise do amido.

Além das enzimas, imobilizam-se, também, células, organelas e fármacos.

5.2.1 Tipos de imobilização

5.2.1.1 APRISIONAMENTO

O aprisionamento – extremamente útil na imobilização de enzimas de alta massa molar ou células – consiste em separar o biocatalisador do meio reacional por meio de um envoltório semipermeável. O material da película envolvente deve possuir porosidade adequada para reter o biocatalisador e, ao mesmo tempo, deixar a passagem livre para moléculas de baixa massa molar.

A imobilização por aprisionamento tem como vantagens principais, a saber, poder ser usada para imobilizar enzimas, células ou organelas; a fácil preparação da membrana envolvente semipermeável; a grande disponibilidade no mercado dos materiais para confeccionar o suporte; proteger o biocatalisador do ataque de hidrolases (sobretudo de proteases) e/ou de inibidores de alta massa molar; além de o procedimento de imobilização não afetar seriamente a estrutura macromolecular do biocatalisador. Entretanto, apresenta como principais desvantagens a não recuperabilidade do suporte e a impossibilidade de ser usada para aprisionar enzimas, que atuam sobre substratos de alta massa molar.

A imobilização do biocatalisador, em particular da enzima, por esse método pode ser feita de três modos: enredamento, encapsulamento e microencapsulamento.

5.2.1.1.1 Enredamento

Por meio da polimerização de um monômero adequado em presença da enzima, o catalisador acaba ficando retido entre as malhas do polímero solidificado. O suporte mais usado é a poliacrilamida, obtida por meio da reação entre a acrilamida e a N,N-metileno-bis(acrilamida). Pode ser considerado um método simples e aplicável para muitas enzimas.

De um modo geral, o procedimento consiste na dissolução da enzima em um tampão contendo acrilamida (monômero) e a bisacrilamida (agente formador de ligações cruzadas), sendo a polimerização iniciada por radicais livres, gerados pela irradiação da mistura com raios ultravioleta, após a adição de persulfato de amônio

ou uma mistura de água oxigenada e sulfato ferroso (CANTARELLA; ALFANI; CANTARELLA, 1998).

A polimerização pode causar dois riscos à enzima. Primeiro, os monômeros e os radicais livres podem reagir com grupos essenciais para a catálise, provocando a inativação do catalisador. Segundo, a desnaturação pode ser provocada pelo calor gerado durante a reação. Alfani et al. (1988), contornaram o problema do superaquecimento, executando a polimerização entre duas placas de vidro vedadas com tiras de silicone e mergulhadas em banho de água a 5 °C e irradiadas com UV, adaptando-se a lâmpada de UV bem próxima à superfície do banho. Um modo alternativo, seria conduzir a reação em sistema emulsionado de água em solvente orgânico, sendo este último o responsável pela absorção do calor gerado. Nesse caso, o tamanho das gotas de água determinariam o tamanho das partículas de gel formadas (CANTARELLA et al., 1996).

Outra forma de reduzir a intensidade do calor gerado durante o aprisionamento, consiste no uso de um oligômero como reagente no lugar do monômero. Uma maneira de se fazer isso, seria usar um pré-polímero fotopolimerizável por UV como o dimetacrilato de polietilenoglicol. O gel resultante é estável mecanicamente e inerte, do ponto de vista químico. Grupos funcionais extras podem ser introduzidos nos pré-polímeros. Um método baseado na mesma ideia é o uso de pré-polímeros de uretano, que se polimerizam em água liberando gás carbônico, formando-se uma espuma de poliuretano, em cujo reticulado a enzima fica retida. As propriedades finais do suporte são variadas por meio da escolha adequada do pré-polímero de uretano de partida. As principais vantagens do uso de oligômeros seriam: a) o aprisionamento é simples e se dá sob condições suaves de reação; b) inexistência de monômeros que podem se unir à enzima, inativando-a; c) a estrutura da rede pode ser regulada por meio do uso de oligômeros com cadeias de comprimentos diferentes; e d) as propriedades físico-químicas do gel, tais como a natureza iônica e o equilíbrio hidrófilo-lipófilo, podem ser alteradas por meio do uso de pré-polímeros sintetizados à parte, ou seja, antes da adição do biocatalisador (CANTARELLA et al., 1996).

5.2.1.1.2 Encapsulamento

Diversos polissacarídeos naturais, tais como alginato, ágar e k-caragena, gelificam sob certas condições e servem para aprisionar biocatalisadores em geral.

O alginato de sódio (copolímero linear dos ácidos D-manurônico e L-gulurônico), que é solúvel em água, é misturado com uma solução ou suspensão contendo o biocatalisador, sendo, a seguir, gotejada sobre uma solução de íon bivalente (Ca^{2+}, Ba^{2+}). Tão logo a mistura contendo alginato entra em contato com a solução de íon bivalente, forma-se um gel dentro do qual o biocatalisador fica retido. O único cuidado, que deve ser tomado ao se usar um sistema desses, é garantir a inexistência de agentes quelantes (fosfato, EDTA) no meio de reação, pois, na presença deles, o gel vai se desarranjando e o biocatalisador acaba por se desprender e se solubilizar. É um método de imobilização muito usado, por causa da sua simplicidade, condições brandas de gelificação e a ampla disponibilidade do alginato de sódio no mercado (ARRUDA; VITOLO, 1999).

A k-caragena é outro polissacarídeo de origem algal, hidrossolúvel e que gelifica ao entrar em contato com íons K^+ e NH_4^+. Caso à solução de caragenato tenha sido adicionado um biocatalisador, este ficará retido no interior do gel. O enrijecimento adicional do gel pode ser conseguido, adicionando-se glutaraldeído e/ou hexametilenodiamina, os quais podem, também, contribuir na estabilização do biocatalisador.

5.2.1.1.3 Microencapsulamento

Enzimas podem ser imobilizadas em microcápsulas formadas por membranas poliméricas permeáveis a substâncias de baixa massa molar e não permeáveis ao biocatalisador. Basicamente, há dois métodos de microencapsulamento. Em um deles, a emulsão é obtida pela mistura da solução aquosa da enzima com uma solução do polímero (nitrato de celulose, etilcelulose, poliestireno e acetato de polivinila, por exemplo) em solvente orgânico. A seguir, adiciona-se à mistura um segundo solvente, que causa a precipitação do polímero na interface entre a microgota de água (em que a enzima se encontra) e a fase orgânica contendo o polímero. O outro método, consiste em emulsionar a enzima em um solvente imiscível com a água, contendo um monômero hidrofílico. Pela adição de um monômero hidrofóbico, a polimerização ocorre na interface imiscível microgota/solvente. Por esse segundo processo, têm sido obtidas microcápsulas de náilon, poliéster, poliureia e poliuretano.

A membrana semipermeável protege a enzima contra anticorpos e enzimas hidrolíticas. A enzima pode ser estabilizada por meio da formação de ligações cruzadas com um reagente bifuncional, antes de ser microencapsulada.

O microencapsulamento é um tipo de imobilização versátil, porque permite a inclusão, no mesmo sistema, de várias enzimas, bem como de cofatores, desde que estes estejam ligados a polímeros hidrossolúveis.

No caso particular das microcápsulas serem de natureza hidrolipídica, em que as camadas lipídica e aquosa estão dispostas alternadamente, recebem o nome de **lipossomos**. A camada lipídica, em geral, é composta por lecitina de ovo, colesterol e um lipídeo, enquanto a enzima está dissolvida na camada aquosa. Em virtude de sua permeabilidade seletiva, o lipossomo pode proteger uma enzima contra íons metálicos inibidores, como no caso da β-D-glicosidase, que fica imune ao íon cobre (RIBEIRO, 1997). A manipulação da composição da membrana lipídica e a incorporação de imunoglobulinas específicas para certas células, oferecem promissoras possibilidades de se confeccionar lipossomos com a capacidade de interagir em uma região específica do corpo.

5.2.1.2 FORMAÇÃO DE LIGAÇÕES

A proteína enzimática apresenta, em sua estrutura, resíduos de aminoácidos constituídos por grupos ionizáveis e/ou hidrofóbicos com reatividade química variável. A isto, associa-se a possível existência de, pelo menos, uma região da macromolécula – chamada "domínio" – com características hidrofóbicas. Esses resíduos de aminoácidos e/ou domínios podem participar da interação da enzima com o suporte, por meio de ligações fracas (adsorção), covalentes simples ou covalentes cruzadas. De um modo geral, esse método é adequado para imobilizar células e enzimas.

5.2.1.2.1 Adsorção

A adsorção consiste na adesão de um material biológico à superfície de um suporte não funcionalizado, especificamente para formar ligação covalente (TOMOTANI, 2006).

No planejamento dos experimentos de imobilização, geralmente, a adsorção é o primeiro método a ser usado, pois, dando resultados promissores, passa a ter preferência frente aos demais métodos, já que é de baixo custo e fácil execução. Deve ser lembrado que, historicamente, a primeira proposta efetiva de imobilização de uma enzima foi sua adsorção em um material inerte. Mais especificamente, a adsorção da invertase em carvão ativo (TOMOTANI, 2002).

As perspectivas inerentes à adsorção, ensejaram o desenvolvimento de ampla variedade de procedimentos aplicativos, entre eles a produção de glicose a partir da celulose, usando-se o próprio substrato como suporte para a celulase (TOMOTANI, 2006).

Entretanto, a primeira aplicação industrial significativa de um sistema imobilizado foi o da aminoacilase adsorvida em DEAE-Sephadex, para a separação de racemados de aminoácidos obtidos por via sintética. O preparo da coluna, reator de leito fixo com alimentação no sentido da gravidade, era feito introduzindo-se a suspensão aquosa de DEAE-Sephadex. Após a sedimentação do suporte, fazia-se passar pela coluna uma solução de aminoacilase em tampão fosfato (pH 7,0). Uma vez retida a enzima no suporte, o sistema era lavado profusamente com água deionizada. A seguir, era passado uma solução racêmica das formas aciladas D e L do aminoácido, resultando no efluente uma mistura do L-aminoácido e do D-acil-aminoácido, os quais eram, a seguir, separados por cristalização fracionada.

A coluna manteve mais de 60% da atividade enzimática inicial após 32 dias de operação a 50 °C e pH 7,0. Nesse caso, a adsorção da enzima foi em razão da interação dos amino grupos da superfície do suporte e os grupos carboxila da proteína. Para restaurar a atividade enzimática, era suficiente adicionar à coluna uma solução recém-preparada de aminoacilase. Em termos econômicos, o processo apresentou a grande vantagem de permitir o uso da mesma quantidade de suporte por um período de dois anos, sem que esse suporte perdesse poder adsorvente ou tivesse desarranjos estruturais, que conduzissem à perda de enzima durante a reação (GODFREY; WEST, 1996).

Embora esse tipo de imobilização seja fácil de executar, os mecanismos envolvidos na união suporte/enzima são complexos, porque envolvem vários tipos de ligações não covalentes atuando simultaneamente, a saber, ligações de hidrogênio, forças de Van der Waals, interações dipolo-dipolo, forças eletrostáticas, forças hidrofóbicas, entre outras. Todas essas ligações são rompidas com facilidade, por meio da variação do pH, da força iônica, da temperatura e da natureza do solvente. A fraqueza da interação suporte/enzima é o fator responsável pela fragilidade apresentada por esse tipo de sistema imobilizado. Para que esse sistema seja estável é indispensável que as condições de adsorção da enzima ao suporte sejam idênticas às do sistema reacional, no qual se utilizará o sistema imobilizado. Caso a interação suporte/enzima seja de natureza essencialmente iônica, uma ligeira mudança do pH ou da força iônica do meio de reação será suficiente para causar a desorção da proteína. Para otimizar a interação enzima/suporte é necessária a disponibilidade de uma grande área superficial, que pode ser obtida escolhendo-se um suporte poroso ou, se utilizado um suporte de baixa porosidade, que este seja constituído por grânulos, os menores possíveis. Por exemplo, a fosfatase ácida, ativa em pH 5,0, manteve-se estável em um

meio reacional tamponado (2M acetato-ácido acético, pH 5,0), quando foi adsorvida em CM-celulose. No caso de suportes porosos, a desorção da proteína é dificultada, principalmente se o tamanho médio dos poros for cerca de duas vezes maior que o diâmetro médio das moléculas de proteína. Lembra-se que em um suporte poroso, a distribuição das moléculas da proteína adsorvida não é uniforme ao longo de sua superfície. Em todo o caso, o suporte escolhido deverá ser tal que as moléculas de enzima fiquem o mais próximo possível da superfície do suporte, mas internalizadas em sua estrutura, o suficiente para serem preservadas contra os agentes desnaturantes (TOMOTANI, 2006).

As quantidades relativas de enzima e suporte para o máximo de adsorção devem ser analisadas. Em princípio, seria razoável supor que quanto maior fosse a quantidade de enzima maior deveria ser a saturação do suporte, se sua quantidade fosse mantida constante. Isso geralmente se observa. Contudo, se o suporte estiver saturado de enzima, a quantidade do catalisador disponível para interagir com o substrato poderá depender da difusão deste até o sítio ativo, já que a reação se dá preferencialmente com as moléculas de proteína nas camadas superficiais. Decorre daí o fato de a eficiência catalítica da enzima diminuir.

No que se refere à interação suporte/enzima, devem ser considerados, ainda, os seguintes aspectos: a) a ocorrência de reações colaterais, à medida que a enzima se adsorve no suporte, sobretudo se o catalisador tiver estrutura quaternária e/ou um grupo prostético. Ou seja, a porção não proteica e/ou uma das cadeias peptídicas interagem em separado com o suporte, desarranjando a estrutura conformacional normal da enzima, causando perda significativa de seu poder de catálise; b) a ligação da enzima ao suporte poderá se dar por meio de um aminoácido de seu sítio ativo, indispensável para a catálise; e c) a temperatura durante a adsorção poderá acelerar a união suporte e enzima, em virtude do aumento da difusão, e reduzir perdas de atividade, desde que a enzima seja mantida dentro da faixa de estabilidade ótima.

A adsorção pode ser melhorada tanto pela modificação da enzima quanto do suporte. Por exemplo, a quitina de krill tratada com CS_2 mostrou maior poder adsorvente do que a quitina não tratada (BARROS; VITOLO, 1992). Isso seria em razão da conversão de aproximadamente 30% dos amino grupos do suporte em grupos ditiocarbamino, os quais, tendo carga negativa, conseguiriam se ligar a determinados grupos de resíduos de aminoácidos da proteína: amino, guanidino, indol, imidazol e tiol. Os amino grupos originais, por sua vez, só interagiriam com os grupos carboxila da proteína. Por isso, um número maior de interações tornou-se disponível na quitina tratada. Entre os vários exemplos disponíveis, pode ser citada a adsorção da β-amilase da soja sobre fenilborato-agarose (RIBEIRO, 1997).

A interação hidrofóbica pode ser melhorada, introduzindo-se na proteína cadeias laterais de caráter hidrofóbico, como a metil-4-fenil-butirimida.

A estabilidade da enzima adsorvida, pode ser melhorada por meio da criação de ligações cruzadas adicionais, usando-se um reagente bifuncional, como o glutaraldeído. Rucka e Turkiewicz (1989) estabilizaram a lípase em membrana de politetrafluoroetileno, por meio do entrelaçamento com glutaraldeído, sendo esse, um método barato, atóxico e de fácil execução. O glioxal e o formaldeído, também, podem ser usados. A atividade antimicrobiana desses compostos é útil na sanitização do sistema imobilizado durante o uso. Esse processo de imobilização pode ser considerado do tipo misto, no qual parte da proteína estaria adsorvida e parte ligada covalentemente ao suporte.

Finalmente, deve-se lembrar de que uma ampla variedade de suportes tem sido usada na imobilização por adsorção, entre eles citam-se: alumina arenosa, amberlite CG-50, bentonite, gel de fosfato de cálcio, carvão ativo, CM-celulose, CM-sephadex, colágeno, DEAE-celulose, DEAE-Sephadex, vidro com porosidade controlada, sílica gel, quitina, quitosana e agarose.

5.2.1.2.2 Ligações covalentes

O estabelecimento da ligação suporte insolúvel/enzima se dá entre os grupos reativos existentes no suporte e os grupos dos resíduos de aminoácidos localizados na estrutura proteica, de preferência, em posições não estratégicas para a catálise.

Os principais grupos de resíduos de aminoácidos são o ε-amino da lisina, a sulfidrila da cisteína, a β-carboxila do ácido aspártico, o γ-carbonil do ácido glutâmico, a hidroxila da tirosina e as hidroxilas da serina e treonina. Os grupos amino, carboxil e hidroxil são alvos preferenciais, em virtude do fato de serem abundantes nas proteínas em geral.

Normalmente a imobilização é feita em duas etapas. Na primeira, o suporte é tratado com um reagente capaz de ativar seus grupos funcionais. Após a remoção do excesso de ativador, o suporte e a enzima são postos em contato. A mistura é deixada sob condições brandas de temperatura (no máximo igual à do meio ambiente) por um dado tempo, a fim de que as ligações covalentes entre o suporte e a enzima se estabeleçam.

O uso da ligação covalente para imobilizar enzimas possui como vantagens: a ligação forte entre a enzima e o suporte; a fácil interação enzima/substrato, em razão da localização superficial do catalisador; o aumento da termoestabilidade, em decorrência da forte interação com o suporte; o aumento da estabilidade operacional (por exemplo, resistência às forças de cisalhamento), tornando mais flexível a escolha do reator a ser empregado.

Entretanto, as desvantagens apresentadas por esse tipo de imobilização, também, devem ser lembradas: a susceptibilidade de estruturas ativas da macromolécula aos reagentes utilizados e/ou às tensões conformacionais impostas pela união forçada a um material estranho (suporte); a atividade catalítica pode reduzir em razão da forte ligação existente entre o suporte e a enzima, podendo, por exemplo, tolher ao catalisador a capacidade de assumir modificações estruturais adequadas, que favoreçam o encaixe perfeito do substrato em seu sítio ativo; dificuldade de se estabelecer as melhores condições de imobilização; não ser adequada para imobilizar células; os suportes usados não serem recuperáveis com facilidade.

Esse tipo de imobilização pode ser escolhido no caso em que a enzima for cara e termolábil. Em geral, as enzimas utilizadas em métodos analíticos enquadram-se nessa situação.

O contato covalente entre o suporte e a enzima pode ser feito segundo inúmeras vias de síntese orgânica, citando-se, entre elas, a diazotação, a reação com brometo de cianogênio, a condensação, a alquilação, a silanização e os derivados azídicos.

5.2.1.2.3 Ligações cruzadas

Nesse tipo de imobilização, as moléculas de enzima são covalentemente ligadas umas às outras por meio de reagentes bifuncionais (por exemplo, glutaraldeído, ácido bis-diazobenzidina-2,2"-dissulfônico, 4,4' difluoro-3,3' dinitrodifenilsulfona, diazobenzidina, tolueno-2,4-diisotiocianato e hexametilenodiisocianato).

O reagente bifuncional pode atuar interligando as macromoléculas entre si até a formação de agregados insolúveis (ligação covalente cruzada pura). Entretanto, o mais comum é o uso associado do intercruzamento com outros tipos de imobilização, obtendo-se, com frequência, um aumento significativo na estabilidade do catalisador. Nesse caso, o reagente bifuncional estabelece uma ponte de união entre a enzima e o suporte, com os quais forma ligações covalentes análogas. Por exemplo, a diazobenzidina, que possui dois grupos azo em ambos os extremos da molécula, reage com grupos fenilas livres, presentes na enzima e com grupos amino existentes no suporte.

O reativo bifuncional pode ser adicionado tanto à enzima previamente adsorvida no suporte, quanto à enzima livre com posterior adsorção ao suporte. Outra possibilidade, seria misturar primeiro o suporte com o reagente bifuncional e, em seguida, a adição da enzima (PESSELA et al., 2008).

Finalmente, merece lembrança a possibilidade de se ligar a enzima a um polímero que é solúvel nas condições de ação da enzima, mas que se torna insolúvel quando uma das condições de reação é modificada, sobretudo o pH. Takeuchi e Makino (1987) imobilizaram por intercruzamento a celulase com o ácido poli-L-glutâmico, o qual é solúvel em pH 4,5, mas insolúvel em pH 3,0.

5.2.2 Suportes

Muitos materiais sólidos ou geliformes podem ser usados como suportes para a imobilização. Os requisitos básicos para um material ser considerado um suporte adequado são: a) as características físicas do suporte devem ser adequadas para uso no reator selecionado; b) manter a estabilidade química e mecânica sob as condições operacionais; c) conter grupos químicos capazes de se ligarem ao biocatalisador; d) o material constituinte do suporte deve permitir a obtenção de partículas com dimensões variadas, a fim de que se possa alcançar um ponto de equilíbrio entre a redução de efeitos difusionais e a operacionalidade do reator, sobretudo quando este for do tipo leito fixo; e) porosidade compatível com as dimensões do biocatalisador a ser imobilizado; f) resistência aos micro-organismos; g) estabilidade térmica; e h) permitir a regeneração.

Como se depreende da seção anterior a diversidade e as características dos suportes são muito variadas, sendo sua origem tanto inorgânica quanto orgânica. Grosso modo e de acordo com a morfologia, eles podem ser divididos em suportes não porosos e porosos. Estes últimos, por sua vez, podem ser sólidos de porosidade controlada (poros com diâmetros homogêneos e distribuídos regularmente pela superfície do material) ou irregular (poros com diâmetros heterogêneos) ou ainda, géis semipermeáveis (estrutura reticular, película envolvente ou copolímeros).

Em conjunto com a morfologia básica do suporte, pode-se usar uma variedade de configurações, a saber, pós, fibras, membranas, entre outras.

Os suportes não porosos apresentam como principal vantagem a acomodação das moléculas de enzima, apenas, na sua superfície externa, o que facilita a interação do catalisador com o substrato. No entanto, a pequena área superficial apresentada por esses suportes é sua mais notória desvantagem, embora possa ser minimizada, usando-se material com alto grau de cominuição. Contudo, ainda nesse caso, poderão persistir problemas relacionados à remoção das partículas do meio reacional e/ou à limitação da razão de fluxo no reator.

O suporte poroso, por sua vez, possui grande área superficial, uma vez que a distribuição das moléculas proteicas se dá tanto na face externa quanto interna dos poros. Grupos químicos carregados, localizados dentro dos poros, poderão facilitar ou dificultar a catálise, dependendo de o substrato ser ou não ionizável nas condições de reação. Esse aspecto poderá ser capitalizado favoravelmente para a catálise por meio de um planejamento adequado, levando-se em conta os tipos de enzima e do reator a serem empregados. Deve ser lembrado que, ao se usar suporte poroso, podem surgir problemas difusionais, pois o substrato, além da solução para a superfície do suporte, deverá difundir-se, também, através dos poros, porque boa parte das moléculas do catalisador estão situadas em seu interior. Aliás, a massa molar do substrato passa a ser um fator decisivo no rendimento da reação. Entretanto, a localização interna da enzima confere-lhe uma proteção maior frente à eventual turbulência no meio de reação.

Outro ponto a ser considerado relaciona-se à estabilidade dimensional do material constituinte do suporte, ou seja, se é rígido (inorgânico) ou elástico (orgânico). A estrutura rígida tem como vantagens a não deformação da matriz quando compactada em reatores do tipo coluna, a proteção da enzima contra forças de cisalhamento e a colaboração na manutenção da estrutura terciária da proteína. O suporte elástico oferece a vantagem de poder ser empregado sob a forma de membranas finas, possuindo grande área superficial e oferecendo baixa resistência difusional. Contudo, em virtude de sua flexibilidade pode sofrer deformações durante o uso e, com isso, afetar a estrutura conformacional da enzima.

Finalmente, o interesse crescente pelas biotransformações tem promovido um aumento na disponibilidade comercial de suportes e de agentes ativadores e bifuncionais. Para a imobilização por ligações covalentes dispõe-se para a aquisição, entre outros, dos produtos: caolin ativado com glutaraldeído (Biofix®), poliacrilamida derivatizada (Enzacryl®), vidro de porosidade controlada (Glycophase®), kieselguhr ativado com glutaraldeído (Macrosorb®) e Sepharose®. A vantagem de se dispor desses materiais já prontos, reside no fato de ser desnecessário usar métodos de ativação, que em geral empregam reagentes tóxicos. Um exemplo importante é a Sepharose® ativada com BrCN, a qual vem sendo usada há anos como suporte para imobilização.

A escolha do método de imobilização dependerá, basicamente, de dois fatores: a) características do biocatalisador, que governará a escolha do tipo de imobilização; e b) destino que será dado ao sistema imobilizado.

Não existe um binômio suporte/tipo de imobilização geral, o qual só poderá ser estabelecido empiricamente. Contudo, o empirismo nessa área tenderá a diminuir à medida que uma área recentemente criada, a engenharia de proteínas, for sendo desenvolvida e aprimorada (PESSELA et al., 2008).

5.2.3 Efeitos causados pela imobilização

5.2.3.1 EFEITOS ESTÉRICOS E CONFORMACIONAIS

Quando a enzima é ligada ao suporte, ela pode sofrer alguma mudança em sua conformação, o que poderá abalar sua eficiência catalítica. Além disso, como o processo de interação enzima-suporte é quase sempre aleatório, poderá suceder que a região do sítio ativo se torne menos acessível ao substrato (impedimento estérico), o que acarreta, também, uma queda da eficiência catalítica. Esses efeitos, ainda, não foram corretamente equacionados.

5.2.3.2 EFEITOS DE DIFUSÃO E TRANSFERÊNCIA DE MASSA

Quando a enzima é imobilizada sobre ou dentro de um suporte sólido, o substrato deve se difundir do seio da solução até o sítio ativo da enzima. Assim, quando a velocidade de difusão do substrato é menor do que a velocidade de transformação pela enzima, a velocidade observada é mais baixa do que a esperada para uma dada concentração de enzima em solução, visto que nem todas as moléculas de enzima estarão em contato com o substrato, ou seja, não se atinge a saturação.

Esse fenômeno pode ser quantitativamente expresso pelo chamado fator de efetividade (f). Esse fator é definido como sendo a razão entre a velocidade observada (v') e a esperada (v):

$$f = v'/v \qquad (5.23)$$

Se a reação obedece à equação:

$$v = [V_{\text{máx.}} \cdot (S)] \div [K_M + (S)] \qquad (5.24)$$

Então, substituindo a Equação 5.24 na 5.23:

$$v' = f \{[V_{\text{máx.}} \cdot (S)] \div [K_M + (S)]\} \qquad (5.25)$$

ou, tomando os inversos de ambos os membros da Equação 5.25, tem-se:

$$(1/v') = [K_M/(S) \cdot f \cdot V_{\text{máx.}}] + (1/f \cdot V_{\text{máx.}}) \quad (5.26)$$

A Equação 5.26 poderá ou não representar uma relação linear, porque "f" é função da concentração do substrato.

Existem basicamente dois tipos de resistências difusionais:

a) **Resistências difusionais externas:** surgem em virtude do fato de que o substrato deve ser transportado do seio da solução até a superfície de catálise, devendo, por conseguinte, atravessar uma camada líquida. É claro que a transformação do substrato somente ocorre após este ter alcançado a superfície do catalisador, sendo que o consumo de substrato através da membrana líquida pode ser imaginado como resultado de um gradiente linear. Esses efeitos podem ser minimizados quer aumentando-se a agitação da suspensão quer aumentando-se a velocidade de fluxo do substrato.

b) **Resistências difusionais internas:** surgem em decorrência da movimentação do substrato no interior do meio catalítico poroso. Nesse caso, a difusão ocorre simultaneamente com a reação, o que provoca um comportamento não linear das variações dos gradientes de concentração do substrato no interior do sistema imobilizado.

5.2.3.3 EFEITOS DA CIRCUNVIZINHANÇA

É esperado que ao se ligar a enzima em um suporte sólido inerte, ela ficará submetida a uma circunvizinhança algo diferente do que quando se encontrava solubilizada. Este fato poderá se refletir sobre os valores dos parâmetros cinéticos ($V_{\text{máx.}}$, K_M).

Os efeitos da circunvizinhança, que dependem da natureza física e química do suporte, podem acarretar uma distribuição desigual do substrato, produto e cofatores entre a região vizinha ao sistema imobilizado e o resto da solução. Um exemplo dessa influência é o caso das interações eletrostáticas e/ou hidrofóbicas entre o suporte e as espécies químicas de baixa massa molar, o que torna os parâmetros cinéticos dependentes da concentração dessas substâncias.

5.2.3.3.1 Partição

O comportamento cinético de uma enzima presa a um suporte carregado pode diferir daquele apresentado pela enzima livre, mesmo que os efeitos difusionais estejam ausentes. Esse comportamento pode ser atribuído ao fato de que a concentração de espécies químicas (substrato, íons, produto etc.) nas proximidades da enzima é diferente daquela do resto da solução, por causa das interações eletrostáticas daqueles elementos com as cargas do suporte. O efeito de partição pode ser tido como um exemplo dos efeitos da circunvizinhança.

Vamos considerar o caso em que a espécie química é o íon hidrônio (H_3O^+).

Sejam: $*\mu$ = potencial **eletro**químico do microambiente; $*\mu_1$ = potencial **eletro**químico do seio da solução; μ = potencial químico do microambiente; μ_1 = potencial químico do seio da solução; z = carga elétrica da espécie química carregada; ψ = carga eletrostática do suporte; K = constante de Boltzman; T = temperatura absoluta; a = atividade da espécie química; $\mu°$ = potencial químico padrão da espécie química carregada (é um parâmetro característico da substância e independe da região do sistema em que se encontra).

Quando o sistema está em equilíbrio, tem-se:

$$*\mu = *\mu_1 \quad (5.27)$$

Mas: $*\mu = \mu + z\psi \quad (5.28)$

$$*\mu_1 = \mu_1 \quad (5.29)$$

$$\mu = \mu° + KT \cdot Ln\, a \quad (5.30)$$

$$\mu_1 = \mu° + KT \cdot Ln\, a_1 \quad (5.31)$$

Substituindo as Equações 5.28 e 5.29 na Equação 5.27, temos

$$\mu + z \cdot \psi = \mu_1 \quad (5.32)$$

Substituindo as Equações 5.30 e 5.31 na 5.32 e lembrando que z = 1 (o íon hidrônio só tem uma carga), temos

$$-Ln\, a - (-Ln\, a_1) = \psi/K \cdot T \text{ ou } pH - pH_1 = (\psi \cdot 0{,}43)/K \cdot T \quad (5.33)$$

Pela Equação 5.33 nota-se que, em razão das cargas do suporte, o pH na região circunvizinha à enzima é diferente do pH do resto da solução. Caso fossem traçados os gráficos pH *versus* atividade, tanto para a enzima livre como para a mesma na forma imobilizada, os perfis obtidos não seriam coincidentes.

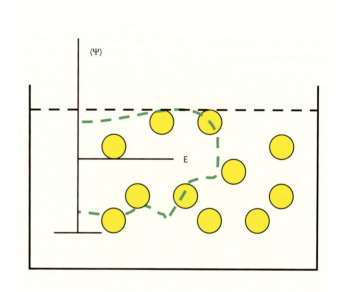

Figura 5.4 Esquema do efeito de partição. A linha tracejada verde representa a **fronteira** entre a região dentro da qual as moléculas de enzima (E) estão próximas ao suporte eletricamente carregado (ψ) [microambiente] e o seio da solução. Os círculos amarelos representam a espécie química (íons hidrônio e/ou moléculas de substrato ionizadas) distribuída entre as citadas regiões.

Da Equação 5.33 observa-se que: a) **suporte aniônico:** como $\psi < 0$, logo $\psi/KT < 0$ e $pH < pH_1$; e b) **suporte catiônico:** $\psi > 0$, logo $\psi/KT > 0$ e $pH > pH_1$.

Vamos considerar o caso em que a espécie química carregada seja o substrato da enzima.

Por meio de argumentos análogos ao caso da partição dos íons hidrônio, tem-se para o substrato carregado:

$$S = S_1 \cdot (e)^{(-z\psi/KT)} \quad (5.34)$$

Onde: S = concentração do substrato no microambiente; S_1 = concentração do substrato no seio da solução; z = carga elétrica do substrato.

Considerando que a enzima obedeça à equação:

$$v' = V_{máx.} \cdot S/(K_M + S) \quad (5.35)$$

Substituindo a Equação 5.34 na 5.35, tem-se:

$$v' = [V_{máx.} \cdot S_1 \cdot (e)^{(-z\psi/KT)}] \div [K_M + S_1 \cdot (e)^{(-z\psi/KT)}] \quad (5.36)$$

Se $S = K_M \cdot (e)^{(z\psi/KT)}$ então $v' = V_{máx.}/2$. Por conseguinte, a concentração de substrato no seio da solução (S_1) que leva à metade da velocidade máxima, corresponde a uma constante de Michaelis aparente (K_M') relacionada com o K_M por meio da relação:

$$K_M' = K_M \cdot (e)^{(z\psi/KT)} \quad (5.37)$$

Esta última equação, mostra claramente que o potencial eletrostático do suporte interfere diretamente sobre o K_M e, por extensão, no desempenho catalítico da enzima.

Lembra-se, também, que o efeito de partição pode ser usado como um agente facilitador da atividade catalítica da enzima, bastando utilizar suporte e substrato de cargas opostas. O efeito atrativo faz com que as moléculas de substrato ionizadas tendam a se acumular no microambiente e ser transformadas em moléculas do produto.

5.2.4 Vantagens e desvantagens da técnica de imobilização

As principais vantagens da técnica de imobilização são o reaproveitamento da enzima, o uso de processo contínuo e o aumento da estabilidade. É interessante destacar que os aspectos citados, quando a imobilização resulta em sucesso, se verificam simultaneamente, proporcionando redução de custo da ordem de 50%, quando o processo enzimático é operado em escala industrial (VITOLO, 2001a).

No entanto, sendo a imobilização uma técnica artificial – já que a enzima é unida a um suporte com o qual não tem relação natural alguma – possui, também, como desvantagens a união aleatória do suporte com a enzima, a inexistência de um método geral de imobilização e, no caso da imobilização em suporte por ligação covalente, a necessidade de se dispor de enzima com alto grau de pureza. A união aleatória enzima-suporte – no sentido que qualquer aminoácido da cadeia peptídica, quer pertença ao domínio do sítio ativo quer não, pode se ligar a um dado grupo do suporte – implica a exacerbação de efeitos estéricos e conformacionais, que, frequentemente, levam à redução da atividade catalítica. A não disponibilidade de um método geral de imobilização, obriga o fabricante a atuar de forma empírica – ou seja, na base da tentativa e erro – na seleção do melhor par suporte-enzima (Tabela 5.2).

5.2.5 Aplicações

As enzimas imobilizadas são empregadas tanto em biorreatores – os quais serão considerados mais adiante – quanto em métodos analíticos.

Entre a grande diversidade de métodos analíticos, citar-se-ão – tendo em vista a enorme repercussão comercial de que desfrutam atualmente – os eletrodos enzimáticos e a técnica do enzimaimunoensaio.

5.2.5.1 ELETRODOS ENZIMÁTICOS

São dispositivos formados basicamente de duas partes, a saber, sensor eletroquímico e enzima imobilizada sobre a superfície do sensor (Figura 5.5). O sensor eletroquímico, de acordo com o seu princípio de funcionamento, poderá ser amperométrico ou potenciométrico, sendo a escolha do tipo, função da substância a ser medida, a qual por sua vez será determinada pela enzima particular empregada. A imobilização da enzima poderá ser feita por meio de qualquer um dos métodos descritos.

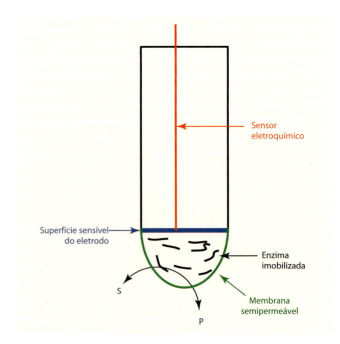

Figura 5.5 Esquema genérico de um eletrodo enzimático.

Em linhas gerais, a operacionalização do eletrodo enzimático consiste em introduzi-lo na solução-amostra, contendo a substância (que é o substrato da enzima ligada ao sensor) a ser dosada. A seguir, o substrato atravessa a membrana semipermeável (sua finalidade é estabilizar, fixar e proteger a enzima), entra em contato com a enzima, forma-se um derivado (deve ter a capacidade de estimular o sensor), cuja concentração é medida.

Apenas a título de exemplo, citam-se:

a) **eletrodo glicose/glicose oxidase(GO):** a reação explorada nesse eletrodo é:

$$\text{glicose} + O_2 + H_2O + \textbf{GO} \longrightarrow \text{Ac. glicônico} + H_2O_2$$

Os sensores eletroquímicos úteis para esse caso seriam o amperométrico (medida do O_2 consumido ou da H_2O_2 formada) e o potenciométrico (medida da variação do pH pela formação do ácido glicônico);

b) **eletrodo ureia/urease:** a reação explorada é:

$$\text{ureia} + 2H_2O + H^+ + \text{UREASE} \longrightarrow 2NH_4^+ + HCO_3^-$$

Os sensores eletroquímicos aplicáveis seriam aqueles estimulados pelos íons H^+ e NH_4^+ (potenciométricos).

Sem dúvida alguma, o advento dos eletrodos enzimáticos é uma das mais notórias aplicações da técnica de imobilização. Porém, a despeito dos grandes avanços alcançados nos dias atuais, sobretudo no que se refere à vertente eletrônica do dispositivo, ainda, existem vários problemas a serem contornados, a saber, custo elevado das enzimas puras; limitação para o uso de enzimas que requerem cofatores; falta de sensores eletroquímicos adequados para a maioria das substâncias; vida útil curta do eletrodo; alta sensibilidade dos eletrodos de pH às variações do tamponamento do sistema em reação e à presença de cátions monovalentes; e, o fato de os eletrodos sensíveis ao oxigênio poderem não funcionar bem, nos casos em que a pO_2 não for saturante no decorrer do processo.

5.2.5.2 ENZIMAIMUNOENSAIO

Essa técnica explora a já conhecida reação antígeno-anticorpo, em que a enzima é utilizada como marcador. O teste torna-se quantitativo em virtude da distribuição da enzima entre a forma combinada (Anticorpo-enzima-antígeno) e a livre (anticorpo-enzima ou antígeno-enzima). Esse método é análogo a outros testes de imunoensaio (radioimunoensaio, imunofluorescência etc.),

apresentando as seguintes vantagens: a) ensaio sensível e específico; b) reagentes estáveis durante o armazenamento; c) manipulação simples; d) ensaios rápidos; e) possibilidade de dispensar uma etapa de separação; f) a possibilidade de realizar ensaios simultâneos, pelo fato de haver variedade de marcadores; e g) automatização.

Como enzimas marcadoras, empregam-se com frequência: malato desidrogenase (EC.1.1.1.37), glicose 6-fosfato desidrogenase (1.1.1.49), glicose oxidase (EC.1.1.3.4) e peroxidase (1.11.1.7).

As enzimas marcadoras devem ser escolhidas, criteriosamente, segundo: a) disponibilidade em alto grau de pureza; b) alta atividade específica; c) estabilidade frente às condições de ensaio e armazenamento; d) alta solubilidade; e) medida da atividade simples, rápida e sensível; f) ausência nos fluidos biológicos; g) ausência do substrato e de inibidores nos fluidos biológicos; h) capacidade de reter a atividade, após a imobilização; e i) para o caso do EMIT: capacidade de ser inibida ou reativada, quando o anticorpo se liga ao conjugado enzima-hapteno sob condições de ensaio compatíveis com a ligação hapteno-anticorpo.

Lembra-se que, nessa técnica, são muito comuns os termos ELISA (Enzyme-Linked Immunosorbent Assay), EIA (Enzyme-ImmunoAssay) e EMIT (Enzyme-Multiplied-Immunoassay Technique). A sigla ELISA, normalmente, é usada para os testes que visam determinar o teor de anticorpos, enquanto que EMIT é mais frequentemente usada para designar um tipo especial de EIA, em que não há necessidade de se separar o elemento marcado para a medida da atividade enzimática.

Os mecanismos envolvidos nos testes ELISA e EMIT são muito variados, citando-se, apenas a título de exemplo, os esquemas:

a) **ELISA (quando o anticorpo marcado com a enzima (Ac*) está em excesso):**

$$\text{Ac*} + \text{Ag} \longrightarrow \text{Ac*-Ag} + \text{Ac*}$$
$$\longrightarrow \text{Ag} \dashv \longrightarrow \text{Ac*-Ag} \dashv + \text{Ac*–Ag}$$

O método pode ser dividido em três etapas, a saber, complexação de todo o antígeno (Ag) presente na amostra com o correspondente anticorpo marcado em excesso (Ac*); separação dos anticorpos marcados livres com os correspondentes antígenos, estando estes fixados sobre superfície de poliestireno (Ag⊣); resultando complexos imobilizados (Ac*-Ag⊣); e, medida da atividade enzimática do complexo solúvel Ac*-Ag. O título do antígeno presente na amostra é determinado pela diferença das atividades enzimáticas entre o Ac* em excesso e a fração do Ac* ligada ao antígeno (Ac*-Ag) (CRUZ et al., 2008).

b) **EMIT (quando se deseja medir o teor de um hapteno[H]):**
O primeiro ensaio deste tipo consistiu no uso da lisozima (EC.3.2.1.17) para dosar morfina. A lisozima foi modificada pela introdução em sua estrutura de um hapteno (**H**), que era um análogo estrutural da morfina, sendo, a seguir, posta em contato com o Ac normal da morfina. Pela reação antígeno-anticorpo, a atividade lisozímica desapareceu, sendo, posteriormente, restabelecida pela adição da morfina (H*) (Figura 5.6). O restabelecimento da atividade enzimática refletiu o teor de morfina presente na amostra adicionada.

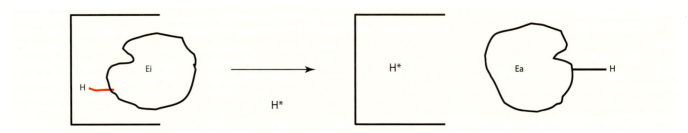

Figura 5.6 Esquema genérico da técnica EMIT. A enzima contendo o hapteno [H] – que é análogo estrutural à molécula cujo título se deseja determinar [H*] – se encaixa no sítio de ligação do anticorpo específico (Ac) para [H], tornando-se inativa (Ei). Porém, ao se adicionar ao meio de reação uma amostra contendo a substância [H*] – cuja afinidade pelo Ac é muito maior que a do hapteno [**H**] –, a enzima é liberada, tornando-se ativa. Por conseguinte, a medida da atividade da enzima liberada será função do título de **H*** presente na amostra, já que a estequiometria é 1:1.

5.3 FUNDAMENTOS SOBRE REATORES ENZIMÁTICOS

Define-se biorreator como sendo um reator químico convencional adaptado para operar com biocatalisadores (células, enzimas, organelas). O reator enzimático, portanto, é um biorreator no qual a reação é catalisada por uma enzima.

A primeira questão que surge, ao se pensar em empregar um biorreator em um determinado processo, é avaliar a conveniência de se utilizar a enzima isolada em lugar da célula da qual o biocatalisador foi obtido. Para tanto, devem ser considerados os aspectos:

a) Formação ou não de subprodutos pelas células. Neste caso, o subproduto pode ser de difícil separação e, por conseguinte, contaminar o produto final de interesse. Além disso, quantidade ponderável de substrato pode ser desviada para a produção de subprodutos, reduzindo o rendimento global do processo em termos do produto desejado.

b) O produto de interesse ser ou não consumido pela célula. Caso seja, o rendimento global da conversão pode diminuir significativamente.

c) Os custos relacionados com o isolamento, produção e, eventual imobilização da enzima.

d) A origem da enzima, se extracelular (mais barata e disponível em grandes quantidades) ou intracelular (mais cara e disponível em pequenas quantidades).

e) Exigência ou não de algum cofator pela enzima. Normalmente, as enzimas que requerem cofatores do tipo β-nicotinamida-adenina-dinucleotídeos não são usadas em escala industrial, pelo fato de o cofator ser muito caro, em geral, mais do que a própria enzima (TOMOTANI; VITOLO, 2008).

Caso se conclua que o uso da enzima em um biorreator seja adequado, então deve-se avaliar a conveniência de se empregar a enzima na forma solúvel ou imobilizada. Nesse caso, os aspectos a serem considerados são:

a) Alteração do perfil catalítico da enzima, após a imobilização. Por exemplo, na Tabela 5.2 são mostrados alguns parâmetros cinéticos da invertase imobilizada em diferentes suportes e por diferentes métodos de imobilização.

b) O tipo de processo no qual a enzima vai ser utilizada (por exemplo, nos processos de panificação – α-amilase, pentosanase, entre outras – e de amaciamento de carnes (papaína e bromelina) somente o uso de enzimas na forma solúvel tem importância).

c) A estabilidade operacional apresentada por ambas as formas da enzima. Modernamente, conseguem-se produzir complexos enzimáticos imobilizados com alta estabilidade, graças aos avanços da área da engenharia enzimática (PESSELA et al., 2008).

d) A origem da enzima, se extracelular (pode ser usada na forma solúvel ou imobilizada) ou intracelular (usada na forma imobilizada). Como regra geral, as intracelulares – por serem caras – são sempre usadas na forma imobilizada em escala industrial, enquanto as extracelulares são empregadas na forma solúvel, exceto em alguns processos industriais, em que o uso de reator contínuo apresente vantagem econômica à empresa. Por exemplo, o desenvolvimento de formas imobilizadas da glicoamilase, papaína e quimosina (coalho animal) – exemplos de enzimas extracelulares de enorme importância industrial – é de grande interesse na fabricação, respectivamente, de xaropes (sacarificação do amido), de cerveja (eliminação da turvação do produto final resfriado) e de queijos (conversão da k-caseína do leite em p-k-caseína) (VITOLO, 2001a).

Tabela 5.2 Variação dos parâmetros relacionados com a invertase de levedura imobilizada em diferentes suportes por diferentes métodos

Parâmetro	Alginato de cálcio	DOWEX-1X8-50	Quitina de krill	PED*	Enzima solúvel
Imobilização	Aprisionamento	Adsorção	Ligação covalente	Ligação covalente	-
K_M (mM)	7,20	29,1	52,2	32,2	28,0
E_a (kJ/mol)	24,4	40,5	51,6	42,4	31,6
ΔH (kJ/mol)	21,9	37,9	49,0	39,8	30,0
$pH_{Ativ.}$	4,6	4,0	4,0	4,6	4,6
$T_{Ativ.}$ (°C)	60	55	60	70	56
C.I (%)**	50,0	87,0	40,0	90,0	—

*PED = Polietileno de Baixa Densidade; **C.I. = Coeficiente de Imobilização.

Fonte: Vitolo, 2004.

5.3.1 Tipos de reatores enzimáticos

Os reatores enzimáticos podem ser divididos em dois grandes grupos, a saber, descontínuos (incluindo a variante descontínuo-alimentado) e contínuos (NEVES, 2006). Os contínuos, por sua vez, podem ser do tipo leito agitado ou fixo (Figura 5.7).

O biorreator descontínuo, no qual o tempo de residência é igual para reagentes, produtos e catalisador (solúvel ou insolúvel), é preferido nos casos em que o biocatalisador é barato ou possui meia-vida curta (TOMOTANI, 2006). Embora seja o tipo mais simples para operar, ter aplicabilidade múltipla – pode ser usado como um tanque de armazenamento, um simples misturador (para preparar soluções), um decantador, entre outras aplicações – e modelar, tem o inconveniente de dificultar a proteção do biocatalisador – uma enzima, por exemplo – contra efeitos inibitórios causados pelo substrato ou produtos, quando estes estiverem acima de determinada concentração no meio reacional. Nesse caso, passa a ser importante o chamado processo descontínuo-alimentado, no qual o substrato pode ser adicionado paulatinamente, fazendo com que sua concentração não alcance o limite inibitório. Além disso, esse processo acopla o enchimento do reator com a ocorrência da reação, que, se bem associados, levam à

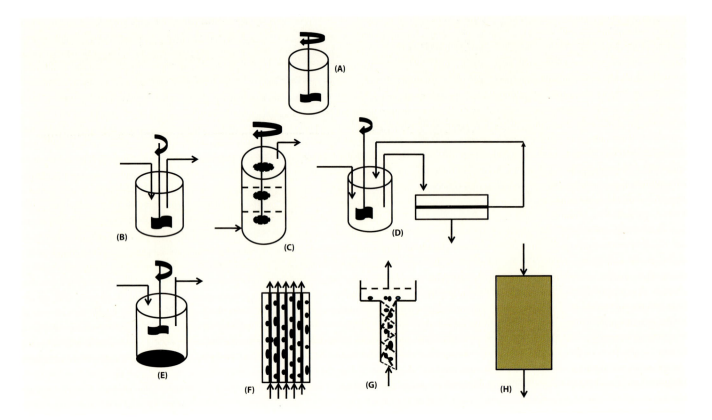

Figura 5.7 Tipos de bioreatores: Batelada *A), Continuamente Agitado (B), Contínuo de múltiplos estágios (C), Reator com membrana bimodular (D), Reator com membrana unimodular (E), Reator com membrana de fibras ocas (F), Reator de leito fluidizado (G) e Reator de leito fixo (H).

coincidência do enchimento total do reator com o final da reação. Esse procedimento elimina o "tempo morto" do processo, correspondente ao período durante o qual o reator está sendo carregado com o meio reacional. O tempo morto poderá ser significativo no caso de o biorreator ser de grande capacidade.

O biorreator contínuo surgiu como um prolongamento do uso da técnica de imobilização de biocatalisadores, introduzida efetivamente no início da década de 1970. Com o biocatalisador ligado, por método físico ou químico, em matrizes inertes e insolúveis, foi possível operar biorreatores contínuos com diferentes configurações, a saber, colunas com o material imobilizado empacotado (reator de leito fixo) ou mantido suspenso em meio líquido por meio da alimentação da solução substrato sob pressão, gerada por bomba peristáltica ou pistonada (reator de leito fluidizado).

Uma variante para manter o biocatalisador imobilizado em suspensão é o biorreator de tanque continuamente agitado (CSTR, na sigla em inglês), cuja configuração básica seria a de um reator descontínuo, ao qual se adaptou um sistema contínuo de introdução e de retirada de material. Os biorreatores dos tipos leito fluidizado e tanque continuamente agitado não possuem problemas relacionados ao estabelecimento de gradientes radiais ou axiais de pH, temperatura e concentrações de substrato e produto.

Em geral, o biorreator tipo tanque continuamente agitado acaba sendo a primeira escolha para o desenvolvimento de um novo processo, porque possui grande flexibilidade operacional (por exemplo, pode-se trabalhar com um amplo intervalo de velocidades de agitação) e de utilização (não é desenhado para um processo particular, podendo, inclusive, ser usado na configuração descontínua ou descontínua-alimentada).

No contexto dos biorreatores contínuos, merece atenção o biorreator com membrana (BM), que pode ser configurado de dois modos distintos, a saber, reator continuamente agitado (CSTR) ao qual se acopla uma membrana ou um recipiente cilíndrico desprovido de sistema de agitação contendo grande número de membranas de filtração tangencial, do tipo fibra oca, dispostas em um arranjo tipo feixe (ROMERO et al., 2004). Esse tipo de BM é chamado *hollow fiber reactor* (HFR), e tem sido usado em reações catalisadas por células íntegras (animais ou microbianas), "lodo ativado" – no tratamento de águas residuais –, ou simplesmente como sistema de ultrafiltração para sanitizar a água para uso humano (TOMOTANI, 2006; NAKLA et al., 2006).

Em um reator com membrana, que não o HFR, o arranjo biocatalisador/ membrana pode ser de dois tipos. Em um deles, o biocatalisador não está ligado à membrana, a qual, nesse caso, atua como uma unidade de separação, impedindo o escape do biocatalisador no permeado. No outro tipo, o biocatalisador encontra-se unido à membrana – aprisionado na membrana, depositado na forma de gel sobre a superfície da membrana ou ligado por meio de interação química (adsorção, ligação iônica ou ligação covalente) –, a qual atua tanto como sítio de catálise quanto como unidade de separação. Quanto ao arranjo membrana/reator, há duas possibilidades: aquele em que a membrana encontra-se em um módulo acoplado em série ao CSTR (BM-bimodular) e aquele em que a membrana faz parte da base do CSTR (BM-unimodular; tipo célula de ultrafiltração).

Os biorreatores com membrana aparecem como alternativa viável aos reatores tradicionais de enzimas imobilizadas (leito fixo, CSTR-TRADicional, leito fluidizado), já que o biocatalisador não precisa estar necessariamente ligado a um suporte insolúvel. Neste último aspecto, diferencia-se do reator agitado tradicional (CSTR-TRAD), embora mantenha todos os atributos favoráveis desse tipo de reator contínuo. Lembra-se que o BM, em princípio, permite integrar em uma única etapa a conversão catalítica, a separação/concentração do produto e a recuperação do biocatalisador. Esses aspectos podem promover significativa produtividade e redução de custos por ocasião da ampliação de escala (GIORNO; DRIOLI, 2000). O BM apresenta as seguintes vantagens: catálise homogênea, ausência de limitações difusionais, estéricas e conformacionais, alta atividade por unidade de volume, possibilidade de se trabalhar em condições assépticas, produtividade constante – garantida pela constância da dosagem da enzima – e possibilidade de uso de sistemas multienzimáticos. Acrescentam-se, a sua utilidade em escala laboratorial no monitoramento contínuo da atividade de enzimas, avaliando-se a desativação pelo pH e/ou pela temperatura ou elucidando mecanismos de inibição em condições operacionais (TOMOTANI; VITOLO, 2007b).

Embora o transporte através da membrana possa se dar por difusão (a separação se baseia, apenas, no gradiente de concentração estabelecido entre as duas faces da membrana) ou por convecção (resultante do estabelecimento de um gradiente de pressão ou temperatura através da membrana), os BM mais usados, que requerem fluxos elevados, valem-se deste último mecanismo de transporte (CURCIO et al., 2002). A direção do fluxo introduzido no BM e a travessia do fluido através da membrana podem ser paralelos (ambos perpendiculares à superfície da membrana) ou perpendiculares entre si (o fluido alimentado tangencia a superfície da membrana e a travessia se dá perpendicularmente à sua superfície). Este último padrão de operação do BM é o mais indicado para evitar o fenômeno da polarização da membrana.

Atualmente, o custo das membranas[1] não afeta significativamente o custo global do reator, porque elas são muito estáveis e podem ser regeneradas várias vezes. Por essa razão, usa-se como estratégia fornecer área de membrana suficiente para otimizar o tempo de operação de um BM, em vez de minimizar-se a área da membrana para um determinado fluxo.

O sucesso do BM configurado como CSTR (uni ou bimodular) se reflete no grande número de processos que o utilizam. Segundo Tomotani (2006), uma ampla diversidade de produtos tem sido obtida com o BM, alguns exemplos são ciclodextrinas, frutoligossacarídeos, catecol, hidrolisados de caseína, frutose e ácido glicônico diretamente a partir da sacarose e de hemoglobina, síntese de ésteres e deslactosação enzimática do soro e/ou de leite integral. Acrescenta-se, também, a produção de ácido glicônico a partir da oxidação da glicose pela glicose oxidase solúvel ou imobilizada por adsorção em resina aniônica (NEVES; VITOLO, 2007; TOMOTANI; VITOLO, 2007a; TARABOULSI JÚNIOR, et al., 2012; SILVA, et al., 2011).

Dada a diversidade de biorreatores disponíveis, o usuário deverá decidir qual deles escolher para um dado processo, podendo, em síntese, considerar os fatores: a) modo de operação: descontínuo (mais barato e de multiuso) e contínuo (mais caro e desenhado para um processo específico); b) custo do catalisador frente ao custo total do processo; c) estabilidade da enzima ao longo do processo; e d) requisitos operacionais, a saber, possibilitar pleno controle do pH e da temperatura, permitir operar em concentrações não inibitórias de substrato, ser adequado frente às características da matéria-prima (por exemplo, o reator contínuo de leito fixo seria inadequado se a matéria-prima a ser processada contivesse sólidos insolúveis) e permitir a substituição do catalisador desgastado pelo uso, sem interrupção do

---

1   As membranas de microfiltração (diâmetro dos poros: 0,1-0,5μ), ultrafiltração (diâmetro dos poros: 0,001-0,1μ) e nanofiltração (espaçamento intercamadas: < 2 nm)têm características hidrofílicas, hidrofóbicas, neutras ou carregadas com grupos iônicos, podendo ser constituídas por materiais de diferentes naturezas (polisulfonas, celulose, acetato de celulose, politetrafluoretileno) (SHIN; KANG, 2003).

processo (por exemplo, o reator continuamente agitado é muito versátil nessa situação).

5.3.2 Cinética de reatores enzimáticos

Um reator enzimático, além do desenho adequado para operar um determinado processo, deve ser equacionado de modo a permitir a quantificação do processo, sobretudo, no que se refere ao tempo de reação necessário para se obter uma dada conversão de substrato. A relação entre um dado percentual de conversão e o tempo de processo é denominada de equação de processo. Cada tipo de reator – vários deles citados na Figura 5.7 – tem a sua correspondente equação de processo (BLANCH; CLARK, 1996; DUNN et al., 1992; ISUNZA; De HOYOS, 2004).

Somente para exemplificar, apresenta-se de forma resumida a dedução da equação de processo para o reator tipo batelada (descontínuo).

Para tanto, tomar-se-ão como premissas básicas: existência de uma só enzima no reator; condição ideal de fluxo; reação irreversível; inexistência de qualquer tipo de inibição da enzima; e cinética da catálise segundo o modelo de Briggs-Haldane.

Sejam as equações fundamentais:

$$v = (V_{máx.} \cdot S)/(K_M + S) \quad (5.38)$$

$$(1/v) = (K_M/V_{máx.}) \cdot (1/S) + (1/V_{máx.}) \quad (5.39)$$

(Equação do balanço material):

$$R_E = R_A - R_S - R_C \quad (5.40)$$

onde:

v = velocidade da reação (massa de substrato consumida/tempo.L);
$V_{máx.}$ = velocidade máxima da reação enzimática a uma dada temperatura (massa de substrato consumida/tempo·L);
K_M = constante característica da enzima (moles/L);
S = concentração do substrato presente no meio reacional (moles/L);
R_A = vazão mássica de alimentação de substrato (Kg/h);
R_S = vazão mássica de saída de substrato (Kg/h);
R_C = consumo de substrato devido à reação (Kg/h);
R_E = variação da quantidade de substrato no meio de reação (Kg/h).

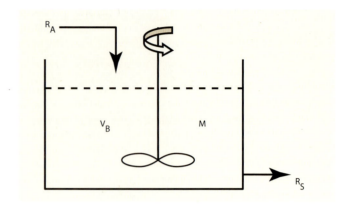

Figura 5.8 Esquema genérico de um reator descontínuo.

Sejam as definições:

m = massa inicial de substrato (Kg);
M = massa total do sistema em reação (Kg);
V_B = volume da mistura em reação dentro do reator (L);
x' = fator de conversão que representa a massa de substrato consumida em relação à massa total do sistema em reação (M);
x = fator de conversão que representa a massa de substrato consumida em relação à massa inicial de substrato (m) introduzida no reator.

Ou seja, os fatores de conversão considerados podem ser expressos:

$$x' = (\text{massa de S consumida}/M) \quad (5.41)$$

$$x = (\text{massa de S consumida}/m) \quad (5.42)$$

No reator descontínuo tem-se que $R_A = R_S = 0$. Logo, a Equação 5.40 se reduz a:

$$-R_C = R_E \quad (5.43)$$

Mas,

$$R_C = v \cdot V_B \quad (5.44)$$

$$R_E = -M \cdot (dx'/dt) \quad (5.45)$$

Substituindo as Equações 5.44 e 5.45 na 5.43, tem-se:

$$v \cdot V_B = M \cdot dx'/dt \quad (5.46)$$

Integrando a Equação 5.46,

$$t = (M/V_B) \cdot \int_0^{x'} dx'/v \quad (5.47)$$

Igualando as Equações. 5.41 e 5.42, ambas escritas na forma diferencial:

$$M \cdot dx' = m \cdot dx$$

Logo,

$$dx' = (m/M) \cdot dx \qquad (5.48)$$

Substituindo a Equação 5.48 na 5.47,

$$t = S_0 \cdot \int_0^x dx / v \qquad (5.49)$$

Onde S_0 = concentração inicial de substrato (m/V_B).

Reescrevendo a Equação 5.42, como segue:

$$x = (S_0 - S)/S_0$$

ou,

$$S = S_0 \cdot (1 - x) \qquad (5.50)$$

Substituindo as Equações 5.39 e 5.50 na 5.49:

$$t = \frac{Km}{V_{máx}} \cdot \int_0^x \frac{dx}{(1-x)} + \frac{So}{V_{máx}} \cdot \int_0^x dx$$

Finalmente,

$$t = (x \cdot S_0/V_{máx.}) - (K_M/V_{máx.}) \cdot Ln\,(1-x) \quad (5.51)$$

A Equação 5.51 é a chamada equação de processo para um biorreator enzimático do tipo descontínuo, na qual tem-se o tempo total de processo (t) em função do percentual de conversão desejado (x).

5.3.3 Operação com reatores enzimáticos

A aplicabilidade das equações de processo – como a Equação 5.51, por exemplo – em biorreatores enzimáticos industriais, depende da capacidade do operador em contornar problemas operacionais do tipo:

a) Efeitos difusionais, que causam queda do percentual de substrato convertido em produto, em virtude da imposição de restrições ao movimento das moléculas no seio do meio reacional (enzima, substrato e produto, entre outras). A redução da probabilidade de interação da enzima com o substrato, leva à baixa concentração do complexo enzima-substrato (ES),

que acaba afetando a velocidade global da reação catalisada pela enzima.

b) Retromistura. Fenômeno que resulta da imperfeição do movimento de um fluido no interior de biorreatores contínuos de leito fixo ou leito fluidizado, operando com enzimas imobilizadas. A imperfeição do padrão do fluxo através do biorreator resulta do atrito entre as camadas do fluido (solução contendo o substrato, entre outras substâncias) com as partículas do suporte no qual a enzima foi imobilizada. Dependendo da intensidade da retromistura, formam-se torvelinhos mais ou menos fortes em torno das partículas do suporte, que dificultam o contato do substrato com a enzima e, por conseguinte, resultando em uma menor formação do complexo enzima-substrato. Em geral, a retromistura e os efeitos difusionais ocorrem simultaneamente em biorreatores com enzimas imobilizadas, inclusive, atuando sinergisticamente na redução da velocidade da reação.

c) Gradiente de temperatura no interior do biorreator. Esse efeito é observado com frequência nos reatores de leito fixo, nos quais o calor deve se deslocar por condução desde a parede do reator até o centro do leito. Como os materiais de fabricação do reator (aço inox 316, geralmente) e do suporte de imobilização (polímeros de natureza orgânica ou inorgânica) são muito diferentes, a transferência térmica, desde a parede do reator (em contato direto com a jaqueta de aquecimento) até todos os pontos do leito, não é uniforme, sobretudo nas primeiras horas de processo. Isso faz com que a conversão do substrato em produto fique aquém da capacidade catalítica da enzima imobilizada, já que parte das moléculas de enzima se encontram submetidas a temperatura não ótima (aquelas mais afastadas da face interna da parede do biorreator) e parte à temperatura ótima (aquelas contíguas à parede do biorreator). Nessas condições, o regime de operação do biorreator resulta transiente por algum tempo, sendo a duração dependente de quão diferentes, em termos de transmissão de calor, forem os materiais constituintes do suporte e do equipamento. Há situações, inclusive, em que os materiais por serem termicamente incompatíveis, levam determinados pontos do leito ao superaquecimento (sobretudo aqueles vizinhos à face interna da parede do biorreator), causando a desnaturação da enzima naqueles locais. Nessa condição, a perda de rendimento do processo é permanente. Lembra-se, finalmente, que a conversão obtida em regime transiente é inferior

226 • BIOTECNOLOGIA FARMACÊUTICA

àquela conseguida em regime estacionário, que é a almejada para operar um biorreator contínuo.

d) Gradiente de pH. Também pode ocorrer em biorreatores de leito fixo, porém com consequências menos drásticas do que no caso da temperatura. A enzima imobilizada, submetida a um gradiente de pH, pode ficar aquém de seu potencial catalítico por certo tempo, porém dificilmente sofrerá desnaturação irreversível. O estabelecimento deste tipo de gradiente pode ser minimizado, deixando o sistema imobilizado em contato com a solução-tampão de pH desejado antes de ser introduzido no biorreator. Assim, quando a alimentação da solução tamponada de substrato for iniciada, praticamente a maioria dos grupos ionizáveis das cadeias laterais dos aminoácidos, constituintes da proteína, encontrar-se-á na forma ionizada, adequada para a catálise.

e) Variação da pressão interna. É um aspecto crítico, quando se opera biorreator de leito fixo de grande capacidade. A diferença de pressão é função da altura do leito, da velocidade de alimentação do biorreator, da viscosidade da solução alimentada e do grau de empacotamento do leito. Um recurso óbvio para reduzir os efeitos difusionais no interior do biorreator, seria utilizar partículas de granulometria inferior a 45 mesh (tamiz-padrão norte-americano). Porém, partículas com estas dimensões tendem a se empacotar de forma tão compacta, que a diferença de pressão entre os dois extremos do biorreator, requerida para o fluxo eficiente da solução de substrato através dele, é tão alta, que, para vencê-la, há a necessidade de operar bombas de alta potência, praticamente indisponíveis na prática industrial hodierna. Portanto, a correlação entre problemas de difusão e o gradiente de pressão em um biorreator de leito fixo deve ser confrontada obrigatoriamente.

f) Queda do desempenho do biorreator ao longo do tempo. Pode ser devida à **perda de enzima pelo reator** (desintegração do suporte, solubilização do suporte e/ou liberação da enzima do suporte), **interação enzima/substrato deficiente** (padrão de fluxo irregular dentro do reator e/ou formação de película sobre as partículas do suporte), **perda da atividade enzimática** (envenenamento, desnaturação e/ou degradação microbiana), **perda do produto** (degradação microbiana) e **estabelecimento de gradiente de pH no interior do biorreator.**

Finalmente, lembra-se que, quando se opera um biorreator enzimático, o objetivo é sempre minimizar o custo global do processo.

Para tanto, usa-se a equação:

$$P_t = F \cdot dt \qquad (5.52)$$

Onde P_t (produção total), t_p (tempo de produção), F (vazão de alimentação) e F_i (vazão inicial de alimentação).

Para resolver a Equação 5.52 é preciso conhecer a relação entre a conversão e o decaimento do poder catalítico da enzima existente no reator.

Caso seja um decaimento exponencial, segundo a equação:

$$F = F_i \cdot e^{(-t \cdot Ln2/t^*)} \qquad (5.53)$$

Então, substituindo a Equação 5.53 na 5.52 e integrando, tem-se:

$$P_t = (F_i \cdot t^*/Ln2) \cdot [1 - e^{(-tp \cdot Ln2/t^*)}] \qquad (5.54)$$

Onde t^* é o tempo de meia-vida da enzima imobilizada.

Na prática industrial, muitas vezes, saber que a queda de atividade do biocatalisador imobilizado segue uma dada lei, mas que, seguramente, após um determinado período de operação contínua, o processo deverá ser interrompido para a substituição do catalisador, não é um fato auspicioso, do ponto de vista de rendimento de processo.

Para contornar esse problema, utilizam-se como estratégia o aumento gradativo da temperatura – aproveitando a maior termoestabilidade do catalisador imobilizado – e/ou biorreatores operando em série. O aumento da temperatura, dentro dos limites de estabilidade da enzima imobilizada, permite manter a velocidade inicial de reação, em contraposição à diminuição da atividade catalítica. Quanto ao número de reatores, tem-se que é função da duração das várias etapas do ciclo: enchimento do reator, início da alimentação, passagem do regime transiente para o estacionário, queda da atividade catalítica – após o aumento máximo possível da temperatura de processo – e esvaziamento/limpeza do reator. Segundo Pitcher Jr. (1975), é possível calcular o número ideal de biorreatores, considerando a meia-vida do sistema imobilizado e o número de meias-vidas necessárias até a substituição total da enzima imobilizada. Essas estratégias foram bem desenvolvidas para vários processos enzimáticos industriais, com destaque para a produção de xaropes com alto teor em frutose, pela ação da glicoseisomerase sobre a glicose, oriunda da hidrólise do amido (VITOLO, 2001b; GODFREY; WEST, 1996; ANTRIM; LLOYD; AUTERINEN, 1989).

Referências bibliográficas

ALFANI, F. et al. Biological upgrading of wastes from sucrose processing. **Annals of the New York Academy of Sciences**, New York, v. 542, p. 346-350,1988.

ANTRIN, R. L.; LlOYD, N. E.; AUTERINEN, A. L. New isomerization technology for high fructose syrup production. **Starch - Stärke**, Weinheim, v. 41, n. 4, p. 155-160, 1989.

ARRUDA, L. M. O.; VITOLO, M. Characterization of invertase entrapped into calcium alginate beads. **Applied Biochemistry and Biotechnology**, Clifton, v. 81, n. 1, p. 23-33, 1999.

BARROS, D. P.; VITOLO, M. Sucrose hydrolysis by invertase immobilized on chitin. **Lebensmittel Wissenchaft und Tecnologie**, Amsterdam, v. 25, n. 3, p. 240-243, 1992.

BLANCH, H. W.; CLARK, S. D. **Biochemical engineering**. New York: Marcel Dekker, Inc., 1996.

CANTARELLA, L.; ALFANI, F.; CANTARELLA, M. Stability in organic solvent mixtures of b-glucosidase and b-fructofuranosidase as dry powder and entrapped in poly-HEMA. **Annals of New York Academy of Sciences**, New York, v. 864, p. 219-223, 1998.

CANTARELLA, M. et al. Entrapment of enzymes and cells in poly (2-hydroxylethyl methacrylate) supports. In: BICKERSTAFF, G. F. (Ed.). **Methods in biotechnology: immobilization of enzymes and cells**. New York: Humana Press Inc., 1996. p. 67-76. [V.1].

CRUZ, M. E. M. et al. Enzimas em medicamentos e diagnósticos. In: BON, E. P.; FERRARA, M. M.; CORVO, M. L. (Ed.). **Enzimas em biotecnologia**. Rio de Janeiro: Editora Interciência, 2008. p. 307-331.

CURCIO, S.; CALABRÓ, V.; IORIO, G. Monitoring and controlo f TMP and feed flow rate pulsatile operations during ultrafiltration in a membrane module. **Desalination**, Amsterdam, v. 146, n. 1-3, p. 217-222, 2002.

DUNN, I. J. et al. **Biological reaction engineering**. Weinheim: VCH, 1992.

GIORNO, L.; DRIOLI, E. Biocatalytic membrane reactors: applications and perspectives. **Trends Biotechnology**, Amsterdam, v. 18, n. 8, p. 339-349, 2000.

GODFREY, T.; WEST, S. **Industrial enzymology**. 2. ed. New York: MacMillan Publishers Ltd., 1996.

ISUNZA, F. L.; De HOYOS, S. F. Modelos de reactors de enzimas inmovilizadas en lechos fijos. In: OCHOA, S. H. (Ed.). **Reactores enzimáticos**. Ciudad de México, DF: Universidad Autonoma Metropolitana, 2004. p. 37-92.

KULP, K. Carbohydrases. In: REED, G. (Ed.). **Enzymes in food processing**. New York: Academic Press, INC., 1975.

NAKLA, G. et al. Combined biological and membrane treatment of food-processing wastewater to achieve dry-ditch criteria: pilot and full-scale performance. **Bioresource Technology**, Barking, v. 97, n. 1, p. 1-14, 2006.

NEVES, L. C. **Emprego de reator com membrana na obtenção da frutose e ácido glicônico a partir da sacarose**. 2006. 176 f. Tese (Doutorado) – Faculdade de Ciências Farmacêuticas da Universidade de São Paulo, São Paulo, 2006.

NEVES, L. C. M.; VITOLO, M. Use of glucose oxidase in a membrane reactor for gluconic acid production. **Applied Biochemistry and Biotechnology**, Clifton, v. 137-140, n. 1-12, p. 161-170, 2007.

PESSELA, C. B. et al. Strategies for fast, simple and cheap covalent immobilization of industrial enzymes. In: SEMINÁRIO BRASILEIRO DE TECNOLOGIA ENZIMÁTICA, 8., 2008, Rio de Janeiro. **Livro de Resumos**... Rio de Janeiro: UFRJ, 2008. p. 42-43.

PITCHER-Jr, W. H. Design and operation of immobilized enzyme reactors. In: MESSING, R. A. (Ed.). **Immobilized enzymes for industrial reactors**. New York: Academic Press, 1975. p. 151-199.

PURICH, D. L. **Enzyme kinetics**: catalysis and control. London: Elsevier, 2010.

RIBEIRO, R. R. **Caracterização cinética da invertase imobilizada em DOWEX®-1X8-50**. 1997. 120 f. Dissertação (Mestrado) – Faculdade de Ciências Farmacêuticas da Universidade de São Paulo, São Paulo, 1997.

ROMERO, L. et al. Biorreactores enzimáticos de membrana: aplicaciones. In: OCHOA, S. H. (Ed.). **Reactores enzimáticos**. Ciudad de México, DF: Universidad Autonoma Metropolitana, 2004. p. 93-124.

RUCKA, M.; TURKIEWICZ, B. Hydrolysis of sunflower oil by means of hydrophobic membrane with lipolytic activity. **Biotechnology Letters**, London, v. 11, n. 3, p.167-172, 1989.

SAID, S.; PIETRO, R. C. L. R. **Enzimas como agentes biotecnológicos**. Ribeirão Preto: Leggis Summa, 2004.

SEGEL, H.I. **Bioquímica**: teoria e problemas. Rio de Janeiro: Livros Técnicos e Científicos Editora S.A., 1979.

SILVA, A. R.; TOMOTANI, E. J.; VITOLO, M. Invertase, glucose oxidase and catalase for converting sucrose to fructose and gluconic acid through batch and membrane-continuous reactors. **Brazilian Journal of Pharmaceutical Sciences**, São Paulo, v. 47, n. 2, p. 399-407, 2011.

SHIN, H. S.; KANG, S. T. Characteristics and fates of soluble microbial products in ceramic membrane bioreactor at various sludge retention times. **Water Research**, Oxford, v. 37, n. 1, p. 121-127, 2003.

TAKEUCHI, T.; MAKINO, K. Cellulase immobilized on poly-L-glutamic acid. **Biotechnology and Bioengineering**, New York, v. 29, n. 2, p. 160-164, 1987.

TARABOULSI-Jr, F. A. et al. Oxidation of glucose to gluconic acid and regeneration of NADP catalyzed by glucose oxidase and dehydrogenases. In: EUROPEAN BIOMASS CONFERENCE AND EXHIBITION, 20., 2012, Milan. **Proceedings...** Milan: Eta-Florence, 2012. p. 1972-1975.

TOMOTANI, E. J. **Imobilização da invertase em resina de troca iônica (tipo DOWEX(R))**: seu uso na modificação da sacarose. 2002. 161 f. Dissertação (Mestrado) – Faculdade de Ciências Farmacêuticas da Universidade de São Paulo, São Paulo, 2002.

TOMOTANI, E. J.; VITOLO, M. Screening of DOWEX(R) anion exchange resins for invertase immobilization. **Applied Biochemistry and Biotechnology**, Clifton, v. 113-116, p. 145-159, 2004.

TOMOTANI, E. J.; DAS NEVES, L. C.; VITOLO, M. Oxidation of glucose to gluconic acid by glucose oxidase in membrane bioreactor. **Applied Biochemistry and Biotechnology**, Clifton, v. 121-124, p. 149-162, 2005.

TOMOTANI, E. J. **Bioconversão de sacarose em ácido glicônico e frutose usando reator com membrana**. 2006. 102 f. Tese

(Doutorado) – Faculdade de Ciências Farmacêuticas da Universidade de São Paulo, São Paulo, 2006.

TOMOTANI, E. J.; VITOLO, M. Production of high-fructose syrup using immobilized invertase in a membrane reactor. **Journal of Food Engineering**, London, v. 80, n. 2, p. 662-667, 2007.

TOMOTANI, E. J.; VITOLO, M. Immobilized glucose oxidase as a catalyst to the conversion of glucose into gluconic acid using a membrane reactor. **Enzyme and Microbial Technology**, Amsterdam, v. 40, n. 3, p. 1020-1025, 2007a.

TOMOTANI, E. J.; VITOLO, M. Immobilization of nicotinamide nucleotides on anionic polystyrene divinylbenzene beads. In In: SEMINÁRIO BRASILEIRO DE TECNOLOGIA ENZIMÁTICA, 8., 2008, Rio de Janeiro. **Livro de Resumos**... Rio de Janeiro: UFRJ, 2008. p. 233-234.

VITOLO, M. Aplicações de enzimas na tecnologia de alimentos. In: AQUARONE, E. et al. **Biotecnología industrial**: biotecnologia na produção de alimentos. São Paulo: Blucher, 2001a. p. 387-420. [V.4].

VITOLO, M. Imobilização de enzimas. In: LIMA, U. A. et al. **Biotecnologia industrial**: processos fermentativos e enzimáticos. São Paulo: 2001b. p. 391-404. [V.3].

VITOLO, M. Invertase. In: SAID, S.; PIETRO, R. C. L. R. (Ed.). **Enzimas como agentes biotecnológicos**. Ribeirão Preto: Leggis Summa, 2004. p. 207-221.

WANG, D. I. C. et al. **Fermentation and Enzyme Technology**. New York: John Wiley & Sons, 1979.

Capítulo 6

Purificação de biomoléculas

Adalberto Pessoa Jr.
Beatriz Vahan Kilikian

6.1 INTRODUÇÃO

Neste capítulo serão descritas operações unitárias típicas para a purificação de bioprodutos. A diversidade e crescente importância apresentadas pelos produtos biotecnológicos incentivou o desenvolvimento dos processos de purificação, bem como estimulou a introdução de modificações genéticas no desenvolvimento da fonte de biomoléculas com o objetivo de aumentar a resolução na purificação, integrando as etapas de desenvolvimento do processo (LADISCH, 2001).

Os produtos da indústria biotecnológica são diversificados quanto à composição (ácidos orgânicos, antibióticos, anticorpos, polissacarídeos, hormônios, aminoácidos, peptídeos e proteínas) e quanto à localização em relação à célula. Como resultado dessa diversidade, não há processos de purificação de aplicação geral. Entretanto, conceitualmente, o processo pode ser dividido em quatro etapas principais: separação de células e seus fragmentos (clarificação); concentração e/ou purificação de baixa resolução, a qual compreende a separação da molécula-alvo, por exemplo, uma proteína, em relação a moléculas com características físico-químicas significativamente diferentes (água, íons, pigmentos, ácidos nucleicos, polissacarídeos e lipídeos); purificação de alta resolução,

a qual compreende a separação de classes de moléculas com algumas características físico-químicas semelhantes, como, por exemplo, proteínas; e, finalmente, operações para acondicionamento final do produto. Além disso, para produtos associados às células, é necessário efetuar o rompimento celular após a clarificação (PESSOA JÚNIOR; KILIKIAN, 2005).

A efetivação de cada etapa não necessariamente compreende a aplicação de uma única operação unitária. Por exemplo, após uma precipitação por adição de sal, é necessária a diálise para ajuste da força iônica a valores adequados a uma cromatografia. Por outro lado, há produtos (ácidos orgânicos, enzimas industriais) cuja aplicação não requer elevado grau de pureza, de modo que operações cromatográficas não são necessárias. Entretanto, em qualquer situação, a redução do número de etapas é de fundamental importância na viabilidade do processo. Por exemplo, se a cada operação unitária o rendimento em produto for de 90%, a aplicação de nove operações levará a um rendimento final de cerca de apenas 40% (PESSOA JÚNIOR; KILIKIAN, 2005).

A definição das operações unitárias de um processo de purificação depende do uso da molécula-alvo, suas características físico-químicas, bem como aquelas das

230 • BIOTECNOLOGIA FARMACÊUTICA

impurezas. Produtos destinados a usos terapêuticos e de diagnósticos são, obviamente, os que requerem maior grau de pureza e, portanto, o processo de purificação é complexo. Uma medida dessa complexidade é o custo do processo de purificação em relação ao custo final do produto, o qual pode chegar a 80% (PESSOA JÚNIOR; KILIKIAN, 2005).

6.2 SEPARAÇÃO CÉLULAS--LÍQUIDO

A purificação de produtos biotecnológicos tem início logo após o cultivo das células animais, vegetais ou microbianas provenientes do reator, pela clarificação, ou seja, separação entre células – sólidos suspensos – e meio líquido, da qual resulta um líquido clarificado. Em processos industriais, são aplicadas as operações unitárias de filtração, convencional ou tangencial, e de centrifugação (SCOPES, 1993).

A filtração convencional é aplicada, sobretudo, a suspensões de fungos filamentosos, os quais não sedimentam em uma centrifugação, pois apresentam densidade muito próxima à densidade da água, e causam entupimento das membranas empregadas na filtração tangencial. Leveduras, em função de sua dimensão entre 1 e 8 μm e densidade 1,05 g/cm^3, sedimentam eficientemente em um campo centrífugo. Suspensões de bactérias exigem maior energia na centrifugação por apresentarem dimensão de apenas 0,1 a 1,0 μm, sendo frequentemente dirigidas à filtração tangencial, assim como as células animais, sobretudo pela possibilidade de manutenção de assepsia (HARRIS; ANGAL, 1995).

6.2.1 Filtração

A filtração pode dar-se por alimentação da suspensão de células, na direção perpendicular em relação ao meio filtrante, e ser denominada filtração convencional ou *dead end*, ou, ser conduzida na direção tangencial à membrana filtrante e ser denominada microfiltração. As duas filtrações são realizadas sob pressão aplicada no meio alimentado (BELTER et al., 1988).

Na filtração convencional ocorre deposição contínua de células e meio de cultura sobre a membrana, constituindo uma camada denominada torta de filtração, a qual oferece maior resistência à filtração, em comparação à resistência oferecida pela membrana filtrante. A elevada resistência oferecida pela torta de filtração à passagem da suspensão de células é diretamente proporcional à compressibilidade das células e à pressão, uma vez que existe sinergia entre a pressão de filtração e a compressão da torta (WHEELWRIGHT; SCOTT, 1991).

A Equação 6.1 deriva da lei de Darcy e representa o tempo necessário à filtração perpendicular ou convencional de uma dada suspensão de células (LADISCH, 2001):

$$t = \frac{\mu \alpha' X}{2\Delta P^{(1-s)}} \frac{V^2}{A^2} \qquad (6.1)$$

em que μ = viscosidade da suspensão (kg/m·h); α'=constante relacionada ao tamanho e forma das células; X = concentração de células na suspensão (g/L); ΔP = redução de pressão através do leito (N/m^2); s = compressibilidade da torta (adimensional que varia de 0 a 1,0); V = volume de filtrado (L); e A = área de filtração (m^2).

A constante α' é específica para uma dada suspensão de células e é determinada experimentalmente em função da pressão aplicada, ΔP. O valor de α, resistência específica da torta (m/g), pode ser calculado de acordo com a Equação 6.2:

$$\alpha = \alpha' \left(\Delta P \right)^s \qquad (6.2)$$

Por exemplo, na filtração de uma suspensão de *Streptomyces* à concentração de 15g/L, com viscosidade μ de 1,1cp, sob ΔP de 6,78 × 10^4 N/m^2, o valor de α é de 2,4 × 10^{11} cm/g.

Sólidos rígidos constituem tortas incompressíveis cujo valor de s, compressibilidade da torta, é nulo, e, portanto, demandam tempo de filtração significativamente menor em comparação a tortas constituídas por células microbianas, cujo valor de s pode chegar a 0,8. Auxiliares de filtração, como terra diatomácea ou perlita, podem ser adicionados à suspensão, antes da filtração, ou depositados sobre o meio filtrante. A adsorção das células sobre as partículas de terra resulta em redução da compressibilidade da torta, bem como evita o entupimento do filtro como consequência da penetração de sólidos suspensos (células ou seus fragmentos) no meio filtrante (HARRISON, 1994; LADISCH, 2001).

A efetividade de auxiliares de filtração é ilustrada por reduções do tempo de filtração da ordem de 5 a 20 vezes. Embora a compressibilidade, s, seja reduzida, a viscosidade, μ, é incrementada, a qual é variável diretamente relacionada ao tempo necessário à uma dada filtração. Considerando que o diâmetro dos poros dos meios filtrantes convencionais situa-se na faixa entre 10 e 1.000 μm, o emprego destes filtros depende do uso de auxiliares de filtração para a viabilização da retenção de bactérias e fungos, visto que a dimensão destes micro-organismos frequentemente situa-se abaixo de 10 μm (KILIKIAN; PESSOA JÚNIOR, 2001).

Filtração tangencial é a operação unitária frequentemente empregada para a clarificação de suspensões microbianas. O escoamento tangencial à superfície do meio filtrante, sob velocidade linear elevada, entre 0,2 e 5 m/s dependendo da configuração do filtro, minimiza o acúmulo de sólidos na superfície de membranas. A filtração tangencial é atraente por demandar baixo consumo de energia, porém os custos da membrana são relevantes (Figura 6.1) (PYLE, 1990).

Durante o processo de filtração tangencial ocorre formação de gradiente de concentração de células ou solutos, na direção da superfície da membrana, o qual reduz o fluxo no seio da suspensão. Adicionalmente, ocorre o estreitamento dos poros da membrana em resultado à penetração de solutos, fenômeno denominado *fouling*. Enquanto o gradiente de concentração constitui fenômeno reversível, o *fouling* é apenas parcialmente reversível. O aumento da velocidade linear e da pressão (usual 0,5-2 atm) minimiza o efeito da polarização de concentração, enquanto a variação do pH do meio e aumento da velocidade linear reduzem o efeito do *fouling*.

O material das membranas dependerá do meio a ser filtrado e do desempenho da filtração, avaliado experimentalmente, inclusive quanto à capacidade de reuso das membranas, após sucessivos ciclos de filtração e lavagem. Quanto à configuração, as membranas apresentam-se geralmente na geometria de placas planas ou cilindros, sendo a configuração de tubos paralelos concêntricos mais tolerante à polarização de concentração por operar sob fluxo turbulento (VERRALL; HUDSON, 1987).

A ampliação de escala do processo de filtração tangencial limita-se à ampliação da área de membrana filtrante para uma dada configuração de filtro, pois que mantidas a PTM e a velocidade linear da suspensão alimentada, o fluxo de filtrado é mantido (WHEELWRIGHT; SCOTT, 1991).

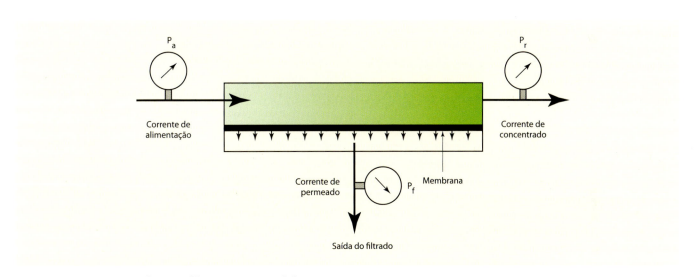

Figura 6.1   **Esquema de uma filtração tangencial.**

P_a = pressão na alimentação; P_r = pressão do retido ou concentrado; P_f = pressão do filtrado ou permeado.

Fonte: Pessoa Júnior e Kilikian, 2005.

6.2.2 Centrifugação

Células suspensas em um meio líquido sedimentam por ação da força da gravidade, quando apresentam densidade maior que a densidade do líquido. Tal sedimentação pode ser acelerada em equipamento, no qual se estabelece um campo gravitacional centrífugo. A centrifugação, assim como a filtração tangencial, é alternativa à filtração convencional por não demandar auxiliar de filtração e permitir assepsia (BELTER et al., 1988).

A velocidade de sedimentação em um campo centrífugo, v_c, depende das seguintes variáveis: diferença de densidade entre a célula (ρ_c) e o meio líquido (ρ); da viscosidade do meio líquido (μ),; do diâmetro da partícula (d); da força motriz (dada pelo produto entre o quadrado da rotação angular (w -rad/s)) e da distância radial desde o centro da centrífuga até a célula (r) (Equação 6.3).

$$v_c = \frac{d^2(\rho_c - \rho)w^2 r}{18\mu} \qquad (6.3)$$

232 • BIOTECNOLOGIA FARMACÊUTICA

Quando da sedimentação natural de uma célula em suspensão em um meio líquido, ou seja, sob ação da gravidade, a força motriz é dada pelo valor de g. Assim é que a razão entre a força motriz, w^2r, e a aceleração padrão da gravidade, g, representa um múltiplo desta última e é dada pela Equação 6.4.

$$F_c = \frac{w^2r}{g} \qquad (6.4)$$

Uma dada centrifugação é caracterizada pelo tempo de aplicação e pelo valor de F_c, na obtenção de um determinado grau de clarificação. Por exemplo, para a centrifugação de leveduras, valores da ordem de 3 mil xg e alguns minutos são suficientes à completa sedimentação das células.

Um critério qualitativo simples para ampliação de escala ou simplesmente troca de equipamento é o de manutenção do valor do produto entre F_c e o tempo ($F_c \cdot t$). Por exemplo, se 3 mil xg durante cinco minutos são suficientes para obtenção de sedimento compacto e sobrenadante de turbidez aceitável, 1.500 xg durante dez minutos deverão resultar sobrenadante e sedimento de mesmas características (WHEELWRIGHT; SCOTT, 1991).

Suspensões de leveduras são eficientemente clarificadas por centrifugação, enquanto, para bactérias, a reduzida dimensão das partículas exige valores de F_c maiores e, portanto, recomenda-se uma comparação com a microfiltração quanto a desempenho e custo.

6.2.3 Rompimento celular

O aumento na demanda por produtos intracelulares pelas indústrias alimentícia e farmacêutica tem evidenciado a importância dos processos de rompimento celular, que ocorre após a etapa de separação e lavagem (clarificação) das células. Os critérios utilizados para seleção da técnica de rompimento celular devem considerar alguns fatores, tais como: tamanho da célula, tolerância a tensões de cisalhamento, necessidade de controle de temperatura, tempo de operação, rendimento do processo, gasto de energia, custo e capital de investimento (HARRISON, 1994).

Células envolvidas somente por membranas celulares, tais como células de animais e hibridomas, são frágeis e facilmente rompidas sob baixas tensões de cisalhamento. Consequentemente, tais células requerem pouca energia para seu rompimento. Além disso, podem ser rompidas pela simples variação da pressão osmótica do meio, por meio da adição de detergentes ou pela aplicação de ultrassom de baixa intensidade. Essa facilidade de rompimento da célula pode tornar-se um problema no processamento do meio, pois uma simples operação de bombeamento pode provocar perda da molécula-alvo. Por outro lado, há células com estrutura de parede robusta, caso das células microbianas, as quais são de difícil rompimento (VERRALL; HUDSON, 1987).

A forma adequada de promover rompimento celular depende das características do micro-organismo. As bactérias Gram-positivas possuem paredes mais rígidas do que as Gram-negativas e, portanto, são mais difíceis de serem rompidas. No entanto, as leveduras e outras formas de fungos são mais difíceis de serem rompidas, em comparação às bactérias, pois possuem paredes celulares mais rígidas (PESSOA JÚNIOR; KILIKIAN, 2005).

Os métodos de rompimento celular podem ser divididos em quatro classes: mecânicos (homogeneizador de alta pressão, moinho de bolas, prensa francesa e ultrassom); não mecânicos ou físicos (choque osmótico, congelamento e descongelamento, aquecimento, secagem); químicos (álcalis, solventes, detergentes, ácidos) e enzimáticos (lise enzimática ou inibição da síntese da parede celular). A parede celular poderá ser totalmente rompida ou parcialmente permeabilizada, a fim de permitir que a molécula-alvo seja liberada para o meio extracelular sem fragmentos celulares (HARRIS; ANGAL, 1995).

Após o rompimento celular obtém-se um homogeneizado celular constituído pela molécula-alvo, por biomoléculas contaminantes e por fragmentos celulares. Esses compostos são, em geral, indesejáveis e devem ser removidos por processos tais como filtração, centrifugação, precipitação ou extração líquido-líquido. A purificação de produtos intracelulares é de custo mais elevado em comparação à purificação de produtos extracelulares, pois, a presença de contaminantes e fragmentos celulares exige maior número de etapas no processo. Nesse sentido, a biologia molecular pode contribuir para a redução dos custos dos processos de purificação de produtos biotecnológicos, uma vez que pode ser aplicada para a modificação genética da célula, de tal forma que ela passe a produzir a biomolécula-alvo extracelularmente (HARRISON, 1994).

Na seleção do processo de rompimento, alguns fatores são considerados, como: rendimento, especificidade, necessidade de controle de temperatura, custo da operação unitária e capital investido.

As enzimas são capazes de hidrolisar paredes de células microbianas. Os métodos enzimáticos de rompimento são adequados para a recuperação de biomoléculas sensíveis à temperatura, tensão de cisalhamento ou pressões de trabalho geradas pelos métodos mecânicos. Quando do rompimento com enzimas, alguns fatores devem ser considerados, como: presença de inibidores, possibilidade de reciclo da enzima e resistência à tensão de cisalhamento, no caso de lise enzimática associada a rompimento mecânico. Quando determinada quantidade de parede é removida, a pressão osmótica interna rompe a membrana citoplasmática permitindo que o conteúdo intracelular seja liberado para o meio externo. Como em qualquer reação enzimática, o estudo da eficiência de atuação das enzimas e a definição das condições ótimas de ação são imprescindíveis. Como a composição das paredes celulares varia em função do tipo de micro-organismo, as enzimas podem ser utilizadas para rompimento, desde que a parede contenha seu substrato. Portanto, em um processo de rompimento celular via lise enzimática, a influência de variáveis como pH, temperatura, força iônica, concentração celular e de enzima devem ser conhecidas (NEVES; PESSOA JÚNIOR; VITOLO, 2007).

As paredes celulares de leveduras são diferentes das de bactérias e, portanto, os sistemas líticos são específicos para cada grupo de micro-organismos. As paredes celulares de leveduras possuem duas camadas principais, sendo a camada externa o complexo proteína–manana, e a interna de glucana. O sistema enzimático para o rompimento de leveduras é composto, portanto, de diferentes enzimas como glucanases, proteases e mananases, que atuam sinergisticamente na lise da parede celular, mas somente duas delas são essenciais para o rompimento completo da célula: uma protease para degradar a camada externa de proteína–manana e uma glucanase para degradar a camada interna de glucana (PESSOA JÚNIOR; KILIKIAN, 2005).

A composição da parede celular das bactérias varia com o fato de elas serem Gram-positivas ou Gram-negativas. Nas bactérias Gram-positivas os peptoglicanos estão em maior proporção e associados com ácidos teicoicos e polissacarídeos. As bactérias Gram-negativas têm dupla camada de parede celular, composta por peptoglicano, proteínas, fosfolipídeos, lipoproteínas e lipopolissacarídeos. As principais enzimas bacteriolíticas são as glicosidases, acetilmuramilalanina amidases, endopeptidases e proteases (PESSOA JÚNIOR; KILIKIAN, 2005).

O rompimento por lise enzimática apresenta vantagens, tais como: fácil controle do pH e da temperatura do meio; baixo investimento de capital; alta especificidade para degradação da parede celular; além da possibilidade de ser usado em associação com métodos mecânicos ou não mecânicos. Além disso, enzimas específicas podem ser usadas para liberar somente biomoléculas de interesse e, com isso, simplificar as etapas posteriores de purificação. A principal desvantagem é o custo da enzima, que, muitas vezes, torna seu uso proibitivo em escala industrial. Outro problema encontrado nesse método é a variação da eficiência da lise enzimática com o estado fisiológico do micro-organismo (VERRALL; HUDSON, 1987).

Quando se discute a eficiência do rompimento celular é necessário levar em consideração o rendimento da biomolécula-alvo em sua forma ativa. Após o rompimento, as proteínas podem ser degradadas por proteases e, portanto, é essencial reduzir a temperatura e adicionar inibidores de proteases para minimizar seus efeitos deletérios. Além da possibilidade de degradação da biomolécula-alvo, ocorre a liberação de ácidos nucleicos e proteínas estruturais, o que causa aumento da viscosidade do homogeneizado. Como exemplo, tem-se que, após o rompimento de uma suspensão com 75% (massa úmida) de células, a viscosidade do meio aumenta em oito vezes. A adição de nucleases ou proteases pode melhorar as características reológicas do meio. A variação do pH pode também ser utilizada para reduzir a viscosidade do homogeneizado celular (BELTER; CUSSLER; HU, 1988; LADISCH, 2001).

Embora existam muitos exemplos específicos de rompimento celular por processos químicos e enzimáticos, são os métodos mecânicos que têm sido utilizados industrialmente. O tamanho e a forma das células, assim como a estrutura da parede celular são fatores determinantes para a definição do tipo de processo a ser utilizado para o rompimento celular mecânico. Entre os equipamentos que podem ser utilizados industrialmente tem-se o homogeneizador de alta pressão e o moinho de bolas (HARRIS; ANGAL, 1995).

Os homogeneizadores são constituídos de pistões projetados para aplicar altas pressões à suspensão celular forçando sua passagem através de um orifício estreito, seguida de colisão contra uma superfície em uma câmara sob baixa pressão. A queda instantânea de pressão, associada ao impacto, provoca o efetivo rompimento celular sem danificar proteínas. Nesse tipo de rompimento, as células maiores rompem-se mais facilmente, assim como pressões mais elevadas aumentam a eficiência de rompimento. O processo conduzido a pressões elevadas proporciona altos rendimentos de recuperação com somente uma etapa do processo. No entanto, rompimentos em múltiplas etapas podem ser utilizados para aumentar o rendimento do processo (WHEELWRIGHT; SCOTT, 1991).

Vários fatores operacionais afetam o desempenho de um homogeneizador de alta pressão: pressão de operação, temperatura, fase de crescimento do micro-organismo, condições de cultivo, tipo de célula e concentração celular. Na ampliação de escala do rompimento celular utilizando homogeneizador de alta pressão alguns parâmetros devem permanecer constantes, como: velocidade de alimentação, pressão e temperatura de operação, número de passagens através da válvula do homogeneizador, viscosidade e concentração celular da alimentação (PESSOA JÚNIOR; KILIKIAN, 2005).

O moinho de bolas é constituído por uma câmara cilíndrica fechada, horizontal ou vertical, por um sistema de refrigeração e por um eixo que gira em alta rotação. Nessa câmara, são adicionadas esferas de vidro e células em suspensão. Ao longo do eixo de rotação estão distribuídos um ou mais discos ou hastes que giram em alta velocidade e provocam atrito entre as esferas e as células intactas e causam rompimento celular. O rompimento ocorre em virtude da força de cisalhamento aplicada pelas esferas de vidro contra a parede celular das células. As condições de rompimento nesse equipamento são facilmente controláveis e a eficiência do processo depende do tipo de câmara de rompimento, da velocidade e tipo de agitador, do tamanho das esferas, da carga de esferas, da concentração celular, da velocidade de alimentação e da temperatura (PYLE, 1990).

As câmaras horizontais proporcionam maior eficiência nos rompimentos, pois comportam maiores cargas de esferas, abrigam mais eficientemente esferas de diâmetros reduzidos. Nas câmaras verticais a vazão de fluido se dá na direção ascendente e, com isso, ocorre a fluidização das esferas. A velocidade do agitador influencia o número de contatos entre as células e as esferas e quanto maior a velocidade de rotação, mais rápido é o rompimento celular. Porém, a eficiência depende do tamanho da célula. Organismos menores, como as bactérias, necessitam de velocidades maiores que leveduras. O tipo de agitador também influencia a eficiência de rompimento. Eles devem ser projetados de forma a proporcionar a máxima transferência de energia cinética para as esferas. Embora haja grande variedade de agitadores, não é possível fazer uma correlação direta entre o tipo de agitador e a eficiência de rompimento. Os agitadores podem estar dispostos no eixo central ou fora dele, perpendicular ou oblíquo. Para auxiliar na agitação eles podem conter sulcos, pequenos cortes ou furos (WHEELWRIGHT; SCOTT, 1991).

Para serem rompidas, as bactérias requerem esferas com diâmetro reduzido da ordem de 0,1 mm, enquanto as leveduras podem ser rompidas com esferas da ordem de 0,5 mm. Esferas com diâmetros menores tendem a proporcionar rompimentos mais eficientes, pois é maior a probabilidade de cisalhamento com as células intactas. No caso da biomolécula-alvo estar localizada no espaço periplasmático, indica-se o uso de esferas com diâmetros maiores, pois auxiliarão na liberação sem a necessidade de rompimento total da célula (BELTER; CUSSLER; HU, 1988).

As esferas devem ocupar entre 80% e 85% do volume da câmara horizontal e entre 50% e 60% se a câmara for vertical. Se a carga for muito pequena, não haverá frequência de colisão suficiente para proporcionar uma boa desintegração das células. Se a carga de esferas for muito grande, elas irão chocar-se entre si e diminuirão a eficiência do processo, além de aumentar a temperatura e o consumo de energia. A concentração celular exerce pouca influência na eficiência do rompimento, no entanto, a concentração mais recomendada varia de 30% a 50% (v/v). Concentrações celulares menores geram menos calor, mas aumentam o consumo de energia por unidade de massa celular (HARRISON, 1994).

A fração de células rompidas diminui com o aumento do fluxo de alimentação do moinho, pois reduz o tempo de residência no rompedor. O fluxo ótimo de alimentação depende da velocidade do agitador, da carga de esferas, da geometria do equipamento e das propriedades do micro-organismo. As temperaturas de operação em processos de rompimento celular devem ser controladas para prevenir a destruição da biomolécula-alvo. Recomenda-se que o rompimento seja feito entre 5 °C e 15 °C e, para isso, os moinhos de bolas devem possuir uma manta de resfriamento. É importante ressaltar que na faixa de 5 °C a 40 °C verifica-se pouco efeito da temperatura sobre a eficiência de rompimento (KILIKIAN; PESSOA JÚNIOR, 2001).

Na ampliação de escala do rompimento com moinho de bolas, devem ser mantidos constantes os seguintes parâmetros: tamanho das esferas, proporção em volume entre a suspensão celular e as esferas de vidro e velocidade de rotação do eixo ou a velocidade periférica das pás do agitador (WHEELWRIGHT; SCOTT, 1991).

6.2.4 Concentração

A concentração de uma solução contendo a biomolécula a ser purificada, compreende geralmente a redução do teor de água do meio clarificado obtido, após a remoção das células. A concentração é necessária em vista da elevada diluição em que se encontram as biomoléculas obtidas por cultivos de micro-organismos e células animais. Dependendo da aplicação final da biomolécula, o meio concentrado é já a solução destinada à comercialização, caso em que se encontram, por exemplo, as enzimas destinadas à composição de detergentes. Quando da necessidade de elevado grau de pureza da biomolécula de interesse e da necessidade de remoção de contaminantes específicos, a solução reduzida quanto ao teor de água e, portanto, reduzida em volume, tornará menos custosas as operações subsequentes de purificação. Além da redução do teor de água, o aumento do teor da biomolécula de interesse em relação às demais moléculas presentes no clarificado, também se trata de uma concentração, destinada a facilitar as operações de purificação (HARRIS; ANGAL, 1995).

Nesta seção, serão apresentadas operações unitárias de redução do teor de água para aumento da concentração do teor da molécula-alvo, ou seja: precipitação e ultrafiltração.

6.2.4.1 PRECIPITAÇÃO

Na operação de precipitação, promove-se uma perturbação química ou física na solução tal que as proteínas, ácidos nucleicos e pequenos metabólitos tornem-se insolúveis, formando partículas passíveis de serem separadas por meio de operações de separação sólido-líquido, as quais podem ser, posteriormente, novamente solubilizadas (BELTER; CUSSLER; HU, 1988).

É vantagem da precipitação o fácil escalonamento do processo, dado que emprega equipamentos comuns e que podem ser operados em regime contínuo. Além

disso, um grande número de agentes de precipitação pode ser utilizado, muitos deles de baixo custo ou usados em baixas concentrações. A perda da conformação tridimensional de proteínas funcionais é uma desvantagem, sobretudo, quando não é possível a renaturação, pois a ação biológica específica depende do arranjo espacial (WHEELWRIGHT; SCOTT, 1991).

Partindo-se do princípio que proteínas em solução assim se encontram em virtude de (1) interações com o solvente; e (2) ocorrência de forças de repulsão entre cargas na superfície da proteína e cargas em solução ou mesmo cargas em outras moléculas, a interferência sobre esses fatores resulta na precipitação. Ela pode ser dividida em dois grupos: (1) alteração da composição do solvente com vistas à redução da solubilidade da proteína, por exemplo, adição de altas concentrações de sais como sulfato de amônio, solventes orgânicos (etanol, éter ou acetona) ou polímeros não iônicos, tais como o polietileno glicol; e (2) redução da solubilidade da própria proteína, por meio da mudança de carga, resultante da adição de ácidos, bases, precipitantes catiônicos ou aniônicos, ou interações diretas da proteína com íons metálicos (HARRIS; ANGAL, 1994).

Em soluções aquosas a precipitação é promovida com aumento (*salting-out*) ou diminuição (*salting-in*) da concentração de sais, adição de solventes orgânicos, polieletrólitos, polímeros não iônicos, aumento da temperatura, ajuste do pH e solventes orgânicos (Tabela 6.1) (PESSOA JÚNIOR; KILIKIAN, 2005).

Tabela 6.1 Agentes de precipitação de proteínas

Precipitante	Fundamento
Sais neutros (*salting-out*)	Interações hidrofóbicas pela redução da camada de hidratação da proteína.
Polímeros não iônicos	Exclusão da proteína da fase aquosa reduzindo a quantidade de água disponível para sua solvatação.
Calor	Interações hidrofóbicas e interferência das moléculas de água nas ligações de hidrogênio.
Polieletrólitos	Ligação com a molécula de proteína atuando como agente floculante.
Precipitação isoelétrica	Neutralização da carga global da proteína pela alteração do pH do meio.
Sais metálicos	Formação de complexos.
Solventes orgânicos	Redução da constante dielétrica do meio aumentando as interações eletrostáticas intermoleculares.

Na precipitação por *salting-out* a adição de sal a elevada concentração, 1,5 a 3,0 M, reduz a disponibilidade de moléculas de água por meio da solvatação dos íons, resultando consumo das moléculas de água ordenadas em torno das regiões hidrofóbicas da proteína, que ficam assim expostas podendo interagir e resultar em agregação das moléculas. Em resultado a esse mecanismo, verifica-se que proteínas com mais e maiores regiões hidrofóbicas formam agregados e precipitam sob concentrações salinas menores em comparação a proteínas menos hidrófobas que permanecem em solução, possibilitando o fracionamento, ou seja, a purificação de proteínas (HARRISON, 1994).

A proteína precipitada por *salting-out* em geral não é desnaturada, pois sua atividade é recuperada, após a dissolução do precipitado. Além disso, os sais estabilizam as proteínas contra a desnaturação, proteólise ou contaminação bacteriana (PYLE, 1990).

Os sais mais eficientes são aqueles que apresentam elevada solubilidade, que aumentam a tensão superficial do solvente resultando menor grau de hidratação das zonas hidrófobas e, portanto, aumentam a probabilidade de interação entre estas zonas. A eficiência relativa de sais neutros no *salting-out* foi definida por Hofmeister em 1888, que propôs a série liotrópica $SCN^->ClO_4^->NO_3^->Br^- >Cl^->acetato>citrato>HPO_4^{-2}>SO_4^{-2}>PO_4^{-3}$ (VERRALL; HUDSON, 1987).

O sal mais utilizado é o sulfato de amônio, em razão da elevada solubilidade e reduzida variação desta entre 0 °C e 30 °C, a densidade de sua solução é menor que a densidade do precipitado o que viabiliza a separação por centrifugação. A solução saturada de sulfato de amônio é de 4,05 M (533 g/L a 20 °C) com densidade de 1,235 g/cm^3, sendo a densidade média de um agregado proteico de cerca 1,29 g/cm^3. É vantagem da precipitação com sulfato de amônio a ação estabilizante sobre as proteínas, e é desvantagem a corrosividade, em virtude da acidez (BELTER; CUSSLER; HU, 1988; LADISCH, 2001).

Ao contrário do *salting-out*, pode ocorrer precipitação quando a força iônica é muito reduzida, por exemplo, menor que 0,15 M que é o valor típico do interior das células, nesse caso, denominada precipitação por *salting-in*. A baixa interação das cargas da superfície da proteína com cargas em solução, somada à insuficiência de forças eletrostáticas repulsivas entre elas, resulta em interação entre moléculas de proteínas (HARRIS; ANGAL, 1995).

Na precipitação por ação de solventes orgânicos, o efeito principal é a redução da atividade da água pela redução da constante dielétrica do meio com consequente aumento das forças eletrostáticas de atração entre as moléculas de proteínas. Em resultado à redução da constante dielétrica do meio, a camada de hidratação é reduzida assim como a repulsão eletrostática entre as moléculas proteicas, possibilitando interações eletrostáticas atrativas e agregação. Formam-se, portanto, agregados precipitados por mecanismo distinto daquele verificado no *salting-out*, baseado em interações das zonas hidrófobas. Esses diferentes mecanismos resultam em agregados diferentes, sendo que na precipitação por atração eletrostática, os precipitados são mais densos e, portanto, sedimentam com maior velocidade, ou demandam menor energia cinética na centrifugação. Além disso, solventes orgânicos promovem, no meio, densidade inferior a 1,0 g/mL, e, com isso, a sedimentação do precipitado formado ocorre rapidamente, podendo dispensar a centrifugação (HARRIS; ANGAL, 1994).

Além da redução da interação iônica da proteína com o solvente, ocorre interação do solvente orgânico com zonas hidrófobas internas da proteína o que pode causar alteração irreversível da conformação da proteína. A redução da temperatura até valores da ordem de 0 °C ou menores, minimiza esse efeito, pois sob reduzida flexibilidade da molécula, reduz-se a capacidade de penetração do solvente. A adição de um solvente orgânico a um meio aquoso deve ser lenta e ocorrer sob resfriamento. A centrifugação também deve ser conduzida sob refrigeração (HARRISON, 1994).

O solvente utilizado deve ser miscível com água, não reagir com as proteínas e ter um bom efeito precipitante. Os solventes mais utilizados são metanol, etanol e acetona, contudo pode-se aplicar n-propanol, i-propanol e 2-metoxietanol, além de éteres ou cetonas (PYLE, 1990).

A precipitação por ação de solventes orgânicos tem como vantagens a possibilidade de operação asséptica, a rapidez e, na comparação com a precipitação com sulfato de amônio, o fato de a recuperação do precipitado por centrifugação ser mais eficiente. Outra vantagem é a possibilidade de recuperação e reciclagem do solvente ao processo, além de suas propriedades bactericidas. Finalmente, tem-se que pequenas proporções de solvente orgânico (10% v/v) não afetam outros métodos de separação, com exceção da cromatografia por interação hidrofóbica ou outros métodos de adsorção que dependam das interações hidrofóbicas (VERRALL; HUDSON, 1987).

Esta precipitação pode ser conduzida por etapas, quando então é denominada precipitação fracionada, por meio da qual exploram-se as diferentes solubilidades das biomoléculas. Na primeira etapa, geralmente, removem-se as proteínas menos solúveis e, nas seguintes, precipitam-se uma ou mais biomoléculas-alvo. Embora resoluções elevadas, tal como na cromatografia, não sejam alcançadas, ocorre aumento da concentração da molécula-alvo (WHEELWRIGHT; SCOTT, 1991).

No fracionamento, a concentração do precipitante é a principal variável e o fracionamento mais comum é em "dois-cortes". No primeiro estágio, adiciona-se o precipitante em concentração suficiente para remover as moléculas menos solúveis; remove-se o precipitado formado; adiciona-se mais precipitante, de modo a aumentar a sua concentração na fase líquida e promover a precipitação de um segundo conjunto de moléculas na nova fase precipitada. Dessa forma, associa-se ao aumento de concentração o aumento de pureza (BELTER; CUSSLER; HU, 1988).

Na ampliação de escala da precipitação, são mantidas as mesmas condições da escala experimental, tais como temperatura, pH, concentração do agente de precipitação, condições para crescimento do precipitado, sobretudo cisalhamento, e condições da separação entre precipitado e sobrenadante (WHEELWRIGHT; SCOTT, 1991).

A operação de reatores aplicados à precipitação de proteínas pode se dar na forma descontínua, contínua tipo CSTR (*continuous stirred tank reactor* – reator contínuo com tanque agitado) ou tubular (*plug-flow* – reator de fluxo pistonado). Processos com elevados tempos de nucleação do precipitado, geralmente são descontínuos, para evitar desnaturação (BELTER; CUSLLER; HU, 1988).

6.2.4.2 FILTRAÇÃO TANGENCIAL

A filtração tangencial é aplicada para concentração e purificação de biomoléculas com base na massa molar da molécula-alvo e das impurezas. As membranas de ultrafiltração apresentam porosidade entre 1 e 500 nm e permitem aumentar a concentração de macromoléculas pela redução do teor de água, cujas moléculas ultrapassam as membranas. As membranas de nanofiltração apresentam poros menores, capazes de rejeitar moléculas de massa molar entre 300 e 2.000 Da, o que inclui polissacarídeos, antibióticos e pequenas proteínas, além de água (HARRIS; ANGAL, 1995).

A geometria das membranas pode ter a forma de placas planas aplicadas a configurações de filtro tipo placa e quadro, espiral, a forma cilíndrica aplicada em filtros tubulares, capilares ou de fibra oca. A filtração tangencial para finalidade de concentração é mais comumente conduzida em módulos tubular e capilar (HARRISON, 1994).

Para a operação de concentração em escala industrial, os módulos de filtro são arranjados de forma a serem operados em regime contínuo. Para tanto, um possível arranjo é o de módulos em série, no qual a fração do meio líquido que não atravessou a membrana em um dado estágio é alimentada em um segundo estágio de filtração para, assim, sucessivamente ter sua concentração aumentada em resultado à eliminação de água e moléculas de reduzida massa molar em cada estágio (WHEELWRIGHT; SCOTT, 1991).

Além do aumento da concentração com consequente redução de volume de meio, emprega-se a filtração tangencial para fracionamento de proteínas, resultando daí uma purificação (LADISCH, 2001).

6.2.5 Extração líquido-líquido

A extração de biomoléculas em sistemas de duas fases líquidas imiscíveis, constituídas de uma fase aquosa e um solvente orgânico é utilizada na purificação de antibióticos e ácidos orgânicos. Para proteínas, no entanto, tais sistemas não são adequados em virtude da sensibilidade dessas moléculas à desnaturação promovida por solventes orgânicos (ALBERTSSON, 1986).

Proteínas sensíveis à desnaturação podem ser purificadas em sistemas constituídos por duas fases aquosas imiscíveis (SDFA), em decorrência de uma partição diferenciada da molécula-alvo e de impurezas entre as fases líquidas. O elevado teor de água, 75% a 80% em massa, garante a manutenção das propriedades biológicas das proteínas. Nesses sistemas, a molécula-alvo e as impurezas são separadas como resultado de suas diferentes solubilidades nas fases líquidas. São fatores decisivos as propriedades superficiais das proteínas, como carga elétrica e hidrofobicidade, além da massa molar. A extração em SDFA tem sido aplicada à purificação de produtos obtidos em células de animais, de vegetais e microbianas, extração de vírus, organelas e ácidos nucleicos, devendo-se destacar a aplicação na purificação de enzimas (HATTI-KAUL, 2000).

Sistemas de duas fases aquosas são formados pela reunião de determinados polímeros e/ou agentes tensoativos em uma mesma solução. Alguns sistemas comuns: polietilenoglicol (PEG)/dextrana (Dx); PEG/fosfato de potássio, PEG/sulfato de magnésio, PEG/citrato de sódio. Atualmente, são muito utilizados os sistemas PEG/sal, por apresentarem rápida separação das fases, baixo custo e, sobretudo, maior seletividade na separação das moléculas. No entanto, novos sistemas constituídos apenas por polímeros, como PEG e poliacrilato oferecem vantagens similares aos sistemas que utilizam sais (JOHANSSOM et al., 2008).

238 • BIOTECNOLOGIA FARMACÊUTICA

O SDFA é representado em um diagrama de fases, no qual a ordenada representa a composição em massa da molécula que apresenta maior concentração na fase superior (fase de menor densidade, por exemplo, PEG) e a abscissa representa a composição da molécula de maior concentração na fase inferior (fase de maior densidade, por exemplo, sal ou dextrana). Composições representadas por pontos acima da curva de equilíbrio levam à formação de duas fases e abaixo da curva, uma só fase. A formação de um SDFA depende, portanto, da concentração dos componentes do sistema. A bibliografia apresenta diagramas de fases para diversos SDFA, principalmente PEG/dextrana e PEG/sal. Porém, como os diagramas são específicos para cada tipo de sistema e condição (pH, temperatura e massa molar dos polímeros), frequentemente, é necessário determiná-lo. A partição de proteínas ou outras biomoléculas entre as duas fases é regida pela condição de menor potencial químico ou maior solubilidade, ou seja, a biomolécula apresentará maior concentração na fase em que seu potencial químico for menor (ALBERTSSON, 1986).

Frequentemente, determina-se o coeficiente de partição, K, para avaliação da extração (Equação 6.5). Este coeficiente é dado pela relação entre as concentrações de uma determinada molécula nas fases superior e inferior, no equilíbrio. Coeficientes de partição para a molécula de interesse e para as demais moléculas, significativamente distintos, indicam ocorrência de purificação.

$$K = \frac{C_{si}}{C_{Ii}} \qquad (6.5)$$

em que:

C_{si} = concentração do soluto i na fase superior;
C_{Ii} = concentração do soluto i na fase inferior.

As moléculas distribuem-se entre as fases em conformidade com suas solubilidades, características físico-químicas das proteínas (hidrofobicidade e carga superficial) e da solução (pH e força iônica) (HATTI-KAUL, 2000).

A clarificação para remoção de células e seus fragmentos pode ser executada em um SDFA. Considerando-se que a centrifugação requer valor elevado de Fc (fator de centrifugação) para promover a sedimentação de sólidos de pequena dimensão, os sistemas de extração podem ser vantajosamente aplicados, pois ainda, podem reduzir o número de operações unitárias do processo, já que por meio de uma etapa de extração, pode-se clarificar o meio e fracionar proteínas (JOHANSSON et al., 2012; MAZZOLA et al., 2006).

O equilíbrio é rapidamente atingido após a homogeneização dos componentes para formação de fases. A completa separação das fases em sistemas bifásicos requer de 5 a 30 minutos, dependendo da concentração e massa molar do polímero. Nos sistemas PEG/fosfato este tempo é inferior a cinco minutos. Embora sejam intervalos de tempo muito reduzidos, a separação das fases, usualmente, é acelerada com o uso de centrífugas. Modificações nos SDFA para a partição de proteínas por afinidade podem aumentar a resolução na purificação. Normalmente, utiliza-se um polímero ligado a algum componente que tenha afinidade pela proteína de interesse. Por exemplo, sendo a molécula-alvo uma enzima, o substrato pode ser acoplado ao polímero (ALBERTSSON, 1986).

Na ampliação de escala, valores idênticos do coeficiente de partição (K) em relação à escala de laboratório podem ser obtidos, desde que as composições e proporções dos volumes de fases sejam mantidas, além da promoção de condições adequadas à completa homogeneização, para que o equilíbrio entre as fases seja atingido (ALBERTSSON, 1986).

São diversas as vantagens apresentadas pelos SDFA: possibilidade de operação contínua em larga escala à temperatura ambiente; manutenção das proteínas em solução em meio a polímeros, tensoativos ou sais que as protegem da desnaturação; e possibilidade de eliminação de algumas etapas do processo de purificação para moléculas intracelulares (HATTI-KAUL, 2000).

6.2.6 Processos cromatográficos

Nos processos cromatográficos, os solutos de um meio líquido (proteínas, peptídeos, anticorpos) são adsorvidos em um leito de material poroso, com posterior remoção por ação de uma fase líquida móvel (eluente). A configuração física geral é de uma fase estacionária (matriz) empacotada em uma coluna, através da qual a fase móvel é bombeada (COLLINS; BRAGA; BONATO, 1990).

As operações cromatográficas têm por objetivo isolar e purificar o metabólito de interesse em relação aos demais, levando-o à pureza adequada ao seu uso. A cromatografia pode ser dividida em dois grandes grupos: líquida e gasosa, sendo a líquida, aquela de interesse às purificações de metabólitos celulares. Na cromatografia líquida, os solutos (metabólitos celulares) presentes em um meio líquido, são retidos em um leito de material poroso, por meio de fenômenos de adsorção (química ou física), partição ou exclusão molecular. A fase estacionária pode ser constituída por sílica porosa, polímeros orgânicos sintéticos, polímeros de carboidratos, que se apresentam em partículas esféricas de aproximadamente 100 µm embebidas em solvente, o qual constitui a maior parte da fase estacionária ($\approx 90\%$), portanto, denominada gel. A posterior remoção gradual dos diferentes solutos se dá por ação de uma fase líquida eluente ou fase móvel, com a migração diferencial dos solutos entre as duas fases (estacionária e móvel), a qual resulta na separação dos diferentes componentes do meio (HAGEL, 1989).

6.2.6.1 EXCLUSÃO MOLECULAR

Um dos métodos mais úteis e eficazes para a separação de biomoléculas em função da massa molar é a cromatografia de exclusão molecular, que também é conhecida como filtração em gel, cromatografia de permeação em gel, cromatografia de exclusão em gel, cromatografia de peneira molecular ou simplesmente cromatografia em gel (HAGEL, 1989).

O princípio básico desse método é que as moléculas são separadas em função de diferenças no tamanho, entre um solvente (fase móvel) e uma fase estacionária de porosidade definida. Uma mistura de proteínas dissolvidas em uma solução tamponante adequada flui, por gravidade ou com o auxílio de bombas, através de uma coluna preenchida por esferas microscópicas de material polimérico poroso altamente hidratado e inerte, previamente lavado e equilibrado apenas com o tampão. A fase estacionária caracteriza-se por apresentar uma faixa de fracionamento, o que significa que moléculas dentro dessa faixa de massa molar podem ser separadas (HARRIS; ANGAL, 1994; LADISCH, 2001).

Consideremos uma amostra contendo uma mistura de moléculas de tamanhos menores e maiores que os poros da fase estacionária. As moléculas menores podem penetrar em todos os poros da matriz e, então, mover-se lentamente ao longo da coluna, tendo acesso tanto à fase móvel do interior dos poros quanto à existente entre as partículas. Assim, em um cromatograma, as moléculas menores são as últimas a deixarem a coluna. As moléculas maiores, por sua vez, são excluídas da fase estacionária e são eluídas antes que as outras. Moléculas de tamanho intermediário podem apresentar penetração parcial na fase estacionária, entrando em alguns dos poros, mas não em todos, despendendo, assim, tempos mais reduzidos para a eluição que as moléculas menores. Dessa forma, as moléculas serão eluídas de acordo com o decréscimo em seus tamanhos, percorrendo a coluna com velocidades diferenciadas. A diferença no tempo gasto para que proteínas distintas percorram a coluna relaciona-se, assim, com a fração de poros acessíveis aos solutos (LADISH, 2001).

A cromatografia de exclusão molecular é a mais simples e a mais suave de todas as técnicas cromatográficas, podendo ser fundamentalmente empregada de duas maneiras distintas, na separação de grupos e no fracionamento de alta resolução de biomoléculas. Na separação de grupos, os componentes da amostra são separados em duas populações principais, de acordo com sua faixa de tamanho. Essa estratégia pode ser utilizada na remoção de contaminantes de alta ou baixa massa molar ou na dessalinização e troca de soluções tamponantes. No fracionamento de alta resolução, a amostra é separada de acordo com diferenças nas suas massas molares, podendo ser empregada para isolar um ou mais componentes, para separar monômeros de agregados, para determinar a massa molar ou para efetuar uma análise de distribuição de massas molares (SCOPES, 1993).

6.2.6.2 TROCA IÔNICA

Esta técnica cromatográfica é comumente utilizada para purificar proteínas, pois, em comparação com outros métodos de purificação, apresenta as seguintes características: é simples, tem fácil ampliação de escala, alta resolução, alta capacidade de adsorção e é versátil. Tem ainda diversas aplicações analíticas e preparativas, tanto em pesquisa como em indústrias (COLLINS; BRAGA; BONATO, 1990).

Na troca iônica há uma etapa de adsorção reversível de moléculas de solutos eletricamente carregados a grupos com cargas opostas, imobilizadas em uma matriz sólida. Os solutos adsorvidos são, subsequentemente, eluídos após serem trocados por outros íons com o mesmo tipo de carga, porém com maior afinidade pela fase estacionária. São os diferentes graus de afinidade eletrostática entre a fase estacionária e os íons da fase móvel que regem esse tipo de cromatografia (HARRIS; ANGAL, 1995).

O princípio básico da cromatografia de troca-iônica baseia-se na competição entre íons de interesse e contaminantes pelos grupos carregados da matriz. As moléculas de proteína possuem, em sua superfície, grupamentos com cargas positivas e negativas. As cargas positivas são oriundas, sobretudo, dos aminoácidos histidina, lisina, arginina e das aminas terminais. As cargas negativas são resultado da presença do ácido aspártico e glutâmico e de grupamentos carboxílicos terminais. A carga líquida de uma proteína depende da proporção entre suas cargas positivas e negativas, e varia em função do pH. O pH no qual o número de cargas positivas é igual ao de cargas negativas é denominado ponto isoelétrico (pI). Acima do pI as proteínas possuem carga líquida negativa enquanto, abaixo, a carga líquida é positiva (COLLINS; BRAGA; BONATO, 1990; LADISCH, 2001).

A separação de proteínas é feita em função das diferenças no equilíbrio entre os íons da fase móvel e os íons da fase estacionária. Para uma efetiva purificação por troca iônica, a fase estacionária deve ser capaz de se ligar a proteínas que estejam carregadas positiva ou negativamente. As matrizes de troca iônica que contêm grupos positivamente carregados são denominadas de trocadores aniônicos e adsorvem proteínas com carga líquida negativa. As matrizes denominadas trocadores catiônicos são negativamente carregadas e adsorvem proteínas com carga positiva. Os contra-íons, também denominados íons de substituição, são íons de baixa massa molar que se ligam à fase estacionária ou às proteínas solúveis na fase móvel. Para que a proteína se ligue à fase estacionária, os contra-íons devem ser eletroliticamente dissociados. Os cátions Na^+ e H^+ são contra-íons comumente encontrados em trocadores catiônicos e os ânions Cl^- e OH^- são os mais utilizados em trocadores aniônicos. Esses íons podem ser classificados de acordo com as forças de interação com seus respectivos grupos ionogênicos. Como exemplo, tem-se que os íons cloreto (Cl^-) substituiriam os íons hidróxido (OH^-) em um trocador aniônico. Portanto, antes da utilização, o trocador iônico deve ser condicionado com um contra-íon adequado à aplicação desejada (CHASE, 1988).

O processo de purificação por troca-iônica tem como objetivo a adsorção à matriz da proteína-alvo ou dos contaminantes, com posterior eluição. Determinada a capacidade da matriz, selecionado o pH e a força iônica para melhor adsorção e eluição de uma proteína, deve-se definir a forma mais apropriada de operar o processo, como é o caso da adsorção por processo descontínuo. O fracionamento proteico por processo descontínuo é simples e ideal para tratamento de grandes volumes. Nesse caso, a eluição da biomolécula poderá ser feita também de modo descontínuo (COLLINS; BRAGA; BONATO 1990).

A eluição da coluna cromatográfica pode ser feita usando o próprio tampão utilizado no preparo da coluna. Nesse caso, as proteínas que adsorveram à matriz de troca iônica serão eluídas após aumento da força iônica, pela inclusão de novas espécies iônicas ou pela mudança do pH. É comum conduzir a eluição ao se promover o aumento da concentração de um sal, como o NaCl,

pois, com isso, aumenta-se a competição e reduz-se a interação entre o grupo trocador e as biomoléculas a serem eluídas. A eluição de uma determinada proteína pode ser conduzida de diversas formas. Quando o objetivo é concentrá-la, a eluição pode ser feita com um pequeno volume de eluente. Outra forma muito comum de eluição é quando a separação da proteína se dá em função das diferenças de velocidade de migração na coluna entre todos os componentes presentes na amostra. A eluição por etapas é usada para purificar e concentrar biomoléculas. Ela é dividida em etapas de tal forma que em cada uma ocorra mudança no pH e na força iônica, com eluição da biomolécula-alvo de uma só vez e em um pequeno volume. Na eluição por gradiente, a força iônica ou o pH do eluente varia continuamente em função do tempo. Isso faz com que, dependendo da força iônica, as proteínas sejam eluídas sequencialmente dependendo da força de interação com a matriz. Os gradientes são obtidos por misturas de tampões de tal forma que a concentração do sal no eluente seja crescente. Essa mistura pode ser feita por aparelhos programados para proporcionar gradiente previamente definido e com boa reprodutibilidade. A eluição por gradiente com aumento de pH pode ser empregada em trocadores catiônicos de forma a tornar as proteínas menos carregadas positivamente e, portanto, mais facilmente dessorvidas da matriz, enquanto que o gradiente de redução de pH pode ser usado para trocadores aniônicos uma vez que as proteínas adsorvidas se tornam menos negativas (HAGEL, 1989).

Para que a coluna possa ser utilizada em um novo processo de purificação, ela precisa ser regenerada, ou seja, ser reequilibrada com o eluente inicial. A regeneração de trocadores iônicos envolve a remoção dos contaminantes ligados à matriz. A condição de equilíbrio é alcançada fazendo-se passar pela coluna um volume de eluente igual a 5-10 vezes a sua capacidade. Desse modo, ocorre a troca de íons, com eliminação daqueles contidos nos eluentes anteriormente utilizados (WHEELWRIGHT; SCOTT, 1991; LADISCH, 2001).

6.2.6.3 INTERAÇÃO HIDROFÓBICA

A cromatografia por interação hidrofóbica (CIH) é uma técnica simples e com ampla aplicação. É uma excelente complementação para cromatografia por troca iônica e exclusão molecular. Nesse tipo de cromatografia as moléculas proteicas em solução salina são adsorvidas em um suporte hidrofóbico e, depois, eluídas. Entende-se por interação hidrofóbica a tendência de grupos alifáticos ou de outras estruturas apolares para se associarem quando presentes em meio aquoso. As proteínas, embora sendo solúveis em água, possuem, em sua estrutura, grupos hidrofóbicos que conferem hidrofobicidade à molécula, variando esta de intensidade, segundo a quantidade destes grupos na molécula (HARRIS; ANGAL, 1994).

A intensidade da propriedade hidrofóbica pode ser aumentada artificialmente agregando sais à solução. Portanto, a técnica de cromatografia por interação hidrofóbica procura explorar essa particularidade das proteínas, colocando-as em soluções salinas de diferentes concentrações. A cromatografia por hidrofobicidade pode ser utilizada para separar diversos tipos de proteínas, uma vez que as interações hidrofóbicas aumentam de intensidade com aumento na concentração de sal (JANSON; LÅÅS, 1978).

A adsorção requer, frequentemente, a presença de íons *salting-out* tais como cloreto de sódio e sulfato de amônio. Íons *salting-out* reduzem a disponibilidade de moléculas de água na solução, aumentam a tensão superficial e as interações hidrofóbicas. Consequentemente, em altas concentrações de sal, a maioria das proteínas pode ser adsorvida por grupos hidrofóbicos fixos na matriz do adsorvente. A eficácia da CIH é geralmente reduzida pela presença de contaminantes hidrofóbicos na alimentação. O método se baseia na interação hidrofóbica ou na associação entre proteínas e ligantes hidrofóbicos imobilizados em suporte sólido. Esses ligantes são obtidos pela fixação de grupos hidrofóbicos de cadeia curta (butil, octil, fenil) na superfície de um suporte sólido, por meio de braços ou espaçadores (CHASE, 1988).

As proteínas são compostas por cadeias de aminoácidos com grupos laterais ligados, alguns dos quais são hidrofóbicos. As proteínas ordenam-se em soluções aquosas para atingir a mínima energia livre, colocando muitos dos seus grupos hidrofóbicos voltados para o interior da molécula e os grupos carregados para o exterior. Alguns grupos hidrofóbicos que ficam expostos originam regiões hidrofóbicas disponíveis para se associarem a grupos hidrofóbicos de uma matriz (PESSOA JÚNIOR; KILIKIAN, 2005).

O emprego da cromatografia de interação hidrofóbica é ideal quando é utilizada imediatamente após a precipitação com sal, em que a força iônica da amostra aumentará as interações hidrofóbicas. No processo de purificação por CIH, em que a proteína-alvo é eluída em um gradiente de força iônica decrescente, pode-se associar na sequência uma cromatografia por troca iônica, com pouca necessidade de mudança no tampão. A chance de se ter uma boa separação em uma coluna hidrofóbica é considerável, em virtude da grande capacidade para reter proteínas e do fato de a adsorção ser realizada em altas concentrações de sal. As recuperações são frequentemente adequadas em função da ação estabilizadora do sal (HAGEL, 1989).

Os principais parâmetros a considerar quando selecionamos meios de CIH e otimizamos processos de separação em meios CIH são: tipo de ligante e grau de substituição, tipo de matriz, tipo e concentração do sal, pH, temperatura e aditivos (COLLINS; BRAGA; BONATO, 1990).

6.2.6.4 AFINIDADE

A cromatografia de afinidade baseia-se, sobretudo, nas propriedades biológicas ou funcionais das espécies que interagem: a proteína a ser separada e a fase estacionária (HARRISON, 1994).

A afinidade cromatográfica é uma técnica de separação que depende das interações altamente específicas entre os pares de materiais biológicos: enzima-substrato; enzima-inibidor; antígeno-anticorpo. Um dos componentes dessa interação (denominado de ligante) é imobilizado em um suporte insolúvel, matriz porosa, e o outro componente é seletivamente adsorvido nesse ligante, previamente, imobilizado. O componente adsorvido pode ser eluído com uma solução que enfraqueça as interações entre os dois componentes. Em princípio, essa técnica torna possível separar uma proteína a partir de uma mistura biológica complexa, com base no reconhecimento e ligamento da molécula-alvo às estruturas específicas (JINZENJI, 2008).

A aplicação pode ser realizada em qualquer estágio do processo de purificação, mas é de custo elevado. O uso dessa técnica é recomendado após a remoção ou redução dos contaminantes por métodos mais baratos. A purificação é de alta resolução e a recuperação do material ativo é geralmente alta, pois a cromatografia por afinidade apresenta como vantagens: alta especificidade; purificação de proteínas a partir de misturas biológicas em apenas uma etapa; separação de formas nativas de formas desnaturadas da mesma proteína e remoção de pequenas quantidades da proteína de interesse a partir de grande quantidade de outras proteínas contaminantes (VERRALL; HUDSON, 1987).

No estágio de adsorção a amostra, contendo a proteína de interesse, entra em contato com o adsorvente e a proteína desejada se liga reversivelmente ao ligante imobilizado. Durante o estágio de adsorção alguns ou todos os contaminantes podem difundir dentro dos poros da matriz, e, dependendo do tipo de matriz e ligante, podem ser adsorvidos bioespecificamente pelos ligantes ou não especificamente na superfície da matriz. Na etapa de lavagem, a concentração dos contaminantes presentes dentro das partículas porosas do adsorvente é reduzida. Em seguida, o adsorvido é recuperado por meio da dissociação do complexo adsorvido-ligante (estágio de eluição), e finalmente o adsorvente é regenerado pelo contato com a solução tampão inicial (estágio de regeneração) (CHASE, 1998).

A eluição do material ligado à fase estacionária seletiva em cromatografia por afinidade é geralmente realizada pelo emprego de agentes específicos. Essa etapa é fundamentalmente importante para que ocorra uma boa separação da proteína desejada. A eluição requer a completa dissociação do complexo adsorbato-adsorvente. Os dois métodos de eluição que têm sido utilizados são o seletivo e o não seletivo. O método seletivo utiliza as propriedades naturais das interações bioespecíficas das proteínas e o não seletivo utiliza proteínas desnaturantes ou alteração do pH e de temperatura. Normalmente, o método utilizado é o de eluição não seletivo. Esse método altera, com o uso de um eluente apropriado, as propriedades físicas do adsorvente, de forma que a intensidade da ligação entre ligante e a proteína adsorvida seja reduzida e a dissociação do complexo adsorvido-ligante seja promovida. Outra forma de eluição seletiva envolve o uso de solução contendo alta concentração de ligante livre, podendo ser o mesmo ligante que está fixo na superfície interna dos poros da matriz. Esse eluente tem afinidade significativa pela proteína adsorvida e ocorre competição entre os ligantes solúveis e os imobilizados, e se o ligante solúvel está em excesso, o adsorvido deslocará quase que exclusivamente para a fase solúvel sendo, então, separado das partículas de adsorvente. A proteína é separada do ligante solúvel, explorando a diferença na massa molar das duas espécies (COLLINS; BRAGA; 1990).

6.2.6.5 AMPLIAÇÃO DE ESCALA

O objetivo principal da purificação em larga escala é reproduzir o desempenho do processo (resolução, tempo e rendimento) que foi desenvolvido e otimizado em pequena escala. Porém, a ampliação de escala é necessária à produção de quantidades suficientes para atender ao mercado consumidor (WHEELWRIGHT; SCOTT, 1991).

Inicialmente, é necessário definir o que exatamente significa um processo de purificação em pequena ou larga escala. Os processos de purificação em escala laboratorial rendem microgramas ou miligramas de bioproduto. Em escala piloto essas quantidades são de miligramas a gramas, e na purificação em larga escala a quantidade necessária pode variar de gramas a quilogramas, pois depende do uso final (PESSOA JÚNIOR; KILIKIAN, 2005).

A ampliação de escala de alguns processos cromatográficos é semelhante, como troca iônica, exclusão molecular, afinidade e interação hidrofóbica. A fase estacionária e o grau de empacotamento empregado na escala de laboratório devem ser mantidos na escala ampliada. Também se adotam altura de coluna, velocidade linear de alimentação (vazão volumétrica dividida pela área de corte transversal da coluna), concentração da molécula a ser purificada e soluções de tratamento idênticas àquelas da escala de laboratório. Assim sendo, a ampliação da capacidade da coluna para o processamento de volumes ampliados de meio é obtida mediante aumento do seu diâmetro. O aumento de escala de um processo cromatográfico significa, na prática, aumentar o diâmetro da coluna de tal forma que passe a comportar o volume adicional de amostra a ser purificada. A ampliação da largura da coluna pode provocar alterações no empacotamento da fase estacionária em virtude do fato de que uma elevada massa de material adsorvente estará distante da parede da coluna, a qual auxilia na manutenção do empacotamento do leito. O resultado pode ser a deformação, principalmente na parte central do leito, cujo achatamento induzirá o fluxo preferencial do líquido através dessa parte, alterando a resolução do processo cromatográfico. É por essa razão que frequentemente, as colunas industriais, apresentam altura de leito da ordem de 30 cm e diâmetro da ordem de 1 m. Porém, há casos em que o diâmetro da coluna atinge dois metros. De modo geral, os maiores volumes de colunas cromatográficas são de 700 a 2 mil L, como acontece na purificação das proteínas do soro de queijo ou da albumina do plasma humano. Caso se deseje aumentar ainda mais a produção, recomenda-se aumentar o número de colunas (WHEELWRIGHT; SCOTT, 1991).

6.2.7 Adsorção em leito expandido

A adsorção em leito expandido (ALE) é uma técnica baseada na fluidização. Muito embora tenha sido inicialmente utilizada na década de 1970, como ferramenta para a purificação de proteínas, os leitos fluidizados não suscitaram interesse na época, sobretudo pelas dificuldades técnicas, como, por exemplo, a limitação das propriedades físicas das matrizes adsorventes. É notável, porém, o crescente interesse na aplicação da adsorção em leito expandido para purificar proteínas de soluções contendo ou não material particulado, pois permite integrar as etapas de clarificação e purificação (CHASE, 1988).

A disposição convencional do adsorvente na forma de um leito empacotado exige a alimentação de meios isentos de partículas em suspensão. Em função disso, os meios devem ser previamente clarificados e há demanda de tempos elevados de operação, devida, em geral, à reduzida difusividade do meio através do leito. Como alternativa ao leito empacotado, o meio adsorvente pode encontrar-se suspenso (reatores agitados, de leito fluidizado ou expandido) que, juntamente com o uso de adsorventes que reduzam a limitação difusional do líquido, reduzem o tempo do processo. Além disso, torna-se possível a captura de proteínas a partir de meios com células íntegras ou não, reduzindo-se o número de etapas do processo e a possibilidade de perda de atividade da molécula-alvo, pois, dessa forma, viabiliza-se a clarificação simultânea a concentração e a purificação de uma dada biomolécula (PESSOA JÚNIOR; KILIKIAN, 2005).

Por exemplo, quando do emprego da centrifugação para a remoção de células suspensas, adicionalmente é necessária uma microfiltração para a obtenção de um meio tratável em leito empacotado, tendo em vista que, após a centrifugação, restam partículas suspensas. Caso esse meio seja alimentado para uma coluna cromatográfica com o leito empacotado existe a possibilidade de perda de escoamento do fluido, devida a entupimentos. Dessas operações de clarificação resultam, em geral, maiores custos e tempos para o processo global, principalmente quando se trata de meio oriundo de rompimento de células, por apresentar elevada viscosidade (HARRISON, 1994).

A possibilidade de aplicação de separações por cromatografia a meios contendo fragmentos de células é importante na produção de proteínas para uso terapêutico e diagnóstico, proteínas frequentemente associadas às células, e na redução das perdas por ações de proteases, em virtude da redução do tempo do processo (CHASE, 1988).

Os reatores de leito fluidizado ou expandido apresentam forma tubular, tal como os reatores de leito empacotado. Porém, o material adsorvente encontra-se suspenso, em decorrência do emprego de adsorventes sólidos, que apresentam certa distribuição de tamanhos de partículas, e cuja densidade é maior que a densidade do líquido. Como o líquido é aplicado a uma velocidade superficial, de forma que o leito sofra expansão, o leito de partículas sólidas expandidas ocupa volume maior que o de repouso (CHASE, 1988).

6.2.8 Acabamento da purificação

O grau de pureza necessário de um produto biotecnológico depende de sua aplicação final. A simples secagem de micro-organismos cultivados para produção de proteína celular é suficiente para sua comercialização. Caldos enzimáticos impuros, ou parcialmente purificados, podem ser utilizados como catalisadores em conversões químicas industriais como, por exemplo, na produção de xarope de frutose utilizando a enzima glicose isomerase. No entanto, é necessária uma purificação final para grande parte dos produtos biotecnológicos, especialmente aqueles de uso farmacêutico. Nesse caso, os produtos devem estar puros, secos, cristalinos ou amorfos. Para tanto, devem ser submetidos a alguns tratamentos finais como a cristalização ou a liofilização (BELTER; CUSSLER; HU, 1988).

A liofilização é o processo de remoção de um solvente, geralmente a água, de uma solução por sublimação. Nesse processo o material é congelado e, em seguida, submetido à baixa pressão para sublimação da água livre. Durante o congelamento, a água transforma-se em gelo, em um variado, porém alto grau de pureza e, os solutos são concentrados. Como resultado, as propriedades físico-químicas (pH, força iônica, viscosidade, ponto de congelamento, tensão superficial e interfacial) da fase não congelada alteram-se significativamente. Os materiais liofilizados são apresentados na forma de pó e as atividades biológicas se mantêm estáveis por muito mais tempo, quando comparadas com a conservação em solução aquosa. Por esse motivo, muitas proteínas comerciais estão disponíveis na forma liofilizada. Porém, se a liofilização não for adequadamente planejada poderá ocorrer desnaturação de enzimas. Embora seja uma técnica amplamente empregada na conservação de muitos materiais, em sua maioria, biológicos, há uma série de fatores envolvidos na liofilização que devem ser manipulados de forma a obter-se um material de boa qualidade (PESSOA JÚNIOR; KILIKIAN, 2005).

A cristalização é o processo de formação, por agregação, de cristais de moléculas presentes em soluções homogêneas supersaturadas. É uma técnica comumente empregada na fase final dos processos de purificação de proteínas, particularmente as enzimas. A cristalização é de grande importância em processos biotecnológicos, pois permite a estocagem estável. Compostos cristalizados são estáveis, pois as moléculas são imobilizadas. Soluções proteicas cristalizadas contaminadas por proteases têm sua atividade preservada, uma vez que a enzima

244 • BIOTECNOLOGIA FARMACÊUTICA

também cristaliza. Após a cristalização, o produto pode ser recuperado por filtração ou centrifugação, seguida de secagem (VERRALL; HUDSON, 1987).

6.2.9 Rendimento e pureza

Em processos de purificação de moléculas, de origem biológica ou não, é necessário dispor de rotinas de análise que permitam determinar a fração recuperada em cada estágio do processo, e frequentemente no caso das biomoléculas, é fundamental determinar o grau de pureza e, por vezes, a ausência de contaminantes específicos (COLLINS; BRAGA; DONATO, 1990).

À fração recuperada dá-se o nome de rendimento, η, e P é o grau de pureza. A determinação de η requer a quantificação da molécula-alvo, o que, por sua vez, requer a medida de sua concentração e do volume de meio em cada estágio (Equação 6.6). A determinação de P requer uma definição prévia, sendo uma das mais comuns a relação entre a concentração da molécula-alvo e a concentração de proteína total no sistema (Equação 6.7) (LADISCH, 2001).

$$\eta = \frac{C_{Xn} \times V_n}{C_{X0} \times V_0} \times 100 \qquad (6.6)$$

$$P = \frac{C_X}{C_T} \qquad (6.7)$$

Na Equação 6.6, C_{Xn} representa a concentração da molécula-alvo na etapa n do processo de purificação e C_{X0} representa a concentração da mesma molécula no meio inicial. V_0 e V_n representam, respectivamente, o volume de meio inicial e o volume de meio na etapa n.

Na determinação da pureza com base na Equação 6.7, C_X é a concentração da molécula-alvo e C_T a concentração de todas as moléculas. Frequentemente, C representa a concentração de proteínas, dado que estas constituem a maioria das biomoléculas de interesse – peptídeos, enzimas, antígenos, anticorpos e hormônios – e também, as principais impurezas. A variável **P** representa, portanto, a fração da concentração da molécula-alvo, em relação à concentração do conjunto de moléculas que compreende as impurezas. Caso C seja expresso em termos de massa, P seria a fração da massa de proteínas, referente à proteína-alvo, a qual reflete a pureza (BELTER; CUSSLER; HU, 1988).

É interessante determinar o rendimento e o aumento de pureza que cada etapa confere, a fim de avaliar seu impacto no processo completo, e, eventualmente, a substituição de uma dada operação unitária por outra. O aumento da pureza é dado pelo aumento do valor de P, aqui denominado AP. A Equação 6.8 define AP para uma dada etapa do processo em relação à etapa anterior, na qual P_n é a pureza da molécula-alvo no estágio n e P_{n-1}, é a pureza da mesma molécula no estágio anterior. Analogamente, determina-se o aumento de pureza do processo completo, substituindo P_{n-1} por P_0 (pureza no meio inicial) na Equação 6.8 (LADISCH, 2001).

$$AP = \frac{P_n}{P_{n-1}} \qquad (6.8)$$

Existem algumas rotinas para determinação de concentração de proteínas, cada uma delas com diferentes fundamentos e limitações, sobretudo relativas a moléculas interferentes: método de Lowry-Folin-Ciocalteau; método de Bradford; método do biureto-reagente alcalino de cobre; absorção de raios UV a 280 nm (aminoácidos aromáticos) ou a 205-220 nm (peptídeos); e método do ácido Bis-cincrônico (COLLINS; BRAGA; DONATO, 1990).

Considerando-se que cada um desses métodos baseia-se em princípios diferentes, os resultados obtidos não podem ser diretamente comparados. Além disso, mesmo que se adote uma única metodologia, o resultado obtido somente expressará a verdadeira concentração de proteínas se a curva de calibração for determinada com solução de proteínas de composição idêntica à solução-alvo, o que não é fácil (HARRIS; ANGAL, 1995).

Os métodos anteriormente descritos aplicam-se à quantificação de misturas de proteínas, sendo que é necessário quantificar a proteína-alvo, a fim de satisfazer as Equações 6.6, 6.7 e 6.8. Uma quantificação indireta é obtida com relativa facilidade quando a molécula-alvo apresenta atividade biológica específica, como por exemplo, atividade enzimática ou antigênica (HARRIS; ANGAL, 1994).

A avaliação do grau de pureza, de forma qualitativa, em uma mistura de proteínas é largamente praticada com auxílio de eletroforese, a qual consiste na separação das proteínas por ação de um campo elétrico que força o movimento das moléculas eletricamente carregadas através de um gel (COLLINS; BRAGA; DONATO, 1990).

Referências bibliográficas

ALBERTSSON, P.-Å. **Partition of cell particles and macromolecules**. 3. ed. New York: Willey Interscience, 1986.

BELTER, P. A.; CUSSLER, E. L.; HU, W.-S. **Bioseparations**: downstream processing for biotechnology. New York: John Wiley & Sons, 1988.

CHASE, H. A. Adsorption separation processes for protein purification. In: MIZRAHI, A. (Ed.). **Downstream process**: equipment and techniques. New York: Alan R. Liss, 1988. p. 163-204. Advances in Biotechnological Processes, v. 8.

COLLINS, C. H.; BRAGA, G. L.; BONATO, P. S. **Introdução a métodos cromatográficos**. Campinas, Editora da Unicamp, 1990. 279 p.

HAGEL, L. Gel filtration. In: J. C. JANSON, J. C.; RYDÉN, L. **Protein purification**: principles, high resolution methods, and applications. New York: VCH Publishers, Inc., 1989. p. 63-106.

HARRIS, E. L. V.; ANGAL, S. **Protein purification applications**: a practical approach. Oxford: IR Press, 1995.

HARRIS, E. L. V.; ANGAL, S. **Protein purification methods**: a practical approach.Oxford: IR Press, 1994.

HARRISON, R. G. **Protein purification process**. New York: Marcel Dekker, 1994.

HATTI-KAUL, R. **Aqueous two-phase systems**: methods and protocols. Totowa: Humana Press, 2000.

JANSON, J-C.; LÅÅS, T. Hydrophobic interaction chromatography on Phenyl- and Octyl-Sepharose CL-4B. In: ROGER, E. (Ed.). **Chromatography of synthetic and biological macromolecules**. Chichester: Ellis Horwood, 1978.

JINZENJI, D. **Desenvolvimento de processo cromatográfico para purificação de fator VIII humano:** emprego de anticorpos contra fragmentos específicos da proteína na avaliação da pureza e estabilidade durante as etapas de purificação. 2008. 194 f. Tese (Doutorado em Biotecnologia) – Instituto Butantan da Universidade de São Paulo, São Paulo, 2008.

JOHANSSON, H. et al. Plasmid DNA partitioning and separation using poly(ethyleneglycol)/ poly(acrylate)/salt aqueous two-phase systems. **Journal of Chromatography A**, Amsterdam, v. 1233, p. 30-35, Apr. 2012.

KILIKIAN, B. V.; PESSOA Jr., A. Purificação de produtos biotecnológicos. In: SCHMIDELL, W. et al. **Biotecnologia industrial**: engenharia bioquímica. São Paulo: Blucher, 2001. p. 493-520. [V.2].

LADISCH, M. R. **Bioseparations engineering**: principles, practice, and economics. New York: John Wiley & Sons , 2001.

MAZZOLA, P. G. et al. Affinity-tagged green fluorescent protein (GFP) extraction from clarified *E. coli* cell lysate using a two-phase aqueous micellar system. **Bioengineering and Biotechnology**, New York, v. 93, n. 5, p. 998-1004, 2006.

NEVES, L. C. M.; PESSOA-JR, A.; VITOLO, M. Fed-batch production of glucose-6-phosphate dehydrogenase using recombinant *Saccharomyces cerevisiae*. **Applied Biochemistry and Biotechnology**, Clifton, v. 137-140, n. 1-12, p. 711-720, 2007.

PESSOA-JR, A.; KILIKIAN, B. V. **Purificação de produtos biotecnológicos**. São Paulo: Manole, 2005.

PYLE, D. L. **Separations for biotechnology**. London: Elsevier Science Publishers, 1990.

SCOPES, R. K. **Protein purification**: principles and practice. 3. ed. New York: Springer: Verlag, 1993.

TANAKA, A. M. et al. Purification ofporcine plasma factor VIII using chromatography. **Biotechnology Letters**, London, v. 22, n. 4, p. 257-260, 2000.

VERRALL, M. S.; HUDSON, M. J. **Separations for biotechnology**. Chichester: Ellis

Horwood, 1987.

WHEELWRIGHT, S. M. **Protein purification**: design and scale up of downstream processing. Munich: Hanser Publishers, 1991. 228 p.

Capítulo 7

Enzimas e aplicações

Michele Vitolo

7.1 INTRODUÇÃO

As enzimas são proteínas catalisadoras, capazes de converter rapidamente uma substância em outra. Por exemplo, a hidrólise da sacarose em glicose e frutose catalisada pela invertase (uma glicoproteína obtida de leveduras) ocorre quase que instantaneamente (VITOLO, 2014).

As enzimas ocupam um papel de destaque dentro do contexto biotecnológico, porque são as responsáveis pela vida celular e, ao mesmo tempo, fazem os processos (fermentativo e cultura de células) e as técnicas biotecnológicas (fusão celular e DNA-recombinante) acontecerem (Figura 7.1).

As enzimas podem ser obtidas de animais (por exemplo, quimosina, pepsina, tripsina), plantas (por exemplo, ficina, papaína, bromelina) e micro-organismos (pectinases, glicoamilase e α-amilase, entre outras). Todavia, a natureza da fonte determina, entre outros fatores, a disponibilidade, o custo e o grau de pureza.

Em princípio, qualquer tipo de enzima animal ou vegetal possui a contrapartida microbiana. Apenas para citar alguns exemplos, temos as enzimas amilolíticas, que atuam na hidrólise do amido – fontes: *Bacillus subtilis*, *Aspergillus oryzae*, *A. niger*, *A. flavus* e *A. awamori* –; glicose oxidase, que oxida a glicose em ácido glicônico – fontes: *A. niger*, *Penicillium amagasakiense* e *P. notatum* –; lactase, que hidrolisa a lactose do leite – fontes: *Saccharomyces fragilis* e *Zygosaccharomyces lactis* –; lípase, que hidrolisa triglicérides – fontes: *A. niger* e *Rhysopus sp* –; e proteases, que hidrolisam proteínas – fontes: *B. subtilis*, *A. oryzae*, *A. flavus*, *Endothia parasítica* e *Mucor pusillus*.

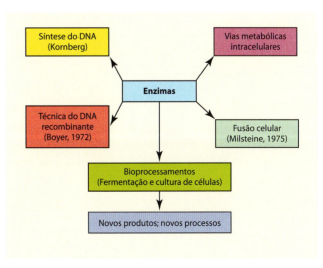

Figura 7.1 As enzimas e o contexto biotecnológico.

Na atualidade, dá-se preferência às enzimas microbianas para uso em grande escala. Isso se deve ao fato de que são encontradas em abundância no mercado, o produtor controla com rigor todas as fases da produção da enzima, os preparados enzimáticos são bem padronizados, há vários fornecedores estabelecidos no mercado e, além disso, o micro-organismo, usado como fonte, tem alta velocidade de crescimento, levando à produção de grande quantidade de enzima em pouco tempo. Apenas a título de exemplo, segundo Demain (2007), a produção mundial anual das enzimas de origem microbiana glicose isomerase (*Streptomyces olivochromogenes*), penicilina amidase (*E. coli*) e nitrilase (*Pseudomonas chlorapis*) é da ordem de 100 mil toneladas, 40 mil toneladas e 30 mil toneladas, respectivamente. Para se ter uma ideia da magnitude da contribuição das enzimas na cadeia de produção industrial, tome-se o caso da penicilina amidase, que possibilita a obtenção de cerca de 40 mil toneladas de ácido 6-amino-penicilânico, um intermediário fundamental na fabricação das penicilinas semissintéticas (DEMAIN, 2007).

Um aspecto a ser destacado é o que se refere ao melhoramento genético da cepa produtora de enzima por meio da técnica do DNA-recombinante. Quase com certeza, pode-se afirmar que a enzimologia industrial foi o primeiro grande setor produtivo a sofrer o impacto positivo da biotecnologia. Desde o início, os fabricantes de enzimas se conscientizaram de que a estequiometria "um gene uma enzima", se adequava perfeitamente ao preconizado pela técnica do DNA-recombinante. Graças a isso, o avanço conseguido na produção de enzimas, alavancou sobremaneira o mercado desses biocatalisadores, a ponto de esse mercado saltar da casa dos milhões de dólares (nos anos 1980) para a dos bilhões de dólares na atualidade. Praticamente, todas as enzimas usadas em produtos domissanitários – que utiliza, aproximadamente, 35% de toda a produção mundial de enzimas – são produzidas via micro-organismos geneticamente modificados (DEMAIN, 2007).

Os micro-organismos, muitas vezes, produzem mais de um tipo de enzima, o que possibilita ao fabricante operar a fermentação, de modo a favorecer a produção de uma delas. Dessa maneira, o produtor pode adaptar sua produção conforme as flutuações do mercado. Porém, passa a ser de interesse do usuário da enzima, saber se o preparado possui atividades enzimáticas colaterais. Esse conhecimento é importante, porque, em havendo enzimas contaminantes, as reações catalisadas por elas poderão gerar subprodutos, que afetariam as características do produto final. O perfeito entendimento entre o fornecedor do preparado enzimático e o usuário é o ponto crucial para o correto emprego das enzimas na indústria.

Em particular para as enzimas usadas em alimentos, o fabricante do catalisador deve, obrigatoriamente, informar ao usuário, se a fonte utilizada foi um micro-organismo geneticamente modificado. A implicação legal dessa informação se reflete na necessidade de se obter nova licença para comercializar a enzima e, em consequência, o alimento, de cuja formulação ela participa, é considerado "alimento novo". Nessa situação, o produto alimentício deve ser submetido a todas as etapas de avaliação exigidas pela agência governamental reguladora (FDA e ANVISA, respectivamente nos Estados Unidos e no Brasil). Deve ficar claro que, no caso de a enzima "engenheirada" participar somente como catalisador de uma ou mais operações unitárias da planta de produção, a responsabilidade de conseguir a sua aprovação junto aos órgãos reguladores é do fabricante da enzima. Ao fabricante do alimento caberia, por uma simples questão de ética, informar ao usuário se algum elemento do processo de fabricação proveio de organismo geneticamente modificado.

As enzimas são biomoléculas *sui generis*, porque, além dos aspectos salientados na Figura 7.1, elas são produtos de interesse comercial e de amplo uso (Figura 7.2).

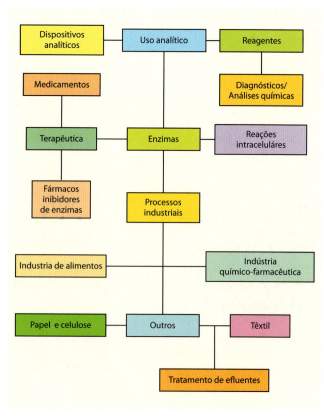

Figura 7.2   Uso das enzimas nos diferentes setores.

As enzimas, ao longo dos séculos, têm sido usadas em diferentes processos industriais, por exemplo, curtume, cervejaria, panificação e laticínios. Dependendo das características do processo, as enzimas podem ser usadas em separado das células das quais provieram – por exemplo, proteases e lípases de origem animal em curtume e laticínios – ou junto com as células às quais pertencem. Esse último caso é o representado pelos processos fermentativos, amplamente usados na fabricação do pão, da cerveja, do vinho e dos antibióticos, entre outros.

Enquanto o papel dos micro-organismos nos processos fermentativos foi bem estabelecido por Pasteur, em 1876, os mecanismos enzimáticos, por sua vez, começaram a ser compreendidos, somente, a partir do início do século XX. Nessa época, a invertase e a amilase, a qual catalisa a hidrólise do amido, começaram a ser produzidas em grande escala. A quantificação da atividade enzimática, conforme já abordado em capítulo anterior, ganhou impulso a partir de 1913, estendendo-se por todo o século XX.

O desenvolvimento da catálise enzimática está longe do esgotamento, haja vista a descoberta ou a modificação de biomoléculas não proteicas com propriedades catalíticas. Essas biomoléculas são representadas pelo ácido ribonucleico, por anticorpos modificados, peptídeos sintéticos e proteínas com estrutura modificada por via química. Além disso, destaca-se a técnica de imobilização de enzimas, a qual consiste da ligação do biocatalisador em um material insolúvel e inerte, com o objetivo de recuperar a enzima e/ou usar processo contínuo, conforme discutido anteriormente. Essa técnica vem ampliando, sobremaneira, o uso de enzimas em geral.

Atualmente, as enzimas encontram aplicação em processos analíticos, em terapia – quer como fármacos quer como alvos de moléculas inibidoras – e na indústria (Figura 7.2).

Dada a diversificação do emprego de enzimas, seria oportuno introduzir uma classificação, levando em conta os setores nos quais são usadas. Segundo Sá-Pereira et al. (2008), as enzimas, de acordo com o segmento de mercado, são divididas em dois amplos grupos: enzimas industriais e enzimas especiais. As enzimas industriais compreenderiam as enzimas para a indústria alimentícia (amilases, proteases, coalhos, pectinases), enzimas para a indústria de ração animal (xilanase, fitase, amilase, protease) e as enzimas "técnicas", que são aquelas destinadas para fins domissanitários, têxtil, curtume, biocombustíveis, papel e celulose. Entre outras, citam-se as proteases, amilases, lipases, celulase. As enzimas

especiais compreenderiam aquelas para fins terapêuticos (anticoagulantes, antitumorais, antivirais, entre outras), diagnósticos (polimerase, nuclease, entre outras), pesquisa e química fina.

A diversidade do uso de enzimas proporcionou o estabelecimento de um mercado cativo, rentável e de crescimento ininterrupto.

No caso das enzimas industriais, o mercado mundial, em 2004, foi da ordem de US$ 2,3 bilhões, estimando-se um crescimento de cerca 5,7% nos próximos dez anos – em 2014 as cifras girarão em torno de US$ 4 bilhões – (SÁ-PEREIRA et al., 2008).

O mercado mundial para as enzimas especiais, em 2004, foi da ordem de US$ 1,3 bilhões, estimando-se para 2014 algo em torno de US$ 3 bilhões (Tabela 7.1). Destaca-se que, entre as enzimas especiais, aquelas para fins farmacêuticos responderam, em 2004, por 38% do mercado global, estimando-se que em 2014 responderão por algo ao redor de 47% (SÁ-PEREIRA et al., 2008). Esse crescimento dever-se-á ao desenvolvimento, sobretudo, da terapia de reposição enzimática, que visa suprir com enzimas específicas pacientes incapazes de produzi-las, em decorrência de distúrbios genéticos. Exemplos notórios, são a glicocerebrosidase e a alfagalactosidase, as quais são aplicadas em pacientes portadores, respectivamente, das síndromes de Gaucher e de Fabry.

Tabela 7.1 **Evolução das cifras envolvidas (em milhões de dólares) na comercialização mundial das enzimas especiais**

Tipos de enzimas	Ano			
	1994	2004	2009*	2014*
Farmacêuticas	205	520	880	1.410
Diagnóstico	150	300	400	580
Pesquisa	200	420	600	805
Química fina	50	100	180	210
Total	**605**	**1.340**	**2.060**	**3.005**

*Estimativas.

Fonte: Adaptado de Sá-Pereira et al., 2008.

O mercado brasileiro de enzimas, em que pese o dinamismo de seu comércio e do parque industrial e

250 • BIOTECNOLOGIA FARMACÊUTICA

de serviços, é francamente importador, haja vista que, em 1980, os montantes de importação e exportação foram, respectivamente, iguais a US$ 3,6 milhões e US$ 0,643 milhões e, em 2005, foram de US$ 126,6 milhões e US$ 20,6 milhões, respectivamente. A razão importação/exportação – que refletiria, mesmo que indiretamente, crescimento ou redução do mercado nacional de enzimas – praticamente, não se alterou nos anos considerados, sendo de 5,6 e 6,1, respectivamente, para 1980 e 2005 (VITOLO, 1981; BON; FERRARA; CORVO, 2008). Caso a razão importação/exportação diminuísse, ter-se-ia um sinal indicativo de aumento da produção interna de enzimas. Como ficou, praticamente, inalterado, pode-se concluir, de um lado, que o País tem sido usado como um entreposto para o comércio de enzimas na América do Sul. Por outro lado, um fator da ordem de 6,0 pode, também, indicar que o mercado brasileiro tem espaço para crescer, servindo de estímulo para incrementar a produção interna de enzimas.

Do exposto, depreende-se que discorrer sobre as aplicações das enzimas disponíveis no mercado, envolveria redigir, no mínimo, um tomo à parte. Porém, em razão da grande participação das enzimas no setor alimentício e de medicamentos, decidiu-se discorrer, de modo sucinto, sobre o seu emprego nesses segmentos industriais. Para aprofundar os aspectos salientados e complementar os conhecimentos sobre o vasto campo da enzimologia industrial, recomendam-se Reed (1975); Vitolo (1981); Gerhartz (1990); Nagodawithana e Reed (1993); Godfrey e West (1996); Lauwers e Scharpé (1997); Rocha Filho e Vitolo (1998); Said e Pietro (2004); Bon; Ferrara; Corvo, (2008).

7.2 ENZIMAS EM ALIMENTOS

A participação das enzimas no setor alimentício se dá de quatro maneiras: na deterioração, no controle de qualidade, no controle de operações unitárias industriais e no processamento dos alimentos. Na deterioração dos alimentos, tem-se a ação de oxidases naturalmente presentes na matéria-prima. No controle de qualidade, que é feito na matéria-prima não processada, durante o processamento e no produto final, as enzimas são usadas como reagentes analíticos. No controle de operações unitárias industriais, por exemplo, o tratamento térmico (branqueamento) de vegetais só é adequado, quando não se detecta a enzima peroxidase no alimento branqueado; a pasteurização do leite (processo térmico em que a matéria-prima é mantida em torno de 65 °C por 30-40 min.) só pode ser considerada eficiente, quando a atividade da fosfatase alcalina no leite pasteurizado for nula. As enzimas também estão relacionadas ao processamento de alimentos efetuado em reatores enzimáticos. As principais enzimas usadas no processamento de alimentos são elencadas na Tabela 7.2.

Tabela 7.2 **Enzimas utilizadas no processamento de alimentos**

Enzimas	Aplicações
Amilases	Panificação, xaropes, cervejaria, sucos
Proteases	Panificação, cervejaria, laticínios
Lactase	Deslactosação do soro de leite
Fosfatase	Alimentos infantis
Catalase	Desglicosação de ovos
Glicose oxidase	Desglicosação de ovos
Tanase	Cervejaria
Naringinase	Sucos de fruta
Pectinases	Vinhos e sucos de fruta

Fonte: Adaptado de Couri et al., 2008.

Da Tabela 7.2, observa-se que os processos alimentícios, nos quais enzimas podem ser usadas, são bem diversificados. A seguir, serão discutidos os aspectos enzimáticos mais importantes, relacionados ao processamento de matérias-primas alimentícias.

7.2.1 Panificação

Na panificação industrial a adição de enzimas é imprescindível, porque os constituintes naturais da farinha de trigo devem ser convenientemente modificados, para que a massa obtida possua as características exigidas pela maquinaria de panificação em grande escala.

7.2.1.1 ENZIMAS

As principais enzimas empregadas em panificação são as amilases e as proteases, e, em menor escala, a lipoxigenase e a pentosanase. Mais recentemente, a glicose oxidase tem sido preconizada no melhoramento da farinha de arroz, que é desprovida de proteínas do tipo glúten e, por isso, não adequada para uso em panificação. No entanto, o uso dessa farinha em pães dietéticos – para as pessoas fisiologicamente intolerantes ao glúten – ou mesmo em pães comuns, fabricados em países ricos em arroz, como os asiáticos, possui relevância industrial (GUJRAL; ROSELL, 2004).

7.2.1.1.1 Amilases

Entre as amilases do tipo α,1-4, as mais conhecidas e usadas são a α-amilase, β-amilase e glicoamilase. Em panificação, a α-amilase é, de longe, a mais usada. A β-amilase, no entanto, merece atenção, pelo fato de ser um componente natural da farinha de trigo, o componente básico de qualquer formulação em panificação industrial, e que pode interferir na quantidade de açúcares fermentescíveis disponíveis para a levedura de panificação (*Saccharomyces cerevisiae*).

7.2.1.1.1.1 α-amilase

A α-amilase é encontrada em plantas, animais e micro-organismos, sendo as de origem microbiana, as mais usadas em panificação. O pH de atividade máxima das amilases conhecidas situa-se entre 4,5 e 7,0. A estabilidade térmica, no entanto, depende da fonte da enzima. A α-amilase fúngica – geralmente obtida de *Aspergillus oryzae, A. niger* e *A. awamori* – é mais termolábil do que a α-amilase bacteriana (as principais fontes são *Bacillus subtilis* e *B. stearothermophilus*). Esse fato, faz com que tenham aplicações diferenciadas. Na panificação, a α-amilase de origem fúngica é a mais usada, porque é rapidamente desnaturada, quando a massa é introduzida no forno para assar. No caso da α-amilase bacteriana, sua desnaturação térmica durante o cozimento seria mais lenta, resultando em um pão com miolo gomoso. Todavia, a α-amilase bacteriana, também, pode ser usada na panificação, só que em quantidade controlada e inferior à da α-amilase fúngica.

A atividade da α-amilase fúngica é expressa em unidades SKB (metodologia proposta por Sandstedt, Kneen e Blish, daí SKB), definida como o inverso do tempo requerido para que a hidrólise de uma solução de dextrina-padrão pela α-amilase provoque, em presença do iodo, o aparecimento de uma intensidade de cor, previamente, estabelecida.

A α-amilase hidrolisa ligações osídicas (tipo α-1,4) ao acaso e requer íons cálcio para manter sua atividade ótima e ser estável ao calor e ao pH.

7.2.1.1.1.2 β-amilase

A β-amilase, também, conhecida pela designação "amilase sacarogênica", é encontrada em plantas superiores e em alguns poucos micro-organismos (*B.*

megaterium, B. circulans, Streptomyces tosaensis, S. hygroscopicus, S. viridochromogenes, S. albus, S. flavus e *S. aureofaciens*). A β-amilase cliva as ligações osídicas α-1,4 a partir da extremidade não redutora do polissacarídeo, liberando moléculas de maltose. A β-amilase é uma enzima sulfidrílica, que não requer cofator, e que possui um ciclo catalítico da ordem de 250 mil ligações rompidas/min (a 30 °C e pH 4,8). Essa enzima tem atividade ótima na faixa de pH entre 5,0 e 6,0, sendo estável no intervalo de pH entre 4,0 e 9,0 por 24h a 20 °C. A termoestabilidade dessa enzima depende da fonte da qual foi obtida. Por exemplo, a β-amilase da cevada maltada é inativada a 70 °C/10min, enquanto a obtida da soja é inativada a 70 °C/30 min (NAGODAWITHANA; REED, 1993). Uma fonte interessante de β-amilase é a água de lavagem resultante da industrialização da batata. As batatas são raspadas e o amido é separado. Este, por sua vez, é lavado profusamente com água, na qual a maior parte da β-amilase estará dissolvida. O líquor contendo a enzima tem o pH ajustado para 3,7, resultando um precipitado rico em β-amilase. Este é separado por centrifugação e, a seguir, concentrado (extrato β-amilásico) (JOHNSON, 1977).

7.2.1.1.2 Proteases

As proteases, sobretudo de origem microbiana (*B. subtilis, A. oryzae* e *A. niger*), são usadas em panificação, objetivando modificar o glúten da farinha. O resultado da ação das proteases sobre as proteínas da farinha é tornar a massa extensível e manipulável pelas máquinas da panificação industrial.

7.2.1.1.3 Lipoxidase

Enzima utilizada para a fabricação de pão com miolo quase branco. O efeito branqueador, nesse caso, resulta da ação do oxigênio do ar sobre gorduras insaturadas da farinha. Os peróxidos de lipídeos gerados oxidam os compostos coloridos da farinha (por exemplo, carotenoides), tornando a massa incolor. Há indícios de que a geração de radicais peróxidos no seio da massa melhora a sua resistência aos choques mecânicos (atrito, forças de cisalhamento etc.) e propriedades de cozimento. Geralmente, usa-se a lipoxidase, naturalmente presente na farinha de soja desengordurada, na proporção de 0,5% de farinha desengordurada em relação ao peso total de farinha usada para fazer a massa.

7.2.1.1.4 Pentosanase

A pentosanase é uma hemicelulase, que hidrolisa uma classe particular de polissacarídeos chamados, generi-

252 • BIOTECNOLOGIA FARMACÊUTICA

camente, pentosanas (por exemplo, arabinogalactana e arabinoxilana). A presença dos referidos carboidratos no produto final torna-o gomoso e de difícil mastigação. Parte do chamado fenômeno do "amanhecimento" (*staling*, em inglês) é atribuído à presença de pentosanas no miolo do pão. No entanto, há evidências de que pentosanas hidratadas se combinam com a matriz proteica da massa, conferindo-lhe resistência ao choque mecânico e aumento da capacidade de reter as bolhas de gás carbônico, resultante da fermentação. Estima-se que o uso adequado da pentosanase, possa contribuir para o estabelecimento do equilíbrio entre a quantidade de bolhas de gás retidas e a gomosidade do produto final (MARTIN; ZELEZNAK; HOSENEY, 1991).

7.2.1.2 EFEITOS DA SUPLEMENTAÇÃO ENZIMÁTICA

7.2.1.2.1 α-amilase

O emprego dessa enzima visa ao aumento do teor de açúcares fermentescíveis na massa, propiciando uma fermentação uniforme com a formação de quantidade moderada de gás carbônico. A fonte dos açúcares são a amilose e a amilopectina (os principais constituintes do grânulo de amido), substratos naturais das enzimas amilolíticas. Ressalta-se que, em panificação, a intensidade de hidrólise do amido da farinha é pequena. Isto é obtido pelo fato de existirem grânulos de amido rompidos na farinha. Quando o trigo é moído, entre 2% a 5% dos grânulos de amido são rompidos, facilitando a absorção de água. Os grânulos entumecidos são facilmente atacados pelas amilases, gerando dextrinas, que, em seguida, são hidrolisadas em glicose pela β-amilase.

A ação amilolítica, também, melhora a capacidade da massa em reter gás, em virtude das ligeiras modificações nos comprimentos das cadeias de amilose e amilopectina. A adição de amilase fúngica permite obter massa com boa maleabilidade, devida à redução da viscosidade, e pão com miolo macio. A cor da crosta do pão é, também, intensificada, já que a reação de Mailard (combinação de proteínas com açúcares) é favorecida. O sabor final do pão, também, pode ser atribuído à ação das enzimas amilolíticas.

As amilases são adicionadas à farinha durante a moagem (na base de 100-150 SKB/kg de farinha) e, quando necessário, durante a fase de preparo da massa (estágio fermentativo), antes do cozimento no forno. A quantidade de enzima adicionada, durante o preparo da massa, depende da composição particular da massa, do tipo de pão desejado e do tipo de máquinas usadas na planta de produção.

7.2.1.2.2 Proteases

São enzimas usadas com o objetivo de influir na extensibilidade e textura da massa, tornando-a adequada para uso em laminadores. Sua adição é obrigatória porque o pH da massa sendo em torno de 7,0 não é o mais adequado para a atividade das proteases originalmente presentes na farinha (pH = 4,0). Além disso, nos pães salgados, é costume usar 3% de sal, que inibe as proteases naturais da farinha.

As proteases são usadas na primeira etapa do processo de panificação, ou seja, o estágio fermentativo. As proteases hidrolisam e encurtam as proteínas do glúten, as quais se alinham em camadas. O encurtamento e a disposição das cadeias peptídicas em camadas facilitam a homogeneização da massa no misturador (redução no tempo de operação), inclusive, requerendo menos energia no processo de mistura. Além disso, a extensibilidade da massa favorece a sua manipulação nos laminadores, quando se deseja produzir pão fatiado. Na panificação industrial a duração de uma dada operação, por exemplo, a mistura, é um parâmetro crítico, haja vista o uso de equipamentos automatizados programados para operar em cronogramas rígidos de tempo. Ou seja, determinada quantidade de massa deve ser preparada em um tempo preestabelecido; caso esse tempo seja excedido, pode ocorrer atraso no fluxo normal das operações da planta, refletindo-se no custo final do produto. Além disso, a qualidade do produto final poderá ser prejudicada.

7.2.1.3 PERSPECTIVAS

Espera-se um aumento na intensidade de uso das proteases, em razão do fato de que as farinhas disponíveis no mercado estão cada vez mais ricas em proteínas. O aparecimento de pentosanases em grandes quantidades é, também, uma perspectiva nessa área, pois o "amanhecimento (*staling*)" é um fenômeno danoso para os produtos de panificação.

De um modo geral, o uso de enzimas em panificação tende a aumentar, por causa dos rigores da legislação alimentícia, no que se refere ao uso de farinhas modificadas por via química (remoção de pigmentos, por exemplo).

7.2.2 Conversão do amido para a produção de xaropes

A produção de xaropes requer a hidrólise extensiva do amido, contrariamente ao almejado em panificação. O processo hidrolítico, além da produção de xaropes, leva à obtenção de uma gama de produtos de interesse comercial (Tabela 7.3).

Tabela 7.3   Produtos resultantes da hidrólise completa do amido

Produto	Usos
Maltodextrinas	**Estabilizantes, gomas, pastas, espessantes.**
Xaropes mistos (42 < DE* < 63)	Confeitaria, refrigerantes, sorvetes, baby foods, enlatados.
Xarope de maltose	Confeitaria.
Xarope de glicose	Refrigerantes, meio de cultura, doces.
Xarope de frutose	Refrigerantes, enlatados, iogurte, compotas.

* DE (equivalente em dextrose) é o poder redutor da solução de amido liquefeito em relação a uma solução padrão de glicose, tomada como 100% em poder redutor. Os açúcares redutores totais são medidos por meio dos métodos de Fehling, Benedict, ácido dinitro-salicílico (DNS), Somogyi-Nelson, entre outros.

Fonte: Adaptado de Vitolo, 2001.

Os processos industriais para a hidrólise do amido são catalisados por ácido inorgânico (em geral, ácido clorídrico) ou enzimas. Atualmente, a hidrólise enzimática é a preferida, porque dá altos rendimentos a baixo custo, este resultante de menor exigência energética e a desnecessidade da etapa de neutralização. Em virtude da especificidade das enzimas e das condições brandas de reação (temperatura baixa e pH próximo da neutralidade), o processo hidrolítico pode ser bem controlado e os produtos gerados mantêm-se estáveis e livres de contaminantes (por exemplo, 5-hidroxi-2-metilfurfuraldeído, furfural etc.).

O início da produção de xaropes em grande escala deu-se nos anos 1930, quando foi desenvolvido o processo de hidrólise ácida do amido de milho. Os xaropes passaram a ser usados como adoçantes e como componentes de meios de cultura para processos fermentativos.

No entanto, a indústria de xaropes recebeu grande impulso, quando a glicoamilase, enzima responsável pela hidrólise final dos oligossacarídeos oriundos da hidrólise do amido, e a glicose isomerase, enzima que catalisa a isomerização da glicose em frutose, passaram a ser usadas nos anos 1960 e 1970, respectivamente. Na Figura 7.3, apresentam-se as principais etapas da hidrólise do amido.

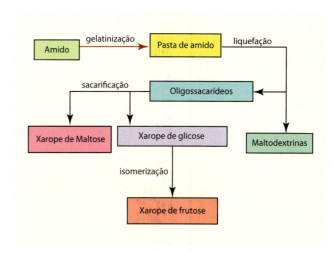

Figura 7.3   **Esquema sobre a hidrólise completa do amido originando produtos como xaropes de maltose, glicose e frutose, além das maltodextrinas. Liquefação, sacarificação e isomerização são operações unitárias realizadas, respectivamente, com α-amilase bacteriana (ou HCl), glicoamilase (ou α-amilase fúngica) e glicose isomerase. A gelatinização consiste no aquecimento da pasta de amido até 80 °C (a temperatura varia conforme a origem do amido. Por exemplo, o milho gelatiniza a 70 °C e a aveia a 58 °C). Durante a gelatinização a hidrólise do amido é pouco intensa, porém a viscosidade da pasta aumenta muito. Durante a gelatinização os grânulos incham e se rompem parcialmente, tornando-se substrato para as enzimas amilolíticas. Algumas vezes, o amido gelatinizado pode se insolubilizar, caracterizando o processo denominado "retrogradação do amido". Este fenômeno é indesejável no processo de transformação de materiais amiláceos.**

O amido, na realidade, é encontrado na natureza na forma de grânulos, entre os quais a amilose – um homopolímero linear da glicose, no qual as moléculas de glicose estão unidas por ligações glicosídicas α-1,4. Este polissacarídeo perfaz 15%-30% da composição do grânulo – e a amilopectina[1] estão fortemente ligadas entre si. O grânulo de amido apresenta como propriedades a birefringência e a forma e o tamanho serem vinculadas à origem do amido (GODFREY, 1996).

Como as enzimas amilolíticas não rompem as ligações glicosídicas α-1,6, a hidrólise da amilopectina com essas enzimas é incompleta, requerendo o uso de enzimas desramificantes, como a pululanase bacteriana, para a sua completa decomposição (BENTLEY; WILLIAMS, 1996).

---

1   Polímero de glicose ramificado, no qual as moléculas de glicose da cadeia principal estão unidas por ligações glicosídicas α-1,4 e nos pontos de ramificação as ligações glicosídicas são do tipo α-1,6. Perfaz 70%-85% do grânulo.

A isomerização pode ser considerada a última etapa da conversão do amido, na qual a glicose é convertida em frutose pelo uso da glicose isomerase. Atualmente, a enzima é usada na forma imobilizada e o processo contínuo é executado em reator de leito fixo. A reação catalisada pela glicose isomerase leva ao equilíbrio entre as quantidades de glicose e frutose, além da frutose atuar como inibidor competitivo da enzima. Esses dois aspectos são contornados, fazendo-se passar a mistura por uma coluna de separação cromatográfica.

A produção do xarope de frutose começou em 1970 na esteira do aparecimento da glicose isomerase imobilizada no mercado, proporcionando aos países privados de cana-de-açúcar ou beterraba dispor de um xarope adoçante com índice de dulçor comparável ao da sacarose. A produção mundial de xarope de frutose anda pela casa dos 15 milhões de toneladas por ano, envolvendo cifras da ordem de U$$ 1 bilhão (DEMAIN, 2007).

As perspectivas das enzimas nessa área se concentram no melhoramento catalítico da glicose isomerase imobilizada, na disponibilidade de α-amilase e enzimas desramificantes termoresistentes (atuam acima de 100 °C) e de glicoamilase imobilizada.

7.2.3 Sucos de frutas

A indústria de sucos de frutas tem como principal problema a variabilidade das frutas a serem processadas. A otimização da produção implica o processamento da fruta a baixo custo, no controle do tempo total de processo, na manutenção ou melhoramento da estabilidade e das propriedades organolépticas do produto final e no aumento da capacidade da planta. Em geral, o suco de fruta é comercializado na forma de concentrado, que permite não só a redução do volume (facilita o transporte e o armazenamento), mas também o aumento da estabilidade frente à contaminação por micro-organismos.

Estes objetivos vêm sendo alcançados com o uso de enzimas nos vários estágios do processamento desde 1930, quando Kertez e Mehlits usaram enzimas pela primeira vez nesse tipo de indústria (GRASSIN; FAUQUEMBERGUE, 1996).

Atualmente o produtor de suco de fruta tem a seu alcance diversas enzimas. O fabricante das enzimas está apto a fornecer preparados enzimáticos cada vez mais puros e específicos, ou então, misturas de enzimas em quantidades adequadas para otimizar determinado processamento de fruta.

7.2.3.1 PAREDE CELULAR E SUBSTÂNCIAS PÉCTICAS

A parede celular é a principal barreira a ser desarranjada para a extração adequada do suco.

A parede celular em essência oferece proteção à célula vegetal, sobretudo, contra o choque e às mudanças da pressão osmótica extracelular. A composição da parede celular depende da fruta; das condições sazonais; e, do modo e tempo de estocagem da fruta.

Em linhas gerais, as substâncias pécticas são polissacarídeos contendo unidades de ácido galacturônico, e podem ser divididas em: ácido péctico (as carboxilas das unidades galacturônicas estão livres) e ácido pectínico (as carboxilas das unidades galacturônicas encontram-se esterificadas – por exemplo, a pectina).

Nas substâncias pécticas, além do ácido galacturônico, encontram-se oses do tipo: L-ramnose, arabinose, galactose e xilose.

Além das substâncias pécticas, acham-se na parede celular, também, a celulose (cristalina na parede secundária e amorfa na parede primária) e hemiceluloses. Entre estas últimas, tem-se as xiloglicanas, cuja cadeia principal é formada por glicoses ligadas por ligações osídicas β,1-4 e com ramificações de D-xilopiranose, por meio de ligação osídica do tipo α.

É interessante destacar que uma malha celulose-xiloglicana está inserida em uma matriz constituída de substâncias pécticas, determinando a força da parede celular e, talvez, sua porosidade.

7.2.3.2 ENZIMAS

As principais enzimas usadas na indústria de sucos de fruta são as pectinases (Figura 7.4), celulases, hemicelulases e amilases (UENOJO; PASTORE, 2007).

7.2.3.2.1 Pectinases

As pectinases são enzimas de origem vegetal e microbiana, divididas em dois grandes grupos: esterases e despolimerases.

As esterases hidrolisam as ligações éster das substâncias pécticas, liberando moléculas de álcool, sendo o metanol o mais comum. Essas enzimas carecem de importância na produção de suco de fruta, inclusive, devendo estar ausentes dos preparados pectinolíticos comerciais.

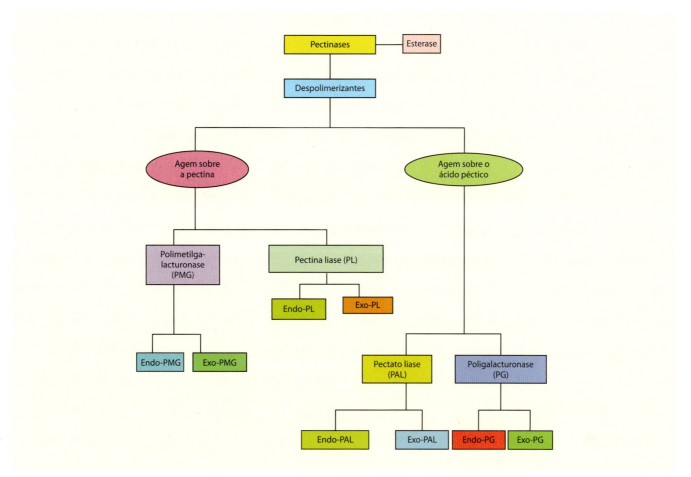

Figura 7.4 Classificação das pectinases despolimerizantes comerciais, conforme o substrato transformado (pectina ou ácido péctico), o mecanismo de ruptura da ligação osídica (hidrólise ou transeliminação) e a posição de ataque da enzima – se a partir da extremidade (exo) ou se aleatória (endo).

As despolimerases hidrolisam as ligações osídicas localizadas entre as unidades de ácidos galacturônicos e manurônicos, constituintes das substâncias pécticas. O resultado final é o desarranjo completo da malha péctica da parede celular das células, em cujo interior está o suco a ser extraído.

As despolimerases, por sua vez, são subdivididas de acordo com o tipo de substância péctica que hidrolisam. No caso do ácido pectínico tem-se as despolimerases pectínicas, enquanto para o ácido péctico tem-se as despolimerases pécticas.

As ligações osídicas das substâncias pécticas podem ser rompidas de duas maneiras: com a interveniência da água (hidrólise) ou não (transeliminação). O mecanismo transeliminativo se dá pela desidrogenação entre os carbonos (C4) e (C5) do anel cíclico dos monômeros (ácidos galacturônico e manurônico) constituintes da substância péctica. Dessa ação, resulta a formação de uma dupla ligação no anel do monômero participante da ligação osídica original e a consequente ruptura da ligação osídica. Em relação ao tipo de mecanismo envolvido, têm-se as galacturonases – chamadas polimetilgalacturonase (PMG) ou poligalacturonase (PG) em função do substrato hidrolisado, respectivamente, o ácido pectínico ou o ácido péctico – e as liases. Estas últimas, ao atuarem sobre o ácido pectínico ou ácido péctico, são chamadas pectina-liases (PL) ou pectato-liases (PAL), respectivamente. Se o padrão da despolimerização segue o modelo aleatório, as pectinases são chamadas endopectinases (endo-PAL, endo-PMG, endo--PL ou endo-PG), caso contrário – a ruptura das ligações osídicas ocorre ordenamente a partir da extremidade não redutora da cadeia – são denominadas de exopectinases (exo-PAL, exo-PMG, exo-PL ou exo-PG).

A endo-PAL possui grande afinidade por substâncias pécticas altamente metiladas. Hidrolisa a pectina ao acaso. Uma hidrólise da ordem de 5%, causa uma redução da viscosidade da ordem de 50%. A endo-PAL de *A. niger* tem pH ótimo entre 4,0 e 5,0.

As poligalacturonases agem só sobre substâncias pécticas com baixo grau de esterificação. A endo-PG

256 • BIOTECNOLOGIA FARMACÊUTICA

atua ao acaso, e a exo-PG atua a partir da extremidade não redutora. A exo-PG não reduz significativamente a viscosidade. A endo-PG de *A. niger* tem pH ótimo entre 4,0 e 4,5, e a exo-PG em pH = 5,0.

Na categoria das pectinases, merecem lembrança a ramnogalacturonase[2] e as arabinofuranosidases (endo-arabinase e exo-arabinase), que hidrolisam polímeros da arabinose (arabinanas, arabinoxilanas, arabinogalactanas). Em alguns tipos de sucos (maçã e pera) os polímeros da ramnose e da arabinose causam turbidez excessiva.

7.2.3.2.2 Hemicelulases

As hemicelulases constituem um grupo de enzimas que hidrolisam os componentes hemicelulósicos da parede celular. Existem várias enzimas diferentes com o nome genérico de hemicelulase. As mais importantes são as galactanases (hidrolisam a arabino-1,4-β-D-galactanas e a arabino-1,3-1,6-β-D-galactanas), xilanases, xiloglucanases e mananases.

7.2.3.2.3 Celulases

São sistemas multienzimáticos, que atuam sinergisticamente. As enzimas constituintes são: **endo-glucanase** (Cx) (hidrolisa ligações osídicas β-1,4 ao acaso); **exo-glucanase** (hidrolisa ligações β-1,4 a partir da extremidade redutora da cadeia do polissacarídeo); **celobiohidrolase (CBH)** (atua após a ação da Cx, hidrolisando as ligações a partir da extremidade não redutora da cadeia, resultando a celobiose) e **celobiase** (também chamada β-glicosidase; hidrolisa a celobiose em glicose).

7.2.3.2.4 Amilases

São usadas para evitar a turvação do produto final pela precipitação do amido naturalmente presente na fruta, sobretudo não madura. Em geral, utilizam-se a amiloglicosidase (pH = 4,3 e temperatura entre 55 °C-60 °C) e a α-amilase ácida (pH$_{ótimo}$ entre 3,0 e 4,0; temperatura entre 70 °C e 75 °C).

7.2.3.3 PROCESSAMENTO

Uma planta típica para o processamento de suco de frutas é constituída pelas seguintes operações unitárias:

moenda ⟶ trocador de calor ⟶ tanque auxiliar [adicionam-se a pectinase (3-20 g/100 kg de fruta) e a celulase (0,2-2 g/100 kg de fruta)] ⟶ prensa ⟶ separador ⟶ tanque de clarificação [adicionam-se pectinase (1,5 a 3,0 g/100 L de suco) e amilase (0,5-2,0 g/100 L de suco)] ⟶ separador ⟶ filtro prensa ⟶ concentrador ⟶ tanque de estocagem ⟶ embalagem.

A adição de enzimas no tanque auxiliar visa à eliminação da pectina insolúvel, enquanto no tanque de clarificação as enzimas visam a redução da viscosidade do suco, a remoção do amido residual (evita a turbidez do suco) e a facilitação da floculação de substâncias insolúveis.

A clarificação é um processo bifásico, no qual a pectinase hidrolisa as substâncias pécticas (1ª fase) e, em seguida, as micelas desarranjadas se aglutinam, por meio da interação eletrostática, e precipitam (2ª fase).

Apesar de o vinho ser uma bebida alcoólica, sua produção envolve as etapas pré-fermentativas, que são semelhantes às da produção do suco de uva. Assim sendo, essa antiga (produzida pelo homem há 5 mil anos) e, amplamente, apreciada bebida merece algumas palavras.

O principal objetivo do enólogo é o de manter e mesmo realçar os componentes do suco de uva, visando à obtenção de um produto final com aroma e gosto adequados. Embora a enologia, ainda, envolva certo grau de empirismo, a alta demanda de mercado por vinho obriga as vinícolas a produzirem grandes volumes do produto em um espaço curto de tempo. Longos períodos de maturação são reservados, apenas, para os vinhos extrafinos, geralmente não populares e de custo elevado.

Para satisfazer a alta demanda por vinhos não sofisticados, as vinícolas usam enzimas para melhorar a extração dos componentes importantes da uva (suco, aroma, sabor, cor etc.), obtendo expressivo rendimento em vinho. A enzima pectinolítica, adicionada ao mosto de uva, hidrolisa a pectina – carboidrato de alta massa molar – melhorando em muito as operações unitárias de clarificação e filtração. A pectina, que provém da polpa da fruta, forma uma espécie de malha coloidal, a qual dificulta o adensamento das partículas em suspensão e, como consequência, a clarificação ocorre muito lentamente. O teor de pectina na uva depende da variedade, maturação, modo de cultivo (paliçada na posição horizontal ou vertical) e armazenamento pós-colheita.

Como a remoção da pectina é quase obrigatória, para produzir grande volume de vinho em curto espaço de tempo, então, procede-se à adição da pectinase na

---

2 Enzima que hidrolisa a substância péctica nos pontos em que a ramnose se liga ao resíduo de ácido galacturônico. A substância péctica deve ter baixo grau de esterificação. É encontrada em *A. aculeatus* e tem pH ótimo entre 3,0 e 4,0.

etapa anterior à prensagem da uva moída. Procedendo assim, consegue-se uma prensagem mais eficiente, uma clarificação e filtração mais rápidas. Esses efeitos resultam da diminuição da viscosidade do mosto, em razão da hidrólise das substâncias pécticas naturais da uva.

As pectinases empregadas – geralmente contaminadas com glicosidases (principalmente, α-L- rhamnosidase, α-L-arabinosidase, β-D-apiosidase e β-D-glucosidase; todas relacionadas com a remoção do aroma da fruta) – são obtidas de *Aspergillus níger*.

As proteases, também, são importantes para a produção do vinho, porque evitam a turbidez e fornecem os aminoácidos à levedura e às bactérias malo-lácticas, de cujas atividades metabólicas resultam as propriedades organolépticas do produto final (HASHIZUME, 2001).

As uvas são comumente contaminadas pelo fungo *Botrytis cinerea*, o qual forma uma goma de glicana contendo ligações β-1,3 na cadeia principal e ligações β-1,6 nos pontos de ramificação. Essa goma, uma vez dissolvida no mosto, causa sérios problemas nas etapas de clarificação e filtração do vinho. Esse problema é resolvido, adicionando-se glucanase ao mosto.

As perspectivas das enzimas na área de sucos de frutas repousam no aparecimento de pectinases acidorresistentes, objetivando usá-las na produção de sucos de frutas cítricas; e, no aumento da disponibilidade da naringinase – enzima que degrada a naringina, uma substância de sabor amargo, normalmente presente na polpa de frutas cítricas, como no caso do limão. No que tange à enologia, as enzimas já disponíveis são suficientes para o enólogo resolver os principais problemas da produção de vinhos. Todavia, a obtenção, por engenharia genética, de cepa de *Saccharomyces cerevisiae* capaz de produzir pectinase e liberar, simultaneamente, substâncias corantes e/ou aromáticas, possibilitaria acoplar a clarificação e a fermentação, resultando em considerável economia de tempo de processo.

7.2.4 Modificação enzimática de proteínas

As proteínas são polímeros de aminoácidos, que podem ser hidrolisadas com proteases. A modificação enzimática de proteínas tem sido realizada ao longo dos séculos, com a finalidade de produzir alimentos (por exemplo, molhos, pasta de peixe, tofu etc.), couro e derivados, laticínios e, mais modernamente, bebidas (cerveja, por exemplo), detergentes, desenvolvimento de aromas, tratamento de

efluentes e de resíduos de abatedouros. Como já citado, as proteases são muito usadas em panificação para influir nas propriedades reológicas da massa.

O principal objetivo da proteólise enzimática é o de aumentar o valor comercial da proteína animal e vegetal. A modificação da proteína pode ser de baixo grau (coagulação da caseína para fabricar queijos), grau médio (modificação das propriedades funcionais das proteínas) e grau elevado (obtenção do leite de soja).

Proteínas com propriedades funcionais modificadas – em termos de solubilidade, estabilidade, realce e controle do sabor e digestibilidade – são muito usadas na indústria alimentícia como ingredientes de formulações de alimentos para uso humano (agentes flavorizantes, produtos e suplementos dietéticos e produtos infantis) e animal (realçadores de sabor e suplementos de dieta). Prevê-se, também, a redução do efeito alergênico de certas proteínas alimentares.

As proteases, encontradas em plantas, animais e micro-organismos, são classificadas de acordo com a origem (por exemplo, papaína, ficina e bromelina provém, respectivamente, do mamão papaya, figo e abacaxi); com o modo de ação[3]; com a natureza do sítio ativo[4] e, com o pH de atividade ótima – protease ácida ($3,5 < \text{pH} < 6,5$), protease neutra ($6,5 < \text{pH} < 7,0$), protease alcalina ($7,1 < \text{pH} < 8,5$) e protease superalcalina ($\text{pH} > 8,5$).

Os critérios para a escolha das proteases baseiam-se na especificidade, necessidade ou não de cofator, pH de atividade ótima, estabilidade térmica e frente ao pH.

A proteólise pode ser controlada por meio da determinação da proteína total da matéria-prima pelos métodos do biureto, Lowry, Bradford ou Kjeldahl, entre outros, assim como pela medida do grau de hidrólise (GH).

O GH é medido pela neutralização dos aminoácidos livres com hidróxido de sódio fatorado. O volume de álcali consumido corresponde ao GH. Quando a estrutura e a

---

3 As endopeptidases clivam aleatoriamente as ligações pépticas das proteínas e as exopeptidases clivam as ligações pépticas de modo sequencial a partir do C-terminal (carboxipeptidases) ou N-terminal (aminopeptidases) das proteínas.

4 As proteases serínicas possuem no sítio ativo resíduo do aminoácido serina – exemplos: tripsina e quimotripsina. As proteases sulfidrílicas possuem no sítio ativo resíduo do aminoácido cisteína – exemplos: ficina, bromelina e papaína. As proteases metálicas possuem no sítio ativo íon metálico como Fe^{+2}, Zn^{+2} ou Mg^{+2}. As proteases ácidas possuem em seu sítio ativo resíduo de aminoácido com grupo carboxila livre, sendo a pepsina e a protease do HIV exemplos típicos.

composição da proteína são conhecidas, o GH refletirá a percentagem de ligações pépticas rompidas.

Em muitos casos, os hidrolisados proteicos apresentam sabor amargo, resultante da formação de peptídeos de cadeias curta e média ricos em aminoácidos hidrofóbicos. Foi observado que quanto maior for a hidrofobicidade maior será a intensidade do sabor amargo. Além disso, o peptídeo pode causar o sabor amargo, quando o aminoácido hidrofóbico estiver próximo da extremidade N-terminal e/ou C-terminal ou, ainda, se um resíduo de prolina estiver situado próximo ao centro da cadeia peptídica. O estabelecimento da correlação entre a posição do aminoácido hidrofóbico e o grau de amargor é fundamental para o planejamento da hidrólise proteica controlada. Observou-se que a prolina causa alterações conformacionais na estrutura do peptídeo. Sabe-se, também, que o sabor amargo resulta da interação do peptídeo com a papila lingual em dois pontos de contato, um chamado sítio de ligação e outro, unidade de estimulação. Logo, qualquer alteração na conformação do peptídeo poderá interferir no grau de amargor percebido. Assim sendo, um possível recurso para eliminar ou suavizar o sabor amargo em alimentos à base de proteína, seria promover uma modificação conveniente na estrutura tridimensional do peptídeo.

Para contornar o problema do amargor em hidrolisados proteicos, usam-se três estratagemas: mascaramento do sabor amargo com substâncias flavorizantes (sal, gelatina, polifosfato, glutamato monossódico etc.), remoção dos peptídeos hidrofóbicos com carvão ativo e execução da hidrólise com proteases específicas. O uso de proteases específicas implica usar-se uma endopeptidase – responsável pela hidrólise primária da proteína – e uma exopeptidase para finalizar a hidrólise. Parâmetros funcionais associados às proteínas, como emulsificação e espumação, estão associados ao baixo grau de hidrólise (presença de peptídeos de cadeia longa) e são ricos em interações hidrofóbicas. A remoção de grupos hidrofóbicos por proteases tende a reduzir a intensidade desses parâmetros funcionais. Por conseguinte, a fabricação de um hidrolisado funcional isento de sabor amargo requer um bom balanço entre as atividades endo e exopeptidásicas.

A princípio, pode ser obtida a remoção completa do amargor de um hidrolisado proteico. Todavia, a prática tem mostrado que o nível de amargor residual resulta da concorrência de três fatores; a saber, custo do processo de remoção do sabor indesejável, o tipo de propriedade funcional desejada para a proteína e as características organolépticas finais do alimento.

Além da questão do sabor amargo, devem ser lembradas a propriedade transferásica das proteases e a formação de plasteína.

A atividade transferásica ocorre, quando a protease atua em meio com baixa atividade de água. Nessas condições, a protease sintetiza a ligação péptica, em vez de rompê-la. A reação seria:

$$Bz\text{-}Tyr\text{-}NH_2 + Gly\text{-}NH_2 \leftrightarrows Bz\text{-}Tyr\text{-}Gly\text{-}NH_2 + NH_3$$

Uma das principais aplicações da atividade transferásica na atualidade, é a síntese do aspartame – um adoçante artificial, cujo mercado mundial é da ordem de US\$ 800 milhões (DEMAIN, 2007) – a partir da mistura de ácido L-aspártico e L-fenilalanina e em presença da termolisina.

A reação de formação de plasteína é um aspecto peculiar na área da hidrólise proteica para fins alimentares. As plasteínas são substâncias geliformes, produzidas pela hidrólise das proteínas, ajuste do pH a 7,0, concentração da solução e incubação com nova porção da protease usada na hidrólise inicial. O gel de plasteína é recuperado no final pela precipitação com etanol ou acetona. A reação plasteínica consiste em uma transpeptização levando à formação de cadeias peptídicas hidrofóbicas, que, por serem pouco solúveis, se agregam para formar o gel.

A modificação de proteínas com proteases é um processo usado em diferentes setores industriais, como cervejaria, laticínios, detergentes, tratamento de resíduos e efluentes, curtume, produção de aromas, entre outros. Uma breve descrição de alguns desses processos será feita a seguir.

7.2.4.1 CERVEJARIA

A produção de cerveja pelo homem remonta a 3000 a.C., sendo um dos bioprodutos mais antigos a ser fabricado.

As matérias-primas básicas para fazer a cerveja são água, cevada maltada (suplementada ou não com outros cereais), lúpulo e levedo. A fabricação envolve a extração e a hidrólise de carboidratos da cevada maltada, resultando uma solução contendo açúcares e outros nutrientes (o chamado "mosto"), a qual é inoculada com a levedura e deixada fermentar em anaerobiose, resultando o etanol no final do processo.

As principais alterações durante a produção da cerveja são catalisadas pelas enzimas existentes na cevada maltada e na levedura. As outras operações unitárias – tratamento térmico, separação e clarificação – causam pequenas alterações químicas no produto, quando comparadas às reações catalisadas pelas enzimas. A cevada é capaz de produzir todas as enzimas necessárias para degradar o amido, β-glucana, pentosanas, lipídeos e proteínas presentes na matéria-prima de partida para obter o mosto.

As principais enzimas presentes no malte são: α-amilase, β-amilase, β-glucanase e carboxipeptidase, as quais são estáveis até 68 °C, 64 °C, 62 °C e 58 °C, respectivamente.

As principais etapas envolvidas na produção da cerveja são (Figura 7.5):

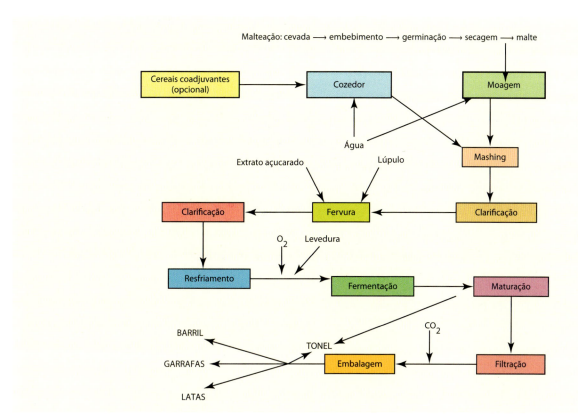

Figura 7.5 Esquema de fabricação da cerveja. Os principais eventos nas várias etapas são: redução do tamanho das partículas (moagem); hidrólise do amido e de proteínas (*mashing*); primeira remoção de sólidos do mosto (clarificação); cozimento do lúpulo (fervura); remoção de sólidos do lúpulo fervido (clarificação); conversão da glicose em etanol (fermentação); estocagem e estabilização (maturação); cerveja límpida (filtração). Os principais resíduos do processo são pó de malte, grãos descartados, resto de proteínas e de lúpulo, geração de CO_2, massa de levedo formada e auxiliar de filtração gasto (terra de diatomácea, por exemplo).

A – Malteação

No processo clássico, usa-se a cevada maltada – contendo baixo teor de nitrogênio e de β-glicana – como matéria-prima do mosto a ser fermentado. A malteação compreende: a) Saturação do cereal com água [umidade de 45% (p/p)]; b) Germinação com duração de três a cinco dias, ocorrendo a formação de enzimas e a decomposição dos principais componentes do endosperma (amido, proteínas, β-glicanas, gomas e pentosanas), cujos derivados constituem os ingredientes básicos do mosto fermentescível. O processo é conduzido a 15 °C, 100% de umidade relativa e sob aeração suave, mas contínua]; c) Secagem para reduzir a umidade entre 3% e 6% (p/p). O processo dura entre 24h e 48h, fazendo-se passar continuamente uma corrente de ar aquecido; d) maturação do malte seco, o qual é deixado curando por pelo menos 21 dias, a fim de permitir a distribuição uniforme da umidade residual por toda a massa.

Ressalta-se que, durante a malteação, a cevada ativa suas próprias enzimas para garantir uma boa germinação e modificação adequada das paredes celulares do endosperma. Isto é muito importante para o mestre cervejeiro, porque ele consegue extrair o máximo de açúcares fermentescíveis por meio do "mashing", obtendo um mosto rico em nutrientes e que tornará a fermentação mais eficiente. O malte é considerado eficientemente malteado, quando a matriz proteica, que envolve os grânulos de amido no endosperma, foi totalmente desarranjada.

B – *Mashing*

O *mashing* corresponde ao cozimento programado da massa constituída pela cevada maltada e outros cereais coadjuvantes, resultando o mosto enriquecido com açúcares redutores e compostos nitrogenados. O cozimento programado, representado pelo aumento gradual da temperatura da massa, visa à ativação sequencial das enzimas naturais do malte (carboxipeptidase $\longrightarrow$ β-glucanase $\longrightarrow$ β-amilase $\longrightarrow$ α-amilase), as quais hidrolisam a proteína e os carboidratos da massa, da qual se origina o mosto. A programação térmica do *mashing* é função das características da massa inicial. Uma massa inicial, formulada adequadamente, requer uma variação de temperatura entre 58 °C (mantida por 20 min para otimizar a atividade proteolítica da carboxipeptidase) e 65 °C (mantida por 40 min para otimizar as atividades da β-amilase e da α-amilase). Nessa temperatura, os grânulos de amido encontram-se inchados e gelatinizados. Como regra geral, quanto menos adequada for a composição da massa inicial, mais amplo é o intervalo de temperatura requerido, assim como o número de degraus de aquecimento, no intervalo estabelecido, é maior.

C – Fermentação

O mosto é introduzido no fermentador e inoculado com uma cepa selecionada de levedura. O sistema é mantido fermentando em regime descontínuo e em anaerobiose por pelo menos 20 h, até que o caldo fermentado tenha uma concentração de etanol adequada. Esse caldo constitui a cerveja, que, após a separação das células, é deixado para estabilizar em um tanque especialmente desenhado para esse fim. O tempo de estabilização depende do tipo de cerveja desejada. Algumas vezes, há interesse de se obter cerveja com características especiais, como por exemplo, cerveja de baixa caloria. O mosto, usado para fabricar cerveja comum, é constituído por 30% de dextrinas solúveis, originadas da hidrólise incompleta do amido. Essas dextrinas são oligossacarídeos ricos em ligações osídicas do tipo α-(1 $\longrightarrow$ 6) e que não são metabolizadas pela levedura. Resulta disto, que as dextrinas permanecerão solubilizadas no produto final, contribuindo com cerca de 30% das calorias da cerveja. No entanto, adicionando ao mosto a glicoamilase – enzima capaz de hidrolisar ligações osídicas α-(1 $\longrightarrow$ 6) – as dextrinas são hidrolisadas e o açúcar redutor resultante é metabolizado pela levedura. No final, obtém-se uma cerveja com grau alcoólico maior, porém com bem menos calorias. Após diluição adequada, o grau alcoólico da cerveja é ajustado aos valores exigidos pela legislação.

O mestre cervejeiro, antes de iniciar a fermentação, analisa o teor de nutrientes e as características físico-químicas do mosto. Se este se apresentar com baixa concentração de nutrientes (sobretudo de açúcares fermentescíveis) e/ou viscoso, quase certamente não será adequadamente fermentado pela levedura. Daí, procede ao acréscimo de β-amilase e/ou de β-glucanase, visando aumentar o teor de açúcares redutores e/ou reduzir a viscosidade, respectivamente.

D – Estabilização

Esse processo consiste em se deixar em tanques, por tempo determinado, o mosto fermentado isento de células, visando evitar a turbidez da cerveja com o tempo. A cerveja turva não é aceita pelo mercado, por aparentar estar contaminada por micro-organismos.

A turbidez resulta, essencialmente, da interação de proteínas hidrofóbicas com carboidratos, flavonoides e polifenóis. Os flavonoides e os polifenóis, uma vez oxidados, causam turbidez irreversível da cerveja. Esse problema foi resolvido, pela introdução da garrafa de vidro, como embalagem de acondicionamento do produto, e pelo tratamento térmico (pasteurização) da cerveja. Contudo, após um dado período formava-se, também, uma turbidez permanente, em razão da precipitação de proteínas a baixa temperatura. Esse problema foi rapidamente resolvido graças ao uso da papaína no tanque de estabilização, na base de 1-5g/100L de cerveja (ROURKE, 1996). A papaína é uma protease cisteínica obtida do mamão (*Carica papaya*) com pH isoelétrico entre 8,75 e 11,5. Como a cerveja antes da comercialização é pasteurizada, para aumentar sua vida de prateleira, a atividade da papaína é praticamente zerada.

Em virtude da enorme produção mundial de cerveja, com frequência ocorre a falta de malte de boa qualidade no mercado. Esse fato, obriga o mestre cervejeiro a formular uma mistura de cereais (soja, arroz, mandioca, farelos etc.) incluindo o malte, a qual frequentemente leva à obtenção de um mosto pobre em nutrientes nitrogenados e açúcares fermentescíveis. Diante disso, a adição de enzimas exógenas – carboidrases (glucanase, celulase, α-amilase e β-amilase) e proteases – torna-se um procedimento obrigatório. A adição das enzimas necessárias é feita antes do *mashing*.

Outra razão para o uso de enzimas exógenas em cervejaria está relacionada ao tipo particular de cerveja desejada (com sabor e/ou aroma específicos), ou, até mesmo, conseguir alguma vantagem técnica em uma ou mais operações unitárias do processo de fabricação. Nesses casos, o cervejeiro deve adicionar cereais específicos à cevada maltada, que, em geral, são desprovidos de qualquer atividade enzimática.

Independendo das razões apontadas, a atividade cervejeira implica o uso de diversas enzimas, entre outras, α-amilase bacteriana, α-amilase fúngica, glicoamilase, glucanases.

As perspectivas das enzimas em cervejaria, repousam no desenvolvimento da papaína imobilizada – que possibilitaria remover as proteínas durante a passagem da cerveja do fermentador para o tanque de estabilização, que passaria a ser, apenas, um tanque-reservatório para o engarrafamento da cerveja –, no desenvolvimento de cepa de levedura modificada geneticamente, capaz de produzir glicoamilase (otimização da fermentação alcoólica e produção de cerveja de baixa caloria) e desenvolvimento de proteases e glucanases termoestáveis.

7.2.4.2 LATICÍNIOS

O leite é um produto altamente nutritivo, contendo proteínas, gorduras, lactose, vitaminas, sais e enzimas (α-amilase, fosfatase alcalina, peroxidase, entre outras).

A presença de enzimas no leite pode afetar as características organolépticas do produto final. Lembra-se, também, que a presença de atividade fosfatásica residual, após a pasteurização, é um indicador de falha dessa operação unitária.

Na fabricação de laticínios, as enzimas mais utilizadas são: catalase, coalhos, proteases, lípases, esterases e lactase.

7.2.4.2.1 Catalase

Muitos países permitem o uso de água oxigenada no leite, visando à conservação da matéria-prima durante o trajeto da fazenda para a usina beneficiadora. Por isso, antes de o leite ser pasteurizado[5], a catalase é adicionada para decompor a água oxigenada.

No entanto, existem certos tipos de queijos (gorgonzola, por exemplo), nos quais a presença de água oxigenada em pequena concentração é desejável, para fins de conservação. Isso se deve ao fato de esta substância preservar os micro-organismos acidófilos e de não inibir as enzimas naturais do leite.

7.2.4.2.2 Enzimas coagulantes

A história registra que a produção de queijos é realizada há mais de seis mil anos. O processo da coagulação láctea vem sendo aprimorado de forma empírica ao longo dos milênios, sendo, na atualidade, bem compreendido e executado de modo controlado e eficiente.

A eficiência do processo é alcançada graças ao emprego das enzimas coagulantes, quer de origem animal (pepsina, quimosina) quer microbiana (proteases de fungos das espécies *Mucor pusillus* e *Mucor miehei*).

A quimosina é a enzima, que coagula a k-caseína do leite com maior eficiência. É uma protease extraída do abomaso de bezerros lactentes, que hidrolisa a ligação péptica entre a fenilalanina e metionina a partir da extremidade N-Terminal da k-caseína, resultando um octapeptídeo e a p-k-caseína. Esta última interage com íons cálcio, coagulando.

O processo de coagulação (Figura 7.6) é influenciado por vários fatores: concentração de quimosina; temperatura; pH; concentração dos íons cálcio; temperatura de estocagem do leite; teor de gordura do leite; tempo de coagulação. Sobre esses fatores, destacamos que a concentração de quimosina dependerá do tipo de queijo a ser produzido. Por exemplo, o queijo tipo Cheddar requer 25 mL de quimosina/100 L de leite e o queijo tipo cottage 5mL de quimosina/100 L de leite. O pH, por sua vez, afeta a qualidade do coágulo obtido; se estiver entre 5,8 e 6,5 o coágulo resultante será elástico, contráctil e não granuloso – características desejáveis na fabricação de queijo de alta qualidade. Se o pH for menor que 5,0, o coágulo será granuloso e inelástico, ou seja, não resultará em um queijo típico, mas sim em coalhada (outro tipo de laticínio). Quanto à temperatura de estocagem, não é recomendável estocar o leite a baixa temperatura por longo período, porque a estabilidade da emulsão água/óleo[6] pode ser quebrada, resultando a separação das fases aquosa e oleosa, que acaba impedindo a coagulação da k-caseína.

---

5   Processo em que é realizado um aquecimento a 60 °C por 30 min, visando a eliminação de micro-organismos patogênicos e de algumas enzimas naturalmente presentes no leite, como fosfatase e lípase.

6   O leite é uma emulsão água/óleo natural estabilizada por proteínas, sendo a k-caseína uma delas.

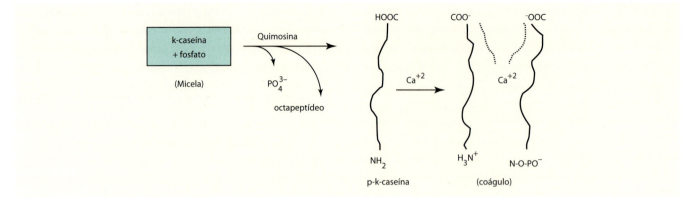

Figura 7.6 Coagulação da k-caseína do leite. A primeira etapa é catalisada pela quimosina. A segunda consiste na complexação da p-k-caseína com os íons cálcio.

O tempo de coagulação dependerá do tipo de queijo a ser produzido, mas, em geral, varia entre 30 a 90 min.

A atividade das enzimas coagulantes (a chamada força do coalho) é definida como o volume de leite, expresso em mililitros, coagulado por 1 mL da solução de enzima em 40 min a 37 °C. O substrato usado é o leite em pó desnatado dissolvido em solução aquosa de cloreto de cálcio 0,01 M.

Atualmente encontram-se no mercado coalhos de origem microbiana, obtidos das cepas *Cryphonectria parasitica, Bacillus cereus, Mucor pusillus e Mucor miehei*. Os coalhos microbianos foram uma alternativa à quimosina, que, a partir dos anos 1970, começou a escassear, em decorrência do desinteresse dos pecuaristas em sacrificar animais lactentes para produzi-la. A partir daquela época o interesse passou a ser o suprimento do mercado de carne e produtos cárneos em geral.

7.2.4.2.3 Proteases

O uso de proteases objetiva influir nas propriedades organolépticas (aroma, textura, cor e sabor) de queijos curados (por exemplo, cheddar, brie, camembert). A atividade proteolítica durante o período de cura do queijo, pode resultar da ação das proteases usadas na fase de coagulação láctea e/ou de culturas de micro-organismos adicionados propositalmente à massa do queijo ("cultura starter"). O grau de proteólise durante a cura, depende do tipo particular de queijo desejado. Nos chamados queijos duros, a hidrólise não deve passar de 25%-35% da proteína constituinte do coágulo, enquanto, nos queijos moles (brie, camembert, por exemplo), a hidrólise pode chegar a 80%. De qualquer modo, a intensidade da proteólise deve ser adequada ao teor de aminoácidos livres na massa, para se obter uma dada característica organoléptica. O sabor amargo, em razão da presença de peptídeos hidrofóbicos, é minimizado e/ou eliminado pela ação proteolítica dos micro-organismos da "cultura starter", adicionados à massa coagulada logo após a remoção do soro.

7.2.4.2.4 Lípases e esterases

São enzimas que hidrolisam tri-, di- e monoglicérides presentes na interface água/óleo das micelas do leite, originando sabores característicos nos laticínios fabricados.

A reação catalisada pela lípase raramente vai até a decomposição final do triglicerídeo. Isto se deve ao fato de o poder lipolítico da enzima diminuir, à medida que as unidades de ácido graxo do substrato vão sendo removidas. Da ação das lípases, acumulam-se na massa do queijo ácidos graxos livres, mono, di e parte dos triglicérides não decompostos.

As lípases usadas em laticínios – encontradas nas formas de pasta ou pó seco – são obtidas a partir de tecidos animais, sobretudo de bovinos, suínos e caprinos. Apesar da diversidade das fontes de lípases e esterases, os preparados oferecidos à indústria de laticínios são muito bem padronizados, sendo, inclusive, formulados para cada tipo de queijo curado, que se deseja fabricar.

7.2.4.2.5 Lactase

A lactose é um dissacarídeo presente no leite de mamíferos. A lactose, *per se*, é um açúcar de baixo índice de dulçor, porém o seu hidrolisado, que é formado por glicose e galactose, tem índice de dulçor equivalente a 80% daquele da sacarose. A mistura dessas hexoses é muito mais solúvel do que a lactose. Quando o teor de lactose no leite ou soro chega a 12% (p/p) – situação atingida durante a concentração da matéria-prima – o açúcar cristaliza na forma de agulhas, tornando o produto final não palatável ao ser humano.

Para eliminar os problemas causados pela lactose no processamento do leite, costuma-se hidrolisá-la com a lactase. As principais fontes dessa enzima são as leveduras (*Kluyveromyces fragilis* e *K. lactis*) e os fungos *Aspergillus niger* e *A. oryzae*.

Um aspecto importante a ser lembrado é o que se refere aos diferentes pH ótimos apresentados pelas lactases de leveduras e de fungos. A lactase de levedura atua bem na faixa de pH entre 6,0 e 7,0, tornando-se eficiente para remover a lactose do leite integral (pH $\cong$ 6,8). A lactase fúngica, por sua vez, atua bem na faixa de pH entre 4,0 e 5,0, tornando-se eficiente na remoção da lactose do soro de leite (resíduo da indústria queijeira, cujo pH $\cong$ 4,5).

O leite ou soro deslactosado apresenta várias aplicações: uso em formulações de alimentos dietéticos (destinados às pessoas que não digerem a lactose); uso como meio de fermentação para a produção de iogurte e similares; uso do xarope de soro para substituir 100% do leite condensado em formulações de caramelos e, até 50%, na formulação de balas tipo toffee; uso do xarope de soro de leite na formulação de molhos doces e agridoces; e, uso na fabricação de leite condensado, sorvetes e iogurte congelado, haja vista a cristalização da lactose não ocorrer, nem mesmo quando se utilizam xaropes concentrados (70%-75% p/p) nessas formulações. Lembra-se que, para obter os efeitos citados, é suficiente hidrolisar, apenas, 50% da lactose originalmente presente no leite integral ou soro.

As perspectivas das enzimas na indústria de laticínios repousam no desenvolvimento de fonte microbiana geneticamente modificada capaz de produzir quimosina; na maior disponibilidade de proteases fúngicas termolábeis; no desenvolvimento de quimosina imobilizada (realizar a hidrólise da k-caseína por processo contínuo); e, o desenvolvimento de lipossomos, contendo lípases e esterases, que adicionados ao leite antes da coagulação, permaneceriam na massa e, durante o período de cura, liberariam as enzimas de forma constante.

7.2.4.3 OUTROS USOS DAS PROTEASES

Além das aplicações citadas, merecem lembrança a descoloração do sangue residual de abatedouros, a remoção da carne residual de ossos, a produção de hidrolisado de peixes e o amaciamento de carnes.

7.2.4.3.1 Descoloração de sangue residual de abatedouros

Nos abatedouros resta, entre outros resíduos, uma grande quantidade de sangue, que é rico em proteínas e nutrientes em geral, e que poderia ser utilizado em formulações de produtos alimentícios. No entanto, a intensa cor vermelha – por causa da presença da hemoglobina nos eritrócitos – é de difícil mascaramento e, portanto, deve ser eliminada.

A descoloração do sangue é feita como descrito a seguir: o sangue é centrifugado, recolhendo-se o precipitado. Os eritrócitos constituintes do precipitado são hidrolisados por 2-4h a 55 °C e pH 8,5 em presença de 4% de protease, tomando-se por base o teor total de proteína. Após alcançar o grau de hidrólise da ordem de 20%, o pH é ajustado a 4,0 com ácido clorídrico, visando à inativação da protease. A suspensão é centrifugada, resultando um sobrenadante rico em globina e um precipitado rico em heme, o corante vermelho. O sobrenadante é submetido ao protocolo de purificação, constituído pela sequência das operações unitárias de filtração, tratamento com carvão ativo, nova filtração, evaporação e secagem (*spray-drying*).

7.2.4.3.2 Recuperação da carne residual presa nos ossos dos animais abatidos

Após o abate do animal, a musculatura é destacada dos ossos para ser transformada em carne para alimentação. No entanto, cerca de 5% do total de carne fica aderida aos ossos, o que determina um valor comercial a esse resíduo. A carne residual pode ser removida da seguinte forma: os ossos são moídos em água, adicionando-se à suspensão uma dada quantidade de protease (em geral, 0,3% em relação à massa total de osso processada). A mistura é mantida sob agitação a 60 °C por, pelo menos, 4h. A seguir, a suspensão é deixada decantar, separando-se o sobrenadante, que, em seguida, é aquecido a 95 °C-98 °C por 10-30 min. Essa mistura é usada como suplemento de formulações de alimentos enlatados.

7.2.4.3.3 Hidrolisado proteico de peixe

O peixe não aproveitado pela indústria pesqueira – sobretudo aquele peixe sem valor comercial, que é capturado nas redes de pesca junto às espécies de valor econômico – é uma rica fonte de nutrientes, em especial de proteína.

O aproveitamento dessa proteína é feito como segue: o peixe é cortado e moído em presença de água na proporção 1:1. O macerado tem o pH ajustado para 6,5, adicionando-se, a seguir, protease na razão 1:50 em relação à proteína total. A mistura é deixada sob agitação a 30 °C por 1h ou até obter-se 5% de hidrólise. Centrifuga-se, ajustando o pH do sobrenadante a 3,0 com ácido sulfúrico. A essa solução adiciona-se 10% de

264 • BIOTECNOLOGIA FARMACÊUTICA

hexametafosfato de sódio, resultando um precipitado fosfo-proteico, que é separado por centrifugação. Após lavagem com água é desengordurado pela adição de isopropanol. Finalmente, o precipitado final é seco por *spray-drying* e comercializado na forma de pó.

7.2.4.3.4   Amaciamento da carne

Há milênios o homem domesticou uma série de animais (gado, cachorros, porcos, carneiros, caprinos etc.), cuja carne passou a compor sua dieta diária. No entanto, o *rigor mortis* dos músculos, após o abate do animal, tornava a carne muito dura para a mastigação. Logo, houve a necessidade de desenvolver métodos para amaciar a carne, de modo a torná-la mastigável.

O amaciamento tem sido definido como a mastigabilidade da carne, após cozimento moderado sem perda de textura.

O amaciamento industrial da carne tem sido obtido por meio da combinação do melhoramento genético dos animais (por exemplo, obtenção de gado híbrido, a partir do cruzamento de espécies aparentadas) com o processo de maturação (a carne é mantida por 10 a 14 dias a 2 °C e 84% de umidade em câmara aerada).

O emprego de enzimas no amaciamento de carnes, baseou-se no processo empírico, desenvolvido pelos nativos da América Central, no qual – antes do cozimento – a carne era cortada em pedaços e embrulhada com folhas de mamoeiro ou emborcada no látex extraído do mamão (*Carica papaya*).

O uso de proteases no amaciamento de carnes, tornou-se corriqueiro a partir dos anos 1940, quando esse tipo de enzima passou a estar disponível no mercado em grande quantidade.

As proteases – principalmente a papaína e a bromelina – foram aprovadas com facilidade pelos órgãos reguladores, pelo fato de serem obtidas a partir de frutos comestíveis, como o mamão e o abacaxi. Há, também, proteases obtidas de micro-organismos (por exemplo, *Bacillus subtilis* e *Aspergillus oryzae*), que são muito usadas na área de carnes.

De um modo geral, uma solução, contendo papaína e bromelina, é injetada na jugular do animal 20 minutos antes do abate, de tal sorte que as proteases, através da circulação sanguínea, atingem todos os músculos do animal. A concentração de protease depende da idade do animal (quanto mais velho mais enzima é necessária), peso, raça, modo de criação (confinamento ou extensivo)

e sexo. Lembra-se que as enzimas só vão atuar durante o cozimento da carne. A papaína atua sobre a fibra muscular e o tecido conectivo (colágeno e elastina), enquanto a bromelina atua sobre o colágeno do tecido conectivo.

O contato enzima-músculo pode ser feito de outras maneiras: por borrifamento da solução de enzimas sobre o músculo, por imersão do músculo na solução enzimática ou por injeção da solução enzimática diretamente no músculo. Contudo, esses métodos são menos eficientes do que o da injeção na jugular do animal antes do abate, sendo, atualmente, de uso estritamente caseiro.

Para finalizar, destaca-se que no futuro a carne para uso na alimentação humana poderá provir, em sua maior quantidade, de culturas feitas em laboratório, usando células-tronco de animais de criação diferenciadas em células musculares (BARTHOLET, 2011). As vantagens desse procedimento são óbvias: o pastoreio dos animais de corte deixará de ser extensivo, os efeitos das condições climáticas sobre a criação do gado – e, por extensão, sobre a disponibilidade da carne no mercado – eliminados, a redução do papel dos degetos dos animais sobre o efeito estufa, eliminação do papel negativo das zoonoses sobre a qualidade da carne e o aumento da rigorosidade do controle de qualidade do produto final.

7.2.5   Outros usos

7.2.5.1   ÓLEOS COMESTÍVEIS

Indubitavelmente, a produção de óleos comestíveis é uma das mais valiosas atividades na indústria alimentícia. Polpa e/ou sementes de plantas oleaginosas (dendê, azeitona, feijão-soja, girassol, algodão, colza, canola etc.) são matérias-primas para a extração de óleos comestíveis. A extração pode ser feita com água – caso do óleo provir da polpa de frutos oleaginosos, como, por exemplo, a oliva – ou com solvente orgânico (se o óleo provém de sementes, como algodão e colza).

Em virtude do custo das enzimas, seu uso nesse tipo de indústria de transformação tem crescido lentamente, pelo fato de os óleos comestíveis terem baixo preço de venda. Assim, o emprego de enzimas se justifica, quando o óleo é vendido a preço elevado, como no caso do óleo de oliva extravirgem ou, quando o ganho em produtividade na extração é significativo, como no caso do óleo de dendê, obtido da polpa da palmeira.

Considerando a produção de azeite de oliva – provavelmente o óleo comestível mais caro no mercado – seu processo consiste na moagem da oliva, seguida da adição de água para obter uma pasta com textura adequada para ser submetida à prensagem. Desse tratamento inicial forma-se um sistema com três fases: sólida (composta por 3%-5% de óleo residual, 50% de água e 43%-45% de sólidos), aquosa (formada por menos de 1% de óleo residual, 90%-95% de água e 5%-10% de sólidos) e oleosa (composta por 98%-99% de óleo, sendo o restante formado por água e sólidos). Adicionam-se celulase e pectinase na pasta, antes da prensagem, a fim de reduzir a sua viscosidade, e, em consequência, extrair mais óleo com menos água misturada. Dependendo da variedade e do grau de maturação da oliva, o rendimento em óleo pode ser aumentado de cerca de 1% por meio do tratamento enzimático. Realmente, quanto mais água é removida na etapa da prensagem, menos água se separará do óleo durante a fase de armazenamento. Essa etapa é necessária para a maturação do óleo.

Como a industrialização da oliva envolve a manipulação de milhares de metros cúbicos de óleo, a redução de qualquer, digamos, 1% de água, resultará em alguns metros cúbicos adicionais de óleo a ser embalado e vendido.

Há situações, como no caso dos óleos de soja e de peixe, em que o óleo está, em maior proporção, ligado a proteínas do que a carboidratos. Logo, seria mais produtivo adicionar protease à pasta do que carboidrases.

Quando são processadas sementes de oleaginosas (algodão, soja, milho, colza etc.), em geral, o óleo obtido está contaminado com fosfolipídeos (por exemplo, lecitina) e/ou fosfatídeos, que conferem gomosidade ao produto final. Esses compostos são derivados do glicerol, o qual possui as hidroxilas do C1 e C2 esterificadas com ácidos graxos e a do C3 esterificada com ácido fosfórico. Este, por sua vez, se esterifica com álcoois nitrogenados (colina, etanolamina etc.). Na indústria, as referidas substâncias são removidas por processos químicos ou, em alguns casos particulares, com água quente. No caso do óleo de soja, se for deixado em repouso, após um dado período, a lecitina precipita espontaneamente. Porém, o processo demanda, pelo menos, 24 h, o que não é adequado em escala industrial.

O uso de enzimas para a remoção desses derivados do glicerol constitui uma alternativa futura, porque, das várias enzimas necessárias para a hidrólise completa do glicerol esterificado, a única disponível no mercado em grande quantidade é a fosfolipase A2, que hidrolisa especificamente a ligação éster do C2. As outras enzimas seriam a fosfolipase A1, que hidrolisa a ligação éster do C1, a fosfolipase C, que hidrolisa a ligação éster do C3 e a fosfolipase D, que hidrolisa a ligação éster entre o fosfato e o álcool nitrogenado. Atualmente, o principal uso da fosfolipase A2 se resume na produção do agente emulsificante de alta eficiência denominado liso-fosfatidilcolina (WEST, 1996).

Merece um comentário o uso crescente de lípases no processo de interesterificação de triglicérides, que visa à obtenção de derivados com propriedades especiais, como, por exemplo, fundir à temperatura ambiente e/ou possuir textura adequada, por exemplo, aderência ao miolo do pão, quando usada na formulação de margarinas. Inclusive, a interesterificação é usada para converter um tipo de triglicéride, em geral, de baixo custo, em outro de maior valor comercial (SOARES et al., 2012). Um exemplo notório é a conversão do óleo de dendê – rico em ácido láurico, mas pobre em ácido esteárico e palmítico, e que funde a 25 °C – em manteiga de cacau – que funde a 37 °C, sendo rica nos ácidos esteárico e palmítico –, a qual é matéria-prima fundamental para a indústria do chocolate. Na Holanda há uma planta industrial que transforma óleo de dendê em manteiga de cacau, empregando lípase imobilizada (WEST, 1996). Atualmente, graças ao advento das lípases microbianas, o processo de interesterificação está se tornando cada vez mais disseminado na indústria química de bens intermediários. Prevê-se, no entanto, o maior uso da interesterificação enzimática na preparação de coadjuvantes para formulações farmacêuticas.

Nesse ponto, apesar das tecnologias já existentes em escala industrial, tais como, o uso de vapor superaquecido e da hidrólise ácida, o uso potencial de lípases na hidrólise de triglicérides merece ser lembrado. Sucede que existem triglicérides ricos em ácidos graxos poli-insaturados, que são sensíveis aos tratamentos hidrolíticos citados. Nesse caso, o emprego de lípases estereoespecíficas – ou seja, que hidrolisam seletivamente as ligações éster do C1, C2 ou C3 – assume relevância, sobretudo quando se almeja obter adjuvantes com propriedades nutricionais e/ou terapêuticas.

Do exposto, está claro que o emprego de enzimas na área específica da produção de óleos e gorduras para fins dietéticos, em cosméticos e/ou terapêuticos é muito promissor. O alto custo inicial da enzima poderá ser compensado pelo alto valor agregado do derivado obtido, pelo menor consumo de água potável – que é assustadoramente grande na produção de óleos e gorduras – e pelo menor custo no tratamento de efluentes, haja vista possuírem baixa demanda biológica de oxigênio. Seguramente, em futuro não distante, a sociedade pressionará os empresários, demandando redução significativa na quantidade de poluentes descartados na biosfera e no consumo de água potável.

7.2.5.2 ENZIMAS NA ALIMENTAÇÃO ANIMAL

As enzimas podem ser adicionadas na ração animal com o objetivo de melhorar a digestibilidade do alimento (amidos, proteínas, gorduras, fibras etc.) e reduzir a excreção para o ambiente de compostos nitrogenados e fosforados.

O uso de enzimas na alimentação animal refere-se àquela ração produzida em grande quantidade e adquirida no comércio, e não àquela produzida na própria fazenda de criação. Em outros termos, o pecuarista não usa enzimas para suplementar o alimento, que produz em sua fazenda.

O negócio referente à produção e comercialização de ração animal está nas mãos de poucas empresas. A produção mundial de ração animal por área, grosso modo, se divide em África/Oriente médio (3%), América do Norte (23%), Ásia (18%), Comunidade Europeia (18%), Américas Central e do Sul (6%) e outros países europeus (32%) (BON et al., 2008). Atualmente, a velocidade de aumento da produção de ração animal nos países centrais é pequena, embora a maior parte da produção esteja centrada neles. Nos países emergentes, no entanto, a velocidade de aumento da produção de ração é alta, haja vista esses países basearem suas pautas de exportações em matérias-primas de baixo valor agregado, as chamadas "commodities". Como exemplo, cita-se o caso do Brasil, cuja produção de ração animal em 2007 foi 5% superior à do ano anterior, que, em termos de tonelagem, correspondeu a algo em torno de 54 milhões. O aumento da demanda por ração foi estimulada pelas criações de gado (10%), aves (30%) e suínos (14%). Hoje, há empresas – designadas *animal integrators* – que, além de produzirem ração, criam, abatem e comercializam os animais e seus derivados (embutidos, miúdos, órgãos, enlatados etc.).

Considerando a criação de aves e porcos, pode-se dizer que a alimentação é baseada em cereais. Por outro lado, está bem estabelecido que o milho e o trigo são mais adequados do que o centeio e a cevada, por exemplo. O centeio, apenas a título de exemplo, contém grande quantidade de pentosana, um carboidrato de difícil digestão, o que torna o uso desse cereal inadequado para aves e suínos. Contudo, o centeio possui uma enzima chamada pentosanase, a qual, se devidamente estimulada, torna esse cereal digerível pelos animais. Esse aspecto, sinaliza para o fato de que compreender a interação natural entre substrato e enzima, permite planejar adequadamente o emprego de enzimas na produção industrial de ração animal.

De acordo com o conteúdo em fibras, as rações para animais são classificadas em quatro grupos: Grupo I (rações ricas em β-glucana; por exemplo, cevada e aveia); Grupo II (rações ricas em pentosanas e arabino-xilanas, por exemplo, trigo, centeio e triticale); Grupo III (rações com componentes insensíveis à ação de enzimas, por exemplo, sorgo e milho); e Grupo IV (rações contendo complexos fibro-proteicos, nos quais a proporção de substâncias pécticas e galactosacarídeos é alta). Por conseguinte, os Grupos I, II e IV são susceptíveis ao tratamento enzimático (COWAN, 1996).

A lógica para o emprego de enzimas em ração animal repousa na premissa de que o catalisador degradará as fibras solúveis – que, em geral, têm efeito nutricional desfavorável – e/ou servirá de suplemento às enzimas digestivas naturais do animal. Por exemplo, o pâncreas de porcos lactentes é incapaz de produzir suco pancreático com atividades amilolítica e proteolítica, adequadas à digestão eficiente de alimentos. Esse problema fisiológico dura até quatro semanas. Logo, a suplementação da ração com amilases e proteases exógenas é benéfica para o desenvolvimento animal durante esse período. Além disso, a suplementação enzimática na dieta de animais jovens é importante por permitir a hidrólise de polissacarídeos não amiláceos presentes nos cereais e proteínas vegetais.

A dieta para aves pode ser baseada na cevada, trigo e/ou fontes de proteínas vegetais, sendo a alimentação baseada na soja, de longe, a mais empregada. As aves jovens digerem bem dietas ricas em trigo e/ou milho, mas muito mal dietas contendo mais do que 10% (p/p) de cevada. Porcos, por sua vez, digerem qualquer alimento sem problema algum. Como as aves são susceptíveis ao alto teor de β-glucana, caso sua dieta deva ser baseada em cevada, então seria recomendável adicionar β-glucanases à ração. Efeito análogo poderia ser obtido com α-amilase, desde que esse preparado possuísse, também, atividade β-glucanásica. A adição de β-glucanase proporciona um significativo aumento no peso do animal e uma melhora dietética acentuada. No caso de dieta baseada no trigo, pentosanas hidrossolúveis devem ser decompostas, a fim de favorecer o desenvolvimento de aves jovens. Por isso, pentosanases ou endo-xilanases são enzimas de grande importância para melhorar a digestibilidade do trigo. As enzimas citadas são adequadas na dieta de galinhas e perus. Galinhas poedeiras devem merecer especial atenção, no que se refere às características dos ovos produzidos, que são função do tipo de dieta ingerida. Por exemplo, dieta rica em cevada e/ou trigo, sem a suplementação com xilanases e β-glucanases, promove a obtenção de ovos sujos, ou seja, contaminados com os excrementos do animal. Ao se suplementar a ração com enzimas, deve-se considerar, também, a aceleração do metabolismo em função do melhor aproveitamento dos nutrientes pelo animal, sobretudo dos açúcares convertidos em energia metabólica extra.

A proteína e os oligossacarídeos (rafinose e estaquiose) da soja podem ser digeridos adequadamente pelos animais pela adição na ração de α-galactosidase, β-glucanase e xilanase.

Rações para porcos formuladas com cevada, trigo e resíduos agrícolas requerem as mesmas enzimas que as rações destinadas às aves. No entanto, há diferenças fisiológicas entre aves e porcos na resposta à suplementação e às necessidades de enzimas exógenas, que devem ser levadas em conta. Uma das diferenças está na secreção das enzimas endógenas. Nos porcos os picos das atividades amilásica, lipásica, pepsínica e tripsínica ocorrem, respectivamente, após 33, 49, 20 e 25 dias do nascimento. Para as aves, os mesmos picos de atividades enzimáticas ocorrem, respectivamente, após 5, 7, 10 e 15 dias do nascimento (COWAN, 1996).

A composição e a atividade das enzimas, como aditivos para ração animal, devem levar em conta as matérias-primas que compõem a ração, bem como sua susceptibilidade às enzimas. O desbalanceamento desses aspectos leva à ineficiência da ação das enzimas. Além disso, o conteúdo de polissacarídeos não amiláceos varia de acordo com a origem da matéria-prima, espécie vegetal, grau de amadurecimento, período da colheita, condições climáticas, entre outras. Em consequência, encontra-se no mercado uma ampla variedade de preparações enzimáticas. Esse fato confronta o usuário com a escolha da preparação enzimática mais adequada para uma situação específica. Para complicar, não existe uma padronização entre os vários produtos disponíveis, que permita compará-los entre si. O único meio para orientar a escolha, é a realização de testes alimentares diretos nos animais. A estabilidade do preparado enzimático quer no organismo animal (a enzima deve resistir a todos os obstáculos impostos pela fisiologia do animal até alcançar o local da ação) quer durante o processamento – para preparar a ração – é um aspecto importante para o bom desempenho catalítico da enzima. Durante o processamento industrial da ração, o ponto crítico é o tratamento térmico aplicado durante a peletização do produto, o qual não deve causar desnaturação extensiva do catalisador. Ou seja, a enzima deve resistir a temperaturas da ordem de 90 °C por 30 min sem perda significativa da atividade.

Atualmente, é dada uma grande atenção, em nível mundial, aos danos ambientais causados pelo acúmulo de dejetos de animais no campo. Inclusive, uma fração

significativa da emissão de metano na atmosfera, influindo no efeito estufa, provém das fezes de animais de criação. A contaminação dos mananciais de água com compostos nitrogenados e fosforados oriundos do esterco é, também, um ponto de grande aflição ecológica em escala regional. A única maneira para minimizar esses problemas seria a otimização do aproveitamento do fósforo e do nitrogênio pelos animais, de tal sorte que, somente, uma pequena quantidade fosse liberada para o ambiente.

Esse objetivo pode ser alcançado tanto pelo melhoramento da digestibilidade do alimento – usando uma combinação de enzimas, formada por amilases, proteases, xilanases, β-glucanase e β-galactosidase – quanto pelo estímulo à ação da fitase endógena presente nos cereais usados como alimentos. Para melhorar esse último item, a adição de fitase exógena na ração – obtida de *Aspergillus ficuum* – é um procedimento valioso. A fitase é uma enzima que decompõe os sais de fitato, nos quais o fósforo está ligado, liberando-o. O fósforo livre é prontamente absorvido pelo animal e devidamente metabolizado. No entanto, a fitase endógena é termolábil, sendo sua adição na ração um quesito obrigatório. Em consequência, grande quantidade de fitase deve estar disponível no mercado, para fazer frente ao acelerado crescimento da pecuária mundial. Talvez, não seja exagero afirmar que a disponibilidade de fitase em grande quantidade é a maior expectativa do setor de produção de ração animal.

7.2.5.3 TRATAMENTO DE RESÍDUOS E EFLUENTES

Na atualidade, um dos mais perseguidos objetivos é a minimização da poluição ambiental pelos diferentes tipos de resíduos – gasoso, líquidos e sólidos – gerados pela atividade industrial.

A situação ideal seria aquela em que nenhum resíduo fosse descartado no meio ambiente. A planta industrial seria desenhada de tal sorte que todo o resíduo gerado fosse reciclado. Infelizmente, tal situação inexiste. Por isso, todo o resíduo gerado pela atividade industrial deve ser tratado da melhor forma possível, levando em conta a tecnologia disponível e os custos envolvidos. Um aspecto a ser considerado do ponto de vista empresarial, seria a conversão do resíduo em produto de algum valor comercial, tal como sucede com o melaço – convertido em álcool combustível – e o soro de leite – empregado em formulações alimentícias – resíduos das indústrias do açúcar e de laticínios, respectivamente. Quando não for possível, a empresa trataria o resíduo de modo a torná-lo inofensivo ao meio ambiente. Nesse caso, a empresa não ganharia nada, somente, custo.

Todavia, a empresa poderia ter como ganho indireto, pelo comportamento ecológico responsável, a certificação ISO 14001, a qual certamente agregaria valor ao seu patrimônio (PINTO et al., 2006).

Há dois caminhos para o tratamento de resíduos e redução da poluição. Um seria por meio de processos físicos e químicos e o outro pelo uso de agentes biológicos (micro-organismos e/ou enzimas).

Com relação aos micro-organismos, há vasta literatura sobre seu uso no tratamento de efluentes por meio do processo de lodo ativado com e sem digestão anaeróbica. Acrescenta-se que existem duas outras áreas, nas quais os micro-organismos são usados, tanto para tratar efluentes residuais como remover resíduos tóxicos do meio ambiente. Uma delas é o tratamento anaeróbico do lixo urbano, do qual resulta o metano, que pode ter aplicação industrial, desde que devidamente coletado e tratado. A outra é o tratamento de ecossistemas já poluídos com agentes tóxicos.

No que tange ao uso de enzimas nessa área, deve-se considerar a origem do resíduo. Caso provenha da indústria alimentícia – e por esse motivo o resíduo é formado por quantidades apreciáveis de açúcares, proteínas, gorduras etc. – o tratamento com enzimas, além de viável, permite obter subprodutos de valor comercial. Por exemplo, o soro de leite – resíduo abundante da indústria de laticínios – quando tratado com lactase, origina um subproduto, o soro deslactosado, que pode ser usado em formulações de produtos dietéticos, entre outros. No entanto, se o resíduo provém de qualquer outro tipo de atividade industrial – sendo, normalmente, rico em substâncias nocivas – o tratamento enzimático direto terá por objetivo reduzir o poder poluente, antes de esse produto ser descarregado no ambiente.

Ao se dispor de um resíduo, seu aproveitamento ou não dependerá do grau de aderência aos quesitos: natureza química e física do resíduo (ou seja, deve-se ter informações seguras sobre a composição, a velocidade de biodegradação e distinguir entre ser um resíduo típico ou um subproduto subutilizado), a fonte e a quantidade (implica custos e logística de coleta, se deve ou não ser concentrado e a demanda de mercado do subproduto resultante) e viabilidade do protocolo de tratamento (sob o ponto de vista legal, da tecnologia disponível e do processo permitir à empresa fixar uma política de longo prazo para manipular o resíduo).

A lista de processos que utilizam enzimas para esse fim é considerável (GODFREY, 1996; PORTIER; MILLER,

1991). Alguns exemplos seriam: recuperação e reutilização do resíduo (por exemplo, reciclagem do açúcar – proveniente da hidrólise de resíduos ricos em amido – para uso em confeitaria); conservação de energia e economia de materiais (por exemplo, a extração de aromas e corantes, subprodutos, em geral, com alto valor comercial); economia de processo e subprodutos de maior valor agregado (por exemplo, a redução da viscosidade durante a concentração da água de lavagem da indústria pesqueira – por meio de evaporador convencional –, que pode ser feita pelo uso de proteases, obtendo-se solução menos gomosa)[7]; obtenção de derivados com maior valor comercial[8]; obter novas fontes de matérias-primas (por exemplo, ao filtrar o soro de leite através de membrana de ultrafiltração)[9]; e economia de energia e redução da emissão de efluente (por exemplo, direcionar os efluentes para a produção de álcool ou de outros compostos químicos).

Apesar dos sucessos já obtidos, no tratamento de efluentes com enzimas, ainda existe muito por fazer nessa área. O principal problema a ser contornado é balancear a toxicidade dos resíduos com a natureza delicada dos biocatalisadores. Um dos sistemas mais estudados é a combinação peroxidase/água oxigenada para tratar resíduos ricos em fenóis e aminas aromáticas (ROCHA FILHO, VITOLO, 1998). O mecanismo de ação desse sistema consiste na geração de radicais livres *in situ*, que promovem a polimerização, por exemplo, dos fenóis, resultando em um polímero insolúvel de fácil separação. Esse polímero, uma vez separado, é enviado para incineração. O emprego do sistema peroxidase/água oxigenada no tratamento de efluentes industriais, vem apresentando rendimentos variados na remoção de substâncias como: benzidina (99%), fenol (85%), 2-metoxifenol (98%), 3-metoxifenol (98%), 2-clorofenol (100%), 3-clorofenol (67%), 2,3-dimetilfenol (98%), anilina (73%), difenilamina (81%) e 4-cloroanilina (63%).

---

7 Essa solução pode ser usada como suplemento de meios para fermentação. Outro exemplo, é o uso de proteases na digestão da gelatina de filmes fotográficos, a fim de facilitar a recuperação dos sais de prata.

8 No caso em que o resíduo for uma mistura complexa de substâncias e a separação de uma delas for economicamente inviável, o uso de enzimas despolimerizantes (proteases, amilases, pectinases) poderá permitir obter um meio útil para o processo fermentativo.

9 Filtrando-se o soro do leite através de membrana de ultrafiltração, obtém-se um filtrado com alto teor proteico, que, sendo tratado com protease, fornece uma mistura de proteínas de menor massa molar com propriedades emulsificante e geleificante, que permite seu uso em formulações de alimentos industrializados.

Com o crescente interesse das pessoas pelas questões ambientais, os cientistas serão pressionados a procurar alternativas eficientes, tanto para o descarte de resíduos quanto para a recuperação do meio ambiente já poluído com agentes tóxicos.

7.2.5.4 ENZIMAS NA PRODUÇÃO DE AROMAS

Praticamente, todo alimento, seja natural ou industrializado, possui aroma e sabor característicos. Por exemplo, sucos cítricos apresentam ligeiro sabor amargo por causa da naringina e da limonina, substâncias localizadas no mesocarpo das frutas (HAU-YANG; GEE-KAITE, 1991).

Milhares de compostos voláteis relacionados ao aroma e ao sabor já foram identificados nos alimentos em geral. Certamente, centenas ou milhares de outros, ainda, serão caracterizados e identificados. Para um mesmo alimento, o aroma e/ou o sabor característico resulta da mistura de muitas substâncias. Por exemplo, no caso do aroma/sabor de maçã foi descoberto que resulta da combinação de, pelo menos, 15 substâncias diferentes, das quais foram já identificadas: 1-butanol, butilacetato, 2-metil-1-butanol, hexanal, 1-pentanol, trans-2-hexenal, 1-hexanol, trans-2-hexenol, etilhexanoato, furfural e hexilacetato (JENNISKENS et al., 1991). Como se depreende, as substâncias promotoras do aroma/sabor pertencem a várias classes de compostos orgânicos: ésteres, aminas, álcoois, alcenos, aldeídos, cetonas, terpenos etc.

Pesquisas de mercado têm demonstrado que os consumidores preferem alimentos, que podem ser rotulados como "naturais", ao invés de "artificiais". Essa preferência é especialmente nítida para compostos aromatizantes, os quais devem ter a origem mais natural possível. No entanto, as fontes naturais dessas substâncias são restritas, levando em conta o preço, a localização geográfica[10], além da variabilidade inter e intraespécies, sobretudo de vegetais. Esses aspectos tornam tais substâncias custosas e estimulam a busca por vias alternativas de produção. Uma maneira de se fazer isso seria por meio dos recursos oferecidos pela biotecnologia.

Todavia, considerações não técnicas merecem atenção. Uma delas é saber se o derivado biotecnológico pode ou não ser considerado "natural" e a outra seria o cumprimento das exigências legais.

A legislação norte-americana admite que o termo "sabor natural" ou "aromatizante natural" se refira a óleo essencial; resina oleosa; essência ou extrato; hidrolisado proteico; destilado ou qualquer produto assado, cozido ou degradado por enzima, o qual contém os constituintes aromáticos derivados de especiarias, frutas, suco de frutas, levedo comestível, ervas, cascas, broto, raiz, folha ou outra parte vegetal, carne, frutos do mar, aves, ovos, laticínios ou produtos fermentados, cuja função primordial no alimento é a de aromatizar e não, necessariamente, ter valor nutricional. O termo "sabor artificial" ou "aromatizante artificial" se refere ao oposto do referido aqui. Ou seja, a substância aromatizante foi obtida de uma fonte qualquer, diferente dos substratos aqui mencionados (SCHREIER, 1989).

Independentemente do que foi dito, merece destaque o fato de que aromas oriundos de bioprocessos, sobretudo enzimáticos e fermentativos, são considerados de origem "natural".

Aromas e sabores para alimentos podem ser produzidos a partir de uma variedade de processos, como biocatálise enzimática, fermentação, processamento do alimento (caso emblemático é o sabor de produtos de panificação, que se formam durante o cozimento da massa no forno), cozimento e interações químicas. Uma maneira conveniente para tratar desses compostos químicos, seria dividi-los em três categorias amplas, de acordo com o modo de sua formação, ou seja, substâncias derivadas do tratamento térmico (cozimento) e/ou da reação de Maillard (reação entre açúcares e proteínas a temperatura acima de 80 °C), resultando os aromas/sabores de carne, café e similares, bem como de frutas e vegetais; substâncias formadas durante o processamento térmico, mas que dependem de um precursor formado, por exemplo, por meio de um processo fermentativo prévio, como no caso da produção do cacau e do pão[11]; e substâncias biológicas ditas "metabólitos secundários", que se originam pela via fermentativa, ação de enzimas endógenas ou exógenas, ou são, simplesmente, produtos finais de certas vias metabólicas de plantas (SEITZ, 1990).

O uso de enzimas para gerar aroma/sabor pode ser feito de três modos básicos. O primeiro, dito *in situ*, como no caso da produção do vinho, cujo sabor pode

---

10 Muitas fontes são encontradas em países atrasados, tornando problemática a sua exploração e, em consequência, a disponibilidade inconstante.

11 Precursores não voláteis, formados durante a etapa de fermentação, reagem, via reação de Maillard, formando os voláteis que dão o sabor e aroma típicos.

ser melhorado pela adição de pectinases e carboidrases, ou da fabricação da cerveja, cujo sabor resulta do cozimento do mosto com lúpulo, antes da fermentação promovida pela levedura. O segundo, por meio de reação catalisada por enzima, como na produção do aspartame – um poderoso adoçante – a partir da síntese da ligação amida entre o ácido aspártico e o fenil éster da fenilalanina catalisada pela termolisina, ou a síntese do butirato de citronelila catalisada pela lípase de *Candida cilindracea*. O terceiro, na produção de alimentos modificados pelo contato com enzimas, como no caso do amaciamento de carnes.

Com relação ao emprego de enzimas em alimentos para o desenvolvimento de aromas/sabores, vamos ilustrar, somente a título de exemplo, uma questão que surge na fabricação de queijos. Nesse caso, costuma-se distinguir entre a produção do sabor/aroma do queijo e a geração *in situ* de sabor/aroma no queijo (WELSH; MURRAY; WILLIAMS, 1989).

A produção do aroma/sabor de um tipo particular de queijo – por exemplo, queijo provolone, cheddar, parmesão etc. – é feita, em linhas gerais, como segue: o queijo do qual se deseja o aroma/sabor é subdividido em diminutos pedaços, que são misturados com água e agentes emulsificantes. A pasta fluida do queijo (contendo 40%-45% de sólidos em base seca) é pasteurizada (72 °C por 10 min.) e resfriada (40 °C-55 °C). Adicionam-se enzimas à pasta (lípase pancreática de porco, lípase microbiana ou esterase e protease fúngica) e deixa-se em contato por 8-36 h a 40 °C-55 °C. A seguir, a pasta é pasteurizada (72 °C por 25-35 min.) e seca por *spray-drying*. No que tange à origem das lipases, a de origem fúngica é preferida à de origem animal, por várias razões: a lípase pancreática é contaminada por proteases (tripsina) e α-amilase, que favorecem o aparecimento do sabor amargo; a lípase animal hidrolisa especificamente uma ligação éster do triglicerídeo, gerando um só tipo de ácido graxo livre, o que não é muito favorável, porque o sabor/aroma resulta, normalmente, de uma mistura de substâncias; a pasta ou pó final não pode ser usado em alimentos kosher ou para vegetarianos; há o temor da presença de vírus ou príons em produtos de origem animal. Uma alternativa à lípase pancreática seria a esterase pré-gástrica, que não é contaminada por proteases. Contudo, ela é muito cara e as restrições por ser de origem animal dificultam a generalização de seu emprego. Indubitavelmente, a lípase fúngica é, de longe, a mais usada nesse setor, porque não apresenta nenhuma das restrições apontadas aqui. A lípase fúngica, além de não gerar sabor amargo, tem como efeito colateral

benéfico a remoção de eventuais peptídeos hidrofóbicos presentes na pasta ou pó, em virtude da atividade proteolítica colateral, resultante da contaminação por carboxi e aminopeptidases.

A produção *in situ* do sabor/aroma de um dado queijo é obtida pela adição, antes da coagulação da p-k-caseína, de proteases, lipases e cultura de micro-organismo selecionado (por exemplo, *Lactobacillus bulgaricus*). Após a remoção do soro, a massa de queijo é deixada curando em câmaras especiais por um dado período de tempo, até que o sabor/aroma característico do tipo de queijo desejado se forme plenamente.

Para finalizar, lembra-se que no setor de aromas e sabores para alimentos, é possível realçá-los ou intensificá-los por meio do uso, na formulação, de determinadas substâncias, geralmente de origem microbiana (*Corynebacterium glutamicum, Brevibacterium ammoniagenesis* e *Bacillus subtilis*). As substâncias, ditas "realçadoras de sabor", mais comercializadas são glutamato monossódico, inosina monofosfato (realça o sabor cárneo) e a guanosina monofosfato.

7.2.5.5 GLICOSE OXIDASE

A glicose oxidase (GOD) é uma enzima *sui generis* em termos de tecnologia de alimentos, porque é uma oxidase, enquanto a maioria das outras enzimas é hidrolítica.

A GOD é uma enzima que apresenta alta especificidade.

A GOD comercial, em geral, é contaminada com catalase. Esse fato, contudo, não impede seu uso na indústria de desglicosação de ovos, ao contrário, como será visto adiante, a presença da catalase é importante para o processo.

As principais fontes de GOD são o *A. niger* e o *P. amagasakiense*. É uma enzima intracelular. Após a ruptura do micélio, o tratamento a ser dado ao extrato dependerá da forma de apresentação final da enzima, quando for posta à disposição do mercado. Se for na forma líquida, o extrato oriundo da ruptura do micélio é filtrado e concentrado. Na forma sólida, entretanto, o extrato é filtrado e a seguir precipitado e seco (REED, 1975).

A atividade da GOD é expressa de duas maneiras: a) Unidade manométrica: 1GOU (Glucose Oxidase Unit) é a quantidade de enzima que promove o consumo de 10 mm^3 de O_2/min sob condições padronizadas; b) Unidade colorimétrica: 1 BU (Boehringer Unit) é a quantidade de enzima que catalisa a conversão de 1 μmol de glicose por min nas condições padrão.

Em geral para a GOD comercial (com baixo grau de pureza) a atividade é da ordem de 750-1.500 GOU/mL ou g, enquanto a GOD para fins analíticos tem atividade entre 60 mil – 120 mil GOU/mL ou g. Apenas como exemplo, cita-se a GOD de *A. niger* cuja massa molecular é de 192 kD, a temperatura ótima está entre 30 °C e 50 °C, o pH ótimo entre 4,5 e 6,5. É inibida por metais pesados e agentes quelantes sulfidrílicos (REED, 1975).

A GOD é usada como antioxidante, em kits para dosagem da glicose e no processo de desglicosação de ovos ou derivados, que na forma de pó são usados na fabricação de massas em geral (REED, 1975).

O processo de desglicosação da clara de ovo e/ou do ovo integral visa evitar a reação de Maillard – reação entre os açúcares e as proteínas presentes na matéria-prima –, quando este material é desidratado para ser transformado em ovo em pó, o qual é usado na fabricação de massas. Em linhas gerais, a desglicosação da clara de ovos, por exemplo, consiste em se aquecer o material a 32 °C, ajustando-se o pH do meio entre 7,0 e 7,5 com ácido cítrico (1 kg de ácido/100 kg de clara). Adiciona-se parte da água oxigenada (35%) necessária antes da adição da glicose oxidase no reator. Durante a desglicosação, continua-se a adição da água oxigenada, geralmente por gotejamento. Em geral, são necessários 3,6-4,0 L de H_2O_2 (35%) por tonelada de clara. O processo tem duração total de 8 h (REED, 1975).

A perspectiva de ampliação do uso industrial da glicose oxidase é grande, haja vista o seu potencial emprego no processo de obtenção do ácido glicônico – substância muito usada nos segmentos industriais químico, farmacêutico e de alimentos – a partir da oxidação da glicose (TOMOTANI; NEVES; VITOLO, 2005; NEVES; VITOLO, 2007). Lembra-se que em países ricos em sacarose, o ácido glicônico poderá ser obtido diretamente dessa matéria-prima, usando-se o sistema bienzimático formado pela invertase e a glicose oxidase (TARABOULSI JÚNIOR, 2010; DA SILVA, 2010). Nesse caso, obtém-se não só o ácido glicônico, mas também, um xarope rico em frutose, que é um produto de mercado consolidado.

7.3 ENZIMAS EM MEDICAMENTOS

Pode-se dizer que as enzimas são usadas como agentes terapêuticos há milênios, caso sejam consideradas as enzimas que compunham os extratos animais e vegetais. Contudo, o uso racional e planejado das enzimas na área da saúde começou efetivamente nos anos 1930. Naquela época, foi instituído o emprego de enzimas como auxiliares digestivos, para pessoas com baixa capacidade de produção fisiológica de enzimas amilolíticas, lipolíticas e proteolíticas.

A popularização das enzimas na terapia e em áreas afins da saúde humana vem crescendo, à medida que enzimas isoladas e purificadas dos mais variados tipos e origens passaram a ser disponibilizadas em quantidades adequadas no mercado de produtos especializados, sobretudo após a Segunda Grande Guerra.

O emprego das enzimas no campo farmacêutico é, de certa maneira, amplo, uma vez que podem ser usadas em protocolos químicos de síntese de fármacos – por exemplo, na obtenção de intermediários, ou pró-fármacos quirálicos, como no caso da preparação de compostos heterocíclicos nitrogenados, contendo um ou mais carbonos assimétricos a partir da reação de condensação da 2-hidroxipropanal azida com a dihidroxi fosfato acetona catalisada pela frutose-1,6-difosfato aldolase (ROCHA FILHO; VITOLO, 1998) – como princípios ativos em medicamentos (por exemplo, a hialuronidase como anti-inflamatório tópico) e como alvos de inibidores sintéticos. Em cosmetologia e em análises clínicas e toxicológicas, áreas da saúde correlatas à farmacêutica, o uso de enzimas já está muito disseminado.

As enzimas de interesse comercial são divididas em dois grandes grupos, a saber, "Enzimas Industriais" e "Enzimas Especiais", cada um deles perfazendo, respectivamente, 60% e 40% do mercado global de enzimas. Segundo Sá-Pereira et al. (2008), o mercado das enzimas de uso farmacêutico, cujo crescimento ininterrupto vem sendo constatado ano após ano, era da ordem de US$ 227 milhões em 1994 e deverá alcançar algo em torno de US$ 1,43 bilhões em 2014. Tal valor corresponderá a aproximadamente 47% de todas as "Enzimas Especiais" a serem comercializadas naquele ano.

Atualmente, não há contestação sobre as características que as enzimas devem possuir para serem úteis na terapia, as quais seriam: a) alta atividade e estabilidade em pH fisiológico; b) retenção da atividade e da estabilidade no soro e sangue total; c) baixo K_M; d) velocidade de depuração sanguínea baixa; e) não serem inibidas nem por seus produtos e nem por substâncias presentes nos fluidos biológicos; e f) não necessitarem de cofatores exógenos; g) proporcionarem irreversibilidade da reação sob condições fisiológicas; h) possibilidade de serem obtidas de um micro-organismo não patogênico e isento de endotoxina ou de cultura de células animais de linhagem perfeitamente estabelecida.

272 • BIOTECNOLOGIA FARMACÊUTICA

Pensando em termos antineoplásicos, verifica-se que as enzimas ineficientes no combate ao tumor falham em pelo menos um dos quesitos arrolados. Por exemplo, a glutaminase de *E. coli* tem atividade ótima em pH 5, porém atividade nula em pH fisiológico; a asparaginase de *B. coagulans* é inefetiva em virtude de sua alta biodegradabilidade; a cisteinase de *S. typhimurium* perde atividade quando a concentração de cisteína é inferior a 0,1 mM.

Além dos aspectos citados, as enzimas para uso humano e animal devem preencher critérios rígidos de controle de qualidade, concernentes ao grau de pureza, à estabilidade, às propriedades cinéticas, entre outros. Além disso, questões de biodisponibilidade e de efeitos colaterais – sendo a alergização do usuário a mais notória – devem ser consideradas, uma vez que a enzima deverá atingir o local de ação na plenitude de suas propriedades catalíticas, sem ativar significativamente a resposta imunológica inata do hospedeiro.

7.3.1 Biodisponibilidade de enzimas *in vivo*

Em primeiro lugar deve-se reconhecer que as enzimas terapêuticas são macromoléculas proteicas altamente complexas, cujo sucesso na aplicação dependerá do modo como problemas, relacionados à reatividade cruzada, imunogenicidade, natureza da fonte de obtenção, via de administração – enteral ou parenteral (injeção subcutânea ou endovenosa; inalação ou absorção anal) – e à transposição das barreiras naturais do corpo, serão contornados.

Sem dúvida alguma, o trato gastrointestinal é a via mais lógica para a administração de medicamentos em geral. No entanto, essa via é um percurso muito difícil para enzimas, cuja natureza proteica as torna suscetíveis ao ataque pelas enzimas hidrolíticas naturalmente presentes nos vários órgãos do sistema digestivo, além da alta massa molar que dificulta seu trânsito através do epitélio intestinal.

Em linhas gerais, o sistema digestivo é constituído pela cavidade oral, esôfago, estômago e intestino. O compartimento de absorção por excelência desse sistema é o intestino, dotado pela evolução de uma enorme área superficial para executar essa função. Portanto, quando se pensa na via enteral para administrar drogas (inclusive enzimas), deve-se ter em conta que a barreira a ser vencida é o epitélio intestinal. Lembra-se que o referido epitélio é constituído basicamente por dois tipos distintos de células: as de absorção e as membranosas, sendo que estas últimas aparecem em bem menor quantidade.

Grosso modo, o processo de absorção intestinal por meio das células de absorção se inicia com o fármaco entrando no duodeno na forma solúvel ou insolúvel. Neste último caso, entraria como partículas em suspensão, quando o fármaco deve ser protegido contra a decomposição e/ou inibição por algum componente corpóreo natural. No entanto, o fármaco deve ser liberado de sua capa protetora – planejada para resistir ao suco gástrico, caracterizado por acidez excessiva e pela presença da pepsina, enzima natural com atividade proteolítica muito alta – por enzimas associadas à formulação do medicamento, as quais são estimuladas a agir pelas secreções pancreática, biliar e de células mucosas, lançadas no lúmen intestinal. Os sucos pancreático e mucolítico tornam o pH do lúmen neutro ou ligeiramente alcalino, enquanto os sais biliares atuam como agentes emulsificantes. Quando o fármaco é do tipo enzimático, ele estará sujeito à ação proteolítica promovida pelas enzimas digestivas (tripsina, α-quimotripsina, elastase e carboxipeptidase A), as quais têm a função fisiológica natural de decompor proteínas em geral, liberando os aminoácidos para serem absorvidos pelo organismo.

Uma vez liberada na luz do intestino, e tendo superado a proteólise natural, a enzima deve atravessar o epitélio intestinal, a barreira física propriamente, para alcançar a circulação. Essa barreira, na realidade, não é constituída apenas por uma monocamada de células, mas por uma série de camadas sobrepostas – tanto de células como de películas fluidas – cada uma impondo seus empecilhos particulares à travessia.

Por conseguinte, como barreiras a ser transpostas (no sentido da luz do intestino para a circulação) têm-se (DEMEESTER, 1997):

a) Película estacionária de água localizada na superfície externa da mucosa intestinal. O transporte através dessa barreira se dá por difusão passiva em meio aquoso, sendo a diminuição do coeficiente de difusão – para uma molécula de massa molar acima de 250 – igual à raiz cúbica da massa molar da substância. A resistência dessa barreira é muito reduzida pela motilidade intestinal, a qual promove a redução de sua espessura.

b) Camada mucosa vem em seguida, a película aquosa estacionária, constituída por água e glicoproteína dissolvida. Essa solução forma um gel viscoelástico, que se transforma em elástico, quando um estresse é aplicado sobre ele. Sem dúvida, constitui-se em uma barreira formidável para a absorção de enzimas terapêuticas.

c) Gradiente de pH entre a luz do órgão e a camada mucosa. Esse gradiente situa-se entre pH 6,0 e 7,0, não sendo empecilho algum ao movimento de macromoléculas proteicas.

d) Glicocalix. Constitui-se por uma camada de mucopolissacarídeos dispostos em forma de rede e depositados sobre a face externa da plasmalema da célula de absorção.

Os mucopolissacarídeos são as cadeias laterais de glicoproteínas situadas na bicamada da plasmalema. Essas glicoproteínas têm função de transporte e/ou catalítica, ressalvando-se que o transporte de enzimas terapêuticas não é facilitado pelas glicoproteínas carreadoras;

e) Membrana das microvilosidades. Sua espessura é da ordem de 10 nm, sendo totalmente pregueada. Essa configuração, ou seja, a existência de microvilos aumenta muito a área superficial de absorção do intestino. Os microvilos são contráteis, gerando movimentos fluídicos localizados, ajudando as moléculas a passarem tanto por difusão quanto por convecção.

f) Interior da célula. Uma vez dentro do citoplasma a proteína terapêutica poderá ser degradada pelos lisossomos, os quais deixarão intacta somente se estiverem saturados de proteínas para degradar.

g) Membrana basal da célula. Para alcançar o espaço intercelular a enzima deve atravessar a membrana basal, a qual não causa problemas significativos para a travessia.

h) Espaço intercelular. Nessa região há capilares sanguíneos aos milhares, cujas paredes devem ser atravessadas para que o medicamento caia na circulação. A questão da travessia do endotélio dos vasos sanguíneos pelas proteínas será abordada mais adiante.

Uma vez na corrente sanguínea, a enzima deverá passar pelo fígado, resistir à metabolização neste órgão e, finalmente, alcançar o órgão-alvo, em que executará sua atividade catalítica. Lembra-se que nos vilus existem os dutos linfáticos, que constituem uma via alternativa à corrente sanguínea. A grande vantagem da via linfática é que a droga não passa pelo fígado, evitando o risco de ser degradada.

Além das células de absorção há as células ditas membranosas, cuja localização preferencial é no entorno de folículos linfoides, constituindo a chamada interligação de Peyer. Essas células têm um glicocalix menor que as células de absorção, possuem muitas vesículas e microfibrilas curtas e irregulares na porção apical da plasmalema, além de conter poucos lisossomos em seu interior. Sua principal função é coletar e apresentar antígenos aos linfócitos ancorados no espaço intercelular, os quais, por meio da linfa, vão estimular o sistema imunológico indutivo. A célula executa essa tarefa por meio da inclusão da molécula antigênica em invaginações da plasmalema, originando vesículas que percorrem todo o interior da célula até alcançar a face em contato com o linfócito, ao qual o antígeno é transferido. Esse mecanismo natural de transporte de moléculas através do epitélio intestinal pode ser explorado para a veiculação de enzimas terapêuticas pela via enteral.

Como referido anteriormente, além da via enteral existe a via parenteral, por meio da qual as enzimas farmacêuticas são injetadas diretamente na circulação ou entram facilmente nela através de mucosas altamente permeáveis como a anal ou sublingual. De qualquer forma, uma vez no interior do vaso sanguíneo a proteína deverá, em algum momento, deixá-lo para atingir o órgão-alvo. A saída do interior do vaso implica a travessia do tecido endotelial constituinte da parede do vaso.

Sabe-se que as propriedades bioquímicas da superfície das células endoteliais e das moléculas permeadoras constituem importantes atores no transporte transendotelial.

Interagindo com a barreira endotelial, as macromoléculas podem ser capturadas pelas células endoteliais por endocitose, transporte de membrana (transcitose) ou transporte para-celular nas junções intercelulares.

Uma característica desse tecido é que as células possuem muitas vesículas associadas à plasmalema, além de estreitas passagens entre a face da membrana voltada para o fluido intersticial e a voltada para o citoplasma. Há dois tipos principais de vesículas: as pinocíticas, que são responsáveis pela endocitose, e as transcitóticas, que conduzem a molécula internalizada por pinocitose através do interior da célula. Há situações nas quais vesículas se dispõem na forma de corrente, de modo a unir diretamente duas partes da plasmalema através de um "canal" transendotelial. Essas estruturas comportam-se como se fossem poros.

Além de vesículas e canais, os capilares viscerais possuem estruturas extras, as chamadas "fendas", com abertura circular de 70 nm de diâmetro, oclusas (capilares intestinais e pancreáticos) ou não (capilares do córtex das adrenais) por finos diafragmas. Os diafragmas são componentes celulares polarizados, que possuem fortes resíduos aniônicos e receptores para aglutinina na face luminal.

Por conseguinte, os componentes estruturais mais evidentes das vias endocíticas nas células endoteliais seriam: endossomos, corpos multivesiculares, lisossomos, diminutos buracos e vesículas cobertas. Por outra parte, estruturas dinâmicas como vesículas de membrana, canais transendoteliais e "fendas" estão envolvidas nos processos de transporte. Ressalta-se que o endotélio de grandes vasos difere daquele constituinte dos pequenos vasos e dos capilares. Inclusive, há uma diferença nítida entre os capilares venosos e os arteriais.

Está bem estabelecido que a maior contribuição na troca de micro e macromoléculas entre o sangue e o fluido intersticial pertence ao leito microvascular. De acordo com as características funcionais do tecido ou órgão, o endotélio capilar tem sido classificado como contínuo (no coração e na maioria dos vasos sanguíneos), "com fendas" (em órgãos viscerais) e descontínuo (no fígado e em tecidos hematopoiéticos). Os capilares descontínuos têm paredes finas, e o endotélio e a lâmina basal têm amplos espaços – da ordem de milhares de Angstrons – deixando água e pequenas moléculas passarem livremente ao espaço intersticial. Em capilares "com fendas", o transporte livre é limitado pelas dimensões das "fendas". Essas barreiras não hidrofóbicas são responsáveis pelo transporte de água e de pequenos solutos através da barreira endotelial. No endotélio contínuo achado na maioria dos vasos sanguíneos, as células formam uma barreira altamente seletiva a macromoléculas, em razão das junções de oclusão entre as células, sendo reforçada por membrana basal contínua e bem organizada.

Também existem modulações significativas, dentro do mesmo tipo de endotélio capilar, tais como os do cérebro, que possuem raros orifícios na plasmalema, junções endoteliais bem fortes ou capilares miocárdicos, os quais têm uma alta densidade de vesículas de membrana e junções intercelulares especiais. Além disso, pode ser detectada heterogeneidade, dentro da mesma célula endotelial, por exemplo, a presença de sítios fortemente aniônicos sobre pequenas covas cobertas e diafragmas das "fendas" e sua baixa ocorrência ou ausência em vesículas de membrana e seus diafragmas. Os sítios aniônicos dos diafragmas das "fendas" na face do lúmen são constituídos por sulfato de heparina, enquanto outra face tem carga neutra. Salienta-se que as vesículas da plasmalema, os canais transendoteliais e seus diafragmas são ricos em β-D--galactose e β-N-acetilglicosamina.

A distribuição preferencial de algumas proteoglicanas e porções sacarídicas definem, na face luminar do endotélio, microdomínios distintos, os quais são mantidos pelas interações proteicas, quer na membrana em si quer entre a membrana e os componentes estabilizadores do citoesqueleto, localizado do lado citoplasmático da plasmalema. As junções intercelulares do endotélio vascular são menos elaboradas que a de outros epitélios.

Em geral, os desmossomos estão ausentes e os dois tipos de junções presentes são as de oclusão (rígidas) e de comunicação (espaçadas). Têm sido identificadas variações das junções, entre elas as mais interessantes são encontradas no endotélio venular, após a transição arteriovenosa capilar. Essas junções são pessimamente organizadas, parcialmente abertas e permeáveis a traçadores opacos a elétrons. Junções de comunicação não achadas no endotélio venular, mas que estão presentes no endotélio das vênulas musculares, veias, arteríolas e artérias. Nas arteríolas e artérias as junções são bem organizadas e intercaladas com zônulas de oclusão. O endotélio capilar possui somente junções de oclusão. As forças físicas e as necessidades fisiológicas locais do tecido ditam a organização e a complexidade das junções intercelulares. Como regra geral, dentro do endotélio microvascular a comunicação intracelular é bem desenvolvida nas arteríolas quando comparadas às vênulas e aos capilares, e a selagem intercelular é forte nas arteríolas, moderada nos capilares e muito débeis nas vênulas.

7.3.1.1 TRANSPORTE ATRAVÉS DO ENDOTÉLIO

A troca de substâncias se dá no endotélio microvascular, na qual a parede do vaso está reduzida às células endoteliais e à lâmina basal. Moléculas, partículas e células podem cruzar a monocamada, quer pela via para--celular quer trans-celular (transcitose). Como qualquer outro epitélio, a membrana citoplasmática endotelial é altamente permeável a moléculas lipossolúveis e gases, bem como pela passagem para-celular de moléculas e íons até 10 Å em diâmetro.

Partículas e células saem do sangue através do endotélio venular. Por isso, linfócitos migram do sangue, sobretudo, pelas vênulas pós-capilares especiais, em tecidos linfoides, em que o endotélio usualmente tem uma morfologia roliça, voltando ao sangue via vasos linfáticos após algumas horas. O mecanismo pelo qual autacoides (bradicinina, trombina etc.) regulam a permeabilidade da monocamada endotelial, seria (HASELTON et al., 1992): a molécula ao entrar se liga ao receptor de superfície da célula. O contato estimula a formação intracelular de certos intermediários (diacilglicerol, cálcio, AMPc, por exemplo), que é interpretado pelo sistema regulatório como sinal para mudar a conformação do citoesqueleto, que acaba afetando os componentes das junções inter-membranas, aumentando a permeabilidade. A resposta aos estímulos é rápida e reversível nas concentrações fisiológicas dos autacoides. A saída dos leucócitos em tecidos inflamados é facilitada por aminas vasoativas (por exemplo, histamina, serotonina e bradicinina), que são produzidas nas etapas iniciais do processo.

O transporte de macromoléculas pelo endotélio é um processo muito complexo, o qual é governado por, pelo menos, três tipos de fatores: força-motriz plasmática, propriedades físico-químicas da macromolécula per-meante, além de propriedades e atividades metabólicas das células endoteliais (ANTOHE; POZNANSKY, 1997).

Pela participação ativa do endotélio, as macromolécu-las são selecionadas conforme o tamanho, forma, carga e composição, sendo deslocadas para dentro da célula por endocitose ou transportadas por transcitose através do citoplasma. Durante esses processos os endossomos e os lisossomos não conseguem atacar a macromolécula, que atravessa a célula intocada.

Como já salientado, o endotélio microvascular tem um elaborado sistema de transporte representado pelas vesí-culas da plasmalema, canais e "fendas". A carga superficial e a estrutura bioquímica das vesículas da plasmalema e dos canais regulam a transcitose das proteínas aniônicas plasmáticas, enquanto as "fendas" são responsáveis pelo transporte de água e pequenos solutos.

O transporte transendotelial de macromoléculas pode ser inespecífico – resultante da adsorção inespecífica pela vesícula da membrana – ou específico. Nesse caso, a macro-molécula ligar-se-ia aos receptores de membrana ou a sítios específicos localizados no envoltório da vesícula transpor-tadora (conhecido por transcitose mediada por receptor).

7.3.1.2 TRANSPORTE INTERMEDIADO POR RECEPTORES DAS CÉLULAS ENDOTELIAIS

A fim de cruzar a barreira celular do endotélio, as macromoléculas ou o complexo droga/vetor devem deixar o sangue, quer através das junções intercelulares quer pela transcitose.

A permeabilidade da parede do vaso poderia ser regulada pelos mecanismos fisiológicos, que modulam o transporte transendotelial. Células da monocamada do endotélio podem responder a mediadores solúveis como histamina, serotonina, trombina e leucotrieno, os quais causam retrações intercelulares, aumentando a permeabilidade à água e macromoléculas. Esses media-

dores se ligam a receptores específicos na superfície das células endoteliais, aumentando o íon cálcio citossólico livre, que induz a contração do citoesqueleto, levando à abertura das junções intercelulares.

Os leucócitos, ao se ligarem e migrarem através do endotélio, iniciam uma sequência de eventos semelhantes à ação da histamina, ou seja, aumento generalizado da permeabilidade da monocamada de células endoteliais. As macromoléculas iônicas do plasma, as vesículas da plasmalema e os canais transendoteliais são candidatos adequados para sair do lúmen do vaso. Na verdade, a trans-citose mediada por receptores da insulina e transferrina foi identificada para os capilares cerebrais. Especula-se que os carreadores de insulina poderiam ser vesículas cobertas e/ou vesículas da plasmalema. A transferrina assim como a ceruloplasmina foram localizadas nos bu-racos oclusos e vesículas no endotélio da medula óssea e capilares hepáticos, respectivamente. É por meio da transcitose que a LDL é transportada do plasma aos componentes celulares que precisam de colesterol. O processo de transcitose de lipoproteínas plasmáticas executado pelas vesículas da plasmalema, as quais vão e voltam entre a face luminal e subliminal das células, mantém a homeostase do colesterol entre o plasma e o tecido vascular.

A albumina, a principal proteína nos fluidos cor-póreos, tem uma estrutura molecular capaz de ligar e carrear uma variedade de moléculas estruturalmente distintas, tais como: ácidos graxos livres, hormônios da tireoide e esteroidais, bilirrubina, sais biliares e drogas. A albumina transita pelo endotélio através das vesículas da plasmalema. Nos pontos de ancoragem das vesículas, a plasmalema possui receptores específicos para a albumina. Sabe-se que os receptores-proteicos de albumina, possuem uma dupla função: como sítio de ligação – que reconhece as diferentes formas de albumina ligante – e sítio transcitótico, que carreia a albumina através do endotélio (ANTOHE; POZNANSKY, 1997).

7.3.1.3 DIRECIONAMENTO DE FÁRMACOS A ALVOS ESPECÍFICOS

Recentemente tem aumentado o interesse de se en-contrar carreadores apropriados para conduzir drogas e moléculas biologicamente ativas (inclusive enzimas) através do organismo até os órgãos em que devem atuar.

O carreador pode ser um polímero solúvel – como anticorpo monoclonal, hormônio peptídico, albumina ou derivados de açúcares – ao qual a droga é covalentemente ligada ou uma partícula (lipossomos, microesferas de albumina ou nanopartículas de polímeros sintéticos) na qual a droga é fisicamente aprisionada. Este último tem a vantagem de a droga ser liberada por difusão passiva no local de ação, enquanto as drogas que são covalentemente ligadas ao carreador deveriam ser liberadas na forma ativa por meio de uma reação especial (em geral, clivagem enzimática).

O sistema de liberação da droga deve permitir que ela chegue até o local de ação, mas frequentemente o alvo não está acessível por causa de barreiras fisiológicas e/ou anatômicas. Para chegar ao alvo, a droga deve evitar o retículo endotelial e o sistema imune, além de ser capaz de atravessar o endotélio e a lâmina basal ou as barreiras epiteliais. A droga dirigida deve sobreviver, também, aos sistemas de modificação bioquímica (por exemplo, sulfatação ou alquilação hepática), que podem degradar ou inativar rapidamente o fármaco, sobretudo as enzimas.

O sistema imune é altamente eficiente na eliminação de moléculas ou para desenvolver uma resposta imune contra elas. Como as drogas estão cada vez mais complexas, ao torná-las mais específicas, o potencial a ser reconhecido pelo hospedeiro aumenta proporcionalmente. Os carreadores particulados são também rapidamente removidos, a partir da circulação sanguínea, pelos macrófagos no fígado, no baço e na medula óssea (sistema fagocítico mononuclear ou sistema reticuloendotelial), provocando limitação para o transporte da droga aos sítios corpóreos doentes.

O endotélio e a membrana basal formam uma barreira formidável a ser atravessada pela droga. Duas membranas e um corpo celular inteiro devem ser vencidos na travessia até alcançar o espaço subendotelial. A permeação de moléculas através do resto da parede do vaso é amplamente influenciada pela bioquímica da lâmina basal endotelial, matriz extracelular e fluído intersticial.

Para o sucesso da liberação do agente terapêutico no sítio de ação, o mecanismo fisiológico do transporte macromolecular deverá ser levado em conta. Os lipossomos, que permanecem no meio circulante por longos períodos e que contornam o problema da rápida assimilação pelo sistema fagocitário mononucleado, foi descrito (POZNANSKY; ANTOHE, 1997). Esses lipossomos melhorados são boas ferramentas para a seletiva liberação de drogas nas células-alvo por meio de ligantes celulares específicos fixados na superfície dos lipossomos. Anticorpos monoclonais contra células cancerosas têm sido ligados à superfície de lipossomos circulantes de longa duração ou lipossomos convencionais. Os lipossomos conjugados a anticorpos exibem um tempo prolongado de circulação no sangue, acumulando-se nas células cancerosas. Admite-se que a passagem dos lipossomos contendo a droga para o espaço intersticial, que circunda as células tumorais, está relacionada à sua capacidade de permanecer por longo período na circulação e ao aumento da permeabilidade dos vasos do tecido tumoral. Na verdade, os lipossomos penetram em órgãos com "fendas" (fígado, baço) ou capilares com endotélio desarranjado em órgãos inflamados (tumores e infecções, em geral). A avidez com que os lipossomos circulantes são captados pelos tecidos inflamados, tem sido usada no imageamento de infecções profundas, em tecidos ou órgãos afetados. Essa propriedade é, atualmente, usada na clínica médica no tratamento de várias doenças infecciosas. Contudo, a captação dos lipossomos pelos tumores não é tão efetiva, como no caso dos tecidos infeccionados/inflamados.

A albumina, uma proteína natural, também foi usada como carreadora de drogas. Essa molécula tem a vantagem de ser hidrossolúvel, atóxica, biodegradável e, em virtude de sua estrutura, ela pode reter várias moléculas da droga ativa. Nanoesferas de albumina de soro bovino ou microesferas magnetizadas de albumina cobertas com anticorpos específicos têm dado resultados encorajadores. A possibilidade de direcionar-se um campo magnético sobre a área afetada, que permitiria aprisionar as partículas e a droga ativa sendo, em seguida, liberada, já foi demonstrada em animais (POZNANSKY; ANTOHE, 1997). As microesferas são transportadas para a base da membrana por um processo similar ao da transcitose. Por isso, um depósito de partículas é formado no tecido alvo, o qual pode liberar drogas a uma velocidade controlável. É possível que no tecido alvo, mecanismos imunológicos e inflamatórios tornem-se operantes, os quais poderão ser benéficos ao paciente.

Uma alternativa promissora seria usar, também, a proteína plasmática LDL modificada, por exemplo, acetilada, que, ainda, seria reconhecida por macrófagos. Se ela fosse ligada a uma droga, o macrófago poderia carregá-la até as partes infectadas do corpo (POZNANSKY; ANTOHE, 1997).

Vencer a barreira hematoencefálica é uma das tarefas mais difíceis, quando se tenciona administrar drogas, que devem atuar no cérebro. A camada endotelial é formada por células fortemente interconectadas entre si, inexistindo, portanto, o caminho para-celular. A única possibilidade, então, seria por meio da transcitose quer do tipo mediado por receptor quer mediada por absorção.

Existe um anticorpo monoclonal (chamado OX-26) para o receptor transferrina, que é um eficiente carreador de drogas. A alta densidade dos receptores de transferrina nas células endoteliais do cérebro, assim como a habilidade desses receptores para transportar moléculas através da barreira hematoencefálica pela transcitose mediada por receptor, possibilita que drogas como metatrexato se acumule no cérebro (POZNANSKY; ANTOHE, 1997).

Além dos vetores polipeptídicos, algumas espécies de adenovírus, também, são vetores úteis para o transporte de macromoléculas em geral, além da já demonstrada capacidade de veiculação de genes inteiros, constituindo-se em ferramenta de grande utilidade na terapia gênica.

7.3.1.3.1 Conjugado carreador-enzima

À primeira vista, as enzimas – possuidoras de propriedades como alta especificidade, baixa toxidez, rápida degradação – pareciam ser excelentes fármacos para combater ampla variedade de enfermidades. No entanto, não tardou a conscientização por parte dos pesquisadores de que existiam alguns empecilhos – tais como dispor da enzima com alto grau de pureza, estabilização da atividade em formas farmacêuticas comuns, atenuação da alergenicidade, direcionamento adequado da enzima após introdução no organismo e inexistência de modelos animais para os testes clínicos das fases I e II – que dificultavam o uso imediato desses biocatalisadores como princípios ativos em medicamentos para uso humano e animal.

À medida que o tempo vem passando, algumas das limitações apontadas já foram resolvidas. O advento da tecnologia do DNA recombinante, da clonagem e do aperfeiçoamento das operações unitárias de purificação em grande escala tem possibilitado obter enzimas terapêuticas com o grau de pureza desejado. Pequenas modificações introduzidas na estrutura molecular das enzimas, por exemplo, inclusão de grupo químico adequado na molécula, têm permitido reduzir a biodegradação, bem como melhorar a sua termoestabilidade. A questão da falta de modelos animais, também, está sendo resolvida, à medida que a variedade de animais transgênicos disponíveis vem aumentando. Nessa área, a identificação dos genes causadores de enfermidades hereditárias (por exemplo, hipercolesterolemia congênita, distrofia muscular de Duchenne, fibrose cística) e/ou das proteínas nas quais se expressam tem proporcionado a obtenção de linhagens de animais transgênicos específicos para cada aspecto desejado. Portanto, dos quesitos arrolados somente a redução do efeito antigênico e o direcionamento para o órgão afetado, ainda, requerem estudos mais apurados.

Na década de 1990, já estavam em uso várias moléculas com atividade biológica – tanto peptídeos com baixa massa molar quanto proteínas, inclusive enzimas – no tratamento de enfermidades. São exemplos clássicos a insulina – em princípio extraída de pâncreas animal e, a partir de 1982, obtida de micro-organismos geneticamente modificados –, o fator de ativação de plasminogênio tecidual, proteínas plasmáticas (albumina, agentes de coagulação, entre outras), as proteases (pepsina, papaína, tripsina, quimotripsina, por exemplo) – usadas na limpeza de feridas ou como auxiliares digestivos, sendo associadas, para este uso, à lípase e amilase pancreáticas –, a estreptoquinase (usada no infarto do miocárdio ou no desbloqueio das coronárias) e o fator de crescimento humano (útil no combate ao nanismo). Mais recentemente, tornaram-se disponíveis no mercado a eritropoietina humana (aumento do número de eritrócitos em pacientes renais crônicos) (BLANCH; CLARK, 1996) e a antitrombina humana (PESQUERO et al., 2007).

A lista de peptídeos biologicamente ativos passíveis de uso como fármacos já é ampla e aumenta dia a dia. Nesse grupo há várias enzimas já empregadas na terapia de reposição – por exemplo, desoxirribonucléase I (distúrbios do sistema respiratório), glicocerebrosidase (usada na síndrome de Gaucher) –, vários fatores de crescimento teciduais e mediadores intercelulares.

A solução das questões de imunogenicidade e do direcionamento preciso ao alvo desejado relacionados com os princípios ativos enzimáticos passa pela associação da enzima com um carreador (por exemplo, polietilenoglicol, ácido poliglutâmico, lipossomos, anticorpos, albumina, dextrana, nanopartículas, lecitina). O carreador ou sistema dispensador de droga é entendido como um elemento capaz de reter enzimas em alta concentração, protegê-las contra inibidores e/ou proteases naturais e conduzi-las até os locais corretos para a ação terapêutica. A liberação controlada do princípio ativo ao longo do tempo, a fim de garantir a posologia adequada ao paciente, constitui-se em atributo importante do carreador empregado.

Os lipossomos – partículas constituídas por duas fases, uma aquosa (em que substâncias hidrofílicas são dissolvidas) e outra lipídica (em que compostos hidrofóbicos são dissolvidos) – são muito estudados e utilizados atualmente, inclusive ocupando posição cativa no arsenal de carreadores para substâncias para fins cosméticos (SCHMALTZ et al., 2005). A incorporação de agentes direcionadores, como anticorpos sítio-específicos, torna versáteis os sistemas lipossomais para o transporte eficiente de drogas no interior do organismo.

Conjugados enzima-albumina, também, são úteis na terapia de reposição enzimática. A albumina é a proteína

278 • BIOTECNOLOGIA FARMACÊUTICA

mais abundante do plasma, apresentando meia-vida da ordem de 70 h. Possui em sua estrutura sítios hidrofílicos e hidrofóbicos, que a tornam uma excelente proteína transportadora de peptídeos em geral. Poznansky e Antohe (1997) demonstraram que a associação de enzimas (por exemplo, uricase, catalase, superóxido dismutase (Cu, Zn) e L-asparaginase) com excesso de albumina conferiu às enzimas resistência à biodegradação, neutralidade imunológica, aumento da meia-vida na circulação e direcionamento para o sítio de ação (neste caso, o sistema enzima-albumina deve ser adicionado de anticorpo ou hormônio específico). Na Tabela 7.4 são apresentados parâmetros relacionados ao desempenho de complexos enzima/albumina.

Da Tabela 7.4 observa-se que a associação de enzimas com a albumina tornou-as mais resistentes à temperatura e à proteólise. Este resultado vai de encontro ao observado no caso em que a enzima é imobilizada em suportes insolúveis (CASTRO et al., 2008), porém com a vantagem do complexo enzima/albumina ser solúvel. Esta tabela ressalta o fato de que o poder imunogênico das enzimas estudadas foi mascarado, provavelmente como consequência da neutralização alostérica do sítio antigênico da enzima e/ou pelo fato da albumina atuar como um hapteno típico no mecanismo da interação antígeno-anticorpo. Não há dúvidas de que os conjugados enzima/albumina possuem tempo de meia-vida plasmática superior ao das enzimas livres. No que se refere à deposição tecidual, observa-se que ao se comparar, apenas, dois órgãos – fígado e músculo – a distribuição tanto da enzima livre quanto da conjugada é nitidamente distinta. Lembra-se que a deposição no músculo é muito mais complicada do que no fígado, em razão das diferentes barreiras a ser atravessadas pelas macromoléculas ou seus conjugados. Como citado, o endotélio dos capilares hepáticos são mais permeáveis às macromoléculas do que os capilares musculares, já que estes apresentam endotélio contínuo (sem fendas), em contraposição ao dos hepáticos, essencialmente descontínuo.

Desta exposição sucinta, tem-se que a albumina realmente confere proteção à enzima contra a degradação, reduz seu poder antigênico e aumenta sua meia-vida plasmática. No entanto, a precisão do direcionamento

Tabela 7.4 Comparação entre enzimas livres e conjugadas quanto à resistência a biodegradação (A), redução da imunogenicidade (B), meia-vida plasmática ($t_{1/2}$) e à deposição em tecidos (C)

Enzima/Conjugado	A* (%)	B**	$t_{1/2}$ (min.)	C***	
				Fígado	Músculo
α-glicosidase	10	+++	40	55	2
α-glicosidase-albumina (1:10)	85	—	260	18	1
α-glicosidase-albumina-insulina	Nd	nd	180	nd	nd
α-glicosidase-insulina	Nd	nd	nd	30	4
Superóxido dismutase (SOD)	50	+++	6	15	—
SOD-albumina (1:5)	95	+	240	6	—
SOD-albumina (1:10)	Nd	—	nd	nd	nd
SOD-albumina-anticorpo	95	nd	nd	nd	nd
SOD-catalase	Nd	nd	160	nd	nd
SOD-SOD	Nd	nd	140	nd	nd
Uricase	Nd	+++	nd	nd	nd
Uricase-albumina (1:10)	Nd	—	nd	nd	nd

*A= Percentagem da atividade residual após 4 h a 37 °C e em presença de tripsina; **B = Alteração do poder imunogênico da enzima; ***C = Percentual depositado no órgão indicado, medido após 60 min (SOD), 120 min (SOD-albumina) e 180 min (α-glicosidase) da introdução no corpo por injeção endovenosa.

Fonte: Adaptado de Poznansky e Antohe, 1997.

da enzima no órgão-alvo, ainda, requer estudos aprofundados, no que tange aos mecanismos de transcitose e da distribuição de macromoléculas no organismo através da circulação. O desenvolvimento farmacotécnico para a veiculação de enzimas terapêuticas deve ser direcionado no sentido de fornecer formulações práticas, que possam ser ministradas nos consultórios médicos, nas farmácias ou pelo próprio paciente, evitando o meio hospitalar – mais caro e mais complexo – muito comum, ainda, na aplicação de enzimas terapêuticas atualmente disponíveis.

7.3.1.3.2 Acilação de enzimas

Várias enzimas de interesse farmacêutico pertencem ao grupo das proteases serínicas, ou seja, aquelas que possuem em seu sítio ativo um resíduo de serina. O grupo β-hidroxila da serina forma uma ligação covalente com a molécula de substrato. Há fortes evidências de que, nessa reação, o núcleo imidazólico de uma histidina próxima ao sítio ativo tem participação no mecanismo hidrolítico. O centro de ligação substrato-enzima corresponde a um domínio da estrutura da enzima, representado por uma fenda encimada por uma cadeia lateral de aminoácido apolar e tendo no fundo um grupo carboxila ionizado pertencente à cadeia lateral do ácido aspártico (MARKWARDT, 1997).

Grosso modo, o rompimento da ligação amida (ligação péptica) de uma proteína por uma protease serínica pode ocorrer em três etapas:

$$\text{Etapa 1} \left[E + S \underset{k_1}{\overset{k-1}{\rightleftharpoons}} E - S \right];$$
$$\text{Etapa 2} \left[E - S \underset{k_2}{\rightarrow} P_1 + E - S' \right];$$
$$\text{Etapa 3} \left[E - S' \underset{k_3}{\rightarrow} P_2 + E \right]$$

onde:

E = protease livre;

S = substrato (proteína ou éster de baixa massa molar);

E-S = 1º complexo intermediário enzima-substrato formado; E-S'= 2º complexo intermediário enzima-substrato;

P_1 e P_2 = produtos da reação [se S for uma proteína, então os produtos são os peptídeos resultantes da quebra da ligação amida; no entanto, se S for um éster de baixa massa molar, então P_1 = derivado hidroxilado do éster e P_2 = derivado carboxílico do éster];

k_1, k_{-1}, k_2 e k_3 são as constantes de velocidade das reações elementares constituintes do mecanismo catalítico.

Está bem estabelecido que a velocidade global dessa reação é controlada pela Etapa 3, haja vista sua constante de velocidade (k_3) ser a menor entre as quatro constantes envolvidas na catálise. Além disso, a reação pode ser interrompida na Etapa 2, por meio da redução do pH e da temperatura do meio reacional. Desses fatos, surgiu a ideia de estabilizar uma protease serínica por meio da acilação da serina de seu sítio catalítico com o grupo acil de ésteres de baixa massa molar (por exemplo, amidinofenilbenzoato).

Objetivando o uso terapêutico da protease serínica, basta administrá-la na forma acilada, sendo sua forma ativa gerada *in situ* por meio da desacilação de sua serina, devida ao pH neutro/alcalino dos fluidos corpóreos (sobretudo do sangue) e à temperatura normal do corpo (36 °C-37 °C). Por conseguinte, a forma acilada da protease serínica pode ser considerada um pró-fármaco típico, uma vez que ela é lentamente reativada no sangue e não sofre inibição por parte de inibidores plasmáticos. Ressalta-se que tais fatos, em última instância, aumentam significativamente a meia-vida plasmática da protease.

As proteases serínicas de interesse terapêutico são as coagulantes (trombina e batroxobina), fibrinolíticas (plasmina, ativador estreptoquinase-plasmina, uroquinase e ativador do plasminogênio tecidual) e a kalicreína.

7.3.1.3.3 Modelagem molecular de proteínas

Está bem estabelecido que a função biológica de uma biomolécula (por exemplo, enzima, anticorpo, receptor proteico de membrana) se relaciona intimamente com sua estrutura tridimensional. Por conseguinte, dispor de métodos confiáveis, que permitam estabelecer a distribuição espacial dos átomos constituintes da biomolécula, é a condição precípua para o estabelecimento do binômio estrutura-função e, por extensão, precisar a maior ou menor estabilidade da biomolécula no meio em que deve atuar. Esses fatores em conjunto, no caso da biomolécula possuir atividade terapêutica, podem propiciar ao paciente, em última instância, uma maior eficiência de cura com menor custo do tratamento.

Grosso modo, as informações estruturais podem ser obtidas por meio da cristalografia de raios X – técnica que permite localizar a posição espacial precisa dos átomos no interior da molécula e/ou de grupos químicos específicos, mas que exige dispor-se da substância na forma cristalina e de softwares complexos –, da espectroscopia de RNM – que não requer cristais da substância a ser analisada, mas requer maior quantidade de amostra para análise e dificilmente permite obter a localização precisa dos átomos dentro da estrutura tridimensional – e da modelagem molecular (VRIEND; HENDRIKS; SCARPÉ, 1997).

A modelagem molecular baseia-se, em linhas gerais, na comparação dos dados de estrutura tridimensional de uma biomolécula desconhecidos, geralmente escassos e imprecisos – inferidos a partir de determinações cristalográficas, espectroscópicas e/ou químicas – com a de uma biomolécula de estrutura completamente conhecida. O grau de homologia estrutural entre as duas biomoléculas poderá ser alto, superior a 80%, mediano (entre 50% e 70%) ou baixo (inferior a 50%). No caso de homologia elevada, quase sempre, a estrutura tridimensional da nova biomolécula pode ser inferida com alta precisão, permitindo, inclusive, o planejamento racional de um inibidor ou ativador específico, caso seja uma enzima naturalmente presente no organismo e relacionada a uma determinada enfermidade. Porém, nos casos em que o grau de homologia é inferior a 30%, a estrutura tridimensional da proteína dificilmente é inferida, devendo-se, nesse caso, lançar mão dos dados referentes ao ordenamento estrutural secundário e primário dos monômeros constituintes da macromolécula. Nessa situação, o planejamento racional de um inibidor ou ativador é impossível, devendo-se aguardar o aprimoramento do protocolo de purificação da proteína, a fim de torná-la analisável por meio dos métodos físicos atualmente disponíveis.

Em síntese, pode-se afirmar que o estabelecimento da estrutura tridimensional de uma biomolécula é fundamental para compreender o seu mecanismo de ação (caso das enzimas e dos hormônios proteicos), individualizar domínios que conferem funções especializadas à biomolécula (caso da interação antígeno-anticorpo, da interação receptor-proteico de membrana com efetor endógeno natural específico como noradrenalina, serotonina, dopamina, trombina etc.), desenvolver racionalmente substâncias inibidoras ou ativadoras específicas (Tabela 7.4), introduzir modificações pontuais na estrutura da molécula (caso do aumento da meia-vida plasmática de enzimas terapêuticas), entre outros. Deve-se destacar que, na área da saúde, a disponibilidade comercial de medicamentos constituídos por inibidores de enzimas naturais presentes no organismo humano tem aumentado, observando-se no período 2002/2003 a 2010/2011 um aumento da ordem de 20% (Tabela 7.4). A importância dos inibidores enzimáticos para fins terapêuticos pode ser aquilatada pelo esforço do Ministério da Saúde, via Instituto Vital Brasil (Niterói, RJ), em adquirir de uma multinacional a tecnologia para produzir a rivastigmina, fármaco com grande potencial de uso na redução dos efeitos danosos provocados pela síndrome de Alzheimer (CFF, 2010).

7.3.2 Aspectos sobre a padronização de enzimas terapêuticas

Um aspecto importante relacionado com as enzimas terapêuticas diz respeito à escolha de um substrato adequado, que pode ser empregado a uma concentração tal que a dosagem da atividade enzimática é determinada com precisão. Recorda-se que a concentração do substrato deve ser saturante durante todo o transcurso da reação. O substrato deve ser o mais específico possível para a enzima e as condições de dosagem da atividade enzimática devem ser as mais próximas possível das condições fisiológicas naturais da enzima a ser padronizada. Em outros termos, a padronização da atividade da enzima terapêutica deve ser realizada nas condições nas quais atua com maior eficiência.

Entretanto, a quantificação precisa da atividade enzimática de modo reprodutível e nas condições fisiológicas de atuação, em geral, é uma meta de difícil consecução. Por exemplo, o método de fibrina aderida em placa, que é muito bom para detectar ativadores da plasmina e do plasminogênio, é de difícil reprodução entre laboratórios diferentes.

Do ponto de vista químico, físico e/ou físico-químico é muito difícil descrever um coágulo de fibrina contendo absorvidos inibidores de plasmina. Geralmente, quando reações enzimáticas ocorrem em superfícies, cuja porosidade e capacidade de absorção não são uniformes, a reprodutibilidade do método de dosagem da enzima é questionável. As proteases, que representam um grupo de enzimas importantes na terapêutica, podem causar alguma dificuldade, quando substratos naturais (proteínas) são usados na sua determinação. Nesse caso, correr um ensaio padrão em paralelo (usando substrato padronizado, por exemplo, albumina bovina) é uma medida cautelar importante para a boa avaliação da atividade da enzima (LAUWERS, 1997).

Por razões históricas muitas enzimas terapêuticas são dosadas frente a substratos fisiológicos ou biopolímeros (proteínas, polissacarídeos, emulsões etc.), os quais causam uma série de problemas teóricos e práticos. A interpretação dos resultados é difícil, quando substratos naturais são convertidos em produtos que, por sua vez, eles próprios são substratos para a etapa seguinte do ataque enzimático. Velocidades de reação frequentemente dependem da posição da ligação a ser atacada e da natu-

Tabela 7.5 **Alguns princípios ativos, que atuam como inibidores de enzimas presentes no organismo, utilizados em medicamentos comercializados no mercado farmacêutico nacional**

Enzima-alvo	Fármaco**	Efeito esperado	Formulações* (n.)
5-α-redutase	Dutasterida	Combater a hiperplasia benigna da próstata	25/16***
Aromatase	Letrozol	Antineoplásico	4/1
H+/K+-ATPase	Omeprazol	Tratamento da úlcera péptica	62/65
Colinesterase cerebral	Rivastigmina	Facilitar a neurotransmissão colinérgica, pela redução da degradação da acetilcolina	1/3
Enzima conversora da angiotensina	Perindopril	Controlar a hipertensão arterial	95/91
Fosfodiesterase-5	Tadalafila	Tratamento da disfunção erétil	5/1
Glicosilceramida sintase	Miglustate	Tratamento da doença de Gaucher tipo 1	1/0
Monoaminooxidase (MAO)	Selegilina	Antiparkinsoniano	5/0
β-lactamase	Amoxicilina + clavulanato de potássio	Antimicrobiano	35/21
Proteases envolvidas na coagulação	Ácido ε-aminocaproico	Controle e prevenção das hemorragias em geral	1/0
Tirosinocinase	Mesilato de imatinibe; Ditosilato de lapatinibe	Tratamento da leucemia e câncer de mama	4/0
Renina	Alisquireno	Auxiliar na redução da pressão arterial	2/0
Proteinase	α-1-antitripsina	Fibrinolítico	1/1
Lipase entérica	Orlistate	Tratamento da obesidade	1/1
HMG-CoA redutase	Sinvastatina	Redução do colesterol total e LDL	33/21
TOTAL			275/221***

*Corresponde ao número de formulações encontradas no comércio, que visam à inibição de uma enzima corpórea específica. No medicamento o inibidor poderá estar associado a outros fármacos. **Cita-se, apenas, um fármaco como exemplo. ***Número de formulações existentes no mercado brasileiro no biênio 2002-2003 (DEF, 2002/2003).

reza química das duas partes resultantes (os produtos). A hidrólise pode ocorrer em diferentes posições e, ao mesmo tempo, a velocidades distintas. Na proteólise admite-se que alguns produtos são liberados apenas após a desnaturação e que durante o curso da reação novas ligações pépticas se tornam acessíveis à hidrólise. Nesses casos o mecanismo enzimático torna-se muito complexo, parâmetros cinéticos são valores aparentes, e os resultados experimentais são fortemente influenciados pelas condições de reação. Podem ocorrer problemas de reprodutibilidade nos ensaios de proteinases que apresentam especificidade limitada para tipos particulares de caseína. A bromelina e a protease pancreática são doseadas com

caseína como substrato, sendo a medida da atividade proteolítica correlacionada à extensão da hidrólise por meio do aparecimento de peptídeos solúveis no meio de reação. As contaminações do preparado caseínico, com alguma proteína, e da amostra de enzima, com outras proteinases, falseiam os resultados do ensaio. Nessas condições, recomenda-se realizar ensaios pareados, ou seja, sempre executar um ensaio em branco, para compensar possíveis interferências na análise (LAUWERS, 1997).

As lipases constituem um grupo particular de esterases, atuando especificamente sobre ésteres insolúveis na interface óleo/água. As propriedades físico-químicas do substrato emulsionado determinam os parâmetros cinéticos do sistema. E emulsões com a mesma razão óleo/água podem apresentar diferentes graus de dispersão e, portanto, uma interface diferente, a qual é a verdadeira medida da concentração de substrato (LAUWERS, 1997).

Cofatores e detergentes na superfície emulsionada complicam sobremaneira a identificação da área interfacial verdadeira, e também influenciam a velocidade de lipólise. Uma diminuição da atividade lipolítica causada pela desnaturação da enzima e pela inibição pelo produto por sabões de cadeias longas podem ser minimizados pela adição de substâncias tensoativas para baixar a energia de tensão interfacial e de albumina para promover a aglutinação dos ácidos graxos inibidores, respectivamente. A colipase se adsorve na interface do substrato através de seus grupos tirosílicos existentes em seu sítio de ligação. Ela ancora a lípase à superfície e reduz a fase de lag observada em sistemas emulsionados de triglicérides de cadeias longas estabilizados por fosfolipídeos. As colipases, em alguma extensão, são específicas às espécies de origem. Por exemplo, a colipase de cão estimula a atividade lipolítica de lípases provenientes de pâncreas de cães, bois e porcos, mas não de ratos, humanos ou de origem fúngica. Aquela apresenta idênticos pontos isoelétricos, diferentemente do último grupo. O reconhecimento da interface por parte da lípase pancreática envolve grupos serina e gama-carboxil resíduais, derivatização que abole atividade lipolítica, mas não a esterásica (LAUWERS, 1997).

A lisozima hidrolisa a proteoglicana de parede de bactérias Gram-positivas, mas não de Gram-negativas, uma vez que nessas bactérias o polímero encontra-se envolto por uma camada lipídica. O ensaio se baseia na variação da turbidez de uma suspensão de *Micrococcus luteus* submetida à lise celular. Obviamente, o substrato (células em suspensão) deve ser preparado do modo mais padronizado possível, tornando a avaliação turbidimétrica muito precisa e reprodutível. As características da suspensão (agregados bacterianos), variações entre lotes (a espessura da parede celular depende do tempo de coleta das células em relação a sua fase de crescimento), pH e da força iônica do tampão usado (interação eletrostática entre a lisozima e a proteoglicana carregada negativamente) influenciam fortemente a velocidade de lise celular (LAUWERS, 1997).

Preparados enzimáticos digestivos frequentemente contêm celulase de *A. niger*, que é um complexo enzimático consistindo de várias endo e exo β-1,4 glucanases, β-glicosidase, celobiohidrolase etc. A dosagem dos açúcares redutores não apresenta sensibilidade suficiente para dosar as enzimas endo, uma vez que rompem ao acaso a molécula da celulose, liberando pouco açúcar redutor (AR). Para a medida da atividade das endo, o método viscosimétrico é apropriado. Em contrapartida, a atividade exocelulásica gera quantidade apreciável de AR com pequena alteração no comprimento da cadeia da celulose. Existe endocelulase padrão de *A. niger* de excelente qualidade, padronizada frente à hidroxietilcelulose (cujas propriedades poliméricas são bem definidas) por medida viscosimétrica. Assim, o número de ligações rompidas ao longo do tempo de ensaio pode ser avaliado por meio de um aparelho de laser, cujo ângulo de espalhamento permite acompanhar a redução da massa molar do substrato polimérico com grande precisão (LAUWERS, 1997).

A elucidação da especificidade enzimática desencadeou o desenvolvimento de substratos sintéticos. Esses são solúveis e moléculas quimicamente bem definidas, que permitem ensaios fáceis de realizar, reproduzíveis e determinar as características cinéticas da atividade enzimática em termos de evento catalítico (um evento catalítico corresponde a uma molécula de substrato sendo convertida na unidade de tempo). Encontram-se no comércio ampla variedade de substratos sintéticos com diferentes especificidades pelas enzimas. Esses substratos consistem em possuir um domínio especificamente reconhecido pela enzima (resíduo peptídico ou sacarídico) e a parte liberada pela hidrólise sendo detectada por titulação ou monitorada por meio de espectrofotômetro (LAUWERS, 1997).

Contudo, substratos macromoleculares naturais (fisiológicos) oferecem maior número de pontos de subsítios de ligação do que substratos de baixa massa molar, sendo assim são mais seletivos para muitas enzimas. A esse respeito, substratos sintéticos fornecem menos informações sobre as características estruturais e sítios de ligação da enzima. Existem certos substratos, como alguns tripeptídeos cromogênicos, que, ao serem hidrolisados, geram produto capaz de inibir a atividade proteolítica de uma protease serínica (LAUWERS, 1997).

A expressão da atividade em unidades de atividade baseadas na concentração molar é apenas possível, quando a concentração molar de substrato, o mecanismo da reação e a equação de velocidade são conhecidos.

7.3.3 Enzimas terapêuticas

As enzimas, como princípios ativos de formulações medicamentosas, vêm sendo usadas, com maior ou menor eficácia, para o tratamento de diversas enfermidades. O nível de eficiência da enzima relaciona-se com a intensidade

ENZIMAS E APLICAÇÕES • 283

dos fenômenos alérgicos que causa no paciente, o tempo de meia-vida no sangue e outros fluidos corpóreos, o direcionamento para o órgão-alvo, entre outros. Sem dúvida, de todos os problemas referentes ao uso terapêutico das enzimas, aquele responsável pela alergização do paciente é o mais difícil de ser solucionado, porque a enzima é uma proteína e, portanto, um alergeno *per se*. Talvez no futuro, com o emprego das ribozimas – enzimas de natureza nucleica –, os efeitos alérgicos sejam eliminados.

O emprego das enzimas como fármacos visa à reposição da enzima no organismo, que é incapaz de produzi-la endogenamente, ou como agente atuando diretamente em processos patológicos.

Em termos de reposição enzimática tem-se o uso como auxiliares digestivos (α-amilase, β-amilase, pancreatina, bromelina, lípase, celulase, entre outras) e no tratamento de doenças ênzimo-privas como, por exemplo, as síndromes de Gaucher (deficiência de glicocerebrosidase) e de Fabry (deficiência de α-galactosidase).

Em termos de combate a patologias empregam-se enzimas como agentes trombolíticos (estreptoquinase, uroquinase e ativador tecidual de plasminogênio, por exemplo), cicatrizantes de feridas (fibrinolisina, quimiotripsina, por exemplo), anticancerígenos (enzimas depletivas de aminoácidos como a L-asparaginase, além de outras enzimas promissoras para esse fim, a saber, toxina diftérica, neuramidase, ribonuclease e carboxipeptidase)

e **anti-inflamatórios** (por exemplo, papaína, colagenase, tripsina, quimotripsina, bromelina e superóxido-dismutase – esta última visa ao combate da inflamação por meio da depleção do radical livre superóxido) (CRUZ et al., 2008; SAID; PIETRO, 2004).

As enzimas terapêuticas podem existir em formulações comerciais (encontradas em farmácias), quando seus efeitos colaterais são insignificantes, ou para fim hospitalar exclusivo, quando os efeitos colaterais são severos (L-asparaginase) ou sua administração é feita por perfusão (decomposição de coágulos em artérias e veias pela uroquinase, estreptoquinase, entre outras).

Em que pese à diversidade do uso terapêutico de enzimas e o grande aporte de dados descritos na literatura especializada, observa-se que o número de formulações encontradas no mercado farmacêutico nacional, em cuja composição existe pelo menos uma enzima, declinou de um total de 48 (em 2002) para 30 (em 2011) (DEF, 2002; 2010). Na Tabela 7.6 apresentam-se as enzimas terapêuticas oficialmente comercializadas no Brasil.

Recorda-se que, apesar do aparente aspecto declinante do emprego terapêutico de enzimas no Brasil, o Ministério da Saúde assinou convênio com uma grande empresa estrangeira, por meio do laboratório público Biomanguinhos, a transferência da tecnologia para a produção da enzima α-taliglucerase, que é usada no tratamento da doença de Gaucher (CFF, 2010).

Tabela 7.6 Enzimas encontradas em formulações medicamentosas comercializadas oficialmente no Brasil

Produto/Enzima	Observações/Indicações
Hialuronidase (Hyalozima®)	Para reabsorver exsudatos e como auxiliar na difusão de anestésicos locais. Em associação com o valerato de betametasona é usada no tratamento clínico tópico da fimose (Postec®), enquanto que associada com lidocaína e sulfato de neomicina é usada contra infecções da pele e mucosas (Xilodase®).
Estreptoquinase (Solustrep®, Streptase®, Streptonase®)	Infarto agudo do miocárdio, embolia pulmonar, trombose venosa profunda, doença arterial oclusiva crônica (Uso hospitalar).
Pancrelipase (Ultrase®)	Fibrose cística.
Urato-oxidase (Fasturtec®)	Tratamento e profilaxia da hiperuricemia aguda para evitar insuficiência renal em pacientes com neoplasia hematológica.
Thiomucase®	Associação das enzimas mucopolissacaridase, α-amilase e α-quimotripsina usada como fator de disfunção enzimática.
Fibrinase®, Cauterex®*, Fibrase®, Gino-cauterex®; Gino-fibrase®	Mistura de desoxirribonuclease, fibrinolisina e cloranfenicol para fins cicatrizantes.

(continua)

284 • BIOTECNOLOGIA FARMACÊUTICA

Tabela 7.6 Enzimas encontradas em formulações medicamentosas comercializadas oficialmente no Brasil (continuação)

Produto/Enzima	Observações/Indicações
Enzimas digestivas (Digecap-zimático®, Digeplus®, Digest®, Filogaster®)	Pancreatina (Pankreoflat®, Creon®). As demais formulações correspondem a enzimas associadas a outros fármacos (por exemplo, dimeticona, bromoprida).
Colagenase (Iruxol-mono®, Kollagenase®)	Cicatrizante. Existem combinados com cloranfenicol (Iruxol®, Kollagenase-com-cloranfenicol®).
Lisozima (Murazyme®)	Usado no tratamento da herpes.
Lisozima associada com metronidazol, nistatina e cloreto de benzalcônio	Vulvovaginites.
Colagenase (Gino-kollagenase®, Gyno-iruxol®)	Usado como cicatrizante ginecológico em associação com cloranfenicol.
Bergamo L-asparaginase®, Kabikinase® (estreptoquinase), Microvacin®, Multivac® (lisozima associada com antígenos microbianos e fúngicos), Bromelin-suspensão®, Parenzyme-enzimas®, Dermofibrin-cloranfenicol®, Procutan®, Cotazym®, Pancrease®, Panzytrat®, Peptopancreasi® Trienzin®, Dasc®, Digesnorma®, Elozima®, Essen®, Eufermen®, Hepatoregius®, Normopride-enzimático®, Plasil-enzimático® e Sintozima®.	Preparados enzimáticos constantes no DEF 2002/2003 e que não constam do DEF 2010/2011. Provavelmente foram retirados do mercado ou os fabricantes produzem em tão pouca quantidade que não compensa mais divulgá-los. De qualquer forma, houve uma redução da ordem de 38% no total de formulações medicamentosas, contendo enzimas como agentes terapêuticos.

*Contém o antibiótico gentamicina e o tiomersal.

7.3.4 Outras aplicações de enzimas na área da saúde

7.3.4.1 ANÁLISES CLÍNICAS

Em análises clínicas as enzimas são usadas, basicamente, de três maneiras distintas.

Na primeira, como reagentes químicos para dosar determinadas substâncias em amostras de fluidos biológicos (sangue, urina etc.). Citam-se, entre outras, as dosagens da glicose (glicose oxidase + peroxidase), ureia (urease associada ou não com a glutamato desidrogenase), colesterol (colesterol esterase + colesterol oxidase + peroxidase), amônia (glutamato desidrogenase), fosfato inorgânico (sacarose fosforilase), esteroides (β-glicuronidase), creatinina (creatininase) e etanol (álcool desidrogenase ou álcool oxidase) (SAID; PIETRO, 2004; CRUZ et al., 2008).

A segunda se refere à dosagem de determinadas enzimas presentes em amostras de fluidos biológicos para fins de diagnóstico, uma vez que alterações nas atividades de enzimas corpóreas podem indicar a presença de enfermidades em pacientes. Algumas doenças podem ter seu diagnóstico confirmado por meio da determinação de atividades anormais de enzimas específicas, citando-se a fosfatase ácida (câncer de próstata, síndrome de Gaucher), alanina aminotransferase e gamaglutamiltransferase (problemas hepáticos), renina (hiperaldosteronismo), lactato desidrogenase (infarto do miocárdio, câncer de testículo) e creatinina quinase (problemas cardíacos/musculares) (CRUZ et al., 2008).

A terceira aplicação se refere aos testes de enzimaimunoensaio (EIA), uma variante de imunoensaio que utiliza conjugados do tipo enzima-antígeno (Ag-E) ou enzima-anticorpo (Ac-E). O teste torna-se quantitativo em virtude da distribuição da enzima entre a forma combinada (Anticorpo-enzima-antígeno) e a livre (anticorpo-enzima ou antígeno-enzima). O importante a ser ressaltado é que um conjugado molecular resulta da associação de duas moléculas ligadas covalentemente e que nenhuma das duas perde suas propriedades funcionais. Assim, por exemplo, um conjugado antígeno-peroxidase mantém tanto a característica de antigenicidade do antígeno – a de se ligar ao seu anticorpo específico – como a da enzima em decompor a água oxigenada em água e oxigênio (VAZ, 2007). Outras técnicas que, também, envolvem o manuseio de conjugados são a imunofluorescência (Ag-fluorocromo ou Ac-fluorocromo; por exemplo, fluorocromo = isotiocianato de fluoresceína); radioimunoensaio (Ag-radioisótopo ou Ac-radioisótopo; radioisótopo = I^{125}); e quimiluminescência (Ag-acridina ou Ac-acridina – a luminescência se dá na presença de um agente oxidante).

Podem ser apontadas como vantagens do EIA: a) ensaio sensível e específico; b) reagentes estáveis durante o armazenamento; c) manipulação simples; d) ensaios rápidos; e) uma etapa de separação pode ser desnecessária; f) como há variedade de marcadores, podem ser feitos ensaios simultâneos; e g) automatização.

O EIA pode ser basicamente de dois tipos: homogêneo e heterogêneo.

O tipo homogêneo, também conhecido pela sigla inglesa EMIT (Enzyme-Multiplied Immunoassay Technique), é usado na determinação de moléculas de baixa massa molar, mas capazes de gerar resposta imunológica (formação de anticorpo), quando injetadas em animais. Por conseguinte, coloca-se em um tubo a solução contendo uma enzima (lisozima, β-galactosidase, entre outras) ligada ao hapteno – que deve ser um análogo estrutural da molécula cujo título se deseja medir – e o anticorpo correspondente. Forma-se o conjugado solúvel anticorpo-hapteno-enzima, cuja atividade enzimática é nula. A seguir, adiciona-se a solução amostra contendo a substância (S) a ser medida. Como essa substância tem maior afinidade pelo anticorpo que o hapteno, então o conjugado enzima-hapteno livre no meio aumenta, e, em consequência, a atividade enzimática aparece e pode ser medida. Essa atividade reflete a quantidade de conjugado liberado, que, por sua vez, é proporcional à concentração de S presente na amostra.

O tipo heterogêneo – conhecido pela sigla inglesa ELISA (Enzyme-Linked Immunosorbent Assay) – se baseia, em linhas gerais, na imobilização de um dos componentes, antígeno ou anticorpo, em fase sólida (por exemplo, poliestireno), e na utilização de um conjugado, que também pode ser antígeno ou anticorpo, ligado a uma enzima, com a preservação da atividade enzimática e imunológica (VAZ, 2007).

Para ilustrar, tomemos como exemplo a determinação do título de um antígeno (Ag) presente em uma dada amostra de fluido biológico, usando excesso de anticorpo marcado com a enzima (Ac*):

$$Ac^* + Ag \longrightarrow Ac^*\text{-}Ag + Ac^* + Ag_{insolúvel} \longrightarrow Ac^*\text{-}Ag_{insolúvel} + Ag\text{-}Ac^*$$

Todo o antígeno existente na amostra se liga ao Ac*, restando o excesso de anticorpo marcado livre em solução. A remoção do excesso de Ac* é feita usando-se o antígeno imobilizado em poliestireno ($Ag_{insolúvel}$), separando-se o complexo solúvel Ag-Ac*, cuja atividade enzimática é medida.

As enzimas usadas como marcadores (por exemplo, malato desidrogenase (EC.1.1.1.37), glicose 6-fosfato desidrogenase (1.1.1.49), glicose oxidase (EC.1.1.3.4) e peroxidase (1.11.1.7)) devem ser criteriosamente escolhidas a partir dos critérios: a) estarem disponíveis em alto grau de pureza; b) possuirem alta atividade específica; c) serem estáveis frente às condições de ensaio e armazenamento; d) serem altamente solúveis; e) terem suas atividades medidas de modo simples, rápido e sensível; f) estarem ausentes na amostra do fluido biológico em análise; g) seu substrato e eventuais inibidores estarem ausentes na amostra sob análise; h) devem reter a atividade após a imobilização; e i) para o caso do EMIT: capacidade de serem inibidas ou reativadas, quando o Ac se liga ao conjugado enzima-hapteno, sob condições de ensaio compatíveis com a ligação hapteno-anticorpo.

7.3.4.2 COSMÉTICOS

Em cosméticos, as enzimas, tal como na terapêutica, podem ser usadas tanto como agentes diretos, visando obter determinado efeito, quanto indiretos, caso em que as enzimas naturalmente presentes no corpo, sobretudo na pele, são alvos de substâncias ativadoras ou inibidoras.

Dos Santos et al. (2008) enumeram como enzimas de uso direto as proteases (em produtos para limpeza de dentaduras, descamação da pele, estrias e depiladores progressivos; em associação com a lípase para limpeza profunda da pele com o escopo de coadjuvar o tratamento da acne e da caspa), superóxido-dismutase e catalase (para combater o envelhecimento da cútis pela eliminação dos radicais livres), glicoamilase e glicoseoxidase (em colutórios e dentifrícios na remoção ou prevenção da placa dentária; pode-se incluir, também, o emprego da invertase em colutórios (VITOLO, 2004), lactase, oxidorredutases, peroxidases e uricases (em produtos para tingir cabelos), hialuronidase (associada à lípase para auxiliar no tratamento da celulite), fosfatase alcalina (estimulante para a proliferação de fibroblastos), lípase, protease e amilase (em produtos para reduzir a oleosidade e a seborreia do couro cabeludo) e tirosinase (em bronzeadores). Os referidos autores citam como enzimas--alvo de ativadores ou inibidores para fins cosméticos as metalo-proteinases da pele (a inibição tem a finalidade de reduzir a hidrólise de proteínas como o colágeno e a elastina, responsáveis pela manutenção do viço externo do órgão), 5-α-redutase (inibição para regular a secreção sebácea), tirosinase (despigmentantes), dopa-oxidase (a sua estimulação favorece o bronzeamento, uma vez que a produção de melanina pelos melanócitos é aumentada), lípases (cuja moderação das atividades por substâncias como o citrato de trietila, lactato de etila, reduz o mau odor da transpiração), peroxidases e oxidases em geral (como conservantes de estabilização de formulações cosméticas). Lembram-se o efeito estimulador de íons metálicos (cobre e zinco, por exemplo) e de vitaminas sobre diversas reações bioquímicas que ocorrem naturalmente na pele.

Como os produtos para fins cosméticos devem ser adequadamente formulados e veiculados por meio de formas de aplicação prática (cremes, loções, colutórios, dentifrícios, sabonete, sprays e soluções aquosas em geral), a incorporação de enzimas nesses produtos deve obedecer aos critérios seguintes (DOS SANTOS et al., 2008): a) a enzima deve ser estável durante toda a vida do cosmé-tico (prateleira + uso pelo consumidor); b) a atividade da enzima não deve ser alterada pelos componentes da formulação cosmética, sobretudo por tensoativos, substâncias largamente presentes nas formulações cosméticas; e c) o uso tópico de enzimas não deve ocasionar reações tóxicas, irritantes ou sensibilizantes.

Em que pese a já larga aplicação de enzimas na prática cosmética para fins terapêuticos e/ou estéticos (tratamento da acne, combate ao envelhecimento cutâneo, depilação, combate às afecções do couro cabeludo – caspa e seborreia –, modificações dos cabelos – tingimento, alisamento e introdução de ondulações – e na higiene bucal), as perspectivas para melhorar os efeitos já obtidos, bem como para obter novos efeitos, repousam no aumento e na diversificação dos tipos de enzimas disponíveis no mercado e, sobretudo, no melhoramento intrínseco das enzimas, a ser obtido por meio da engenharia de proteínas (ou enzimática) e/ou a partir de fontes geneticamente modificada. Esses melhoramentos devem promover aumento da atividade catalítica e tornar a estrutura molecular resistente à temperatura e ao pH, tendo propriedades emulsificantes e solubilidade (principalmente, no ponto isoelétrico) compatíveis com os diferentes meios em que as enzimas devem atuar.

Referências bibliográficas

ANTOHE, F., POZNANSKY, M. J. The endothelium monolayer: barrier to enzyme and drug delivery. In: LAUWERS, A.; SCHARPÉ, S. (Ed.). **Pharmaceutical enzymes**. New York: Marcel Dekker, Inc., 1997. p. 21-38.

BARTHOLET, J. A carne (discutível) de laboratório. **Scientific American Brasil**, São Paulo, v. 10, n. 110, p. 53-57, 2011.

BENTLEY, I. S.; WILLIAMS, E. C. Starch conversion. In: GODFREY, T.; WEST, S. (Ed.). **Industrial enzymology**. 2. ed. London: MacMillan Press LTD, 1996. p. 339-357.

BLANCH, H. W.; CLARK, D. S. **Biochemical engineering**. New York: Marcel Dekker, Inc., 1996.

BON, E. P. S.; FERRARA, M. A.; CORVO, M. L. **Enzimas em biotecnologia**: produção, aplicações e mercado. Rio de Janeiro: Editora Interciência, 2008.

CASTRO, H. F. et al. Imobilização de enzimas e sua estabilização. In: BON, E. P. S.; FERRARA, M. A.; CORVO, M. L. (Ed.). **Enzimas em biotecnologia**. Rio de Janeiro: Editora Interciência, 2008, p. 123-152.

CONSELHO FEDERAL DE FARMÁCIA. Alzheimer: Instituto Vital Brasil produzirá medicamento que será no SUS. **Pharmacia Brasileira**, Brasília, DF, v. 12, n. 78, p. 49, 2010.

CONSELHO FEDERAL DE FARMÁCIA. Brasil produzirá novo medicamento com base biotecnológica. **Pharmacia Brasileira**, Brasília, DF, v. 12, n. 78, p. 51, 2010.

COURI, S. et al. Enzimas na produção de alimentos e bebidas. In: BON, E. P. S.; FERRARA, M. A.; CORVO, M. L. (Ed.). **Enzimas em biotecnologia**. Rio de Janeiro: Editora Interciência, 2008, p. 153-177.

COWAN, W. D. Animal feed. In: GODFREY, T.; WEST, S. (Ed.). **Industrial enzymology**. 2. ed. London: MacMillan Press LTD, 1996. p. 71-86.

CRUZ, M. E. M. et al. Enzimas em medicamentos e diagnósticos. In: BON, E. P. S.; FERRARA, M. A.; CORVO, M. L. (Ed.). **Enzimas em Biotecnologia**. Rio de Janeiro: Interciência, 2008. p. 307-332.

DA SILVA, A. R. **Conversão multienzimática da sacarose em frutose e ácido glicônico usando reatores descontínuo e contínuo**. 2010. 75 f. Dissertação (Mestrado) – Faculdade de Ciências Farmacêuticas da Universidade de São Paulo, São Paulo, 2010.

DEMAIN, A. L. The business of biotechnology. **Industrial Biotechnology**, New Rochelle, v. 3, n. 3, p. 269-283, 2007.

DEMEESTER, J. Biopharmaceutical aspects of enzyme adsorption. In: LAUWERS, A.; SCHARPÉ, S. (Ed.). **Pharmaceutical enzymes**. New York: Marcel Dekker, Inc., 1997. p. 1-21.

DICIONÁRIO DE ESPECIALIDADES FARMACÊUTICAS: DEF 2002/2003. 31. ed. Rio de Janeiro: Ed. de Publicações Científicas, 2002.

DICIONÁRIO DE ESPECIALIDADES FARMACÊUTICAS: DEF 2010/2011. 39. ed. Rio de Janeiro: Ed. de Publicações Científicas, 2010.

DOS SANTOS, E. P. et al. Enzimas na indústria de cosméticos. In: BON, E. P. S.; FERRARA, M. A.; CORVO, M. L. (Ed.). **Enzimas em biotecnologia**. Rio de Janeiro: Interciência, 2008, p. 333-348.

GERHARTZ, W. **Enzymes in industry**: production and applications. Weinheim: VCH, 1990.

GODFREY, T. Brewing. In: GODFREY, T.; REICHELT, J. (Ed.). **Industrial enzymology**: The application of enzymes in industry. New York: MacMillan Press LTD, 1983. p. 221-259.

GODFREY, T. Effluent and waste treatments. In: GODFREY, T.; WEST, S. (Ed.). **Industrial enzymology**. 2. ed. London: MacMillan Press LTD, 1996. p. 203-207.

GODFREY, T. Baking. In: GODFREY, T.; WEST, S. (Ed.). **Industrial enzymology**. 2. ed. London: MacMillan Press LTD, 1996. p. 87-101.

GODFREY, T.; WEST, S. **Industrial enzymology**. 2. ed. London: MacMillan Press, 1996.

GRASSIN, C.; FAUQUEMBERGUE, P. Fruit juices. In: GODFREY, T.; WEST, S. (Ed.). **Industrial enzymology**. 2. ed. London: MacMillan Press LTD, 1996. p. 227-264.

GUJRAL, S. H.; ROSELL, C. M. Improvement of the breadmaking quality of rice flour by glucose oxidase. **Food Research International**, Ottawa, v. 37, n. 1, p. 75-81, 2004.

HASELTON, F. R. et al. Modulation of endothelial paracellular permeability. A membrane approach. In: SIMIONESCU, N.; SIMIONESCU, M. (Ed.). **Endothelial cell dysfunctions**. New York: Plenum Press, 1992, p. 201-231.

HASHIZUME, T. Tecnologia do vinho. In: AQUARONE, E. et al. (Eds.). **Biotecnologia industrial**. São Paulo: Blucher, 2001. p. 21-68. [V.4].

HAU-YANG, T.; GEE-KAITE, Y. Limonin and Naringin removal from grapefruit juice with naringinase entrapped in cellulose triacetate fibers. **Journal of Food Science**, Champaign, v. 56, n. 1, p. 31-34, 1991.

JENNISKENS, L. H. D. et al. Effects of the treatment of apple pulp with liquefying enzymes on the aroma of apple juice. **Lebensmittel-Wisenchaft und Tecnologie**, Amsterdam, v. 24, p. 86-92, 1991.

JOHNSON, C. J. **Industrial Enzymes**: recent advances. Park Ridge: Noyes Data Corporation, 1977.

LAUWERS, A. Good standardization practices. In: LAUWERS, A.; SCHARPÉ, S. (Ed.). **Pharmaceutical enzymes**. New York: Marcel Dekker, Inc., 1997. p. 335-341.

LAUWERS, A.; SCHARPÉ, S. **Pharmaceutical enzymes**. New York: Marcel Dekker, 1997.

MARKWARDT, F. Acyl enzymes as prodrugs. In: LAUWERS, A.; SCHARPÉ, S. (Ed.). **Pharmaceutical enzymes**. New York: Marcel Dekker, Inc., 1997. p. 53-72.

MARTIN, M. L.; ZELEZNAK, K. J.; HOSENEY, C. A mechanism of bread firming. **Cereal Chemistry**, St. Paul, v. 68, n. 5, p. 498-503, 1991.

NAGODAWITHANA, T.; REED, G. **Enzymes in food processing**. 3. ed. New York: Academic Press, 1993.

NEVES, L. C. M.; VITOLO, M. Use of glucose oxidase in a membrane reactor for gluconic acid production. **Applied Biochemistry and Biotechnology**, Clifton, v. 137-140, n. 1-12, p. 161-170, 2007.

PESQUERO, J. B. et al. Aplicações dos animais transgênicos. **Scientific American Brasil**, São Paulo, v. 5, n. 1, p. 78-85, 2007.

PINTO, T. J. A. et al. Certificação ISO 14001 na Faculdade de Ciências Farmacêuticas da Universidade de São Paulo: estratégias e experiências. In: SIMPÓSIO DE ENGENHARIA DE PRODUÇÃO, 13., 2006, Bauru. **Anais...** Bauru: Unesp, 2006.

PORTIER, R. J.; MILLER, P. G. Immobilized microbe bioreactors for waste water treatment. **Waste Management and Research**, London, v. 9, n. 5, p. 445-451, 1991.

POZNANSKY, M. J.; ANTOHE, F. Enzyme-albumin conjugates: advantages and problems with targeting. In: LAUWERS, A.; SCHARPÉ, S. (Ed.). **Pharmaceutical enzymes**. New York: Marcel Dekker, Inc., 1997. p. 39-52.

REED, G. **Enzymes in food processing**. 2. ed. New York: Academic Press, 1975.

ROCHA FILHO, J. A.; VITOLO, M. **Enzimas no contexto da síntese orgânica**. São Paulo: Edição dos autores, 1998.

ROURKE, T. Brewing. In: GODFREY, T.; WEST, S. (Ed.). **Industrial enzymology**. 2. ed. London: MacMillan Press LTD, 1996. p. 105-131.

SAID, S.; PIETRO, R. C. L. R. **Enzimas como agentes biotecnológicos**. Ribeirão Preto: Legis Summa, 2004.

SÁ-PEREIRA, P. et al. Biocatálise: estratégias de inovação e criação de mercados. In: BON, E. P. S.; FERRARA, M. A.; CORVO, M. L. (Ed.). **Enzimas em biotecnologia**: produção, aplicações e mercado. Rio de Janeiro: Editora Interciência, 2008. p. 433-462.

SCHMALTZ, C.; SANTOS, J. V.; GUTERRES, S. S. Nanocápsulas como uma tendência promissora na área cosmética: aimensa potencialidade deste pequeno grande recurso. **Infarma**, Brasília, DF, v. 16, n. 13-14, p. 80-85, 2005.

SCHREIER, P. Aspects of biotechnological production of food flavors. **Food Reviews International**, New York, v. 5, n. 3, p. 289-315, 1989.

SEITZ, W.E. Microbial and enzyme-induced flavors in dairy foods. **Journal of Dairy Science**, Lancaster, v. 73, n. 12, p. 3664-3691, 1990.

SOARES, F. A. S. M. et al. Chemical interesterification of blends of palm stearin, coconut oil and canola oil: physicochemical properties. **Journal of Agricultural and Food Chemistry**, Easton, v. 60, n. 6, p. 1461-1469, 2012.

TARABOULSI-Jr, F. A. **Enzimas microbianas na conversão da sacarose em frutose e ácido glicônico usando reatores descontínuo-alimentado e contínuo com membrana**. 2010. 98 f. Dissertação (Mestrado) – Faculdade de Ciências Farmacêuticas da Universidade de São Paulo, São Paulo, 2010.

TOMOTANI, E. J.; NEVES, L. C. M.; VITOLO, M. Oxidation of glucose to gluconic acid by glucose oxidase in a membrane bioreactor. **Applied Biochemistry and Biotechnology**, Clifton, v. 121-124, p. 149-162, 2005.

UENOJO, M.; PASTORE, G. M. Pectinases: aplicações industriais e perspectivas. **Química Nova**, São Paulo, v. 30, n. 2, p. 388-394, 2007.

VAZ, A. J. Imunoensaios utilizando conjugados. In: VAZ, A. J.; TAKEI, K.; BUENO, E.C. (Ed.). **Imunoensaios**: fundamentos e aplicações. Rio de Janeiro: Guanabara-Koogan, 2007. p. 67-83.

VITOLO, M. **Tópicos de enzimologia industrial**. São Paulo: Edição do autor, 1981.

VITOLO, M. Aplicações de enzimas na tecnologia de alimentos. In: AQUARONE, E. et al. (Ed.). **Biotecnologia industrial**: biotecnologia na produção de alimentos. São Paulo: Blucher, 2001. p. 387-420. [V. 4].

VITOLO, M. Invertase. In: SAID, S.; PIETRO, R. C. L. R. (Ed.). **Enzimas como agentes biotecnológicos**. 2. ed. Ribeirão Preto: Legis Summa, 2014. p. 207-221.

VRIEND, G.; HENDRIKS, D.; SCHARPÉ, S. Molecular modeling of pharmaceutically important targets. In: LAUWERS, A.; SCHARPÉ, S. (Ed.). **Pharmaceutical enzymes**. New York: Marcel Dekker, 1997. p. 73-105.

WELSH, F. W.; MURRAY, W. D.; WILLIAMS, R. E. Microbiological and enzymatic production of flavor and fragrance chemicals. **Critical Reviews in Biotechnology**, Boca Raton, v. 9, n. 2, p. 105-169, 1989.

WEST, S. Olive and other edible oils. In: GODFREY, T.; WEST, S. (Ed.). **Industrial enzymology**. 2. ed. London: MacMillan Press, 1996. p. 295-300.

Capítulo

8

Ferramentas de biologia molecular – técnicas e enzimas

Gisele Monteiro de Souza

8.1 INTRODUÇÃO

Nesse capítulo entenderemos como a descoberta e o uso de enzimas possibilitou a manipulação genética de diferentes organismos, possibilitando a produção de proteínas recombinantes com as mais variadas finalidades, desde estudos de função e estrutura, até a comercialização de proteínas para alimentos, medicamentos, cosméticos, entre outros. Uma das mais importantes tecnologias adquirida, com os avanços da Biologia Molecular, foi a produção de proteínas recombinantes, que podem ser definidas como um produto gênico isolado e expresso com ou sem modificação, no mesmo organismo de origem ou em outro. Para definir proteínas de uma origem diferente do organismo hospedeiro dá-se o nome de expressão heteróloga.

As proteínas recombinantes e a expressão heteróloga abrem uma infinidade de possibilidades e permitem que "potencialmente" qualquer biofármaco seja produzido utilizando essas tecnologias. Esse potencial dependerá de quão complexo é o produto gênico, ou seja, se composto por muitos éxons e íntrons, gerando mRNAs que podem sofrer *splicing* alternativo, ou resultam em proteínas que necessitam de modificação pós-traducional para sua função, como fosforilação, glicosilação, oxidação (forma-

ção de ligações dissulfeto) ou ligação a cofatores. Essas e outras informações, quando previamente conhecidas, são necessárias para o sucesso da produção. O exemplo mais clássico de produção heteróloga bem-sucedida é o da insulina humana em bactérias *E. coli*, liberada para comercialização em 1982.

A partir da definição de proteínas recombinantes chegamos ao primeiro passo necessário para a manipulação genética de qualquer organismo: conhecer e isolar o gene de interesse. Isso implica uma restrição de genes possíveis para serem utilizados em produção de enzimas recombinantes. Somente aqueles de sequência genômica conhecida são passíveis de serem isolados e modificados, que enfatiza a imensa importância dos projetos genomas nessa caracterização inicial. Entenderemos essa dependência exemplificando a primeira técnica necessária para o isolamento do gene, a PCR.

8.2 ISOLANDO O PRODUTO GÊNICO – DNA POLIMERASE

Para isolar um produto gênico é preciso conhecer sua sequência. Isso se dá em virtude da necessidade de delimitá-lo dentro das enormes moléculas de DNA genômico que podemos obter dos organismos. Essa delimitação é possível por meio do uso de iniciadores (*primers*) necessários para o reconhecimento do molde pelas DNAs polimerases, as enzimas responsáveis por duplicar o material genético por meio do processo de replicação. Assim, lembremos como se dá a replicação do DNA *in vivo* para compreendermos o que acontece na reação *in vitro*.

As DNAs polimerases requerem, como substrato para a reação de polimerização um molde, iniciadores, desoxirribonucleotídeos (dNTPs, ou seja, dATP, dTTP, dCTP e dGTP) e cátions divalentes, usualmente magnésio (cofator). O molde é necessário para que a DNA polimerase replique uma cópia idêntica do material genético e para isso precisa de uma sequência prévia para "ler", emparelhar os dNTPs e, então, polimerizar a cadeia nascente. Esse fato remete a uma importante propriedade do processo de replicação de DNA, ser semiconservativa, ou seja, uma fita nova de DNA é sintetizada a partir de uma fita preexistente e emparelhada com ela. Assim, quando ocorre a replicação, há necessidade de abrir a dupla hélice de DNA cromossômico, formando, assim, a bolha de replicação e disponibilizando o molde necessário à DNA polimerase. Essa abertura das fitas é catalisada pela enzima DNA helicase e a tensão causada por essa abertura é aliviada pela enzima topoisomerase.

Assim como na síntese de RNA, a de DNA é direcionada no sentido 5′ $\longrightarrow$ 3′. Uma diferença crucial é que a RNA polimerase é capaz de adicionar ribonucleotídeos a uma cadeia nascente de RNA a partir do molde, sem a necessidade de um iniciador. Já as DNAs polimerases necessitam desse iniciador que fornecerá a extremidade 3′ OH livre para que ocorra a ligação fosfodiéster com a extremidade 5′ fosfato do próximo dNTP. Quem sintetiza esses iniciadores *in vivo* é uma enzima chamada primase, responsável pela produção de pequenos RNAs de sequência aleatória que servirão como extremidades 3′ OH livres para as DNA polimerases. No laboratório, com a sequência genômica conhecida, definimos a sequência do iniciador, e este será sintetizado quimicamente por empresas especializadas.

Dessa forma, após a abertura das fitas, ocorre o emparelhamento dos iniciadores, fornecendo o substrato para a DNA polimerase iniciar a polimerização da fita nascente adicionando, assim, os dNTPs. Contudo, outra propriedade não menos importante é o fato de que a DNA polimerase não inicia a replicação de DNA *in vivo* em qualquer lugar do genoma e a qualquer momento. A síntese é guiada por uma série de sinais (como, por exemplo, pelas ciclinas) que recrutam a DNA polimerase para sequências genômicas específicas chamadas origem de replicação. Cada organismo possui uma origem de replicação de DNA específica para o reconhecimento de sua DNA polimerase endógena. Isso não é necessário *in vitro* já que não há empacotamento do molde na forma de cromatina.

Em suma, a replicação de DNA se dá por meio de três passos definidos: (I) abertura das fitas molde; seguida de (II) emparelhamento dos iniciadores; e (III) reação de polimerização da cadeia de DNA nascente.

Nas primeiras sínteses de DNA *in vitro*, pesquisadores mimetizaram a replicação que ocorre *in vivo* utilizando ciclos de temperatura, ou seja, alta temperatura para abrir as fitas, redução da temperatura para o emparelhamento dos iniciadores e diminuição adicional da temperatura para polimerização das fitas nascentes, usando DNA polimerase de *E. coli*. No entanto, esse método era extremamente trabalhoso e caro, pois a DNA polimerase utilizada era termossensível e desnaturava a cada ciclo de abertura das fitas de DNA a 95 °C, tendo de ser adicionada todas as vezes, manualmente, após o ciclo de emparelhamento dos iniciadores.

Isso foi mudado quando, em 1985, K. Mullis e colaboradores desenvolveram a reação em cadeia da polimerase, que lhe rendeu o prêmio Nobel em 1993. Em meados de 1965, Thomas D. Brock descobriu o organismo *Thermus aquaticus*, capaz de colonizar *"Geysers do Yellowstone National Park"*, de onde foi isolado. Essa bactéria termófila é capaz de sobreviver em ambientes com temperaturas até 80 °C e, consequentemente, suas enzimas são termorresistentes. Assim, Mullis e colaboradores criaram a automatização da reação de síntese de DNA *in vitro* com o uso da *Taq polimerase* e a denominaram PCR. Posteriormente, com a criação de termocicladores, essa técnica passou a ser uma das mais amplamente utilizadas como ferramenta de biologia molecular no mundo inteiro (Figura 8.1).

Além da *Taq polimerase* e dos termocicladores, outra ferramenta crucial é a síntese química de oligonucleotídeos. Isso permite que se tenham iniciadores de sequência específica capazes de delimitar o gene de interesse. Para se estabelecer esse limite, temos de conhecer onde começa e termina o gene. Assim, usando os bancos de dados de sequências produzidas pelos projetos genomas e outras pesquisas, desenhamos o iniciador direto usando a sequência de início da tradução, ou seja, do ATG para frente e o reverso usando os códons de terminação da tradução (TAA, TAG ou TGA) para trás. É importante ressaltar que qualquer sequência depositada no banco de dados

FERRAMENTAS DE BIOLOGIA MOLECULAR – TÉCNICAS E ENZIMAS • 291

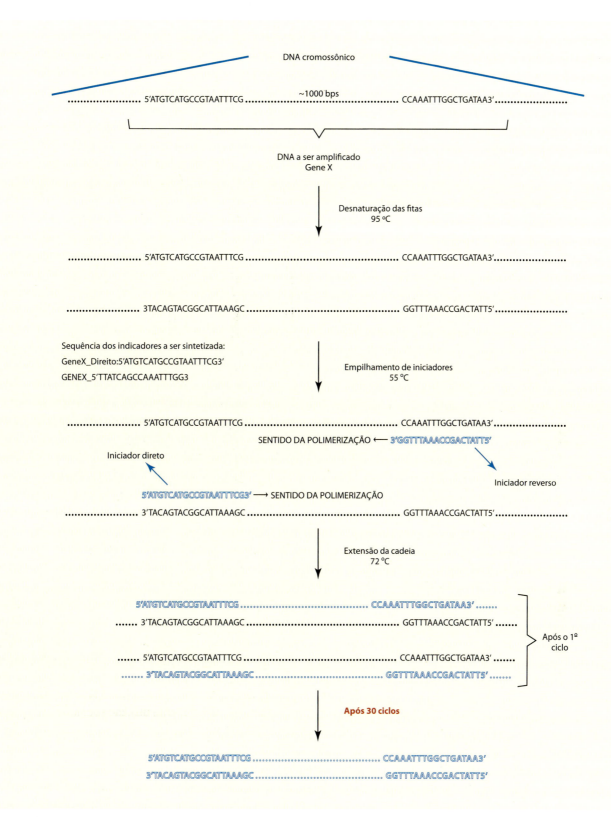

Figura 8.1 Isolamento de genes por reação em cadeia da polimerase. Os termocicladores variam as temperaturas permitindo que a reação ocorra em três principais passos: 95 °C, para desnaturação do molde, 55 °C, para anelamento dos iniciadores (essa temperatura é variável), e 72 °C, para extensão da nova cadeia de DNA. Graças às propriedades termoestáveis da *Taq* polimerase, a síntese de DNA *in vitro* revolucionou a Biologia Molecular.

está representada por uma única fita no sentido 5′ ⟶ 3′. Isso é uma convenção, já que se pode deduzir a fita complementar, pois sabemos que A se emparelha com T e G se emparelha com C. Essa convenção tem uma implicação direta no desenho de iniciadores: o iniciador reverso deve ser representado no sentido 5′ ⟶ 3′, assim como o iniciador direto. De forma geral, os iniciadores são representados indicando o sentido da síntese. Assim, para desenhar um iniciador direto, como a sequência do banco de dados já está no sentido da síntese (5′ ⟶ 3′), basta copiar o início da fita até cerca de 14 bases, terminando em C ou G (ver discussão a seguir). No entanto, a sequência do iniciador reverso será a sequência *complementar* à extremidade 3′, no sentido reverso, daí o seu nome iniciador reverso complementar (ver exemplo na Figura 8.1).

Mas, por que os iniciadores delimitam e isolam o produto gênico? Em virtude da natureza exponencial da reação de PCR. No primeiro ciclo, para cada molécula de DNA molde apenas duas fitas novas serão parcialmente delimitadas pelos iniciadores e sintetizadas. No entanto, essas já serão em igual número ao DNA molde inicial e servirão também como molde no segundo ciclo de PCR. Com o passar dos ciclos, o molde original ficará insignificantemente diluído no meio de tantas cópias novas. Para termos uma ideia, após 30 ciclos de PCR, uma molécula inicial de DNA genômico molde dará origem à aproximadamente 60 cópias "grandes", parcialmente dupla fita, e cerca de 1 bilhão (1.073.741.770) de cópias da sequência-alvo dupla fita delimitada pelos iniciadores.

Um programa básico de PCR, capaz de funcionar para a maioria de iniciadores (pois cada um, dependendo do tamanho e do conteúdo de CG, terá uma temperatura de anelamento específica), pode ser descrito da seguinte maneira:

- Ciclo de desnaturação inicial do molde – um ciclo inicial de 5 minutos a 95 °C.
- Ciclo de polimerização exponencial – de 25 a 30 ciclos compostos por:
  ○ Desnaturação das fitas molde: 1 minuto a 95 °C.
  ○ Anelamento (Emparelhamento) dos iniciadores: 45 segundos a 55 °C.
  ○ Extensão da nova fita (sequência alvo): 1 minuto por Kb a 72 °C.
- Ciclo de extensão final – um ciclo de 7 minutos a 72 °C.

Após essa reação padrão poderemos visualizar o produto final por meio de eletroforese em gel de agarose, corando os ácidos nucleicos com o intercalante fluorescente brometo de etídeo (excitado por luz UV) e um padrão de peso molecular conhecido (Figura 8.2). Em virtude das cargas negativas do DNA (e RNA), conferidas pelos grupos fosfatos, ele migrará para o polo positivo quando submetido a um campo elétrico. Essa migração será mais rápida quanto menor o tamanho da molécula, pois será mais fácil atravessar a malha do gel de agarose.

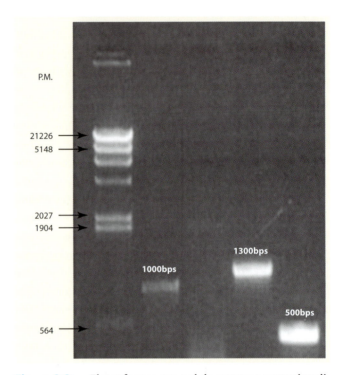

Figura 8.2 Eletroforese em gel de agarose para visualização de ácidos nucleicos. Em virtude das cargas negativas conferidas pelos grupamentos fosfatos (extremidade 5′) os ácidos nucleicos, quando submetidos a um campo elétrico, migram para o polo positivo. Essa migração será mais rápida quanto menor for o tamanho da molécula. Gel de agarose 0,8% em tampão TAE 1X (Tris-Ácido acético-EDTA) corado com brometo de etídeo. Visualização feita por exposição do gel à luz ultravioleta. P.M.= padrão de peso molecular (em pares de bases, bps).

Diversos parâmetros influenciam a eficiência da reação de PCR. Comecemos a analisar o primeiro passo necessário para se executar a clonagem de um gene, a definição da sequência dos iniciadores. De acordo com o tamanho e composição da sequência, esses iniciadores terão temperaturas de anelamento (T_m = temperatura de *melting*) variáveis. Para se estabelecer a melhor T_m tanto para iniciadores quanto para DNAs complementares que serão ligados (reação de ligação, adiante) pode-se calcular um valor médio usando a seguinte fórmula geral:

$T_m = 4\ °C \times$ (número de G's e C's na sequência) $+ 2\ °C \times$ (número de A's e T's na sequência), válido para DNAs < 14 bps

As empresas que sintetizam os oligonucleotídeos iniciadores também disponibilizam programas on-line gratuitos para essas determinações. A temperatura de *melting* expressa o ponto no qual metade das moléculas da sequência iniciadora estará emparelhada com seu DNA complementar no molde e metade não. Assim, para as reações de PCR, essa temperatura é utilizada durante o ciclo de emparelhamento (anelamento) da reação. Se a temperatura usada durante a fase de anelamento for maior do que a T_m dos iniciadores, menos da metade deles estará emparelhada com o molde durante a fase de extensão da fita de DNA, diminuindo as chances de se amplificar o gene-alvo, mas aumentando a especificidade. Se a temperatura for menor do que a T_m, mais da metade estará emparelhada podendo gerar ligações inespecíficas (emparelhamento parcial) em outras regiões do genoma; lembre-se que seu DNA molde é inicialmente imenso e diverso.

Isso é um dos parâmetros mais relativos e importantes da eficácia da reação de PCR. Quando se tenta o ciclo padrão e não há amplificação do produto gênico, altera-se a temperatura de anelamento no ciclo. A primeira tentativa é obedecer a T_m dos iniciadores, lembrando que são dois, um direto e outro reverso. Assim, como normalmente se tem T_{ms} diferentes para cada iniciador, usa-se a menor delas. Como a sequência dos iniciadores será determinada por nós que estamos clonando o gene, já que eles são sintéticos, o ideal quando se "desenha" iniciadores é procurar manter as T_{ms} do par próximas, variando no máximo 5 °C entre elas.

Outro fator crucial para a eficiência da reação, ainda com relação aos iniciadores, é a composição da extremidade 3´. Lembre-se que essa extremidade emparelhada com o molde será o substrato para a DNA polimerase. Assim, os iniciadores devem preferencialmente terminar em C ou G, isso porque as bases desses nucleotídeos se emparelham por meio de três ligações de hidrogênio, enquanto A e T se emparelham por duas ligações de hidrogênio. Quanto maior for o conteúdo de C e G na extremidade 3´ mais forte o emparelhamento e mais eficiente a formação do substrato para a DNA polimerase.

Essa observação reflete um terceiro ponto no desenho de iniciadores, o conteúdo de C e G com relação ao de A e T. Alguns genes possuem regiões de início da tradução extremamente rica em CG aumentando muito a T_m. O máximo valor de T_m que podemos alcançar quando estamos planejando o iniciador é a temperatura de extensão da DNA polimerase, ou seja, 72 °C para a *Taq polimerase*.

Acima disso, teríamos de reduzir a temperatura para que a enzima estenda a cadeia, aumentando a quantidade de iniciadores emparelhados no molde, o que pode gerar uma alta inespecificidade de difícil resolução. Para se modular a T_m sem alterar a sequência do produto gênico-alvo, adicionamos bases na porção 5´ do iniciador. Assim, se a T_m está muito alta, adicionamos A e T na porção 5´; se a T_m estiver muito baixa, adicionamos C e G nessa extremidade. Essa possibilidade de manipulação da extremidade 5´ é extremamente útil para fins de clonagem, como a adição de adaptadores com sequência de reconhecimento de enzimas de restrição (ver adiante). Outra maneira de manipular a T_m é aumentar ou reduzir o tamanho do iniciador. Se estiver muito baixa, podemos incluir mais bases da sequência-alvo, aumentando a especificidade; se estiver muito alta, podemos reduzir o tamanho colocando menos bases correspondentes à sequência-alvo. Um tamanho médio de iniciadores com boas características de amplificação fica em torno de 18 a 30 bases, com T_m entre 52 °C a 65 °C.

Outro parâmetro importante para iniciar uma clonagem é conhecer a estrutura gênica do DNA alvo e estabelecer a fonte do molde. Isso porque genes de eucariotos superiores possuem regiões intrônicas (ver Figura 8.3). Assim, só podemos utilizar como molde o DNA genômico se este for advindo de organismos com pouco ou nenhum íntron, como procariotos ou a levedura *S. cerevisiae*, em que raros genes são compostos por éxons e íntrons. Para organismos com a disposição genômica composta por ambos os elementos, realizamos outra estratégia de clonagem, usando uma enzima DNA polimerase especial, a transcriptase reversa. Essa enzima possui todas as características de uma DNA polimerase convencional, mas tem a capacidade de usar RNA como molde para a síntese de uma fita complementar de DNA, que dessa forma, é denominada cDNA.

Na Figura 8.3 vemos que o mRNA sofre processamento, de forma a retirar as regiões dos íntrons e rearranjar os éxons, adicionar cap na extremidade 5´ e cauda poli-A na extremidade 3´. Esse processo é tão rápido que, se isolarmos mRNA total de uma célula em qualquer fase de crescimento, praticamente todas as moléculas estarão na forma processada. Com essas características do mRNA somos capazes de utilizá-lo como molde inicial para clonagem de produtos gênicos complexos, usando a transcriptase reversa.

A estratégia funciona da seguinte forma: temos de saber se o gene de nosso interesse é expresso em determinado tecido. Assim, extraímos RNA dessas células e o utilizamos como molde para a reação de RT-PCR (reação em cadeia de transcrição reversa da polimerase). Aproveitando a característica da presença de cauda poli-A no mRNA processado, usamos como iniciadores oligos dT, ou seja, sequências de várias desoxitimidinas que se emparelharão com a cauda poli-A, servindo de iniciador para todos os mRNAs. Dessa forma, a transcriptase reversa sintetizará cDNAs de todos os mRNAs presentes na amostra molde, gerando híbridos mRNA-cDNA. Essa amostra é, então, tratada com uma ribonuclease, a RNAse H, capaz de reconhecer esses híbridos RNA-DNA, degradando apenas o RNA e deixando o cDNA fita simples. Esse cDNA fita simples pode ser usado como molde para DNA polimerase, que se utilizará dos pequenos fragmentos de RNA deixados pela RNAse H, como iniciadores para a síntese de cDNA dupla fita. Agora temos uma biblioteca de cDNA dupla fita, compatível para ser usado na reação de PCR como molde para isolar o gene-alvo pelos iniciadores sintéticos específicos para ele (Figura 8.3).

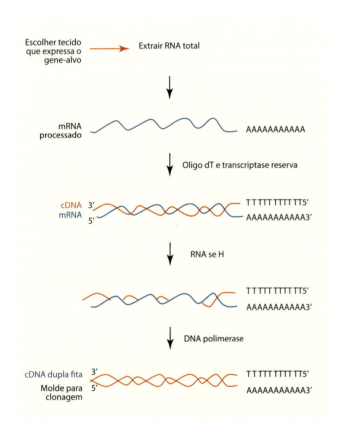

Figura 8.3 Estratégia de obtenção de molde para isolamento de genes de estrutura gênica complexa. Quando um produto gênico desejado advém de organismos com estrutura genômica complexa, ou seja, gene formado por éxons e íntrons, utiliza-se a DNA polimerase transcriptase reversa. Isso porque essa enzima reconhece RNA como molde para sintetizar uma fita complementar de DNA, chamada, então, de cDNA. O cDNA pode ser usado posteriormente como molde para *Taq* polimerase para o isolamento do gene de interesse.

Com o gene-alvo isolado e em quantidade alta podemos iniciar as próximas etapas da clonagem, ou seja, a inserção do gene em vetores de clonagem e expressão. Antes, porém, vamos conhecer algumas técnicas para obtenção de sequências do DNA, usadas nos projetos genomas e em várias outras aplicações, como veremos ao longo do capítulo.

8.2.1 Sequenciamento

Inicialmente, os pesquisadores começaram a acumular conhecimentos a respeito da sequência exata dos nucleotídeos de uma região gênica. Isso foi expandido para genes inteiros, depois cromossomos e, finalmente, para o genoma completo. O primeiro genoma a ser decifrado foi o da bactéria *Haemophilus influenza* em 1995. No ano seguinte, foi publicado o primeiro genoma completo de um eucarioto, o da levedura *Saccharomyces cerevisiae* e em 14 de abril de 2003 foi anunciado o término do sequenciamento do genoma humano com uma cobertura de 99,99%.

No Brasil, o primeiro organismo a ter seu genoma completamente sequenciado foi a bactéria *Xylella fastidiosa*, agente causador da clorose variegada dos citrus. Esse projeto foi realizado por meio de um consórcio de 34 laboratórios de Biologia Molecular e por se tratar do genoma do primeiro fitopatógeno a ser sequenciado no mundo, o manuscrito resultante foi capa da revista *Nature*, em julho de 2000.

Na década de 1970, o pesquisador Frederick Sanger propôs o método de sequenciamento que é usado (com modificações) até os dias atuais. Essa técnica se utiliza de uma das propriedades mais importantes das DNA polimerases, o fato de essas enzimas reconhecerem como substrato apenas uma extremidade 3´OH livre emparelhada no molde de DNA. A partir dessa premissa, Sanger desenvolveu o método de sequenciamento baseado no uso de didesoxirribonucleotídeos ou dideoxirribonucleotídeos (ddNTPs) (Figura 8.4A). Sem a extremidade 3´OH livre para realizar a ligação fosfodiéster com o próximo nucleotídeo trifosfatado na posição 5´, a polimerização da cadeia nascente é interrompida sempre na posição em que o ddNTP foi incorporado.

Como há uma mistura entre os 4 dNTPs + 1 ddNTP, em uma determinada proporção, quando aleatoriamente for incorporado um ddNTP haverá a terminação da cadeia, de onde vem o nome da técnica *chain termination sequencing*. O princípio da reação de sequenciamento é o mesmo do PCR: há ciclos de temperatura, molde, *Taq polimerase*, Mg^{+2}, dNTPs e adicionalmente ddNTPs para terminar a cadeia. Realizando esse procedimento em tubos distintos cada um com um ddNTP diferente (ddATP ou ddTTp ou ddCTP ou ddGTP), é possível separar esses fragmentos gerados pela reação em um gel de poliacrilamida com resolução capaz de distinguir cadeias com apenas uma base de diferença de tamanho. A visualização pode ser feita com iniciadores marcados radioativamente (Figura 8.4B).

Atualmente, ainda usamos o sequenciamento de Sanger, mas com algumas modificações. A mais importante delas é o fato de podermos realizar apenas uma reação de sequenciamento, por meio da marcação dos ddNTPs com fluoróforos diferentes, sendo assim denominada de *dye terminator sequencing*. Com isso, no mesmo tubo colocamos os quatro dNTPs e os quatro ddNTPs marcados, de forma que, quando na reação for incorporado um ddATP, o leitor óptico identificará nesse fragmento uma fluorescência azul, quando incorporar um ddTTP o fragmento apresentará uma fluorescência vermelha, quando incorporar um ddGTP uma fluorescência verde e se incorporar um ddCTP uma fluorescência amarela (exemplo apenas ilustrativo). O método de separação continua sendo eletroforético por tamanho com resolução de uma base de diferença, mas não mais em géis de poliacrilamida e sim por capilares contendo resinas (por exemplo, agarose). Não há mais necessidade de usar iniciadores marcados radioativamente, pois os leitores ópticos detectam os fluoróforos e, portanto, dispensam essa marcação.

Uma observação importante, nesse momento é que o sequenciamento se dá por polimerização e leitura de simples fitas (apesar de o molde ser dupla fita, ele é desnaturado na reação de sequenciamento) e, portanto, apenas um iniciador é colocado na reação. Normalmente, para se confirmar e ter uma duplicata da reação, fazemos sequenciamento da fita direta, usando assim o iniciador reverso e em outro tubo fazemos o sequenciamento da fita reversa, usando o iniciador direto. Os tampões de amostra para sequenciamento usam agentes desnaturantes, de forma que nos capilares apenas fitas simples de DNA são separadas por tamanho.

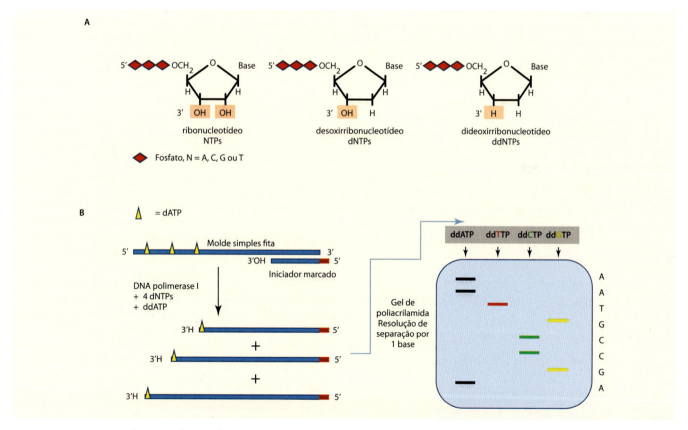

Figura 8.4 Sequenciamento baseado em terminação da cadeia. (A) Estrutura dos nucleotídeos mostrando as diferenças entre ribonucleotídeos, desoxirribonucleotídeos e didesoxirribonucleotídeos. (B) Método de Sanger: em quatro tubos separados realiza-se a polimerização de fita simples de DNA usando os didesoxirribonucleotídeos (ddNTPs, onde N representa A, C, G ou T). Em virtude da ausência da hidroxila na extremidade 3′, toda vez que for incorporado um ddNTP haverá terminação da síntese. Por meio da análise dos fragmentos produzidos pelas quatro reações por eletroforese em gel de alta resolução, a sequência pode ser determinada.

Uma técnica recente que promete, pelo menos, competir com o método *dye terminator* é o pirosequenciamento. Esse método é baseado em detectar a atividade da DNA polimerase durante a incorporação do nucleotídeo na cadeia nascente, liberando PP_i. Esse PP_i é detectado pela enzima ATP sulfurilase que converte PP_i em ATP; o ATP, por sua vez, é usado pela luciferase que converte luciferina em oxiluciferina emitindo luz. Em seguida, uma quarta enzima, a apirase, degrada os dNTPs que não foram incorporados e um novo ciclo pode ser iniciado.

São encontradas várias diferenças dessa técnica para o sequenciamento por terminação da reação. Uma delas é que o DNA a ser sequenciado está imobilizado em uma matriz, incorporada em uma placa. O iniciador é um adaptador comum inserido nas diferentes sequências a serem decifradas de forma a permitir o início da síntese conforme a adição dos nucleotídeos. Cada ciclo corresponde à incubação com somente um nucleotídeo de cada vez; assim, apenas quando aquela sequência possuir o nucleotídeo complementar ao que foi adicionado naquele ciclo há incorporação pela DNA polimerase, liberação de PP_i e reações subsequentes, emitindo luz. No próximo ciclo outro nucleotídeo é adicionado e, assim, sucessivamente (Figura 8.5). Em virtude de todas essas características o pirosequenciamento é chamado "sequenciamento por síntese".

8.2.2 Clonagem de produtos amplificados por PCR

Quando isolamos um gene ou um produto gênico (mRNA $\longrightarrow$ cDNA) corremos o risco de que sejam inseridos erros pela *Taq polimerase* durante a síntese. A taxa de erro dessa enzima, podendo gerar uma mutação no produto de PCR, é de 1 erro a cada 9 mil nucleotídeos incorporados. A enzima *Taq polimerase* não possui a atividade revisora exonucleásica $3´ \longrightarrow 5´$, portanto, não corrige erros incorporados, após certa distância do sítio de síntese. Isso aumenta a processividade da enzima, ou seja, quantos nucleotídeos ela incorpora por segundo (por volta de 1.000 pares de base em menos de 10 segundos), mas leva a uma taxa de erro considerável para grandes regiões a serem clonadas com essa enzima. Uma das alternativas quando se tem genes ou produtos gênicos de grande extensão é usar outra DNA polimerase termoestável, mas que mantém a alta fidelidade por possuir a atividade revisora $3´ \longrightarrow 5´$, como a *Pfu* DNA polimerase. Essa enzima foi isolada de *Pyrococcus furiosus* e possui uma taxa de erro de 1 em 1,3 milhão de nucleotídeos incorporados. Contudo, como esperado,

essa enzima tem menor processividade, levando de um a dois minutos para polimerizar 1.000 pares de bases.

Uma propriedade da enzima *Taq polimerase*, é a capacidade de adicionar o nucleotídeo desoxiadenosina na extremidade $3´$ da fita recém-sintetizada de forma molde independente, por meio de uma atividade terminal transferase. Dessa forma, todos os produtos de PCR obtidos por meio de reação com a *Taq polimerase* possuem em sua extremidade $3´$ uma desoxiadenosina a mais, não emparelhada.

Dessa característica surgiu uma geração de vetores de clonagem de produtos de PCR, sem a necessidade de usar enzimas de restrição (ver adiante). Esse tipo de clonagem é chamada TA, em virtude do emparelhamento entre A da extremidade $3´$ do produto de PCR e T da extremidade $5´$ incorporada nos vetores, normalmente plasmídeos (DNAs circulares extra cromossomais, comuns em micro-organismos) (Figura 8.6).

Após o emparelhamento das extremidades TA do vetor e do produto de PCR, a ligação fosfodiéster tem de ser realizada para selar esses pedaços de DNA tornando-os um só. Para isso, duas enzimas podem ser utilizadas atualmente: a DNA ligase e a topoisomerase.

A DNA ligase comumente usada em Biologia Molecular é a T4 DNA ligase isolada do bacteriófago T4. As DNA ligases catalisam a reação de ligação entre duas fitas de DNA por meio da formação da ligação fosfodiéster. Para isso é necessário que os dois pedaços de DNA dupla fita se encontrem e que as regiões complementares entre duas fitas, por exemplo, uma do produto de PCR e outra do vetor de clonagem se emparelhe por ligações de hidrogênio, gerando assim o substrato para a enzima realizar a ligação. Existem reações de ligação que independem do emparelhamento de sequências complementares (extremidades cegas ou abruptas) e essas são menos eficientes.

Dessa forma, no exemplo da Figura 8.6, quatro ligações fosfodiésteres foram realizadas para unir todas as fitas. Esse encontro e posicionamento das fitas é um dos passos limitantes na eficiência de ligação catalisada pelas DNA ligases. Essas enzimas normalmente têm uma temperatura ótima de atividade por volta de 25 °C. Contudo, a temperatura de emparelhamento, também chamada temperatura de *melting* (T_m, termo também usado para os iniciadores da reação de PCR), entre os pedaços complementares, varia de acordo com o tamanho e normalmente é menor que 25 °C. Baixas temperaturas diminuem o movimento entre as moléculas, facilitando a aproximação entre fitas que serão ligadas.

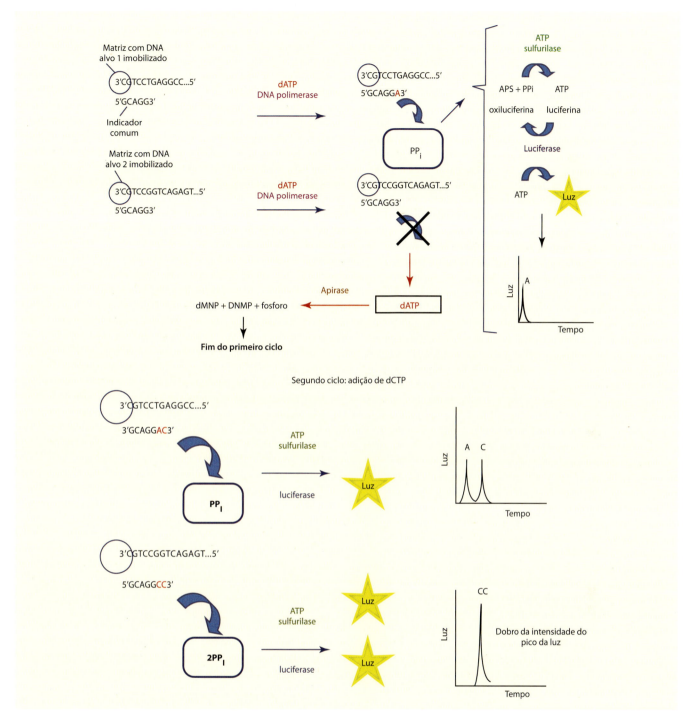

Figura 8.5 Método de sequenciamento por síntese – pirosequenciamento. Quatro enzimas são necessárias para esse tipo de sequenciamento: DNA polimerase, ATP sulfurilase, luciferase e apirase. O molde simples fita é imobilizado em uma matriz incorporada em uma placa (um "chip"). Um oligonucleotídeo iniciador comum é utilizado para toda a placa por meio de inserção de um adaptador às sequências-alvos. Apenas um nucleotídeo é adicionado em cada ciclo, no exemplo o dATP. Se houver no molde um dTTP, esse dATP será incorporado na síntese pela DNA polimerase, produzindo PP$_i$. O pirofosfato é reconhecido pela ATP sulfurilase que catalisa a reação entre adenosina 5´fosfosulfato (APS) e PP$_i$ gerando ATP. O ATP é usado pela luciferase que converte luciferina em oxiluciferina emitindo luz. Essa luz é captada pelo detector, gerando um sinal que será posteriormente interpretado como presença de dTTP no molde. Para que a luciferase não reconheça o dATP adicionado no início da reação, o mesmo é substituído por dATPαS que não é substrato dessa enzima, mas é reconhecido e incorporado pela DNA polimerase e degradado pela apirase. Após o término do primeiro ciclo, a apirase degradará os nucleotídeos não incorporados. Assim, inicia-se o segundo ciclo com a adição de outro dNTP, no caso do exemplo dCTP. O sinal será proporcional à quantidade desse nucleotídeo incorporado pela DNA polimerase, produzindo um pico 2X mais intenso se a sequência no molde possuir 2 dGTPs.

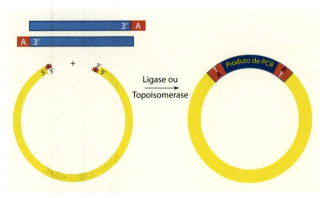

Figura 8.6 Clonagem TA. A *Taq* polimerase possui atividade adenosina transferase que adiciona esse nucleotídeo às extremidades 3´ nos produtos de DNA resultantes da síntese catalisada por essa enzima (produtos de PCR). Dessa característica, foram desenvolvidos vetores de clonagem que possuem em sua extremidade 5´ um nucleotídeo timidina não emparelhado. Assim, ao adicionarmos o produto de PCR a esses vetores haverá o emparelhamento TA, que pode ser selado pela adição de DNA ligase ou topoisomerase.

Com isso, para se ter uma reação de ligação deve haver um balanço entre a temperatura ótima de atividade da ligase e a T_m das fitas complementares. Isso pode ser melhorado por uma temperatura intermediária, por volta de 16 °C, e por um tempo longo de incubação, ao redor de 16 horas (também denominado nos laboratórios como *overnight*). Tempos muito longos de reação de ligação favorecem a concatenação de plasmídeos, em contrapartida aos tempos curtos que reduzem a possibilidade de encontro e emparelhamento estável das fitas.

Outra característica importante para a reação de ligação é a dependência da enzima DNA ligase de Mg^{+2} e ATP. As DNA ligases possuem como sítio ativo a cadeia lateral de um resíduo de lisina. O grupamento amina dessa cadeia lateral hidrolisa o ATP e fica ligada ao AMP e só assim, a enzima consegue se ligar à extremidade $5´PO_4$, transferindo o AMP para essa extremidade do DNA. Dessa forma, a hidroxila da extremidade 3´ é capaz de atacar $5´PO_4$-AMP, liberando AMP e formando a ligação fosfodiéster (Figura 8.7).

Um mecanismo de ligação de DNA independente de ATP pode ser obtido com o uso das topoisomerases. Essas enzimas *in vivo*, como citado anteriormente, são responsáveis por aliviar a tensão nas fitas de DNA, causada pela abertura das hélices durante a formação da bolha de replicação ou de transcrição. *In vivo*, as topoisomerases se ligam às fitas tensionadas e, por meio de um resíduo de tirosina, clivam uma delas formando um intermediário covalente com o DNA por uma ligação fosfotirosina. A outra extremidade do DNA clivado possui uma hidroxila livre e é fortemente mantida dentro da estrutura enzimática. O relaxamento é feito torcendo uma das fitas pelo sítio de clivagem e a hidroxila, da outra extremidade, agora ataca a ligação fosfotirosina, liberando a enzima. A energia da quebra da ligação fosfodiéster liberada durante a clivagem é mantida pela ligação fosfotirosina e liberada durante o ataque da hidroxila a essa ligação para religar as fitas de DNA. Assim, as topoisomerases são capazes de realizar ligações fosfodiésteres sem a necessidade de ATP.

Usando as propriedades das enzimas topoisomerases, foram desenvolvidos os vetores de clonagem TOPO-TA. Esses vetores possuem extremidades 5´ com uma desoxitimidina desemparelhada (para emparelhar com o A deixado na extremidade 3´ dos produtos de PCR da *Taq*) ligada covalentemente com a topoisomerase I do vírus *Vaccinia*, por meio da ligação fosfotirosina. Assim, quando adicionamos o produto de PCR e a desoxiadenosina emparelha com a desoxitimidina do vetor, há a aproximação de um grupamento hidroxila que é capaz de atacar a ligação fosfotirosina, liberando energia para que a enzima topoisomerase catalise a ligação fosfodiéster.

A transformação de bactérias pode ser feita por algumas técnicas, entre elas a eletroporação ou o choque térmico usam o mesmo princípio: gerar poros na parede e membrana plasmática bacteriana, permitindo a passagem do DNA exógeno. O processo é ineficiente, contudo, conseguimos obter com facilidade milhões de células para a transformação, aumentando a probabilidade de esse evento raro ocorrer. Assim, quando obtemos uma colônia na placa com meio seletivo, ela representa uma célula bacteriana que recebeu um plasmídeo e foi capaz de sobreviver a todo o processo. Essa célula se proliferou e deu origem a vários clones que replicaram e mantiveram o plasmídeo, consequentemente, o DNA de interesse. Essas bactérias podem ser estocadas em freezer –80 °C com crio protetor (por exemplo, 8% de glicerol) por cerca de 20 anos.

Em virtude do fato de o processo de isolar o gene e mantê-lo sem mutações ser dispendioso e pouco eficiente, se esse processo for realizado apenas *in vitro*, a estratégia do uso de vetores de clonagem será necessária. Isso porque os vetores são plasmídeos que podem ser inseridos por transformação em bactérias, que, então, replicarão o DNA de interesse sem modificá-lo, pois dentro das células as DNA polimerases são altamente fiéis e há mecanismos de reparo de DNA. Para isso, o vetor tem de ter algumas características que veremos adiante, mas o mais importante é ter uma origem de replicação de bactéria. Apenas com essa sequência a DNA polimerase bacteriana será capaz de reconhecer o plasmídeo como um DNA "seu" e, assim, replicá-lo.

Para recuperar o DNA de interesse da bactéria usam-se diversas técnicas de preparação plasmidial, a mais conhecida é a lise alcalina. Nesse processo, as células são lisadas em tampão com detergente e hidróxido de sódio; em seguida uma solução concentrada de acetato de amônio pH 4,0 é adicionada, voltando rapidamente o pH para 7,0. Isso faz com que os ácidos nucleicos de grande viscosidade (e tamanho) arrastem outras biomoléculas de alto peso molecular para um precipitado que pode ser separado por centrifugação. Como o DNA plasmidial é pequeno, ele fica em solução e pode ser precipitado com a adição de etanol. Após a secagem do etanol, o plasmídeo pode ser ressuspenso em água ou tampão e ser usado para qualquer manipulação. Há vários kits comerciais de extração plasmidial, todos em sua essência baseados nesses princípios.

Essa etapa de transformação bacteriana é obrigatória para todos os procedimentos de clonagem, independentemente do destino do plasmídeo. Por exemplo, um plasmídeo de expressão em leveduras, deve ter duas origens de replicação: uma de levedura, mas também uma em bactéria. Isso porque o processo de ligação não é 100% eficiente. Nem todos os plasmídeos receberão o inserto (produto de PCR ou de restrição/digestão); alguns ligarão as próprias extremidades e voltarão a ser circular, sem incorporar o gene-alvo. Além disso, não haveria como separar os vetores fechados sem inserto dos que possuem inserto, já que a quantidade é muito baixa. Dessa forma, após toda reação de ligação há necessidade de clonagem em bactéria para se obter quantidades suficientes de plasmídeo isolado para uso posterior. Outro procedimento importante a ser realizado após obter o plasmídeo (e, consequentemente, o produto gênico-alvo) é sequenciar o inserto para ter certeza de que não houve erros incorporados durante o procedimento de clonagem, mesmo usando enzimas DNA polimerases de alta fidelidade.

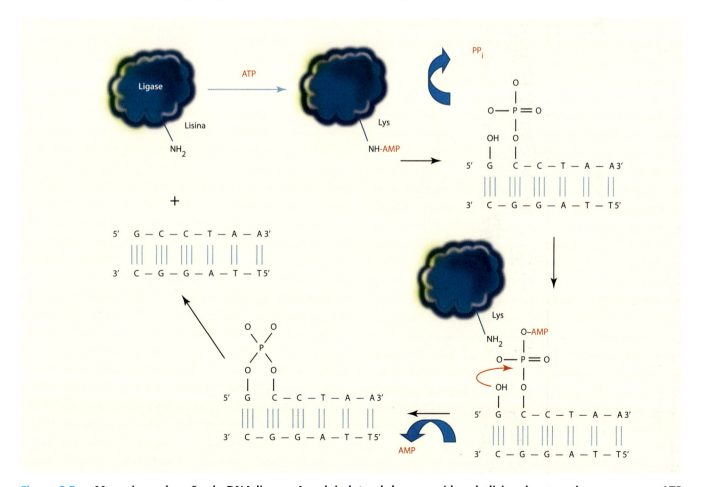

Figura 8.7 Mecanismo de ação da DNA ligase. A cadeia lateral de um resíduo de lisina dessa enzima reage com ATP liberando PPi. O AMP ligado é, então, transferido ao fosfato da extremidade 5′, que agora pode ser atacado pela hidroxila 3′, liberando o AMP, a enzima livre, e gerando a ligação fosfodiéster.

8.3 ENZIMAS DE RESTRIÇÃO E VETORES

O ano 1970 é um dos marcos dos trabalhos com a tecnologia do DNA recombinante, pois foi o ano da descoberta de uma classe de endonucleases (enzimas que promovem cortes no DNA), sítio específicas, denominadas enzimas de restrição. Hamilton Smith e Daniel Nathans foram os autores dessa descoberta e ganharam o prêmio Nobel de Medicina em 1986. As enzimas de restrição são endonucleases que reconhecem sequências muito específicas de DNA, normalmente de seis pares de bases e palindrômicas, ou seja, a leitura do sítio de reconhecimento feita no sentido 5' $\longrightarrow$ 3' das duas fitas é idêntica. Essas sequências são alvos da forma dimérica das enzimas de restrição, tornando o reconhecimento mais específico e permitindo o corte das duas fitas de DNA ao mesmo tempo.

As enzimas de restrição estão presentes em diferentes espécies e linhagens de bactérias. Sua função biológica está relacionada à defesa das bactérias contra infecções virais. O DNA viral, ao entrar em uma bactéria pode ser reconhecido por uma enzima de restrição que o cortará, impedindo que o vírus se multiplique e acabe por matar a célula bacteriana. O DNA bacteriano está livre da ação das enzimas de restrição por diversos tipos de mecanismos, seja por meio da proteção por proteínas estabilizadoras que envolvem o cromossomo bacteriano, seja pela metilação de bases nitrogenadas da sequência de DNA nos sítios de reconhecimento.

Em laboratório, essas enzimas podem produzir diferentes tipos de cortes nas fitas de DNA, gerando extremidades cegas ou coesivas (Figura 8.8). Nas extremidades cegas, não haverá emparelhamento de bases complementares para facilitar a ligação, o que reduz muito a eficiência dessa reação. Contudo, extremidades cegas podem ser úteis quando se quer apenas linearizar um DNA, não deixando pontas de nucleotídeos fitas simples, alvos preferenciais de enzimas de degradação, as DNAses. Esse procedimento é utilizado quando se quer introduzir sequências de forma integrativa no DNA cromossômico de uma célula, por exemplo. Outras enzimas produzem extremidades coesivas, pontas simples fitas que facilitam muito a clonagem por possibilitarem o emparelhamento de bases complementares entre sequências de DNAs de diferentes origens.

Os vetores de clonagem e expressão possuem regiões de inserção de genes com diversas sequências de reconhecimento para várias enzimas de restrição, chamadas sítio múltiplo de clonagem (do inglês *multiple cloning site*, sigla MCS). Isso permite a introdução de sequências de DNA em locais muito específicos do vetor, por exemplo, adjacente e à jusante a uma região promotora necessária para a expressão do produto gênico inserido.

Antes do amplo uso da clonagem por PCR, os genes eram isolados do genoma por meio de enzimas de restrição que cortavam o DNA de forma a delimitar mais ou menos o produto gênico de interesse, já que essas sequências estão distribuídas de forma aleatória nos genomas. Atualmente, com a facilidade na obtenção de oligonucleotídeos iniciadores sintéticos, esses sítios específicos são adicionados na porção 5' do iniciador, sem alterar em nada o quadro de leitura do produto gênico amplificado e clonado. Dessa forma, ao desenhar os iniciadores podemos escolher as enzimas de restrição que serão posteriormente utilizadas para cortar as pontas do produto de PCR e produzir extremidades coesivas com o vetor de interesse (Figura 8.9).

Usando essa estratégia, podemos optar por dois tipos de clonagem: a direcional e a não direcional. Na clonagem não direcional usamos uma única enzima para cortar o vetor e as extremidades do inserto. Isso pode ser feito também por meio do uso de enzimas diferentes que produzem extremidades coesivas compatíveis, como a *SalI* e a *XhoI*, por exemplo (Figura 8.8). O problema desse tipo de clonagem em vetores de expressão é que o inserto pode entrar na posição correta, com o quadro de leitura disposto no mesmo sentido do sítio de início da transcrição, ou, ao contrário, levando a não expressão do produto gênico (Figura 8.10). O mesmo problema acontece em clonagens do tipo TA. Além disso, a clonagem não direcional gera muitos falsos positivos, ou seja, vetores que apenas uniram suas pontas coesivas, ficando circulares e sem inserto. Pode-se determinar se a sequência de interesse foi introduzida e no sentido correto por meio de restrição, PCR ou sequenciamento.

Dessa forma, quando é possível, e isso depende do vetor que temos em mãos, fazermos a clonagem direcional colocando sítios de enzimas de restrição diferentes nas extremidades 3' e 5', com pontas coesivas incompatíveis entre si. Para isso, o MCS do vetor tem de possuir mais de uma opção de enzima de restrição para clonagem. Assim, escolhemos duas enzimas de restrição no vetor, uma para receber a extremidade 5' do inserto, mais à montante, logo após o promotor que possui o sítio de iniciação da transcrição, e outra para receber a extremidade 3', mais à jusante no MCS e de extremidade incompatível com a produzida pela enzima escolhida para a ponta 5'. Desenhamos o iniciador direto adicionando na extremidade 5' do oligonucleotídeo a sequência de reconhecimento da enzima para a extremidade 5'; escolhemos outra enzima de restrição e adicionamos no iniciador reverso a sequência de reconhecimento da mesma, também na porção 5′ do iniciador (assim como na Figura 8.9).

Após o PCR, essa sequência (inserto) pode ser inserida em vetores de clonagem tipo TA e transformados em bactéria. Recupera-se o DNA por minipreparação plasmidial e, então, pode-se cortar o vetor de clonagem + gene_X com as enzimas de restrição. Para se obter o inserto cortado puro, separa-se o mesmo do vetor de clonagem após a digestão, por eletroforese em gel de agarose. Por meio do corante brometo de etídeo visualizamos as bandas no gel e, usando um marcador de massa molecular como referência, corta-se a banda do gel que tem tamanho correspondente ao gene_X e purifica-se o DNA da agarose. O mesmo procedimento é realizado com o vetor de expressão. Depois da restrição e purificação do vetor e do inserto digeridos, faz-se a reação de ligação e, novamente, transformamos bactérias para clonar os plasmídeos e, após, selecionar os que possuem o inserto (Figura 8.11). Contudo, como *NdeI* e *BamHI* produzem extremidades coesivas diferentes e incompatíveis, a taxa de religação do vetor será mínima, produzida em razão unicamente das falhas de corte de uma das enzimas de restrição em algumas moléculas do vetor.

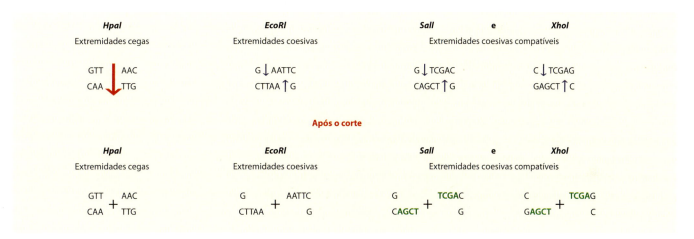

Figura 8.8 Enzimas de restrição, tipos de corte e extremidades produzidas.

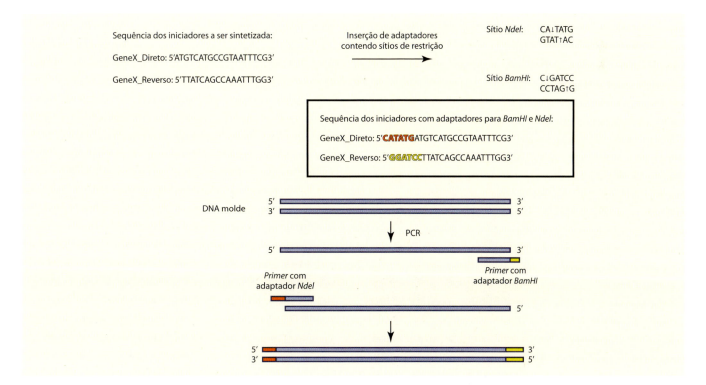

Figura 8.9 Inserção de adaptadores contendo sítios de enzimas de restrição compatíveis com a clonagem em vetores. As sequências são adicionadas às extremidades 5′ dos iniciadores sintéticos, sem modificar a sequência do gene-alvo.

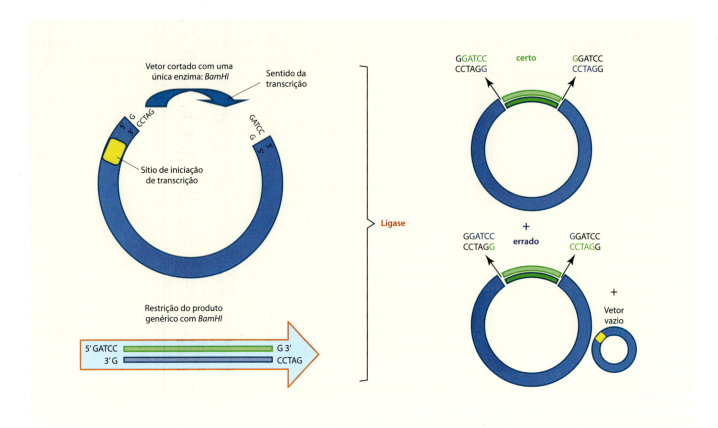

Figura 8.10 Clonagem não direcional em vetores. Caso o vetor seja destinado não apenas à manutenção do gene isolado, mas também à expressão do produto gênico, o inserto terá de estar posicionado corretamente, com seu quadro de leitura aberto no mesmo sentido da transcrição, ou seja, adjacente e à jusante ao promotor contido no vetor. Como as extremidades coesivas são compatíveis entre si no vetor (pelo uso de uma única enzima de restrição) a possibilidade de recircular o vetor vazio é alta.

Para confirmar a presença do inserto no vetor, após a ligação e clonagem (direcional ou não), extraímos a construção vetor + gene_X da bactéria (por minipreparação plasmidial) e, usando iniciadores comerciais que emparelham em sequências adjacentes ao sítio de inserção do produto gênico no vetor, fazemos uma reação de PCR usando diferentes clones plasmidiais como molde da reação (Figura 8.12). Esses iniciadores, indicados na Figura 8.12 como *T7 promoter primer* (assim denominado por estar localizado na região do promotor T7) e *T7 terminator primer* (assim denominado por estar localizado na região do terminador de transcrição T7), normalmente, são separados no vetor por uma distância de 100 a 200 pares de bases. Assim, tendo o gene_X aproximadamente 1.000 pares de base (tomando como exemplo o produto da Figura 8.1), se houve sucesso na reação de ligação teremos um produto de PCR de tamanho aproximado de 1.100-1.200 pares de bases. Em vetores nos quais o gene_X não foi inserido durante a reação de ligação, o produto de PCR terá o tamanho da distância que separa os dois iniciadores comerciais, ou seja, entre 100 e 200 pares de bases. Esses iniciadores também são usados para sequenciar a construção antes de inseri-la no hospedeiro de expressão.

Como vimos até agora, todos os procedimentos adotados dependem da sequência e do tipo de vetor que se deseja inserir o gene. Como nosso exemplo é a produção de proteína recombinante, consideraremos que o plasmídeo é um vetor de expressão em bactérias. Assim, vamos conhecer o sítio de clonagem de um vetor de expressão com suas principais características (Figura 8.12).

A primeira delas é a região promotora que controlará quando e quanto a proteína de interesse será expressa pelo organismo hospedeiro, no caso uma bactéria. Essa região pode variar de vetor para vetor, mas algumas características importantes são mantidas entre eles. A principal delas: o promotor deve ser "forte", ou seja, ter capacidade de iniciar de forma eficiente a transcrição, produzindo altas quantidades de mRNA e, consequentemente, proteína de interesse. A segunda, e não menos importante, é possuir regiões regulatórias de forma a ser ativado apenas em condições determinadas, por exemplo, na presença de um indutor. Isso porque a alta produção de uma proteína, que na maior parte dos casos não é endógena (produção heteróloga, como insulina humana em bactéria), pode levar a um desbalanço energético ao recrutar grande parte da maquinaria celular para a produção de um único produto, que nem é útil para a bactéria (pelo menos não em tão grande quantidade). Outro fator a ser considerado em produção heteróloga é que o produto, no caso a proteína, não pertencendo ao metabolismo natural da célula hospedeira, pode ser tóxica. Se isso acontecer e não houver uma repressão dessa expressão ao longo do crescimento celular, essas células morrerão antes de chegar a uma massa celular (alta densidade populacional) suficiente para o isolamento da proteína de interesse. Se a toxicidade for alta, nem bactérias hospedeiras contendo o plasmídeo podem ser obtidas sem uma forte repressão da expressão gênica, pois essas morrerão logo após o processo de transformação.

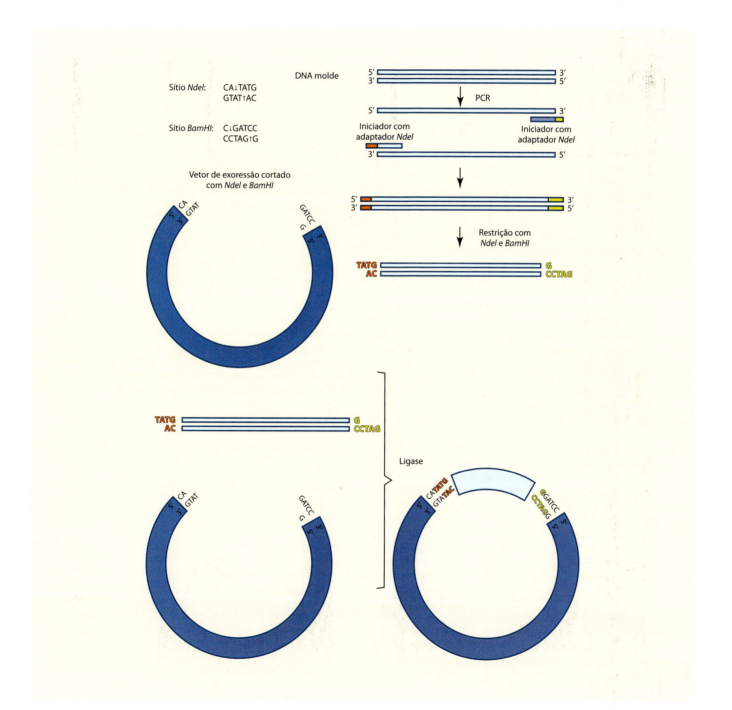

Figura 8.11 **Clonagem direcional em vetores. Por meio do uso de duas enzimas de restrição que produzem extremidades coesivas incompatíveis entre si, o inserto só poderá ser introduzido no vetor na posição correta.**

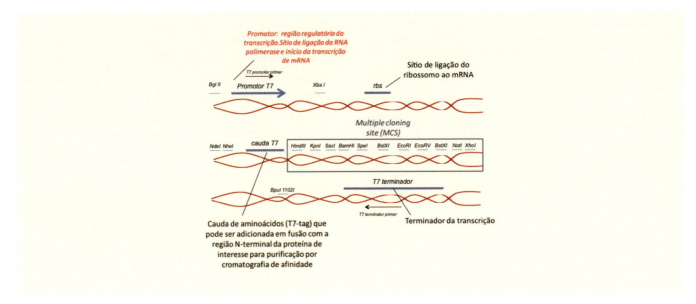

Figura 8.12   Região de clonagem de vetores de expressão, Exemplo I, vetor de expressão da proteína.

Como representado na Figura 8.12, a região promotora do vetor de exemplo é uma sequência chamada T7 promotor; essa denominação se dá porque essa região promotora advém do fago T7. Sendo um promotor viral, sua atividade é muito alta, podendo fazer com que cerca de 50% do total de proteínas da bactéria seja a proteína expressa sob seu controle. No entanto, como um promotor viral é reconhecido pela RNA polimerase de bactéria, se essa relação é espécie-específica? Na verdade, o promotor T7 não é reconhecido pela RNA polimerase da bactéria, mas sim pela T7 RNA polimerase advinda do fago. Esses vetores só podem ser transformados para expressão de proteínas em bactérias que possuem o bacteriófago DE3 (lisogênico) incorporado no genoma bacteriano, incluindo o gene que codifica a T7 RNA polimerase. Nessas bactérias (conhecidas como DE3) o gene da T7 RNA polimerase está também sobre forte controle de expressão pelo promotor *lacUV5*. Note que agora o promotor que controla a expressão da T7 RNA polimerase é um promotor *bacteriano* e não do bacteriófago. O promotor *lacUV5* sofre controle negativo pelo repressor Lac (ver Capítulo 2), de forma que quando não há lactose no meio de cultivo, não há transcrição da T7 RNA polimerase, consequentemente, não há transcrição da proteína recombinante.

Como a lactose é um açúcar relativamente caro e que pode gerar metabólitos secundários ou desviar a rota metabólica bacteriana, usa-se um análogo sintético do produto de quebra da lactose, o IPTG (isopropil-β-tiogalactosídeo). Quando as células alcançam uma densidade populacional suficiente para obtermos grandes quantidades de proteína recombinante, adiciona-se IPTG ao meio de cultivo. Esse análogo se ligará ao repressor Lac desligando o mesmo do promotor *lacUV5* que começará a transcrever a T7 RNA polimerase. Após a tradução dessa enzima, que, como vimos no Capítulo 2, é praticamente simultânea à transcrição em procariotos (em razão da falta de compartimentalização celular), a T7 RNA polimerase ligará ao promotor T7 do vetor de expressão. Assim, inicia-se a transcrição ativa do mRNA do gene_X que resultará na produção de altas concentrações de proteína-alvo.

Vamos analisar, agora, em nosso vetor exemplo (Figura 8.12) o sítio múltiplo de clonagem, MCS (também chamado *polylinker*). Essa região guiará nosso planejamento de iniciadores, pois é a partir das opções contidas nessa sequência do vetor que se inicia a escolha dos sítios de enzimas de restrição, que serão inseridos como adaptadores nos oligonucleotídeos iniciadores. Nesse exemplo, é possível fazer clonagem direcional, pois o MCS apresenta muitas opções de sítios de enzimas de restrição. Assim, para escolher as enzimas, precisamos tomar algumas decisões. Primeiramente, se a proteína será expressa na sua forma nativa ou como uma proteína recombinante em fusão com a cauda T7-tag.

A cauda T7-tag é uma sequência que codifica para 11 aminoácidos que funcionarão como um epítopo para reconhecimento da proteína em fusão com ela por um anticorpo imobilizado em uma resina, permitindo assim que a proteína recombinante seja purificada por apenas um passo cromatográfico, a imunoafinidade. Essa escolha depende de algumas informações prévias que se conhece a respeito da proteína-alvo, por exemplo, se a região N-terminal (em que será inserida a fusão com cauda

T7-tag) é crucial para dimerização, atividade ou interação com substrato (caso seja uma enzima). Existem vetores nos quais a cauda para purificação (T7-tag) é inserida na porção C-terminal da proteína, para casos em que a região N-terminal não pode ser modificada. Há outros casos em que nem extremidade N- nem a C-terminal da proteína podem ser modificadas e, portanto, temos de produzir a proteína sem a cauda, na forma nativa.

Outra análise que tem de ser realizada antes da escolha das enzimas disponíveis no MCS é o mapa de restrição do gene de interesse. Tomemos como exemplo o gene de levedura envolvido no metabolismo de ferro, *YMR134W* (Figura 8.13). Ao analisarmos seu mapa de restrição, ou seja, quais sítios de enzimas de restrição estão aleatoriamente dispostos em sua sequência gênica, descobriremos que duas enzimas (*HindIII* e *EcoRI*) não podem ser usadas durante a clonagem no vetor exemplo, pois cortarão dentro do gene, produzindo fragmentos que não codificarão para a proteína inteira.

Apenas para simplificar, usaremos como exemplo um gene menor, o que codifica para nisina, uma bacteriocina de *Lactococcus lactis* (GI: 42521637) (Figura 8.14). Em virtude de seu pequeno tamanho, não há sítios de restrição de enzimas comumente usadas em Biologia Molecular, de forma que podemos agora fazer clonagem direcional no vetor de exemplo usando quaisquer dos sítios que forem adequados para nossa finalidade. No primeiro exemplo, vamos supor que ambas as regiões N- e C-terminal da nisina sejam importantes para sua atividade, de forma que produziremos a bacteriocina na forma nativa. Note que a nisina pode ser um produto tóxico para *E. coli*, nossa bactéria hospedeira, portanto, o vetor deve possuir um forte controle transcricional de forma que apenas quando adicionarmos IPTG a nisina acumulará dentro da célula. Contudo, a eficácia de nisina como bacteriocina é comprovada para bactérias Gram-positivas e a nossa hospedeira, *E. coli*, é Gram-negativa.

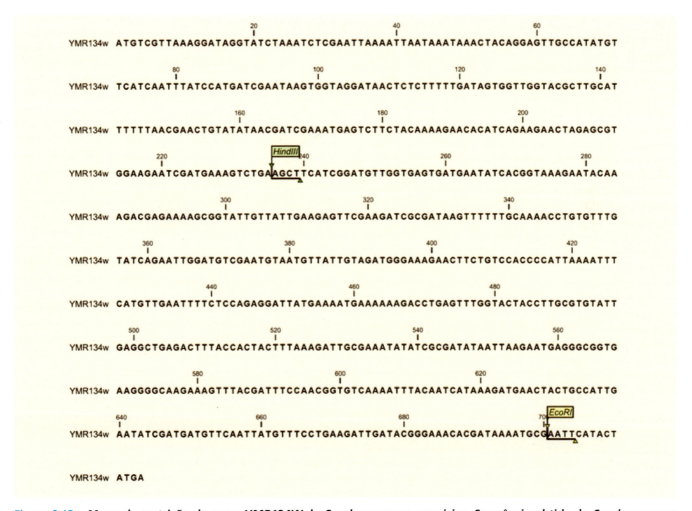

Figura 8.13 Mapa de restrição do gene *YMR134W* de *Saccharomyces cerevisiae*. Sequência obtida do *Saccharomyces Genome Database* (SGD: www.yeastgenome.org). Figura obtida por meio de análise da sequência de nucleotídeos no programa CLC bio Sequence Viewer 6.6.2.

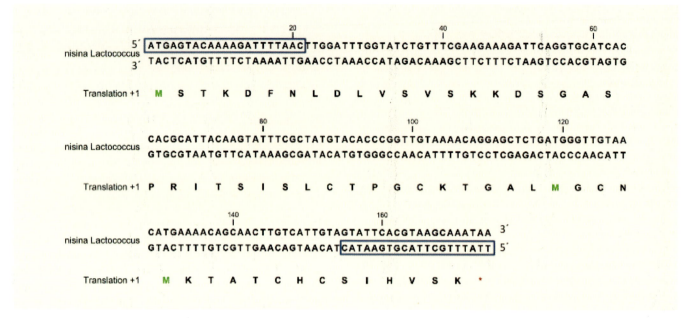

Figura 8.14 Região codificadora do peptídeo nisina de *Lactococcus lactis*. O DNA está mostrado na forma não convencional (dupla fita) e logo abaixo sua tradução no quadro de leitura +1 (translation +1). Destacados dentro dos quadros azuis as sequências que serão usadas nos iniciadores para a amplificação do gene por PCR, sempre no sentido 5′ ⟶ 3′. Figura obtida por meio de análise da sequência de nucleotídeos no programa CLC bio Sequence Viewer 6.6.2.

Para produzir nisina nativa temos de tirar a cauda T7-tag do vetor, pois qualquer opção de uso do MCS colocará a nisina no mesmo quadro de leitura da cauda T7-tag, produzindo uma proteína de fusão. Por outro lado, não podemos tirar a sequência de ligação ao ribossomo (rbs), pois ela é um sítio de ligação eficiente para a montagem ribossômica no mRNA transcrito. Lembre-se que o início da transcrição começa onde a RNA polimerase se liga, ou seja, no promotor T7 (e não no ATG que indica o início da tradução). Assim, nos resta apenas duas opções de enzimas que estão após o promotor T7 e a sequência rbs para inserir no iniciador direto: as enzimas *NdeI* ou *NheI*. Para o iniciador reverso podemos escolher qualquer enzima de restrição após a T7-tag, desde que seu sítio não esteja após o T7 terminador (sequência importante para terminação eficiente da transcrição, ver Capítulo 2).

Lembre-se ainda que sua sequência do iniciador reverso contém o códon de terminação da tradução (no caso da nisina, TAA), portanto, não importa qual enzima do MCS você utilizará, a nisina não terá fusão na região C-terminal. Assim, para clonagem da nisina nativa temos as seguintes opções:

- Iniciador direto: 5′ATGCAT ATGAGTACAAAAGATTTTAAC 3′ (com sítio de *NdeI*) ou 5′GCTAGC ATGAGTACAAAAGATTTTAAC 3′ (com sítio de *NheI*).

- Iniciador reverso: 5′AAGCTT TTATTTGCTTACGTGAATAC 3′ (com sítio de *HindIII*) ou *KpnI*, *SacI*, *BamHI*, *SpeI*, *BstI*, *EcoRI*, *EcoRV*, *NotI*, *XhoI*.

Quando se tem tantas opções, vale lembrar que é possível fazer a digestão do DNA, simultaneamente, com as duas enzimas de restrição escolhidas para a clonagem direcional, desde que a temperatura ótima e o tampão de ambas sejam os mesmos ou compatíveis.

Se desejarmos produzir nisina em fusão com a cauda T7-tag para facilitar a purificação que se dará por imunoafinidade, temos de usar as enzimas de restrição que estão após a sequência que codifica a cauda, ou seja, entre *HindIII* e *XhoI*. Como não existe sítio interno para as enzimas de restrição no gene da nisina, podemos escolher quaisquer duas delas que tenham temperaturas e tampões compatíveis, por exemplo, *HindIII* e *XhoI*, que digerem DNA em tampões pH 7,9 compostos por NaCl 50 mM, Tris-HCl 10 mM, MgCl$_2$ 10 mM, ditiotreitol 1 mM a 37 °C.

Cada vetor terá suas vantagens, desvantagens e opções adequadas a cada uso. Se analisarmos o vetor do exemplo que usamos até agora podemos relacionar as seguintes vantagens: opção de clonagem da proteína nativa ou em fusão com a cauda T7-tag e MCS com muitos sítios de enzimas de restrição. No entanto, as resinas que possuem anticorpos imobilizados, em razão da própria natureza da molécula (um anticorpo é uma proteína, com estrutura terciária passível de desnaturação), são caras e de pouca durabilidade. Em virtude desse fato, existem vetores que oferecem a opção de outra fusão amplamente utilizada, a cauda de histidina (Figura 8.15). Essa cauda é formada por seis resíduos de histidina, que podem (assim como a T7-tag) ser adicionadas em fusão com a região N- ou C-terminal da proteína de interesse (no caso do exemplo da Figura 8.15 na região N-terminal). A histidina, por causa do anel imidazólico presente na cadeia lateral, tem afinidade por metais. Assim, é possível purificar proteínas em fusão com cauda de histidina por cromatografia de afinidade a metais, o mais utilizado deles o níquel.

Outra diferença entre os vetores da Figura 8.12 e da Figura 8.15 é a possibilidade de retirar a cauda em fusão *após* a purificação, pois no segundo exemplo há uma sequência de aminoácidos reconhecida por uma protease muito específica, a trombina. Esse sítio está ausente no vetor da Figura 8.12, o que nos restringe a purificar a enzima por métodos convencionais mais trabalhosos e menos eficientes do que a cromatografia de afinidade para se obter a proteína pura na forma nativa. No caso do vetor da Figura 8.15, podemos expressar a proteína em fusão com a cauda de histidina, purificá-la por um único passo por meio de cromatografia de afinidade a metais e depois incubar a proteína pura com a trombina, retirando a cauda.

O vetor da Figura 8.15 possui ainda um operador *lac* dentro do promotor T7, gerando um controle adicional por IPTG e por glicose (ver Capítulo 2). Assim, quando adicionarmos IPTG no meio de cultivo, tanto o promotor *lacUV5*, responsável por regular a transcrição da T7 RNA polimerase, quanto o promotor T7, responsável por regular a expressão do gene-alvo, serão ativados pelo desligamento do repressor Lac dos operadores. No caso de expressão de um produto tóxico para a hospedeira, esse vetor, com controle adicional de expressão da proteína recombinante é mais adequado. A desvantagem do vetor da Figura 8.15 é o MCS pobre em sequências de reconhecimento de enzimas de restrição.

Uma das principais sequências são as origens de replicação do organismo hospedeiro (para expressão) e da bactéria (para clonagem). Assim, quando a expressão se dá em bactéria, apenas a origem de replicação de um plasmídeo bacteriano (no caso do exemplo, pUC1) é suficiente para clonar e expressar eficientemente a proteína recombinante. No caso de uma expressão em levedura, há necessidade de uma origem de replicação de DNA de levedura (no exemplo da Figura 8.16, o 2 μ) adicionalmente à origem de replicação bacteriana (pUC1 para o processo de clonagem e construção do vetor).

Agora vamos olhar os vetores de uma forma mais global e relacionar características essenciais para clonagem e expressão (Figura 8.16).

Outra característica imprescindível são as marcas de seleção como, por exemplo, resistências a antibióticos ou marcas auxotróficas. Essas marcas permitirão a seleção dos organismos que sofreram modificação genética por inserção do DNA exógeno por meio da capacidade de crescer em meio de cultura seletivo. No caso das bactérias, mais especificamente da resistência à ampicilina, essa região de DNA contém um promotor constitutivo responsável por transcrever o gene que codifica a enzima β-lactamase. A atividade dessa enzima consiste em quebrar o antibiótico em um produto inerte, tornando a bactéria que foi transformada com o plasmídeo, resistente à ampicilina adicionada no meio de cultivo.

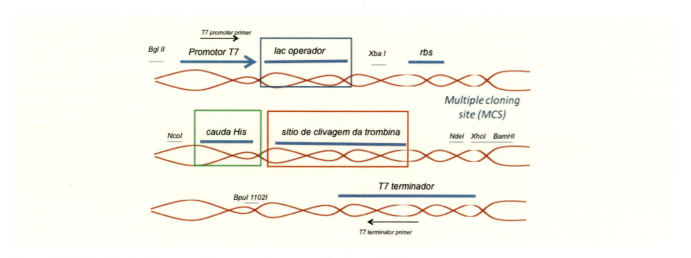

Figura 8.15 Região de clonagem de vetores de expressão, Exemplo II.

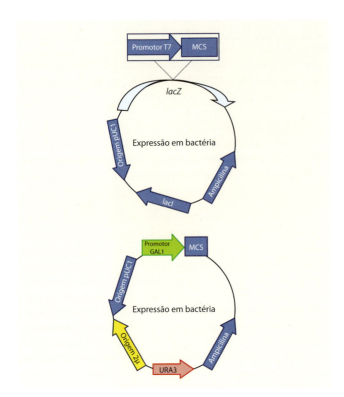

Figura 8.16 Semelhanças e diferenças entre vetores de expressão em diferentes organismos hospedeiros. Mesmo vetores que não serão usados para expressão em bactérias precisam ter origem de replicação e marca de seleção de bactérias para possibilitar sua clonagem e multiplicação antes da introdução no hospedeiro definitivo.

As marcas de auxotrofia (dependência da adição de um composto orgânico para a sobrevivência celular) são regiões de DNA que contêm um promotor constitutivo regulador da transcrição de um gene passo limitante para a biossíntese de algum metabólito necessário à sobrevivência. No caso do exemplo da Figura 8.16, o gene *URA3* codifica a enzima Orotidina-5'-fosfato (OMP) descarboxilase, responsável pelo sexto passo da síntese de pirimidinas (como a uracila). Linhagens de leveduras de laboratório possuem várias marcas de auxotrofia, sendo as mais utilizadas as deficiências em *URA3*, *TRP1* (biossíntese do triptofano), *LEU2* (biossíntese de leucina), *HIS3* (biossíntese de histidina) e *LYS2* (biossíntese de lisina). Assim, a maioria dos plasmídeos de leveduras conterá genes para biossíntese de algum desses compostos. A seleção é feita por meio da não adição no meio de cultura sintético do composto que será testado para a marca de auxotrofia. No exemplo (Figura 8.16), leveduras transformadas têm de ser capazes de crescer em meio sintético sem uracila.

Outro fator crucial quando se quer produzir proteínas recombinantes é a região promotora do plasmídeo que será responsável pela regulação da expressão do gene de interesse. Essa região obrigatoriamente tem de pertencer ao hospedeiro (exceção feita ao promotor T7, mas só é reconhecido por bactérias com bacteriófago DE3 lisogênico). Isso porque a RNA polimerase do hospedeiro precisa reconhecer a sequência promotora para realizar a transcrição. Assim, se escolhemos a levedura como célula hospedeira, o promotor contido no plasmídeo que será responsável pelo controle da transcrição do gene codificador da proteína recombinante deve ser, obrigatoriamente, de levedura. Note que a região codificadora, ou seja, a sequência que dará origem à proteína recombinante pode advir de qualquer organismo: humanos, plantas bactérias, protozoários etc., mas a região regulatória só pode ser do hospedeiro. Note ainda, que o promotor pode ser qualquer promotor regulável do organismo hospedeiro.

No exemplo da Figura 8.16, o promotor utilizado é o *GAL1*, um promotor forte de levedura regulado pela presença de galactose no meio. Assim, usando esse vetor para expressar a proteína recombinante em levedura, esta produzirá altas quantidades da proteína-alvo ao ser cultivada na presença de galactose, pois esse açúcar (analogamente ao IPTG) é o indutor responsável pela ativação desse promotor.

Um método de seleção adicional pode estar presente nos vetores (bacterianos, de leveduras e outros), a seleção por *gene repórter* (ver Capítulo 2, Adendo 1). O gene *lacZ* produz a enzima β-galactosidase que reconhece o *X*-gal (bromo-cloro-indolil-galactopiranosídeo) como substrato e ao quebrá-lo libera 5-bromo-4-cloro-3-hidroxiindol, um composto azul. A estratégia inserida nos vetores é usar a β-galactosidase como gene repórter do sucesso da clonagem do gene dentro do plasmídeo. Assim, o promotor (que controlará a expressão da proteína recombinante) e o MCS estão embebidos e no mesmo quadro de leitura do gene que codifica a β-galactosidase. Dessa forma, quando o gene-alvo for inserido nessa região, o gene que codifica para a β-galactosidase sairá do quadro leitura e, portanto, a enzima não será produzida. Na ausência da β-galactosidase as bactérias que foram transformadas com vetores "vazios" ficarão azuis. Da mesma forma, as que possuem o gene de interesse inserido no vetor ficarão brancas.

A Figura 8.17 representa um quadro resumo do processo de produção de proteína recombinante em bactéria e em levedura (sendo esta última representante de qualquer hospedeiro escolhido como cultura de células de mamíferos, de insetos, de plantas etc.).

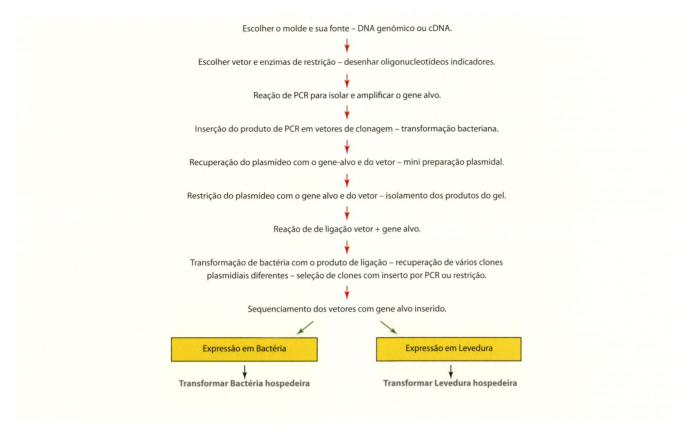

Figura 8.17 Quadro resumo da produção de proteínas recombinantes.

8.4 PLASMÍDEOS, COSMÍDEOS E CROMOSSOMOS ARTIFICIAIS

Até o momento, consideramos que nossa proteína recombinante é codificada por um gene pequeno o suficiente para caber dentro de um plasmídeo, ou seja, no máximo com 10 mil pares de bases. No entanto, há diversos genes, principalmente quando tratamos de eucariotos superiores, que são maiores que isso. Por exemplo, o gene *MDN1* de humanos, cujo mRNA é composto por quase 17.400 bps, codifica para a midasina, proteína essencial para a célula, responsável pela organização e montagem de grandes complexos proteicos como o ribossomo. Assim, se pretendemos produzir midasina recombinante, é necessário isolar e clonar esse gene, mas não em um plasmídeo.

Existem diversos vetores com capacidades variadas. Dependendo do tamanho do inserto, temos de escolher o vetor adequado para clonagem e expressão. Conhecemos durante todo o capítulo os plasmídeos, vejamos agora outros tipos de vetores e suas características.

Os cosmídeos são DNAs circulares totalmente construídos em laboratório, ou seja, não são naturalmente encontrados na natureza, como os plasmídeos. Essa denominação se dá em virtude do fato de os cosmídeos terem sido construídos a partir da clonagem da região *cos* do fago λ. Essa região codifica para proteínas que empacotam o DNA viral dentro do capsídeo (permitem o empacotamento *in vitro* do fago), ou seja, elas reconstituem a estrutura do fago em cabeça e cauda. O cosmídeo empacotado no fago é utilizado para infectar a célula hospedeira. As enzimas de empacotamento reconhecem duas sequências *cos* com distância de 35 a 49 kb entre elas, o que limita o tamanho dos fragmentos de DNA passíveis de serem empacotados. Uma vez injetado no interior da célula hospedeira, o cosmídeo irá circularizar e replicar como um plasmídeo normal, sem expressar nenhuma proteína do fago, sendo selecionado com base na resistência a um antibiótico. Como todo o resto do DNA viral foi removido, podem-se inserir segmentos de DNA de até 50 mil bps nesses vetores. Os cosmídeos foram amplamente utilizados no primeiro projeto genoma brasileiro, o da bactéria *Xylella fastidiosa*.

Os cromossomos artificiais suportam grandes quantidades de DNA e, por isso, são muito usados em projetos de sequenciamento de genomas complexos e grandes, como, por exemplo, o humano e de plantas. O cromossomo artificial de bactéria (BAC) é um DNA circular derivado de plasmídeos naturais de *E. coli* denominados de fator F, com capacidade de inserção de até 300 mil bps, passível de clonagem em bactérias. Os cromossomos artificiais de leveduras (YAC) são DNAs lineares que possuem uma região centromérica e dois telômeros flanqueadores (de leveduras), com origem de replicação em levedura e capacidade de comportar até 2 milhões bps. Já os cromossomos artificiais humanos (HACs), assim como os YACs, são lineares com centrômero e telômeros humanos e capazes de clonar fragmentos de DNA maiores que 2 milhões bps. Contudo, os HACs só podem ser mantidos em culturas de células humanas, o que torna essa clonagem pouco prática e de alto custo.

Levando em conta o tamanho do fragmento de DNA a ser clonado e expresso escolhemos o vetor a ser utilizado. No entanto, apenas bactérias e leveduras são capazes de manter e expressar vetores plasmidiais, pois esses ocorrem naturalmente nesses tipos celulares. Já em células humanas, plantas, insetos e outros, não há replicação do plasmídeo quando a célula se divide. Assim, podemos transformar esses tipos celulares com DNAs extracromossomais, mas sua expressão será apenas transiente. Quando as células se dividirem não haverá replicação do plasmídeo (ou do DNA epissomal), que acabará sendo diluído na população celular. A expressão transiente é muito útil em estudos de função biológica de genes, mas inviável para produção de proteínas recombinantes em larga escala.

Uma das formas de resolver isso é transformar as células com plasmídeos integrativos. Esses plasmídeos terão sequências capazes de serem introduzidas no DNA genômico celular, assim como os vírus lisogênicos integram seu DNA dentro do genoma do hospedeiro. Em células de mamíferos, são usados vetores baseados em sequências de retrovírus, que flanquearão a sequência do gene de interesse, integrando o mesmo no DNA cromossômico do hospedeiro. Em plantas, o plasmídeo Ti isolado de *Agrobacterium tumefaciens* foi modificado e, atualmente, é utilizado para integrar sequências de interesse no DNA genômico dessas células.

Em bactérias e leveduras, a expressão plasmidial não é transiente, mas quando se deseja modificar o genoma desses micro-organismos usam-se vetores integrativos que são baseados na maior capacidade dessas células em suportar modificações genéticas e possuírem altas taxas de recombinação homóloga. Assim, genes podem ser modificados ou substituídos usando-se regiões flanqueadoras de sequências idênticas ao gene que se pretende modificar ou substituir (incluindo a deleção, por meio de substituição deste por uma marca de seleção) (Figura 8.18)

As ferramentas de Biologia Molecular permitem a manipulação de células e micro-organismos de forma controlada para atingirmos potencialmente qualquer produção de biofármacos. A produção de proteínas recombinantes é um dos avanços biotecnológicos mais importantes adquiridos pelo uso da tecnologia do DNA recombinante.

8.5   RESUMO

Em suma, para se expressar uma proteína recombinante tem-se de conhecer a sequência e a estrutura genômica. Isso inclui conhecer se há ou não íntrons, se há processamento alternativo e qual isoforma nos interessa clonar. Escolher o molde para isolar o gene ou o produto gênico (DNA genômico ou cDNA). Escolher o organismo hospedeiro, principalmente de acordo com as necessidades de modificações pós-traducionais, facilidade de manipulação genética e cultivo. Escolher o vetor apropriado ao hospedeiro. Desenhar iniciadores, isolar o gene por reação de PCR, inserir o gene no vetor de clonagem, transformar bactérias para obter grandes quantidades de cópias fiéis do gene de interesse. Cortar o inserto (escolher clonagem direcional ou não direcional), purificar os produtos do gel, fazer reação de ligação vetor + inserto, transformar bactérias para clonar a construção. Recuperar o vetor da bactéria, selecionar os clones corretos, sequenciar a região do vetor que sofreu as modificações genéticas, inserir a construção no organismo hospedeiro. Padronizar as condições de expressão e purificação e testar finalmente a atividade desejada.

FERRAMENTAS DE BIOLOGIA MOLECULAR – TÉCNICAS E ENZIMAS • 311

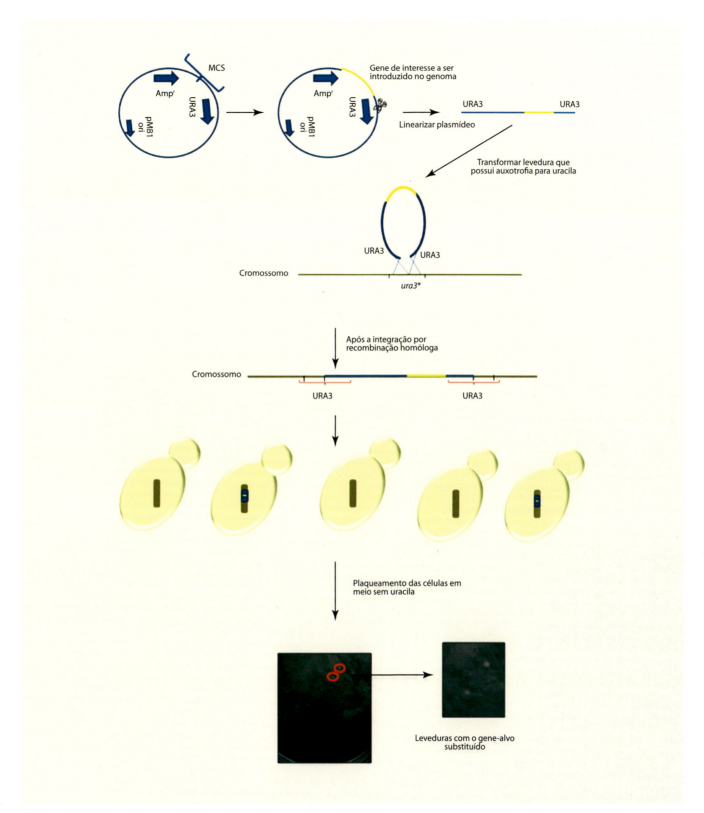

Figura 8.18 Modificação genética de micro-organismos por recombinação homóloga usando vetor integrativo. Os plasmídeos integrativos não possuem origem de replicação em levedura e só podem ser mantidos por inserção no genoma. Essa inserção se dá por meio de recombinação homóloga entre um gene endógeno mutado (mutação de ponto que inativa o gene *URA3*) e uma cópia plasmidial do gene intacto que pode, então, ser selecionado. Note que o gene correspondente ao *loci* de integração ficará duplicado e entre as cópias será inserido o material genético desejado.

Referências bibliográficas

ALBERTS, B. (Coord.). **Molecular biology of the cell**. 5. ed. New York: Garland Science, 2008.

COOPER, G. M.; HAUSMAN, R. E. **The cell**: a molecular approach. 5. ed. Washington: ASM Press; Sunderland: Sinauer Associates, 2009.

LEWIN, B. **Genes IX**. 9. ed. Sudbury: Jones & Bartlett Publishers, 2007.

MERCK MILLIPORE. **Novagen pET system manual**. 11. ed. Darmstadt, 2006. Disponível em: <http://kirschner.med.harvard.edu/files/protocols/Novagen_petsystem.pdf>. Acesso em: 21 set. 2014.

NELSON, D. L.; COX, M. M. **Lehninger Principles of Biochemistry**. 3. ed. New York: W. H. Freeman and Company, 2000.

SIMPSON, A. J. et al. The genome sequence of the plant pathogen *Xylella fastidiosa*. **Nature**, London, v. 406, p. 151-159, Jul. 2000.

TINDALL, K. R.; KUNKEL, T. A. Fidelity of DNA synthesis by the *Thermus aquaticus* DNA polymerase. **Biochemistry**, Washington, DC, v. 27, n. 16, p. 6008-6013, 1988.

WATSON, J. D. (Coord). **Recombinant DNA**. 2. Ed. New York: W. H. Freeman, 1992.

Capítulo 9

Biomoléculas em métodos analíticos

Adalberto Pessoa Jr.
Francislene Andréia Hasmann

9.1 ENZIMAS EM DIAGNÓSTICOS

9.1.1 Introdução

O maior mercado para enzimas analíticas é a indústria de diagnóstico clínico *in vitro*. Estima-se que esse mercado, o qual inclui testes não enzimáticos, movimente bilhões de dólares anualmente. O setor é composto por diversos segmentos tais como: química clínica, imunoensaios, microbiologia, sorologia, hematologia, citologia, entre outros (SATICERMA et al., 2004).

Apesar do elevado valor dos produtos associados ao mercado de diagnóstico clínico o mercado relacionado a enzimas para diagnóstico é muito pequeno, e envolve a utilização de cerca de 50 enzimas, como: fosfatase alcalina; peroxidase; enzimas de colesterol; glicose-6-fosfato desidrogenase; hexoquinase; glicose oxidase; glutamato desidrogenase; lactato desidrogenase; malato desidrogenase e piruvato quinase (GODFREY; WEST, 1996).

As tecnologias de produção de enzimas para uso industrial e em diagnóstico são diferenciadas. Ambos os segmentos, geralmente, produzem enzimas por processos fermentativos, no entanto, as similaridades cessam nessa etapa (SAID; PIETRO, 2004).

As enzimas para uso industrial possuem exigências com relação à pureza e concentração diferentes das empregadas em diagnósticos. Em diagnóstico clínico, são requeridas concentrações menores que aquelas empregadas em processos industriais. A presença de múltiplas enzimas constitui um fator positivo para o processo industrial no qual a enzima é empregada, no entanto, em diagnósticos, há a exigência de elevada especificidade da enzima pelo substrato, e a presença de outras espécies ativas é inaceitável. Assim, enzimas para diagnósticos necessitam estar com altos teores de pureza e isso torna necessário o emprego de várias etapas no processo de purificação, incluindo inevitavelmente o uso de técnicas de alta resolução, como as cromatográficas. Por outro lado, processos de purificação de alta resolução não são requeridos na produção de enzimas para uso industrial (GODFREY; WEST, 1996; CIVALLERO et al., 2006).

O principal campo de uso de enzimas para diagnósticos é a área médica. Muitos kits, analisadores e biossensores têm sido modificados e/ou adaptados para uso na indústria de alimentos. No entanto, os ensaios disponíveis e o tamanho do mercado são pequenos em comparação ao da área médica. Tem crescido na indústria de alimentos o uso de enzimas imobilizadas em imunoadsorventes (ELISA, ensaios de imunodiagnósticos) para ensaios de

314 • BIOTECNOLOGIA FARMACÊUTICA

determinação de moléculas como aflatoxina, proteínas (por exemplo, soja na carne, carne de cavalo em alimentos produzidos com carne bovina), resíduos de antibióticos, pesticidas e micro-organismos (*Salmonella* e *Listeria*) (GODFREY; WEST, 1996; CIVALLERO et al., 2006).

9.1.2 Tecnologias

Quatro são as tecnologias básicas que dominam o mercado de diagnósticos: autoanalisadores, imunoensaios, fitas para testes e biossensores. No mercado de autoanalisadores é usada a maior variedade de enzimas.

9.1.2.1 AUTOANALISADORES

Nestes, a elevada especificidade da enzima pelo substrato é empregada para identificar e quantificar substâncias simples em meio a misturas complexas, como o soro sanguíneo. Em geral, cada equipamento pode determinar acima de 30 substâncias (analitos) diferentes empregando enzimas como reagentes. O custo da análise varia, de alguns centavos, como na detecção de glicose, a alguns reais, na determinação de álcool e oxalato, sendo esse um parâmetro importante na tomada de decisão sobre a metodologia de detecção a ser empregada.

A maioria das análises de interesse médico é realizada no sangue e/ou soro sanguíneo, o qual possui pH neutro, e muitas enzimas empregadas possuem pH ótimo longe da neutralidade. As desidrogenases, por exemplo, apresentam pH ótimo alcalino. No entanto, tal fato não constitui um problema para o emprego da enzima se, em pH neutro, esta apresentar atividade suficiente. No entanto, mais importante que seu desempenho é a estabilidade nesse pH. As enzimas devem exibir estabilidade total por um período mínimo de 24 horas, sendo desejável que essa estabilidade se estenda por períodos maiores (idealmente, superiores a 30 dias). A estabilidade representa o maior desafio na obtenção de enzimas altamente purificadas (GODFREY; WEST, 1996).

Diversos grupos de pesquisa se dedicam ao desenvolvimento de tecnologias que visam aumentar a estabilidade de enzimas em solução, como, por exemplo, por meio do uso de polímeros carregados. As descobertas advindas dessas pesquisas servirão como rota tecnológica para a prospecção de enzimas com alta especificidade e elevada estabilidade.

Tabela 9.1 Principais substâncias analisadas enzimaticamente por autoanalisadores

Substância	Enzima	Reação
Álcool	Álcool desidrogenase	Etanol + NAD $\longrightarrow$ acetaldeído + NADH
Amônia	Glutamato desidrogenase	2-oxiglutarato + amônia + NADPH $\longrightarrow$ glutamato + NADP
Dióxido de carbono	Fosfoenolpiruvato desidrogenase	Fosfoenolpiruvato + bicarbonato $\longrightarrow$ oxaloaceatato + fosfato
Colesterol	Colesterol esterase/oxidase	Colesterol + H_2O $\longrightarrow$ colesterol + ácidos graxos Colesterol + O_2 $\longrightarrow$ colesterol-4-n-3-one + H_2O_2
Glicose	Glicose oxidase	Glicose + O_2 + 2 H_2O $\longrightarrow$ ácido glucônico + H_2O_2
Oxalato	Oxalato oxidase	Oxalato + O_2 $\longrightarrow$ CO_2 + H_2O_2
Triglicerídeos	Lipase	Triglicerídeos + H_2O $\longrightarrow$ glicerol + ácidos graxos Glicerol-1-fosfato + O_2 $\longrightarrow$ di-hidroxiacetona fosfato + H_2O_2
Ureia	Urease	Ureia + H_2O $\longrightarrow$ amônia + CO_2 Amônia + oxoglutarato $\longrightarrow$ glutamato + NAD + H_2O
Ácido úrico	Uricase	Ácido úrico + 2 H_2O + O_2 $\longrightarrow$ alantoína + CO_2 + H_2O_2

9.1.2.2 IMUNOENSAIOS (ELISA)

Esses analisadores empregam anticorpos monoclonais. As enzimas são usadas, no sistema, conjugadas ao anticorpo como um marcador, geralmente para evidenciar a coloração de uma reação (GODFREY; WEST, 1996).

As duas principais enzimas usadas como marcadores são a fosfatase alcalina e a peroxidase. A peroxidase é mais aplicada por causa de sua elevada sensibilidade reacional e da possibilidade de conjugação com diversos substratos cromogênicos, o que proporciona diversas possibilidades de cores. Outras enzimas também são empregadas como marcadores nesses sistemas de análise, entre elas: β-galactosidase (lactase), diaforase, luciferase e urease (LEQUIN, 2005).

9.1.2.3 FITAS PARA TESTE

As chamadas fitas ou tiras para diagnóstico são uma modalidade de exame interessante no acompanhamento de pacientes que apresentam doenças que necessitem de controle frequente.

Esses sistemas estão disponíveis para a determinação rápida de glicose, colesterol e triglicérides em consultórios médicos, para o uso doméstico e em análises clínicas. No entanto, o mercado de diagnóstico é dominado pelas análises de glicose no sangue e urina. Estima-se que, somente nos Estados Unidos, 1 milhão de pacientes faça uso frequente de monitoramento dos níveis de glicose empregando fitas para teste (as glico-fitas) (GODFREY; WEST, 1996; WHITING et al., 2005).

Os sistemas destinados à determinação e controle dos níveis de colesterol sérico também têm se estabelecido no mercado. Em tais sistemas, empregam-se as enzimas glicose oxidase, colesterol oxidase e peroxidase, as quais em uma série de três reações sucessivas são empregadas com o intuito de gerar um meio reacional colorido de forma semiquantitativa. Esses sistemas caracterizam-se por possuir complexidade mínima. No entanto, os resultados apresentam precisão, conforme critérios do *National Cholesterol Education Program* (NCEP) e são confiáveis à rotina laboratorial convencional (GODFREY; WEST, 1996; PUGIA, 2000).

Fitas de diagnóstico também têm sido estudadas e avaliadas como um método rápido e eficiente de diagnóstico auxiliar da meningite. Nesse sistema, são detectadas proteínas, glicose e células no líquor, e essas fitas podem se tornar um recurso auxiliar para o diagnóstico de meningite bacteriana, sobretudo, em casos de dificuldades para obtenção de volume suficiente de líquor para realizar a análise de rotina (citobioquímica) ou em locais nos quais não haja condições da análise laboratorial imediata (AZOULAY et al., 2000).

9.1.3 Novas tecnologias em diagnósticos enzimáticos

9.1.3.1 DIAGNÓSTICOS DE DESORDENS GÁSTRICAS

Existem diversas desordens gástricas (mal absorção, Crohn, doença celíaca, desordens inespecíficas etc.) que afetam pessoas em graus variados de severidade. Elas não são consideradas pelos setores de saúde como altamente prioritárias no diagnóstico e no tratamento, e fazem com que o portador conviva com distúrbios originados nessas desordens (vômitos, diarreias, perda de peso, entre outros) durante anos sem que a causa seja identificada. A falta de informações aliada ao desconforto normalmente proporcionado pelos métodos de análises empregados (endoscopias, biópsias intestinais e estomacais, entre outras) tornam o diagnóstico raro. Assim, métodos simples e que causem menor desconforto são imperativos e têm recebido atenção, como os métodos enzimáticos.

Em portadores de desordens de absorção, desde as décadas de 1970 e 1980, comprovou-se ser possível o uso de enzimas para o diagnóstico. Essas desordens fazem com que os portadores absorvam de maneira diferente alguns açúcares, em relação às pessoas consideradas saudáveis, tornando possível o uso de teste de permeabilidade de açúcares na detecção desse distúrbio. Geralmente, são empregados um monossacarídeo (ou poliol) e um dissacarídeo na condução do teste. Das diferentes combinações examinadas na literatura farmacêutica, a mais aplicada usa manitol e celobiose (ou lactulose). O teste muito simples, rápido, fácil e de baixo custo consiste da análise dos teores de manitol e celobiose presentes na urina coletada (por 5 h) de pacientes aos quais se administrou bebidas hipertônicas contendo celobiose (ou lactulose), manitol e sacarose. Nesse kit diagnóstico enzimático, são empregadas as enzimas manitol desidrogenase (MDH), celobiase (β-glucosidase) e lactase-β-desidrogenase, disponíveis comercialmente.

A Figura 9.1 mostra a reação do manitol na presença da enzima MDH, a qual é mensurada indiretamente, a 339 nm, pela quantidade de NADH formado (DOOLEY, 1992; GODFREY; WEST, 1996; MAKRISTATHIS et al., 2004; HOEPFFNER et al., 2006).

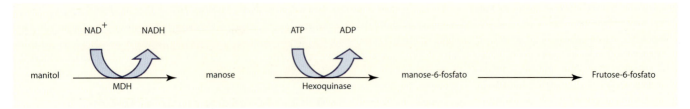

Figura 9.1 Representação esquemática da reação de conversão de manitol em manose com a consequente formação de NADH, utilizada para determinação indireta da enzima manitol desidrogenase.

9.1.3.2 TRIAGEM NEONATAL

A triagem neonatal é composta por exames laboratoriais realizados em recém-nascidos para a detecção precoce de erros inatos do metabolismo e patologias assintomáticas nesse período. A maioria dessas doenças, quando detectadas entre o 3º e 30º dia de vida, pode ser tratada com sucesso ou controlada eficientemente, de forma que, seus danos mais severos não se manifestem (GRUHL; RAPP; LANGE, 2012).

No Brasil, os testes que compõem essa triagem são popularmente conhecidos como "Teste do Pezinho" o qual foi introduzido no País em 1970, tornando-se obrigatória a sua realização a partir de 1992 em todas as maternidades. A triagem neonatal nesse período era restrita à identificação da fenilcetonúria (FCN) e do hipotireodismo congênito (HC). Somente em 2001, foram incluídas, no serviço público de saúde, as triagens obrigatórias da fibrose cística, doenças falciformes e hemoglobinopatias. Existem versões para o teste as quais detectam muitas doenças, entre as quais diversos distúrbios enzimáticos relacionados ao metabolismo de carboidratos, ácidos graxos, ácidos orgânicos, entre outros (MATTOZO; SOUZA, 2005).

Fenilcetonúria, um erro inato do metabolismo do aminoácido essencial fenilalanina, de herança autossômica recessiva, possui índice de recorrência de 25%. Descrita em princípio, por Folling (norueguês, médico), em 1934, a partir da observação de dois irmãos com retardo mental que apresentavam odor característico (odor de rato) na urina e excreção aumentada de ácido fenilpirúvico e fenilalanina. Os portadores possuem carência da enzima fenilalanina hidroxilase (PAH), que converte em tireosina o excesso de fenilalanina. Assim, o metabolismo é desviado para uma via alternativa, que resulta na síntese do ácido fenilpirúvico (Figura 9.2) (DOOLEY, 1992; MATTOZO; SOUZA, 2005).

A triagem neonatal para fenilcetonúria era feita por meio do teste de Guthrie, procedimento microbiológico de análise semiquantitativa da fenilalanina do sangue. Esse teste vem sendo substituído por métodos enzímático-colorimétricos. Para esse propósito a enzima deve apresentar baixa especificidade, sobretudo, pela tirosina. Desde 1995, o uso de kits diagnósticos está disponível no mercado. As enzimas presentes no sistema de detecção requerem NAD para a biocatálise, que, após a produção do NADH, reagem com o iodo-nitro-tolueno e produzem cor vermelha proporcional à quantidade de fenilalanina presente na amostra (ZHANG et al., 2004).

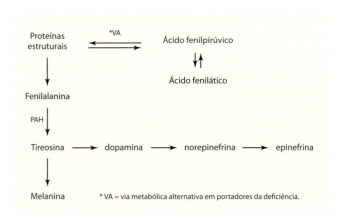

Figura 9.2 Hidroxilação da fenilalanina: reação na presença de fenilalanina hidroxilase e na ausência da enzima.

9.1.3.3 OUTRAS TECNOLOGIAS

O controle e a detecção de elementos tóxicos e prejudiciais à saúde humana têm se tornado uma importante área de pesquisa científica. As novas técnicas têm proporcionado determinações precisas de metais presentes em baixas concentrações nos fluidos corpóreos. Sódio e potássio, por exemplo, têm sido determinados com o emprego de eletrodos em autoanalisadores. No entanto, o uso de testes enzimáticos oferece importante alternativa. Diversas enzimas são ativadas ou inibidas por íons e são elas que fornecem os princípios para os ensaios. Alguns exemplos:

- Alumínio: a determinação de seus teores pode ser feita com o auxílio da enzima di-hidropteridina redutase, a qual é inibida por esse metal.

- Magnésio: pode ser determinado pela atividade de glucoquinase.
- Potássio: seus teores podem ser determinados empregando-se a enzima piruvato quinase.
- Sódio: seus níveis podem ser dosados usando-se β-galactosidase.

A dosagem simples do colesterol é inadequada como indicativa de problemas relacionados aos níveis de lipoproteínas. Assim, é necessário o emprego de técnicas que permitam a detecção do tipo de lipoproteína presente. Tais métodos, disponíveis no mercado, utilizam a precipitação seletiva das frações lipoproteicas, as quais possuem diferentes densidades: HDL (lipoproteína de alta densidade); LDL (lipoproteína de baixa densidade) e VLDL (lipoproteína de muito baixa densidade). Dessa forma, surge a possibilidade do desenvolvimento e do aprimoramento do uso de fosfolipases (PIRES; REIS, 2005).

O campo de aplicação de enzimas em kits diagnóstico é muito amplo e, a cada dia, novas tecnologias são desenvolvidas. Um bom exemplo são os métodos de amplificação de enzimas, por meio dos quais se tornou possível o uso dessa tecnologia na detecção colorimétrica de substâncias em baixíssimas concentrações (pg ou ng/mL), o que naturalmente não seria possível pelo fato de as enzimas não apresentarem sensibilidade suficiente. Essa tecnologia vem sendo empregada na detecção dos níveis de estradiol em substituição aos imunoensaios, uma vez que a técnica enzimática se trata de uma alternativa rápida (GODFREY; WEST, 1996).

Também na indústria de alimentos, na determinação dos níveis de micro-organismos presentes em equipamentos e superfícies de trabalho, tem sido empregada a luciferase. Esse emprego se baseia na relação entre a concentração de ATP (provenientes das células microbianas) e a formação de luz e pirofosfato por essa enzima, ocasionando luminescência na maquinaria e na superfície analisada. O equipamento empregado na quantificação dessa luz é denominado luminômetro (TAYLOR et al., 1998).

9.2 BIOSSENSORES

O biossensor pode ser definido como um dispositivo, semicondutor, de detecção que reúne um organismo vivo ou produtos derivados de sistemas biológicos (enzimas, anticorpos, DNA etc.) e um transdutor que forneça a indicação ou sinal (uma forma de reconhecimento) de uma substância a se determinar (THÉVENOT et al., 2001; PEREIRA; SANTOS; MADARAS et al., 1997).

Os objetivos desses dispositivos são a simplificação dos métodos analíticos e a portabilidade, comuns a todas as áreas da química analítica. Nos últimos anos, têm estado disponíveis no mercado em número cada vez maior, permitindo a redução do tamanho das amostras e a economia de tempo de análise. As pesquisas em biossensores têm provocado importante impacto nos laboratórios de análises e no setor comercial, com especial ênfase aos diagnósticos clínicos. Outras conquistas recentes colaboraram para a melhoria e ampliação do campo dos biossensores, entre elas, o uso de proteínas desenvolvidas com objetivos específicos que possibilitam melhores ajustes para cada aplicação e permitem a manufatura de biossensores em grande escala e com alta reprodutibilidade (FONSECA, 2004; STEINEM; JANSHOFF, 2006).

A busca pela estabilidade dos biossensores, para garantia de resultados confiáveis por tempos relativamente longos de armazenagem e operação, continua sendo o foco principal das pesquisas, em virtude da relativa instabilidade do sistema biológico empregado no diagnóstico fora do seu ambiente natural. O desenvolvimento de biossensores exige esforços e conhecimentos multidisciplinares, de áreas como biotecnologia, química, física, processamento de sinais e instrumentação, entre outras (PEREIRA et al., 2002).

Um biossensor típico é constituído por: i) o elemento biológico – reconhece seletivamente o composto a analisar; ii) o transdutor, o eletrodo de trabalho – funciona como interface de comunicação do sinal que resulta da mudança de uma determinada propriedade na vizinhança do agente biológico; iii) um amplificador – aumenta o sinal gerado no transdutor; iv) um processador de sinal; e v) um mostrador (analógico ou digital). A Figura 9.3 mostra um diagrama esquemático de um biossensor.

O elemento biológico é o responsável pelo reconhecimento de um dado parâmetro ou variável experimental que se pretende determinar, o qual pode se tratar da concentração de uma substância (carboidratos e álcoois, por exemplo), cofatores, antígenos, hormônios e metais, entre outros. Os biossensores podem apresentar custo baixo e têm a conveniência de se apresentarem também como dispositivos portáteis, ou como porção descartável de equipamentos (PEREIRA; SANTOS; KUBOTA, 2002).

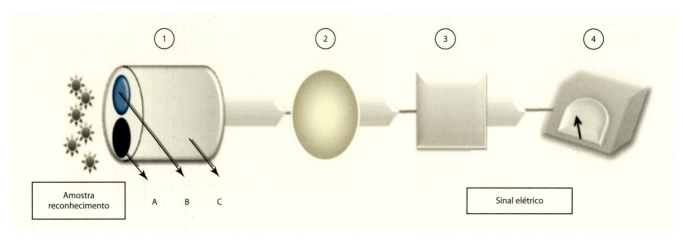

Figura 9.3 Esquema geral de um biossensor: transdutor (1), eletrodo de trabalho (A), matriz orgânica com enzima imobilizada (B), eletrodo de referência (C), amplificador (2), Processador de sinal (3) e painel análogo/digital (4).

9.2.1 Características gerais

Um biossensor deve atender a alguns pré-requisitos para ter aplicação comercial, como a seletividade, garantida pela afinidade entre o elemento biológico e a substância a ser determinada, garantindo resultados confiáveis, a partir do sinal gerado. A rapidez e a sensibilidade na detecção de um composto também são fatores importantes a serem considerados, assim como a estabilidade e a possibilidade de reutilização do biossensor (MADARAS et al., 1997; THÉVENOT et al., 2001).

A maioria desses analisadores tradicionais se baseia em método espectrofotométrico, no qual a reação gerada se relaciona com a determinação de um indicador colorimétrico, fluorescente ou luminescente. Os biossensores baseados em métodos químicos têm recorrido a técnicas eletroquímicas, como no caso do eletrodo de pH (potenciométrico) e o de oxigênio (amperométrico). Os biossensores não estão restritos às categorias descritas, pois qualquer variável que esteja relacionada com uma reação de reconhecimento poderá ser usada para gerar o sinal (GUIBAULT; SCHMID, 1991).

Os biossensores de bioafinidade utilizam a ligação da substância a ser analisada ao material biológico, que está imobilizado, o que resulta em alteração conformacional da biomolécula e/ou alteração física no meio de imobilização ocasionando alteração de carga, temperatura ou cor, por exemplo. No biossensor enzimático (ou metabólico) o reconhecimento do substrato pelo receptor imobilizado (enzimas ou outro) é seguido da conversão no correspondente em produto, o qual é detectado.

A eficácia da detecção, muitas vezes, não é obtida recorrendo-se apenas ao simples contacto entre a superfície do eletrodo e composto a ser analisado, sendo necessário que se recorra ao uso de mediadores que promovem o transporte de elétrons entre a enzima e o eletrodo. De forma genérica, o mediador deve ser um composto de baixa massa molar e com um par de elétrons próximos do grupo prostético da enzima (PEREIRA; SANTOS; KUBOTA, 2002).

Os biossensores podem ser classificados de acordo com o método de reconhecimento e tipo de imobilização da biomolécula. A biomolécula pode ser aprisionada entre o transdutor e uma membrana, fixada covalentemente ou adsorvida na superfície do transdutor. Na ausência de reagentes ou do não uso de O_2, é necessário ainda que se imobilize adicionalmente um cossubstrato. O biocomponente e o mediador também podem ser coimobilizados diretamente no meio e um transistor capta e amplifica as variações nas propriedades da superfície e processa o sinal eletrônico (GUIBAULT; SCHMID, 1991).

Diversos são os sistemas de transdução que têm sido empregados. Os mais importantes são (GUIBAULT, SCHMID, 1991; PEREIRA; SANTOS; KUBOTA, 2002; STEINEN; JANSHOFF, 2006):

i) Eletroquímicos: medida da corrente elétrica em potencial elétrico constante (amperométricos), ou medida do potencial elétrico em corrente elétrica igual a zero (pontenciométricos).
ii) Elétricos: medida da condutividade.
iii) Ópticos: medida da quimioluminescência, fluorescência ou absorbância.

iv) Térmicos: medida calorimétrica.

v) Piezoelétrico: medida de massa empregando microbalanças de quartzo cristalino, ou das ondas acústicas de superfície.

9.2.2 Aplicações

Os biossensores permitem grande variedade de aplicações na área médica, farmacêutica, meio ambiente, bioprocessos, segurança e defesa.

Em diagnósticos clínicos os biossensores alcançaram grande sucesso e vasta área de aplicação, representando um grande mercado. Embora os biossensores de glicose constituíssem, em 2003, a quase totalidade das vendas, outros produtos estão em ascensão. As aplicações biomédicas e da vida ainda dominam o mercado, seguido do monitoramento ambiental (HONDA et al., 2005).

9.2.3 Detectores eletroquímicos

9.2.3.1 BIOSSENSORES AMPEROMÉTRICOS

Em um detector amperométrico, a corrente detectada é proporcional à concentração da espécie geradora de corrente. Nos biossensores que utilizam tal método de detecção uma diferença de potencial elétrico é aplicada ao eletrodo, e ocasiona a reação química da espécie a ser detectada e uma corrente é gerada. Com a escolha conveniente desse potencial, a intensidade da corrente será diretamente proporcional à concentração. A técnica permite limites de detecção da ordem de micromolar. A maior vantagem dos biossensores que empregam métodos amperométricos reside na possibilidade de análise de amostras fortemente coradas ou turvas, como as de sangue, sem tratamento prévio. Além disso, existe uma vasta gama de sistemas substrato-enzima que permitem modificar um ou outro componente redox, como, por exemplo, os biossensores para a glicose, lactato, piruvato, ureia, l-alanina, fenilalanina e colesterol.

O sistema de detecção é constituído, geralmente, por três eletrodos: i) eletrodo no qual ocorre a reação; ii) eletrodo de referência (regula o potencial no primeiro); e iii) contraeletrodo que fornece corrente elétrica ao eletrodo (PEREIRA; SANTOS; KUBOTA, 2002).

A escolha do potencial elétrico a ser empregado é determinada pela presença de ruído (desvio da linha de base), possíveis interferentes e pelos limites de detecção necessários (SINGH; CHAUBEY; MALHOTRA, 2004).

Particularmente importante é o fato de as reações das enzimas oxidases, tais como a glicose oxidase, poderem ser acompanhadas por meio do monitoramento do consumo do oxigênio ou da formação de produto (peróxido de hidrogênio), empregando-se um eletrodo de referência (Ag/AgCl). O sinal gerado pela presença do peróxido de hidrogênio no meio pode ser medido a +650 mV e pode ser esquematizado conforme sequência da Equação 9.1 (PEREIRA; CHAUBEY; MALHOTRA, 2002; SINGH; CHAUBEY; MALHOTRA, 2004).

$$\text{Substrato} + O_2 \longrightarrow \text{Produto} + H_2O_2 \qquad (9.1)$$
$$H_2O_2 \longrightarrow O_2 + 2H^+ + 2e^-$$

As desidrogenases oferecem flexibilidade para serem utilizadas em biossensores, quando comparadas a outras biomoléculas tais como coenzimas, anticorpos, células, tecido biológico etc. No entanto, apesar de poderem ser utilizadas como agentes de reconhecimento em biossensores, poucos eletrodos enzimáticos baseados nessa categoria de enzimas têm sido desenvolvidos. Isto se deve aos elevados potenciais de polarização (+800 mV Ag/AgCl) necessários para a oxidação de NADH/NAD usados pelas desidrogenases. Esses elevados potenciais causam a degradação da superfície do eletrodo por causa de reações com radicais livres gerados eletroquimicamente (PEREIRA; SANTOS; KUBOTA, 2002).

Biossensores para determinação de colesterol são interessantes por possuírem alta estabilidade, resposta rápida e baixo custo. Geralmente são construídos com a imobilização da enzima colesterol oxidase (catalisa a reação de oxidação do colesterol gerando peróxido de hidrogênio) sobre a superfície de um eletrodo. O peróxido de hidrogênio entra em contato com a superfície do eletrodo. A corrente gerada pela reação enzimática é proporcional à concentração de colesterol na amostra, que pode ser quantificada com o auxílio de uma curva de calibração.

Uma classe de biossensores que têm despertado grande atenção são os pré-carregados de anticorpos para detecção eletroquímica, pois permitem construir imunossensores sensíveis a várias substâncias. A Tabela 9.2 mostra as características principais de alguns eletrodos enzimáticos (MADARAS et al., 1997).

Tabela 9.2   Características de eletrodos enzimáticos

Substância	Enzima	Linearidade	Tempo de Armazenamento	Tempo de Resposta
Glicose[1]	Glicose oxidase	2 µ mol/L a 3 m mol/L	> 3 meses	10 s
Álcool	Álcool oxidase	Até 5 mg/mL	120 dias	2 min
Ureia[2]	Urease	1 µ mol/L	—	—
Creatinina[3]	Creatina fosfoquinase	30 µ mol/L	> 3 meses	1 min
L-aminoácidos	L-aminoácido oxidase	1 µ mol/L	10 a 12 dias	1 min

[1]Amostras de sangue; [2]amostras de plasma; [3]amostras de soro.

9.2.3.2   BIOSSENSORES POTENCIOMÉTRICOS

Neste dispositivo o uso de um eletrodo seletivo garante a identificação de gradiente de concentração de dado íon. Muitas reações catalisadas por enzimas envolvem espécies que captam ou liberam prótons de acordo com seu pKa e o pH do meio reacional. Por isso, torna-se possível monitorar a concentração de um substrato ou produto da reação (GUIBAULT; SCHIMID, 1991). Diversas reações catalisadas por enzimas podem ser monitoradas por biossensores potenciométricos como os destinados ao monitoramento de fenilalanina (com a dosagem de NH_4^+), peróxido (dosagem de iodeto), penicilina e ureia (dosagem de H^+).

O primeiro biossensor potenciométrico para dosagem de ureia era constituído de urease imobilizada em gel de poliacrilamida e um eletrodo seletivo para íons amônio. Este era capaz de detectar mudanças na concentração de ureia da ordem de 5×10^{-5} M, com tempo de resposta de 35 s e tempo médio de vida de 14 dias. Atualmente, muitos eletrodos sensores a gás de amônia são usados para a determinação de ureia, uma vez que o gás gerado pela hidrólise enzimática da ureia difunde-se através de uma membrana até que a pressão parcial do gás seja igual em ambos os lados. Essa pressão é proporcional à atividade enzimática. Dentro desses biossensores, existe uma solução de referência (cloreto de amônio) na qual a amônia difundida se hidrolisa (Equação 9.2) (FERNANDES, 2000):

$$H_2NCONH_2 + H_2O + 2H^+ \longrightarrow 2NH_4^+ + CO_2 \quad (9.2)$$

Outros biossensores empregados para a determinação de ureia são descritos na literatura, entre eles, aqueles que empregam gás carbônico, com solução de referência de bicarbonato de sódio, cujo potencial varia com a mudança do pH da solução interna e é proporcional à concentração inicial de ureia. A grande vantagem desses eletrodos está na redução de interferentes. No entanto, o tempo de resposta é maior, sobretudo para amostras muito diluídas (PEREIRA; SANTOS; KUBOTA, 2002).

9.2.3.3   DETECTORES ÓTICOS

Biossensores óticos ou fotométricos apresentam potencial de utilização em razão da sua sensibilidade e simplicidade, especialmente aqueles que empregam fibras óticas. As medidas óticas podem ser baseadas em variações no índice de refração, fluorescência, quimioluminescência ou absorbância (GUIBAULT; SCHIMID, 1991; THÉVENOT et al., 2001).

Biossensor ótico, no geral, é constituído por uma enzima ligada a um cromóforo, composto fortemente corado, ligada a uma membrana. A alteração de pH gerada pela reação enzimática altera a cor do complexo cromóforo/membrana. O sistema transdutor consiste em um simples fotodiodo acoplado ao sistema. Esses biossensores não necessitam de um sinal do sensor de referência, pois há um sinal de comparação que é gerado pela fonte luminosa usada na amostra. Por exemplo, aplica-se a lei de Beer-Lambert para a absorbância do cromóforo indicador; dessa forma, o sinal no transdutor será linearmente relacionado à concentração da substância analisada. O sucesso da técnica depende da habilidade do cromóforo indicador ligar-se especificamente e reversivelmente à substância.

Um exemplo do uso desses biossensores é a detecção colorimétrica de compostos aromáticos. Nestes, o peróxido gerado na reação do analito com a enzima peroxidase, pode ser facilmente detectado. Entre os compostos analisados por esse sistema estão os compostos heterocíclicos como a 4-aminoantipirina acoplado na reação de condensação com o fenol para dar origem a um corante do tipo quinoneimina.

Os biossensores óticos ganharam interesse com o desenvolvimento e miniaturização das fibras óticas e transdutores optoeletrônicos, os quais permitem a detecção de sinais remotos não eletrônicos, produzidos pela reação com o composto a analisar. Tal biossensor é utilizado na determinação de lactato, que mede a variação do oxigênio molecular em consequência da sua ligação a um corante fluorescente. A redução na concentração do oxigênio traduz-se pelo aumento da fluorescência do corante colocado sobre a fibra ótica. Um aumento na concentração do lactato reduz a concentração do oxigênio, diminuindo a ligação de coalescência entre o oxigênio e o corante o que promove aumento no sinal de fluorescência. Nesse sistema, é empregada a enzima lactato monoxigenase.

9.2.3.4 DETECTORES TÉRMICOS

Os biossensores calorimétricos utilizam um dispositivo capaz de registrar diferenças de temperatura produzidas por uma reação bioquímica. Geralmente é obtida uma resposta linear da temperatura em função da concentração do analito, com variações de temperatura da ordem de 0,0001 °C. Essa troca de calor é monitorada por um transdutor termométrico apropriado.

Para evitar que as flutuações térmicas no ambiente interfiram nas medições, tais dispositivos são confinados em caixas isoladas, sendo que a reação enzimática ocorre em um pequeno reator e a amostra a ser analisada antes de atingi-lo passa por um trocador de calor para ser termostatizada. A medida é efetuada com o auxílio de termistores, um tipo de resistor usado para medir mudanças de temperatura baseado em variações de sua resistência elétrica (GUIBAULT; SCHMID, 1991).

A principal vantagem de um biossensor calorimétrico é a possibilidade de seu uso em determinações a partir de soluções concentradas e ampla aplicabilidade em processos biotecnológicos ou clínico. No entanto, deve-se considerar a necessidade de manter constante a temperatura do sistema, fato que pode ocasionar a desnaturação de enzimas, afetando assim o funcionamento do biossensor (PEREIRA; SANTOS; KUBOTA, 2002).

9.2.3.5 DETECTORES PIEZOELÉTRICOS

A piezoeletricidade é definida como a propriedade, que os cristais possuem, de gerar uma tensão em resposta a uma vibração externa. Ela gera um efeito que é reversível e, dessa forma, todos os cristais piezoélétricos vibram na presença de um campo elétrico, em uma frequência que depende do tipo de cristal, da sua espessura e do tipo de corte do cristal (ZHANG et al., 2004). Essa frequência tem capacidade de absorver ou dessorver moléculas em sua superfície (LUONG; GUIBAULT, 1991). A variação de frequência é proporcional à variação de massa do material adsorvido e tal variação pode ser determinada com o auxílio de circuitos eletrônicos. Portanto, esses tipos de biossensores contêm enzimas imobilizadas em cristais piezoelétricos que funcionam como transdutores do sinal elétrico produzido na interface.

A umidade pode interferir no funcionamento desses biossensores; dessa forma sua aplicação na determinação de analitos em solução é limitada. Entretanto, biossensores piezoelétricos são relativamente baratos, pequenos e capazes de dar resposta rápida. Os biossensores piezoelétricos são empregados na detecção de formaldeído gasoso, empregando desidrogenase imobilizada em um cristal de quartzo (LUONG; GUIBAULT, 1991; STEINEM JANSHOFF, 2006).

9.2.3.6 BIOSSENSORES DE IMUNODETECÇÃO

O mercado de imunodiagnóstico apresenta grande potencial comercial. Assim o desenvolvimento e aplicação de sistemas de detecção rápidos, simples e eficazes como os biossensores, apresenta interesse singular.

Os biossensores de imunodetecção podem ser configurados por meio da ligação direta de um antígeno ao anticorpo imobilizado, em geral, no próprio transdutor, e um segundo anticorpo ligado a um antígeno previamente ligado ao primeiro anticorpo (Figura 9.4). É comum que o segundo anticorpo tenha sido previamente conjugado com uma enzima do imunossensor por intermédio de transdutores (óticos ou amperométricos).

A atividade revelada pela enzima é dependente da concentração do anticorpo marcado enzimaticamente e que ficou ligado ao antígeno e este, por sua vez, ligado ao primeiro anticorpo imobilizado no transdutor. Imunossensores apresentam-se como um dos métodos mais sensíveis capazes de detectar antígenos em concentrações de picogramas, tanto em fase líquida quanto gasosa

(MADARAS et al., 1997; PEREIRA; SANTOS; KUBOTA, 2002; HONDA et al., 2005).

Significante atenção tem sido dada ao desenvolvimento de métodos rápidos e seguros para o diagnóstico da tuberculose, pois os métodos tradicionais podem requerer quatro a oito semanas para um resultado preciso. O uso de imunossensores para detecção de antígeno de *Micobacterium* em fluidos biológicos traria grande vantagens, uma vez que o diagnóstico poderia ser abreviado (DIÁZ-GONÇALÉZ; GONZÁLEZ-GARCÍA; COSTA-GARCÍA, 2005).

Os principais problemas destes biossensores relacionam-se às ligações não específicas e na ligação irreversível ou não totalmente reversível, do antígeno-anticorpo, reduzindo a superfície ativa do transdutor e a sensibilidade em medições consecutivas.

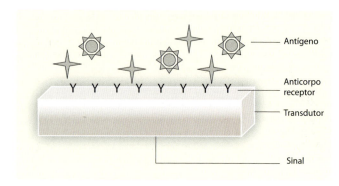

Figura 9.4 Representação esquemática de um imunossensor.

Referências bibliográficas

AZOULAY, E. et al. Rapid diagnosis of infectious pleural effusions by use of reagent strips. **Clinical Infection Diseases**, Oxford, v. 31, p. 914-919, 2000.

CIVALLERO, G. et al. Twelve different enzyme assays on dried-blood filter paper samples for detection of patients with selected inherited lysosomal storage diseases. **Clinica Chimica Acta**, Amsterdam, v. 372, n. 1-2, p. 1-2, 2006.

DÍAZ-GONZÁLEZ, M.; GONZÁLEZ-GARCÍA, M. B.; COSTA-GARCIA, A. Immunosensor for Mycobacterium tuberculosis on screen-printed carbon electrodes. **Biosensors and Bioelectronics**, Oxford, v. 20, n. 10, p. 2035-2043, 2005.

DOOLEY, K. C. Enzymatic method for phenylketonuria screening using phenylaianine dehydrogenase. **Clinical Biochemical**, Toronto, v. 25, n. 4, p. 271-275, 1992.

FERNANDES, J. C. B. **Desenvolvimento de um sistema multi-componente de injeção em batelada com detecção potenciométrica, aplicado à análise de substâncias de interesse biológico**. 2000. 154 f. Tese (Doutorado) – Universidade Estadual de Campinas, Campinas, 2000.

FONSECA, L. P. Biossensores e diagnósticos clínicos enzimáticos In: CABRAL, J. M. S.; AIRES-BARROS, M. R.; GAMA, M. (Ed.). **Engenharia enzimática**. Lisboa: Lidel Edições Técnicas, 2004. p. 227-244.

GODFREY, T.; WEST, S. **Industrial enzymology**. 2. ed. New York: MacMillan Publishers Ltd., 1996.

GRUHL, F. J.; RAPP, B. E.; LANGE, K. Biosensors for diagnostic applications. **Advances in Biochemical Engineering Biotechnology**, Bethesda, v. 133, p. 115-148, 2012.

GUILBAULT, G. G.; SCHMID, R. D. Electrochemical, piezoelectric and fibreoptic biosensors. In: TURNER, A. P. F. (Ed.). **Advances in biosensors**. Amsterdam: Elsevier, 1991. [V. 1].

HOEPFFNER, N. et al. Comparative evaluation of a new bedside faecal occult blood test in a prospective multicentre study. **Alimentary Pharmacology & Therapeutics**, Oxford, v. 23, n. 1, p. 145-154, 2006.

HONDA, N. et al. High efficiency electrochemical immuno sensors using 3D comb electrodes. **Biosensors and Bioelectronics**, Oxford, v. 20, n. 11, p. 2306-2309, 2005.

LEQUIN, R. M. Enzyme Immunoassay (EIA)/Enzyme-Linked Immunosorbent Assay (ELISA). **Clinical Chemistry**, Washington, DC, v. 51, n. 12, p. 13-27, 2005.

LUONG, J. H. T; GUILBAULT, G. G. Analytical applications of piezoelectric crystal biosensors. In: BLUM, L. J.; COULET P. R. (Ed.). **Biosensors, principles and applications**. New York: Dekker, 1991.

MADARAS, M. B. et al. Glutamine biosensors for biotechnology applications with suppression of the endogenous glutamate signal. **Analytical Chemistry**, Washington, DC, v. 18, p. 3674-3678, 1997.

MAKRISTATHIS, A. et al. Diagnosis of helicobacter pylori infection. **Helicobacter**, Chichester, v. 9, p. 7-14, 2004.

MATTOZO, M.; SOUZA, L. C. Triagem Neonatal em Santa Catarina: relato histórico, aspectos fisiopatológicos e métodos de análise realizados pelo Laboratório Central da Secretaria de Saúde do Estado de Santa Catarina. **NewsLab**, São Paulo, v. 68, p. 84-97, 2005.

MIRSKY, V. M. Ultrahin Electrochemical chemo and biosensors: technology and performance. In: WOLFBEIS, O. S. (Ed.). **Chemical sensors and biosensors**. New York: Springer, 2004. Sensors Series, v. 2.

NARAYANASWAMY, R.; WOLFBEIS, O. S., Industrial, environmental and diagnostic applications. In: WOLFBEIS, O. S. (Ed.). **Chemical sensors and biosensors**. New York: Springer, 2003. Sensors Series, v. 1.

PEREIRA, A. C.; SANTOS, A. S.; KUBOTA, L. T. Tendências em modificação de eletrodos amperométricos para aplicações eletroanalíticas. **Química Nova**, São Paulo, v. 25, n. 6, p. 1012-1021, 2002.

PIRES, C. K.; REIS, B. F. Imobilização de enzimas a partir de "kit" comercial: determinação de parâmetros metabólicos em sangue animal empregando multicomutação em fluxo. **Química Nova**, São Paulo, v. 28, n. 3, p. 34-45, 2005.

PUGIA, J. M. Technology behind diagnostic reagent strips. **LabMedicine**, v. 31, p. 1-5, 2000.

RAM, M. K. et al. Cholesterol biosensors prepared by layer-by-layer technique. **Biosensors and Bioelectronics**, Oxford, v. 16, n. 9-12, p. 849-856, 2001.

SAID, S.; PIETRO, R. C. L. R. **Enzimas como agentes biotecnológicos**. Ribeirão Preto: Legis Summa, 2004. 423 p.

SINGH, S.; CHAUBEY, A.; MALHOTRA, B. D. Amperometric cholesterol biosensor based on immobilized cholesterol esterase and cholesterol oxidase on conducting polypyrrole films. **Analytica Chimica Acta**, Amsterdam, v. 502, n. 2, p. 229-234, 2004.

SPENCER, K. Analytical reviews in clinical chemistry: the estimation of creatinine. **Clinical Biochemistry**, London, v. 23, p. 1-25, Jan. 1986.

STEINEM, C.; JANSHOFF, A. Piezoelectric Sensors. In: WOLFBEIS, O. S. (Ed.). **Chemical sensors and biosensors series**. New York: Springer, 2006. Sensors Series, v. 5.

TAYLOR, A. L. et al. Bioluminescence detection of ATP release mechanisms in epithelia. **American Journal of Physiology Cellular and Physiology**, Bethesda, v. 275, p. 1391-1406, Nov. 1998.

THÉVENOT, D. R. et al. Electrochemical biosensors: recommended definitions and classification. **Biosensors and Bioeletronics**, Oxford, v. 16, n. 1-2, p. 121-131, 2001.

WHITING, P. et al. Rapid tests and urine sampling techniques for the diagnosis of urinary tract infection (UTI) in children under five years: a systematic review. **BMC Pediatrics**, London, v. 5, n. 4, p. 1-13, 2005.

ZHANG, B. et al. A novel piezoelectric quartz micro-array immunosensor based on self-assembled monolayer for determination of human chorionic gonadotropin. **Biosensors and Biotechnology**, Barking, v. 19, p. 711-720, 2004.

Capítulo 10

Pirogênios: técnicas de detecção e de remoção

Adalberto Pessoa Jr.
Marco Antonio Stephano
Pérola de Oliveira Magalhães

10.1 INTRODUÇÃO

As endotoxinas são moléculas associadas à membrana externa de bactérias Gram-negativas e são a mais significante fonte de pirogênio para a indústria farmacêutica. Endotoxinas de bactérias Gram-negativas são denominadas de lipopolissacarídeos (LPS) para enfatizar sua natureza química. A molécula de lipopolissacarídeo é formada por um heteropolissacarídeo hidrofílico e um componente lipídico ligado covalentemente (SCHLETTER et al., 1995). No entanto, a estrutura do lipopolissacarídeo pode ser subdividida em três segmentos distintos: um componente lipídico, denominado lipídio A, uma região de oligossacarídeos e uma longa cadeia de heteropolissacarídeos, conhecida como O-Antígeno (RIETSCHEL et al., 1994).

Embora as endotoxinas estejam ligadas à membrana celular de bactérias Gram-negativas, elas são continuamente liberadas no meio ambiente. A liberação não ocorre somente com a morte celular, mas também durante o crescimento e a divisão celular (ANSPACH, 2001; ERRIDGE et al., 2002; OGIKUBO et al., 2004). Além disso, sabendo que muitas bactérias crescem em meios pobres de nutrientes, como em águas, solução salina e solução tampão, podem-se encontrar endotoxinas em quase todos os ambientes, colocando em risco diferentes processos farmacêuticos. E, ainda, essas moléculas são também frequentemente encontradas como contaminantes em soluções de proteínas derivadas de bioprocessos.

Com o avanço da biotecnologia bactérias Gram-negativas, como a *E. coli*, estão sendo largamente empregadas na obtenção de produtos com DNA recombinante, como peptídeos e proteínas. No entanto, esses produtos estão sempre contaminados com endotoxinas (HIRAYAMA; SAKATA, 2002). Por essa razão, proteínas oriundas de bactérias Gram-negativas devem ser purificadas ou separadas de endotoxinas para não induzirem reações adversas quando administradas em animais ou seres humanos. Mesmo em concentrações muito baixas (< 1 EU/mL), as moléculas de endotoxina ativam o sistema imune do homem, alteram as funções metabólicas, como o aumento da temperatura corpórea e ativação da cascata de coagulação, e, também, modificam a hemodinâmica do organismo, o que pode levar o indivíduo a óbito (ANSPACH, 2001).

Na indústria farmacêutica, diferentes alternativas são adotadas para fabricação de produtos livres de endotoxina. Entretanto, a remoção de LPS de alguns compostos pode ser complicada, em particular quando a molécula de LPS está associada com a proteína ou com o produto de interesse. Sabe-se que as endotoxinas são moléculas muito estáveis, que resistem a temperaturas superiores a 180 °C por períodos de tempo maiores que 30 minutos e valores de pH extremos, em comparação com outras proteínas (PETSCH; ANSPACH, 2000; HIRAYAMA; SAKATA, 2002). Muitos processos vêm sendo desenvolvidos para a remoção de LPS ligado ao produto de interesse, como por exemplo: resina de afinidade, ultrafiltração, cromatografia de interação hidrofóbica, cromatografia de troca iônica e membranas de adsorção. Esses procedimentos têm diferentes graus de sucesso na separação do LPS o que, em grande parte, depende das propriedades físico-químicas da molécula de interesse (LIN et al., 2005).

As concentrações limites de endotoxinas nas preparações farmacêuticas estéreis foram estabelecidas por agências reguladoras nacionais e internacionais e são consideradas decisivas na liberação do produto para o uso humano e animal. Em razão do risco da presença deste contaminante nas preparações farmacêuticas de uso parenteral, principalmente, é aconselhável que os fabricantes, com frequência, verifiquem os valores limites de cada produto nos órgão competentes.

O teste de pirogênio em coelhos e o teste de endotoxina bacteriana, utilizando principalmente o lisado de amebócito de *Limulus* (LAL), são as técnicas mais utilizadas para a detecção de endotoxina em produtos farmacêuticos durante o processo de fabricação. No entanto, por causa da presença de um elevado número de problemas apresentados por estas técnicas, nos últimos anos foram desenvolvidas novas metodologias para quantificação de endotoxina bacteriana e pirogênio *in vitro*.

Neste capítulo, descrevem-se as técnicas mais utilizadas para a determinação e remoção de endotoxinas presentes em produtos de uso farmacêuticos.

10.2 ORIGEM DOS PIROGÊNIOS

O conhecimento científico adquirido sobre pirogênio data do século XIX. Entretanto, os estudos sobre febre, especulações sobre causa, mecanismos e efeitos datam de mais de 2.500 anos atrás (WILLIAMS, 2001). Após muitos estudos realizados por diferentes pesquisadores ao redor do mundo, em 1992 Florence Seibert chamou de pirogênios as substâncias hipertermizantes, quer fossem bactérias mortas, intactas ou desintegradas, patogênicas ou não. Esses autores apontaram que esterilidade não era sinônimo de apirogenicidade (PRISTA; ALVES; MORGADO, 1996; PINTO; KANEKO; OHARA, 2000).

Foi a partir dos estudos de Seibert que a nova designação se generalizou, de tal modo que é frequente lhe atribuírem a criação do termo. Seibert e seus colaboradores prosseguiram os estudos iniciados por Hort e Penfold e conseguiram isolar da água destilada um micro-organismo vivo, Gram-negativo, que era capaz de produzir pirogênios filtráveis por meio de velas do tipo *Berkfeld*. Esses autores designaram esse micro-organismo por *Pyrogenic bacterium*. No entanto, posteriormente verificaram que não se tratava de uma nova espécie de bactéria e que muitas variedades de micro-organismos eram capazes de gerar pirogênios. A partir dos estudos de Seibert apurou-se, definitivamente, que os pirogênios eram produzidos por diversos micro-organismos, sendo termoestáveis, arrastáveis pelo vapor de água e filtráveis (PRISTA; ALVES: MORGADO, 1996).

Os pirogênios foram separados em endógenos e exógenos. Os pirogênios endógenos consistem de substâncias homogêneas sintetizadas por diferentes células do hospedeiro, após exposição ao pirogênio exógeno. Por outro lado, os pirogênios exógenos são normalmente endotoxinas produzidas por bactérias Gram-negativas (WILLIAMS, 2001). As bactérias Gram-negativas geram, normalmente, endotoxinas, de constituição lipopolissacarídicas, que são muito mais resistentes ao calor do que as exotoxinas de bactérias Gram-positivas. André Boivin (1895-1949), Otto Lüderitz e Otto Westphal (PARK et al., 2005) foram os primeiros pesquisadores a usar o termo lipopolissacarídeo para nomear endotoxina, um termo que descreve a natureza da molécula e que vem sendo aceito pela comunidade científica (BEUTLER; CERAMI, 1988).

No início do século XX, Richard Pfeiffer nomeou os pirogênios exógenos de endotoxinas para distingui-las das conhecidas exotoxinas, geralmente de natureza proteica, com baixa atividade biológica e facilmente inativadas pelo calor (HIRAYAMA; SAKATA, 2002). De modo geral, os pirogênios exógenos podem provir de quatro fontes distintas, especificamente da matéria-prima que se emprega, do veículo, do material utilizado na preparação farmacêutica ou na embalagem do produto acabado. No entanto, o pirogênio pode preexistir ou vir a formar-se durante a preparação, como, por exemplo, com as drogas obtidas por processos biotecnológicos que envolvam fermentações. Essas drogas são notoriamente sujeitas à presença de pirogênio, e devem ser sempre avaliadas quanto à sua concentração (POOLE et al., 2003).

10.3 PROPRIEDADES FÍSICO-QUÍMICAS DA MOLÉCULA DE LPS

As endotoxinas, também denominadas de lipopolissacarídeos (LPS), fazem parte da membrana externa de bactérias Gram-negativas (Figura 10.1) (RAETZ et al., 1991) e estão entre os principais componentes da membrana. A molécula de LPS é composta por uma região hidrofílica, formada de polissacarídeos, a qual está covalentemente ligada a uma região lipídica hidrofóbica (Lipídio A) (PETSCH et al., 1997; HIRAYAMA; SAKATA, 2002; OGIKUBO et al., 2004). O LPS de muitas espécies de bactérias é composto de três regiões distintas: uma região denominada O-Antígeno; uma região de oligossacarídeo e uma região denominada Lipídio A (Lip A) (Figura 10.2) (OHNO; MORRISON, 1989).

O lipídio A é a parte mais conservada da endotoxina (MAYER et al., 1984; VAARA; NURMINEN, 1999; PETSCH; ANSPACH, 2000) sendo responsável pela maioria das atividades biológicas, ou seja, é a parte tóxica da molécula de LPS. É composto de um dissacarídeo de glucosamina, altamente substituído por ácidos graxos de cadeia longa com grupamentos amida e éster. O ácido graxo com ligação amida mais comum, com cadeia de 14 carbonos, é o ácido 3-hidroximirístico. Os ácidos graxos com ésteres ligados são mais variáveis e comumente incluem ácidos cáprico, láurico, mirístico, palmítico e esteárico (PINTO; KANEKO; OHARA, 2000). Essa parte hidrofóbica da endotoxina organiza-se em uma forma hexagonal, resultando em uma estrutura mais rígida, quando comparada com o restante da molécula. Não são conhecidas até o momento endotoxinas livres de Lipídio A (RIETSCHEL et al., 1994; PETSCH; ANSPACH, 2000; LIN et al., 2005).

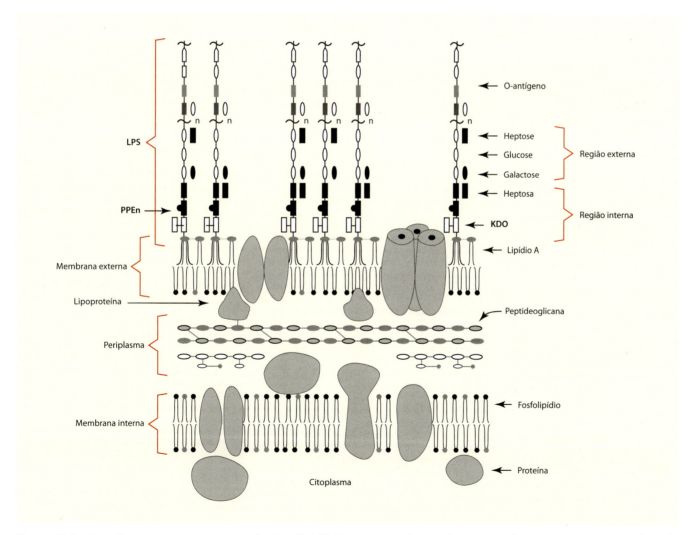

Figura 10.1 Membrana interna e externa de *E. coli* K-12. Representações ovais e retangulares representam resíduos de açúcares, enquanto círculos representam grupos com cabeça polar de vários lipídios. KDO = ácido 2-ceto-3deoxioctônico

Fonte: Raetz et al., 1991.

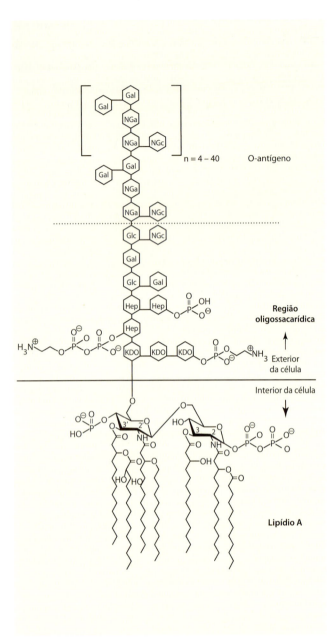

Figura 10.2 Estrutura química da endotoxina de *E. coli* O111:B4. Hep, L-glicerol-D-mano-heptose; Gal, galactose; Glc, glicose; KDO, ácido 2-ceto-3-deoxioctônico; NGa, N--acetil-galactosamina; NGc, N-acetil-glicosamina.

O oligossacarídeo possui sua estrutura formada por uma região com o ácido-2-ceto-3-deoxioctônico (KDO) ligado a heptoses e outra região ligada a hexoses. KDO está sempre presente na molécula de LPS e vem sendo utilizado como um indicador na análise de endotoxina. Em *E. coli*, são conhecidas cinco diferentes tipos de sequência de oligossacarídeo. Na espécie *Salmonella* somente uma sequência foi descrita (PINTO; KANEKO; OHARA, 2000). Os oligossacarídeos próximos à região lipídica são parcialmente fosforilados (pK1 = 1,3; pK2 = 8,2 dos grupos fosfatos no lipídio), (HOU; ZANIEWSKI, 1990; PETSCH;

ANSPACH, 2000). Assim, moléculas de endotoxinas exibem carga negativa em soluções de proteínas.

Em geral, O-Antígeno é composto por uma sequência de oligossacarídeos idênticos (três a oito monossacarídeos cada), são específicos para cada espécie de bactéria, determinam a identidade sorológica da respectiva bactéria e permitem a identificação de mais de 1.000 sorotipos de *Salmonella* e mais de 100 de *E. coli* (PETSCH; ANSPACH, 2000).

A massa molar de um monômero de endotoxina varia entre 10 e 20 kDa, por causa da variabilidade da cadeia de oligossacarídeo. São encontradas também massas molares de 2,5 (deficiente em O-Antígeno) e de 70 kDa (O-Antígeno muito longo). Estudos mostram que endotoxinas podem formar vários agregados supramoleculares em solução aquosa, pois sua estrutura apresenta caráter anfipático. Provavelmente, isso ocorre como consequência das interações não polares entre cadeias lipídicas, bem como ligações geradas entre os grupos fosfato por cátions divalentes (ANSPACH, 2001).

Os agregados formados vêm sendo estudados por microscopia eletrônica e outras técnicas analíticas, tais como difração de Raios X, espectroscopia FT-IR e RMN. Esses resultados têm mostrado que endotoxinas em soluções aquosas se agregam em lamelas e formam arranjos invertidos cúbicos e hexagonais, como micelas e vesículas com diâmetros acima de 0,1 μm e massa molar superior a 1.000 kDa (vesículas). Possuem alta estabilidade, dependendo das características da solução (pH, íons, surfactantes etc.) (DARKOW et al., 1999; GORBET; SEFTON, 2005).

Endotoxinas são desprendidas das células mortas em grande quantidade, mas também são liberadas durante a divisão e o crescimento celular. Uma única célula de *E. coli* pode conter mais que 2,0 milhões de moléculas de LPS. Elas são altamente estáveis à temperatura e não são destruídas em processos de esterilização (121 °C por 30 minutos, calor úmido). Temperaturas de 250 °C, por mais que 30 minutos, ou 180 °C, por mais de três horas, são necessárias para a inativação das endotoxinas (GORBET; SEFTON, 2005). Os pirogênios são destruídos também por certos agentes oxidantes, como permanganato de potássio, mistura sulfocrômica, água oxigenada, entre outros, dependendo, contudo, do tempo de contato utilizado (PRISTA; ALVES; MORGADO, 1996). Soluções de ácidos e bases devem apresentar concentração maior que 0,1 M para serem capazes de inativar endotoxinas em equipamentos de laboratório (ANSPACH, 2001).

10.4 MECANISMO DE AÇÃO

A ação biológica das endotoxinas de bactéria Gram-negativa está associada à porção lipídica da molécula. Porém, a porção O-Antígeno da endotoxina é responsável, em grande parte, pela antigenicidade específica das bactérias Gram-negativas, que responde por milhares de sorotipos (MAYER et al., 1984). A perda do O-Antígeno resulta na perda da virulência e sugere que essa porção é importante durante a interação parasita-hospedeiro. Endotoxinas "mutantes", livres dessa porção, são mais susceptíveis a serem fagocitadas e eliminadas. Mutantes ausentes da porção lipídica não foram isolados, exceto em condições letais, levando-nos a acreditar que essa região deva ser essencial para a viabilidade da célula. Outra parte da molécula de LPS, a região oligossacarídica, é muito homogênea entre diferentes espécies e auxilia na dispersão da molécula, logo é fundamental para a ação biológica. Essa região contém grande número de grupos carregados e torna-se importante na manutenção da permeabilidade em outras membranas (BEUTLER; CERAMI, 1988).

Muitas atividades biológicas são atribuídas à molécula de LPS quando presente na corrente sanguínea de mamíferos. O ser humano é extremamente sensível ao LPS, observando-se que quantidades muito pequenas são suficientes para deflagrar o estado de choque. Frente à infecção por bactéria Gram-negativa, o indivíduo está exposto tanto ao LPS ligado à membrana da bactéria, quanto à endotoxina livre (fragmentos da parede celular), que normalmente é liberada durante o crescimento bacteriano.

A Endotoxina, bem como os demais fragmentos de bactérias, é capaz de induzir as células mononucleares humanas (MNC) a produzir Interleucina-1 (IL-1) e Fator de Necrose Tumoral (TNF), que são duas citocinas integrantes da resposta imune (MICHIE et al., 1988). Entre os múltiplos efeitos biológicos da IL-1 destacam-se a febre (ação no hipotálamo), a neutrofilia (ação na medula óssea), a proliferação de colágeno (estímulo de fibroblastos), a liberação de aminoácidos de músculos, a produção de IL-2 (ação nas células T) e a produção de anticorpos (ação nas células B) (MICHIE et al., 1988). As endotoxinas interagem com diferentes fases do sistema imunológico. Após penetrarem na circulação, liga-se a lipoproteínas plasmáticas, o que resulta em redução de sua atividade biológica. Mesmo assim, ativam o complemento, induzem a coagulação e afetam a função hepática e o sistema neuroendócrino. Essa diversidade de respostas fisiológicas leva à eliminação de endotoxinas, seus fragmentos e, até mesmo, bactérias Gram-negativas. Porém, em consequência das altas concentrações ou maior sensibilidade às endotoxinas, as ações do sistema imunológico tornam-se incontroláveis e, ao invés de contribuírem para a melhora do paciente, muitas dessas respostas acabam sendo deletérias.

10.5 PRINCIPAIS TÉCNICAS PARA A DETERMINAÇÃO DE NÍVEIS DE ENDOTOXINA (PIROGÊNIOS) EM PRODUTOS DE USO FARMACÊUTICO

A heterogeneidade dos produtos de uso farmacêutico com potencial presença de endotoxinas levou ao desenvolvimento de diferentes técnicas para detectar e quantificar pirogênios. As farmacopeias norte-americana, europeia e brasileira, especificam o teste de pirogênio em coelhos (*in vivo*), e o teste de endotoxina bacteriana, utilizando principalmente lisado de amebócito de *Limulus polyphemus ou Tachypleus tridentatus* (*in vitro*), como indicados para determinação da presença de endotoxinas em produtos de uso farmacêutico estéreis, seguindo as diretrizes do Food and Drug Administration (FDA, 2012) e da Agência Nacional de Vigilância Sanitária Brasileira (Anvisa). Além destes dois testes, órgãos reguladores norte-americano e europeu, passararam a aceitar nos últimos anos, como uma alternativa, o teste de ativação de monócitos (MAT, *monocyte activation test*) e a utilizaçao de Fator C recombinante do caranguejo *Horseshoe* para verificar a presença de pirogênios em alguns produtos farmacêuticos de uso parenteral. Ademais, o uso de métodos alternativos é permitido uma vez que apresentem vantagens em termos de acurácia, sensibilidade, precisão, seletividade ou adaptação a métodos automatizados. Estes procedimentos alternativos devem ser validados como descrito no capítulo geral da farmacopeia norte-americana "*Validation of Compendial Procedures*" e devem apresentar resultados melhores ou equivalentes do que os resultados dos métodos já consagrados (FDA, 2012).

10.5.1 Teste de pirogênios em coelhos

Muitos anos de pesquisa foram necessários até que um estudo fosse desenvolvido entre o U. S. National

Institute of Health e 14 indústrias farmacêuticas com objetivo de estabelecer um sistema animal que pudesse ser usado para avaliar a pirogeneicidade de soluções. Esse estudo resultou no desenvolvimento do primeiro teste de pirogênios oficial realizado em coelhos e foi incorporado na Farmacopeia Americana XII – USP XII em 1942 (PINTO; KANEKO; OHARA, 2000; WILLIAMS, 2001).

O teste utilizando coelhos para a determinação da presença de pirogênios em soluções de interesse tem como base a estimulação em vivo por pirogênio exógeno (endotoxina) dos monócitos presentes no sangue do animal para a produção de pirogênios endógenos, os quais causam febre (POOLE; et al., 2003).

O teste da hipertermia recomenda que se utilize coelho saudável, de ambos os sexos, adultos, pesando pelo menos 1,5 kg. Injeta-se na veia marginal da orelha dos coelhos testados uma solução contendo pirogênio e uma solução apirogênica. As soluções injetadas devem ser isotônicas para que a elevação da temperatura não seja atribuída a outras causas que não a presença de pirogênio. Como resposta térmica à injeção registra-se, para cada coelho, a diferença entre os valores da temperatura máxima atingida, após a injeção e a temperatura inicial do animal. A Farmacopeia Europeia (EP) considera o teste positivo se cada coelho apresentar elevação da temperatura superior a 0,60 °C e a Farmacopeia Americana (USP) 0,50 °C. Considerando, uma prova com três coelhos, o ensaio será positivo se o somatório da elevação das temperaturas for superior a 2,65 °C e 3,30 °C respectivamente para EP e USP. Se a soma dos três coelhos for inferior a 1,15 °C, o ensaio pode ser considerado negativo, e se o resultado ficar compreendido entre 1,15 °C-2,65 °C, a prova deverá ser repetida com três novos animais. Se a soma das seis respostas térmicas não exceder 2,8 °C, o produto é considerado apirogênico, mas se ultrapassar 4,30 °C, é pirogênico. Caso o resultado fique compreendido entre esses dois valores limites, o ensaio deverá ser repetido com mais três coelhos, até o limite máximo de 12 animais, se a dúvida persistir. Uma observação pertinente é que a Farmacopeia Americana não apresenta uma temperatura inferior desejada para os três primeiros coelhos analisados, limitando somente a temperatura superior do teste (HOFFMANN et al., 2005).

No entanto, esse teste é qualitativo e pode, quando muito, informar se determinado líquido ou substância química é muito ou pouco pirogênica. Algumas limitações dessa técnica também são conhecidas como: alto custo; variações de resposta dependendo do sexo, da idade e da espécie do animal; e diferenças nas respostas apresentadas pelo animal e pelo homem frente a diferentes classes de pirogênios (EL-KHALIK; BENOLIEL, 1982; SCHINDLER et al., 2003). É importante ter em mente que, embora se admita a equivalência para dose-limite na reação pirogênica de coelhos e do homem, quando sob doses consistentemente mais altas a relação dose-resposta observada no ser humano é mais intensa, podendo ser até dez vezes maior. Essa diferença, entretanto, não implica demérito do emprego do teste de pirogênio em coelhos, mas sim na necessidade de se conhecer a endotoxina estudada (PINTO; KANEKO; OHARA, 2000). Não devemos esquecer que esse teste tem a seu favor a situação privilegiada do envolvimento de toda a reação fisiológica do animal, constituindo não apenas um teste de pureza para substâncias pirogênicas, mas também um teste de segurança para os produtos injetáveis, líquidos para infusão e perfusão, materiais cirúrgicos e descartáveis em geral. Porém, esse teste não é recomendado para analisar a presença de pirogênios em algumas classes de fármacos, como radiofármacos, quimioterápicos, analgésicos, citosinas e agentes imunossupressores (HARTUNG et al., 2001; DANESHIAN et al., 2006). Além disso, a introdução do conceito de Russel e Burch (1959) na comunidade científica para aprimorar, reduzir e substituir os testes com animais em laboratórios proporcionou a redução do uso do número de testes em coelhos, com substituição por teste *in vitro* (HOFFMANN et al., 2005).

Muitos produtos não podem ser analisados por outros métodos a não ser pelo método *in vivo*. Entre estes estão a maioria dos produtos biológicos, sobretudo aqueles derivados de processos fermentativos ou de tecidos e fluidos de origem animal. Pode-se afirmar que uma das vantagens do teste *in vivo* é a detecção de substâncias pirogênicas que necessariamente não sejam LPS, mas sim exotoxinas de bactérias Gram-positivas ou agregados de proteínas que agem como superantígenos (KOTB, 1995). Esses agregados são fagocitados pelas células do retículo endocitário que por sua vez inicia a liberação de IL-1 que tem ação pirógena. A grande diferença da elevação de temperatura causada por LPS e agregados de proteína é que quando o agente pirogênico é o LPS a elevação de temperatura nos coelhos inicia nos primeiros 30 minutos e quando o agente é o agregado, inicia após 60 minutos (MUELLER et al., 2004) (Figura 10.3).

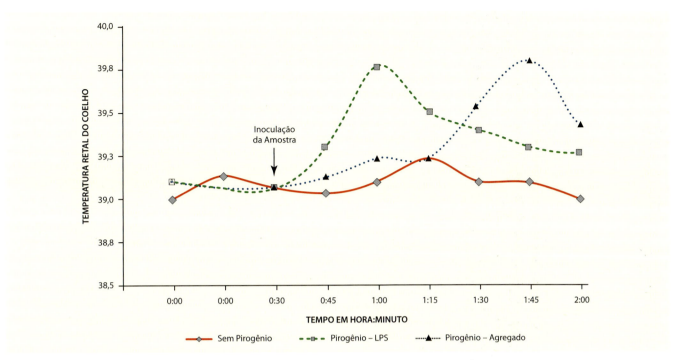

Figura 10.3 Atividade pirogênica em coelhos. Verifica-se a diferença na elevação da temperatura entre LPS e agregado proteico em função do tempo após a inoculação.

10.5.2 Teste de endotoxina bacteriana

O teste de endotoxina bacteriana é empregado para detectar ou quantificar endotoxinas de bactérias Gram-negativas usando lisado de amebócito do caranguejo denominado *horseshoe (Limulus polyphemus ou Tachypleus tridentatus)*, preparado e caracterizado como reagente LAL. O princípio biológico do teste da endotoxina bacteriana decorre da coagulação do sangue que foi observada no crustáceo, denominado *Limulus polyphemus*, quando seu sangue entra em contato com bactérias Gram-negativas. Em 1885, Howell descreveu essa coagulação do sangue, porém somente na década de 1950 estudos correlacionaram essa coagulação com a presença de bactérias Gram-negativas, no Marine Biological Laboratory, em Massachusets (WILLIAMS, 2001). Posteriormente, outros pesquisadores descobriram que a reação é enzimática, que as enzimas estão localizadas nos grânulos dos amebócitos do crustáceo e que a coagulação é iniciada pela presença de endotoxina (LPS) de bactérias Gram-negativas. No desenvolvimento de anticoagulante adequado para o sangue do *Limulus*, estes mesmos autores prepararam um lisado a partir de amebócitos lavados e descobriram um indicador extremamente sensível na presença da endotoxina (WILLIAMS, 2001). Em sequência a esses estudos Young et al. (1972) purificaram e caracterizaram este indicador, que é a proteína coagulável do lisado de amebocito e demonstraram que a reação com endotoxina era enzimática (YOUNG et al., 1972). Com o aprimoramento do teste *in vitro* unidades de manufatura de produtos farmacêuticos passaram a incluir no controle de qualidade de seus produtos o teste de endotoxina bacteriana utilizando lisado de amebócito destes caranguejos citados anteriormente. Os testes começaram a ser realizados não somente no produto acabado, mas também no início, no meio e no final do processo de produção de alguns fármacos.

Três métodos diferentes utilizando lisado de amebócito de *Limulus polyphemus ou Tachypleus tridentatus*, são descritos nas Farmacopeias Americana, Europeia e Brasileira. Estes métodos são aplicados na execução do teste de endotoxina bacteriana. O mais utilizado é o Teste do Coágulo ou Formação de Gel. Os outros métodos denominados Cinético Turbidimétrico e Cinético Cromogênico são quantitativos, no entanto, exigem equipamentos mais complexos, como por exemplo, um espectrofotômetro e software específico.

10.5.3 Teste de endotoxina bacteriana – *Gel Clot*

O teste de Lisado do Amebócito de *Limulus polyphemus* ou *Tachypleus tridentatus* pela técnica do coágulo é qualitativo para endotoxina bacteriana Gram-negativa. Nesse teste, o lisado do amebócito, apresentado sob a forma de liofilizado deve ser reconstituído com água apirogênica e misturado em partes iguais com a solução a ser analisada (EUROPEAN PHARMACOPOEIA, 2010). Após incubação e na presença de endotoxina ocorre formação do coágulo ou gel. Na ausência de endotoxina o coágulo não é formado. Esse teste fornece resultados binários, ou seja, positivo ou negativo, conforme a formação de coágulo ou não. Portanto, é um teste objetivo, apesar de não ser quantitativo. A reação no tubo de ensaio é essencialmente a mesma que ocorre na natureza quando um caranguejo é infectado.

A endotoxina da bactéria Gram-negativa catalisa a ativação de uma pró-enzima no lisado do amebócito do caranguejo. A taxa de ativação inicial da pró-enzima é determinada pela concentração de endotoxina presente e pela presença de cátions divalentes. A enzima ativada hidrolisa elos específicos de uma proteína coagulável também presente no lisado do amebócito. Uma vez hidrolisada, a "coagulina" resultante se autoassocia e forma coágulo gelatinoso (WILLIAMS, 2001).

A reação do lisado do amebócito *Limulus* é mediada pela enzima de coagulação (*Limulus clotting* EC 3.4.21.86) e, como tal, possui faixa ótima de pH (6,0-8,0) e exigências específicas de salinidade e cátion divalente como Mg^{2+} e Ca^{2+}, por exemplo.

O teste é realizado em tubos de ensaio, em que uma reação positiva é caracterizada por um gel firme que permanece, momentaneamente, intacto quando o tubo é invertido. Isso deve ser observado no controle de amostra positivo. A reação negativa é caracterizada pela ausência de coagulação sólida após a inversão e deve ser observado no controle negativo. O lisado pode apresentar turbidez ou viscosidade aumentada. Isto é considerado resultado negativo. Os resultados positivos e negativos devem ser registrados para cada frasco da amostra de teste. Ocasionalmente as amostras de teste podem alterar estas condições ótimas a tal extensão que o lisado se torna insensível à endotoxina. Resultados negativos com amostras que inibem o teste LAL não indicam, necessariamente, a ausência de endotoxina. Na literatura encontra-se descrita a interferência de glucanas e peptidioglicanas nos teste de determinação de endotoxina por meio do LAL e pode gerar resultado falso positivo (DANESHIAN et al., 2006; LIEBERS et al., 2006). A avaliação destes efeitos é efetuada contaminando-se a amostra na diluição em que é testada com quantidades determinadas de endotoxina bacteriana de forma a permitir verificar se a amostra

interfere (inibe ou potencializa) a reação de formação do gel (UNITED STATES PHARMACOPEIA CONVENTION, 2005). Os resultados obtidos em três lotes diferentes de um produto devem ser adequados para que o método possa ser considerado validado para o produto em questão (LOURENÇO; KANEKO; PINTO, 2005).

10.5.4 Teste de endotoxina bacteriana – cromogênico e turbidimétrico cinéticos

Os testes cromogênico e turbidimétrico cinéticos utilizando lisado de amebócito de *Limulus polyphemus* ou *Tachypleus tridentatus* são quantitativos na determinação da concentração de endotoxina de bactérias Gram-negativas presentes nas amostras analisadas. Segundo Young et al. (1972), esses dois testes também se baseiam no estudo realizado por Bang e Levin em 1964. O teste turbidimétrico cinético mede por espectrofotometria a 340 nm o aumento da densidade ótica que precede a formação do coágulo gelatinoso formado quando o LAL encontra-se na presença de endotoxina. Entretanto, no teste cromogênico cinético a enzima ativada (*Limulus clotting enzyme*, EC 3.4.21.86) hidrolisa um substrato incolor Ac-lle-Glu-Ala-Arg-pNA, libera p-nitroanilina (pNA) e proporciona a formação de cor na solução. A liberação de pNA é continuamente medida por espectrofotometria pelo aumento da densidade ótica a 405 nm, durante o período de incubação.

As concentrações de endotoxina presentes nas amostras são calculadas nos dois métodos a partir do tempo de reação de cada amostra, por comparação com o tempo de reação de soluções contendo quantidades conhecidas de padrão de endotoxina, utilizadas na construção da curva padrão de cada método. Em função da larga faixa de concentração em que os valores de endotoxina podem ser determinados é possível ajustar a faixa quantitativa de qualquer teste dado por meio do ajuste da concentração dos padrões de endotoxina usados para gerar a curva padrão. O mínimo de três padrões é requerido. Como parte de ensaio de rotina, o usuário do método tem a opção de incluir uma amostra contaminada com quantidade conhecida de endotoxina. Calcula-se a quantidade de endotoxina presente neste controle de contaminação, possibilitando comparação com a quantidade conhecida de endotoxina contaminada. Em ensaio inibição, a solução contaminada é testada juntamente com a amostra não contaminada. A endotoxina recuperada deve ser igual a da concentração conhecida da contaminação entre 50% a 200% (UNITED STATES PHARMACOPEIA CONVENTION, 2005). O grau de inibição ou desenvolvimento dependerá da concentração do produto, da interação entre as moléculas presentes no produto e o método. Caso haja várias concentrações do mesmo produto a serem testadas é necessário estabelecer características de desempenho independentes para cada uma.

A inibição do produto ocorre quando substâncias presentes na amostra de teste interferem na reação LAL. No ensaio LAL turbidimétrico cinético ou cromogênico cinético essa inibição resulta em tempo de reação maior, indicando níveis mais baixos de endotoxina (LPS) dos que realmente podem estar presentes na amostra de teste. A falta de inibição do produto deve ser determinada para cada amostra específica, não diluída ou com diluição apropriada.

Algumas amostras podem interferir no método de análise. No entanto, considerando que a leitura inicial de absorbância de cada amostra é usada como seu próprio branco, as amostras que possuírem coloração significativa em si não representam problema. Amostras que possuem turbidez significativa podem requerer clarificação anterior ao teste turbidimétrico cinético, por centrifugação, filtração ou diluição da amostra, porém podem ser analisadas pelo método cromogênico cinético. Além disso, a sensibilidade e a segurança dos métodos cinéticos têm levado ao crescimento do seu emprego nas indústrias farmacêuticas (WILLIAMS, 2001; PARK et al., 2005).

10.5.5 Outros métodos

Outros métodos de análise de pirogênios e endotoxinas utilizando LAL têm sido utilizados em menor escala. No entanto, o teste de ativação de monócitos (MAT), vem apresentando bons resultados e sendo cada vez mais empregado. Este teste é usado para detectar ou quantificar substâncias que ativam os monócitos humanos ou as células monocíticas para liberar mediadores endógenos, como citocinas (fator de necrose tumoral, interleucina 1 beta ou interleucina 6). Existem evidências que sugerem que IL-6 é o principal pirogênio endógeno no homem. Além disso, é o analito no sangue que apresenta melhor correlação com pirogenicidade (GAINES DAS et al., 2004). Segundo a Farmacopeia Europeia, o MAT é adequado para substituir o teste de pirogênio de coelho, após uma validação específica para cada produto a ser analisado (EUROPEAN PHARMACOPOEIA, 2010).

10.6 TÉCNICAS APLICADAS NA REMOÇÃO DE ENDOTOXINAS DE PRODUTOS FARMACÊUTICOS

Os produtos farmacêuticos de origem sintética ou biotecnológica (bioprodutos ou biomoléculas), dos mais elaborados aos tradicionais, assim como as matérias-primas e embalagens para injetáveis, utilizadas na indústria farmacêutica, não devem estar contaminados por endotoxinas durante o processo de manufatura. Além disso, sabendo que muitas bactérias crescem em meios pobres de nutrientes, como em águas, solução salina e solução tampão, deve-se preocupar com as endotoxinas em quase todos os ambientes, pois colocam em risco diferentes processos farmacêuticos.

Os problemas gerados para a indústria farmacêutica decorrente da contaminação por bactérias Gram-negativas, relativos à liberação de endotoxinas, representam altos custos causados pelos reprocessamentos dos produtos ou ao emprego de diferentes processos de purificação.

Há um grande número de biomoléculas que apresentam interação com endotoxinas, tais como lipopolissacarídeos ligados a proteínas (LBP) e proteínas catiônicas (PEARSON, 1985; DE HAAS, 1998). Essas proteínas são problemáticas quando administradas com endotoxinas (KOIZUMI et al., 1997; HOOVER et al., 1998). Outras proteínas também interagem com endotoxinas, tal como a lisozima (OHNO; MORRISON, 1989) e lactoferrina (ELASS-ROCHARD et al., 1995). Elas são proteínas de caráter alcalino (pI > 7), e as interações eletrostáticas podem ser consideradas a força motriz dessas ligações (KARPLUS et al., 1987).

Como consequência, interações proteína-endotoxina, a remoção de endotoxina de soluções proteicas requer técnicas capazes de interagir fortemente com as endotoxinas, tais como cromatografia de afinidade. No entanto, a grande variedade de produtos torna difícil o desenvolvimento de método único que possa ser aplicado na remoção de endotoxinas de diferentes soluções proteicas. Além disso, esses procedimentos levam em consideração as características de cada processo de produção, adaptando as exigências específicas de cada produto. Ou seja, não podem ser amplamente aplicados.

A questão sobre como a remoção de endotoxina pode ser realizada de forma economicamente viável, para a indústria tem atraído a atenção de muitos pesquisadores e é a razão de alterações em diversos processos industriais. Porém, esse assunto ainda não está totalmente resolvido. Adicionalmente, as moléculas de endotoxinas podem ser consideradas estáveis em relação à variação de temperatura e pH, conferindo à remoção de endotoxina uma das mais difíceis tarefas em processos de purificação (*downstream*) durante a purificação de proteínas (SHARMA, 1986; REICHELT et al., 2006).

Numerosos procedimentos são geralmente utilizados para inativar ou remover a contaminação dessas preparações farmacêuticas, incluindo calor, destilação, radiação ionizante e inativação química (WILLIAMS, 2001), cromatografia de troca iônica (MITZNER et al., 1993; WEBER et al., 1995), adsorventes de afinidade (tais como; L-histidina imobilizada, poli-L-lisina e poli(metil L-glutamato) e Polimixina-B (MATSUMAE et al., 1990; SAKATA et al., 1993; ANSPACH; HILBECK, 1995), cromatografia de permeação em gel, ultrafiltração, centrifugação, e Triton X-114 (AIDA; PABST, 1990; LIU et al., 1997). O sucesso dessas técnicas em separar LPS de proteínas é fortemente dependente das propriedades da proteína de interesse (LIN et al., 2005). Além disso, em muitos casos é necessário envolver combinação de técnicas para remover endotoxinas dessas preparações com a eficácia esperada.

Entre os diversos métodos descritos na literatura para remover endotoxinas, destilação, cromatografia (troca iônica, permeação em gel e afinidade) e ultrafiltração são as mais empregadas (ZHANG et al., 2007). Entretanto, encontram-se relevantes resultados na literatura descrevendo a aplicação de sistemas micelares de duas fases aquosas na remoção de endotoxinas (REICHELT et al., 2006; MAGALHAES et al., 2007).

10.6.1 Técnicas cromatográficas

Visto que as moléculas de endotoxina possuem carga negativa, trocas iônicas são aplicadas para sua remoção de soluções contendo proteínas (PETSCH; ANSPACH, 2000).

Hirayama e Sakata (2002) consideraram que os agregados de endotoxinas formam compostos supramoleculares com grupos fosfato, e exibem carga líquida negativa relativa aos grupos fosfatos originados do Lipídio (HIRAYAMA; SAKATA, 2002). Essas características sugerem que interações iônicas possuem papel importante na ligação entre o adsorvente catiônico e os grupos fosfatos das endotoxinas. No entanto, a descontaminação de proteínas carregadas negativamente são, em geral, acompanhadas por substancial perda do produto, em função de adsorção na matriz cromatográfica (HOU; ZANIEWSKI, 1990; ANSPACH; HILBECK, 1995; REICHELT et al., 2006).

Por outro lado, proteínas com carga líquida positiva formam complexos com as endotoxinas, arrastando-as pela coluna com consequente redução da eficiência na remoção de endotoxinas (ANSPACH; HILBECK, 1995).

Cheng et al. (2008) purificaram a quimiocina humana recombinante *CXCL8(3–72)K11R/G31P (hG31P)* expressa em *E. coli* com remoção do LPS presente no meio em uma única etapa utilizando a coluna cromatográfica catiônica *SP-Sepharose* eluída com 1% Triton X-114 adicionado na solução tampão de lavagem. A pureza da proteína recombinante foi maior que 95% (CHENG et al., 2008).

Fiske et al. (2001) estudaram diferentes técnicas para reduzir níveis de endotoxina de soluções proteicas. Esses pesquisadores usaram tensoativos como Triton X-100 para realizar a dissociação de endotoxinas da proteína *UspA2* purificada, seguida por cromatografia de troca iônica ou permeação em gel (FISKE et al., 2001).

Adsorventes hidrofóbicos também podem ser aplicados em soluções proteicas (MACHADO et al., 2006), porém é sugerido que existam ligações hidrofóbicas entre o adsorvente e o grupo lipofílico das endotoxinas. Essas ligações dependem das propriedades das proteínas (carga líquida, hidrofobicidade) e das condições da solução (pH, força iônica).

No decorrer de muitos projetos desenvolvidos com *E. coli* por Lin et al. (2005), a remoção de LPS ligados a proteínas foi realizada utilizando cromatografia de interação hidrofóbica desnaturante (HIC), seguida por eluição das proteínas imobilizadas na resina com etanol, isopropanol ou detergentes (LIN et al., 2005). Eluições com álcool e detergentes foram eficazes na redução dos níveis de proteínas associadas ao LPS, enquanto uma fraca separação de LPS de proteínas foi observada por procedimentos de HIC desnaturantes. Alcanodióis foram agentes eficientes na separação de LPS de complexos LPS-proteína durante cromatografia de troca iônica. Além disso, alcanodióis, por serem não inflamáveis, tornam-se uma alternativa mais segura quando comparados a álcoois (etanol, isopropanol), os quais têm sido usados na remoção de LPS de complexos LPS-proteína (LIN et al., 2005).

Muitos estudos vêm mostrando a aplicação da cromatografia de afinidade na remoção de endotoxinas com resultados positivos, e têm mostrado ser esse um método ímpar e altamente eficaz. Essa técnica permite a aplicação de um processo de purificação baseado em funções biológicas específicas, mais do que em propriedades físicas ou químicas individuais (ZHANG et al., 2007).

Com o intuito de remover endotoxina de preparações contendo proteína recombinante, a solução proteica pode ser eluída de uma coluna cromatográfica contendo Polimixina B imobilizada em Sepharose 4B. Esta é uma resina de afinidade na qual se espera que as moléculas de endotoxina presentes no meio liguem-se ao gel. Segundo Issekutz (1983) a cromatografia de afinidade utilizando Polimixina B já mostrou ser eficiente na redução de endotoxinas (ISSEKUTZ, 1983), pois é um peptídeo com grande afinidade pelo lipídio A de muitas endotoxinas (MORRISON; JACOBS, 1976). Karplus et al. em 1987, relataram melhoria no método no qual a endotoxina poderia ser efetivamente adsorvida após dissociação do complexo LPS-proteína por um detergente não iônico, octil-β-D-glucopiranosideo (KARPLUS et al., 1987).

Reichelt et al. (2006) estudaram o uso de Triton X-114 na dissociação de endotoxinas de proteínas com pI acima de 8,5. Eles descobriram que uma etapa de lavagem com Triton X-114 seguida por cromatografia de afinidade com histidina removeu endotoxinas de proteínas carregadas negativamente. A concentração mínima de endotoxinas obtida foi da ordem de 0,2 EU/mg de proteína recuperada e o rendimento foi próximo a 100% (REICHELT et al., 2006).

Os métodos anteriormente citados são eficazes na remoção de endotoxinas de soluções proteicas e apresentam altas taxas de recuperação. Entretanto, a limpeza da resina de afinidade para concentrações aceitáveis de endotoxina nem sempre é possível, mesmo aplicando-se soluções concentradas de ácidos ou bases (MCNEFF et al., 1999). Estudos realizados por Zhang et al. (2007) reafirmaram a aplicabilidade da cromatografia de afinidade utilizando sílica como matriz para preparação de adsorvente de remoção. Um meio de afinidade para remoção de endotoxina baseado em sílica gel foi preparado por ativação de uma resina com subsequente conjugação com histidina como ligante. A influência dos tamanhos dos poros e a dimensão das partículas de sílica gel foram também estudadas, e os resultados mostraram que a sílica gel com partículas de tamanho aproximado a 200 μm e poros de 12 nm foi um bom material para a preparação de adsorventes de afinidade (ZHANG et al., 2007).

Considerando o tamanho das partículas, a cromatografia de permeação em gel é uma técnica que também vem sendo aplicada na remoção de endotoxinas de soluções proteicas. Sabendo que o tamanho de uma subunidade básica do LPS está entre 10 e 20 kDa, o lipopolissacarídeo pode ser efetivamente removido de uma solução por uma membrana com limite de exclusão de massa molar igual a 10 kDa. A técnica tem sido aplicada na obtenção de água ultrapura e na remoção de endotoxinas de produtos de baixa massa molar, como glicose, sais etc. (PETSCH; ANSPACH, 2000). Todavia, formas monoméricas de LPS desagregadas podem ocasionar problemas para o processo quando encontradas em soluções aquosas (VAN REIS; ZYDNEY, 2001).

10.6.2 Ultrafiltração

Da mesma forma, a ultrafiltração como método para remover pirogênios tem sido aplicada com sucesso para grande número de fármacos e soluções com pequena ou média massa molar. A descontaminação de preparações de antibióticos contaminados com endotoxinas foi relatada sem que houvesse significante perda de moléculas do antibiótico de interesse, e, em larga escala, o processo tem sido empregado na produção de soluções de eletrólito (PINTO; KANEKO; OHARA, 2000).

Soluções contendo moléculas de alta massa molar contaminadas com agregados de endotoxinas de tamanho similar também podem ser purificadas por ultrafiltração, se for realizada prévia desagregação das endotoxinas (PINTO; KANEKO; OHARA, 2000). Para esse fim, pode-se citar o uso de agentes quelantes ou detergentes. Com esse objetivo, a arginina vem sendo aplicada para reduzir a formação de complexos proteína-proteína (ARAKAWA; TSUMOTO, 2003). A L-Arginina é um metabólico normal, em animais e no homem, e tem baixa toxicidade. Portanto, baixas concentrações no produto final não são problema, simplificando assim, os processos de purificação (RITZEN et al., 2007). Entretanto, embora efetivo na remoção de endotoxinas de alguns produtos, o processo de ultrafiltração não é um método eficiente para descontaminação de todas soluções proteicas, que podem ser danificadas por forças físicas.

10.6.3 Sistemas micelares de duas fases aquosas

Tem sido verificado considerável interesse no emprego de sistemas micelares de duas fases aquosas (SMDFA) para a purificação e concentração de biomoléculas como albumina, bacteriófagos, antibióticos, colesterol oxidase, lisozima e outras enzimas, vitaminas lipossolúveis e compostos orgânicos (BORDIER, 1981; NIKAS et al., 1992; RANGEL-YAGUI et al., 2003; REICHELT et al., 2006; MAGALHAES et al., 2007). O método de separação de biomoléculas por SMDFA explora a característica que alguns sistemas possuem de que, quando submetidos a determinadas condições, podem espontaneamente se separar em duas fases líquidas aquosas e imiscíveis. Soluções aquosas de Triton X-114, por exemplo, se separam em duas fases, quando a temperatura é aumentada acima de 20 °C.

O trabalho pioneiro que mostrou a possibilidade de extração de proteínas por sistemas micelares, utilizando-se o tensoativo não iônico Triton X-114, foi o de Bordier, em 1981. O trabalho desse autor mostrou que as proteínas hidrofílicas eram encontradas predominantemente na fase pobre em micelas enquanto que as proteínas com caráter hidrofóbico se encontravam na fase rica em micelas. Posteriormente, Minuth et al. (1996) realizaram a purificação da enzima colesterol oxidase em somente duas etapas, SMDFA seguido de cromatografia de troca-iônica, e obtiveram fator de purificação de 160 vezes, com recuperação enzimática de 80%.

No entanto, pouco foi investigado até o presente a respeito da utilização desses sistemas para remoção de endotoxinas (lipopolissacarídios, LPS). O primeiro trabalho nessa área surgiu em 1990 e relata a remoção de lipopolissacarídio de *Salmonella typhimurium* radiomarcado. Observou-se remoção completa do LPS após realização de ciclos sucessivos de separação de fases, com cada ciclo correspondendo a somente 2% de perda de proteínas totais (AIDA; PABST, 1990). Em sequência, outros trabalhos surgiram relatando aplicação prática de sistemas micelares de duas fases aquosas para remoção de LPS e comparando essa metodologia com as técnicas comumente aplicadas (ADAM et al., 1995; LIU et al., 1997).

Uma comparação das técnicas de adsorção por afinidade e SMDFA com Triton X-114 aplicadas na remoção de endotoxinas de soluções contendo proteínas recombinantes, foi descrita por Liu et al. (1997). Estes autores concluíram que a aplicação do SMDFA foi mais eficaz, reduzindo a concentração de endotoxina em 98%-99% da concentração inicial, com resíduo entre 2,5 e 25 EU/mg, dependendo da proteína (LIU et al., 1997). Entretanto, Cotten et al. (1994) relataram pequena melhora na eficiência da remoção de endotoxinas com a polimixina B como adsorvente.

10.7 REMOÇÃO DE ENDOTOXINAS DE SISTEMAS BIOTECNOLÓGICOS

Um dos principais problemas no preparo de produtos biotecnológicos de uso farmacêutico injetável é a presença de endotoxinas nas instalações, sobretudo em tubulações, válvulas, tanques de reação, colunas de cromatografia, sistemas de esterilização por filtração, sistemas de água com alta purificação (*HPW – high purity water*) e para injetáveis (*WFI – water for injection*), meios de cultivo para células, centrífugas e sistemas de filtração tangencial. O processo de produção de produtos biotecnológicos de uso farmacêutico se divide em duas fases distintas: produção do princípio ativo (ANVISA; RDC 249, 2005) e formulação, envase e acondicionamento (ANVISA; RDC 210, 2003).

A produção do princípio ativo se caracteriza por três processos distintos: a) produção da cepa trabalho (*WSC – work seed cell*), a partir da cepa principal (*MSC – master seed cell*) que pode ser bactéria, célula eucariôntica ou vírus vacinais ou vetores, que darão origem aos lotes de processo para escalonamento; b) escalonamento é a fase imediata após a produção do WSC, em que haverá aumento do crescimento celular a volumes compatíveis com a lucratividade do processo, podendo ser de 30 litros em alta densidade até 120 mil litros para produção de antibióticos; c) redução de volume que consiste na concentração e purificação do princípio ativo (EU, 2008).

Todas essas etapas devem ser realizadas em sistemas livres de endotoxinas, principalmente para preparo de biofármacos de uso parenteral. O preparo da cepa trabalho, geralmente, é realizado em material descartável e validado quanto à presença de endotoxinas. Caso a cepa trabalho seja uma célula eucariótica, deverá ser preparado em ambiente controlado, classe ISO 5 de acordo com a ISO 14644-1, contendo, no máximo, 3.500 partículas $< 0,5\,\mu m$ por metro cúbico de ar e < 1 unidade formadora de colônia por metro cúbico de ar (UFC/m^3), o qual dificulta a contaminação e, consequentemente, o aparecimento de endotoxina.

Toda etapa de escalonamento é precedida de uma fase de validação de limpeza e sanitização (ANVISA; RDC 249, 2005). Essa etapa é realizada com uma lavagem utilizando detergente neutro para remoção das incrustações, seguida de vários enxágues com água purificada e tratamento com hidróxido de sódio 1,0 M à temperatura ambiente ou a 0,5M a 60 °C para remoção de endotoxina. Por fim, para produtos derivados de bactéria, levedura e fungo filamentoso ocorre o enxágue com água altamente purificada (HPW) (com limite máximo de endotoxina de 0,125 UE/mL) até a eliminação completa do hidróxido de sódio, ou enxágue com água para injetáveis (WFI), quando os reatores e tubulações forem preparados para cultivo de célula eucariótica. Por fim, ocorre a esterilização por vapor puro (CHISTI; YOUNG, 1994), que é produzido por um gerador alimentado com água HPW ou WFI. Para a validação da qualidade do vapor é necessário que ele tenha as mesmas características da água de origem após a condensação, e sejam realizados testes quantitativos de gases dissolvidos.

Esse tipo de limpeza requer que os materiais em contato com o hidróxido de sódio sejam de aço inoxidável AISI 316L eletropolido (rugosidade Ra < 0,8). As tubulações devem ser emendadas com solda orbital de modo a não deixar saliências ou depressões, em que possam desenvolver bactérias heterotróficas e, consequentemente, formação de biofilmes e liberação de endotoxinas (LELIÈVRE et al., 2002).

Em continuidade ao processo de obtenção de princípio ativo por sistemas biotecnológicos, para a realização da etapa de purificação devem ser utilizados equipamentos que possam ser validados, principalmente, em relação à limpeza e sanitização. Estes, por sua vez, são certificados pela empresa de modo a atenderem requerimentos de BPF (Boas Práticas de Fabricação) em pelo menos um processo de limpeza e sanitização (PDA, 1998). Como exemplos podem-se citar: a) colunas de cromatografia para larga escala – são geralmente fabricadas com aço inoxidável AISI 316L e vidro borosilicato, que as torna resistentes ao tratamento com hidróxido de sódio 0,5M e também a vapor puro; b) sistemas de filtração tangencial (micro, nano ou ultra) – as membranas só podem ser sanitizadas com solução de hipoclorito de sódio até 1% de cloro ativo (DE QUEIROZ; DAY, 2007). As válvulas sanitárias (em aço inoxidável AISI 316L) com diafragma em silicone, PTFE (Politetrafluoretileno – Teflon®), ou EPDM (*Ethylene Propylene DieneMonomer*) e tubulações são também em aço inoxidável AISI 316L, pois são resistentes ao hipoclorito e ao hidróxido de sódio; e c) centrífugas de fluxo contínuo – todas as partes que entram em contato com o produto devem ser em aço inoxidável AISI 316L resistente ao hidróxido de sódio a 0,5 M a 60 °C e ao tratamento com vapor (LELIÈVRE et al., 2002). Apesar de muitos processos de sanitização utilizarem o vapor como tratamento de desinfecção é importante salientar que este tipo de tratamento não é capaz de remover endotoxina, porém diminui muito a carga microbiana com consequente redução no risco do surgimento de substâncias pirogênicas (ODUM, 2004).

A etapa seguinte do processo biotecnológico é comparável aos processos farmacêuticos para produtos estéreis injetáveis. Até este momento, foi produzido o princípio ativo e inicia-se a fase da formulação e envase que são as operações de maior risco de perda do produto por contaminação microbiana e endotoxina. Nessa fase, as principais preocupações com a presença de endotoxina estão nos reatores de formulação e no processo de envase, pois são os momentos em que o processo estará aberto, seja por meio dos engates das válvulas e tubulações, seja por meio das agulhas de envase. Por isso, essas operações ocorrem em áreas controladas. Este controle é realizado em condições de BPF e apresenta monitoramento do diferencial de pressão de ar; maiores pressões nas áreas de maior risco e menores pressões nas áreas adjacentes obedecendo a um gradiente de pressão; contagem de partícula total tanto para área em operação como em repouso (Tabela 10.1); e contagem de partículas viáveis por meio da determinação de unidade formadora de colônias – UFC (Tabela 10.2) (EU, 2008).

Além de um controle efetivo da área é necessário realizar a validação da limpeza e sanitização. Os tanques de formulação são validados da mesma forma que os biorreatores e tanques de preparo de meio de cultura. Esses tanques são lavados com detergente neutro, água purificada e despirogenizada com hidróxido de sódio 0,5 M e por fim enxágue com água WFI até a eliminação total de hidróxido. Porém os frascos-ampolas são despirogenizados e esterilizados por outro método. Como são de borosilicato, resistem a altas temperaturas e para este processo os frascos passam por um túnel de ar seco a 320 °C durante cinco minutos. Isto depois de serem lavados com água WFI e secados com ar quente (FDA, 1985).

O principal objetivo das BPF é melhorar a qualidade dos produtos farmacêuticos e biotecnológicos, sobretudo, por meio da redução dos riscos de contaminação microbianas e, consequentemente, o aparecimento de endotoxinas. A presença de endotoxinas em produtos biotecnológicos representa a perda de recursos financeiros, além de ser enorme risco para o paciente que pode levar a indenizações de altos valores para indústrias.

Os investimentos em BPF são cada vez mais necessários, se observarmos que a presença de endotoxina pode ser fatal aos seres humanos levando a choques sépticos. Assim, os custos de controle e validação se tornam irrelevantes em relação à perda de produto e reações adversas que podem causar.

338 • BIOTECNOLOGIA FARMACÊUTICA

Tabela 10.1 Número máximo de partícula total por metro cúbico de ar. As Letras A, B, C e D significam a classificação da sala: com menor quantidade para a maior quantidade de partículas, respectivamente

Classificação	Em repouso		Em operação	
	Número máximo permitido de partícula/m³ Igual ou maior ao tamanho preestabelecido (0,5 μm ou 5,0 μm)			
Tamanho Preestabelecido	0,5 μm	5,0 μm	0,5 μm	5,0 μm
A	3.500	1*	3.500	1*
B	3.500	1*	350.000	2.000
C	350.000	2.000	3.500.000	20.000
D	3.500.000	20.000	Não definido	Não definido

* Algumas normatizações permitem um limite de 20 partículas/m³ de ar em função de interferentes no contador de partículas.

Tabela 10.2 Concentrações Máximas permitidas de partículas viáveis em Unidade Formadora de Colônia (UFC) presentes em litros de ar, ou em horas de exposição da placa de Petri, ou em placas de "Rodac" de 55 mm ou em superfície da luva do operador. As Letras A, B, C e D significam a classificação da sala: com menor quantidade para a maior quantidade de partículas, respectivamente

Classificação	Limites de contaminação microbiana recomendados[a]			
	Amostra de ar (ufc/m³)	Exposição de placas de Petri (90 mm, ufc por 4 h)[b]	Placas de contato em superfície rígida (55 mm, ufc/placa)	Impressão de luvas (dedos) (ufc/luva)
A	< 1	< 1	< 1	< 1
B	10	5	5	5
C	100	50	25	—
D	200	100	50	—

(a) Valores médios.
(b) Placas individuais podem ser colocadas com menos de quatro horas.
Fonte: Brasil, 2010.

10.8 CONSIDERAÇÕES FINAIS

Nos últimos anos, os principais órgãos reguladores de produtos farmacêuticos têm exigido, cada vez mais, a aplicação de métodos para detecção e quantificação de pirogênios e endotoxinas. A análise de pirogênio consiste em um dos principais ensaios no controle de qualidade da produção de injetáveis pelo risco que oferece à saúde humana. Diferentes técnicas já foram testadas até o momento, apresentando vantagens e desvantagens. No entanto, o desenvolvimento apresentado pela técnica de determinação de endotoxina por meio do LAL tem aumentado a segurança e a sensibilidade do método, e ganhando cada vez mais espaço no controle de qualidade de produtos parenterais, produtos biológicos e dispositivos médicos de uso humano e animal.

Em relação às técnicas aplicadas para remoção de endotoxina, a discussão de aspectos relevantes nos processos de remoção de endotoxina de preparações biológicas e farmacêuticas exige revisão crítica dos métodos existentes, o que pode ser considerado essencial para os futuros estudos nessa área.

Referências bibliográficas

ADAM O. et al. A non-degradative route for the removal of endotoxin from exopolysaccharides. **Analytical Biochemistry**, Orlando, v. 225, n. 2, p. 321-327, 1995.

AIDA, Y.; PABST, M. J. Removal of endotoxin from protein solutions by phase separation using Triton X-114. **Journal of Immunological Methods**, Amsterdam, v. 132, n. 2, p. 191-195, 1990.

ANSPACH, F. B. Endotoxin removal by affinity sorbents. **Journal of Biochemical and Biophysical Methods**, Amsterdam, v. 49, n. 1-3, p. 665-681, 2001.

ANSPACH, F. B.; HILBECK, O. Removal of endotoxins by affinity sorbents. **Journal of Chromatography. A**, Amsterdam, v. 711, n. 1, p. 81-92, 1995.

ARAKAWA, T.; TSUMOTO, K. The effects of arginine on refolding of aggregated proteins: not facilitate refolding, but suppress aggregation. **Biochemical and Biophysical Research Communications**, New York, v. 304, n. 1, p. 148-152, 2003.

BEUTLER, B.; CERAMI, A. Tumor necrosis, cachexia, shock, and inflammation: a common mediator. **Annual Review of Biochemistry**, Palo Alto, v. 57, p. 505-518, 1988.

BORDIER, C. Phase separation of integral membrane proteins in Triton X-114 solution. **The Journal of Biological Chemistry**, Baltimore, v. 256, n. 4, p. 1604-1607, 1981.

BOTET, J. Controlled environments. In: BOTET, J. **Good practices in pharmaceutical premises and equipment**. Middlesex: RCN, 2008. Chapter 14.

BRASIL. Agência Nacional de Vigilância Sanitária. RDC nº 210, de 4 de agosto de 2003. **Diário Oficial da União**, Brasília, DF, 5 ago. 2003.

BRASIL. Agência Nacional de Vigilância Sanitária. RDC nº 249, de 13 de setembro de 2005. **Diário Oficial da União**, Brasília, DF, 14 set. 2005.

BRASIL. Agência Nacional de Vigilância. Resolução de Diretoria Colegiada 16 de abril de 2010. Dispõe sobre as Boas Práticas de Fabricação de Medicamentos. **Diário Oficial da União**, Brasília, DF, 19 abr. 2010. Seção 1, p. 97.

CHENG, H. T. et al. A new protocol for high-yield purification of recombinant human CXCL8((3-72))K11R/G31P expressed in Escherichia coli. **Protein Expression and Purification**, Orlando, v. 61, n. 1, p. 65-72, 2008.

CHISTI, Y. ;YOUNG, M. M. Clean-in-place systems for industrial bioreactors: design, validation and operation. **Journal of Industrial Microbiology and Biotechnology**, Houndmills, v. 13, n. 4, p. 201-207, 1994.

COOPER, J. F., et al. The Limulus test for endotoxin (Pyrogen) in radiopharmaceuticals and biologicals. **Bulletin of the Parenteral Drug Association**, Philadelphia, v. 26, n. 4, p.153-162, 1972.

COOPER, J. F.; LEVIN, J.; WAGNER, H. N. New Rapid in vitro Test for Pyrogen in Short-Lived Radiopharmaceuticals. **Journal Nuclear Medicine**, Reston, v. 11, p. 301-310, 1970.

COTTEN, M. et al. Lipopolysaccharide is a frequent contaminant of plasmid DNA preparations and can be toxic to primary human cells in the presence of adenovirus. **Gene Therapy**, London, v. 1, n. 4, p. 239-246, 1994.

DANESHIAN, M. et al. In vitro pyrogen test for toxic or immunomodulatory drugs. **Journal of Immunological Methods**, Amsterdam, v. 313, n. 1, p. 169-175, 2006.

DARKOW, R. et al. Functionalized nanoparticles for endotoxin binding in aqueous solutions. **Biomaterials**, Guilford, v. 20, n. 14, p.1277-1283, 1999.

DE HAAS, C. J. et al. Affinities of different proteins and peptides for lipopolysaccharide as determined by biosensor technology. **Biochemical and Biophysical Research Communications**, New York, v. 252, n. 2, p. 492-496, 1998.

DE QUEIROZ, G. A.; DAY, D. F. Antimicrobial activity and effectiveness of a combination of sodium hypochlorite and hydrogen peroxide in killing and removing Pseudomonas aeruginosa biofilms from surfaces. **Journal of Applied Microbiology**, Oxford, v. 103, n. 4, p. 794-802, 2007.

EL-KHALIK, A. F.; BENOLIEL, D. M. Effects of weight and sex of rabbits on the results of the testing of chorionic gonadotrophin injection according to the European Pharmacopoeia. **Journal of Pharmacy and Pharmacology**, London, v. 34, n. 3, p. 209, 1982.

ELASS-ROCHARD, E. et al. Lactoferrin-lipopolysaccharide interaction: involvement of the 28-34 loop region of human lactoferrin in the high-affinity binding to Escherichia coli 055B5 lipopolysaccharide. **The Biochemical Journal**, London, v. 312, p. 839-845, Dec. 1995.

ERRIDGE, C.; BENNETT-GUERRERO, E.; POXTON, I. R. Structure and function of lipopolysaccharides. **Microbes and Infection**, Paris, v. 4, n. 8, p. 837-851, 2002.

EU - EUROPEAN COMMISSION. **Annex 1 Manufacture of Sterile Medicinal Products (corrected version)**. Brussels, 2010.

EU - EUROPEAN COMMISSION. **Annex 2 Manufacture of biological medicinal products for human use**. Brussels, 2011.

EUROPEAN PHARMACOPOEIA. Monocyte-activation test. In: _____. **European Pharmacopoeia**. 7. ed. Strasbourg: Concil of Europe, 2010. p. 192-197.

FDA – U.S. FOOD AND DRUG ADMINISTRATION. Department of Health, Education, and welfare public health service Food and Drug Administration. **Bacterial Endotoxins/Pyrogens**, n. 40. Silver Spring, 1985.

_____. Department of Health, Education, and welfare public health service Food and Drug Administration. **Guidance for Industry**: Pyrogen and Endotoxins Testing: Questions and Answers. Silver Spring, 2012.

FISKE, M. J. et al. Method for reducing endotoxin in Moraxella catarrhalis UspA2 protein preparations. **Journal of Chromatography. B, Biomedical Sciences and Applications**, Amsterdam, v. 753, n. 2, p. 269-278, 2001.

GAINE DAS, R. E. Et al. Monocyte activation test for pro-inflammatory and pyrogenic contaminants of parenteral drugs: test design and data analysis. **Journal of Immunological Methods**, Amsterdam, v. 288, n. 1-2, p. 165-177, 2004.

GORBET, M. B.; SEFTON, M. V. Endotoxin: the uninvited guest. **Biomaterials**, Guilford, v. 26, n. 34, p. 6811-6817, Dec. 2005.

HARTUNG, T. et al. Novel pyrogen tests based on the human fever reaction. The report and recommendations of ECVAM Workshop 43. European Centre for the Validation of Alternative Methods. European Centre for the Validation of Alternative Methods. **Alternatives to Laboratory Animals**, London, v. 29, n. 2, p. 99-123, 2001.

HIRAYAMA, C.; SAKATA, M. Chromatographic removal of endotoxin from protein solutions by polymer particles. **Journal of Chromatography. B, Biomedical Sciences and Applications**, Amsterdam, v. 781, n. 1-2, p. 419-432, 2002.

HOFFMANN, S. et al. International validation of novel pyrogen tests based on human monocytoid cells. **Journal of Immunological Methods**, Amsterdam, v. 298, n. 1-2, p.161-73, 2005.

HOOVER, G. J. et al. Plasma proteins of rainbow trout (Oncorhynchus mykiss) isolated by binding to lipopolysaccharide from Aeromonas salmonicida. **Comparative Biochemistry and Physiology. Part B, Biochemistry & Molecular Biology**, Oxford, v. 120, n. 3, p. 559-569, 1998.

HOU, K. C.; ZANIEWSKI, R. Depyrogenation by endotoxin removal with positively charged depth filter cartridge. **Journal of Parenteral Science and Technology**, Bethesda, v. 44, n. 4, p. 204-209, 1990.

ISSEKUTZ, A. C. Removal of gram-negative endotoxin from solutions by affinity chromatography. **Journal of Immunological Methods**, Amsterdam, v. 61, n. 3, p. 275-281, 1983.

KARPLUS, T. E. et al. A new method for reduction of endotoxin contamination from protein solutions. **Journal of Immunological Methods**, Amsterdam, v. 105, n. 2, p. 211-220, 1987.

KOIZUMI, N. et al. Lipopolysaccharide-binding proteins and their involvement in the bacterial clearance from the hemolymph of the silkworm Bombyx mori. **European Journal of Biochemestry**, Berlin, v. 248, n. 1, p. 217-224, 1997.

KOTB, M. Bacterial pyrogenic exotoxins as superantigens. **Clinical Microbiology Reviews**, Washington, DC, v. 8, n. 3, p. 411-426, 1995.

LELIEVRE, C. et al. Cleaning in place: effect of local wall shear stress variation on bacterial removal from stainless steel equipment. **Chemical Engineering Science**, Amsterdam, v. 57, n. 8, p. 1287-1297, 2002.

LIEBERS, V. et al. Occupational endotoxin-exposure and possible health effects on humans. **American Journal of Industrial Medicine**, New York, v. 49, n. 6, p. 474-491, 2006.

LIN, M. F. et al. Removal of lipopolysaccharides from protein–lipopolysaccharide complexes by nonflammable solvents. **Journal of Chromatography. B, Analytical Technologies in the Biomedical and Life Sciences**, Amsterdam, v. 816, n. 1-2, p. 167-174, 2005.

LIU, S. et al. Removal of endotoxin from recombinant protein preparations. **Clinical Biochemestry**, Toronto, v. 30, n. 6, p. 455-463, 1997.

LOURENÇO, F.; KANEKO, T. M.; PINTO, T. J. A. Estimativa da incerteza em ensaio de detecção de endotoxina bacteriana pelo método de gelificação. **Revista Brasileira de Ciências Farmacêuticas**, São Paulo v. 41, n. 4, p. 438-443, 2005.

MACHADO, R. L. et al. Evaluation of a chitosan membrane for removal of endotoxin from human IgG solutions. **Process Biochemistry**, Barking, v. 41, n. 11, p. 2252-2257, 2006.

MAGALHAES, P. O. et al. Methods of endotoxin removal from biological preparations: a review. **Journal of Pharmacy & Pharmaceutical Sciences**, Edmonton, v. 10, n. 3, p. 388-404, 2007.

MATSUMAE, H. et al. Specific removal of endotoxin from protein solutions by immobilized histidine. **Biotechnology and Applied Biochemistry**, San Diego, v. 12, n. 2, p. 129-140, 1990.

MAYER, H. et al. Unusual lipid A types in phototrophic bacteria and related species. **Reviews of Infectious Diseases**, Chicago, v. 6, n. 4, p. 542-545, 1984.

MCNEFF, C. et al. The efficient removal of endotoxins from insulin using quaternized polyethyleneimine-coated porous zirconia. **Analytical Biochemestry**, Orlando, v. 274, n. 2, p.181-187, 1999.

MICHIE, H. R. et al. Detection of circulating tumor necrosis factor after endotoxin administration. **The New England Journal of Medicine**, Boston, v. 318, n. 23, p.1481-1486, 1988.

MINUTH, T. et al. Pilot scale processing of detergent-based aqueous two-phase systems. **Biotechnology and Bioengineering**, New York, v. 55, n. 2, p. 339-347, 1996.

MITZNER, S. et al. Extracorporeal endotoxin removal by immobilized polyethylenimine. **Artificial Organs**, Cambridge, v. 17, n. 9, p. 775-781, 1993.

MORRISON, D. C.; JACOBS, D. M. Binding of polymyxin B to the lipid A portion of bacterial lipopolysaccharides. **Immunochemistry**, Oxford, v. 13, n. 10, p. 813-818, 1976.

MUELLER, M. et al. Aggregates are the biologically active units of endotoxins. **The Journal of Biological Chemistry**, Baltimore, v. 279, n. 25, p. 26307-26313, 2004.

MUNSON, T. E. Guideline for validation of the LAL test as an end-product endotoxin test for human and biological drug products. **Progress in Clinical and Biological Research**, New York, v. 189, p. 211-220, 1985.

NIKAS, Y. J. et al. Protein partitioning in two-phase aqueous nonionic micellar solutions. **Macromolecules**, Washington, DC, v. 25, n. 18, p. 4794-4806, 1992.

ODUM, J. N. Multiproduct facilities for biologics. In: ODUM, J. N. **Sterile product facility design and project management**. 2. ed. Boca Raton: CRC Press LLC, 2004. p. 325-350.

OGIKUBO, Y. et al. Evaluation of the bacterial endotoxin test for quantification of endotoxin contamination of porcine vaccines. **Biologicals**, London, v. 32, n. 2, p. 88-93, 2004.

OHNO, N.; MORRISON, D. C. Lipopolysaccharide interactions with lysozyme differentially affect lipopolysaccharide immunostimulatory activity. **European Journal of Biochemestry**, Berlin, v. 186, n. 3, p. 629-636, 1989.

PARK, C. Y. et al. Comparison of the rabbit pyrogen test and Limulus amoebocyte lysate (LAL) assay for endotoxin in hepatitis B vaccines and the effect of aluminum hydroxide. **Biologicals**, London, v. 33, n. 3, p.145-151, 2005.

PDA – PARENTERAL DRUG ASSOCIATION. **PDA Technical Reporter, n. 29 (Draft)**: points to consider for cleaning validation. Bethesda, 1998. Disponível em: <http://www.pharmanet.com.br/pdf/tr29-002.pdf>. Acesso em: 7 out. 2014.

PEARSON, F. **Pyrogens**: endotoxins, LAL testing and depyrogenation. New York: Marcel Dekker, 1985. [V. 9].

PETSCH, D.; ANSPACH, F. B. Endotoxin removal from protein solutions. **Journal of Biotechnology**, Amsterdam, v. 76, n. 2-3, p. 97-119, 2000.

PETSCH, D. et al. Membrane adsorbers for selective removal of bacterial endotoxin. **Journal of Chromatography. B, Analytical Technologies in the Biomedical and Life Sciences**, Amsterdam, v. 693, n. 1, p. 79-91, 1997.

PINTO, T.; KANEKO, T. M.; OHARA, M. T. **Controle biologico de qualidade de produtos farmaceuticos correlatos e cosmeticos**. São Paulo: Atheneu, 2000. [V. 1].

POOLE, S. et al. A rapid 'one-plate' in vitro test for pyrogens. **Journal of Immunological Methods**, Amsterdam, v. 274, n. 1-2, p. 209-220, 2003.

PRISTA, L. N.; ALVES, A. C.; MORGADO, R. **Tecnologia farmacêutica**. Lisboa: Fundação Calouste Gulbenkian, 1996. [V. 3].

RAETZ, C. R. et al. Gram-negative endotoxin: an extraordinary lipid with profound effects on eukaryotic signal transduction. **The FASEB Journal**, Bethesda, v. 5, n. 12, p. 2652-2660, 1991.

RANGEL-YAGUI, C. O. et al. Glucose-6-phosphate dehydrogenase partitioning in two-phase aqueous mixed (nonionic/cationic) micellar systems. **Biotechnology and Bioengineering**, New York, v. 82, n. 4, p. 445-456, 2003.

REICHELT, P.; SCHWARZ, C.; DONZEAU, M. Single step protocol to purify recombinant proteins with low endotoxin contents. **Protein Expression and Purification**, Orlando, v. 46, n. 2, p. 483-488, 2006.

RIETSCHEL, E. T. et al. Bacterial endotoxin: molecular relationships of structure to activity and function. **The FASEB Journal**, Bethesda, v. 8, n. 2, p. 217-225, 1994.

RITZEN, U. et al. Endotoxin reduction in monoclonal antibody preparations using arginine. **Journal of Chromatography. B, Analytical Technologies in the Biomedical and Life Sciences**, Amsterdam, v. 856, n. 1-2, p. 343-347, 2007.

RUSSEL, W. M. S.; BURCH, R. L. **The principles of humane experimental technique**. London: Methuen, 1959.

SAKATA, M. et al. Reduction of endotoxin contamination of various crude vaccine materials by gram-negative bacteria using aminated poly (gamma-methyl L-glutamate) spherical particles. **Biological & Pharmaceutical Bulletin**, Tokyo, v. 16, n. 11, p. 1065-1068, 1993.

SANDBERG, H. E. (Ed.). **Proceedings of the International Workshop on Technology for Protein Separation and Improvement of Blood Plasma Fractionation**. Bethesda: U.S. Department of Health, Education and Welfare, 1978. 561 p.

SCHINDLER, S. et al. Comparison of the reactivity of human and rabbit blood towards pyrogenic stimuli. **ALTEX**, Heidelberg, v. 20, n. 2, p. 59-63, 2003.

SCHLETTER, J. et al. Molecular mechanisms of endotoxin activity. **Archives of Microbiology**, Berlin, v. 164, n. 6, p. 383-389, 1995.

SHARMA, S. K. Endotoxin detection and elimination in biotechnology. **Biotechnology and Applied Biochemestry**, San Diego, v. 8, n. 1, p. 5-22, 1986.

UNITED STATES PHARMACOPEIA CONVENTION. **United States Pharmacopeia 24 and National Formulary 19**: bacterial endotoxins test. Rockville, 2005. [V. 85].

VAARA, M.; NURMINEN, M. Outer membrane permeability barrier in Escherichia coli mutants that are defective in the late acyltransferases of lipid a biosynthesis. **Antimicrobial Agents and Chemotherapy**, Washington, DC, v. 43, n. 6, p. 1459-1462, 1999.

VAN REIS, R.; ZYDNEY, A. Membrane separations in biotechnology. **Current Opinion in Biotechnology**, London, v. 12, n. 2, p. 208-211, 2001.

WEBER, C. et al. Development of cationically modified cellulose adsorbents for the removal of endotoxins. **ASAIO Journal**, Hagerstown, v. 41, n. 3, p. M430- M434, 1995.

WILLIAMS, K. L. **Endotoxins**: pyrogens, LAL, testing and depyrogenation. New York: Marcel Dekker, 2001. [V. 1].

YOUNG, N. S. et al. An invertebrate coagulation system activated by endotoxin: evidence for enzymatic mediation. **Journal of Clinical Investigation**, Ann Arbor, v. 51, n. 7, p. 1790-1797, jul. 1972.

ZHANG, Y. et al. Synthesis of an affinity adsorbent based on silica gel and its application in endotoxin removal. **Reactive and Functional Polymers**, Amsterdam, v. 67, p. 728-736, 2007.

Capítulo 11

Biossegurança aplicada ao processo biotecnológico farmacêutico

Celso Pereira Caricati
Marco Antonio Stephano

11.1 INTRODUÇÃO

Quando nos propomos a falar de biossegurança, quatro palavras devem ser consideradas com critérios práticos e filosóficos: meio ambiente, risco, acidente e ética. Afinal, todas estão interligadas no sentido de definir a biossegurança.

Não podemos avaliar riscos para saúde do homem e dos animais sem que o meio ambiente não esteja envolvido, e não podemos analisar riscos sem antes prever um acidente. Entretanto, quando tudo isso se torna banalizado diante do comportamento social dos seres humanos e a ética é extrapolada para benefícios próprios ou de determinadas corporações, se torna necessária a adoção de normas e leis para prevenir acidentes dos quais os riscos já foram evidenciados.

Porém, antes de definir o que é biossegurança precisamos entender o que é acidente, risco e ética (Figura 11.1):

Acidente: acontecimento fortuito, danoso, geralmente lamentável, infeliz.

Risco: é a probabilidade de um evento perigoso ocorrer.

Ética: parte da filosofia responsável pela investigação dos princípios que motivam, distorcem, disciplinam ou orientam o comportamento humano, refletindo especialmente a respeito da essência das normas, valores, prescrições e exortações presentes em qualquer realidade social.

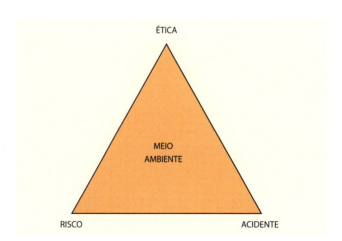

Figura 11.1 Interação da ética, risco e acidente com o meio ambiente.

A biossegurança compreende práticas envolvidas na contenção de organismos de modo a minimizar os riscos, na tentativa de evitar acidentes, principalmente que afetem o meio ambiente, podendo consequentemente comprometer a saúde do homem e dos animais, necessitando de procedimentos com padrões de comportamento. Esses padrões são chamados Boas Práticas (de Laboratório, de Microbiologia, de Fabricação etc.).

As Boas Práticas (BPx) são diretrizes gerais de comportamento, e não necessariamente definem a execução de determinada tarefa. Essas diretrizes declaram apenas o que tem de ser realizado, mas não indicam como, porque não é essa sua finalidade, sendo que cada caso deve ser estudado e aplicado singularmente, em relação ao risco inerente.

Para que esses padrões de comportamento fossem aplicados a um planejamento de contenção de organismos, diversas convenções foram realizadas para que assegurassem o desenvolvimento da biotecnologia e, consequentemente, a manipulação de genes por meio da engenharia genética.

Uma das primeiras convenções realizadas nesse sentido foi a Convenção Internacional das Nações Unidas sobre Meio Ambiente, realizada em Estocolmo em 1972, na qual a preservação ambiental foi um dos temas em destaque, sendo acordado que países em desenvolvimento deveriam propor leis magnas de preservação e conservação do meio ambiente.

Tal proposta fez com que a Constituição Brasileira, promulgada em 1988, incluísse o artigo 225,

> Todos têm direito ao meio ambiente ecologicamente equilibrado, bem de uso comum do povo e essencial à sadia qualidade de vida, impondo-se ao Poder Público e à coletividade o dever de defendê-lo e preservá-lo para as presentes e futuras gerações.

Considerado um dos princípios ambientais mais modernos do mundo por colocar a responsabilidade no poder público e nos cidadãos, além da necessidade da preservação para as futuras gerações.

Em 1992, durante a RIO-ECO 92, mais uma vez foi discutida a tecnologia de DNA recombinante e sobre o meio ambiente, principalmente sobre a necessidade de estudos de impacto ambiental para liberação planejada de plantas transgênica no meio ambiente.

Essa discussão se prolongou até 1995 com a publicação do protocolo de Cartagena, no qual os países signatários, incluindo o Brasil, se propunham a estabelecer leis que protegessem o meio ambiente e, principalmente, o translado fronteiriço de organismos geneticamente modificados (esse protocolo só foi assinado em 2000, em Nairobi).

Em janeiro do mesmo ano, o Brasil promulga a Lei n. 8.974, de 5 de janeiro de 1995, que regulamenta os incisos II e V do § 1º, do artigo 225 da Constituição Federal, estabelece normas para o uso das técnicas de engenharia genética e liberação no meio ambiente de organismos geneticamente modificados; autoriza o Poder Executivo a criar, no âmbito da Presidência da República, a Comissão Técnica Nacional de Biossegurança, e dá outras providências. Essa lei foi substituída pela Lei n. 11.105, de 24 de março de 2005, que regulamenta os incisos II, IV e V do § 1º, do artigo 225 da Constituição Federal; estabelece normas de segurança e mecanismos de fiscalização de atividades que envolvam organismos geneticamente modificados – OGM e seus derivados, cria o Conselho Nacional de Biossegurança – CNBS, reestrutura a Comissão Técnica Nacional de Biossegurança – CTNBio, dispõe sobre a Política Nacional de Biossegurança – PNB, revoga a Lei n. 8.974, de 5 de janeiro de 1995, e a Medida Provisória n. 2.191-9, de 23 de agosto de 2001, e os artigos 5º, 6º, 7º, 8º, 9º, 10º e 16º da Lei n. 10.814, de 15 de dezembro de 2003, e dá outras providências.

Juntamente com esses mecanismos de proteção ambiental temos de refletir sobre os acidentes com micro-organismos patogênicos, sejam eles modificados geneticamente ou não. Se considerarmos que os micro-organismos patogênicos podem infectar plantas e animais geneticamente modificados, e que micro-organismos geneticamente modificados podem ser uma nova espécie ameaçadora para a saúde do homem, dos animais e do meio ambiente, torna-se necessário, além da aplicação da lei, a introdução de normas de contenção desses micro-organismos em laboratório.

Na história dos acidentes em laboratórios, podemos citar diversos exemplos, porém esses estudos deram início somente em 1941 com a publicação do trabalho de Meyer e Eddie (1941) em que os autores relatam a infecção de 74 pessoas em laboratório por Brucella. Depois de oito anos Sulkin e Pike (1949) relatam 222 infecções por vírus nas mesmas condições anteriores.

Ao considerar os mecanismos de proteção ambiental e os perigos de acidente com micro-organismos geneticamente modificados, deve se levar em consideração os riscos da produção de micro-organismos em larga escala. Produção em larga escala é o cultivo de micro-organismos em volume superior a dez litros, porém, para fermentação sólida considera-se a produção em larga escala em reatores de 15 kilogramas.

11.2 DEFINIÇÕES DE BIOSSEGURANÇA

A biossegurança foi definida de diversas maneiras, porém todas as definições levam em consideração: os riscos, a tecnologia e a atividade.

São as definições mais usadas no Brasil:

> É a condição de segurança alcançada por um conjunto de ações destinadas a prevenir, controlar, reduzir ou eliminar riscos inerentes às atividades que possam comprometer a saúde humana, animal e vegetal e o meio ambiente.

Esta definição coloca como processo de contenção as condições de segurança obtidas por meio dos procedimentos adotados nas atividades de modo a proteger a saúde em todas as suas formas.

> Conjunto de medidas voltadas para prevenção, minimização ou eliminação de riscos inerentes às atividades de pesquisa, produção, ensino, desenvolvimento tecnológico e prestação de serviços, que podem comprometer a saúde do homem, dos animais, do meio ambiente ou a qualidade dos trabalhos desenvolvidos.

É possível verificar, nessa segunda definição, que não são apenas os procedimentos que minimizarão ou evitarão um risco, mas toda e qualquer medida, até mesmo administrativa, voltada para toda e qualquer atividade laboratorial.

> Normas e mecanismos controladores do impacto de possíveis efeitos negativos de novas espécies ou produtos originados por espécies geneticamente modificadas.

Na terceira definição voltada para trabalhos com organismos geneticamente modificados, porém, já acrescenta em seu escopo a necessidade de cumprimento de normas e leis.

> A manutenção de condições seguras nas atividades de pesquisa biológica, de modo a impedir danos aos trabalhadores, a organismos externos ao laboratório e ao ambiente.

Nessa última definição é nítida a preocupação com a manutenção das condições de segurança. Isto, realmente tem sido um dos maiores problemas na construção de áreas bioseguras. A Tabela 11.1 mostra essa relação de custo (US$) de construção por m^2 e custo de manutenção por m^2 por ano.

Estão inclusos, nestes custos, os sistemas de HVAC (Healting, ventilation ar conditional), autoclaves específicas para cada área e cabine de segurança biológica de acordo com a classificação da área e para os níveis de biossegurança 4e, em especial, o sistema de gás respiratório para isolamento completo dos operadores do ar ambiental. Não estão incluídos o custo e manutenção de áreas adjacentes aos laboratórios. Esses custos podem ser maiores ou menores, dependendo da origem e qualidade dos equipamentos a serem instalados (autoclaves, cabine de segurança biológica, sistema de HVAC, sistema de água, sistema de efluentes e tratamento de efluentes, sistema elétrico, sistema de combate a incêndio, sistema automático de descontaminação, incineradores de ar etc.).

Tabela 11.1 Relação de custo (US$) de construção por m^2 e custo de manutenção por m^2/ano

	Custo de construção (US$)/m^2	Custo de manutenção (US$)/m^2/ano
Nível de biossegurança 1	3.000,00	800,00
Nível de biossegurança 2	7.000,00	1.100,00
Nível de biossegurança 3	12.000,00	1.900,00
Nível de biossegurança 4	25.000,00	3.000,00
Nível Especial	40.000,00	7.000,00

11.3 CLASSIFICAÇÃO DE RISCO DOS MICRO-ORGANISMOS E DE ÁREAS DE CONTENÇÃO

Os micro-organismos, sob o ponto de vista da biossegurança, são classificados em dois grupos: Grupo I – micro-organismos não patogênicos; Grupo II – micro-organismos patogênicos para o homem, os animais e as plantas.

Os organismos contidos no Grupo I não causam doenças aos seres humanos, animais e plantas, e pertencem a uma flora considerada normal para manutenção e sobrevivência da espécie.

Já os organismos pertencentes ao Grupo II são classificados de acordo com a sua capacidade de causar, infecção, patogenia, transmissão, morbidade, mortalidade, epidemia, e por possuir ou não tratamento para a doença que causa.

Os organismos pertencentes ao Grupo II podem ser manipulados em diversos níveis de contenção, denominados de Nível de Biossegurança, que podem ser 2, 3, 4 e especial, dependendo das características descritas anteriormente.

Consideram-se organismos manipulados em regime de contenção: com nível de biossegurança 2, aqueles que representam moderado risco individual e limitado risco para a comunidade; com nível de biossegurança 3, aqueles com alto risco individual e moderado risco à comunidade; com nível de biossegurança 4, aqueles com alto risco individual e alto risco para comunidade; com nível especial de biossegurança aqueles que apresentam alto risco individual, alto risco para a comunidade acrescido de efeito alienígena.

Considera-se o efeito alienígena um possível acidente que libere no meio ambiente qualquer organismo que não exista naquela região. Por exemplo: manipular o vírus do Ébola no Reino Unido, manipular o vírus de febre aftosa no continente dos norte-americanos.

A infecção é a capacidade de um agente patogênico penetrar e se instalar no organismo até que apresente os primeiros sintomas. Um vírus da raiva, ao contaminar um mamífero, leva, em média, de 25 a 40 dias para manifestar os primeiros sintomas. O vírus da influenza leva, em média, de 24 a 72 horas. O vírus do Ébola, de 8 a 16 horas, uma *E. coli* enteropatogênica, de 12 a 24 horas, um *Bacillus anthracis,* de 3 a 7 dias.

A patogenia corresponde ao quão grave podem ser os sintomas causados por um micro-organismo. O vírus do Ébola é hemorrágico levando à morte de seu hospedeiro em questão de horas, em virtude da gravidade dos sintomas. O vírus da raiva, uma vez instalado no sistema nervoso central, não possui tratamento e a evolução fisiopatológica tem prognóstico desfavorável, sendo que pouquíssimos casos tiveram sucesso em tratamentos sintomáticos (no Brasil apenas dois casos reportados). Uma *E. coli* enterotóxica pode ter prognóstico favorável, dependendo do estado imunológico do hospedeiro, caso haja uma debilidade muito alta a consequência é a morte. A *Brucella abortus* pode causar orquite em homens e ooforite nas mulheres, levando à infertilidade.

A transmissão de um patógeno pode ser agravada dependendo da via de entrada, pois as barreiras naturais podem diminuir a capacidade de infecção ou aumentar, se forem menos eficazes. É comum que micro-organismos transmitidos pelas vias respiratórias tenham maior gravidade do que os transmitidos por via oral, já que atingem a um grupo maior de pessoas ou animais. Patógenos transmitidos por inoculação direta têm menor incidência de contaminação laboratorial do que aqueles transmitidos por via oral.

A morbidade é a quantidade relativa de indivíduos, animais ou plantas infeccionados frente à população total predisposta ao patógeno.

A mortalidade é a quantidade relativa de pessoas, animais ou plantas que morreram em função de uma determinada doença.

A epidemia é a numerosa incidência de uma doença em uma determinada área. Pode ser uma endemia, quando localizada regionalmente, ou uma pandemia, quando atravessa áreas continentais.

Quanto ao tratamento, este pode ser preventivo, terapêutico e paliativo. Considera-se como tratamento preventivo aquele que possa ser administrado de modo a recuperar a imunidade do indivíduo e do animal, e essa prevenção, por sua vez, pode ser ativa (vacinação). O tratamento terapêutico constitui em utilização de produtos fármaco-químicos ou biofármacos com atividade direta sobre o patógeno, por exemplo, antibióticos, retrovirais, anticorpos monoclonais. O tratamento paliativo é utilizado para reduzir as ações fisiopatológicas do patógeno, sem no entanto, agir sobre ele, por exemplo, administração de anti-inflamatório, anagésico, anticonvulsivo, antitérmico e antieméticos.

Um modo simples de decifrar a classe de risco bem como o nível de contenção do micro-organismo é por meio de uma tabela matricial (Tabela 11.2), na qual o risco (baixo, médio e alto) pode ser aplicado a cada dispositivo de classificação patogência.

Por exemplo, se o micro-organismo apresentar pelo menos quatro itens com risco baixo e tratamento terapêutico, ele pode ser manipulado em laboratório de contenção com nível de biossegurança 2.

De acordo com o documento "Classificação de Risco dos Agentes Biológicos", do Ministério da Saúde, os agentes biológicos são distribuídos em quatro classes de risco:

- Classe de risco 1 (baixo risco individual e para a comunidade): inclui os agentes biológicos conhecidos por não causarem doenças no homem ou nos animais adultos sadios. Exemplo: *Lactobacillus* sp. e *Bacillus subtilis*.
- Classe de risco 2 (moderado risco individual e limitado risco para a comunidade): inclui os agentes biológicos que provocam infecções no homem ou nos animais, cujo potencial de propagação na comunidade e de disseminação no meio ambiente é limitado, e para os quais existem medidas terapêu-

ticas e profiláticas eficazes. Exemplo: *Schistosoma mansoni* e vírus da rubéola.
- Classe de risco 3 (alto risco individual e moderado risco para a comunidade): inclui os agentes biológicos que possuem capacidade de transmissão por via respiratória e que causam patologias humanas ou animais, potencialmente letais, para as quais existem usualmente medidas de tratamento e/ou de prevenção. Representam risco se disseminados na comunidade e no meio ambiente, podendo se propagar de pessoa a pessoa. Exemplo: Bacillus anthracis e Vírus da Imunodeficiência Humana (HIV).
- Classe de risco 4 (alto risco individual e para a comunidade): inclui os agentes biológicos com grande poder de transmissibilidade por via respiratória ou de transmissão desconhecida. Até o momento não há nenhuma medida profilática ou terapêutica eficaz contra infecções ocasionadas por estes. Causam doenças humanas e animais de alta gravidade, com alta capacidade de disseminação na comunidade e no meio ambiente. Essa classe, inclui, principalmente, os vírus. Exemplo: vírus Ebola e vírus Lassa.

Tabela 11.2 Classificação patogênica do vírus da raiva cepa Pasteur (cepa produtora de vacina)

	Baixo	Médio	Alto
Infecção	X		
Patogenia			X
Transmissão	X		
Morbidade	X		
Mortalidade			X
Epidemia	X		
Tratamento*	Preventivo < Terapêutico < Paliativo < Nenhum		

* O tratamento preventivo é melhor que o terapêutico que é melhor do que o paliativo que é melhor do que nenhum.

11.4 NÍVEL DE BIOSSEGURANÇA

Para tornar mais segura e eficaz as atividades laboratoriais os Níveis de Biossegurança (NB) recebem quatro classificações, denominadas: NB-1, NB-2, NB-3 e NB-4. Estes níveis consistem da combinação de práticas e técnicas de laboratório e utilização de equipamentos de proteção, sendo designados em ordem ascendente

de segurança com base no grau de proteção individual e do ambiente de trabalho. Os níveis de biossegurança são aplicáveis aos laboratórios de análises clínicas, de pesquisa, de ensino, de diagnóstico ou de produção, em que o trabalho é realizado com agentes biológicos.

Os agentes biológicos são classificados em classes de risco variando de 1 a 4, de acordo com o potencial

348 • BIOTECNOLOGIA FARMACÊUTICA

de risco que representam. Para cada classe de risco há um nível de biossegurança correspondente que exige a adoção de procedimentos padrão, o uso de equipamentos de contenção e instalações laboratoriais adequadas ao tipo de trabalho a ser desenvolvido, bem como recursos humanos capacitados para a manipulação em contenção dos agentes biológicos.

11.4.1 Nível de biossegurança 1 (NB-1)

O NB-1 representa o nível básico de contenção e compreende a aplicação das Boas Práticas de Laboratório, todavia não há exigência de equipamentos específicos de proteção, pois o trabalho pode ser realizado em bancada. É indicado para o trabalho com agentes biológicos da classe de risco 1, bem caracterizados e que não sejam capazes de causar doenças no homem ou nos animais adultos sadios. Os profissionais que atuam nesse nível devem seguir os requisitos mínimos descritos a seguir, possuir treinamento em biossegurança e ser supervisionados por um profissional de nível superior. Equipamentos ou dispositivos de contenção especiais, como cabines de segurança biológica (CSB) e autoclaves, embora desejáveis, não são obrigatoriamente necessários.

11.4.1.1 PROCEDIMENTOS PADRÃO DE LABORATÓRIO PARA O NB-1

O acesso ao laboratório deve ser restrito aos profissionais envolvidos nas atividades desenvolvidas. Os procedimentos técnicos ou administrativos deverão estar descritos e ser de conhecimento de toda a equipe. As áreas de circulação devem estar desobstruídas e na porta do laboratório deverá ser fixado o símbolo internacional de risco biológico, bem como a identificação e o telefone de contato do profissional responsável.

A lavagem das mãos deverá ser realizada após manipulação de agentes biológicos e antes da saída do laboratório.

A pipetagem deverá ser realizada com dispositivos apropriados, nunca com a boca.

O armazenamento de alimentos no interior do laboratório, não é permitido, exceto quando forem objetos de estudo, bem como não se deve comer, beber, fumar e aplicar cosméticos nas dependências do laboratório.

O uso de cosméticos e adereços como brincos, pulseiras e relógios no laboratório deve ser evitado.

Os materiais e reagentes deverão ser armazenados e estocados em instalações apropriadas no laboratório. A bancada deverá ser descontaminada ao final do trabalho e/ou sempre que houver contaminação com agentes biológicos ou material biológico potencialmente infeccioso.

O manuseio de material perfurocortante deverá ser realizado cuidadosamente.

As agulhas não deverão ser dobradas, quebradas, recapeadas, removidas ou manipuladas antes de serem desprezadas. O descarte deste material deve ser realizado em recipiente específico, resistente à punctura, ruptura e vazamento, sendo devidamente identificado e localizado próximo à área de trabalho. Não é permitido o reaproveitamento dos recipientes de descarte.

As vidrarias quebradas deverão ser removidas por meios mecânicos e descartadas em recipiente específico.

Todos os demais resíduos devem ser descartados segundo as normas vigentes e de acordo com o Plano de Gerenciamento de Resíduos da instituição.

Planos de Contingência e Emergência deverão ser estabelecidos e divulgados a todos os profissionais do laboratório, devendo haver um kit de primeiros socorros à disposição para o caso de eventual acidente.

Adicionalmente, deve ser estabelecido um Programa de Vigilância em Saúde (epidemiológica, sanitária, ambiental e do trabalhador).

A rotina de controle de insetos, artrópodes e roedores deverá ser descrita e mantida, a fim de evitar sua presença no ambiente laboratorial.

11.4.1.1.1 Equipamentos de contenção para o NB-1

Recomenda-se o uso de Equipamentos de Proteção Individual (EPIs) como jaleco, luvas, óculos, máscaras, como meio de proteção do profissional, sendo que os jalecos devem possuir mangas ajustadas nos punhos e não devem, em hipótese alguma, ser utilizados fora das dependências laboratoriais.

Óculos de proteção devem ser utilizados na realização de experimentos que possuam risco de formação de partículas, e por profissionais que façam uso de lentes de contato. Faz-se necessária a utilização de sapatos fechados como proteção, em caso de acidente.

Para o trabalho nesse nível de contenção, não é obrigatório, embora seja desejável, a utilização de cabines de segurança biológica e autoclave.

11.4.1.1.2 Instalações laboratoriais NB-1

As instalações laboratoriais devem ser compatíveis com as regulamentações municipais, estaduais e federais.

Os laboratórios devem possuir portas com controle do acesso apenas às pessoas autorizadas. As portas devem ser mantidas fechadas e possuir visores, exceto quando haja recomendação contrária.

As instalações físicas devem seguir normas de segurança e proteção contra incêndio, de acordo com as regulamentações do Corpo de Bombeiros local.

A edificação deve possuir sistema de proteção contra descargas atmosféricas, os equipamentos eletroeletrônicos devem estar conectados a uma rede elétrica estável e aterrada, e todas as tomadas e disjuntores devem ser identificados.

As tubulações das instalações prediais devem estar em perfeitas condições de funcionamento, conforme normas vigentes. O sistema de abastecimento de água deve possuir reservatório suficiente para as atividades laboratoriais e para a reserva de combate a incêndio, conforme as normas vigentes.

As instalações elétricas dos laboratórios e/ou controle de sistemas de climatização devem ser projetados, executados, testados e mantidos em conformidade com as normas vigentes.

As circulações horizontais e verticais tais como, corredores, elevadores, monta-cargas, escadas e rampas devem estar de acordo com as normas vigentes.

As portas para passagem de equipamentos devem possuir dimensões com largura mínima de 1,10 m, podendo ter duas folhas, uma de 0,80 m e outra de 0,30 m.

O laboratório deve ser projetado de forma a permitir fácil limpeza e descontaminação e possuir lavatório exclusivo para lavagem de mãos. O uso de carpetes, tapetes, cortinas, persianas e similares não é recomendado.

Recomenda-se, quando necessário, o uso de películas protetoras para controle da incidência de raios solares. As janelas que permitem abertura devem ser equipadas com telas, como proteção contra insetos.

Os móveis e as bancadas devem ser capazes de suportar peso, ser impermeáveis e resistentes ao calor, aos solventes orgânicos, álcalis e outros produtos químicos.

As cadeiras e os bancos utilizados no laboratório devem ser recobertos de material não poroso, que possa ser facilmente limpo e descontaminado.

O mobiliário do laboratório deve ser projetado sem detalhes desnecessários, como reentrâncias, saliências, quebras, cantos, frisos e tipos de puxadores que dificultem a limpeza e a manutenção. Este deve atender aos critérios de ergonomia, conforme as normas vigentes.

Deve haver espaço suficiente entre as bancadas, cabines e equipamentos, de modo a permitir acesso fácil para a realização da limpeza.

As janelas e as portas devem ser de materiais e acabamentos que retardem o fogo e facilitem a limpeza e a manutenção.

Não é necessário requisito especial de ventilação, além dos estabelecidos pelas normas vigentes.

A planta do laboratório deve ser projetada de forma a contemplar a existência de chuveiro de emergência e lava-olhos próximos às áreas laboratoriais.

No laboratório deve existir uma área para guardar jalecos e outros EPIs de uso laboratorial, sendo recomendável, que os pertences pessoais sejam guardados em uma área específica, na entrada do laboratório.

É recomendável que exista, no laboratório, uma área com armários e prateleiras para disposição de substâncias e materiais de uso frequente. Ainda, recomenda-se que exista um local ventilado e adjacente ao laboratório, para o armazenamento de grandes quantidades de material de uso.

As saídas de emergência devem estar identificadas e, preferencialmente, localizadas nas áreas de circulação pública e na direção oposta às portas de acesso, com saída direta para a área externa da edificação. As portas de saída de emergência devem ser dotadas de barra antipânico que permita a fácil abertura.

Os cilindros de gás devem ser mantidos na posição vertical e possuir dispositivos de segurança de forma a evitar quedas ou tombamentos. Recomenda-se que os cilindros pressurizados, de quaisquer dimensões, para alimentação das redes do laboratório sejam armazenados em local específico, externo, coberto e ventilado.

A edificação laboratorial deve possuir um abrigo isolado, identificado, para armazenamento temporário dos resíduos, separados por tipo, com local para higienização de contêineres, provido de ponto de água, no pavimento térreo ou em área externa a edificação, com saída para o exterior, de fácil acesso aos veículos de coleta. Esta área deve ser coberta, ventilada, com piso, paredes e tetos revestidos de materiais lisos, impermeáveis e resistentes a substâncias químicas, conforme as normas vigentes, e o acesso deve ser restrito ao pessoal autorizado.

Caso o sistema público não disponha de tratamento de efluente sanitário, deve ser previsto o tratamento primário e secundário, tal como, tanque séptico e filtro biológico, a fim de evitar a contaminação da rede pública.

11.4.2 Nível de biossegurança 2 (NB-2)

Esse nível de biossegurança é exigido para o trabalho com agentes biológicos da classe de risco 2, que confere risco moderado aos profissionais e ao ambiente. Os profissionais que atuam em NB-2 deverão possuir treinamento adequado ao trabalho com agentes biológicos em contenção e ser monitorados por outro profissional com conhecida competência no manuseio de agentes e materiais biológicos potencialmente patogênicos. Todo trabalho que possa formar partículas de agentes biológicos deverá ser realizado em cabine de segurança biológica.

11.4.2.1 PROCEDIMENTOS PADRÃO DE LABORATÓRIO PARA O NB-2

Os procedimentos padrão exigidos são os mesmos descritos para o NB-1.

11.4.2.1.1 Práticas adicionais para o NB-2

É recomendável que os profissionais sejam submetidos à avaliação médica e recebam imunizações apropriadas aos agentes manuseados ou potencialmente presentes no laboratório, além de, quando necessário, proceda-se ao armazenamento de amostra de soro dos membros da equipe.

Profissionais imunocomprometidos ou imunodeprimidos não devem permanecer no laboratório.

Recomenda-se a elaboração e adoção de um Manual de Biossegurança para o laboratório. Este deve fazer referência, em especial, aos agentes de risco mais frequentes no ambiente de trabalho, e deve ser disponibilizado a todos os profissionais.

Cabe ao profissional responsável pelo laboratório assegurar que toda a equipe tenha domínio dos procedimentos e práticas padrões antes de iniciar suas atividades com agentes biológicos de classe de risco 2. A equipe deverá

receber treinamento anual sobre os potenciais riscos associados ao trabalho.

Os equipamentos deverão ser regularmente descontaminados, bem como após a ocorrência de contato ou potencial contaminação com agentes e materiais biológicos potencialmente patogênicos. Os acidentes que possam resultar na exposição a agentes biológicos devem ser imediatamente avaliados e tratados de acordo com o Manual de Biossegurança e comunicados ao profissional responsável pelo laboratório.

As portas do laboratório devem permanecer fechadas, enquanto os procedimentos estiverem sendo realizados, e trancadas ao final das atividades.

O símbolo internacional indicando risco biológico deve ser afixado nas portas dos locais em que há manipulação dos agentes biológicos pertencentes à classe de risco 2, identificando qual(is) o(s) agente(s) manipulado(s), o nível de biossegurança (NB), as imunizações necessárias, os tipos de EPIs utilizados no laboratório e o nome do profissional responsável com endereço completo, telefone de contato e as diversas possibilidades para a sua localização.

Os EPIs devem ser retirados, antes de sair do ambiente de trabalho, depositados em recipiente exclusivo para esse fim e descontaminados antes de serem reutilizados ou descartados.

Não se deve tocar superfícies limpas, tais como teclados, telefones e maçanetas usando luvas de procedimentos.

Todos os procedimentos devem ser realizados cuidadosamente a fim de minimizar a criação de aerossóis ou gotículas. Precauções especiais devem ser tomadas em relação aos objetos perfurocortantes, incluindo seringas e agulhas, lâminas, pipetas, tubos capilares e bisturis. Agulhas e seringas hipodérmicas ou outros instrumentos perfurocortantes devem ficar restritos ao laboratório e usados somente quando indicados.

Devem ser usadas seringas com agulha fixa ou agulha e seringa em uma unidade única descartável usada para injeção ou aspiração de materiais biológicos patogênicos ou, quando necessário, seringas que possuam um envoltório para a agulha, ou sistemas sem agulha e outros dispositivos de segurança.

Assegurar um sistema de manutenção, calibração e de certificação dos equipamentos de contenção. A cada seis meses as CSBs e os demais equipamentos essenciais de segurança devem ser testados, calibrados e certificados. Deve ser mantido registro da utilização do sistema de luz ultravioleta das CSBs com contagem do tempo de uso.

Os filtros HEPA (High Efficiency Particulated Air) da área de biocontenção devem ser testados e certificados de acordo com a especificação do fabricante ou, no mínimo, uma vez por ano.

Acidentes ou incidentes que resultem em exposição a agentes biológicos ou materiais biológicos potencialmente patogênicos devem ser imediatamente notificados ao profissional responsável, e os profissionais envolvidos devem ser encaminhados para avaliação médica, vigilância e tratamento, sendo mantido registro por escrito desses episódios e das providências adotadas.

Todos os materiais e resíduos devem ser descontaminados, preferencialmente esterilizados, antes de serem reutilizados ou descartados.

11.4.2.1.2 Equipamentos de contenção para o NB-2

Para este nível de biossegurança, a equipe deve utilizar EPIs adequados, conforme descrito no NB-1.

O uso de luvas de látex descartáveis deve ser restrito ao laboratório e não deverão ser lavadas ou reutilizadas.

A utilização de CSB, de Classe I ou Classe II, além de EPIs, como máscaras, jalecos e luvas, deverão ser usados sempre que sejam realizadas manipulações de agentes biológicos patogênicos, incluindo cultura de tecidos infectados ou ovos embrionados, procedimentos que envolvam potencial formação de aerossóis como pipetagem, centrifugação, agitação, sonicação, abertura de recipientes que contenham materiais infecciosos, inoculação intranasal de animais e coleta de tecidos infectados de animais ou ovos.

Uma autoclave deve estar disponível, em local associado ao laboratório, dentro da edificação, de modo a permitir a descontaminação de todos os materiais utilizados e resíduos gerados, previamente à sua reutilização ou descarte.

11.4.2.1.3 Instalações laboratoriais NB-2

As instalações laboratoriais NB-2 devem atender aos critérios estabelecidos para o NB-1, acrescidos dos itens a seguir. Quando os critérios para o NB-2 forem incompatíveis com os itens estabelecidos para o NB-1, prevalecerá a exigência para o NB-2, ou seja, a solução de maior contenção.

O laboratório NB2 deverá estar localizado em área afastada de circulação do público.

Deverá ser instalado um sistema de portas com trancas, pois o acesso ao laboratório deverá ser restrito aos profissionais e técnicos capacitados ao trabalho em contenção.

Recomenda-se a instalação de lavatórios com acionamento automático ou acionados com cotovelo ou pé.

As cabines de segurança biológica devem ser instaladas de forma que as flutuações de ar da sala não interfiram em seu funcionamento, devendo permanecer distante de portas, janelas e áreas movimentadas.

O ar de exaustão das CSBs, Classe II, filtrado por meio de filtros HEPA, e das capelas químicas devem ser lançados acima da edificação laboratorial e das edificações vizinhas, longe de prédios habitados e de correntes de ar do sistema de climatização. O ar de exaustão das CSBs pode recircular no interior do laboratório se a cabine for testada e certificada anualmente.

Os filtros HEPA ou equivalente devem ser regularmente trocados. As cadeiras também devem ser de material impermeável e de fácil limpeza. Não são recomendadas janelas que se abrem para o exterior, mas, caso haja, estas deverão possuir telas de proteção.

Pelo menos uma estação de lavagem de olhos deve estar disponível no laboratório.

Deve ser adotado um método para descontaminação do lixo laboratorial para toda a instalação, como, por exemplo: autoclave, incineração ou descontaminação química.

No planejamento de novas instalações devem ser considerados sistemas de ventilação que proporcionem um fluxo direcional de ar sem que haja uma recirculação para outras áreas internas da edificação.

A área de escritório deve ser localizada fora da área laboratorial.

11.4.3 Nível de biossegurança 3 (NB-3)

O nível de biossegurança 3 é aplicável aos laboratórios em que o trabalho é realizado com agentes que podem causar doenças em humanos ou animais, potencialmente letais, por meio da inalação de agentes biológicos classificados como de classe de risco 3.

Além das práticas de segurança biológica adotadas nos níveis de biossegurança 1 e 2, um laboratório NB-3 requer equipamentos de segurança e instalações laboratoriais mais eficazes na contenção do que os presentes nestes níveis.

Os profissionais desses laboratórios devem receber treinamento específico para o manejo dos agentes e

352 • BIOTECNOLOGIA FARMACÊUTICA

materiais biológicos patogênicos, devendo ser supervisionado pelo profissional responsável.

Todos os procedimentos que envolverem a manipulação de agentes biológicos devem ser conduzidos dentro de CSBs ou outro dispositivo de contenção física. Os laboratórios pertencentes a esse nível de biossegurança devem ser registrados com as autoridades sanitárias nacionais.

11.4.3.1 PROCEDIMENTOS PADRÃO DE LABORATÓRIO PARA O NB-3

O nível de contenção NB-3 exige a aplicação e o rigor das práticas microbiológicas e de segurança estabelecidas para o NB-2, além de exigir o uso obrigatório de CSB Classe II ou III.

Todos os procedimentos, técnicos ou administrativos, devem estar descritos, ser de fácil acesso e do conhecimento dos técnicos envolvidos em sua execução.

11.4.3.1.1 Práticas adicionais para o NB-3

Além das práticas estabelecidas para o NB-2, devem ser seguidas as práticas adicionais descritas a seguir.

Todos os profissionais que entrarem no laboratório deverão estar cientes do potencial de risco nesses ambientes. Somente os profissionais necessários para a execução das atividades ou os profissionais de apoio devem ser admitidos no local. No entanto, as atividades em laboratórios NB-3 devem ser executadas por, no mínimo, dois profissionais. Os profissionais que apresentarem risco maior de contraírem infecções não são permitidos dentro do laboratório.

As equipes do laboratório e de apoio devem receber treinamento em biossegurança sobre os riscos potenciais associados aos trabalhos desenvolvidos, os cuidados necessários para evitar ou minimizar a exposição ao agente de risco e sobre os procedimentos a serem realizados em caso de exposição. Os profissionais do laboratório deverão frequentar cursos periódicos de atualização em biossegurança e receber orientação quanto às alterações do marco regulatório.

O laboratório deve adotar um Manual de Biossegurança específico para esse nível de contenção, elaborado pelo profissional responsável e que contemple os procedimentos operacionais padrões. Esse manual deve permanecer disponível e acessível a todos os profissionais no local de trabalho.

Não é permitido o uso de EPIs fora do laboratório. Esses equipamentos deverão ser descontaminados antes de serem reutilizados ou descartados.

Os profissionais do laboratório devem ser submetidos à avaliação médica periódica e receber imunizações apropriadas aos agentes manuseados ou potencialmente presentes no laboratório. Deve ser realizada a coleta de amostras sorológicas de toda a equipe, especialmente dos profissionais diretamente expostos ao risco, bem como seu armazenamento para futura referência. Amostras adicionais poderão ser coletadas periodicamente, dependendo dos agentes e materiais biológicos manipulados ou do funcionamento do laboratório.

Todas as manipulações que envolvam agentes e materiais biológicos devem ser conduzidas no interior de CSBs ou de outros dispositivos de contenção física dentro de um módulo de contenção.

Todos os resíduos devem ser obrigatoriamente esterilizados antes de serem descartados e/ou removidos do laboratório. Todos os materiais utilizados no laboratório devem ser descontaminados, antes de serem reutilizados.

Os filtros HEPA e pré-filtros das CSBs e dos sistemas de ar retirados devem ser acondicionados em recipientes hermeticamente fechados para serem descontaminados por esterilização.

Acidentes ou incidentes que resultem em exposições a agentes e materiais biológicos patogênicos deverão ser imediatamente relatados ao profissional responsável e deverão ser tomadas as medidas de mitigação e remedição necessárias, bem como avaliação médica, vigilância e tratamento dos profissionais envolvidos, sendo mantido registro, por escrito, desses episódios e das providências adotadas.

O profissional responsável deve garantir que o projeto da instalação e todos os procedimentos operacionais do NB-3 estejam documentados; que os parâmetros operacionais e as instalações tenham sido verificados e estejam funcionando adequadamente antes que as atividades laboratoriais sejam iniciadas; que as instalações sejam inspecionadas, no mínimo, uma vez por ano e os equipamentos verificados, inclusive os sistemas de segurança, quanto ao seu funcionamento, calibração e eficiência, de acordo com as especificações do fabricante ou com as BPLs.

11.4.3.1.2 Equipamentos de contenção para o NB-3

Todos os procedimentos envolvendo a manipulação de material infeccioso, culturas, material clínico ou ambiental de agentes classificados como classe de risco 3, deve ser conduzido dentro de Cabines de Segurança Biológica Classe II, B2 ou III. Além disso, deve-se estabelecer a combinação apropriada de EPIs e dispositivos de contenção física.

Recomenda-se a instalação de autoclave, de preferência de porta dupla e de fluxo único, estando a abertura no interior do laboratório NB-3 e a saída na área de apoio das instalações de contenção.

É obrigatório o uso de roupas de proteção apropriadas, bem como o uso de máscaras, gorros, luvas, propés ou sapatilhas. Os profissionais que fazem uso de lentes de contato deverão também utilizar óculos de proteção ou protetores faciais. O trabalho em salas contendo animais infectados deve ser realizado com a utilização de equipamentos de proteção respiratória e para os olhos.

Quanto ao uso de luvas, estas devem ser trocadas quando necessário ou quando sua integridade estiver comprometida. Pode-se fazer uso de dois pares para evitar o contato com os agentes manipulados nos casos de ruptura.

Quando o trabalho com agentes biológicos de risco estiver finalizado e antes de sair do laboratório, as luvas devem ser removidas e desprezadas juntamente com o lixo laboratorial contaminado, sem que haja a necessidade de lavá-las. Após qualquer procedimento em um laboratório NB-3, os protocolos de lavagem de mãos devem ser rigorosamente seguidos.

11.4.3.1.3 Instalações laboratoriais NB-3

As instalações laboratoriais NB-3 devem atender aos critérios estabelecidos para o NB-2, acrescidos dos critérios que seguem. Quando os critérios para o NB-3 forem incompatíveis com os itens estabelecidos para o NB-2, prevalecerá a exigência para o NB-3, ou seja, a solução de maior contenção.

O acesso ao laboratório é restrito e a entrada é realizada por duas portas automáticas. A entrada e a saída dos profissionais deve ser feita por meio de câmara pressurizada ou vestiário de barreira adjacente à área de contenção do laboratório, com pressão diferenciada, para colocação e/ou retirada de EPIs, dotados de sistema de bloqueio de porta dupla, providos de dispositivos de fechamento automático e de intertravamento.

As portas do laboratório devem ser de fechamento automático e possuir travas, de acordo com a política institucional. Uma antessala para a troca de vestuário deve ser incluída entre as duas portas automáticas. São recomendados visores nas paredes divisórias e nas portas entre as salas e áreas de circulação. As janelas e visores devem ter vidro de segurança e ser devidamente vedadas. A entrada de materiais de consumo, amostras biológicas (humanas e animais) deve ser feita por intermédio de câmara pressurizada ou por outro sistema de barreira equivalente.

A saída de emergência do laboratório deve ser localizada de acordo com as normas vigentes.

Deve haver, pelo menos, um lavatório para lavagem das mãos, com acionamento automático próximo à porta de saída de cada laboratório.

Uma autoclave deve ser instalada na área de apoio da área de contenção para esterilizar o material de consumo a ser usado nas atividades laboratoriais. As CSBs da Classe III devem estar conectadas diretamente ao sistema de exaustão, de maneira que se evite qualquer interferência no equilíbrio do ar delas próprias ou do edifício. Se elas estiverem conectadas ao sistema de insuflação do ar, isso deverá ser feito de tal maneira que previna uma pressurização positiva das cabines.

Devem ser instaladas coifas sobre equipamentos que realizam procedimentos que possam produzir aerossóis. Essas coifas devem estar interligadas ao sistema de tratamento de ar com filtragem absoluta.

As áreas de contenção devem estar conectadas às áreas de suporte do laboratório e de apoio técnico, por meio de um sistema de comunicação.

Equipamentos, como chuveiro, lava-olhos de emergência e lavatório com dispositivos de acionamento por controles automáticos devem estar presentes nas áreas em contenção e adjacentes à área do laboratório. O laboratório deve ter um sistema de ar independente, com ventilação unidirecional, garantindo que o fluxo de ar seja sempre direcionado das áreas de menor risco potencial para as áreas de maior risco de contaminação.

O ar de exaustão não deve recircular para qualquer outra área da edificação, devendo ser filtrado por meio de filtro HEPA, antes de ser eliminado para a parte exterior do laboratório, longe de áreas ocupadas e de entradas de ar.

Os filtros HEPA devem ser instalados no ponto de descarga do sistema de exaustão. O fluxo de ar no laboratório deve ser constantemente monitorado. Recomenda-se que um monitor visual seja instalado para indicar e confirmar a entrada direcionada do ar para o laboratório. Deve-se considerar a instalação de um sistema de automação para monitoramento do sistema de ar.

Recomenda-se que o mobiliário seja modular e flexível, facilitando sua mobilidade.

O piso deve ser revestido de materiais contínuos e impermeáveis. Todas as esquadrias devem ser de material de fácil limpeza e manutenção.

As tubulações devem estar preferencialmente nos espaços de fácil acesso à equipe de manutenção. Quando as tubulações das instalações prediais atravessarem pisos, paredes ou teto da área de contenção, os orifícios de entrada e saída devem ser vedados com materiais que garantam o isolamento.

Os registros devem estar localizados fora da área de contenção do laboratório para interrupção do fluxo de água pela equipe de manutenção, quando necessário.

Deve haver sifões nas cubas e lavatórios e não devem ser utilizados ralos nas áreas laboratoriais.

As linhas de suprimento de gases comprimidos e as linhas de vácuo devem ser dotadas de filtros de alta eficiência ou de sistema equivalente, para proteção de inversão do fluxo (dispositivo antirrefluxo). Uma alternativa no caso das linhas de vácuo é o uso de bombas de vácuo portáteis, não conectadas ao exterior da instalação e também dotadas de filtro de alta eficiência. Os disjuntores e quadros de comando devem estar localizados fora da área de contenção do laboratório.

Todos os circuitos de alimentação de energia elétrica devem ser independentes das demais áreas da edificação.

O perímetro de contenção do laboratório deve ser dotado de sistema que permita sua vedação para procedimentos de descontaminação dos ambientes.

Os laboratórios NB-3 devem possuir sistema de emergência constituído de grupo motor-gerador e chave automática de transferência, para alimentar os circuitos da iluminação de emergência, dos alarmes de incêndio e de segurança predial, dos equipamentos essenciais, tais como, CSBs, freezers, refrigeradores e incubadoras, e do ar-condicionado de ambientes que necessitam de temperatura e fluxo unidirecional constante do ar.

11.4.4 Nível de biossegurança 4 (NB-4)

O nível de biossegurança 4 é indicado para o trabalho laboratorial com agentes biológicos com elevado poder de transmissibilidade e exóticos, que possuem alto risco individual de infecção por via respiratória ou de transmissão desconhecida, para os quais não há medidas profiláticas ou terapêuticas eficazes.

Os agentes biológicos que possuem uma relação antigênica próxima ou idêntica aos dos agentes da classe de risco 4 também devem ser manuseados nesse NB, até que se consigam dados suficientes para confirmação sobre o trabalho, deve ser realizado nesse nível de contenção ou em um nível inferior.

Existem dois modelos de laboratório de contenção NB-4:

a) laboratórios em que toda manipulação dos agentes biológicos é realizada em cabine de contenção biológica de Classe III;

b) laboratórios em que toda manipulação dos agentes biológicos é realizada pelos profissionais usando roupas de proteção individual com pressão positiva ventilada com sistema de proteção à vida.

Os laboratórios de contenção máxima só podem funcionar quando autorizados pelas autoridades nacionais competentes, e devem ser inspecionados pelas autoridades sanitárias.

11.4.4.1 PROCEDIMENTOS PADRÃO DE LABORATÓRIO PARA O NB-4

Esse nível de contenção exige a intensificação dos programas de utilização das práticas microbiológicas e de segurança estabelecidas para o NB-3, além da existência obrigatória de dispositivos de segurança específicos e do uso, igualmente obrigatório, de CSB Classe II B2, associados à utilização de roupas de proteção com pressão positiva, ventiladas por sistema de suporte à vida ou de CSB Classe III.

O acesso ao laboratório NB-4 deve ser controlado e restrito aos técnicos e profissionais diretamente envolvidos nas atividades, com sistema eficiente de registro de entrada e saída de pessoal. Os laboratórios NB-4 possuem estrutura e arquitetura diferenciada para evitar que os agentes biológicos manipulados possam ser disseminados no ambiente.

A aplicação de todos os procedimentos necessários para a operação segura do laboratório é responsabilidade de toda a equipe, incluindo os profissionais de apoio e manutenção.

11.4.4.1.1 Práticas adicionais para o NB-4

Além das práticas estabelecidas para o NB-3, devem ser adotadas práticas adicionais, tais como as apresentadas a seguir.

Os profissionais deverão ser alertados e estar cientes dos potenciais riscos, além de conhecer as entradas e saídas específicas de emergência do laboratório.

Somente os profissionais necessários para a realização dos procedimentos de trabalho possuem permissão para entrar.

As portas de entrada e saída devem permanecer trancadas. Devem ser adotadas medidas de segurança apropriadas, como controle de acesso por meio de livros ponto que registrem a data e o horário de todas as pessoas que entram e saem do laboratório.

A entrada e a saída do laboratório devem ser precedidas de banho e troca de vestimenta, exceto nos casos de emergência.

Os profissionais do laboratório devem gozar de pleno estado de saúde; possuir treinamento específico, direcionado para a manipulação de agentes patogênicos extremamente perigosos; ser capazes de compreender, executar e operar as funções de contenção primária e secundária; executar as práticas padrões específicas e gerais de segurança; utilizar adequadamente os equipamentos de proteção e conhecer as características das instalações laboratoriais.

A avaliação médica de todos os profissionais, incluindo imunizações para agentes biológicos, que são manipulados ou potencialmente presentes no laboratório, devem ser realizadas periodicamente, e sempre que houver vacinas disponíveis. Deverá ser criado um sistema de registro de incidentes e acidentes decorrente das atividades laboratoriais.

A coleção e o armazenamento de amostras de soro deverão seguir políticas e procedimentos estabelecidos previamente pelo laboratório. O Manual de Biossegurança do laboratório deverá ser preparado e disponibilizado a toda equipe.

O supervisor do laboratório deve ser responsável por: (1) demonstrar conhecimento nas técnicas e práticas microbiológicas especiais e técnicas para o trabalho com agentes biológicos de Classe de Risco 4; (2) receber atualizações anuais ou treinamento adicional quando ocorrerem mudanças de procedimentos e de políticas; e (3) receber treinamento apropriado nas práticas e procedimentos específicos para a unidade laboratorial.

Nenhum material deverá ser removido do laboratório de contenção máxima (NB-4), a menos que tenha sido esterilizado, exceto os materiais biológicos que necessariamente tenham de ser retirados na forma viável.

Nesse caso, o agente biológico viável a ser removido da CSB Classe III ou do laboratório deve ser acondicionado em recipiente de contenção primária inquebrável e selado. Este, por sua vez, deve ser acondicionado dentro de um segundo recipiente também inquebrável e selado, que deverá passar por um tanque de imersão contendo desinfetante, por uma câmara de fumigação ou por um sistema de barreira de ar planejado com esse propósito.

Além disso, deve haver um sistema eficiente de registro de entrada e saída desses agentes contendo todos os dados necessários para sua identificação e rastreamento.

Somente os profissionais envolvidos nas atividades laboratoriais a serem realizadas e a equipe de apoio cujas presenças forem solicitadas nos ambientes do laboratório, devem possuir permissão para entrar no local.

O controle de acesso ao laboratório deve ser supervisionado pelo profissional responsável. Antes de entrar no laboratório, os profissionais deverão estar cientes do risco potencial e deverão ser instruídos sobre as medidas apropriadas de segurança.

Outra atribuição do profissional responsável é assegurar que, antes de iniciar o trabalho, toda a equipe apresente alta competência em relação às práticas e técnicas microbiológicas, em práticas e operações especiais, específicas do laboratório, conhecimento das precauções necessárias para a avaliação de exposições e dos procedimentos de prevenção à exposição.

Os profissionais autorizados devem cumprir com rigor as instruções e os procedimentos para a entrada e saída do laboratório. Deve haver um registro de entrada e saída, com data, horário e assinaturas.

Além das amostras sorológicas colhidas rotineiramente, amostras adicionais devem ser coletadas periodicamente, dependendo dos agentes biológicos manipulados ou das atividades do laboratório. Ao estabelecer um programa de vigilância sorológica deve-se considerar a disponibilidade dos métodos para a avaliação de anticorpos do(s) agente(s) biológico(s) em questão.

Deve existir uma área de observação, isolamento e para os primeiros cuidados médicos para atender os suspeitos de contaminação em caso de acidentes no laboratório. Relatos por escrito devem ser elaborados e registrados. O laboratório deve ter um Plano de Contingência e de Emergência que apresente descrição clara dos procedimentos necessários em tais situações.

Previamente à realização de trabalhos em contenção utilizando-se CSB da Classe III, os profissionais devem trocar suas roupas na entrada do laboratório, nos vestiários internos, também em contenção, adjacentes ao laboratório, por roupa protetora completa e descartável. Antes de sair do laboratório para a área de banho, devem retirar as roupas usadas no laboratório e depositá-las em recipiente exclusivo para esse fim, e encaminhá-las para a esterilização antes de serem descartadas.

Na entrada do laboratório de contenção máxima, que utiliza roupas protetoras com pressão positiva, os profissionais devem retirar suas roupas nos vestiários internos, também em contenção, adjacentes ao laboratório e vestir os macacões. Na saída, os profissionais, ainda vestindo o macacão de pressão positiva com sistema de suporte à vida, devem passar por um banho de descontaminação química.

A entrada e a saída de pessoal por antecâmara pressurizada somente deve ocorrer em situações de emergência. Não são permitidos no laboratório materiais não relacionados ao ensaio que estiver sendo realizado no momento.

Os filtros HEPA e os pré-filtros das CSBs e dos sistemas de ar devem ser removidos e acondicionados em recipientes hermeticamente fechados para descontaminação e destruição em conformidade para esse tipo de material.

Todos os materiais provenientes da área de biocontenção devem ser esterilizados, e todos os resíduos, após a esterilização, devem receber o tratamento previsto nas normas vigentes.

11.4.4.1.2 Equipamentos de contenção para o NB-4

Existem dois modelos de laboratório de contenção máxima para manipulações de materiais biológicos da classe de risco 4: (1) manipulações conduzidas em CSB de Classe III; e (2) manipulações conduzidas em CSB de Classe II, B2, nesse caso, usado em associação à roupa de proteção pessoal, peça única ventilada, de pressão positiva, possuindo um sistema de suporte à vida, protegido por filtros HEPA.

O sistema de suporte à vida deve incluir compressores de respiração de ar, alarmes e tanques de ar de reforço de emergência.

11.4.4.1.3 Instalações laboratoriais NB-4

As instalações laboratoriais NB-4 devem atender aos critérios estabelecidos para o NB-3, acrescidos dos critérios que seguem. Quando os critérios para o NB-4 forem incompatíveis com itens estabelecidos para o NB-3, prevalecerá a exigência para o NB-4, ou seja, a solução de maior contenção.

O laboratório NB-4 deve ser uma edificação construída separadamente de outras edificações ou estar localizada em uma área completamente isolada, possuindo caracte-

rísticas específicas quanto ao projeto e aos sistemas de engenharia para prevenção da disseminação de agentes no meio ambiente.

A construção do laboratório de contenção máxima pode se basear em um dos tipos de laboratório ou em uma combinação dos dois tipos. Se for utilizada a combinação, a construção deve atender a todos os requisitos de cada tipo.

O acesso dos profissionais deve ser controlado por sistemas de identificação acionados por leitor de íris, leitor de digitais, cartão magnético ou, ainda, outro tipo de sistema de segurança rigoroso.

A entrada e a saída dos profissionais deve ser feita por meio de vestiários de barreira, com diferencial de pressão entre os ambientes, dotados de sistema de bloqueio de porta dupla, providos de dispositivos de fechamento automático e de intertravamento.

A entrada de materiais de consumo e amostras biológicas deve ocorrer por meio de câmara pressurizada (*passthrough*). A saída de resíduos deve ocorrer após a descontaminação por autoclavagem. Diariamente, antes que o trabalho se inicie, devem ser feitas inspeções de todos os sistemas de contenção e de suporte à vida, a fim de assegurar o funcionamento de acordo com os parâmetros de operação.

Devem existir visores adequados localizados nas paredes divisórias e portas, entre a área de contenção e as áreas de suporte do laboratório. As portas devem permitir vedação total com sistema de acionamento de abertura automático e com acionamento interno de emergência após identificação.

As paredes, pisos e teto das áreas de contenção devem ser construídos de maneira que formem uma concha interna selada, e que permita os procedimentos de fumigação.

Todas as áreas de contenção deverão ter um sistema de tratamento de ar, sem recirculação, que assegure o fluxo do ar das áreas de menor risco para as áreas de maior risco potencial, mantendo uma pressão diferencial. Esse sistema deverá ser monitorado e deverá existir um alarme para acusar qualquer irregularidade no funcionamento do sistema de tratamento de ar. Todo o ar de exaustão deverá passar por dois filtros HEPA, em série, antes de ser lançado acima da edificação, longe de outros edifícios e de correntes de ar.

Todos os filtros HEPA deverão ser testados e certificados conforme indicação do fabricante. O abrigo para os filtros HEPA deverá ser projetado de maneira que permita procedimentos locais de descontaminação ou substituição.

Os sistemas de emergência devem ser testados periodicamente, de acordo com a especificação do fabricante e, excepcionalmente, após a realização de uma análise completa dos riscos, poderá ser adotada uma frequência diferente da especificada.

As linhas de suprimento de gases comprimidos devem ser dotadas de filtros ou de sistema equivalente para proteção de inversão do fluxo (dispositivo antirrefluxo).

O laboratório deve possuir um sistema de comunicação, de circuito interno de imagem e/ou outro dispositivo de comunicação de emergência entre as áreas de contenção e as áreas de suporte do laboratório e de apoio técnico da edificação.

O laboratório deve possuir sistema de abastecimento de energia elétrica de emergência, ligado aos sistemas de suporte à vida, para também alimentar os circuitos da iluminação, os alarmes, os controles de entrada e saída, os sistemas de comunicação, as CSBs e os outros equipamentos.

Todos os laboratórios devem possuir autoclaves de duas portas para a descontaminação dos resíduos. Os espaços entre as paredes de contenção e as portas das autoclaves deverão ser vedados com material adequado.

Deve haver um sistema próprio de tratamento e eliminação de resíduos localizados em área contígua ao laboratório, obedecendo às normas vigentes.

Todos os efluentes líquidos, tais como a água do chuveiro, da condensação da autoclave (conduzida através de um sistema fechado) e de outros pontos da instalação devem estar conectados diretamente a um sistema de tratamento térmico (caldeira), biologicamente monitorado, para serem esterilizados antes de descartados no sistema de esgoto sanitário.

11.4.4.1.4 Laboratório NB-4 com CSB de Classe III

O sistema de vácuo deve possuir um sistema de filtração em série, por meio de filtros HEPA, em cada ponto em que será utilizado ou próximo da válvula de serviço. Outras linhas utilitárias devem ser providas de dispositivos antirrefluxo.

O ar de exaustão das CSBs Classe III deve ser tratado por sistema de dupla filtragem por filtros HEPA em série.

A autoclave de porta dupla deve ser acoplada a CSB Classe III para a descontaminação de materiais e de resíduos.

No laboratório NB-4 com o uso de CSB de Classe II, B2 associado à utilização de roupas de proteção individual com pressão positiva, ventiladas por sistema de suporte à vida, as circulações só podem ser desenvolvidas no mesmo pavimento, entre as áreas de contenção e de suporte do laboratório, com dimensões que permitam a passagem dos técnicos com macacões ventilados, minimizando o risco de acidentes.

As bancadas devem possuir superfícies monolíticas, fixas, seladas, sem reentrâncias e saliências, impermeáveis e resistentes ao calor moderado e aos solventes orgânicos, ácidos, álcalis e solventes químicos utilizados na descontaminação das superfícies de trabalho e dos equipamentos.

O mobiliário deve minimizar a necessidade de manutenção, e ser resistente aos gases, substâncias químicas e calor moderado.

O sistema de insuflamento de ar pode estar equipado com filtro absoluto, de alta eficiência tipo HEPA, independente das outras instalações contíguas, caso a atividade a ser desenvolvida assim o exija.

Os dutos de exaustão devem ser equipados com, pelo menos, dois filtros HEPA, montados em série antes de serem direcionados para fora do laboratório. A exaustão das CSBs deve ser feita por meio de um sistema de dupla filtragem por filtros HEPA.

A autoclave de porta dupla, com controle automático, deve ser instalada na área de contenção para descontaminação de quaisquer materiais utilizados.

11.5 ACIDENTES DE LABORATÓRIO

Podemos considerar que apenas 20% dos acidentes em laboratórios têm causa conhecida, pois geralmente estão associados com manipulação de agentes perfuro-cortantes além da manipulação com micro-organismos. Os outros 80% têm causas desconhecidas e podem apresentar os sintomas: dias, semanas ou, até mesmo, anos depois da manipulação (por exemplo, oncovírus), pois, muitas vezes a quebra da barreira de proteção, seja pela falta de uso de equipamento de proteção individual, seja pela perda de contenção do laboratório, pode levar ao contato ou ao escape de aerossóis contendo agentes patogênicos e, nesses casos, as contaminações são imperceptíveis.

As maiores causas de acidentes em ordem de acontecimento são:

a) manipulação de lâminas e lamínulas;
b) inoculação de animais;

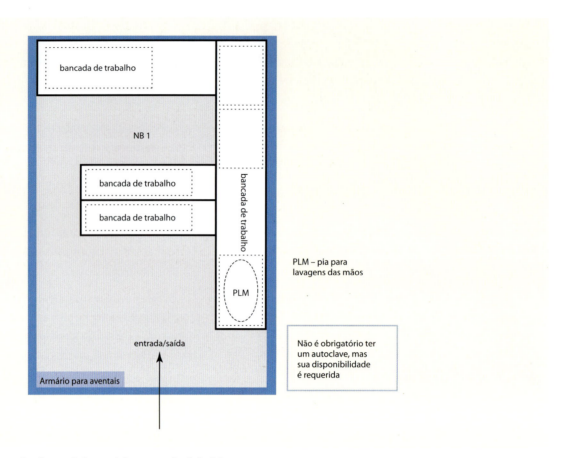

Figura 11.2 Configuração de um laboratório com nível de biossegurança 1.

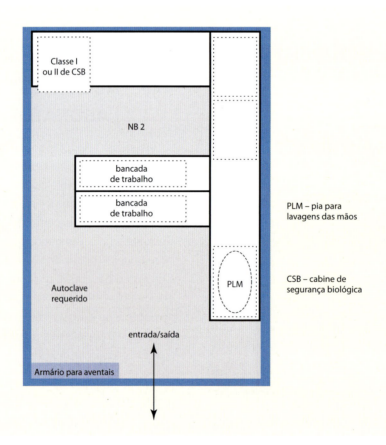

Figura 11.3 Configuração de um Laboratório de nível de biossegurança 2.

BIOSSEGURANÇA APLICADA AO PROCESSO BIOTECNOLÓGICO FARMACÊUTICO • 359

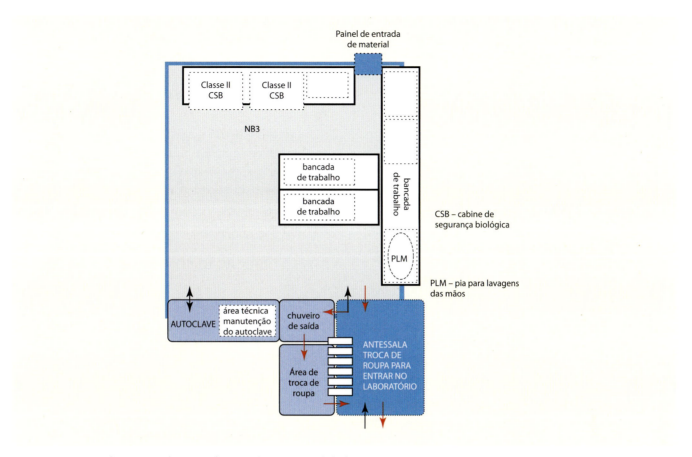

Figura 11.4 Configuração de um Laboratório com nível de biossegurança 3.

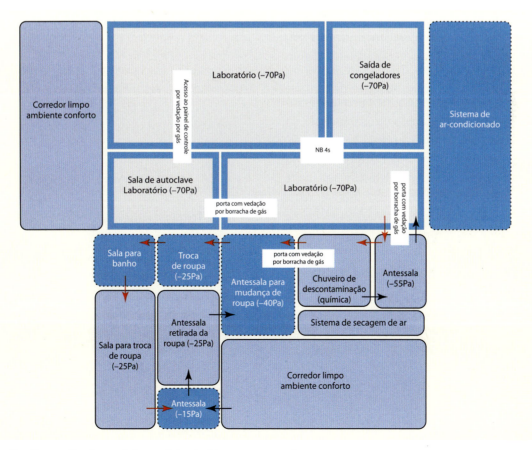

Figura 11.5 Configuração de um laboratório de biossegurança 4.

360 • BIOTECNOLOGIA FARMACÊUTICA

c)   necrópsias (animais ou humanos);

d)   falta de manutenção em cabines de segurança biológica;

e)   derramamento dentro de centrífugas (mal funcionamento ou quebra do frasco;

f)   derramamento de fluidos biológicos;

g)   manipulação de seringas;

h)   liofilização (saída de ar da bomba de vácuo);

i)   placas de petri;

j)   pipetas;

k)   manipulação de meios contaminados;

l)   filtros das salas de limpas.

11.5.1 Os maiores acidentes

Vírus de Marburg: este vírus foi documentado pela primeira vez em 1967, quando 37 pessoas adoeceram nas cidades alemãs de Marburg e Frankfurt am Main e na cidade sérvia de Belgrado, aparentemente por causa de macacos *Cercopithecus aethiops* infectados, que tinham sido importados de Uganda para o uso no desenvolvimento de vacinas pólio. Foi o primeiro filo-vírus a ser identificado.

Vírus da Coriomeningite linfocitária: pesquisadores em Londres ao manipularem hamsters contaminados adquiriram o vírus. Todos que tiveram contato com os animais foram afastados de 15 a 30 dias do laboratório apresentando os sintomas da doença.

Oncovírus: dois pesquisdores de laboratório renomado de Paris desenvolvem uma forma de linfoma altamente mortal ao manipularem oncovírus.

Vírus da Febre Aftosa: laboratório de referência mundial em febre aftosa deixa escapar o vírus por causa de um defeito nas válvulas de transferência de produtos. Animais a mais de 100 km do laboratório apresentam os sintomas da doença e por meio de análise gênica da cepa foi identificada a origem do vírus.

11.5.2 Prevenção de acidentes

11.5.2.1 BOA SUPERVISÃO DO LABORATÓRIO

A supervisão de laboratório é a atividade administrativa deste, e consiste em planejamento do experimento, com todas as suas etapas de manipulação do agente patogênico definidas; organização das tarefas com pessoas qualificadas e treinadas; direção das atividades em todos os aspectos técnicos e administrativos, delegando as atividades a quem de direito for; e realizando o controle das atividades, comparando os resultados obtidos com o planejamento proposto.

Dessa forma cíclica, a probabilidade de ocorrer um acidente é mínima em função do monitoramento constante das atividades envolvidas.

11.5.2.2 TREINAMENTO E CONSCIENTIZAÇÃO

A entrada de um novo pesquisador, ou funcionário requer sempre que haja um constante treinamento nas práticas de manipulação de micro-organismos e também indica a necessidade da concientização dos riscos para o próprio pesquisador, para os seus colegas de trabalho e para o meio ambiente.

11.5.2.3 EDUCAÇÃO CONTINUADA

Um dos maiores problemas nos treinamentos em biossegurança é a manutenção da conscientização dos riscos inerentes as manipulações de micro-organismos patogênicos. O excesso de confiança e o descaso com o perigo são as principais manifestações após períodos muito longos sem treinamentos implicando a maior probabilidade de uma acidente ocorrer. Por isso, é necessário que pessoas que executem suas atividade em laboratórios de biossegurança 2 sejam recicladas nos conhecimentos de manipulação de micro-organismos e riscos associados às atividades, pelo menos, uma vez ao ano; pessoas que executem suas atividade em laboratórios de biossegurança 3 sejam recicladas nos conhecimentos de manipulação de micro-organismos e riscos associados as atividades, pelo menos, duas vezes ao ano e pessoas que executem suas atividade em laboratórios de biossegurança 4 sejam recicladas nos conhecimentos de manipulação de micro-organismos e riscos associados as atividades, pelo menos, quatro vezes ao ano.

11.5.2.4 METODOLOGIA ADEQUADA

Outro fator que aumenta a probabilidade de um acidente acontecer é a utilização de técnicas inadequadas para manipulação de micro-organismos, tais como: utilização de bico de bunsen em cabines de segurança biológica (altera a temperatura do ar, modificando significativamente a eficiência dos filtros HEPA) e uso de autoclaves não qualificadas para descontaminação.

11.5.2.5 EQUIPAMENTO CORRETO

A utilização de equipamentos de forma correta reduz a chance de acidentes em laboratórios. Usar adaptadores e acessórios não compatíveis com equipamento pode aumentar o número de acidentes.

11.5.2.6 ORGANIZAÇÃO CORRETA DO LABORATÓRIO

Sempre que possível, o laboratório deve ser auditado quanto à sua organização e cuidado. A guarda de agentes patogênicos e substâncias químicas deve estar de acordo com normas preestabelecidas pelo próprio responsável do laboratório ou até mesmo por força de lei.

11.5.2.7 VACINAÇÃO

Sempre que possível, deve-se prevenir o pesquisador e sua equipe por meio de vacinações, sendo recomendada a vacinação contra tétano, difteria, hepatite B e, se for manipular animais de laboratório, a vacinação antirrábica.

11.6 PLANEJAMENTO DAS ATIVIDADES

Todo laboratório de contenção, seja para pesquisa, seja para a produção de um produto biotecnológico deve possuir planejamento que envolva a sua atividade e manutenção. Dessa forma, o planejamento é feito por meio de programas específicos, tais como:

a) Programa de engenharia
  i. Este programa envolve principalmente as atividades preventivas das instalações dos sistemas de suprimento, tais como:
    1. sistema de HVAC (Healting, Ventiation Ar Conditional) que é todo o sistema de captação, tratamento e distribuição de ar-condicionado para os laboratórios;
    2. Sistemas hidráulicos que envolvem sistema de captura, tratamento e distribuição de água, sendo que a condição mínima de água fornecida ao laboratório deve ser potável, e, também, todo o sistemas de tratamento de efluentes.
    3. Sistemas de geração e distribuição de vapores, ar comprimido e outros gases, se necessário.

b) Programa de segurança biológica
  ii. Esse programa envolve principalmente a guarda, o armazenamento e a distribuição de agentes biológicos, tais como: células (eucarióticas e procarióticas), fluidos biológicos, parte ou o todo de um órgão, parte ou o todo de um vegetal e peças anatômicas.

1. A guarda de um produto de origem biológica requer que toda a documentação referente à aquisição deste material esteja devidamente estruturada. A doação, a obtenção e compra de qualquer agente biológico deve estar de acordo com os princípios éticos da utilização de animais de laboratório e de pesquisa que envolva seres humanos. Em caso de doação, o material deve estar documentado de modo que a origem, o preparo e o transporte não inflijam as leis orgânicas municipais, estaduais e federais.
2. O armazenamento de produtos biológicos retrata a responsabilidade de quem tem acesso ao material e como esse material poderá ser retirado ou manipulado no laboratório. A utilização de procedimentos operacionas padrão favorece a redução de risco de acidentes.
3. A distribuição de produtos biológicos, sob o ponto da biosseguraça, destaca a identificação, o invólucro e a resistência da embalagem que está sendo transportada. É de extrema importância o acompanhamento da documentação dos agentes biológicos, tais como: origem, espécie, tamanho, volume, replicações, peso, morfologia macroscópica e microscópica, responsabilidade e anuência dos superiores hierárquicos.

c) Programa de segurança animal
  iii. Leva em consideração aspectos relacionados a espécie, doenças e características gênicas dos animais que estão sendo utilizados. São aspectos importantes: a espécie de animal, o risco de zoonoses, a manipulação gênica (OGMs), a manipulação de agentes químicos, a manipulação de agentes biológicos.
    1. Quanto a espécie – quando estão sobre estresse, os animais apresentam mecanismos de defesa que podem ser: mordedura, picadas (quando peçonhentos), arranhões e patadas. Cada espécie utilizará aquilo que melhor desenvolveu para sua defesa. Porém, todas essas formas de defesa podem ser evitadas se os métodos de contenção utilizados forem apropriados para cada espécie. Geralmente, os acidentes ocorrem em função da utilização inadequada do método e também pela falta de equipamento de proteção individual.

a. Zoonoses, são doenças transmitidas de espécies animais para o seres humanos. Só para efeito de ilustração, roedores e logomorfos podem transmitir mais de 23 doenças aos seres humanos, e muitas dessas doenças são letais.

b. Manipulação gênica de animais, cada vez mais, encontramos trabalhos de deleção gênica em animais de laboratório para demonstração da função da sua expressão ou em outros trabalhos encontramos a inserção de genes de um espécie inseridos no genoma de outras espécie para compreender o efeito do gen. Porém, a transferência para a descendência ou a transferência de resistência ou suscetibilidade de uma doença pode trazer consequências graves ao meio ambiente, caso haja uma quebra do sistema de contenção dos animais de laboratório.

c. A manipulação de agentes químicos associada à manipulação de animais pode induzir a graves erros de toxicidade e, consequentemente, alteração dos testes de produtos biológicos, principalmente de potência, imunogenicidade e toxicidade.

d. A manipulação de agentes biológicos é sempre um fator de risco a mais, nesse caso, presume-se que o nível de biossegurança será o mesmo que o do micro-organismo a ser utilizado no animal, devendo este ser mantido em condições de contenção semelhante.

d) Programa de segurança química

iv. O uso de substâncias químicas nocivas aumenta o potencial de risco de produtos biológicos; isso se deve, em parte, ao fato de que muitos desses produtos podem interferir no mecanismo de defesa primário do organismo, irritando mucosas e provocando queimaduras de pele, entre outros agravantes. Dessa forma, facilita a penetração de agentes patogênicos no organismo. Logo, se existe a necessidade de trabalhar com produtos químicos associados a produtos biológicos patogênicos, é necessário considerar o aumento do risco para o operador, que pode ser minimizado com uso de equipamento de proteção individual capaz de conter produtos químicos e biológicos.

e) Programa de segurança vegetal

v. O maior problema na utilização de vegetais não está somente na sua capacidade nociva direta aos seres humanos e aos animais, mas também a sua capacidade de interferir com o meio ambiente, trazendo consequências mais sérias em termos de desequilíbrio ambiental, levando a mudança nos ecossistemas que só poderão ser detectadas após um longo período.

11.7 EQUIPAMENTOS DE PROTEÇÃO COLETIVA

Autoclaves
Cabines de Segurança Biológica
Chuveiro de emergência
Lava-olhos
Dispensadores Ded
Absorventes químicos

11.8 EQUIPAMENTOS DE PROTEÇÃO INDIVIDUAL

Luvas
Máscaras
Vestimentas

Referências bibliográficas

BIS. **Materials Chemicals Microorganisms and Toxins**. Disponível em: <http://www. access.gpo.gov/bis/ear/ear_data. html>. Acesso em: set. 2011.

BWC - BIOLOGICAL WEAPONS CONVENTION. **National Legislative measures adopted by the republic of Korea to implement the biological Weapons Convention**. Geneva, 2006. Disponível em: <http://www.brad.ac.uk/acad/ sbtwc/btwc/new_process/mx2007/ bwc_mx07_WP.6_EN.pdf>. Acesso em: 23 set. 2014.

CDC – CENTERS FOR DISEASE CONTROL AND PREVENTION. **Biosafety**. Atlanta, 2013. Disponível em: <http://www.cdc.gov/od/ ohs/biosfty/biosfty.htm>. Acesso em: set. 23 set. 2014.

DINAMARCA. **Law 69**. Act on Securing Certain Biological Agents, Delivery Systems and Related Material. Adopted by the Danish Parliament on the third hearing, Copenhagen, 12 June 2008.

FBI – FEDERAL BUREAU OF INVESTIGATION. **Amerithrax or anthrax investigation**. Washington, DC, 2011. Disponível em: <http://www.fbi.gov/about-us/history/famous-cases/anthrax-amerithrax>. Acesso em: 23 set. 2014.

GPO – U.S. GOVERNMENT PRINTING OFFICE. **Public Health Security and Bioterrorism Preparedness and Response Act of 2002**. Washignton, DC, 2002. Disponível em: <http://frwebgate.access.gpo.gov/cgi-bin/getdoc.cgi?dbname¼ 107_cong_bills&;docid¼f:h3448enr.txt.pdf>. Acesso em: 23 set. 2014.

HEALTH AND SAFETY EXECUTIVE. **Final report on potential breaches to biosecurity at the Pirbright site'**. London, 2007. Disponível em: <http://www.hse.gov.uk/news/2007/finalreport.pdf>. Acesso em: 23 set. 2014.

IASR – INFECTIOUS AGENTS SURVEILLANCE REPORT. Amendment of the Infectious Diseases Control Law. **IASR**, Luton, v. 28, n. 7, 2007. Disponível em: <http://idsc.nih.go.jp/iasr/28/329/tpc329.html>. Acesso em: 23 set. 2014.

MEYER, K. F.; EDDIE, B. Laboratory infections due to Brucella. **Journal of Infectious Diseases**, Oxford, v. 68, p. 24-32, 1941.

OECD – ORGANIZATION FOR ECONOMIC COOPERATION AND DEVELOPMENT. **Best Practice Guidelines for Biological Resource Centres**. Paris, 2007. Disponível em: <http://www.oecd.org/document/36/0,3343,en_2649_34537_38777060_1_1_1_1,00.html>. Acesso em: 23 set. 2014.

SALERNO, R. M.; GAUDIOSO, J. **Centers for disease control and prevention and national institutes of health biosafety in microbiological and biomedical laboratories**. 5. ed. Washinton, DC, 2007. Labortory Biosecurity Handbook. Disponível em: <http://www.who.int/csr/bioriskreduction/biosafety/en/index.html>. Acesso em: 23 set. 2014.

SHANE, S. **Portrait emerges of anthrax suspect's troubled life**. New York, 2009. Disponível em: <http://www.nytimes.com/2009/01/04/us/04anthrax.html?scp¼ 2&;sq¼ivins&st¼cse>. Acesso em: 23 set. 2014.

SULKIN, S. E.; PIKE, R. M. Viral infections contracted in the laboratory. **New England Journal of Medicine**, Boston, v. 241, n. 5, p. 205-213, 1949.

TAYLOR, J. et al. **SARS**: Coronaviruses and highly pathogenic influenza viruses: Safety and Occupational Health for Laboratory Workers (conference summary). Washington, DC, 2005. Disponível em: <http://www.cdc.gov/ncidod/EID/vol11no04/04-1304.htm>. Acesso em: 23 set. 2014.

VIRTUAL BIOSECURITY CENTER. **Organization for Economic Cooperation and Development Biosecurity Codes website section on legislation**. Washington, DC, Disponível em: <http://www.biosecuritycodes.org/leg.htm>. Acesso em: 23 set. 2014.

WHO - WORLD HEALTH ORGANIZATION. **Labortory biosafety manual**. 3. ed. Geneva: WHO, 2004.

_____. **Biorisk management**: laboratory biosecurity guidance. Geneva, 2006. Disponível em: <http://www.who.int/csr/resources/publications/ biosafety/WHO_CDS_EPR_2006_6/en/index.html>. Acesso em: http://www.brad.ac.uk/acad/ sbtwc/btwc/new_process/mx2007/bwc_mx07_WP.6_EN.pdf.

_____. **Guidance on regulations for the Transport of Infectious Substances:** 2007-2008. Geneva, 2007. Disponível em: <http://www.who.int/csr/resources/ publications/biosafety/WHO_CDS_EPR_2007_2/en/>. Acesso em: 23 set. 2014.

_____. **Standards**. Geneva, 2006. Disponível em: <http://www.oie.int/eng/publicat/en_normes.htm>. Acesso em: 23 set. 2014.

Capítulo 12

Sistemas de qualidade aplicados aos produtos biotecnológicos

Marco Antonio Stephano
Laura de Oliveira Nascimento

12.1 SISTEMAS DE QUALIDADE

A qualidade é baseada no princípio da globalização em virtude do fator de competitividade que essa gestão pode trazer ao produto ou serviço a ser executado. Existem vários aspectos da qualidade, principalmente aqueles empregados na indústria farmacêutica e que se torna um pouco diferente no preparo de produtos biotecnológicos.

O sistema da qualidade não se resume apenas ao cumprimento de regras, é muito mais do que isso, é simplesmente como as regras vão ser cumpridas, e essa é a grande diferença de cada produto biotecnológico, melhor dizendo, como cada produto terá a suas características intrínsecas comprovadas quanto a qualidade, segurança e eficácia. E isso gera entre as empresas um grau maior de competitividade, pois podemos encontrar o mesmo produto, ou seja, a mesma base terapêutica com características completamente diferentes, mas com a mesma eficácia terapêutica.

Como exemplo, pode se observar na vacina contra o vírus do papiloma humano (HPV – *human papilomavirus*). Essa vacina é responsável pela proteção de mulheres contra o câncer de colo uterino. Atualmente, temos duas grandes marcas de vacina no mercado, porém uma contém quatro sorotipos e 98% de eficiência, enquanto a outra apresenta apenas dois sorotipos e 90,4% de eficiência. Aparentemente, a diferença de 98% para 90,4% pode ser grande, mas não é, quando se trata de um seguimento social em que a vacina foi testada. Isso porque, ao se testar em uma população mais heterogênea, essas proporções de eficiência podem ser bem diferentes.

Entretanto, a qualidade pode estar voltada para vários aspectos: o legal; o econômico; o de *marketing*; o da produção; o da administração e o filosófico-humanista. Cada um destes terá o seu ponto de vista e diferentes modos práticos de agir para atender aos seus clientes.

Portanto, há muito tempo, qualidade passou a fazer parte dos jargões das empresas farmacêuticas e, principalmente, nas empresas de biotecnologia farmacêutica. Uma recente pesquisa demonstrou que um em cada quatro biofármacos apresenta uma grave reação adversa (GONÇALVES, 2008), evidentemente nem todos ligados a qualidade do produto, mas grande parte dos efeitos adversos provocados por esses medicamentos estão ligados a sua gestão da qualidade.

12.1.1 As eras da qualidade

Dentro do processo de globalização o mundo passou por quatro grandes fases da qualidade: A Era das Inspeções; A Era do Controle Estatístico; A Era da Garantia da Qualidade e A Era da Estratégia da Qualidade (Análises de Risco).

A Era das Inspeções:

- preocupação básica ⟶ verificação;
- visão ⟶ resolução dos problemas;
- ênfase ⟶ uniformidade do produto;
- métodos ⟶ instrumentos de medição;
- papel dos profissionais da qualidade ⟶ inspeção, classificação, contagem e avaliação;
- responsável pela qualidade ⟶ departamento de inspeção;
- orientação e abordagem ⟶ "Inspecionar" a qualidade.

A Era do Controle de Qualidade:

- preocupação básica ⟶ controle;
- visão ⟶ resolução dos problemas;
- ênfase ⟶ uniformidade do produto com menos inspeção;
- métodos ⟶ instrumentos e técnicas estatísticas;
- papel dos profissionais da qualidade ⟶ aplicação de métodos estatísticos na solução de problemas;
- responsável pela qualidade ⟶ departamento de produção e engenharia;
- orientação e abordagem ⟶ "Controlar" a qualidade.

A Era da Garantia da Qualidade:

- preocupação básica ⟶ coordenação;
- visão ⟶ resolução proativa dos problemas;
- ênfase ⟶ impedir falhas ao longo da cadeia de produção: do projeto ao mercado;
- métodos ⟶ programas e sistemas;
- papel dos profissionais da qualidade ⟶ mensuração da qualidade, planejamento da qualidade, projeto de programas;
- responsável pela qualidade ⟶ todos os departamentos, pouco envolvimento da alta gerência com o projeto, o planejamento, e execução das políticas de qualidade;
- orientação e abordagem ⟶ "Construir" a qualidade.

A Era da Estratégia da Qualidade

- preocupação básica ⟶ impacto estratégico;
- visão ⟶ oportunidade para aumentar a competitividade;
- ênfase ⟶ necessidades do mercado e do consumidor;
- métodos ⟶ planejamento estratégico e mobilização da organização;
- papel dos profissionais da qualidade ⟶ estabelecimento de objetivos, educação e treinamento, trabalho consultivo com outros departamentos e delineamento de programas;
- responsável pela qualidade ⟶ todos nas empresas, com a alta gerência exercendo forte liderança;
- orientação e abordagem ⟶ "Gerenciar" a qualidade.

12.1.2 Exigências da qualidade

Os produtos biotecnológicos farmacêuticos, no Brasil, estão inseridos na classe de medicamentos biológicos, os quais fazem parte: vacinas, soros hiperimunes heterólogos, anticorpos monoclonais, hemoderivados, biomedicamentos (extraídos de fluídos biológicos ou tecidos de origem animal ou procedimentos biotecnológicos) e medicamentos contendo micro-organismos mortos ou vivos.

As exigências de qualidade para esses produtos é a mesma que os produtos fármacos-químicos e é válida como norma de qualidade, publicada por meio da RDC 17 de 16 de abril de 2010, pela Anvisa (BRASIL, 2010). Porém, dentro da RDC 17, há um item somente para produtos biológicos (Título IV) composto por cinco capítulos e 32 artigos (428 até 460). Todavia as exigências de qualidade não estão relacionadas somente as esses artigos, mas a toda RDC 17, conforme descrito no artigo 428 "O objetivo deste Título é complementar as 'Boas Práticas para a Fabricação de Medicamentos", reforçando os pontos específicos sobre a fabricação de produtos biológicos". Sendo assim, todas as exigências constantes na RDC 17 são aplicados a produtos biológicos e, consequentemente, a produtos biotecnológicos.

Porém, no Brasil, as exigências das BPF (Boas Práticas de Fabricação) começaram em 1976, por meio da Lei n. 6.360, de 23 de dezembro de 1976 (BRASIL, 1976), que em seu primeiro artigo determinava que todo medicamento comercializado no Brasil estaria sujeito às normas de vigilância sanitária. O Decreto n. 79.094 de 5 de janeiro de 1977 (BRASIL, 1977) regulamenta a lei anterior.

Em termos de BPF somente por meio da Portaria SVS/MS n. 16, de 06 de março de 1995 (BRASIL, 1995) são publicadas as primeiras diretrizes sobre exigências para produção e controle de medicamentos, porém sem fazer distinção de produtos biológicos. Essa portaria segue as recomendações da Organização Mundial de Saúde (OMS, 1975).

Somente por meio da RDC 134 de 13 julho de 2001 (BRASIL, 2001)::

> Determinar a todos os estabelecimentos fabricantes de medicamentos, o cumprimentos das diretrizes estabelecidas no Regulamento Técnico das Boas Práticas para a Fabricação de Medicamentos, conforme ao Anexo I da presente Resolução [...].

no item 18 do Anexo I, Produtos Biológicos, são dadas as diretrizes especiais para essa classe de produto, além das diretrizes gerais de BPF. E nessa resolução, os itens 18.3.2 e 18.3.3. são os mais importantes para a produção de produtos biológicos:

> 18.3.2. A forma como se produzem, inspecionam e administram os produtos biológicos tornam necessárias certas precauções especiais. Ao contrário dos medicamentos quimicamente definidos, que normalmente são fabricados e controlados por técnicas químicas e físicas reprodutíveis, os produtos biológicos são fabricados com tecnologias que envolvem processos e materiais biológicos nem sempre reproduzíveis.

> 18.3.3. Os processos de produção de biológicos têm uma variabilidade intrínseca e, portanto, a degradação e a natureza dos subprodutos não são constantes. Por esta razão, na fabricação de produtos biológicos é ainda mais crítico o cumprimento das recomendações estabelecidas pelas BPF, durante todas as fases de produção.

Estes dois itens trazem, de forma adequada, as principais diferenças dos produtos biológicos em relação aos produtos fármacos-químicos, confirmando, em tese, que a determinação do tamanho da variabilidade da produção e controle biológico do produto é mais importante do que a sua precisão. As linhas influenciariam, de modo diretor, todo o princípio de validação de processo e de metodologia analítica aplicada a produtos biológicos.

Como as diretrizes da RDC 134 de 2001 (BRASIL, 2001) já estavam ultrapassadas em relação a OMS e ao próprio Mercosul, em 4 de agosto de 2003 é publicada a RDC 210 (BRASIL, 2003):

Determinar a todos os estabelecimentos fabricantes de medicamentos, o cumprimento das diretrizes estabelecidas no Regulamento Técnico das Boas Práticas para a Fabricação de Medicamentos, conforme o Anexo I da presente Resolução.

E também no seu item 18 do Anexo I são dadas as diretrizes de BPF para produtos biológicos.

Em 2010 surge a nova resolução sobre Boas Práticas de Fabricação, com o intuito de harmonizar as práticas em torno do Mercosul, o Brasil adota as diretrizes da OMS de 2003 (OMS, 2003) para BPF. Que é a RDC 17, de 16 de abril de 2010 (BRASIL, 2010).

12.2 REGISTRO DE PRODUTOS BIOTECNOLÓGICOS

Apesar de não estar no escopo da Lei n. 6.360, de 23 de dezembro de 1976 (BRASIL, 1976), todo produto destinado para a saúde deve ser registrado no Ministério da Saúde ou órgão competente. Desse modo, os produtos biotecnológicos devem possuir registro para fabricação, comercialização, importação e distribuição.

Porém, as primeiras portarias que relatam o registro de produtos biológicos são apenas voltadas para imunobiológicos; nesse caso, soros e vacinas (BRASIL, 1993, 1994) e excluem do seu escopo os biomedicamentos, alergenos, probióticos e outros.

12.2.1 A legislação nacional para registro

Somente em 2002, por meio da RDC 80 de 18 de março desse mesmo ano, é feito o registro de produtos biológicos, entre os quais se incluem: a) vacinas; b) soros hiperimunes; c) hemoderivados; d) biomedicamentos, medicamentos obtidos a partir de fluidos biológicos ou de tecidos de origem animal; medicamentos obtidos por procedimentos biotecnológicos; e) anticorpos monoclonais; e f) alergênicos. Essa lei também definiu dois tipos de produtos: o produto biológico, que é o produto que já possuía registro no Brasil em função das portarias supracitadas ou que possuía atividade biológica conhecida (por exemplo, insulina de origem animal, heparina, vacina tétano, difteria e pertussis etc.). E o produto biológico novo que seria o medicamento com produto biológico novo e com proteção patentária (por exemplo, insulina humana recombinante, -interferon, hormônio do crescimento e eritropoetina).

368 • BIOTECNOLOGIA FARMACÊUTICA

O mais importante para o registro é que todos os produtos biológicos registrados a partir dessa data são analisados como produtos biológicos novos, devendo apresentar relatórios de estudos pré-clínicos e clínicos completos. Já para revalidação de registro, ou seja, produtos que já tinham sido registrados em função das portarias 109 de 1993 e 107 de 1994 (BRASIL, 1993, 1994), deveriam ser apresentados estudos de farmacovigilância. Fica obrigatório para todos os produtos o estudo de estabilidade e certificado de boas práticas de fabricação.

Em 2005 sai uma nova regulamentação para registro, alterações pós-registro e revalidação de registro dos produtos biológicos terminados, é a RDC 315 de 26 de outubro do mesmo ano (BRASIL, 2005). Esta nova regulamentação impõe mais exigências que a anterior, principalmente para o princípio ativo e para produtos importados, seja matéria-prima, seja produto acabado, principalmente em relação a validação de processo de fabricação e a validação de transporte do produto.

Já em 2010 uma nova regulamentação nacional para registro de produto biológico é publicada, trata-se da RDC 55 de 16 de dezembro de 2010 (BRASIL, 2010a), trazendo apenas a abordagem do registro de produto biológico. São excluídas dessa legislação a revalidação de registro e a alteração pós-registro. Essa nova legislação possibilita o registro de medicamento biológico por comparação com outro produto já registrado, desde que não esteja sobre proteção patentária.

12.2.2 FDA e EMA – exigências internacionais

Nos Estados Unidos o registro de produtos biológicos e/ou biotecnológicos é regido pelo Capítulo 21 do "Code Federal Regulations (CFR)". O CRF é a parte da lei norte-americana que regulamenta a constituição desse país. O Capítulo 21 regulamenta todo e qualquer produto utilizado para saúde humana. Desde 2005, a submissão de documentos para registro de produto é feita por meio eletrônico e é contemplado no "Guidance for Industry: Providing Regulatory Submission in Eletronic Format – Human Pharmaceutical Product Applications and Related Submissions Using the eCTD Specification – FDA 2005" (FDA, 2005).

Esse roteiro para registro de produto é indicado para novas aplicações de medicamentos, aplicação de licença para produtos biológicos, produtos genéricos, arquivo principal de medicamentos, material de propaganda e etiquetas promocionais.

O roteiro se divide em cinco volumes (*folders*):

1º Volume – Informações administrativas e informações de prescrição.

Nome do arquivo eletrônico – criação do arquivo eletrônico;

Carta de pretexto – descrição da submissão e motivos;

Rótulo – histórico, conteúdo, amostras e material de propaganda e promocional;

Relatório anual de mercado;

Informações de alterações.

2º Volume – Sumário – resumo geral da submissão.

3º Volume – Qualidade – todos os documentos, tais como BPF, controle de qualidade, Plano Mestre de Validação, especificações do produto, especificações críticas devem estar associados a esse volume.

4º Volume – Segurança.

Relatório de estudos – sinopse, corpo do relatório de estudo, protocolos e alterações, assinaturas dos responsáveis e do coordenador do projeto, certificados e relatórios de auditorias, documentação dos métodos estatísticos e dos planejamentos, documentação dos ensaios de padronização interlaboratoriais dos procedimentos da garantia de qualidade, base de publicações dos estudos, publicações de referência dos estudos, *compliance*, todos os dados brutos de análises, investigação e tabulações necessárias.

Bibliografia de referência – todo material científico em formato de PDF.

Conjunto de dados – definições de arquivos e programas.

5º Volume – Relatório de Ensaios Clínicos.

Lista de todos os ensaios clínicos;

Relatório de estudos;

Relatório de estudo de casos;

Alterações;

Relatório periódico de atualização de segurança;

Bibliografia de referência.

Na Comunidade Europeia (CE) existe uma pequena diferença na submissão de registro de medicamentos, seja ele fármaco-químico ou biológico, que é a pré-submissão.

Todo produto, antes de ser submetido para liberação definitiva no mercado europeu, deve ser pré-analisado quanto a sua qualidade, segurança e eficácia. Somente após o parecer dessa primeira análise e, evidentemente, respondidas todas as questões realizadas é que o produto poderá ser encaminhado para liberação.

Geralmente, os requisitos são os mesmos dos Estados Unidos, em razão da harmonização realizada pelo ICH (International Conference on Harmonization), que consiste na harmonização de diversos fatores ligados a segurança, eficácia e qualidade de medicamentos entre Estados Unidos, CE e Japão.

12.3 PESQUISA COM PRODUTOS BIOTECNOLÓGICOS

A biotecnologia farmacêutica se caracteriza pela elevada dependência da pesquisa em ciências básicas, pela multidisciplinaridade e complexidade, pela aplicação em diversos setores produtivos, pela elevada incerteza/riscos e pelos elevados custos das atividades de pesquisa e de desenvolvimento das aplicações comerciais.

Essas características fazem com que o desenvolvimento da biotecnologia exija um sistema complexo de interação entre diversos agentes. A organização das atividades inovativas e comerciais é caracterizada por um elevado grau de complexidade. Nas palavras de Orseningo, "pequenas e grandes empresas, universidades e agências públicas estabeleceram uma variada e complexa relação abrangendo cooperação e competição contratual e formar hierárquicas de relação (ORSENINGO, 1989)".

Além dos problemas estritamente tecnológicos, a Biotecnologia exige, ainda, uma gestão tecnológica especializada na definição de estratégias mercadológicas e administrativas corretas. O desenvolvimento de uma Biotecnologia competitiva e socialmente justa exige uma interação com disciplinas como Direito, Economia, Administração de Empresas e Ecologia, entre outras. Essas disciplinas são essenciais para a elucidação de problemas importantes, como gestão tecnológica, propriedade intelectual, normalização técnica, controle e certificação de qualidade, bem como licenciamento e regulação dos impactos ambientais decorrentes do uso de processos e produtos biotecnológicos. Assim, o desenvolvimento da biotecnologia exige: uma forte base acadêmica e científica; um setor produtivo capaz de transformar a produção acadêmica e científica em bens e serviços; e a criação de um ambiente institucional que ofereça, ao mesmo tempo, segurança ao empresário inovador e à sociedade, como um todo, contra os riscos inerentes às atividades investigativas e produtivas no campo da biotecnologia.

Muitas vezes, os prazos e metas são bem diferentes no desenvolvimento de produtos biotecnológicos. A pesquisa básica pode levar alguns anos e todo o desenvolvimento produtivo pode levar até sete anos. Levando-se, em média, de um a dois anos para o registro do produto, mostrando a sua qualidade, segurança e eficácia.

A Figura 12.1 demonstra exatamente o cronograma de metas para conseguir que um produto esteja pronto a dar início a sua comercialização.

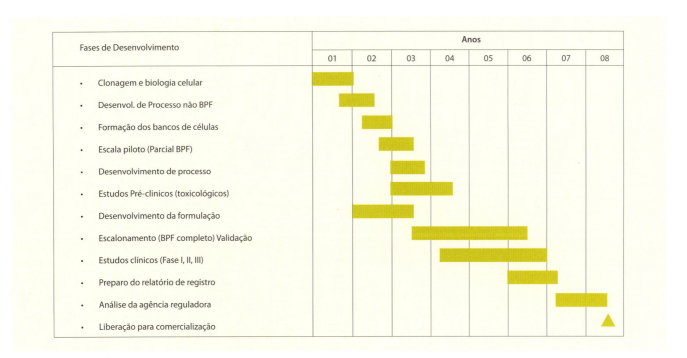

Figura 12.1 Cronograma de desenvolvimento de um produto farmacêutico biológico.

12.3.1 Escalonamento industrial de processos biotecnológicos

Quando escolhemos uma base de produtos biológicos com capacidade terapêutica, temos de escolher em qual sistema ele será expresso. Para isso, podem ser usadas bactérias, leveduras, fungos e células de mamíferos. A questão é qual o melhor sistema de expressão? E o que é viável economicamente? Essas questões são os principais limites do escalonamento. Porém, a pergunta que se vem fazendo antes de tudo é: Qual a capacidade de produção do meu sistema? Independentemente de qual célula, da viabilidade e da necessidade de atender uma demanda que seja rentável para indústria, e que, em curto prazo, retorne o investimento realizado.

12.3.1.1 Sistemas de expressão

Os sistemas de expressão são projetados especificamente para cada finalidade podendo apresentar vantagens e desvantagens para cada tipo de vetor, insersão e célula hospedeira.

Sistemas em Bactérias:
Vantagens – Bem estabelecidos com histórico regular, enorme quantidades de proteínas expressas em bactérias, rápido crescimento, baixo custo do meio, alto rendimento (g/L).
Desvantagens – Fraco para modificações pós-traducinais; uma superprodução pode ocasionar uma perda de processo de proteína; fraco para secreção no sistema; contaminação por fagos; a maioria dos sistemas exige a presença de *tags* para uma melhor purificação e, muitas vezes, há necessidade de uso de antibióticos para segregação de bactérias portadoras do plasmídeo clonado. A presença de *tags* e o uso de antibióticos para seleção são práticas não aceitáveis para a produção de biofármaco, no primeiro caso, pela simples questão de os *tags* serem imunogênicos e, na maioria das vezes, responsáveis pela indução de reações adversas anafiláticas; no segundo, pelo risco de manter bactérias contaminantes, na forma latente, resistentes ao antibiótico.

Sistemas em Fungos e Leveduras:
Vantagens – Características genéticas bem conhecidas; mecanismos de expressão também conhecidos; manipulação gênica fácil; boa aplicação industrial; melhor expressão pós-traducional do que *E. coli*; não tem endotoxinas nem risco de agentes adventícios.
Desvantagens – Protease endógena; glicolisação diferente das células eucarióticas e alta concentração de manose du-

rante a glicolisação. Em virtude da presença de receptores de manose na membrana de macrófagos esse sistema de expressão se torna ideal para produção de vacinas, mas, muitas vezes, pode não ser para biofármacos, pois reduz a sua biodisponibilidade aumentando a sua imunogenicidade.

Sistemas em células de mamíferos:
Vantagens – Melhor expressão pós-traducional, tais como glicolisação e sufação, expressão de proteínas para o exterior, ótimas para estruturas mais complexas.
Desvantagens – Fácil contaminação; difícil manipulação em grandes volumes; pode apresentar agentes adventícios, tais como vírus e príons, além de ter custo elevado.

12.3.1.2 Por onde começa o escalonamento para biofármacos?

A seguir, são apresentadas as etapas para a realização do escalonamento de um biofármaco.

- Selecione cada etapa do processo por operação unitária: uma das coisas mais importante no escalonamento é reproduzir as mesmas condições de produção da escala laboratorial, por isso, selecionar a operação unitária de cada etapa do processo e tentar reproduzi-la levará a uma menor perda de tempo para os ajustes de produção. A intenção é que as operações unitárias de *upstream* e de *downstream* sejam reproduzidas da bancada para escala piloto, e do piloto para a escala industrial. Alguns autores sugerem que o aumento da escala deve ocorrer multiplicando-se o valor de cada etapa por 10, ou seja, a escala laboratorial foi 10 litros, o piloto deve ser de 100 litros e a escala de produção de 1.000 litros. Mas, na prática, isso não existe, pois depende muito da reprodução das operações unitárias, nem sempre reprodutíveis simplesmente aumentando-se a produção em 10 vezes.
- Faça um mapeamento do processo ou operação, incluindo os procedimentos e as operações subsequentes: é muito importante ter a sequência de etapas do processo de produção, pois é comum esquecer algum subsistema tal como: vapor, água purificada, água para injetáveis etc., para complementar o processo de limpeza e acondicionamento do produto. Pesquisadores acadêmicos, geralmente, lembram-se das ações de *upstream* e *downstream* e esquecem que o ciclo de limpeza e o acondicionamento do produto são importantes para os estudos clínicos.
- Conduza uma avaliação de risco sobre o processo ou operação selecionada: perder ou contaminar o

produto é um dos maiores problemas do processo de produção de um biofármaco. Principalmente na etapa de escalonamento, a análise de risco sobre o processo se torna uma importante ferramenta de qualidade para o desenvolvimento do produto.

- Colete e avalie os dados dos processos e operações existentes frente aos Parâmetros Críticos de Processos: analisar os dados obtidos durante o processo de escalonamento não é uma tarefa fácil. A aplicação de métodos estatísticos é a base da credibilidade do processo. Não só para a determinação da variabilidade da produção em si, mas também com finalidade do registro do produto. Sendo assim, as análises estatísticas são as principais ferramentas para determinação dos Parâmetros Críticos de Processo.

- Determine requerimentos de dados adicionais para entender melhor o processo: quando começamos o estudo laboratorial de um biofármaco, os principais requerimentos são: produtividade, atividade biológica e pureza. Porém, ao se realizar o escalonamento, temos de pensar nos métodos analíticos de controle de qualidade e de processo, na segurança e eficácia do produto, bem como em todos os parâmetros de qualidade inerentes à aplicação da legislação vigente, tanto nacional como internacional.

12.3.2 Exigências legais para produção, fabricação e comercialização

No Brasil, sempre que trabalhamos com proteína recombinante e, consequentemente, com organismos geneticamente modificados (OGMs) temos de atender à legislação de biossegurança (BRASIL, 2005a). Dessa forma, é obrigatório que toda pessoa jurídica, de caráter público ou privado constitua a sua Comissão Interna de Biossegurança (CIBio) com o objetivo de obter junto ao órgão deliberador (Comissão Técnica Nacional de Biossegurança – CTNBio) o Certificado de Qualidade em Biossegurança (CQB). Com a publicação do número do certificado no Diário Oficial da União (DOU), a CIBio pode autorizar a manipulação de OGMs do grupo I (não patogêncos para os seres humanos, animais e meio ambiente). Caso o OGM a ser manipulado seja do grupo II (patogênicos), a pessoa jurídica deverá ter o laboratório adequado e a autrização para a sua manipulação também publicado no DOU.

Desde 2008, no Brasil, qualquer trabalho que utilize animais de laboratório do filo Chordata e subfilo Vertebra-

ta, exceto o homem, tem de atender à Lei n. 11.794 de 8 de outubro de 2008 (Lei Arouca) (BRASIL, 2008). Sendo assim, a utilização de animais para ensaios pré-clínicos deve estar na obediência da lei e no cumprimento do seu Decreto n. 6.899, de 15 de julho de 2009 (BRASIL, 2009). Dessa forma, toda instituição que trabalha com animais de laboratório deve constituir uma Comissão de Ética no Uso de Animais (Ceua), a qual deve buscar o seu registro junto ao Conselho Nacional de Controle de Experimentação Animal (Concea). A Seção 12.4 deste capítulo abordará esse tema com maior profundidade.

Para estudos clínicos em seres humanos, fase I requer o cumprimento às seguintes exigências de lei:

Protocolo de ensaio clínico aprovado pelo Conep (Resolução n. 196/96, de 10 de outubro de 1996 – Conselho Nacional de Saúde)

Relatório de ensaio clínico aprovado pela Anvisa (RDC 219, de 20 de setembro de 2004 – Anvisa)

Certificado de Boas Práticas de Fabricação e Controle relativo às instalações do produto a ser submetido ao ensaio clínico (RDC 249, de 13 de setembro de 2005, e RDC 17, de 16 de abril de 2010 – Anvisa)

A Seção 12.5 deste capítulo abordará esse tema com maior profundidade.

12.4 ENSAIOS PRÉ-CLÍNICOS

Os estudos pré-clínicos são os principais ensaios de segurança de um medicamento, que devem ser realizados antes de serem testados em seres humanos. A primeira norma que regulamenta a pesquisa em saúde em seres humanos no Brasil é a Resolução n. 01/88, de 13 de junho de 1988, artigo 5, inciso II (BRASIL, 1988), que determina que todos os experimentos em seres humanos deve estar fundamentado anteriormente na experimentação com animais, em outros ensaios laboratoriais e, ainda, outros experimentos que se fizerem necessários. O artigo 52, da mesma resolução, determina que os ensaios pré-clínicos devem ser realizados em três espécies de mamíferos, sendo que uma não seja de roedor, que deverão ser estudadas, pelo menos, duas vias de aplicação, uma via deve ser utilizada em seres humanos e a outra via de preferência parenteral, a menos que a via de escolha para uso clínico posterior seja a endovenosa. Nesse caso, não há necessidade de se estudar uma segunda via.

Para estudos pré-clínicos *in vivo*, são preconizados os ensaios apresentados nas seções a seguir.

12.4.1 Toxicidade aguda

O ensaio de toxicidade aguda é o estudo que é realizado quando o animal é exposto a uma única dose do medicamento ou a doses fracionadas, de tal forma que o período total de administração não exceda 24 horas.

Os estudos de toxicidade aguda devem ser planejados de tal modo que seja possível obter: 1º) Um índice de letalidade (não necessariamente com alto nível de pressão estatística); 2º) O modo pelo qual o medicamento induz agudamente a morte; 3º) Estabelecer uma relação quantitativa entre as doses administradas e os sinais de toxicidade, incluindo-se alterações de peso corporal e consumo de alimentos, observações comportamentais, bioquímicas (sangue e urina), hematológicas e histopatológicas; 4º) Todos os animais que morrem devem ser necropsiados e os demais devem ser submetidos a eutanásia e necropsiados até o final do período de observação; 5º) O período de observação ideal deve ser de 14 dias, e nunca inferior a sete; e 6º) Grupos de controles devem ser realizados (animais injetados apenas com o veículo e animais não tratados).

12.4.2 Toxicidade subaguda ou doses repetitivas

No ensaio de toxicidade subaguda, o medicamento é administrado a intervalos regulares, por um período mínimo de 14 dias. Devem-se utilizar três níveis de doses espaçadas geometricamente, sendo a menor correspondente à maior dose que não produz efeitos detectáveis, após uma única administração.

Sempre que possível, os estudos devem ser planejados de modo que as alterações produzidas pela droga durante o tratamento possam ser comparadas aos níveis de pré--tratamento para cada animal.

A avaliação deve ser a mais ampla possível, incluindo-se necessariamente observações comportamentais, perfis bioquímico (sangue e urina), alterações hematológicas e histopatológicas.

12.4.3 Toxicidade crônica e subcrônica

No ensaio de toxicidade crônica, o medicamento é administrado a intervalos regulares, por um período mínimo de 90 dias.

No ensaio de toxicidade subcrônica, o medicamento é administrado a intervalos regulares por um período mínimo de 30 dias.

Tanto para o teste de toxicidade crônica como de toxicidade subcrônica deve-se considerar: 1º) Deve-se utilizar 3 níveis de doses espaçadas geometricamente sendo a menor correspondente à maior dose que não produz efeitos detectáveis, após uma única administração; 2º) Duração dos estudos (já descritos anteriormente); 3º) A avaliação deve ser a mais ampla possível incluindo-se necessariamente, observações comportamentais, perfil bioquímico (sangue e urina), alterações hematológicas e histopatologia; 4º) Sempre que possível, a escolha da espécie para os estudos subcrônicos e crônicos deve levar em conta a semelhança farmacocinética com o ser humano; e 5º) Se, nos estudos crônicos, a droga é adicionada ao alimento ou a água, deve-se assegurar também: I) sua estabilidade nessas condições; II) ajuste das concentrações no alimento ou na água, de modo a manter as doses diárias administradas constantes em relação ao peso do animal.

12.4.4 Teratogenicidade e distúrbios reprodutivos

Ensaios de teratogenicidade e distúrbios reprodutivos são estudos realizados com animais em gestação ou em período fértil com doses semelhantes ao estudo crônico, de modo a observar os efeitos teratogênicos nos fetos e recém-nascidos e/ou distúrbios reprodutivos nos animais em período fértil.

12.4.5 Imunotoxicidade

Ensaios em animais para determinação da antigenicidade do produto biológico, ou seja, produção de anticorpos contra o biofármacos ou vacina; estudos de atividade inflamatório ou anti-inflamatório, por meio de estudos de citocinas inflamatórias e, também, estudos de indução a interrupção do reconhecimento *self* e *non-self*, para verificação de indução a doenças autoimunes.

12.4.6 Farmacocinética

Geralmente aplicado para biofármaco, já que vacinas, soros hiperimunes e hemoderivados os estudos de farmacocinética e biodisponibilidade não são recomendados. O fato é que, em vacinas, o efeito farmacológico é preventivo e de indução da resposta imunológica; para isso, estuda-se o efeito de tolerância, a imunossupressão e a autoimunidade; nos soros hiperimunes, o efeito farmacológico é a neutralização da toxina, do vírus ou da peçonha nos organismos humanos; sendo assim, são necessários estudos de soro neutralização. Nos hemoderivados, por serem proteínas homólogas, é muito difícil o acompanhamento dos efeitos farmacocinéticos.

Porém, para qualquer outro biofármaco, é necessário o estudo de farmacocinética em estudos pré-clinicos.

12.4.7 Carcinogenicidade ou oncogenicidade

A maioria dos estudos de carcinogenicidade é realizada em espécies de roedores, e esse ensaio destina-se, portanto, a aplicações de estudos realizados, principalmente, nessas espécies. Tais estudos devem ser necessários em espécies não roedoras, os princípios e procedimentos descritos também podem ser aplicados, com as modificações apropriadas, conforme descrito em um documento de orientação da Organização para Cooperação e Desenvolvimento Econômico (OCDE) sobre a concepção e a realização de toxicidade crônica, e estudos de carcinogenicidade.

As três principais vias de administração, utilizadas em estudos de carcinogenicidade, são orais, dérmicas e inalatórias. A escolha da via de administração depende das características físicas e químicas, da substância de ensaio, e da rota predominante de exposição dos seres humanos. Os objetivos dos estudos de carcinogenicidade cobertos por essa diretriz de teste incluem:

As identificações das propriedades cancerígenas de um produto químico, resultando em um aumento da incidência de neoplasias em comparação com grupos controles concomitantes.

Os objetivos dos estudos de carcinogenicidade cobertos incluem:

- a identificação dos órgãos-alvo(s) de carcinogenicidade;
- caracterização da dose tumor: relação de resposta;
- identificação de um nível não observado de efeitos adversos (Noael) ou ponto de partida para o estabelecimento de uma Dose de Referência (DMO);
- extrapolação de efeitos carcinogênicos para uma doses mais baixa do que os níveis de exposição humana;
- fornecimento de dados para testar hipóteses sobre o modo de ação.

12.4.8 Ensaios para estudos pré-clínicos *in vitro* – mutagenicidade

Para testes de mutagenicidade, os ensaios preconizados para estudos pré-clínicos *in vitro* são: teste de aberrações cromossômicas em mamífero, teste de mutação genética em células de mamífero e teste de retromutação em bactérias, abordados a seguir, de acordo com as orientações da OCDE.

Teste *in vitro* de aberrações cromossômicas em mamífero (OCDE 473):

O teste *in vitro* em células de mamíferos para mutação gênica pode ser usado para detectar mutações induzidas por substâncias químicas. Linhagens de células utilizadas incluem: as células de rato L5178Y de linfoma, o CHO, AS52 e V79 de hamster chinês, e TK6 que são células linfoblastóides humanas. Nessas linhas celulares, são mais comumente usados mutação para ensaios de *endpoint* gênico para timidina quinase (TK) e hipoxantina-guanina fosforribosil transferase (HPRT), e um transgene de xanthineguanine fosforribosil transferase (XPRT). Os ensaios de mutação TK, HPRT e XPRT detectam diferentes espectros de eventos genéticos. A localização autossômica de TK e XPRT pode permitir a detecção de ocorrências genéticas (por exemplo, grandes deleções), porém não foi detectada a mesma alteração no *locus* HPRT em cromossomas do cromossoma X.

Teste *in vitro* de mutação genética em células de mamífero (OCDE 476):

O objetivo do teste *in vitro* de aberrações cromossômicas é identificar os agentes que causam aberrações cromossômicas estruturais em culturas de células de mamíferos. As aberrações estruturais podem ser de dois tipos de cromossomos, ou de cromátides. A maioria dos agentes mutagênicos químicos induz a aberrações do tipo cromátides, mas também podem ocorrer aberrações tipo cromossomos. Um aumento na taxa de poliploidia pode indicar que um produto químico tem potencial para induzir aberrações numéricas. No entanto, essa regra não é concebida para medir aberrações numéricas e não é utilizada rotineiramente para esse fim. Mutações cromossômicas e eventos relacionados são a causa de muitas doenças genéticas humanas, existindo provas substanciais de que as mutações cromossômicas e eventos relacionados causando alterações em oncogenes e genes supressores de tumor de células somáticas estão envolvidos na indução de tumor em humanos e animais experimentais.

374 • BIOTECNOLOGIA FARMACÊUTICA

Teste de retromutação em bactérias (OCDE 471):

O ensaio de mutação reversa bacteriana utiliza células procariotas, que diferem de células de mamíferos em fatores como a estrutura de captação, o metabolismo cromossômico e os processos de reparo do DNA. Testes realizados *in vitro* exigem geralmente a utilização de uma fonte exógena de ativação metabólica. Os sistemas de ativação metabólica *in vitro* não reproduzem inteiramente as condições *in vivo* em mamíferos. O teste, portanto, não fornece informações diretas sobre a potência mutagênica e carcinogênica da substância nos mamíferos.

12.4.9 Ética na experimentação animal

As primeiras preocupações com a utilização de animais de laboratório para estudos de produtos profiláticos, terapêuticos e de diagnósticos começaram em 1983 com a criação do Colégio Brasileiro de Experimentação Animal (Cobea). Atualmente existem diversas leis estaduais sobre a utilização de animais de laboratório, mas o primeiro marco veio em 1997 com a publicação da Lei n. 6.638, de 08 de maio de 1997 (BRASIL, 1997), que permitia a vivissecção de animais para fins científicos e qualquer descumprimento da lei seria enquadrado no artigo 64 da Lei n. 3.688, de 3 de outubro de 1948 (Lei das Contravenções Penais) (BRASIL, 1948).

Porém, o grande marco regulatório sobre ética em pesquisa veio com a publicação da Lei n. 11.794, de 8 de outubro de 2008 (Lei Arouca) (BRASIL, 2008), a qual regulamenta a criação e a utilização de animais para ensino e pesquisa em todo território nacional. Fica criado o Conselho Nacional de Controle em Experimentação Animal (Concea), órgão que passa a regulamentar sobre os princípios éticos da experimentação com animais.

Essa lei é regulamentada pelo Decreto n. 6.899, de 15 de julho de 2009 (BRASIL, 2009). Tanto a lei como o decreto têm como base jurídica a utilização de animais vivos, e que práticas zootécnicas não são classificadas para fins dessas leis. Sendo assim, a utilização de peças anatômicas, provenientes de abatedouros, não é considerada por essa lei.

12.5 ASPECTOS LEGAIS PARA ENSAIO CLÍNICO

Considerações e definições para Pesquisa Clínica

Estudos Clínicos

São considerados estudos clínicos:

Qualquer investigação em seres humanos, objetivando descobrir ou verificar os efeitos farmacodinâmicos, farmacológicos, clínicos e/ou outros efeitos de produto(s) e/ou identificar reações adversas ao produto(s) em investigação, com o objetivo de averiguar sua segurança e/ou eficácia (EMA, 1997).

12.5.1 Fases do ensaio clínico

Fase l

Avaliação inicial em humanos (número de indivíduos de 20 a 100)

Tolerância em voluntários saudáveis: a) maior dose tolerável; b) menor dose efetiva; c) relação dose/efeito; d) duração do efeito; e) efeitos colaterais; e f) farmacocinética no ser humano (metabolismo e biodisponibilidade)

É o primeiro estudo em seres humanos, em pequenos grupos de pessoas voluntárias, em geral, pessoas sadias, para um novo princípio ativo ou nova formulação pesquisada. Estas pesquisas se propõem a estabelecer uma evolução preliminar da segurança e do perfil farmacocinético, além de, quando possível, um perfil farmacodinâmico.

Fase II (Estudo Terapêutico Piloto)

É o primeiro estudo controlado, em pacientes, para demonstrar efetividade potencial da medicação (número de indivíduos de 100 a 200)

Estudo terapêutico: a) indicação da eficácia; b) confirmação da segurança; e c) biodisponibilidade e bioequivalência de diferentes formulações.

Os objetivos do Estudo Terapêutico Piloto é demonstrar a atividade e estabelecer a segurança em curto prazo do princípio ativo, em pacientes afetados por uma determinada enfermidade ou condição patológica. As pesquisas realizam-se em um número limitado (pequeno) de pessoas e, frequentemente, são seguidas de um estudo de administração. Deve ser possível, também, estabelecer-se as relações dose-resposta, com o objetivo de obter sólidos antecedentes para a descrição de estudos terapêuticos ampliados.

Fase lll

Nessa fase são realizados estudos internacionais, de larga escala, em múltiplos centros, com diferentes populações de pacientes para demonstrar eficácia e segurança (população mínima de aproximadamente 800)

Estudos multicêntricos, que objetivam: a) conhecimento do produto em doenças de expansão; b) estabelecimento do perfil terapêutico, tais como: indicações, dose e via de administração, contraindicações, efeitos colaterais e medidas de precaução; c) demonstração de vantagem terapêutica (por exemplo, comparação com competidores); f) farmacoeconomia e qualidade de vida; e g) estratégia de publicação e comunicação (por exemplo, congressos e workshops).

Estudo Terapêutico Ampliado

São estudos realizados em grandes e variados grupos de pacientes, com o objetivo de determinar: 1º) o resultado do risco/benefício em curto e longo prazos, das formulações do princípio ativo; e 2º) de maneira global (geral) o valor terapêutico relativo.

Exploram-se, nessa fase, o tipo e o perfil das reações adversas mais frequentes, assim como características especiais do medicamento e/ou especialidade medicinal, por exemplo: interações clinicamente relevantes, principais fatores modificatórios do efeito, tais como idade etc.

Fase IV

Após aprovação para comercialização do produto são realizados:

- Estudos para detectar eventos adversos pouco frequentes ou não esperadas (vigilância pós-comercialização).
- Estudos de suporte ao marketing.
- Estudos adicionais comparativos com produtos competidores.
- Estudos de novas formulações (palatabilidade, facilidade de ingestão).

São pesquisas realizadas após o produto e/ou especialidade medicinal estarem sendo comercializados.

Essas pesquisas são executadas com base nas características com que o medicamento e/ou especialidade medicinal foram autorizados. Geralmente são estudos de vigilância pós-comercialização, para estabelecer o valor terapêutico, o surgimento de novas reações adversas e/ou a confirmação da frequência de surgimento das já conhecidas, e as estratégias de tratamento.

As pesquisas da Fase IV devem seguir as mesmas normas éticas e científicas aplicadas às pesquisas das fases anteriores.

12.5.2 Aspectos éticos dos ensaios em seres humanos

A pesquisa clínica em seres humanos começa a ser regulamentada no Brasil em 1988, por meio da Resolução n. 01/88, de 13 de junho de 1988 (BRASIL, 1988), a qual aprova regras para pesquisa em saúde. Em seu Capítulo II, o decreto aborda os aspectos éticos na pesquisa com seres humanos e, no Capítulo III, discorre sobre os novos recursos profiláticos, diagnósticos, terapêuticos e de reabilitação.

Em outubro de 1996, com a publicação da Resolução n. 196 sobre a regulamentação da pesquisa com seres humanos (BRASIL, 1996), é que temos as dimensões legais, tanto nacionais como internacionais sobre pesquisa clínica.

A resolução determina que:

> a eticidade da pesquisa implica em: a) consentimento livre esclarecido dos indivíduos-alvo e a proteção a grupos vulneráveis e aos legalmente incapazes (autonomia). Neste sentido, a pesquisa envolvendo seres humanos deverá sempre tratá-los em sua dignidade, respeitá-los em sua autonomia e defendê-los em sua vulnerabilidade; b) ponderação entre riscos e benefícios, tanto atuais quanto potenciais, individuais ou coletivos (beneficência), comprometendo-se com o máximo de benefícios e o mínimo de danos e riscos; c) garantia de que danos previsíveis serão evitados (não maleficência); e d) relevância social da pesquisa com vantagens significativas para os sujeitos da pesquisa e minimização do ônus para os sujeitos vulneráveis, o que garante a igual consideração dos interesses envolvidos, não perdendo o sentido de sua destinação sócio-humanitária (justiça e equidade).

A Resolução n. 196 trata as diversas dimensões éticas da pesquisa clínica, mas talvez o ponto mais importante seja a criação das Comissões de Ética em Pesquisa (CEP) e o Conselho Nacional de Ética em Pesquisa (Conep), bem como os procedimentos de Consentimento Livre e Esclarecido, em que fica claro a necessidade de estabelecer um protocolo de procedimentos a ser aprovado pelo CEP e, posteriormente, pelo Conep, com uma avaliação clara do risco e do benefício do indivíduo a ser submetido ao teste clínico.

Em 2004, a Agência Nacional de Vigilância Sanitária, por meio da RDC 219 (BRASIL, 2004), aprova a "regulamentação para elaboração de dossiê para obtenção de comunicado especial (CE) para a realização de pesquisa clínica com medicamentos e produtos para saúde". Com essa resolução, cabe também à Anvisa aprovar o proto-

376 • BIOTECNOLOGIA FARMACÊUTICA

colo de pesquisa clínica com medicamentos e produtos para a saúde.

Essa resolução foi revogada pela RDC 39 de 2008 (BRASIL, 2008) a qual passa a autorizar os estudos clínicos somente quando realizados no País. Sendo assim, o Brasil passa a ter uma dualidade na autorização de protocolos de pesquisas clínicas. Temos a CEP, a Conep e também a Anvisa. Consequentemente temos uma demora acentuada na autorização para o início dos testes clínicos. Porém, o mais importante é a segurança que temos para os indivíduos que serão submetidos a esses ensaios.

Uma grande dúvida que temos na área de biotecnologia quanto ao nível de qualidade para os ensaios clínicos. No Brasil, o uso de um produto em ensaio clínico exige que este esteja em um estado de qualidade capaz de assegurar que o produto esteja em um estado avançado de Boas Práticas de Fabricação, tais como estabilidade, ensaios pré-clínicos (art. 1º do Anexo I, item XIV, Documento 14).

A maioria das agências internacionais tem exigências de BPF específicas para estudos em Fase I, por exemplo: é necessário que as validações dos métodos analíticos estejam finalizados; os procedimentos de validação de limpeza devem ter sido aprovados e os procedimentos de boas práticas clínicas devem estar descritos e aprovados. Isso se deve ao fato de que, muitas vezes, a produção de um biofármaco é realizada em empresas comissionadas pelo laboratório produtor, as chamadas Contract Manufacturing Organization (CMO).

Essas empresas são definidas como empresas que oferecem serviços de produção, com capacidades de volume que variam de pequenas quantidades para pesquisa e desenvolvimento de ensaios pré-clínicos a maiores volumes, quando necessários para fins de ensaios clínicos e comercialização, de acordo com as necessidades do cliente.

12.6 CONTROLE DE QUALIDADE

12.6.1 Ensaios físico-químicos

Os ensaios fisico-químicos para produtos biotecnológicos apesar de serem as mesmas técnicas utilizadas em análise físico-química, diferem principalmente por elevada complexidade da molécula. Os tipos de coluna na cromatografia líquida de alta eficiência, as características de espectrofotometria e várias outras mudanças são necessárias para a interpretação e análise dos resultados.

12.6.1.1 CROMATOGRAFIA LÍQUIDA DE ALTA EFICIÊNCIA (CLAE)

A cromatografia líquida de alta eficiência (Clae) é uma técnica de separação fundamentada na distribuição dos componentes de uma mistura entre duas fases imiscíveis, a fase móvel, líquida, e a fase estacionária sólida, contida em uma coluna cilíndrica. As separações são alcançadas por partição, adsorção, troca iônica, exclusão por tamanho ou interações estereoquímicas, dependendo do tipo de fase estacionária utilizada. A Clae apresenta vantagens sobre a cromatografia a gás para as análises de combinações orgânicas. Amostras não voláteis e termolábeis são, preferencialmente, analisadas por Clae. A maioria das análises farmacêuticas está baseada no método de separação por partição e deve ocorrer em tempo curto de análise.

Vários fatores químicos e físico-químicos influenciam na separação cromatográfica, e dependem da natureza química das substâncias a serem separadas, da composição e vazão da fase móvel, da composição e área superficial da fase estacionária.

O equipamento utilizado consiste em um reservatório, que contém a fase móvel, uma bomba, com a finalidade de impelir a fase móvel pelo sistema cromatográfico, um injetor, para introduzir a amostra no sistema, uma coluna cromatográfica, um detector e um dispositivo de captura de dados, como um software, integrador ou registrador.

Além de receber e enviar informações para o detector, softwares são utilizados para controlar todo o sistema cromatográfico, proporcionando maior operacionalidade e logística de análise.

Os sistemas cromatográficos modernos consistem de bombas – controladas por software – para pressurizar a fase móvel, as quais podem ser programadas para variar a relação de componentes da fase móvel, como é requerido para cromatografia por gradiente de solvente, ou para misturar, de forma isocrática, a fase móvel (fases móveis com relação fixa de solventes). Pressões operacionais de até 5 mil psi (cerca de 345 bar) e vazão de até 10 mL por minuto podem ser utilizadas. Pressões superiores ficam condicionadas à evolução do instrumental.

Após dissolver a amostra na fase móvel ou em outro solvente adequado, a solução é injetada no sistema cromatográfico, de forma manual, utilizando-se seringa apropriada ou por meio de um injetor, ou amostrador automático. Este consiste em um carrossel ou bandeja capaz de acomodar diversos frascos contendo as amostras.

Alguns amostradores automáticos podem ser programados para injetar diferentes volumes de amostra, diversas quantidades de injeções, controlar o intervalo entre injeções e outras variáveis operacionais.

Quando se trabalha a altas pressões, uma válvula de injeção é essencial. Esta apresenta um sistema calibrado, com volume definido, denominado anel de injeção ou alça de amostragem, que será preenchido com a solução a ser analisada e, posteriormente, transferida à coluna.

Para a maioria das análises farmacêuticas, a separação é alcançada por partição dos componentes presentes na solução a ser analisada, entre as fases móvel e estacionária.

Sistemas que consistem de fases estacionárias polares e fases móveis apolares são definidos como cromatografia em fase normal, enquanto o oposto, fases móveis polares e fases estacionárias apolares, são denominados de cromatografia em fase reversa. A afinidade de uma substância pela fase estacionária e, consequentemente, seu tempo de retenção na coluna, é controlado pela polaridade da fase móvel.

As fases estacionárias utilizadas em cromatografia em fase reversa consistem, geralmente, de uma molécula orgânica quimicamente ligada às partículas de sílica ou outros suportes, como grafita porosa. O diâmetro das partículas, normalmente, é de 3 µm a 10 µm. Quanto menores o diâmetro da partícula e a película que recobre o suporte, mais rápida e eficiente será a transferência das substâncias entre as fases estacionárias e móveis. A polaridade da coluna depende dos grupos funcionais presentes, sendo os mais comuns os grupos apolares octil, octadecil, fenil, cianopropil, e polar, nitrila. A proporção de grupos silanóis não ligados ao grupo funcional influencia, significativamente, na eficiência da separação cromatográfica e no formato do pico eluído. Comercialmente, estão disponíveis colunas cromatográficas com diferentes qualidades de fases estacionárias, inclusive aquelas com pequena proporção de grupos silanóis livres, denominadas capeadas. Geralmente, colunas de sílica em fase reversa apresentam vida útil na faixa de pH de 2 a 8, entretanto, colunas contendo grafita porosa ou materiais poliméricos, como o estireno divinilbenzeno, são estáveis em uma faixa mais ampla de pH. De forma menos comum, podem ser utilizados líquidos, não ligados, como revestimento do suporte de sílica e, portanto, devem ser imiscíveis com a fase móvel.

As colunas normalmente usadas para separações analíticas têm diâmetros internos de 1 mm a 5 mm. Estas podem ser aquecidas, proporcionando separações mais eficientes, mas só raramente são utilizadas temperaturas superiores a 60 °C, em virtude do potencial de degradação da fase estacionária ou da volatilidade da fase móvel. A menos que especificado na monografia da substância a ser analisada, as colunas são utilizadas em temperatura ambiente.

Os detectores mais frequentemente utilizados em cromatografia a líquido de alta eficiência são os espectrofotométricos (UV/Vis). Os detectores espectrofotométricos são utilizados para detectar compostos com grupamento cromóforo. Tais detectores consistem de uma célula de fluxo localizada no término da coluna cromatográfica. A radiação ultravioleta atravessa, constantemente, pela célula de fluxo e é recebida no detector. Com o sistema em funcionamento, as substâncias são eluídas da coluna, passam pela célula de detector e absorvem a radiação, resultando em alterações mensuráveis no nível de energia. Esses detectores podem apresentar comprimento de onda fixo, variável ou múltiplo.

Detectores de comprimento de onda fixo operam em um único valor, geralmente 254 nm, emitido por uma lâmpada de mercúrio de baixa pressão. Aqueles com comprimento de onda variável contêm uma fonte contínua de emissão, como uma lâmpada de deutério ou xenônio de alta pressão, e um monocromador ou um filtro de interferência, de modo a gerar radiação monocromática a um valor selecionado pelo operador, podendo, ainda, ser programados para alterar o comprimento de onda durante o desenvolvimento da análise. Os detectores de comprimento de onda múltiplo medem, simultaneamente, a absorvância em dois ou mais comprimentos de onda, sendo denominados de detectores de arranjo de diodos (DAD). Nestes, a radiação ultravioleta é transmitida por meio da célula de fluxo, absorvida pela amostra e, então, separada em seus componentes originais, que são detectados, individualmente, pelo detector de fotodiodos, registrando dados de absorvância em toda a faixa do espectro do ultravioleta e visível e, adicionalmente, os espectros de cada pico registrado no cromatograma.

Os detectores de índice de refração medem a diferença entre o índice de refração da fase móvel pura e da fase móvel que contém a substância a ser analisada. São utilizados para detectar substâncias que não absorvem no ultravioleta ou visível, entretanto, são menos sensíveis que os detectores espectrofotométricos. Os detectores de índice de refração apresentam a desvantagem de serem sensíveis a pequenas mudanças da composição dos solventes da fase móvel, a taxa de fluxo e a temperatura.

Os detectores fluorimétricos são utilizados para detectar compostos com grupamento fluoróforo ou que podem ser convertidos em derivados fluorescentes, por transformação química ou adicionando reagentes fluorescentes a grupos funcionais específicos. Se a reação química é requerida, pode-se realizá-la no momento da preparação da amostra ou, alternativamente, o reagente pode ser introduzido na fase móvel, com a reação ocorrendo antes da detecção.

Os detectores potenciométricos, voltamétricos ou eletroquímicos são úteis para quantificação de substâncias que podem ser oxidadas ou reduzidas em um eletrodo.

Esses detectores são altamente seletivos, sensíveis e seguros, mas requerem fases móveis livres de oxigênio e íons de metais redutíveis. Uma bomba de fluxo contínuo deve ser utilizada, assegurando que o pH, a força iônica, e a temperatura da fase móvel permaneçam constantes.

Detectores eletroquímicos com eletrodos específicos de carbono podem ser utilizados, vantajosamente, para quantificar nanogramas de substâncias facilmente oxidáveis, como fenóis e catecóis.

Os detectores de espectrometria de massas têm a capacidade de medir a massa molar de uma substância. Combinados com a cromatografia líquida, esses detectores proporcionam uma alta seletividade, uma vez que picos não resolvidos podem ser isolados monitorando-se um valor de massa selecionado. Esses detectores podem ser de quádrupolos simples, denominados (MS), ou tandem (MS/MS), quando associados, para exemplificar alguns dos modelos utilizados. As fontes de ionização mais comuns são os do tipo "ionização por eletrospray" e a "ionização química a pressão atmosférica".

Os detectores de condutividade têm aplicação na cromatografia de troca iônica e medem continuamente a condutividade da fase móvel, que é modificada com a presença de analitos na célula.

Atualmente, estão disponíveis sistemas de coleta de dados modernos com as funções de receber e armazenar os sinais provenientes do detector e, posteriormente, proporcionar o manejo dessas informações, gerando os cromatogramas com os dados de área e altura do pico, identificação da amostra e métodos. As informações também podem ser coletadas em sistemas simples de gravação de dados, como registradores, para a garantia da integridade dos dados gerados.

12.6.1.2 ELETROFORESE EM SDS-PAGE

Por ação de um campo elétrico, as partículas carregadas dissolvidas ou dispersas em uma solução eletrolítica migram em direção ao eletrodo de polaridade oposta. Na eletroforese em gel, o deslocamento das partículas é retardado pelas interações com o gel da matriz, que constitui o meio de migração e comporta-se como um tamis molecular.

As interações de oposição da força elétrica e da tamização molecular resultam na taxa de diferencial de migração, de acordo com o tamanho, forma e carga de partículas.

Em virtude de suas propriedades físico-químicas diferentes, as diversas moléculas contidas em uma mistura migrarão a velocidades diferentes durante a eletroforese, ficando assim separadas em frações bem definidas. As separações eletroforéticas podem ser conduzidas em sistemas sem fase de suporte (por exemplo, separação em solução livre na eletroforese capilar) e/ou em meios estabilizados como placas de camada fina, filmes ou géis.

A eletroforese em gel de poliacrilamida é utilizada para a caracterização qualitativa das proteínas contidas em preparações biológicas, para controles de pureza e determinações quantitativas.

A análise por eletroforese em gel é um processo adaptado à identificação e ao controle da homogeneidade das proteínas contidas em preparações farmacêuticas. É utilizada como rotina para avaliar a massa molecular das subunidades proteicas e determinar as subunidades que compõem as proteínas purificadas. No mercado, existe uma grande variedade de géis e reagentes prontos para serem utilizados e que podem ser adotados em vez dos que se descrevem a seguir, desde que os resultados obtidos sejam equivalentes e que possam ser satisfeitas as condições de validação.

As propriedades de tamis dos géis de poliacrilamida estão relacionadas com a sua estrutura particular que é a de uma rede tridimensional de fibras e poros resultantes da formação de ligações cruzadas entre a bisacrilamida bifuncional e as cadeias adjacentes de poliacrilamida. A polimerização é catalisada por um gerador de radicais livres composto de persulfato de amônia (PSA) e N,N,N',N'-tetrametiletilenodiamina (Temed). O tamanho real dos poros de um gel será tanto menor quanto mais elevada for a sua concentração em acrilamida. Como a concentração de acrilamida do gel aumenta, a sua porosidade efetiva diminui.

A porosidade real de um gel é definida de modo operacional pelas suas propriedades de tamis molecular, isso é, a resistência que ele opõe à migração das macromoléculas.

SISTEMAS DE QUALIDADE APLICADOS AOS PRODUTOS BIOTECNOLÓGICOS • 379

Existem limites para as concentrações de acrilamida que podem ser utilizadas. Em concentrações muito elevadas, os géis se desfazem mais facilmente e se tornam difíceis de manipular. Quando o tamanho dos poros de um gel diminui, a velocidade de migração de uma proteína nesse gel também diminui. Ajustando a porosidade de um gel, alterando a concentração em acrilamida, é possível otimizar a resolução do método para um determinado produto proteico. Desse modo, as características físicas de um gel dependem, portanto, do seu teor em acrilamida e em bisacrilamida. Além da composição do gel, o estado da proteína constitui outro fator importante para a sua mobilidade eletroforética.

No caso das proteínas, a mobilidade eletroforética depende do pK dos grupos com carga elétrica e do tamanho da molécula. É igualmente afetada pela natureza, concentração e pH do tampão, pela temperatura, intensidade do campo elétrico e pela natureza do suporte.

12.6.1.2.1 Eletroforese em gel de poliacrilamida em condições desnaturantes

O método descrito a título de exemplo é aplicável à análise dos polipeptídeos monômeros de massa molecular compreendida entre 14 mil e 100 mil daltons. É possível ampliar esse intervalo por diferentes técnicas (por exemplo, pelo emprego de géis em gradiente ou de sistemas tampão especiais), mas tais técnicas não serão abordadas neste texto.

A eletroforese em gel de poliacrilamida em condições desnaturantes usando o dodecilsulfato de sódio (DSS-EGPA) é a técnica de eletroforese mais utilizada para avaliar a qualidade farmacêutica dos produtos proteicos e é, sobretudo, o foco deste texto. De modo geral, a eletroforese analítica das proteínas é realizada em gel de poliacrilamida em condições que favorecem a dissociação das proteínas nas suas subunidades polipeptídicas e que limitam o fenômeno de agregação. Utiliza-se frequentemente esse efeito do dodecilsulfato de sódio (DSS) – um detergente fortemente aniônico – para dissociar as proteínas antes da sua aplicação no gel, em combinação com o calor. Os polipeptídeos desnaturados ligam-se ao DSS, adquirem cargas negativas e caracterizam-se por uma relação carga/massa constante, qualquer que seja o tipo de proteína considerada. Sendo a quantidade de DSS ligada, quase sempre, proporcional à massa molecular do polipeptídeo e independente da sua sequência, os complexos DSS-polipeptídeo migram nos géis de poliacrilamida com mobilidades que são função do tamanho do polipeptídeo.

A mobilidade eletroforética dos complexos detergente polipeptídeos resultantes apresenta sempre a mesma relação funcional com a massa molecular. A migração dos complexos DSS ocorre, como seria de se prever, em direção ao ânodo, à velocidade mais elevada para os complexos de baixa massa molecular do que para os de alta. Assim, é possível determinar a massa molecular de uma proteína a partir da sua mobilidade relativa, após comparação com soluções padrão, de valor de massa molecular conhecida, e a observação de uma banda única constitui um critério de pureza. Todavia, as modificações eventuais na constituição do polipeptídeo, por exemplo, uma N- ou uma O-glicosilação, têm um impacto significativo não negligenciável sobre a massa molecular aparente de uma proteína – o DSS não se liga a uma molécula de carboidratos de forma semelhante a um polipeptídeo. Com efeito, o DSS não se liga da mesma maneira aos agrupamentos glicídicos ou aos agrupamentos peptídicos, de modo que a constância da relação carga/massa deixa de ser verificada.

A massa molecular aparente das proteínas que sofreram modificações pós-translacionais não reflete realmente a massa da cadeia polipeptídica.

12.6.1.2.2 Condições redutoras

A associação das subunidades polipeptídicas e a estrutura tridimensional das proteínas baseiam-se, muitas vezes, na existência de ligações dissulfeto. Um dos objetivos a atingir na análise DSS-EGPA em condições redutoras é romper essa estrutura por redução das ligações dissulfeto.

A desnaturação e a dissociação completa das proteínas por tratamento com 2-mercaptoetanol ou com ditiotreitol (DTT) provocam um desdobramento da cadeia polipeptídica seguida de uma complexação com o DSS.

Nessas condições, a massa molecular das subunidades polipeptídicas pode ser calculada por regressão linear com a ajuda de padrões de massa molecular apropriada.

12.6.1.2.3 Condições não redutoras

Para certas análises, a dissociação completa da proteína em subunidades peptídicas não é desejável. Na ausência de tratamento pelos agentes redutores, como o 2-mercaptoetanol ou o DTT, as ligações dissulfeto covalentes permanecem intactas e a conformação oligomérica da proteína é preservada. Os complexos DSS-oligômero migram mais lentamente que as subunidades DSS-peptídicas. Além disso, as proteínas não reduzidas podem não ser, totalmente saturadas em DSS e, por consequência, não se ligam ao detergente em uma relação de massa constante. Essa circunstância torna a determinação da massa molecular dessas moléculas pelo DSS-EGPA mais difícil que a análise de polipeptídeos totalmente desnaturados, pois, para que a comparação seja possível, é necessário que os padrões e as proteínas desconhecidas tenham configurações semelhantes. Entretanto, a obtenção no gel de uma única banda corada permanece como critério de pureza.

12.6.1.2.4 Características da eletroforese de gel em sistema tampão descontínuo

O método eletroforético mais divulgado para a caracterização das misturas complexas de proteínas fundamenta-se no emprego de um sistema tampão descontínuo que inclui dois géis contínuos, mas distintos: um gel (inferior) de separação ou de resolução e um gel (superior) de concentração. Esses dois géis são de porosidade, pH e força iônica diferentes. Além disso, os diferentes íons móveis são usados nos géis e nos tampões do eletrodo. A descontinuidade do sistema tampão conduz a uma concentração de grande volume das amostras no gel de concentração e, portanto, a uma melhoria da resolução.

Quando o campo elétrico é aplicado, um gradiente de tensão negativo instaura-se através da solução da amostra e arrasta as proteínas do gel de concentração para o gel de empilhamento. Os íons glicinato contidos no tampão do eletrodo seguem as proteínas no gel de empilhamento.

Forma-se, rapidamente, uma zona de divisão móvel, cuja frente é constituída pelos íons cloreto de alta mobilidade, e a parte de trás pelos íons glicinato mais lentos. Um gradiente de alta tensão localizado instaura-se entre as frentes iônicas da cabeça e da cauda e leva os complexos DSS-proteína a concentrarem-se em uma banda muito estreita que migra entre as frações cloreto e glicinato.

Em larga escala, independentemente do volume da amostra aplicado, o conjunto dos complexos DSS-proteína sofre um efeito de condensação e penetra no gel de separação na forma de uma banda estreita, bem definida, de alta densidade proteica. O gel de empilhamento, de poros largos, não retarda, geralmente, a migração das proteínas, mas desempenha, principalmente, o papel de meio anticonvequitivo. Na interface dos géis de empilhamento e de separação, as proteínas são confrontadas com um brusco aumento do efeito de retardamento, em razão do pequeno diâmetro dos poros do gel de separação. Quando penetram no gel de separação, esse retardamento prossegue, em razão do efeito de tamis molecular exercido pela matriz.

Os íons glicinato ultrapassam as proteínas cuja migração prossegue, então, em um meio de pH uniforme constituído pela solução tampão de trometamina (TRIS) e pela glicina.

O efeito de tamis molecular conduz a uma separação dos complexos DSS-polipeptídeo com base na sua respectiva massa molecular.

12.6.1.2.5 Detecção das proteínas nos géis

A coloração com azul de Coomassie e o método mais correntemente utilizado para as proteínas, com um nível de detecção da ordem de 10 g a 100 g de proteína por banda.

A coloração com nitrato de prata é o método mais sensível para a visualização das proteínas em géis, e possibilita a detecção de bandas com 10 ng a 100 ng de proteína. Todas as etapas da coloração dos géis são realizadas a temperatura ambiente; com agitação moderada e com movimento orbital em um equipamento apropriado. É necessário o uso de luvas para evitar depositar no gel impressões digitais que também ficariam coradas.

12.6.1.2.6 Determinação da massa molecular

A massa molecular das proteínas é determinada por comparação da sua mobilidade com a mobilidade de vários marcadores proteicos de peso molecular conhecidos.

Existem, para a padronização dos géis, misturas de proteínas de massa molecular exatamente conhecida que possibilitam obter uma coloração uniforme. Tais misturas estão disponíveis para diferentes faixas de massa molecular. As soluções mãe concentradas das proteínas de massa molecular conhecida são diluídas em tampão, para amostragem apropriada, e depositadas no mesmo gel que a amostra proteica a examinar. Imediatamente após a eletroforese, deve-se determinar a posição exata do corante de marcação (azul de bromofenol) para identificar a frente de migração dos íons. Para esse efeito, pode se cortar uma pequena porção da borda do gel, ou mergulhar no interior do gel, no nível da frente de migração do corante, uma agulha molhada em tinta da China. Após a coloração do gel, deve-se determinar a distância de migração de cada banda proteica (marcadores e bandas desconhecidas), a partir do bordo superior do gel de separação, e dividir cada uma dessas distâncias de migração pela distância percorrida pelo corante de marcação. As distâncias de migração, assim obtidas, são chamadas mobilidades relativas das proteínas (em referência à frente de coloração) e, convencionalmente,

SISTEMAS DE QUALIDADE APLICADOS AOS PRODUTOS BIOTECNOLÓGICOS • 381

representadas por Rf. Constrói-se, então, um gráfico usando os logaritmos da massa molecular relativa (Mr) dos padrões proteicos em função dos Rf correspondentes. Os gráficos obtidos são ligeiramente sigmoides. O cálculo das massas moleculares desconhecidas pode ser obtido por regressão linear, ou por interpolação a partir da curva de variação de log (Mr) em função do Rf, desde que os valores obtidos para as amostras desconhecidas se situem na parte linear do gráfico.

12.6.1.2.7 Validação do ensaio

O ensaio só será válido se as proteínas utilizadas como marcadores de massa molecular distribuírem-se em 80% do comprimento do gel e se, no intervalo de separação desejada (por exemplo, o intervalo que cubra o produto e o seu dímero, ou o produto e as suas impurezas aparentadas) existirem para as bandas proteicas, em causa, uma relação linear entre o logaritmo da massa molecular e o valor do Rf. Exigências de validação suplementares, dizendo respeito à preparação da amostra, podem ser especificadas nas monografias em particular.

12.6.1.2.8 Determinação quantitativa das impurezas

Quando especificado, em uma monografia em particular, um teor em impurezas, é conveniente preparar uma solução padrão correspondente a esse teor, diluindo-se a solução problema. Se, por exemplo, esse limite for de 5%, a solução padrão é uma diluição a 1:20 da solução problema.

O eletroforetograma obtido com a solução problema não apresenta nenhuma banda, em virtude da impureza (além da banda principal) que seja mais intensa que a banda principal do eletroforetograma obtido com a solução padrão. Desde que se opere em condições validadas, é possível quantificar as impurezas por normalização em relação à banda principal, utilizando um densitômetro integrador. Nesse caso, é verificada a linearidade das respostas.

12.6.1.3 RMN – RESSONÂNCIA MAGNÉTICA NUCLEAR

Por quase meio século, a determinação de estrutura tridimensional (3D) de proteínas vem sendo feita por métodos de cristalografia e difração de raio X; é inquestionável a importância e a contribuição que aplicações dessa técnica têm proporcionado à Bioquímica. Entretanto, há, mais ou menos, 20 anos, a Ressonância Magnética Nuclear (RMN), que já ocupava um local de destaque nos estudos estruturais de pequenas moléculas, começou a ser utilizada na determinação da estrutura tridimensional de peptídeos e proteínas em solução, independentemente de dados cristalográficos. Para que isso fosse possível, tiveram de ocorrer sensíveis avanços na instrumentação e na metodologia dessa técnica, incluindo-se, entre os mais importantes, o uso de campos magnéticos homogêneos de alta intensidade, novas técnicas de pulso e a introdução de métodos computacionais mais avançados para a produção e a interpretação dos dados de RMN de macromoléculas.

Atualmente, mais de 2 mil estruturas 3D de proteínas determinadas por RMN têm suas coordenadas atômicas depositadas no Brookhaven Protein Data Bank (http://www.rcsb.org/pdb/) e esse número vem crescendo rapidamente. Verificaram-se, também, significativos progressos na determinação estrutural de outros biopolímeros por RMN, como é o caso dos ácidos nucleicos e dos oligossacarídeos, antes obtidos apenas por difração de raio X.

Com a chegada da era pós-genômica, nunca se exigiu tanto dos métodos para obtenção de estruturas 3D de biomoléculas. Tradicionalmente, esse trabalho tem sido efetuado com características quase "artesanais", em razão da alta complexidade da tarefa, do tempo necessário para a obtenção de apenas uma estrutura (vários meses) e dos elevados custos com infraestrutura e manutenção. Por essas e por outras razões é que o uso da RMN em Bioquímica ainda se encontra restrito a poucos grupos de excelência espalhados pelo mundo e que seus fundamentos teóricos permanecem obscuros para a maioria daqueles que têm algum interesse nos mais recentes avanços dessa nova era de descobertas científicas.

A Espectroscopia é o estudo da interação da radiação eletromagnética (REM) com a matéria. Essa radiação pode ser vista como uma onda com dois componentes, um elétrico e outro magnético, que oscilam perpendicularmente entre si, sendo ambas também perpendiculares à direção de propagação da luz (Figura 12.2). A interação entre a radiação eletromagnética e a matéria pode ocorrer de duas formas: por seu componente elétrico ou por seu componente magnético. Uma das diferenças fundamentais entre a RMN e as outras formas de espectroscopia reside no fato de que, na RMN, essa interação se dá com o campo magnético da REM e não com o campo elétrico, como é o caso, por exemplo, do infravermelho ou do ultravioleta.

A REM de interesse em análises químicas vai desde os raios gama (alta energia) até as ondas de rádio (baixa energia). Para cada tipo de espectroscopia é exigido um tipo de excitação e, para cada uma delas, existe uma quantidade definida de energia, ou seja, esses fenômenos são quantizados. Isso significa que uma radiação de frequência determinada e característica é absorvida para uma determinada transição.

A RMN encontra-se na região das ondas de rádio (radiofrequências). Em princípio, pode-se dizer que a RMN é outra forma de espectroscopia de absorção. Em um campo magnético, sob determinadas condições, uma amostra pode absorver REM na região da radiofrequência (RF), absorção essa governada por características da amostra.

Essa absorção é função de determinados núcleos presentes na molécula, que são sensíveis à radiação aplicada e, por isso, esses núcleos são alvo de estudo para a compreensão da RMN.

núcleos não têm momento angular associado e, portanto, não exibem propriedades magnéticas, o que implica a ausência de sinais detectáveis por RMN. Núcleos com spin I ≠ 0 são, em princípio, detectáveis por RMN. A detecção desses núcleos está relacionada a condições experimentais especiais.

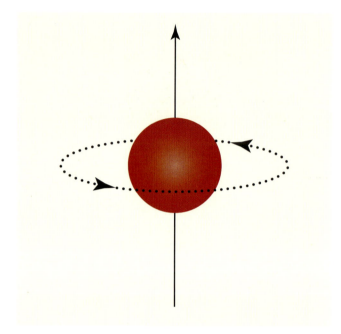

Figura 12.3 Momento magnético (μ) gerado a partir do momento angular.

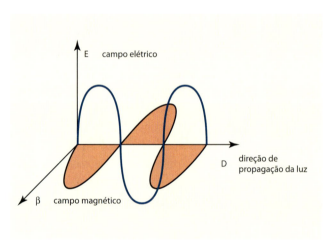

Figura 12.2 A radiação eletromagnética.

Entre os diferentes núcleos detectáveis por RMN, núcleos com I = 1/2 são muito apropriados para uma compreensão mais simplificada da técnica.

A grandeza física envolvida em RMN é o spin nuclear. O conceito de spin nuclear provém da Mecânica Quântica, não possuindo conceito equivalente na Mecânica Clássica. Esse conceito é fundamental para a compreensão do fenômeno, e pode ser compreendido como uma propriedade que determinados núcleos apresentam. Tais núcleos, em virtude de sua configuração nuclear, assumem um comportamento característico de momento angular, capaz de gerar um momento magnético (Figura 12.3), pois uma carga em movimento

O momento magnético gerado pode ser descrito em termos do número de spin I, cujos valores, calculados pela mecânica quântica, podem ser 0, 1/2, 1, 3/2 etc. Como se sabe, núcleos que apresentam tanto massas atômicas quanto números atômicos pares não possuem spin, sendo, consequentemente, o número de spin igual a zero. É o caso do ^{12}C, ^{16}O, ^{32}S etc. (Tabela 12.1). Esses

Tabela 12.1 Correlação existente entre o número atômico (Z) e o número de massa (A) com o número de spin (I)

I	A	Z	Exemplos
Meio inteiro	Ímpar	Par ou ímpar	^{1}H(1/2), ^{17}O(5/2), ^{15}N(1/2)
Inteiro	Par	Ímpar	^{2}H(1), ^{11}N(1), ^{10}B(3)
Zero	Par	Par	^{12}C(0), ^{16}O(0), ^{32}S(0)

* O número entre parênteses indica o número de spin 1 do núcleo exemplificado.

12.6.1.4 ELETROFORESE CAPILAR

Eletroforese capilar (EC) é um método físico de análise, baseado na migração, dentro de um capilar, de solutos carregados, dissolvidos em uma solução eletrolítica, sob a influência de uma corrente elétrica. Atualmente, a EC compreende uma família de técnicas de separação eletrocinéticas que separam compostos, baseada, sobretudo, na diferença de mobilidade eletroforética, partição entre fases, ponto isoelétrico, tamanho molecular, ou, ainda, na combinação de uma ou mais dessas propriedades.

Em EC, a separação é governada por dois fatores. O primeiro corresponde ao movimento dos solutos no capilar, por causa do campo elétrico (E), também denominado de velocidade eletroforética. O segundo ocorre em função do fluxo do eletrólito, em razão da superfície carregada na parede do capilar, sendo chamado fluxo eletrosmótico.

A mobilidade eletroforética de um soluto (μ_{ep}) está relacionada a características específicas, como tamanho molecular, forma e carga elétrica, bem como as propriedades inerentes ao eletrólito, no qual a migração ocorre (força iônica do eletrólito, pH, viscosidade e presença de aditivos).

Sob a influência de tensão, os solutos carregados migram através do eletrólito com uma determinada velocidade, V_{ep}, dada em cm/s, e calculada pela equação:

$$V_{ep} = \mu_{ep} \times E = \left(\frac{q}{6\pi\eta r} \right)\left(\frac{V}{L} \right)$$

onde:
μ_{ep} = mobilidade eletroforética;
E = tensão aplicada;
q = carga efetiva do soluto;
h = viscosidade do eletrólito;
r = raio de Stoke's;
V = voltagem aplicada ao sistema;
L = comprimento total do capilar.

Quando um campo elétrico é aplicado ao longo do capilar, um fluxo de eletrólito é gerado em seu interior. A migração de diferentes solutos ao longo do capilar, em direção ao detector, independente da presença de carga iônica e indica que, além da mobilidade eletroforética, está envolvida uma força adicional. Caso não houvesse essa força adicional, compostos com carga positiva migrariam pelo capilar, enquanto os ânions permaneceriam a distância do detector e os solutos neutros simplesmente não migrariam.

A força adicional que direciona todos os solutos através do capilar é denominada de fluxo eletrosmótico (FEO) e possui papel importante nos diversos tipos de EC.

O FEO tem sua origem a partir da ionização dos grupos silanóis na parede interna do capilar, que são transformados em grupos silanoato (Si-O-), em pH acima de três. Esses grupos com carga negativa atraem os cátions do eletrólito, formando uma camada interna na parede do capilar. A dupla camada formada próxima à superfície do capilar é essencialmente estática. A camada mais difusa, próxima à dupla camada é móvel e, sob ação de uma tensão elétrica, migra em direção ao cátodo carreando juntamente a água de hidratação. Entre as duas camadas existe um plano de atrito e o desequilíbrio elétrico gerado corresponde à diferença de potencial que atravessa as duas camadas, denominada de potencial zeta (ζ).

A velocidade do fluxo eletrosmótico é dependente da mobilidade eletrosmótica (μ_{eo}) que, por sua vez, está diretamente relacionada à densidade de carga da parede interna do capilar e às características do eletrólito. A velocidade do fluxo eletrosmótico (V_{eo}) pode ser calculada pela equação:

$$V_{eo} = \mu_{eo} \times E = \left(\frac{\varepsilon\zeta}{\eta} \right) \cdot \left(\frac{V}{L} \right)$$

onde:
ε = constante dielétrica do eletrólito;
ζ = potencial zeta da superfície do capilar;
η = viscosidade do eletrólito;
V = voltagem aplicada ao sistema;
L = comprimento total do capilar.

As mobilidades eletroforética e eletrosmótica de um soluto podem atuar na mesma direção ou em direções opostas, dependendo da carga (positiva ou negativa) do soluto e da velocidade do soluto (v), conforme a equação a seguir:

$$V = V_{ep} \pm V_{eo}$$

A soma ou diferença entre as duas velocidades é usada na dependência de as mobilidades atuarem na mesma direção ou em direções opostas. Na eletroforese capilar, na sua forma mais usual, ânions migrarão em direção oposta ao fluxo eletrosmótico e suas velocidades serão menores do que a velocidade do fluxo eletrosmótico. Cátions migrarão na mesma direção do fluxo eletrosmótico e suas velocidades serão maiores do que a velocidade do fluxo eletrosmótico.

384 • BIOTECNOLOGIA FARMACÊUTICA

Nessa condição, na qual existe uma rápida velocidade de fluxo eletrosmótico em relação à velocidade eletroforética dos solutos, cátions e ânions podem ser separados na mesma corrida eletroforética.

O tempo (t) necessário para o soluto migrar uma distância (l) do terminal de injeção do capilar até a janela de detecção do capilar (comprimento efetivo do capilar) é definido pela equação:

$$t = \frac{l}{V_{ep} \pm V_{eo}} = \frac{l(L)}{V\left(\mu_{ep} \pm \mu_{eo}\right)}$$

onde:

l   = distância do terminal de injeção do capilar até a janela de detecção do capilar (comprimento efetivo do capilar);

V_{ep} = velocidade eletroforética;

V_{eo} = velocidade do fluxo eletrosmótico.

A reprodutibilidade na velocidade de migração dos solutos está diretamente relacionada à manutenção de um valor constante do fluxo eletrosmótico entre diferentes corridas eletroforéticas. Para algumas aplicações específicas, pode ser necessário reduzir, ou mesmo suprimir, o fluxo eletrosmótico por meio de modificações na parede do capilar ou na concentração, composição e/ou pH da solução eletrolítica.

Após introdução da amostra no capilar, cada soluto da amostra migra junto ao eletrólito como uma banda independente, conforme sua mobilidade intrínseca. Sob condições ideais o único fator que pode contribuir para o alargamento da banda é oriundo da difusão molecular do soluto ao longo do capilar (difusão longitudinal). Nesse caso, a eficiência da banda é expressa como número de pratos teóricos (N) de acordo com a equação:

$$N = \frac{\left(\mu_{ep} \pm \mu_{eo}\right) \cdot (Vl)}{2DL}$$

onde:

D = coeficiente de difusão molecular do soluto no eletrólito.

Os demais termos foram abordados anteriormente.

A separação entre duas bandas pode ser alcançada pela modificação da mobilidade eletroforética dos solutos, pelo fluxo eletrosmótico e pelo aumento da eficiência das bandas de cada soluto em análise. A resolução pode ser calculada por meio da equação:

$$Rs = \frac{\sqrt{N}\left(\mu_{epb} - \mu_{epa}\right)}{4\left(\mu_{ep} + \mu_{eo}\right)}$$

onde:

μ_{epa} e μ_{epb} = mobilidades eletroforéticas de dois solutos a serem separados;

μ_{eo} = mobilidade do fluxo eletrosmótico;

μ_{ep} = mobilidade eletroforética média dos solutos $\frac{\left(\mu_{epb} + \mu_{epa}\right)}{2}$.

12.6.1.4.1 Equipamento

Um equipamento de eletroforese capilar é composto por:

- uma fonte de alta voltagem;
- dois reservatórios de eletrólitos, mantidos no mesmo nível, contendo soluções anódica e catódica;
- dois eletrodos (cátodo e ânodo), imersos nos reservatórios dos eletrólitos e conectados à fonte de alta voltagem;
- um capilar de sílica fundida provido de janela de detecção para alinhamento a determinados tipos de detectores (os terminais do capilar são imersos nos reservatórios contendo as soluções eletrolíticas; o capilar deve ser preenchido com a solução eletrolítica prescrita na monografia);
- sistema de injeção da amostra de soluto(s) por ação hidrodinâmica ou eletrocinética (a escolha do processo de injeção e sua automação são imprescindíveis na análise quantitativa por eletroforese capilar; a introdução da amostra pelo modo eletrocinético deve levar em consideração a mobilidade eletroforética intrínseca de cada soluto, permitindo adequada discriminação dos diferentes componentes da amostra);
- detector capaz de monitorar a quantidade de solutos que passam através do segmento de detecção do capilar em intervalo específico de tempo (os detectores mais usuais são baseados em espectrofotometria de absorção (UV e UV-VIS) ou fluorimetria; análises também podem ser realizadas utilizando detectores eletroquímicos ou por meio da espectrometria de massas);
- sistema de controle de temperatura capaz de mantê-la constante no interior do capilar (alterações de temperatura implicam falta de reprodutibilidade na separação de solutos);
- sistema computadorizado para registro e integração dos eletroferogramas.

SISTEMAS DE QUALIDADE APLICADOS AOS PRODUTOS BIOTECNOLÓGICOS • 385

A monografia de cada substância deve detalhar o tipo de capilar, as soluções eletrolíticas, o método de precondicionamento, as condições da amostra e da migração eletroforética.

A solução eletrolítica deve ser filtrada (filtro de 0,45 µm) para remover partículas e desaerada para evitar a formação de bolhas que possam interferir no sistema de detecção ou interromper o contato elétrico no capilar durante a migração eletroforética. Os métodos eletroforéticos devem estabelecer um detalhado procedimento de lavagem do capilar entre cada corrida a fim de permitir tempos de migração reprodutíveis dos solutos em análise.

12.6.1.4.2 Parâmetros instrumentais

Voltagem – o tempo de separação é proporcional à voltagem aplicada. Todavia, um aumento na voltagem usada pode causar produção de calor excessivo (efeito Joule), determinando elevação da temperatura e gradientes de viscosidade no eletrólito dentro do capilar, os quais são responsáveis pelo alargamento da banda e redução na resolução dos solutos em análise.

Polaridade – a polaridade do eletrodo pode ser normal (ânodo na admissão e cátodo na saída). Nesse caso, o fluxo eletrosmótico se move em direção ao cátodo. Se a polaridade do eletrodo for revertida, a direção do fluxo eletrosmótico será contrária à saída e apenas solutos carregados com mobilidade eletroforética superior ao do fluxo eletrosmótico migrarão em direção à saída.

Temperatura – o principal efeito da temperatura é observado na viscosidade e condutividade elétrica do eletrólito. As alterações nessas duas propriedades do eletrólito determinam diferenças na velocidade de migração.

Capilar – o comprimento e diâmetro interno influenciam parâmetros analíticos, como tempo de migração total dos solutos, eficiência das separações e capacidade de carga. Sob voltagem constante, o aumento do comprimento total e efetivo do capilar pode reduzir a corrente elétrica que, por sua vez, determina o aumento no tempo de migração dos analitos. Capilares com menor diâmetro interno possuem melhor capacidade de dissipação do calor gerado pela corrente elétrica (efeito Joule), permitindo a elevação da voltagem aplicada e redução no tempo de análise. O limite de detecção do método também pode ser influenciado pelo diâmetro interno, dependendo do volume de amostra injetado e do sistema de detecção utilizado. A eficiência das separações também pode ser aumentada pela redução do diâmetro interno do capilar.

A adsorção de componentes da amostra na parede interna do capilar pode limitar a eficiência. Por esta razão, estratégias para evitar essas interações devem ser consideradas no desenvolvimento de um método de separação por eletroforese capilar. Esse é um fator crítico, por exemplo, em amostras contendo proteínas. Uma dessas estratégias (uso de pH(s) extremos e adsorção de eletrólitos carregados com carga positiva) requer a modificação da composição do eletrólito para prevenir a adsorção das proteínas. Alternativamente, é possível recobrir a parede interna do capilar com um polímero por meio de ligações covalentes, prevenindo a interação de proteínas com a superfície da sílica carregada negativamente. Para esta proposta, capilares com a parede interna previamente recoberta com polímeros de natureza neutro-hidrofílica, catiônica e aniônica estão disponíveis comercialmente.

12.6.1.4.3 Parâmetros da solução eletrolítica

Natureza do tampão e concentração – Os eletrólitos para eletroforese capilar devem apresentar capacidade tamponante adequada na faixa de pH escolhido e baixa mobilidade, a fim de minimizar a geração de corrente elétrica. Para reduzir a distorção do pico eletroforético é importante combinar a mobilidade do íon do eletrólito à mobilidade do soluto. A escolha do solvente da amostra é importante para alcançar uma uniformidade do soluto, o qual permite o aumento da eficiência de separação e melhora a detecção. Além disso, um aumento na concentração do eletrólito em um pH específico determina a redução do fluxo eletrosmótico e da velocidade do soluto.

pH do eletrólito – O pH do eletrólito pode afetar a separação por meio da modificação da carga do soluto ou de outros aditivos, bem como da alteração do fluxo eletrosmótico. A mudança no valor do pH do eletrólito acima ou abaixo do ponto isoelétrico de proteínas e peptídeos influencia a separação destes solutos, por meio da modificação da carga líquida de caráter negativo para positivo. Em geral, um aumento no pH do eletrólito ocasiona elevação do fluxo eletrosmótico.

Solventes orgânicos – Solventes orgânicos como metanol, acetonitrila, entre outros, podem ser adicionados ao eletrólito aquoso para aumentar a solubilidade do soluto e/ou de outros aditivos presentes no eletrólito, ou ainda, influenciar o grau de ionização dos solutos da amostra. A adição desses solventes ao eletrólito, geralmente, provoca a redução do fluxo eletrosmótico.

Aditivos para separações quirais – As separações enantioméricas devem ser realizadas por meio da adição de seletores quirais ao eletrólito de corrida. Os seletores quirais mais utilizados são as ciclodextrinas. Porém, éteres coroa, polissacarídeos e proteínas também podem ser empregados para essa finalidade. A discriminação enantiomérica é regida por diferentes interações entre o seletor quiral e cada um dos enantiômeros do soluto em análise. Assim, a escolha correta do seletor influencia diretamente a resolução enantiomérica obtida para solutos quirais. Durante o desenvolvimento de um método para separação enantiomérica, é recomendável testar ciclodextrinas de diferentes tamanhos de cavidade, (a, b, g), ciclodextrinas modificadas com grupamentos neutros (metil, etil, hidroxialquil etc.), ou com grupamentos ionizáveis (aminometil, carboximetil, sulfobutiléter etc.).

A resolução de separações quirais é igualmente controlada pela concentração do seletor quiral, da composição e pH do eletrólito e da temperatura de análise. Aditivos orgânicos como metanol e ureia podem ser empregados para modificar a resolução obtida.

12.6.1.5 ESPECTROFOTOMETRIA

12.6.1.5.1 Absorção atômica

A espectrometria de absorção atômica é utilizada para a determinação de diversos elementos da tabela periódica, e consiste, basicamente, de quatro técnicas: absorção atômica com chama, geração de hidretos, geração de vapor frio e forno de grafite. As técnicas que utilizam chama e forno de grafite, como atomizadores, permitem a determinação de cerca de 70 elementos, sendo a maioria metais. A técnica de geração de hidretos permite a determinação de arsênio, antimônio, selênio, bismuto, telúrio, chumbo, índio, estanho, germânio e tálio; já a geração de vapor frio é utilizada, basicamente, para a determinação de mercúrio. Sua principal aplicação em biotecnologia é a determinação de metais em metaloproteínas.

Para a determinação da concentração do analito por absorção atômica, a radiação de uma fonte de comprimento de onda específico, de acordo com o elemento analisado, incide sob o vapor atômico contendo átomos livres desse elemento no estado fundamental. A atenuação da radiação é proporcional à concentração do analito, segundo a lei de Lambert-Beer.

A instrumentação para absorção atômica consiste, basicamente, de fonte de radiação, atomizador, monocromador, detector e sistema de processamento de dados.

Como fontes de luz, utilizam-se lâmpadas de cátodo oco e lâmpadas de descarga sem eletrodo que emitem radiação intensa de mesmo comprimento de onda que a absorvida pelo elemento a ser determinado. O atomizador pode ser constituído por uma chama ou um forno de grafite. O monocromador é responsável pela separação do comprimento de onda desejado. A radiação incide no monocromador por uma fenda estreita; em seguida, é separada em seus diferentes comprimentos de onda em uma rede de difração e, posteriormente, direcionada ao detector. O detector, geralmente, é um fotomultiplicador, que transforma a energia luminosa em corrente elétrica, a qual é amplificada e, posteriormente, interpretada por um sistema de leitura.

12.6.1.5.1.1 Espectrometria de absorção atômica com chama

O sistema consiste de uma câmara de pré-mistura na qual o combustível e o oxidante são misturados e do queimador que recebe a mistura combustível-oxidante. A solução é introduzida por meio de um nebulizador pneumático, no qual é gerado um fino aerossol que é conduzido até a chama. A quantidade de energia que pode ser fornecida pela chama para a dissociação e atomização da amostra é proporcional à temperatura. Se for utilizada uma chama de baixa temperatura, a solução poderá não ser convertida em átomos neutros. Por outro lado, se for empregada uma chama com temperatura muito elevada, poderá ocorrer a formação de grande quantidade de íons que não absorvem radiação da fonte. Por meio da modificação da proporção de oxidante e combustível utilizados para cada tipo de chama, é possível alterar significativamente sua temperatura. As chamas mais popularmente utilizadas são as produzidas por ar-acetileno (2.100 °C-2.400 °C) e acetileno-óxido nitroso (2.650 °C-2.850 °C). A mistura ar-acetileno é utilizada para elementos com temperaturas de atomização inferiores como Na, K, Mg, Cd, Zn, Cu, Mn, Co etc. A chama gerada por acetilenoóxido nitroso é aplicada a elementos refratários como Al, V, Ti, Si, U, entre outros.

12.6.1.5.1.2 Espectrometria de absorção atômica com geração de hidretos

A espectrometria de absorção atômica com geração de hidretos é uma técnica utilizada para a determinação de elementos formadores de hidretos voláteis mais comumente para As, Se, Sb, Bi, Ge, Sn, Pb e Te. O processo é constituído de três etapas principais: geração, transporte e atomização dos hidretos. O sistema pode ser construído em batelada ou em fluxo. A geração dos hidretos consiste da reação do analito, normalmente em meio ácido, com um redutor ($NaBH_4$). O transporte dos hidretos do frasco de reação até a cela de quartzo é feito por meio de um gás inerte de arraste tal como argônio ou nitrogênio. Para elementos que absorvem em comprimento de onda inferior a 200 nm, antes da etapa de geração dos hidretos, deve-se efetuar uma purga para remoção dos gases atmosféricos a fim de evitar que esses gases absorvam a radiação da fonte. A atomização é feita em uma cela de quartzo aquecida eletricamente ou com um queimador típico de sistemas de atomização com chama; a temperatura interna da cela é de 850 °C a 1.000 °C.

O sinal obtido, normalmente, é do tipo transiente; cerca de 20 segundos são necessários para total integração do sinal para quase todos os elementos.

12.6.1.5.1.3 Espectrometria de absorção atômica com geração de vapor frio

A espectrometria de absorção atômica com geração de vapor frio é utilizada para a determinação de mercúrio. O equipamento e os reagentes são os mesmos utilizados no sistema de geração de hidretos, porém a cela de quartzo não precisa ser aquecida, pois o mercúrio é reduzido a mercúrio metálico que é volátil a temperatura ambiente. No entanto, vapor d'água pode ser transportado pelo gás de arraste e interferir na determinação. Para solucionar esse problema, utiliza-se uma lâmpada de infravermelho para aquecer a cela de quartzo, prevenindo a condensação de vapor d'água. Nesse caso, normalmente não é necessário efetuar a purga, pois o comprimento de onda utilizado para a determinação de Hg é 253,7 nm, no qual é rara a absorção de radiação por gases da atmosfera.

12.6.1.5.1.4 Espectrometria de absorção atômica com forno de grafite

A espectrometria de absorção atômica com forno de grafite é uma técnica abrangente que possui elevada sensibilidade. O forno consiste de um tubo de grafite de 3 cm a 5 cm de comprimento e de 3 mm a 8 mm de diâmetro revestido com grafite pirolítico. A quantidade de amostra injetada no forno varia de 5 µL a 50 µL e é geralmente introduzida por um sistema automatizado. O forno é aquecido eletricamente por meio da passagem de corrente elétrica de modo longitudinal ou transversal. Fluxos de gases inertes, como argônio, são mantidos externamente e internamente para evitar a combustão do forno. Além disso, o fluxo interno expulsa o ar atmosférico do forno e também os vapores gerados durante as etapas de secagem e pirólise. Um forno de grafite apresenta durabilidade de, aproximadamente, 300 ciclos, dependendo do modelo.

12.6.1.5.2 Massa

A espectrometria de massas com plasma indutivamente acoplado é utilizada para a determinação de diversos elementos com elevada sensibilidade, na faixa de ppt (parte por trilhão), e com capacidade multielementar.

A espectrometria de massas com plasma indutivamente acoplado consiste de duas unidades principais: o gerador de sinal e o processador de sinal. A diferença fundamental é que, na espectrometria de massas com plasma indutivamente acoplado, o processador de sinal é compreendido por uma interface, um separador de massa e uma unidade de aquisição de dados. A interface é responsável pela amostragem e o transporte eficiente dos íons do plasma a pressão atmosférica (760 Torr) até o separador de massa (10^{-6} Torr) é feita pela redução de pressão por meio da aplicação de vácuo. A interface consiste em dois cones metálicos com orifícios muito pequenos (da ordem de 1 mm de diâmetro). Após a geração dos íons no plasma, eles passam pelo primeiro cone (cone de amostragem) e, logo após, pelo segundo (skimmer). Após a passagem dos íons pelo skimmer, em virtude da expansão, há a necessidade de que esses íons sejam focados, para garantir sua chegada até o analisador de massas.

Os íons são focados pela ação de uma lente iônica ou conjunto de lentes iônicas, que consiste de um cilindro metálico oco (ou uma série de cilindros ou placas perfuradas) submetido a uma diferença de potencial (normalmente na faixa de 2 V a 15 V de corrente contínua).

A maior parte dos espectrômetros de massas com plasma indutivamente acoplados, comercializados atualmente, utiliza o quádrupolo como separador de massas. O quádrupolo consiste em quatro barras metálicas cilíndricas ou hiperbólicas de mesmo comprimento e diâmetro. Pela aplicação combinada de corrente contínua (cc) e de corrente alternada (ca) aos eletrodos (quádrupolo), somente os íons com uma determinada razão massa/carga (m/z) são conduzidos através do quádrupolo. Os demais íons colidem com os eletrodos ou são removidos do interior do quádrupolo. Dessa forma, os íons são sequencialmente separados pelo quádrupolo. Vários tipos de detectores podem ser utilizados para coletar os íons na saída do quádrupolo e converter em sinal elétrico, mas os mais populares são os de dinodos discretos, copo de Faraday (Faraday Cup) e Chaneltron.

Assim como em outras técnicas espectrométricas, a espectrometria de massas com plasma indutivamente acoplado possui interferências espectrais e não espectrais. As interferências espectrais são dependentes da espécie presente e podem ser divididas em quatro tipos principais: poliatômicas, isobáricas, íons de carga dupla e íons de óxidos refratários. Esse tipo de interferência pode ser corrigida pela simulação da composição da matriz, pela escolha de outro isótopo (quando possível) ou pelo uso de cela de reação e/ou colisão. Em alguns casos, as interferências espectrais podem ser corrigidas com o uso de um programa de computador apropriado.

As interferências não espectrais podem surgir por vários motivos: deposição sobre os cones da interface, presença de outro elemento facilmente ionizável e efeito espaço carga, entre outros. No entanto, a maioria das interferências não espectrais pode ser corrigida pelo uso de padrão interno. Nesse caso, o padrão interno deve possuir razão massa/carga e potencial de ionização semelhante ao analito. Escândio e Ródio, por exemplo, são amplamente utilizados como padrão interno para elementos com baixa e alta razão massa/carga, respectivamente.

12.6.1.5.3 Ultravioleta (UV), Visível (VIS) e Infravermelho (IR)

As técnicas espectrofotométricas estão fundamentadas na absorção da energia eletromagnética por moléculas que depende tanto da concentração quanto da estrutura das mesmas. De acordo com o intervalo de frequência da energia eletromagnética aplicada, a espectrofotometria de absorção pode ser dividida em ultravioleta, visível e infravermelho, podendo ser utilizada como técnica de identificação e quantificação de substâncias.

Radiação Eletromagnética

A radiação eletromagnética é uma forma de energia que se propaga como ondas e, geralmente, pode ser subdividida em regiões de comprimento de onda característico. Ainda, pode ser considerada, também, como um fluxo de partículas denominadas fótons (ou quanta). Cada fóton contém determinada energia cuja magnitude é proporcional à frequência e inversamente proporcional ao comprimento de onda. O comprimento de onda (l) é, geralmente, especificado em nanômetros, nm (10^{-9} m), e em alguns casos em micrômetros, mm (10^{-6} m). No caso do infravermelho a radiação eletromagnética pode ser, também, descrita em termos de número de onda e expressa em cm^{-1}. As faixas de comprimento de onda de energia eletromagnética de interesse para a espectrofotometria são as descritas na Tabela 12.2.

A energia total da molécula envolve a energia derivada da vibração (energia vibracional, em razão do movimento relativo de átomos ou grupos de átomos constituintes da molécula); da rotação (energia rotacional, por causa da rotação da molécula em torno de um eixo) e, normalmente, da energia eletrônica, gerada pela configuração de elétrons na molécula.

Tabela 12.2 Faixa de comprimento de onda de interesse para espectrofotometria

Região	Faixa de comprimento de onda
Ultravioleta (UV)	190 – 380 nm
Visível (VIS)	380 – 780 nm
Infravermelho próximo (NIR)	780 – 2.500 nm (12.800 – 4.000 cm^{-1})
Infravermelho médio (MIR)	4 – 25 mm (2.500 – 400 cm^{-1})
Infravermelho distante	25 – 300 mm (400 – 33 cm^{-1})

As moléculas, ao absorverem energia, sofrem uma transição para um estado de maior energia ou estado excitado. A passagem ao estado excitado não é de natureza contínua, realizando-se, geralmente, em etapas chamadas transições. Na região visível do ultravioleta as transições são eletrônicas e ocorrem em porções da molécula chamadas cromóforos. Essas transições compreendem promoções de elétrons de orbitais moleculares ocupados, geralmente, σ e π ligantes e não ligantes, para os orbitais de energia imediatamente superiores, antiligantes π^* e σ^*. Na região do infravermelho médio (MIR) ocorrem somente transições de energia vibracional, pelo fato de a radiação nessa região ser insuficientemente energética para promover transições eletrônicas. As vibrações induzidas por radiação infravermelha compreendem estiramentos e tensionamentos de ligações interatômicas e modificações de ângulos de ligações.

Os espectros no infravermelho próximo (NIR) são caracterizados pela absorção da radiação por sobretons e combinação de modos vibracionais fundamentais de ligações como C-H, N-H, O-H e S-H. As bandas de um espectro NIR, são, geralmente, mais fracas que as bandas do espectro MIR. Informações químicas e físicas, de característica qualitativa e quantitativa, podem ser obtidas a partir do espectro NIR. Porém, a comparação direta entre o espectro da amostra e da substância química de referência não é recomendada.

A espectrofotometria NIR é amplamente utilizada para análises físicas e químicas, como por exemplo: quantificação e identificação de princípios ativos e excipientes, identificação de formas cristalinas e polimorfas, determinação do tamanho de partícula, padrão de desintegração e controle de processo.

Os espectros podem ser obtidos utilizando-se diferentes modos de aquisição. No caso da espectrofotometria UV/VIS o principal modo é a transmissão. No caso da espectrofotometria NIR e MIR os espectros podem ser adquiridos utilizando o modo transmissão e reflexão. Esta última subdivide-se em reflexão difusa e reflexão total atenuada. Há, ainda, a possibilidade da combinação dos modos de transmissão e reflexão, chamada transreflexão.

Transmissão: é a medida da redução da intensidade da radiação em determinados comprimentos de onda quando a radiação passa através da amostra. A amostra é disposta no feixe óptico entre a fonte e o detector. A transmissão (T) pode ser calculada pela fórmula a seguir:

$$T = \frac{I}{I_0}$$

onde:
I_0 = intensidade da radiação incidente;
I = intensidade da radiação transmitida.

Os espectros em transmissão podem ser convertidos para absorvância:

$$A = \log_{10} \frac{I}{I_0}$$

Reflexão difusa: é a medida da razão da intensidade da luz refletida pela amostra e a luz refletida por uma superfície refletiva de referência. A radiação não absorvida é refletida em direção ao detector.

Reflexão total atenuada: a radiação infravermelha se propaga no interior de um elemento de reflexão interna (alto índice de refração) através de reflexões nas paredes desse elemento. A amostra é colocada em contato com a parede desse elemento de reflexão em que interage com a radiação infravermelha (onda evanescente).

Transreflexão: esse modo é a combinação dos modos de transmissão e reflexão. Na medida por transreflexão um espelho ou uma superfície refletiva é usado para refletir a radiação transmitida através da amostra, incidindo uma segunda vez na mesma para, então, dobrar o caminho óptico. A radiação não absorvida e refletida em direção ao detector.

12.6.1.5.3.1 Instrumentação utilizada no ultravioleta (UV) e visível (VIS)

Espectrofotômetros utilizados na região do ultravioleta e visível são dotados, fundamentalmente, de fonte de radiação; seletor de comprimento de onda; celas de absorção (cubetas), para inserção de soluções de amostras no feixe de luz monocromática; detector de radiação e uma unidade de leitura e de processamento de sinal.

As lâmpadas mais empregadas como fonte de radiação na espectrofotometria na região do ultravioleta e visível são de deutério e tungstênio, que fornecem radiação compreendida entre 160 nm a 380 nm e 320 nm a 2500 nm, respectivamente. Os instrumentos para as regiões do UV/VIS são, geralmente, equipados com um ou mais dispositivos para restringir a radiação que está sendo medida dentro de uma banda estreita, que é absorvida ou emitida pelo analito. A maioria dos equipamentos utiliza um monocromador ou filtro para isolar a banda de comprimento de onda desejada de forma que somente a banda de interesse seja detectada e medida. Os monocromadores, geralmente, possuem uma rede de difração, enquanto os filtros podem ser de interferência ou de absorção. Os fotômetros ou colorímetros são instrumentos mais simples que utilizam um filtro para seleção do comprimento de onda e são utilizados, geralmente, na região do visível. Os espectrofotômetros, por sua vez, utilizam monocromadores para seleção do comprimento de onda e são utilizados nas regiões do UV/VIS.

Os compartimentos utilizados para receber a amostra são denominados de cubetas que devem apresentar janelas que sejam transparentes na região espectral de interesse. Para a região do UV são necessárias cubetas de quartzo enquanto, para a região do VIS, pode-se empregar cubetas de vidro ou acrílico.

Os principais tipos de detectores são os fototubos, os arranjos de fotodiodos e os dispositivos de transferência de carga. Os fototubos são os detectores mais simples e sua resposta está baseada no efeito fotoelétrico. O detector de arranjo de diodos permite que todos os comprimentos de onda possam ser monitorados simultaneamente. Os dispositivos de transferência de carga têm sido empregados em número crescente em instrumentos espectroscópicos.

Os espectrofotômetros podem ser encontrados na configuração de feixe único, feixe duplo e multicanal.

Os instrumentos de feixe duplo apresentam a vantagem de compensar qualquer flutuação na potência radiante da fonte, quando comparados com os instrumentos de feixe simples. Já os instrumentos de multicanal são mais recentes, utilizam detectores do tipo arranjo de diodo e dispositivos de transferência de carga e permitem a obtenção do espectro total de uma amostra em menos de um segundo. Nesses instrumentos o sistema dispersivo é um espectrógrafo de rede colocado após a célula da amostra.

Espectrofotômetros podem dispor de registradores gráficos que permitem a obtenção de espectros de absorção. Tal recurso é importante para fins de caracterização da substância a partir da obtenção dos comprimentos de onda, em que se obtêm as maiores absorvâncias (lmáximo).

Atualmente, a maior parte dos espectrofotômetros apresenta conexão a um microcomputador e programa apropriado, que permitem a obtenção dos espectros de absorção das substâncias em meio digital.

12.6.1.5.3.2 Instrumentação utilizada no infravermelho médio (MIR) e infravermelho próximo (NIR)

Os espectrofotômetros utilizados para aquisição de espectros no infravermelho médio e próximo consistem de uma fonte de luz, monocromador ou interferômetro e detector, e permitem a obtenção de espectros na região compreendida entre 750 a 2.500 nm (13.300 a 400 cm^{-1}).

Atualmente, os espectrofotômetros no infravermelho médio (4 mil a 400 cm^{-1}) utilizam o interferômetro, em vez do monocromador, e a radiação policromática incide sob a amostra e os espectros são obtidos no domínio da frequência com auxílio da transformada de Fourier.

Células de transmissão, acessórios para reflexão difusa e reflexão total atenuada, são os recursos mais comuns para a aquisição dos espectros.

A espectrofotometria no infravermelho próximo (NIR) é uma técnica que permite a obtenção de espectros na região compreendida entre 13.300 a 4 mil cm^{-1} (750 mm a 2.500 nm).

Os espectrofotômetros na região do NIR são constituídos de fonte de radiação apropriada, monocromador ou interferômetro e detector. Cubetas convencionais, fibras ópticas, células de transmissão e acessórios para reflexão difusa são os recursos mais comuns para aquisição dos espectros.

12.6.1.6 OUTROS (pH, SÓLIDOS TOTAIS, CONSERVANTES, ISOTONICIDADE)

O pH é definido como o inverso do logaritmo da concentração de H$^+$. Por esta definição, o pH neutro define-se como sendo numericamente igual a 7 (sem unidade). Quando [H$^+$] < [OH$^-$], a solução terá um pH superior a 7 e diz-se que é básica ou alcalina. Quando [H$^+$] > [OH$^-$], a solução tem um pH inferior a 7, dizendo-se que é uma solução ácida.

Quando [H$^+$] = [OH$^-$], a concentração de cada uma destas espécies é $1,0 \times 10^{-7}$ M, a 25 °C. Nessas condições diz-se que a solução se encontra a pH neutro.

Pela definição dada aqui, é possível estabelecer uma escala numérica de pH que vai de 1 a 14. De notar que quando o pH sobe de um valor, na realidade a solução de pH maior é dez vezes mais básica, em razão da natureza logarítmica da escala. Dois valores de diferença correspondem a uma diferença de cem vezes, três valores a mil vezes etc.

Que importância tem o pH de uma solução? Muitas substâncias possuem grupos que podem sofrer protonação, ou seja, incorporar um ou mais prótons; da mesma forma, podem sofrer desprotonação, ou seja perder prótons. Em muitos casos, o estado de protonação de uma molécula afeta a sua atividade biológica. Exemplo disso é o estado de protonação de diversas cadeias laterais de aminoácidos que constituem enzimas: por vezes, basta um aminoácido não possuir um próton para que uma enzima inteira possa perder a sua atividade biológica. Além disso, a solubilidade de uma proteína no meio aquoso é dependente do pH da solução. As proteínas podem se precipitar em pH quando a protonação e a desprotonação estejam equilibradas, ou seja, em um estado de equilíbrio de cargas chamado ponto isoelétrico; nessas condições, muda-se o grau de dissolução.

O pH de uma solução pode ser medido de várias formas. O método de maior sensibilidade é o uso de um eléctrodo de pH, um dispositivo electroquímico que mede a concentração de H$^+$ em solução. O eléctrodo é parcialmente submergido na solução a medir; produz, então, uma corrente elétrica proporcional à concentração de H$^+$, que é convertida a um valor numérico. Para leituras de menor sensibilidade, podem ser usadas fitas de pH ou soluções indicadoras. As soluções indicadoras mudam de cor no chamado ponto de viragem, tendo uma determinada cor abaixo desse valor de pH e outra acima. As fitas de pH usam o mesmo princípio, mas em geral usam combinações de indicadores para uma medição mais precisa do pH.

Deve-se lembrar de que também é possível estabelecer uma escala de pOH, de forma similar à de pH. No entanto, essa escala não é vulgarmente usada porque, em processos biológicos, refere-se normalmente à presença ou ausência de prótons, sendo a escala de pH mais prática para o efeito.

A determinação de sólidos solúveis em materiais biológicos é uma medida muito utilizada no processamento e conservação de soluções de proteínas para avaliação de:

- estabilidade da solução;
- elaboração de soluções padrões;
- qualidade das soluções preparadas.

A medida da concentração de sólidos solúveis de uma amostra é feita por meio do método refratométrico, simples e rápido, com bom grau de precisão. Utiliza, como princípio, o índice de refração de uma substância pura, que sendo constante, para determinada condição de temperatura e pressão, pode ser utilizado para a sua identificação. Dessa forma, foi estabelecido o método para a determinação da concentração de sólidos solúveis em uma amostra, quando se sabe que o índice de refração da água a 20 °C é 1,3330. A presença de sólidos solúveis na água resulta em uma alteração desses índices. Conhecendo-se o índice de refração da solução aquosa, é possível determinar a quantidade de soluto presente. Essa propriedade é utilizada para determinar, então, a concentração de sólidos solúveis de soluções de proteínas ou soluções tamponadas.

O equipamento mais utilizado é denominado: de Refratômetro de Abbé. Sua utilização é simples, devendo apenas ser calibrado com água destilada antes das determinações. Existem tabelas que permitem efetuar a correção, em razão da influência da temperatura: A leitura é realizada da seguinte forma: a amostra líquida, sem a presença de interferentes (como sólidos, partículas e substâncias insolúveis) é colocada sobre o prisma do aparelho, pelo qual passará um feixe de luz. O resultado é lido imediatamente por uma escala existente no aparelho. O valor obtido da leitura é expresso em porcentagem de sólidos solúveis ou °Brix.

Muitas soluções de proteínas são meios adequados para o crescimento de bactérias e fungos. Muitas vezes, em soluções concentradas ou multidoses é necessária a adição de conservantes que funcionam como bactericidas ou bacteriostáticos, inibindo a contaminação dessas soluções. As substâncias mais comumente usadas para essa finalidade são: timerosal, fenol e cresol. Porém, o timerosal vem sendo abolido a cada dia, pelo fato de sua base ser de mercúrio, pois existem vários relatos de reação adversa a este conservante.

Tonicidade é uma medida do gradiente de pressão osmótica (conforme definido pelo potencial de água das duas soluções) de duas soluções separadas por uma membrana semipermeável. É comumente usado para descrever a resposta das células imersas em uma solução externa. Como a pressão osmótica, a tonicidade é influenciada apenas por solutos que não podem atravessar a membrana, pois somente esses solutos exercem uma pressão osmótica. Solutos capazes de atravessar a membrana livremente não afetam tonicidade, porque estarão sempre em concentrações iguais em ambos os lados da membrana.

Há três classificações de tonicidade que uma solução pode ter em relação a outro. Os três são hipertônica, hipotônico e isotônico.

Hipertonia – A solução hipertônica é uma solução com uma concentração osmótica efetiva maior do que o citosol. Ele contém uma maior concentração de solutos impermeáveis no lado externo da membrana. Quando o citoplasma de uma célula é banhado em uma solução hipertônica, a água será atraída para a solução e para fora da célula por osmose. Se as moléculas de água continuam a difundir para fora da célula, ele fará com que a célula se encolha, fique enrrugada. A solução hipertônica é usada no primeiro tratamento médico para tratar a hemorragia cerebral.

Hipotonicidade – A solução hipotônica é uma solução com uma concentração osmótica efetiva inferior do que o citosol. Ele contém uma menor concentração de solutos impermeáveis no lado externo da membrana. Quando o citoplasma de uma célula é banhado em uma solução hipotônica a água será retirada da solução e na célula por osmose. Se as moléculas de água continuam a difundir para dentro da célula, ele fará com que a célula inche, até o ponto que citólise (ruptura). Nas células vegetais, poderá não haver ruptura. Quando colocados em uma solução hipotônica, a célula terá pressão de turgor e prosseguir com suas funções normais.

Isotonicidade – Uma condição ou propriedade de uma solução em que a sua concentração osmótica efetiva é igual à concentração de soluto de outra solução com a qual é comparada. É uma concentração de água e total de moléculas de soluto que são os mesmos em uma solução externa, como, nas células, o conteúdo de água e moléculas se difunde através da membrana plasmática, tanto na taxa de difusão de água, seja na direção da solução, como da célula, será a mesma sem ganho e nem perda de água.

Soluções proteicas de uso parenteral têm como principal característica a necessidade de ser isotônico, isto para que não haja citólise de hemácias e, consequentemente, hemosiderose.

12.6.2 Ensaios biológicos

Um dos maiores problemas na produção de biofármacos ou produtos farmacêuticos de origem biotecnológica são os ensaios biológicos, principalmente no uso de animais de laboratório. A própria RDC 17, de 2010, atenta para a questão da variabilidade dos matérias biológicos empregados nessa produção, em seu artigo 432,

> A forma como os produtos biológicos são produzidos, controlados e administrados tornam certas precauções especiais necessárias. Ao contrário dos produtos farmacêuticos convencionais, que normalmente são fabricados e controlados por técnicas químicas e físicas reprodutíveis, os produtos biológicos são fabricados com tecnologias que envolvem processos e materiais biológicos passíveis de variabilidade;

e continua essa abordagem no artigo 433,

> Os processos de produção de biológicos têm uma variabilidade intrínseca e, portanto, a natureza dos subprodutos não é constante. Por esta razão, na fabricação de produtos biológicos é ainda mais crítico o cumprimento das recomendações estabelecidas pelas BPF, durante todas as fases de produção; demonstram que os testes biológicos são os que apresentam maior variação de resultados e consequentemente maior dificuldade de interpretação.

12.6.2.1 *IN VIVO*

São considerados *in vivo* os ensaios nos quais são utilizados animais de laboratórios. Esses animais podem ser: transgênicos, *knockout*, isogênicos ou convencionais.

12.6.2.1.1 Animais transgênicos

Os animais transgênicos são aqueles que tiveram seu patrimônio genético alterado com a introdução de genes de outras espécies que não a sua. Isso ocorre por meio da introdução de um gene de interesse no núcleo de um óvulo já fecundado. O objetivo é fazer com que o gene exógeno se expresse nesse animal "hospedeiro". O primeiro experimento realizado com sucesso foi feito em 1982, quando um DNA de rato foi introduzido em um camundongo. O resultado positivo foi verificado por meio do aumento do tamanho corporal observado no camundongo. Em janeiro de 2001 foi divulgado o nascimento do primeiro primata transgênico. Um macaco Rhesus, denominado ANDi (inserted DNA ao contrário) teve incluído em seu patrimônio genético um gene de medusa. O grande impacto gerado por esse novo experimento foi o de demonstrar que é possível realizar esses procedimentos em animais próximos à espécie humana.

Já existem linhagens de animais transgênicos produzidas para serem utilizadas em pesquisas laboratoriais. Esses animais desenvolvem doenças humanas, tais como: diferentes formas de tumores, diabetes, obesidade e distúrbios neurológicos, entre outros.

12.6.2.1.2 Animais *knockout*

Atualmente, a manipulação genética gera animais que tiveram genes adicionados (transgênicos por adição), retirados (*knockout*) ou modificados (*knocking in* e *knockout* condicional), alterações essas que afetam todas as células do organismo possibilitando uma análise biológica da proteína, cujos genes foram manipulados. Existem, por exemplo, camundongos transgênicos e/ou *knockouts* em Imunologia que vêm contribuindo intensamente para a compreensão do funcionamento do sistema imunológico, como o entendimento de genes específicos no desenvolvimento, autoimunidade, infecções e rejeição a transplantes. Moléculas chamadas citocinas e seus receptores, reguladas em resposta ao estímulo leucocitário, quando bloqueadas, por exemplo, em um animal *knockout*, permite obter um fármaco para o processo inflamatório especifico. Uma das citocinas que se pode mencionar é o interferon, envolvido em processos inflamatórios de doenças autoimunes. A interferência no seu gene tem gerado possibilidades de aplicações na clínica. O camundongo transgênico para "April" (A Proliferation-Inducing Ligant) tem possibilitado se relacionar esta proteína com a leucemia crônica humana e seu estudo via a transgênese poderá indicar um bloqueador para esse tipo de câncer.

12.6.2.1.3 Animais isogênicos (*inbreed*)

São animais obtidos por cruzamento entre consanguíneos, até que não apresente mais, entre irmãos, a rejeição de enxerto de pele, demonstrando a semelhança genotípica

SISTEMAS DE QUALIDADE APLICADOS AOS PRODUTOS BIOTECNOLÓGICOS • 393

e fenotípica. Essa tolerância ao enxerto de pele é obtida após 20 a 25 cruzamentos sucessivos de maneira que sejam totalmente eliminadas as diferenças genotípicas entre os animais. Essa isogenia pode ser, muitas vezes, direcionada a um fenótipo de estudo, como, por exemplo, a obtenção de animais que respondem melhor por T_h2 do que T_h1, como no caso das linhagens Balb/c.

12.6.2.1.4 Animais convencionais *outbreed*

São animais obtidos por reprodução assistida sem manipulação gênica ou reprodução conseguínea maiores de 15 gerações. Apresentam heterogenia e podem ser selecionados fenotipicamente, porém não devem passar de 8 a 15 gerações com risco de se tornarem isogênico. Porém, quando realizadas a selecção fenotípica bidirecional deve se fazer o controle de isogênia.

12.6.2.2 *IN VITRO*

12.6.2.2.1 Citotoxicidade

Os ensaios de avaliação da citotoxicidade permitem averiguar os efeitos tóxicos ou antiproliferativos da amostra-teste em culturas celulares.

São de extrema importância durante o desenvolvimento de produtos (químicos, farmacêuticos, alimentícios, biológicos e físicos) destinados ao uso humano ou em animais.

Em virtude da aplicabilidade geral dos testes de citotoxicidade *in vitro* e sua utilização generalizada na avaliação de uma grande variedade de dispositivos e materiais.

São listadas três categorias de testes: teste extrato, teste de contato direto, teste de contato indireto. A escolha de uma ou mais dessas categorias depende da natureza da amostra a ser avaliada, do local em potencial de uso e da natureza do uso.

Essa escolha, então, determina os detalhes da preparação das amostras a serem testadas, a preparação das células cultivadas, e a maneira pela qual as células são expostas a amostras ou seus extratos.

Ao final do tempo de exposição, é realizada a avaliação da presença e da extensão do efeito citotóxico.

Os vários métodos usados e *endpoints* medido em determinação de citotoxicidade podem ser agrupados nas seguintes categorias de avaliação:

- avaliações de danos celulares por meio morfológico;
- medições de lesão celular;

- medições do crescimento celular;
- medições de aspectos específicos do metabolismo celular.

Existem vários meios de produzir resultados em cada uma dessas quatro categorias. O pesquisador deve estar ciente das categorias de teste e em que categoria se encaixa uma técnica particular, a fim de que as comparações possam ser feitas com outros resultados em dispositivos semelhantes ou materiais, tanto a nível intra e interlaboratoriais.

Exemplos de protocolos de testes quantitativos são apresentados na ISO 10993.

12.6.2.2.2 Isoenzimas

As isoenzimas são definidas por um grupo de múltiplas formas moleculares da mesma enzima, que ocorre em uma espécie, como resultado da presença de mais de um gene codificando cada uma das enzimas (MOSS, 1982).

A análise de isoenzimas é a maneira mais direta e rápida de avaliar genotipicamente muitos locos em um grande número de indivíduos. O princípio básico da técnica reside no uso de eletroforese e na migração diferencial de moléculas com cargas e tamanhos diferentes em gel de amido, e na visualização do produto enzimático por métodos histoquímicos (SOLFERINI; SELIVON, 2001).

Por ser um marcador codominante, todos os alelos são evidenciados no gel, exceto os nulos. Assim, parte-se da premissa que diferenças na mobilidade de isoenzimas em um campo elétrico são resultantes de diferenças ao nível de sequências de DNA, que codificam tais enzimas. E, se os padrões de bandas de dois indivíduos diferem, considera-se que essas diferenças possuem base genética e sejam herdáveis (MURPHY et al., 1990). Isso permite estimar prontamente parâmetros, como: frequências gênicas e genotípicas, a heterozigosidade observada e a esperada, testar se a população está em equilíbrio de Hardy-Weinberg (HW), a proporção de locos polimórficos e os coeficientes de endogamia; podendo, também, testar modelos de isolamento por distâncias (SOLFERINI; SELIVON, 2001).

12.6.3 Ensaios microbiológicos

12.6.3.1 FUNGOS E BACTÉRIAS

Os ensaios para o controle microbiológico de biofármacos é o mesmo para qualquer outro produto injetável. Mesmo que o biofármaco seja administrado por via oral, como algumas vacinas (pólio e rotavírus), estes precisam ser conservados estéreis para que a sua degradação não seja acelerada, bem como não sejam carreadores de reações adversas indesejáveis e não previstas.

O ambiente para a condução desse ensaio é tão importante quanto ao próprio ensaio, pois é sabido que laboratórios desqualificados podem interferir nos resultados dessa análise. Sendo assim, os ensaios devem ocorrer em salas limpas concebidas de acordo com a norma NBR ISO 14644 (partes 1 a 5), bem como atender a boas práticas de microbiologia, evitando cruzamento de materiais contaminados (por exemplo, controle positivo) e materiais em testes.

Os meios de cultura utilizados são tioglicolato e caseína de soja, porém, para demonstrar que são eficientes para a promoção do crescimento é necessário utilizar cepas padronizadas tais como: *Staphylococcus aureus* (cocos gram-positivo); *Bacillus subtillis* (bastonentes gram-positivo esporulado); *E. coli* (bastonetes gram-negativo); *Candida albicans* (levedura) e *Aspergillus ninger* (fungo filamentoso).

Os ensaios microbiológicos são realizados no ambiente, no operador e no produto, em todos eles tem de atender aos critérios de aceitação segundo a *Farmacopeia brasileira*, em sua quinta edição, e ao RDC 17, da Anvisa.

Alguns laboratórios, dependendo do histórico de contaminação e, também, do histórico ambiental, podem introduzir o ensaio microbiológico usando meio semissólido de *sabouraud*, principalmente para isolamento de fungos e leveduras.

12.6.3.2 MICOPLASMAS

Esse é um dos principais problemas de contaminação em cultura de células eucarióticas levando à perda de produtividade, contaminação do produto e perda do sistema de banco de células.

A origem do micoplasma em cultura de células pode ser variada. A contaminação pode ocorrer: por meio do operador, dos insumos, como tripsina de origem suína, de soro de origem bovina e, também, do próprio banco de célula de origem.

O seu controle deve ser realizado em prédio isolado da produção de biofármacos e vacinas virais, e também deve contar com pessoal operacional dedicado a essa tarefa. Isso se deve, principalmente, ao risco de contaminação do sistema de banco de células.

Geralmente são empregados três ensaios distintos para assegurar a sua presença ou não: um método imunológico (ELISA ou Imunofluorescência direta); um método genético (PCR) e isolamento direto em meio de caldo PPLO.

Geralmente, são utilziados cinco controles positivos: *Mycoplasma pneumonie, Mycoplasma gallisepticum, Mycoplasma orale, Ureaplasma urealyticum, Acholeplasma laidlawii.*

12.6.3.3 VÍRUS ADVENTÍCIOS

Esse é um dos ensaios mais difíceis e trabalhosos para se realizar, pois consiste em detectar a presença de vírus em biofármacos e vacinas derivadas de culturas de célula de mamíferos.

Esses vírus podem ser oriundos da própria cultura celular, como recentemente foi encontrado o *circus* vírus suíno, em banco de células de produção de vacina da raiva.

O teste é realizado inoculando-se a suspensão de biofármaco ou de vacina em cinco tipos de cultura de célula diferentes, de modo a observar-se algum efeito citopático. Porém, pode existir vírus que não se adapte muito facilmente a nova célula ou não possua efeito citopatogênico evidente para constatar a presença de vírus adventício.

Outro ensaio é inocular a suspensão de biofármaco ou vacina em pelo menos três espécies de animais de laboratório (camundongo, rato e cobaia) por via subcutânea. Nenhum animal pode apresentar qualquer sintoma fisiopatológico evidente. Esse ensaio também é muito subjetivo, pois muitos vírus não possuem receptor em células de animais de laboratório, podendo, muitas vezes, apresentar resultados falso-positivo.

Ambos os ensaios não têm se mostrado eficientes para detecção de vírus adventícios, por isso são cada vez mais exigidos ensaios de validação de remoção ou inativação viral de biofármacos e/ou vacinas virais, menos nas vacinas que contêm vírus vivo, como vacina rotavírus, vacina pólio (Sabin), vacina febre amarela e também em terapia gênica, nas quais se usa vírus com vetor do DNA.

12.7 VALIDAÇÃO DE PROCESSO

Não existe uma definição simples e direta para o que seja a validação de processo. O FDA define validação como sendo

uma evidência documentada estabelecida que fornece com um alto grau de confiança que um processo específico irá gerar de forma consistente um produto que esteja de acordo com especificações pré-determinadas e atributos de qualidade.

A Anvisa, na RDC 17/10 que trata de Boas Práticas de Fabricação (BPF) segue uma linha semelhante:

ato documentado que atesta que qualquer procedimento, processo, equipamento, material, atividade ou sistema realmente e consistentemente leva aos resultados esperados e validação de processo evidência documentada que atesta com um alto grau de segurança que um processo específico produzirá um produto de forma consistente, que cumpra com as especificações pré--definidas e características de qualidade.

Em um primeiro momento, tais definições parecem objetivas e claras, contudo, algumas dúvidas surgem em uma leitura mais crítica. Como definir um alto grau de confiança? Os resultados esperados por quem, fabricante, consumidor final ou agência regulatória? Definições amplas são importantes para universalidade das aplicações, contudo, ao se criar um plano amplo demais corre-se o risco de perder o foco e gerar dúvidas no que se refere a aplicação prática de um conceito.

Uma resposta possível à questão da validação se encontra na própria RDC 17/03, no artigo 461, § 2º,

A validação de processos e sistemas é fundamental para se atingir os objetivos. É por meio do projeto e validação que um fabricante pode estabelecer com confiança que os produtos fabricados irão consistentemente atender as suas especificações.

Tal definição, então, trás à tona que a validação em si não é uma ferramenta de melhoria de processo, mas sim um indicador que auxilia a melhoria.

A qualificação é um conjunto de ações realizadas para atestar e documentar que quaisquer instalações, sistemas e equipamentos estão propriamente instalados e/ou funcionam corretamente e levam aos resultados esperados. A qualificação é, frequentemente, uma parte da validação, mas as etapas individuais de qualificação não constituem, sozinhas, uma validação de processo (Tabela 12.3).

12.7.1 Tipos de qualificação

Qualificação de Concepção ou Projeto (QP): evidência documentada que as instalações, sistemas de suporte, utilidades, equipamentos e processos foram desenhados de acordo com os requisitos de BPF.

Qualificação de Instalação (QI): conjunto de operações realizadas para assegurar que as instalações (tais como equipamentos, infraestrutura, instrumentos de medição, utilidades e áreas de fabricação) utilizadas nos processos produtivos e/ou em sistemas computadorizados estão selecionados apropriadamente e corretamente instalados de acordo com as especificações estabelecidas;

Qualificação de Operação (QO): conjunto de operações que estabelece, sob condições especificadas, que o sistema ou subsistema opera conforme previsto, em todas as faixas operacionais consideradas. Todos os equipamentos utilizados na execução dos testes devem ser identificados e calibrados antes de serem usados.

Qualificação de Desempenho (QD): verificação documentada que o equipamento ou sistema apresenta desempenho consistente e reprodutível, de acordo com parâmetros e especificações definidas, por períodos prolongados. Em determinados casos, o termo "validação de processo" também pode ser utilizado.

12.7.2 Tipos de validação

Validação concorrente: validação realizada durante a rotina de produção de produtos destinados à venda.

Validação prospectiva: validação realizada durante o estágio de desenvolvimento do produto, com base em uma análise de risco do processo produtivo, o qual é detalhado em passos individuais; estes, por sua vez, são avaliados com base em experiências para determinar se podem ocasionar situações críticas.

Validação retrospectiva: envolve a avaliação da experiência passada de produção, sob a condição de que a composição, procedimentos e equipamentos permanecem inalterados.

Validação de limpeza: evidência documentada que demonstre que os procedimentos de limpeza removem resíduos a níveis predeterminados de aceitação, levando em consideração fatores tais como tamanho do lote, dosagem, dados toxicológicos, solubilidade e área de contato do equipamento com o produto.

Validação de sistemas computadorizados: evidência documentada que atesta, com um alto grau de segurança, que uma análise de sistema computadorizado, controles e registros são realizados corretamente e que o processamento dos dados cumpre com especificações predeterminadas.

396 • BIOTECNOLOGIA FARMACÊUTICA

Tabela 12.3 Sistemas e equipamentos a serem qualificados e validados

Sistemas	Equipamentos
Ar (HVAC)	Autoclaves
Ar comprimido	Estufas e túneis de despirogenização liofilizadores
Vapor puro	
Vapor industrial	Centrífugas de fluxo contínuo
Água purificada	
Água WFI	Cabines de segurança biológica
Central de vácuo	
	Isoladores
	Filtração tangencial
	Filtração esterilizante
	Equipamentos de cromoterapia

12.7.3 Validação de processo em biorreatores (*upstream*)

Como descrito anteriormente, para dar início ao sistema de validação de processo é necessário conhecer as operações unitárias inerentes ao produto que está sendo obtido. A validação de um processo de *upstream* seja para crescimento de bactéria, levedura, fungo ou células de mamíferos possui praticamente os mesmos parâmetros de entrada (*inputs*) que são: agitação, aeração, pH, temperatura, crescimento celular e suplementos (substratos, insumos, nutrientes etc.), variando de acordo com a origem do produto. Tendo o controle ou o monitoramento desses atributos é possível obter os parâmetros de saída (*outputs*), como taxa de crescimento celular, de consumo de substrato, de produção de produto e de transferência de massa entre outros.

Logo, a validação de processo em biorreatores se faz uma vez que os parâmetros de entrada estão padronizados e não necessariamente sofrerão alteração para melhoria do processo.

Para dar início ao planejamento de validação são necessários três ciclos completos e consecutivos de produção; isso inclui, além do processo, a validação de limpeza do equipamento e sua recuperação para o próximo ciclo.

As análises dos parâmetros de saída desses três lotes consecutivos se farão empregando metodologias estatísticas tais como: determinação da média, do desvio padrão e dos intervalos de confiança superior e inferior pelo teste *t de student*. É muito importante utilizar, pelo menos, dois ou três parâmetros de saída (por exemplo, taxa de crescimento celular, taxa de produção e taxa de consumo de substrato). Esses mesmos lotes serão explorados em relação às taxas obtidas e ao tempo de processo, selecionando-se os melhores tempos para determinação desses parâmetros durante os ciclos seguintes de operação e produção.

Todos os lotes ou ciclos do processo deverão ser monitorados, porém com tempos e tamanhos de amostra menores de quando foram realizadas as validações. Esses resultados deverão estar dentro dos intervalos de confiança obtidos na validação, e deverão ser elaborados relatórios de não conformidade (OOS – out of specification) quando forem encontrados resultados fora dos limites de confiança. Todos os relatórios de não conformidade devem ser conclusivos, incluindo manutenção corretiva e/ou preventiva do equipamento, bem como erros de operação.

Após um ano de produção e análise deverão ser revistos todos os dados encontrados referentes aos ciclos de produção e determinados novos parâmetros estatísticos, média, desvio padrão e intervalos de confiança superior e inferior.

Todos os anos, deverão ser realizados os mesmos procedimentos e o resultado deverá ser comparado com o ano anterior por meio de metodologia estatística, geralmente utilizando teste *F de Fisher* ou teste *t de student*. O método a ser escolhido dependerá dos critérios a serem utilizados. Caso se deseje fazer apenas o estudo da variância, aplica-se o teste *F*, caso se queira também realizar teste da média, aplica-se o teste *t*.

12.7.4 Validação de processos de extração e purificação (*downstream*)

Na validação de processos de extração e purificação, quando realizados por equipamentos como centrífuga, cromatógrafo e filtração tangencial, entre outros, aplica-se o mesmo princípio da validação de processos em biorreator, levando-se em conta a operações unitárias para cada tipo de processo (centrifugação – tempo, força *g*, velocidade de sedimentação; cromatografia – tempo de retenção, pressão, fluxo, volume de aplicação, volume obtido, número de pratos teóricos, resolução e simetria de picos; filtração tangencial – diferencial de pressão, fluxo, capacidade de filtração, capacidade de retenção).

Porém, quando o método de extração e purificação é por diferença de solubilidade, a validação é bem mais exigente, principalmente quando são usadas soluções para precipitação ou separação por fases. Essa exigência é devida à necessidade de obter conformidade nas soluções empregadas, ou seja, os três lotes consecutivos em que serão empregados o método de extração devem ser realizados com soluções preparadas e validadas da mesma forma. Para uma solução salina, devem-se utilizar métodos como: pH, condutividade, sólidos dissolvidos, concentração de um determinado íon (Na, Cl, K, PO_4, SO_4, NH_4, CO_3), ou seja, é preciso ter controle sobre as preparações a serem utilizadas por meio de um ou mais métodos analíticos.

Os métodos estatísticos são os mesmos empregados na seção anterior e devem ser realizados sempre em três ciclos de processo consecutivos.

12.7.5 Validação de remoção de vírus adventícios

O risco de contaminação viral é uma característica comum a todos os produtos biológicos cuja produção envolve o uso de material de origem animal ou humana. A contaminação viral de natureza biológica pode surgir a partir de materiais, como, por exemplo: bancos de células de origem animal, sangue humano, tecidos humanos ou animais, ou como agentes adventícios introduzidos pelo processo de produção.

O plasma humano e produtos derivados do plasma são usados para tratamento profilático e terapêutico de doenças humanas. Antes da adoção de técnicas de triagem viral e de tratamentos de inativação viral de sangue e hemoderivados, frequentemente, foram transmitidas infecções virais por plasmas e derivados.

A preocupação com a descontaminação de biofármacos e produtos derivados do sangue teve início com a contaminação de hemofílicos com vírus da hepatite A (HAV), na Europa, ao receberem Fator VIII do sistema de coagulação. Isso demonstrou que o processamento de hemoderivados não neutralizava ou eliminava por completo a presença do HAV.

Com o aparecimento do vírus da imunodeficiência humana (HIV), a preocupação redobrou, apesar do HIV ser um vírus frágil de baixa resistência às condições fora de seu *habitat*, havia a necessidade de comprovar a eficiência de sua remoção durante o processo de fabricação. Para a segurança na eliminação de vírus de biofármacos, são necessários métodos e ensaios que possam ser assegurados e validados. Considera-se um método assegurado aquele com eficiência e precisão estatisticamente comprovadas para se detectar um determinado quantitativo de vírus, ou seja, estabelecer os limites de detecção e quantificação da partícula viral nos ensaios de viabilidade. Os métodos além de assegurados devem demonstrar reprodutibilidade, repetibilidade e linearidade.

Em função dos problemas encontrados na purificação de hemoderivados de origem humana, não foi diferente a preocupação com soros imunes ou imunoglobulinas de origem animal, pois algumas zoonoses, doenças transmitidas do animal para o homem, podem também estar presentes nesses biofármacos. No plasma equino podemos encontrar o hendra vírus ou vírus da morbidade equina, adenovírus equino e o vírus da herpes equina.

Existem duas formas de tratamento do produto durante o processo de fabricação para neutralização ou eliminação de vírus em biofármacos ou produtos biológicos. Esses tratamentos podem ser físicos ou químicos ou a associação de ambos. Porém, seja qual for o tratamento, ele deve diminuir na magnitude de quatro frações logarítimicas, na base dez, a concentração de partículas viáveis infectantes

12.7.5.1 MÉTODOS FÍSICOS

Os dois principais tratamentos físicos para redução de partículas virais em biofármacos ou produtos biológicos são: o tratamento térmico e a filtração.

Vários tipos de tratamentos térmicos foram empregados. A pasteurização que é o tratamento a 60 °C por 10 horas, de uma solução de albumina bovina a 5%, se mostrou ineficiente para redução ou eliminação do HAV (Vírus da Hepatite A Humano) que é um vírus ssRNA com tamanho entre 28-30 nm e não envelopado, principalmente na presença de altas concentrações de sucrose.

O tratamento do Fator VIII liofilizado à 100 °C por 30 minutos mostrou-se eficiente para os vírus HIV-1, VSV (vírus de estomatite vesicular), BVDV (vírus da diarreia bovina viral) e HAV. Porém, por esse método, os vírus PSR (vírus da pseudoraiva), SV40 (vírus símio 40) e BPV (vírus do papiloma bovino) mantiveram infectividade residual. O SV40 e o BPV só foram inativados após um período de 2 horas de incubação a 100 °C (21). Um tratamento intermediário a 80 °C por 72 horas do Fator VIII liofilizado mostrou eficiência na redução da infectividade celular quando esse fator possuía teor de umidade maior ou igual 0,8%, e pouca eficiência quando a umidade era inferior a 0,8%, ocorrendo o mesmo efeito para o vírus da parvovirose suína.

O uso de nanofiltração também foi capaz de remover vírus durante o processo de produção de uma solução de imunoglobulina humana a 7%. Usando a metodologia de filtração tangencial com membranas com cortes de 75 nm e 35 nm em duplo passo, foi eficiente para a maioria dos vírus estudados, entre eles: vírus da diarreia bovina, simio vírus 40, calicivírus felino (CAL), vírus da encefalomiocardite murina (EMC) e vírus da hepatite A. Porém, não foi eficiente para os chamados pequenos vírus, tais como vírus da parvovirose porcina e bovina.

12.7.5.2 MÉTODOS QUÍMICOS

Diversas associações com produtos químicos já foram utilizadas para inativar a presença de vírus adventícios nos produtos biológicos. Entre eles: detergentes (TNBP e Tween), caprilato de sódio, ácido caprílico e pH 4,0.

O tratamento com detergente apresentou várias vantagens, pois a concentração empregada é relativamente baixa e não apresenta efeitos tóxicos aos pacientes, porém existem casos de hipersensibilidade tipo I aos produtos testados. Uma concentração de 0,3% de TNBP associada a 1% de Tween 80, foi capaz de neutralizar o Sindbis vírus em preparações de imunoglobulina endovenosa e fator VIII de coagulação após 60 minutos de reação.

O tratamento com caprilato de sódio só foi 100% eficiente (redução da infectividade viral de mais de quatro logaritmos na base 10) na concentração de 12 mM, durante 1 hora a 25 °C, para os vírus HIV-1, BVDV e PRV.

A adição de ácido caprílico na concentração de 25 g/L em uma solução de imunoglobulina endovenosa foi capaz de inativar os vírus HIV-1, BVDV, PRS e Sindbis vírus. O mais interessante desse trabalho é que ao aumentar gradativamente a concentração de ácido caprílico na solução o vírus PRS se tornava mais resistente.

Ao tratar uma solução de imunoglobulina endovenosa a pH 4,25 por 40 horas, teve eficácia de 100% contra os vírus HIV-1, BVDV, PSR, SV40 e EMC. O tratamento por 16 horas foi ineficiente para o vírus BVDV.

12.7.6 Validação da remoção/ inativação viral

O processo de validação é obtido adicionando-se, deliberadamente (retrocontaminação), um material com concentração conhecida de vírus em diversas etapas de produção. E a sua remoção ou inativação será medida durante a etapa ou etapas posteriores. Para isso, serão identificadas as etapas de produção que são eficazes na redução do nível de vírus e fornecer uma estimativa da capacidade global do processo para eliminar a contaminação infectividade viral. É considerado um método eficaz aquele que conseguir reduzir quatro unidades logarítmicas na base 10 da concentração viral, equivalente a 10 mil partículas virais.

De acordo com as recomendações de especialistas não é necessário validar cada etapa individual do processo de fabricação. Apenas os passos que são susceptíveis de contribuir para a inativação/remoção de um vírus a ser objeto de estudo na validação.

No passado, uma série de produtos biológicos, para uso humano, foi contaminada com o vírus. Em vários casos, o vírus foi identificado muitos anos após o produto ter sido introduzido no mercado, já que a contaminação ocorreu antes de um conhecimento adequado a respeito da presença dos agentes infecciosos.

As práticas de triagem de doadores e testes rigorosos de doações de sangue para marcadores de vírus melhoraram significantemente a segurança dos plasmas e seus derivados. No entanto, a triagem, por mais rigorosa que seja, e os testes não podem excluir a possibilidade de um "período de janela" de detecção de agentes infecciosos no plasma, levando as doações a contaminar um "pool" de plasma a ser usado na produção de hemoderivados. Esta é a razão pela qual, uma ampla gama de metodologias altamente eficazes tem sido incorporada nos processos de fabricação dos derivados de plasma.

Mesmo com esses processos, para aumentar drasticamente a segurança dos produtos finais, é necessário implantar a validação da inativação viral, para garantir a segurança de derivados de plasma. Embora não haja transmissão conhecida de qualquer agente infeccioso por meio de antivenenos, preocupações teóricas sobre a possibilidade de transmissão de agentes infecciosos de equídeos e biangulados para os seres humanos têm contribuído para aumentar, ainda mais, a segurança de produtos ou insumos derivados dessas espécies. Recentemente têm sido encontrados reservatórios naturais de agentes infecciosos nos animais, e o risco inerente de doença é emergente. Exemplos de tais infecções provenientes de animais incluem o vírus da imunodeficiência humana, vírus Ebola, Hantaan, Lassa, Nipah e outros paramixovírus, morbillivírus equinos, e, provavelmente, a síndrome respiratórioa aguda por coronavírus.

12.8 VALIDAÇÃO DE METODOLOGIA ANALÍTICA

A validação da metodologia analítica constitui-se em atividade essencial e inicial de um programa de garantia de qualidade bem estruturado, sendo que constitui um fator crítico na validação do processo produtivo. Não existe validação de processo sem antes o método analítico estar validado.

De acordo com a United States Pharmacopeia, a validação de métodos analíticos "é o processo pelo qual é estabelecido, por estudos de laboratório, que as características executadas do método satisfazem os requisitos para as aplicações analíticas praticadas".

12.8.1 Controle de mudanças

Um estudo de qualificação/validação é projetado para obter parâmetros definidos e resultados específicos determinados pelas mensurações dos ensaios analíticos. Quaisquer modificações feitas aos equipamentos, sistemas, processos ou procedimentos podem alterar os parâmetros ou afetar os resultados esperados. Portanto, qualquer alteração realizada, após a validação inicial, deve ser completamente controlada. O "controle de mudança" deve ser um processo formal e um procedimento predeterminado definido em um documento da garantia de qualidade (por exemplo, um POP da Garantia da Qualidade ou no Plano Mestre de Validação). O procedimento de controle de mudanças deve incluir o planejamento e apresentação de uma proposta para a mudança com uma lógica e impacto previsto sobre a função, operação ou desempenho. A proposta deve ser preparada pelo departamento que solicitou a mudança, sendo revista e aprovada pelo controle de qualidade, gestão e outros departamentos adequados (equipe do controle de mudança). A revalidação do sistema/processo ou outros sistemas podem ser necessários, dependendo do impacto da mudança. Caso exista ocorrência de alterações nos processos, devem ser realizadas novas validações, seja de equipamentos aprovados/sistemas/testes/processos devem ser revisados e aprovados, formalmente, por meio de procedimento de controle de mudanças.

12.8.2 Padrão de referência

A análise de medicamentos e seus metabólitos em matrizes biológicas é conduzida pela fortificação da matriz com o uso de padrões de referência. É desejável que as matrizes biológicas sejam certificadas ou, ao menos, rastreáveis. O grau de pureza do padrão de referência pode influenciar na qualidade do resultado. Padrões de referência certificados e com alto grau de pureza são exigidos, deverão ser usados na preparação das soluções utilizadas para a fortificação da matriz. Se possível, o padrão de referência deve ser idêntico ao analito. Quando isso não for possível, uma forma química estável (base ou ácido livre, sal ou éster) de conhecida pureza pode ser usada. Podem ser usados três tipos de padrões de referência:

(1) Padrão de referência certificado.
(2) Padrões de referência fornecidos comercialmente por estabelecimentos de notória reputação na área.
(3) Padrões sintetizados sob demanda para o cliente por um laboratório analítico ou outra instituição.

A origem, número do lote, data de validade, certificados de análise e quaisquer outros documentos que sejam fundamentais para averiguação da pureza, identidade e origem do padrão devem estar disponíveis.

12.8.3 Desenvolvimento do método

Os parâmetros fundamentais para qualquer validação de métodos bioanalíticos são a exatidão, linearidade, precisão, seletividade, sensibilidade, reprodutibilidade e estabilidade. As aferições de cada analito na matriz biológica devem ser validadas. A determinação da estabilidade do analito em amostras fortificadas da matriz biológica deve ser determinada também. Um desenho típico de validação metodológica para métodos bioanalíticos inclui as seguintes determinações (o Anexo A faz menção a todos itens aqui listados e incluem todos os cálculos necessários para a sua realização):

a) Linearidade – É a capacidade de uma metodologia analítica demonstrar que os resultados obtidos são diretamente proporcionais à concentração do analito na amostra, dentro de um intervalo especificado. O critério mínimo aceitável do coeficiente de correlação (r) deve ser = 0,95.

b) Seletividade – É a habilidade do método analítico em diferenciar e quantificar o analito na presença de outros componentes da amostra. Algumas substâncias podem interferir na seletividade, entre elas: componentes da própria matriz biológica, metabólitos, produtos de degradação, produtos usados para fins de adulteração e outras medicações utilizadas nos animais.

c) Acurácia ou exatidão – A exatidão é a avaliação da proximidade dos resultados obtidos em uma série de medidas de uma amostragem múltipla de uma mesma amostra.

d) Precisão – é a capacidade de uma medida dar resultados semelhantes nas medições repetidas de um mesmo fato.

e) Intervalo – O intervalo especificado é a faixa entre os limites de quantificação superior e inferior de um método analítico. Normalmente, é derivado do estudo de linearidade e depende da aplicação pretendida do método.

f) Limite de detecção – É a menor quantidade do analito presente em uma amostra que pode ser detectado, porém não necessariamente quantificado, sob as condições experimentais estabelecidas.

g) Limite de quantificação (determinação) – É a menor quantidade do analito em uma amostra que pode ser determinada com precisão e exatidão aceitáveis sob as condições experimentais estabelecidas.

h) Curva de calibração – A curva de calibração deve ser confeccionada dentro da faixa de uso da detecção do analito na rotina. A curva de calibração deve ser constituída dos seguintes pontos: uma amostra branca (matriz sem analito) e de seis a oito amostras em triplicata, cobrindo a faixa de uso esperada, incluindo o limite de quantificação.

i) Robustez – A robustez de um método analítico é a medida de sua capacidade em resistir a pequenas e deliberadas variações dos parâmetros analíticos. Indica sua confiança durante o uso normal.

j) Estabilidade do analito em amostras fortificadas – A estabilidade do medicamento em uma matriz biológica está intimamente ligada as suas condições de armazenamento. Esses procedimentos devem avaliar etapas como: coleta e manuseio das amostras, armazenamento em curto e longo prazo, testes de recongelamento, estabilidade da solução estoque e estabilidade de pós-preparação.

k) Se possível e quando aplicáveis, outros testes também são recomendados para a validação do método, como, por exemplo: interferência de material estranho na mostra a ser analisado, tipo de processamento que sofreu amostra antes do ensaio e etc.

Tabela 12.4 Modelo de matriz para ensaio de Robustez baseado no teste de Youden & Steiner

	Análises							
Variável	1	2	3	4	5	6	7	8
A,a	A	A	A	A	a	a	a	a
B,b	B	B	b	b	B	B	b	b
C,c	C	c	C	c	C	c	C	c
D,d	D	D	d	d	d	d	D	D
E,e	E	e	E	e	e	E	e	E
F,f	F	f	f	F	F	f	f	F
G,g	G	g	g	G	g	G	G	g
Resultado	s	t	u	v	w	x	y	z

$$\frac{(s+t+u+v)}{4} = \frac{(4A)}{4} = A \frac{(w+x+y+z)}{4} = \frac{4a}{4} = a$$

Tabela 12.5 Tipos de testes classificados por categoria para atribuição de parâmetros de validação

Categoria	Finalidade do teste
I	**Testes quantitativos** para a determinação do princípio ativo em produtos farmacêuticos ou matérias-primas
II	**Testes quantitativos** ou ensaio limite para a determinação de impurezas e produtos de degradação em produtos farmacêuticos e matérias-primas
III	**Testes de desempenho** (por exemplo: dissolução, liberação do ativo)
IV	**Testes de identificação**

Essas informações aplicam-se a:

a) Técnicas analíticas que façam uso de métodos de cromatografia gasosa (CG) ou cromatografia líquida de alta eficiência (Clae);

SISTEMAS DE QUALIDADE APLICADOS AOS PRODUTOS BIOTECNOLÓGICOS • 401

b) Métodos não cromatográficos, desde que estes ofereçam uma seletividade aceitável (por exemplo, titulometria, espectrofotometria UV-VIS);

c) Testes imunológicos ou microbiológicos, desde que observado o grau de variabilidade usualmente associado a estas técnicas.

Tabela 12.6 Parâmetros aplicáveis a validação de acordo com a categoria analíca a ser empregada

Parâmetro	Categoria I	Categoria II		Categoria III	Categoria IV
		Quantitativo	Ensaio limite		
Especificidade	Sim	Sim	Sim	*	Sim
Linearidade	Sim	Sim	Não	*	Não
Intervalo	Sim	Sim	*	*	Não
Precisão Recepetibilidade	Sim	Sim	Não	Sim	Não
Intermediária	**	**	Não	**	Não
Limite de detecção	Não	Não	Sim	*	Não
Limite de quantificação	Não	Sim	Não	*	Não
Exatidão	Sim	Sim	*	*	Não
Robustez	Sim	Sim	Sim	Não	Não

* Pode ser necessário, dependendo da natureza do teste específico.
** Se houver comprovação da reprodutibilidade não é necessária a comprovação da precisão.
Fonte: Brasil, 2005.

12.8.4 Ensaios biológicos

Existem três grandes categorias de bioensaios que são comumente usados para produtos biológicos: ensaios de ligação, ensaios baseados em células e ensaios com animal.

Ensaios de ligação são os que envolvem a ligação de duas ou mais moléculas. Imunoensaios são exemplos desse tipo. Ensaios de ligação são usados para monitorar uma molécula durante as etapas de purificação e validação de limpeza. Ensaios de ligação não são geralmente considerados aceitáveis para ensaios de potência, pois a presença de uma molécula, conforme determinado por uma interação de ligação não é necessariamente uma indicação a atividade biológica da molécula.

Ensaios com células são aquelas em que o produto evoca uma resposta mensurável em células específicas: aglutinação, a lise celular, fusão celular ou a geração de um produto químico específico detectável. Esses ensaios podem ser mais variáveis do que ensaios de ligação e devem ser realizados com cuidado para garantir resultados consistentes. Ensaios baseados em células são, muitas vezes, utilizados para ensaios de potência.

Ensaios em animais são mais difíceis e envolvem os cuidados na manutenção e no manuseio. Eles são demorados e altamente variáveis. A resposta biológica de uma espécie adequada a um produto biológico é comparado, geralmente, com uma resposta de um produto de referência ou a controles, não inoculados, como uma medida de atividade. Esses ensaios são utilizados para

BIOTECNOLOGIA FARMACÊUTICA

ensaios de pirogênio, testes de segurança em geral e ensaios de potência. Em virtude de seus custos, do grande número de animais utilizados, do tempo gasto, e de sua variabilidade, ensaios com animal para determinação da potência, normalmente, só são realizadas para a liberação do produto final.

Ensaios de ligação normalmente têm variabilidade (imprecisão) na faixa de 5% a 20%. Ensaios com célula e animal podem variar até acima de 50%.

Ensaios complexos podem envolver mais de uma categoria de ensaio, por exemplo: teste para inibição de citotoxicidade da toxina diftérica em célula vero, tendo as seguintes etapas: imunização de animais, produção de toxina diftérica, ensaio de toxicidade em células Vero, ensaio em animais para produção de anticorpos contra a toxina diftérica, ensaio de ligação para inibição da citotoxicidade por soro neutralização da toxina.

O teste estatístico empregado com maior frequência para validação de ensaios biológicos com animais é o teste de homogenicidade, no qual se compara pelo estudo da média e da variância, pelo menos, três análises consecutivas com três repetições, por dois operadores diferentes.

Os resultados serão comparados em cada repetição (média e desvio padrão) e pela distribuição dos três resultados (análise de variância).

Esse método não se aplica para ensaios de potência *in vitro*. O teste faz parte do ensaio de robustez e do ensaio interlaboratorial, uma vez que este esteja validado pelos parâmetros descritos anteriormente.

A validação do método analítico é parte integrante da BPF. Possui normas específicas/ RDC 899 – Anvisa, ICH Validation of Analytical Procedures: Text and Methodology Q2(R1), FDA Guidance for Industry Analytical Procedures and Methods Validation, Emea Validation of Analytical Procedures. Algumas normas contemplam que, uma vez que a metodologia esteja descrita em monografia, ela não precisa ser validada. Porém, os padrões de calibração devem ser acompanhados quanto a sua variabilidade.

Referências bibliográficas

ABBOT, A.; CYRANOSKI, D. Biologists seek to head off future sources of infection. **Nature**, London, v. 423, p. 3, May 2003.

ABNT - ASSOCIAÇÃO BRASILEIRA DE NORMAS TÉCNICAS. **NBR-ISO/IEC 17025**: requisitos gerais para a competência de laboratórios de ensaio e calibração. 2. ed. Rio de Janeiro: ABNT, 2005.

BALEY, J. E.; OLLIS, D. F. **Biochemical engineering fundamentals**. 2. ed. Singapore: MacGraw-Hill Book, 1986.

BOROVEC, S. et al. Inactivation kinetics of model and relevant blood borne viruses by treatment with sodium hydroxide and heat. **Biologicals**, Amsterdam, v. 26, p. 237-344, 1998.

BOS, O. J. et al. Virus validation of pH 4 treated human immunoglobulin products produced by the Cohn fractionation process. **Biologicals**, Amsterdam, v. 26, p. 267-276, 1998.

BOURNOUF, T. Chromatographic removal of virus from plasma derivates. **Developments in biological standardization**, Basel, v. 81, p. 199-209, 1993.

BRANNING, R.; TORBECK, L.; CAMPBELL, C. Quality by design, validation and PAT: operational, statitical and engineering perspective. **Pharmaceutical Enginnering**, Lancaster, v. 26, n. 6, p. 1-12, 2006.

BRASIL. Lei nº 6.360, de 23 de setembro de 1976. Dispõe sobre a Vigilância Sanitária a que ficam sujeitos os Medicamentos, as Drogas, os Insumos Farmacêuticos e Correlatos, Cosméticos, Saneantes e Outros Produtos, e dá outras Providências. **Diário Oficial da União**, Brasília, DF, 24 set. 1976. Seção 1, p. 12.647.

BRASIL. Ministério da Saúde. Conselho Nacional de Saúde. Comissão Nacional de Ética em Pesquisa. Resolução nº 1, de 13 de junho de 1988. Esta Resolução tem por objetivo normatizar a pesquisa na área de saúde. É de aplicação em todo o território nacional e suas disposições são de ordem pública e interesse social. **Diário Oficial da União**, Brasília, DF, 14 jun. 1988. Seção 1, p. 10.713-10.718.

BRASIL. Ministério da Saúde. Portaria SVS/MS nº 109, de 4 de novembro de 1993. Delegar ao INCQS as atribuições de contatar diretamente os detentores dos pedidos de registro de imunobiológicos para complementar e/ou corrigir documentação pertinente. **Diário Oficial da União**, Brasília, DF, 8 nov. 1993. Seção 1, p. 16.723.

BRASIL. Ministério da Saúde. Portaria SVS/MS nº 107, de 20 de setembro de 1994. Aprova normas para análise de processo de registro de imunobiológicos conforme Manual de Qualidade. **Diário Oficial da União**, Brasília, DF, 30 set. 1994. Seção 1, p. 14.885-14.887.

BRASIL. Ministério da Saúde. Portaria SVS/MS nº 16, de 6 de março de 1995. Aprova normas para análise de processo de registro de imunobiológicos conforme Manual de Qualidade. **Diário Oficial da União**, Brasília, DF, 9 mar. 1995. Seção 1, p. 3176-3191.

BRASIL. Ministério da Saúde. Agência Nacional de Vigilância Sanitária. Resolução de Diretoria Colegiada RDC nº 196, de 10 de outubro de 1996. Esta Resolução incorpora, sob a ótica do indivíduo e das coletividades, os quatro referenciais básicos da bioética: autonomia, não maleficência, beneficência e justiça, entre outros, e visa assegurar os direitos e deveres que dizem respeito à comunidade científica, aos sujeitos da pesquisa e ao Estado. **Diário Oficial da União**, Brasília, DF, 16 out. 1996. Seção 1, p. 21082-21085.

BRASIL. Ministério da Saúde. Agência Nacional de Vigilância Sanitária. Resolução de Diretoria Colegiada RDC nº 80, de 18 de março de 2002. Regulamento técnico de registro, alterações e inclusões pó-registro e revalidação dos produtos biológicos, conforme anexo a esta resolução. **Diário Oficial da União**, Brasília, DF, 19 mar. 2002a. Seção 1, p. 43-46.

BRASIL. Ministério da Saúde. Agência Nacional de Vigilância Sanitária. Resolução de Diretoria Colegiada RDC nº 305, de 14 de novembro de 2002. Ficam proibidos, em todo o território nacional, enquanto persistirem as condições que configurem risco à saúde, o ingresso e a comercialização de matéria-prima e produtos acabados, semi-elaborados ou a granel para uso em seres humanos, cujo material de partida seja obtido a partir de tecidos/fluidos de animais ruminantes, relacionados às classes de medicamentos, cosméticos e produtos para a saúde, conforme discriminado. **Diário Oficial da União**, Brasília, DF, 18 nov. 2002b. Seção 1, p. 60-62.

BRASIL. Ministério da Saúde. Agência Nacional de Vigilância Sanitária. Resolução de Diretoria Colegiada RDC nº 210, de 4 de agosto de 2003. Determinar a todos os estabelecimentos fabricantes de medicamentos, o cumprimento das diretrizes estabelecidas no Regulamento Técnico das Boas Práticas para a Fabricação de Medicamentos, conforme ao Anexo I da presente Resolução. **Diário Oficial da União**, Brasília, DF, 14 ago. 2003a. Seção 1, p. 24-50.

BRASIL. Ministério da Saúde. Agência Nacional de Vigilância Sanitária. Resolução de Diretoria Colegiada RDC nº 68, de 28 de março de 2003. Estabelece condições para importação, comercialização, exposição ao consumidor produtos incluídos na Resolução da Diretoria Colegiada – RDC n. 305 de 14 de novembro de 2002. **Diário Oficial da União**, Brasília, DF, 31 mar. 2003b. Seção 1, p. 52-53.

BRASIL. Ministério da Saúde. Agência Nacional de Vigilância Sanitária. Resolução de Diretoria Colegiada RDC nº 899, de 29 de maio de 2003. Determina a publicação do "Guia para validação de métodos analíticos e bioanalíticos"; fica revogada a Resolução RE nº 475, de 19 de março de 2002. **Diário Oficial da União**, Brasília, DF, 02 jun. 2003c. Seção 1, p. 56-59.

BRASIL. Ministério da Saúde. Agência Nacional de Vigilância Sanitária. Resolução de Diretoria Colegiada RDC nº 219, de 20 de setembro de 2004. Aprova o regulamento para elaboração de dossiê para a obtenção de comunicado especial (CE) para realização de pesquisa clínica com medicamentos e produtos para a saúde. **Diário Oficial da União**, Brasília, DF, 21 set. 2004. Seção 1, p. 30-32.

BRASIL. Lei nº. 11.105, de 24 de março de 2005. Regulamenta os incisos II, IV e V do § 1o do art. 225 da Constituição Federal, estabelece normas de segurança e mecanismos de fiscalização de atividades que envolvam organismos geneticamente modificados – OGM e seus derivados, cria o Conselho Nacional de Biossegurança – CNBS, reestrutura a Comissão Técnica Nacional de Biossegurança – CTNBio, dispõe sobre a Política Nacional de Biossegurança – PNB, revoga a Lei no 8.974, de 5 de janeiro de 1995, e a Medida Provisória no 2.191-9, de 23 de agosto de 2001, e os arts. 5o, 6o, 7o, 8o, 9o, 10 e 16 da Lei no 10.814, de 15 de dezembro de 2003, e dá outras providências. **Diário Oficial da União**, Brasília, DF, 28 mar. 2005a. Seção 1, p. 1-5.

BRASIL. Ministério da Saúde. Agência Nacional de Vigilância Sanitária. Resolução de Diretoria Colegiada RDC nº 249, de 13 de setembro de 2005. Dispõe sobre as Boas Práticas de Fabricação de produtos intermediários e insumos farmacêuticos ativos. **Diário Oficial da União**, Brasília, DF, 26 set. 2005b. Suplemento, p. 1-11.

BRASIL. Lei nº. 11.794, de 8 de outubro de 2008. Regulamenta o inciso VII do § 1o do art. 225 da Constituição Federal, estabelecendo procedimentos para o uso científico de animais; revoga a Lei no 6.638, de 8 de maio de 1979; e dá outras providências. **Diário Oficial da União**, Brasília, DF, 09 out. 2008a. Seção 1, p. 1-2.

BRASIL. Ministério da Saúde. Agência Nacional de Vigilância Sanitária. Resolução de Diretoria Colegiada RDC nº 39, de 5 de julho de 2008. Aprova o Regulamento para a Realização de Pesquisa Clínica e dá outras providências. **Diário Oficial da União**, Brasília, DF, 06 jun. 2008b. Seção 1, p. 52-56.

BRASIL. Decreto nº 6.899, de 15 de julho de 2009. Dispõe sobre a composição do Conselho Nacional de Controle de Experimentação Animal (Concea), estabelece as normas para o seu funcionamento e de sua Secretaria Executiva, cria o Cadastro das Instituições de Uso Científico de Animais (Ciuca), mediante a regulamentação da Lei no 11.794, de 8 de outubro de 2008, que dispõe sobre procedimentos para o uso científico de animais, e dá outras providências. **Diário Oficial da União**, Brasília, DF, 16 jul. 2009a. Seção 1, p. 2-5.

BRASIL. Ministério da Saúde. Agência Nacional de Vigilância Sanitária. Resolução de Diretoria Colegiada RDC nº 37, de 06 de julho de 2009. Na ausência de monografia oficial de matéria-prima, formas farmacêuticas, correlatos e métodos gerais inscritos na Farmacopéia Brasileira. **Diário Oficial da União**, Brasília, DF, 8 jun. 2009b. Seção 1, p. 40.

BRASIL. Ministério da Saúde. Agência Nacional de Vigilância Sanitária. Resolução de Diretoria Colegiada RDC nº 17, de 16 de abril de 2010. Dispõe sobre as Boas Práticas de Fabricação de Medicamento. **Diário Oficial da União**, Brasília, DF, 19 abr. 2010a. Seção 1, p. 94-110.

BRASIL. Ministério da Saúde. Agência Nacional de Vigilância Sanitária. Resolução de Diretoria Colegiada RDC nº 55, de 16 de dezembro de 2010. Dispõe sobre o registro de produtos biológicos novos e produtos biológicos e dá outras providências. **Diário Oficial da União**, Brasília, DF, 17 dez. 2010b. Seção 1, p. 110-113.

BRASIL. **Farmacopeia Brasileira**. 5. ed. Brasília: Agência Nacional de Vigilância Sanitária, 2010c. 546 p.

BRETAS, R. M. **Avaliação da capacidade instalada para produção e certificação de células animais**. 2011. Mestrado (Dissertação em Tecnologia de Imunobiológicos) – Fundação Oswaldo Cruz, Rio de Janeiro, 2011.

BURNOUF, T. et al. Assessment of the viral safety of antivenoms fractionatedfrom equine plasma. **Biologicals**, Amsterdam, v. 32, p. 115-128, 2004.

BURNOUF-RADOSEVICH, M. et al. Nanofiltration, a new specific virus elimination method applied to high-purity factor IX and factor XI concentrates. **Vox Sanguinis**, Basel, v. 67, n. 2, p. 132-138, 1994.

CAMERON-SMITH, R. et al. The removal of viruses during the purification of equine antisera using aids hyflo super-gel™ and fulmot™ super A. **Biologicals**, Amsterdam, v. 28, p. 169-174, 2000.

CHING, S. et al. Virucidal short wavelenght light treatment of plasma and Factor VIII concentrate: Protection of proteins by antioxidants. **Blood**, Washington, DC, v. 86, n. 11, p. 4331-4336, 1995.

COLLINS, B.; SIDES, K. Current good validation practice. Operational, statitical and engineering perspective. **Pharmaceutical Enginnering**, Lancaster, v. 26, n. 6, p.13-22, 2006.

DARLING, A. J.; BOOSE, J. A.; SPALTRO, J. Virus assay methods: accuracy and validation. **Biologicals**, Amsterdam, v. 26, p. 105-110, 1998.

DICHTELMÜLLER, H. et al. Improvement of virus safety of a S/D treated Factor VIII concentrate by additional dry heat treatment at 100 °C. **Biologicals**, Amsterdam, v. 24, p. 125-130, 1996.

DICHTELMULLER, H.; RUDNICK, D.; KLOFT, M. Inactivation of lipid enveloped viruses by octanoid acid treatment of immunoglobulin solutions. **Biologicals**, Amsterdam, v. 30, p. 135-142, 2002.

FDA – U.S. FOOD AND DRUG ADMINISTRATION. **Code of Federal Regulations**: Title 21: Food and Drugs. Silver Spring, [s.d]. Disponível em: <http://www.fda.gov/MedicalDevices/DeviceRegulationandGuidance/Databases/ucm135680.htm>. Acesso em: 23 nov. 2013.

FDA – U.S. FOOD AND DRUG ADMINISTRATION. **Guide to inspections of pharmaceutical quality control laboratories**. Silver Spring, [s.d]. Disponível em: <http://www.fda.gov/ICECI/Inspections/InspectionGuides/ucm074914.htm>. Acesso em: 23 nov. 2013.

FDA – U.S. FOOD AND DRUG ADMINISTRATION. **Guide to inspections validation of cleaning processes.** Silver Spring, [s.d]. Disponível em: <http://www.fda.gov/ICECI/Inspections/InspectionGuides/ucm074922.htm>. Acesso em: 23 nov. 2013.

FDA – U.S. FOOD AND DRUG ADMINISTRATION. **Guidance for industry**: SUPAC-IR: immediate release and modified release solid oral dosage forms. Manufacturing equipment addendum. Silver Spring, 1999.

FDA – U.S. FOOD AND DRUG ADMINISTRATION. **Guidance for industry**: bioanalytical method validation. Silver Spring, 2001.

FDA – U.S. FOOD AND DRUG ADMINISTRATION. **Guidance for industry:** sterile drug products produced by aseptic processing: current good manufacturing practice. Silver Spring, 2004a.

FDA – U.S. FOOD AND DRUG ADMINISTRATION. **Guide to inspections of oral solid dosage forms pre/post approval issues for development and validation**. Silver Spring, 2004b.

FDA - FOOD AND DRUG ADMINISTRATION. CBER - CENTER FOR BIOLOGICS EVALUATION AND RESEARCH. **Guidance for industry**: characterization and qualification of cell substrates and other biological starting materials used in the production of viral vaccines for the prevention and treatment of infectious diseases. Rockville, 2010.

GONÇALVES, A. Um em cada quatro biofármacos provoca reação. **O Estado de S. Paulo**, São Paulo, 22 de outubro de 2008, p. A16.

GOUBRAN, H. A.; BOURNOUF, T.; RADOSEVICH, M. Virucidal heat treatment of single plasma units: a potential approach for developing countries. **Haemophilia**, Oxford, v. 6, p. 597-604, 2000.

GRIFFITH, M. Ultrapure plasma factor VIII produced by anti FVIIIc immunoaffinity chromatography and solvent/detergent viral inactivation. Characterization of the Method M process and Hemofil M antihemophilic factor (human). **Annals of Hematology**, v. 63, p. 131-137, 1991.

GUIDOLIN, R. et al. Production of an effective anti-bothrops-tetanus mixed hyperimmunes serum of equine origen. **Journal of Venomous Animals and Toxins**, Botucatu, v. 4, n. 1, p. 70-78, 1998.

IVAN, A.; INDREI, L. L. Emergence of transmissible disorders, a continuos process: a new type of viral meningoencephalitis. **Medical-surgical journal of the Society of Physicians and Naturalists**, Iasi, v. 104, n. 2, p. 51-55, 2000.

KAADEN, O. R.; EICHHORN, W.; ESSBAUER, S. Recent developments in the epidemiology of virus diseases. **Journal of veterinary medicine. B, Infectious diseases and veterinary public health**, Berlin, v. 49, n. 1, p. 3-6, 2002.

LAZAR, A. et al. Inactivation of West Nile virus during cleavage of horse plasma IgG. **Biologicals**, Amsterdam, v. 30, p. 163-165, 2002.

LUNDBLAD, J. L.; SENG, R. L. Inactivation of lipidenveloped viruses in proteins by caprylate. **Vox Sanguinis**, Basel, v. 60, p. 75-81, 1991.

MARSHALL J. R. I. et al. **Gestão da qualidade**. 8. ed. Rio de Janeiro: FGV Management Publicações, 2006.

MONTEIRO, F. A. S. et al. Desenvolvimento da globulina antitimocitária butancor e sua aplicação clinica no transplante renal. **Jornal Brasileiro de Transplantes**, São Paulo, v. 2, n. 1, p. 3-8,1999.

MORAIS, J. F. et al. Letalidade em camundongos por venenos de serpentes brasileiras de maior importância médica. **Memórias do Instituto Butantan**, São Paulo, v. 55, n. 1, p. 101-105, 1993.

MORETTO, L. D. **Gerenciamento da produção para farmacêuticos**. São Paulo: RCN Editora, 2004.

MOSS, D. W. Alkaline phosphatase isoenzymes. **Clinical chemistry**, v. 28, n. 10, p. 2007-2016, 1982.

MURPHY, R. W. et al. Proteins I: Isozyme electrophoresis. In: HILLIS, D. M.; MORITZ, C. (Ed.). **Molecular Systematics**. Sunderland: Sinauer Associates, 1990. p. 45-126.

STEPHEN, K. C. Possible role of an animal vector in the SARS outbreak at Amoy Gardens. **Lancet**, London, v. 362, n. 9383, p. 570-572, 2003.

NISSEN, E. et al. Inactivation of Hepatitis A and other enteroviruses during heat treatment (pasteurization). **Biologicals**, Amsterdam, v. 24, p. 339-341, 1996.

OAKLAND, J. S. **Gerenciamento da qualidade total**. São Paulo: Nobel, 1994.

ORSENINGO, L. **The emergence of biotechnology**: institutions and markets industrial innovation. New York: St. Martin's Press, 1989.

PHARMACEUTICAL INSPECTION CO-OPERATION SCHEME. **Validation master plan installation and operational qualification non-sterile process validation cleaning validation**. [S.l.], 2001.

PHARMACEUTICAL INSPECTION CONVENTION. **Ispection of pharmaceutical quality control laboratories**: aide-memoire. [S.l], 2005.

PRINCE, A. M. et al. The development of virus-free labile blood derivates: a review. **European Journal of Epidemiology**, Dordrecht, v. 2, n. 3, p. 103-118, 1987.

ROSES, L. J.; EVA, L. J. LUESLEY, D. M. Vaccine against cervical cancer. **Current Opinion Oncology**, v. 20, p 570-574, 2008.

SAVAGE, M. et al. Determination of adequate moisture content for efficient dry-heat viral inactivation in lyophilized Factor VIII by loss on drying and by near infrared spectroscopy. **Biologicals**, Amsterdam, v. 26, p. 119-124, 1998.

SOLFERINI, V. N.; SELIVON, D. Polimorfismo de isozimas. In: MATIOLI S. R. (Ed.). **Biologia molecular e evolução**. Ribeirão Preto: Editora Holos, 2001. p. 137–142.

EMA – THE EUROPEAN AGENCY FOR THE EVALUATION OF MEDICAL PRODUCTS. **Human medicines evaluation unit:** Committee for Proprietary Medicinal Products: Note for guidance on production and quality control of animal immunoglobulins and immunsera for human use. London, 2002.

EMA – THE EUROPEAN AGENCY FOR THE EVALUATION OF MEDICAL PRODUCTS. **Human Medicines Evaluation Unit:** Committee for Proprietary Medicinal Products: Note for guidance on virus validation studies: The design, contribution and interpretation of studies validating the inactivation and removal of viruses. London, 1996.

EMA – THE EUROPEAN AGENCY FOR THE EVALUATION OF MEDICINAL PRODUCTS. CPMP – COMMITTEE FOR PROPRIETARY MEDICINAL PRODUCTS. **Production and quality control of medicinal products derived by recombinant DNA technology (3AB1a)**. London, 1995.

EMA – THE EUROPEAN AGENCY FOR THE EVALUATION OF MEDICINAL, COMMITTEE FOR PROPRIETARY MEDICINAL PRODUCTS. **Note for Guindace on Preclinical Pharmacological and Toxicological Testing in Vaccines**. London, 1997.

ICH - HARMONISED TRIPARTITE GUIDELINE. **Derivation and characterization of cell substrates used for production of biotechnological/biological products Q5D**. [S.l:s.n], 1997.

TREAKSTON, R. D.; WARREL D. A.; GRIFFITHS, E. Report of a WHO workshop on the standardization and control of venoms. Toxicon, v. 41, p. 541-557, 2003.

UNITED STATES OF AMERICA. **US pharmacopeia**: USP 29. Washington, DC, 2006.

VALLE, S. **Regulamentação da biossegurança em biotecnologia**. Rio de Janeiro: Auriverde, 1998.

WHO – WORLD HEALTH ORGANIZATION. **Guideline**: Good practices in manufacture and quality control of drugs and certification on the quality of pharmaceutical products in international commerce. Geneva, 1975.

WHO – WORLD HEALTH ORGANIZATION. **Guidelines on viral inactivation and removal procedures intended to assure the viral safety of human blood plasma**. Geneva, 2003. Disponível em: <http://www.who.int/medicines/areas/quality_safety/regulation_legislation/certification/guidelines/en/#>. Acesso em 22 nov. 2013.

WHO – WORLD HEALTH ORGANIZATION. **Supplementary guidelines on good manufacturing practices (GMP)**: validation. Geneva, 2005. Disponível em: <http://www.who.int/medicines/services/expertcommittees/pharmprep/Validation_QAS_055_Rev2combined.pdf>. Acesso em: 22 nov. 2013.

WHO – WORLD HEALTH ORGANIZATION. **Recommendations for the evaluation of animal cell cultures as substrates for the manufacture of biological medicinal products and for the characterization of cell banks (draft version)**. Geneva, 2010.

Capítulo

13

Perspectivas da biotecnologia farmacêutica

Michele Vitolo

13.1 INTRODUÇÃO

A biotecnologia farmacêutica – uma das frações mais importantes da biotecnologia moderna – vem crescendo a passos largos, desde a década de 1980, quando o primeiro biofármaco, a insulina, começou a ser produzido em grande escala. O hormônio passou a ser obtido por processo fermentativo, usando células de *E. coli* portadoras em seu genoma do gene humano localizado no DNA das células-β das ilhotas de Langerhans e que se expressa na insulina. Lembra-se que, até então, esse hormônio era extraído de pâncreas suíno, que era semelhante ao humano, diferentemente daquele produzido pela bactéria, que era idêntico ao humano.

Dentro do âmbito das ciências farmacêuticas, há a grande perspectiva da biotecnologia farmacêutica se desenvolver ao ponto de contribuir na cura de muitas enfermidades, que afligem a humanidade. Lembra-se, apenas a título de ilustração, da esclerose lateral amiotrófica, da esquistossomose e do câncer.

13.2 ALGUMAS DOENÇAS NEURODEGENERATIVAS

A esclerose lateral amiotrófica (ELA) – que consiste do endurecimento e cicatrização do corpo celular de neurônios motores, localizados na área lateral da medula espinhal (daí o termo "esclerose lateral"), acarretando a degeneração dos axônios, que, por fim, leva à atrofia e ao definhamento dos músculos esqueléticos (daí o termo "amiotrófica", ou seja, músculo carente de impulsos elétricos, recebidos por meio da placa mioneural). Além da ELA, são doenças neurodegenerativas de vulto a doença de Huntington (os neurônios afetados são os pertencentes ao corpo estriado), o mal de Parkinson (os neurônios danificados pertencem à substância negra do mesencéfalo) e o mal de Alzheimer (os neurônios afetados localizam-se no córtex cerebral e no hipocampo).

Segundo Aesbicher e Kato (2007) há diferentes mecanismos que, atuando em conjunto, levariam à degeneração tanto do corpo quanto do axônio do neurônio motor. Os mecanismos basear-se-iam na excitotoxicidade – a morte celular resultaria do excesso de glutamato liberado nas sinapses –, estrangulamento do axônio – neurofilamentos se depositam ao longo do axônio, dificultando o fluxo de nutrientes –, toxinas gliais – as células microgliais e os astrócitos, as quais circundam os neurônios motores (dando-lhes sustentação) produzem substâncias tóxicas, que os danificam –, ação intensa de proteases – enzimas que ao hidrolisarem as proteínas intracelulares, incluindo o citoesqueleto, fragmentam o corpo do neurônio motor –, disfunção do proteassoma – organelas intracelulares, que coletam moléculas residuais espalhadas pelo citoplasma, e que ao acumularem excesso de restos de proteínas, se tornam inoperantes com o tempo.

Na atualidade há no comércio somente um fármaco – o riluzol (2-amino-6-(trifluorometoxi) benzotiazol) –, que minimiza os efeitos da ELA, aumentando a sobrevida dos pacientes. Há indicações de que o resveratrol, substância presente na casca da uva rosada, também possui a capacidade de proteger os neurônios motores (AEBISCHER; KATO, 2007).

A contribuição da biotecnologia farmacêutica no combate a essa doença, será no desenvolvimento de linhagens de células-tronco, que ao serem inseridas em pontos estratégicos da medula, produzam os fatores de crescimento – endotelial (VEGF) e o semelhante à insulina (IGF-1) –, que protegem os neurônios motores. A obtenção de nucleotídeos para a aplicação da técnica do RNA de interferência, também, constitui uma perspectiva promissora (AEBISCHER; KATO, 2007).

13.3 ESQUISTOSSOMOSE

A esquistossomose – doença endêmica em muitas regiões do mundo, sendo causada por parasitas do gênero *Schistossoma* (*S. mansoni, S. japonicum e S. haematobium*) – afeta cerca de 200 milhões de pessoas. Os vermes adultos vivem aos pares (macho-fêmea) na corrente sanguínea dos pacientes. A fêmea vive inserida em uma fenda no corpo do macho, produzindo centenas de ovos. Parte deles é eliminado nas fezes e parte se instala em diferentes órgãos. O sistema imune reage à deposição dos ovos nos órgãos, promovendo a formação de tecido de cicatrização, que, dependendo da área afetada e da extensão, causa problemas no funcionamento desses órgãos. Nessas condições, é evidente que a esquistossomose reduz drasticamente a capacidade de trabalho do indivíduo, acarretando altos custos médicos à sociedade (SKELLY, 2008).

Um aspecto a ser destacado, é o que se refere ao fato de os vermes viverem na corrente sanguínea e não se-

rem detectados pelo sistema imune da pessoa. Segundo Skelly (2008), isto seria em razão do desarme das células imunológicas (as larvas – cercarias – liberam moléculas que debilitam as células imunológicas necessárias para a sua remoção), ao tegumento pobre em proteínas externas imunogênicas e à aderência de moléculas humanas – por exemplo, as proteínas que definem o grupo sanguíneo da pessoa – na superfície do tegumento.

A esquistossomose é uma doença de possível erradicação, bastando combinar o tratamento das vítimas com o praziquantel® – um potente esquistossomicida – e saneamento básico eficiente. Este último procedimento é importante, porque possibilita a eliminação do caramujo, que vive em águas paradas e poluídas com fezes humanas, o qual é fundamental para o ciclo de vida do parasita. É nele que os miracídios – larvas oriundas da eclosão dos ovos, quando entram em contato com a água – amadurecem, transformando-se nas cercárias, larvas que penetram ativamente na pessoa por meio de feridas na pele, e que dão origem aos vermes adultos (SKELLY, 2008).

No entanto, por falhas nas políticas públicas de saneamento, sobretudo em países subdesenvolvidos e/ou emergentes, a erradicação dessa parasitose é de difícil execução. Nessas condições, mesmo pacientes curados do mal acabam se reinfectando, quando são compelidos, por razões de sobrevivência, a entrar de novo em contato com a água poluída.

Diante desse quadro, a biotecnologia farmacêutica poderá contribuir com o desenvolvimento de vacinas, haja vista a existência de alvos antigênicos específicos ao esquistossoma, como a enzima glutationa-S-transferase, as proteínas tetraspaninas – localizadas na face externa do tegumento – e as que transportam nutrientes através do tegumento. Acrescentam-se as moléculas secretadas pelo parasita para manter o seu poder infectante ativo. Desses alvos, já está relativamente avançado, o desenvolvimento de uma vacina contra o *S. haematobium*, tendo por alvo a glutationa-S-transferase. Além disso, foram encontrados, em pessoas imunes à esquistossomose, anticorpos contra a TSP-2 (uma das tetraspaninas), tornando essa proteína, também, um possível alvo para vacina (McMANUS; LOUKAS, 2008).

13.4 AIDS

Se as perspectivas para produzir uma vacina contra o *Schistossoma* são animadoras, para a AIDS – uma doença endêmica de ocorrência mundial, provocada pelo vírus HIV – são desalentadoras. O HIV tem sua configuração antigênica susceptível a modificações frequentes, em razão dos erros cometidos pela transcriptase reversa durante a conversão do RNA viral em DNA dupla fita. Por essa razão, é praticamente impossível planejar uma vacina – fármaco de aplicação preventiva – para imunizar as pessoas contra o vírus. No entanto, bons resultados têm sido obtidos com o uso do coquetel anti-HIV, formado por drogas que evitam especificamente a proliferação do vírus. Porém, na maioria dos casos, o tratamento não pode ser interrompido, sob pena de recidiva da infecção. Isso ocorre, em virtude da capacidade do vírus se esconder em células T de memória dormentes (disseminadas no sangue e nos linfonodos), bem como em partes do corpo – os chamados "esconderijos anatômicos", sobretudo, o sistema nervoso central, o trato gastrointestinal e o trato genital – dificilmente alcançadas pelos componentes do sistema imune.

Nos esconderijos anatômicos os vírus parecem estar localizados no interior de macrófagos e de células dendríticas, as quais por serem partes normais do sistema imune inato, não são molestadas por ele. Por ora, a erradicação do HIV da espécie humana está fora do alcance do arsenal terapêutico e dos protocolos de cura atuais. Porém, a biotecnologia farmacêutica oferece perspectivas alentadoras, uma vez que alguns novos alvos terapêuticos já foram identificados. Segundo Stevenson (2008), os alvos mais promissores seriam: 1) a inibição da proteína viral Vif (fator de infectividade viral), que anula a ação da proteína celular A3G (abundante em macrófagos e linfócitos), cuja principal função é a de reduzir a viabilidade do vírus pela alteração de seus genes; 2) a inibição do fator de crescimento do derivado epitélio lente (LEDGF, na sigla em inglês), uma proteína normal da célula, que acaba por auxiliar a integrase na inserção do DNA viral no genoma celular; 3) a alteração da cromatina das células T infectadas dormentes, de modo a estimular a produção de proteínas do HIV, as quais sinalizariam ao sistema imune as células T a serem destruídas; e 4) a inibição da proteína viral U (Vpu), que participa da fase final da liberação dos vírions das células T (NEIL, 2008).

Segundo Wenner (2009) uma alternativa promissora para combater o HIV seria baseada no emprego dos chamados "fármacos alostéricos", os quais são capazes de modular, para mais ou para menos, determinados receptores localizados na membrana citoplasmática. Essa ação adviria do fato desses fármacos se ligarem a sítios secundários dos receptores específicos, deixando

o sítio primário disponível para se ligar ao efetor natural. É oportuno lembrar que os fármacos alostéricos diferem daqueles ditos "não alostéricos" (inibidores ou ativadores específicos que se caracterizam por se ligarem no sítio ativo principal do receptor), uma vez que estes atuam segundo um mecanismo de tudo ou nada. No caso do HIV o fármaco alostérico, diferentemente das ações do tipo tudo ou nada dos componentes do coquetel anti-HIV de uso generalizado atualmente, modularia de alguma forma receptores das células do sistema imune, sobretudo, as de memória, de tal sorte a evitar que o vírus se escondesse indefinidamente no interior delas.

Atualmente existe no mercado, apenas, um fármaco alostérico contra o HIV, que é o maraviroc (Celsentri®) (WENNER, 2009). Para efeito de complementação, lembra-se que há outro fármaco alostérico no comércio, o cinacalcet, usado no tratamento da falência renal crônica e que outras doenças – déficits cognitivos do mal de Alzheimer e da esquizofrenia, doença do refluxo gastroesofagal e mal de Parkinson – estão sendo testadas frente a fármacos alostéricos, cujos estágios de desenvolvimento encontram-se espalhados nas Fases 1, 2 e 3 dos estudos clínicos (WENNER, 2009).

13.5 CÂNCER

Os cânceres constituem um grupo de enfermidades, que têm em comum a multiplicação desordenada e incontrolável de células e que, geralmente, levam a óbito após se espalharem pelo corpo.

Os cânceres, cuja consistência pode ser sólida (tumor) ou não, se originam, basicamente, a partir de uma infecção viral e/ou de uma série de alterações genéticas. Inclusive há suspeitas de que uma cepa de *Heliobacter pylori* pode causar um tipo de câncer no estômago, sendo esse o único caso conhecido em que uma bactéria seria o agente etiológico de um câncer (FINLAY, 2010). Esses fatores estimulam um grupo de células a se replicar com maior intensidade e que, se o processo não for interrompido, acabam invadindo o tecido adjacente, dando início à malignidade, podendo, ainda, se desgarrar do tecido original e se espalhar para outras partes do corpo (metástase).

Um aspecto a ser considerado diz respeito à verdadeira causa do surgimento da malignidade em células, que passaram a se dividir desgovernadamente. Até recentemente, os pesquisadores consideravam as alterações genéticas as principais causadoras do câncer. No entanto, há fortes evidências de que o tecido pré-maligno se torna maligno,

BIOTECNOLOGIA FARMACÊUTICA

quando submetido a processo inflamatório prolongado. Nessa situação, células do sistema imune inato – macrófagos e linfócitos, por exemplo – passariam a favorecer a carcinogênese. Ou seja, a lesão genética predisporia a célula ao estado maligno, enquanto que a inflamação persistente alimentaria sua malignidade.

Essa constatação conduz ao que se convencionou chamar "paradoxo imune". Ou seja, uma célula dendrítica ou outra célula a identificar "expõe" um pedaço do tumor às células T e B adaptativas. Muitas vezes, as células T citotóxicas e os anticorpos formados pelas células B atacam e destroem as células tumorais. Algumas vezes, porém, as células B recebem sinais químicos, que ainda carecem de identificação, para produzir anticorpos especiais, os quais ativam o sistema imune inato a produzir células, cuja tarefa específica é a de auxiliar as células cancerosas a sobreviver e florescer (VISSER; EICHTEN; COUSSENS, 2006).

O papel dos macrófagos – um tipo de célula da resposta imune inata – na coordenação das várias etapas críticas do desenvolvimento do câncer, desde prover nutrientes às células tumorais até ajudá-las a se disseminarem pelo corpo, está começando a ser desvendado (LEWIS; POLLARD, 2006). Assim, os macrófagos fragmentam a membrana que cerca o tumor, liberando as células anormais, as quais são guiadas – com a intermediação de um fator de crescimento, também, produzido pelo macrófago – até os vasos sanguíneos mais próximos, nos quais penetram e se espalham pelo corpo. Os macrófagos, ainda, ajudam a levar irrigação sanguínea para áreas do tumor com baixa oxigenação – por meio do estímulo da angiogênese – e a suprimir a resposta imune adaptativa, por meio da formação e liberação de proteínas inibidoras. Além disso, há fortes evidências de que os macrófagos produzem compostos inflamatórios – como o fator de necrose tumoral – capazes de ativar o complexo proteico chamado fator nuclear kappa B (NF-kB, na sigla em inglês) em células tumorais. O NF-kB entra no núcleo, ativando a biossíntese de proteínas especiais, que impedem a morte celular, promovem a inflamação tecidual e a proliferação das células.

A inflamação crônica, segundo Stix (2007), estaria envolvida, também, em várias outras enfermidades, que atormentam o *Homo sapiens sapiens*: doença cardíaca[1];

diabetes[2]; mal de Alzheimer[3]; depressão e esquizofrenia[4].

O reconhecimento do papel da inflamação persistente na gênese do câncer abre a possibilidade de tornar essa enfermidade crônica e, portanto, menos mortal, à medida que protocolos terapêuticos baseados em fármacos anti-inflamatórios evitariam que as células pré-malignas se tornassem completamente cancerosas ou impediriam a metástase (STIX, 2007).

O quadro apresentado aqui, ainda, deve ser complementado com a possível existência de células-tronco cancerígenas, que se formariam a partir de células-tronco normais portadoras de DNA com uma ou mais mutações. As mutações, por sua vez, proviriam da ação de fatores exógenos (substâncias tóxicas, agentes físicos, como a radiação) e/ou endógenos (erros durante a divisão celular – distribuição assimétrica dos cromossomos, *crossing-over* mal posicionado, inserção anômala de transpósons no DNA genômico – que ativariam, por exemplo, oncogenes silenciados). De qualquer forma, o resultado final seria o desarranjo do sistema de controle ativação/desativação da multiplicação celular. Esta observação é reforçada pelo fato de que, em tumores sólidos, a maioria das células não é, *per se*, capaz de se proliferar indefinidamente. Além disso, o tecido constituinte de um tumor sólido é um mosaico heterogêneo de diferentes tipos de células, dando a impressão de ser uma espécie de órgão novo mal formado. Por isso, a estratégia de aniquilar a maioria dessas células – por extirpação cirúrgica, quimioterapia e/ou radioterapia intensa – vem sendo conjugada à caça sistematizada de células-tronco cancerígenas, as verdadeiras causadoras da enfermidade. Se elas forem identificadas e eliminadas, o problema da recidiva do câncer estaria superado (STIX, 2007).

Lembra-se que um tumor não é apenas um grumo de células aberrantes; também inclui um sistema de apoio, um microambiente tumoral, com uma grande quantidade de

---

1 Os macrófagos, fundamentais no mecanismo da imunidade inata, são os atores principais na causa dessa enfermidade. Eles ingerem o LDL, resultando células aglutinadas e envoltas por uma capa fibrosa – a placa arterial – que, ao se desprenderem, criam um coágulo, que pode acabar bloqueando uma artéria, resultando a falência cardíaca.

2 As células imune inatas e as células gordurosas – quando submetidas ao estresse metabólico – produzem as citocinas (uma classe de moléculas sinalizadoras, entre as quais cita-se o fator de necrose tumoral), que interferem na função normal da insulina, acarretando o diabetes.

3 As células microgliais – o equivalente neural dos macrófagos – liberam citocinas e radicais livres lesivos às células, interagindo ao mesmo tempo com moléculas da proteína β-amiloide, que se deposita na forma de placas em várias partes do cérebro.

4 Pacientes acometidos dessas enfermidades, normalmente, apresentam altas concentrações de interleucina-6 e proteína C reativa, moléculas inflamatórias por excelência.

tipos variados de células-imune e o entrecruzamento de sinais químicos, além de uma rede de vasos sanguíneos.

Por conseguinte, o microambiente no qual os tumores residem parece influenciar fortemente o aparecimento e a manutenção do caráter maligno. Já foi demonstrado, tanto em células normais como em células-tronco, o papel essencial dos sinais oriundos do tecido adjacente e da matriz extracelular na manutenção de uma dada identidade celular e no direcionamento de seu comportamento.

Células normais retiradas de seu contexto habitual e cultivadas em placa tendem a perder algumas de suas características funcionais diferenciadas. As células-tronco, ao contrário, precisam ser cultivadas em um meio que forneça sinais que as instruam a permanecer indiferenciadas – senão elas rapidamente começam a proliferar e se diferenciar, como se esse fosse seu comportamento padrão programado e apenas sinais fornecidos pelo microambiente pudessem reprimir seu crescimento. Normalmente, as células-tronco estão rodeadas por tipos celulares específicos, como as células estromais que formam o tecido conjuntivo na medula óssea.

Geralmente ligadas ao microambiente por moléculas de adesão, raramente as células-tronco são capazes de migrar para outros lugares no organismo. Já as células progenitoras, frequentemente, são escolhidas para fora de seu microambiente por células guardiãs, e isso se torna mais comum à medida que se tornam mais diferenciadas. Assim, como a sinalização do microambiente é importante na manutenção do estado indiferenciado das células-tronco – mantendo-as inativas até serem requisitadas para a produção de novas células –, é possível que a mesma regulação local atue sobre as células-tronco cancerígenas (CLARKE; BECKER, 2006).

Outro aspecto atual relacionado à gênese e desenvolvimento de um tumor maligno, refere-se à disposição do sistema vascular em seu seio e ao mecanismo pelo qual os vasos se formam (angiogênese).

Uma característica marcante dos tumores sólidos é a de possuir vasos sanguíneos anormais (por exemplo, possuírem paredes altamente porosas ou impermeáveis) e disfuncionais (o padrão do fluxo sanguíneo dentro dos vasos pode variar de rápido a estagnado. Inclusive, em um dado vaso o sangue, por algum tempo, pode fluir em uma direção e depois na direção contrária) distribuídos por toda a massa tumoral (JAIN, 2008).

A anatomia e a funcionalidade caótica da vascularização do tumor contribuem, significativamente, na formação do inchaço local e na ineficiência do tratamento convencional.

A distribuição dos fármacos no seio do tumor é disforme, por causa do acúmulo de fluido no espaço intersticial (em virtude da maior porosidade dos vasos) e da estagnação do sangue em vários vasos – a pressão osmótica entre o interior do vaso e o espaço intersticial é nula. Lembra-se, também, que em muitos tipos de câncer o fluido intersticial pode extravasar para o interior de cavidades do corpo, arrastando consigo células tumorais e proteínas anormais. Estas, por sua vez, promovem o crescimento de novos vasos linfáticos e sanguíneos nos tecidos normais e nos nódulos linfáticos próximos. Ou seja, a malignidade do câncer é favorecida. Além disso, a vascularização não uniforme causa no tumor a formação de áreas privadas de oxigênio e com baixo pH. Esse microambiente não natural impede a ação eficiente das células do sistema imune, assim como reduz drasticamente a eficiência da radioterapia e da quimioterapia, as quais requerem oxigênio, haja vista destruírem as células cancerosas por meio da geração local de radicais livres (JAIN, 2008).

A angiogênese em situação fisiológica normal – por exemplo, no processo normal de cicatrização – é controlada pelo balanceamento entre biomoléculas sinalizadoras (por exemplo, o fator de crescimento endotelial vascular, dito VEGF) e inibidoras (por exemplo, trombospondinas) naturais para a formação de vasos. No entanto, em tumores sólidos e em outras doenças crônicas – aterosclerose (doença arterial que implica o acúmulo de placas de gordura dentro das paredes internas dos vasos sanguíneos) e doenças oculares (entre elas a retinopatia diabética e a forma úmida de degeneração macular senil) – a angiogênese exagerada prevalece. Por isso, os fármacos disponíveis são planejados para inibir a VEGF, como o Lucentis®, o Macugen® e o Avastin®, ou estimular a formação da biomolécula antiangiogênica trombospondina-1, como o Herceptin® (JAIN, 2008).

No caso particular dos cânceres sólidos, observou-se que fármacos antiangiogênicos como o Avastin® – um anticorpo monoclonal – não eram capazes de aumentar a sobrevida dos pacientes, apesar de reduzirem a formação exagerada de vasos. Ao inibir o VEGF, uma porção dos vasos anômalos é destruída e os vasos restantes aproximam-se do padrão normal. Ao se associar a quimioterapia ou radioterapia à administração do Avastin®, a sobrevida do paciente é significativamente aumentada, porque a vascularização melhorada no tumor permite que as drogas alcancem a maior parte da massa tumoral, destruindo-a (JAIN, 2008).

Segundo Srivastava (2008), acumulam-se evidências de que as chamadas proteínas do choque térmico (HSP, na sigla em inglês) poderiam ser úteis no combate ao câncer, em virtude do fato de sua produção intracelular aumentar, quando o organismo é submetido a condições estressantes. E a formação de um tumor em qualquer parte do corpo, conforme já discutido anteriormente, não deixa de ser uma situação de estresse, no mínimo, localizada.

As HSP – atualmente já são conhecidas várias delas, como, por exemplo, HSP-40, HSP-70, HSP-60 (uma enzima, também, chamada foldase), HSP-90 e HSP-100 (uma enzima, também, chamada unfoldase) – são normalmente produzidas em resposta a condições estressantes, como o calor, sem, no entanto, se limitar a ele. Outras condições estressantes seriam o frio intenso, a hipóxia, a desidratação e a falta de nutrientes. As HSPs ajudam as células a prosperar, mantendo os processos celulares em bom funcionamento frente às adversidades em geral. Sob o estresse, muitas proteínas vitais intracelulares são desestabilizadas, perdendo suas funções. Porém, as HSPs, geradas como reação da célula ao estresse, resgatam as proteínas essenciais, desmontam e reciclam as danificadas e, dentro do possível, procuram garantir o bom funcionamento do metabolismo celular. Inclusive, especula-se que ao se executar exercícios físicos, que propiciam o aumento da temperatura corpórea, as células seriam submetidas a um estresse, o qual estimularia a biossíntese das HSPs. O benefício para a saúde resultaria do fato delas mitigarem os eventuais danos intracelulares, bem como estimularem a ação do sistema imune inato (SRIVASTAVA, 2008).

Basicamente as HSPs agem pela união com outras proteínas, visando inibir interações indesejáveis e promover as desejáveis, para garantir a formação de laços estáveis e produtivos entre proteínas parceiras. As HSPs contribuem para que muitas proteínas funcionais intracelulares cumpram adequadamente suas funções, ajudando-as a chegar ao lugar e no momento certo, além de obterem o formato tridimensional adequado. Os receptores de membrana, por exemplo, são proteínas formadas no citoplasma, as quais se ligam às HSPs, que as conduzem até as posições corretas situadas na membrana citoplasmática. As proteínas ao ser formadas no ribossomo são compelidas, pelo meio aquoso citoplasmático, a assumir uma configuração específica. No entanto, os fatores físico-químicos inerentes ao ambiente citoplasmático são necessários, mas não suficientes para induzir todas as proteínas a assumirem suas formas finais e funcionais. Cabe às HSPs, que ao atuarem como moldes, complementar a condição de funcionalidade das proteínas recém-sintetizadas (SRIVASTAVA, 2008).

A capacidade das HSPs de se ligar a proteínas, as torna úteis no combate ao câncer. Algumas das proteínas ou peptídeos anômalos se ligam a uma HSP, a qual apresenta o antígeno à célula apresentadora de antígeno do sistema imune inato. A seguir, a resposta imunológica plena se manifesta. Todavia, há HSPs que atuam como sinalizadoras – sendo a HSP-90, a mais conhecida – tanto para as células normais quanto para as cancerosas. A vantagem da célula cancerosa em dispor de uma molécula sinalizadora natural para seus propósitos de proliferação e perpetuação está se voltando contra ela. Isso se deve ao desenvolvimento de potentes moléculas inibidoras da HSP-90, como a alvespimicina e a tanespimicina (SRIVASTAVA, 2008).

Do exposto, ficou claro que qualquer tipo de câncer resulta da combinação complexa de vários fatores- endógenos e exógenos –, permeada pela semelhança entre células cancerosas e normais, as quais acabam compartilhando, de um modo ou de outro, os mesmos mecanismos fisiológicos (angiogênese, resposta imunológica, inflamação etc.). Está claro, também, que o binômio ataque-defesa, envolvendo células normais e anormais do organismo, alcança um ponto de equilíbrio, de tal sorte que o câncer não tem força para se manifestar. Mas, qualquer elemento capaz de minar a defesa do corpo, faz com que o equilíbrio se desloque para o lado cancerígeno. Assim sendo, o combate a essa enfermidade requer a ação combinada de fármacos e, eventualmente, de intervenções cirúrgicas. Até pouco tempo, os protocolos de combate ao câncer envolviam basicamente quimioterapia, radioterapia e/ou cirurgia. Frente aos novos conhecimentos – elucidação dos mecanismos angiogênicos, das respostas inflamatória e imunológica, entre outros –, passaram a ter importância fármacos anti-inflamatórios não esteroides, os anticorpos monoclonais (por exemplo, Avastin® – potente inibidor da angiogênese –, Rituxan®, inibidor da resposta inflamatória) e as vacinas (por exemplo, HybriCell®, a qual combina células dendríticas com células tumorais do paciente, sendo ambas inativadas por radiação, antes de reinjetadas no organismo). No caso das vacinas terapêuticas contra o câncer, caso do HybriCell, visualiza-se o conceito da "terapia individualizada", que constitui um protocolo muito promissor, calcado na biotecnologia farmacêutica (JAIN, 2008).

Para reforçar o aspecto da individualização terapêutica, cita-se o desenvolvimento de um dispositivo chamado "chip-CTC" formado por um chip de silício provido de milhares de colunas microscópicas – cuja superfície interna é revestida com anticorpos para moléculas de adesão de célula epitelial (EpCAM); quase todas as células cancerosas têm EpCAM na superfície, em contraposição às células normais –, uma câmara para acomodar o chip, o fluido e uma bomba pneumática (SCHATTNER, 2009). Esse dispositivo permitirá o monitoramento de pacientes com câncer, sobretudo, para detectar o estágio inicial de eventual metástase, uma vez que ele será capaz de apreender e identificar as células cancerosas no sangue circulante (CTCs, em inglês).

O exemplo citado constitui-se em lembrança da tendência atual da medicina a se tornar personalizada, mas que para tanto necessita dispor de dispositivos miniaturizados e operados a custos baixos (por exemplo, o custo para identificar cada proteína, associada a um dado câncer, existente em uma gota de sangue deve ser da ordem de centavos de dólar/proteína) para a realização de diagnósticos precisos (HEATH; DAVIS; HOOD, 2009). Em linhas gerais, o segredo para se construir dispositivos em miniatura como sugeridos consiste em se montar um modelo computacional preciso de uma rede biológica.

Grosso modo, em um sistema biológico, como o corpo humano, todos os eventos bioquímicos (relacionados ao genoma, ao metabolismo e ao proteoma) são transmitidos, processados, integrados e, finalmente, executados pelas redes de proteínas, que interagem entre si e com outras moléculas biologicamente ativas, no interior das células. Quando todo o sistema é interpretado como uma rede de eventos interrelacionados, as doenças podem se manifestar como consequência de distúrbios que modificam os padrões normais de informação dessas redes (HEATH; DAVIS; HOOD, 2009). Por exemplo, células da próstata – assim como qualquer outro tipo de célula – contém grupos de proteínas que interagem entre si, formando "pequenas redes"; alterações nos níveis celulares de certas proteínas acompanham a mudança de saúde para doença. No caso da próstata as proteínas diferentes são a MAPK8 (proteína reguladora do movimento da célula e que aparece no estágio inicial da enfermidade) e a SDC1 (proteína que surge em estágio posterior), as quais, uma vez detectadas, alertam o médico sobre anomalias na próstata do paciente. Enfim, os exames diagnósticos baseados em dispositivos miniaturizados deverão permitir a obtenção de dados a partir de um grande número de moléculas biológicas, de modo fácil, rápido e a baixo custo. Heath, Davis e Hood (2009) informaram que foram capazes de construir o protótipo de um chip que pode medir concentrações de um grupo de proteínas associadas a cânceres, a partir de uma gota de sangue, em dez minutos, e a um custo de US$ 0,10 por proteína.

Com base nos conhecimentos atuais, parece que a tendência para as próximas décadas seria a transformação do câncer, com algumas poucas exceções, de um mal letal para crônico, que seria controlado via combinação de procedimentos terapêuticos com dispositivos de diagnóstico de fácil manipulação.

13.6 CÉLULAS-TRONCO

As células-tronco – detentoras da perspectiva de serem usadas como elementos regeneradores de partes danificadas do organismo, como tecidos nervoso, cardíaco, muscular etc. – representam um vasto campo de estudo da biotecnologia farmacêutica, confinada dentro dos limites da biologia e das ciências farmacêuticas.

As células-tronco, *per se*, são basicamente de dois tipos; a saber, células-tronco embrionárias e as tecido-específicas.

Às embrionárias se reputa a capacidade de se diferenciar em qualquer um dos mais de 200 tipos diferentes de células, que formam o corpo humano. Ressalta-se que elas, se deixadas simplesmente em meio de cultura sem a adição de moléculas sinalizadoras específicas, acabam se diferenciando, quase que espontaneamente, em uma miscelânea de tecidos distintos. Além disso, parece que elas têm a tendência natural de se diferenciar em certos tipos de tecidos – por exemplo, formam facilmente aglomerados de células cardíacas – em detrimento dos demais. Isto seria um sinal de que, ainda, não se dispõe de uma assinatura clara, que permita caracterizar com precisão, os prováveis tipos diferentes de células-tronco embrionárias humanas (CTEH). Está cada vez mais claro que nem todas as linhagens de CTEH são iguais (LANZA; ROSENTHAL, 2004).

Até o momento, somente a cardiologia – partindo de células-tronco adultas da medula óssea do próprio paciente, as quais foram proliferadas *in vitro* e depois implantadas cirurgicamente na parte afetada do coração – logrou algum sucesso na regeneração parcial de tecido cardíaco para substituir a fração necrosada. O mecanismo pelo qual a regeneração parcial se deu, ainda, não está bem compreendido. Há duas possibilidades. Uma seria a fusão das células-tronco com células do tecido cardíaco, resultando um híbrido com capacidade de multiplicação e diferenciação. A outra resultaria do fato que, uma vez que a célula-tronco esteja em contato com o tecido cardíaco, ela passaria a produzir e liberar fatores de estimulação ou crescimento no local em que são injetadas, e que esses fatores levariam as células-tronco específicas locais daquele órgão a se multiplicar (CARVALHO, SANTOS, 2004). No entanto, não seria inesperado constatar a ocorrência de ambos os mecanismos, haja vista o bem conhecido mecanismo de recuperação do tecido muscular esquelético.

As fibras musculares se danificam em razão dos esforços musculares realizados pelas pessoas e devem ser recuperadas. A recuperação se dá por meio da formação de novas miofibrilas constituintes do citoesqueleto das células musculares. Em decorrência da liberação de sinais químicos –

412 • BIOTECNOLOGIA FARMACÊUTICA

fator de crescimento I semelhante à insulina (IGF-I) e da miostatina –, as células-tronco musculares, localizadas fora das fibras musculares, se multiplicam e, uma fração delas, se funde com as fibras musculares, doando-lhes os respectivos núcleos. As fibras musculares enriquecidas por novos núcleos – ou seja, genes adicionais – se autorrestauram. Como esse mecanismo está tão bem compreendido, vaticina-se que a primeira aplicação de sucesso da terapia gênica, será a inclusão nas células de indivíduos portadores da distrofia muscular de Duchenne do gene codificador da distrofina (proteína miofibrilar responsável pela resposta contráctil da célula muscular esquelética) (SWEENEY, 2004). Recorda-se que a terapia gênica é uma subárea vinculada à biotecnologia farmacêutica, na qual se deposita muita esperança para combater enfermidades resultantes de mutações genéticas hereditárias.

As questões atuais na área das células-tronco, ainda, se referem à definição da melhor fonte para sua obtenção, à identificação dos sinalizadores químicos que direcionam a diferenciação das CTEH nos tecidos desejados e à identificação dos sinais de comunicação entre elas e as células-tronco tecido-específicas do órgão, no qual, foram inseridas. Acrescenta-se, também, a questão sobre o modo de introduzi-las com eficiência na região do corpo danificada. Não há dúvidas que, com o passar do tempo, as moléculas sinalizadoras serão identificadas e caracterizadas. A inserção cirúrgica, apesar de invasiva, já é uma realidade.

O problema que realmente precisa ser resolvido é sobre a melhor fonte para obter as células-tronco. A fonte embrionária – preferida por muitos expoentes dessa área – sempre estará sujeita às sansões éticas e morais-religiosas, além da questão técnica relacionada com a rejeição por parte do hospedeiro dos tecidos provenientes de CTEHs de terceiros (os doadores dos embriões). Os caminhos possíveis para contornar esses problemas seriam a reprogramação genética de células humanas epiteliais[5] e a clonagem[6] (HORNYAK, 2009; LANZA; ROSENTHAL, 2004).

---

5   Inserir no núcleo dessas células um plasmídeo portador de genes codificadores de fatores de transcrição. O problema a ser resolvido com essas células-tronco pluripotentes induzidas, seria controlar a expressão dos genes de transcrição, para evitar que a célula se prolifere descontroladamente, gerando um câncer. O problema da rejeição pelo hospedeiro não seria problema, desde que ele fosse o doador das células epiteliais.

6   Um óvulo não fertilizado tem seu núcleo substituído por outro extraído de célula somática do paciente. O óvulo, deixado em um meio adequado, começa a se dividir, formando células-tronco com DNA nuclear idêntico ao do doador da célula somática. Nessa condição, os eventuais problemas de rejeição dos tecidos derivados desaparecem.

O Desenvolvimento de culturas de células-tronco *in vitro* – independentemente de sua origem (embrionárias, tecido-específicas ou reprogramadas geneticamente) – propiciará avanços na genética e na embriologia; na produção de biomoléculas; no planejamento de novos fármacos; no estabelecimento dos mecanismos de ação de fármacos; na introdução de protocolos para avaliar efeitos colaterais e toxicológicos de fármacos e de produtos, em geral, que interagem com o organismo; na identificação das moléculas sinalizadoras das inúmeras atividades fisiológicas das células; e, na terapia gênica.

Uma vez identificadas moléculas sinalizadoras e estabelecidos os seus mecanismos de ação e modo de estimulação, será possível induzir no próprio corpo do paciente a troca dos tecidos danificados por outros íntegros, tornando desnecessário o enxerto cirúrgico de células-tronco nos locais injuriados do corpo. Esta sim será a grande contribuição da biotecnologia farmacêutica para amenizar o sofrimento de milhares de pessoas com deficiências físicas permanentes.

13.7 INTERFACES DA BIOTECNOLOGIA

Nos últimos vinte e poucos anos, a biotecnologia farmacêutica transpôs os limites da biologia e das ciências farmacêuticas, interfaciando com áreas tão distintas como, por exemplo, a informática, a física das ondas luminosas, a nanotecnologia, a mecânica e a eletrônica.

A física da luz, uma área em constante desenvolvimento, fornece a perspectiva de se aplicar a plasmônica no setor da biotecnologia farmacêutica. A plasmônica, em linguagem bem simples, trata da oscilação dos elétrons – localizados na interface de uma superfície metálica e de um material dielétrico (por exemplo, vidro) – quando um raio laser é levado a incidir sobre a interface metal-dielétrico. Os elétrons oscilam com a mesma frequência do laser incidente, porém com comprimento de onda menor. O aproveitamento terapêutico vislumbrado para a plasmônica consistiria em se fabricar nanopartículas redondas de sílica (diâmetro de 100 nm) revestidas por película de ouro (espessura de 10 nm), sobre as quais seriam enxertados anticorpos monoclonais específicos para antígenos de células de um dado tumor, por exemplo. As nanopartículas seriam injetadas por via intravenosa no paciente, as quais se acumulariam no tecido tumoral. O direcionamento seria garantido pelos anticorpos fixados na superfície das partículas e o escape delas do interior dos vasos para o tecido canceroso, dar-se-ia através das irregularidades da parede dos vasos sanguíneos, que permeiam o tumor. Depois de um dado tempo, um feixe de laser infravermelho próximo – frente ao qual o corpo humano é transparente – seria levado a incidir diretamente sobre o tumor. A onda eletromagnética geraria o efeito plasmônico na interface ouro-sílica, provocando aumento da temperatura (de 37 °C para 45 °C) no tecido canceroso. Como as células cancerosas não resistem por muito tempo à temperatura de 45 °C, então, elas seriam destruídas, preservando-se as normais, já que a temperatura destas não excederia 37 °C (ATWATER, 2007).

Na escala de nanômetro – a bilionésima parte do metro – materiais e dispositivos podem interagir com as células e com as moléculas de modo único. As tecnologias de nanoescala, já utilizadas em pesquisas ou terapias, têm entre 10 nm (o tamanho da proteína de um anticorpo) e 100 nm (o porte de um vírus). Nanopartículas menores que 10 nm, como fármacos de baixa massa molar, são rapidamente eliminadas pelo rim, enquanto partículas maiores que 100 nm, têm dificuldade de se difundir pelo tecido enfermo. Esses dispositivos e partículas estão sendo usados como sensores para detectar biomoléculas (proteínas e DNA, por exemplo); como definidores de imagens e meios de atingir tecidos específicos e liberar fármacos (HEATH; DAVIS; HOOD, 2009).

Segundo Heath, Davis e Hood (2009), a nanotecnologia médico-farmacêutica está avançando com base na criação e aperfeiçoamento de dispositivos nanotecnológicos do tipo:

a) **Nanofios:** Projetados para uso em sensores. O nanofio condutor – com 10 a 20nm de espessura – é colocado dentro do canal através do qual passa uma amostra de fluido biológico. Para detectar proteínas ou DNA, são ligados aos nanofios sondas feitas de anticorpos monoclonais ou de oligonucleotídeos. Quando uma proteína presente na amostra encontra o seu anticorpo complementar, ela se liga à sonda e muda as propriedades condutoras do fio, permitindo que o evento seja detectado eletronicamente.

b) **Console:** Projetado para fins de sensoriamento. Sondas moleculares, como uma fita de DNA, podem ser presas a feixes-vigas com apenas alguns nanômetros de espessura. Quando expostas à amostra de DNA, fitas complementares se ligam às sondas no console, curvando ligeiramente os feixes. Essa resposta pode ser detectada por uma mudança na condutividade elétrica dos feixes.

c) **Pontos quânticos:** Projetado para fins de imageamento. Nanocristais de cádmio, por exemplo, reves-

tidos por látex ou metal respondem à luz emitindo fluorescência em diferentes comprimentos de onda e intensidades, dependendo da sua composição. Anticorpos presos a cristais podem fazer os pontos se ligarem a um tecido específico, como um tumor, que pode, então, ser mais bem visualizado com dispositivos de imagem convencionais. Esse procedimento, com grande perspectiva de aplicação em cobaias para o estudo da evolução de tumores e de sua reação frente a drogas experimentais, vem de encontro ao escopo atual de se minimizar o sofrimento e reduzir o número de cobaias nos testes de viabilidade terapêutica das drogas.

Uma variante desse procedimento seria introduzir na cobaia uma célula cancerosa portadora do gene da enzima luciferase. A proliferação da mesma no corpo do animal seria acompanhada pela geração de fótons provenientes do brilho das células-filhas luminescentes. Os fótons gerados captados por um dispositivo eletrônico teriam sua concentração determinada, refletindo a taxa de crescimento do tumor. Esse procedimento permitiria avaliar o efeito de drogas experimentais na evolução do mal, sem a necessidade de se esperar pela consolidação do tumor. Evidentemente, esse procedimento reduziria em muito o sofrimento do animal, aspecto considerado relevante sob a ótica da ética atual. Além disso, poderia ser usado para estudar várias outras doenças em estágios iniciais (GOLDBERG; HARTUNG, 2006; NOGRADY, 2009);

d) **Nanocamadas:** Imageamento de tecidos-alvo e/ou veiculação de fármacos. Nanosferas sólidas de sílica, às vezes revestidas por fina camada de ouro, percorrem a corrente sanguínea sem entrar na maioria dos tecidos saudáveis e tendem a se acumular nos tecidos tumorais. Moléculas terapêuticas podem ser fixadas às esferas, ou uma vez que um grande número de nanocamadas se acumula no tumor, o calor liberado para o tumor é absorvido pelas esferas, destruindo o tecido. Dependendo da sua composição, as nanocamadas também podem absorver ou espalhar luz, melhorando a imagem do tumor produzida por certos tipos de espectroscopia.

e) **Nanopartículas:** Liberação de fármacos em locais específicos do organismo. Partículas compostas por vários materiais podem ser construídas para conter moléculas terapêuticas em seu núcleo e liberá-las no local e hora desejados. Esses veículos de entrega incluem uma simples camada de lipídeos – os chamados lipossomos – que passivamente escoam pelas paredes dos vasos sanguíneos do tecido tumoral, para, então, lentamente, liberarem uma droga quimioterápica tradicional no tecido. O FDA já aprovou lipossomos transportadores de doxorrubicina, visando o tratamento do câncer ovariano e do mieloma múltiplo. Nanopartículas novas são mais complexas, incluindo elementos externos como anticorpos, as proteínas-alvo de um tumor específico e materiais que minimizam a interação das partículas com tecidos saudáveis.

As nanopartículas se constituem em novos tipos de formas farmacêuticas fabricadas com materiais biocompatíveis. Heath, Davis e Hood (2009) descrevem uma nanopartícula feita de ciclodextrina, em cujo interior são introduzidas moléculas de siRNA – o agente terapêutico – e na superfície são fixadas moléculas de transferrina por meio de ligações de polietileno glicol (PEG). Os artefatos são introduzidos na corrente sanguínea, indo se instalar no tecido tumoral, cujos vasos anômalos, que o nutrem de sangue, são permeáveis a eles. Os receptores de transferrina da superfície de uma célula cancerosa se ligam às moléculas de transferrina das nanopartículas. Uma vez fixadas, as nanopartículas penetram nas células cancerosas por endocitose. No citoplasma das células, as nanopartículas se desmancham liberando moléculas de siRNA, as quais se ligam às moléculas de RNAm complementares, evitando sua tradução em uma proteína vital para a célula cancerosa.

13.8 ADMINISTRAÇÃO DE BIOFÁRMACOS

Inegavelmente o grande desafio da biotecnologia farmacêutica é o desenvolvimento de formas para veicular com precisão a miríade de biofármacos, tanto os já fabricados quanto os em desenvolvimento.

Na área farmacêutica, há muito se sabe que a administração de fármacos constitui uma questão delicada com respeito à eficácia do tratamento, que, em última análise, depende fortemente da farmacocinética da droga. Ou seja, um fármaco pode se tornar tóxico, se entrar rapidamente e em alta concentração na corrente sanguínea, ou ineficaz, se a absorção for lenta e a concentração final no sangue baixa. A consequência disso recai sobre a escolha correta da forma farmacêutica a ser empregada, a qual, por sua vez, dependerá da via de administração do fármaco – se por via entérica ou parenteral. A via entérica impõe ao fármaco uma série de barreiras a serem transpostas, a saber, a forte acidez do estômago, a acidez duodenal, a

basicidade da luz intestinal, a decomposição provocada por enzimas, a travessia pela parede do intestino e, uma vez alcançada a corrente sanguínea, resistir à passagem pelo fígado.

No caso dos biofármacos, de natureza proteica, em sua maioria, esse aspecto se torna crucial, haja vista sua alta massa molar – a qual dificulta a travessia da molécula pelas membranas corpóreas – e a susceptibilidade à hidrólise promovida pelas proteases naturais do organismo.

Em princípio, a introdução de fármacos pela via parenteral deveria ser uma alternativa valiosa para contornar os problemas citados anteriormente. No entanto, a aplicação frequente de injeções, além da dor e dos hematomas nos locais de aplicação causados pelas constantes agulhadas, faz com que os pacientes desistam do tratamento. Como esse problema não é novo, métodos alternativos para introduzir medicamentos no corpo vêm sendo desenvolvidos, como o uso de adesivos sobre a pele, implantes intradermais, injetáveis de ação prolongada, géis tópicos e spray nasal. Nessa linha, recentemente o FDA aprovou dois novos medicamentos: o Nutropin-Depot® (microesferas de polímeros degradáveis e injetáveis, que secretam hormônio de crescimento humano por até quatro semanas) e o Gliadel®, um implante no cérebro para a administração direta de quimioterápicos no tumor (LANGER, 2003).

De um modo geral, a pele, a via respiratória e o trato intestinal constituem-se em vias tradicionais de entrada de fármacos para a corrente sanguínea. O problema é a dificuldade que os biofármacos – moléculas de alta massa molar, estrutura molecular sensível aos fatores físico-químicos (pH, força iônica etc.) e, muitas vezes, de forte propensão antigênica – encontram para atravessar as barreiras impostas por cada uma delas. A travessia da pele implica vencer a barreira imposta pelo extrato corneum (a parte mais externa da epiderme). No caso do intestino, o biofármaco deve ser protegido da ação de enzimas digestivas e ter seu trânsito facilitado por meio do epitélio do órgão. E, finalmente, no caso da via pulmonar o biofármaco deve ser protegido da ação dos macrófagos (células do sistema imune inato), que povoam o interior dos alvéolos pulmonares (LANGER, 2003).

Para contornar as dificuldades citadas, soluções farmacotécnicas inovadoras deverão ser empregadas. Associar o fármaco a polímeros capazes de aderirem à parede intestinal ou com capacidade de se ligar a moléculas transportadoras naturais das células epiteliais seriam formas de facilitar a passagem do medicamento para o sangue. Para evitar o ataque do biofármaco pelos macrófagos dos alvéolos pulmonares e dar tempo para ele passar para o sangue, seria necessário desenvolver formulações e inaladores que permitissem obter aerossóis formados por partículas nanométricas e incapazes de se aglutinarem (LANGER, 2003).

A administração de biofármacos através da pele, sobretudo, procurando vencer a barreira do extrato corneum, poderá ser feita usando a iontoforese. Essa técnica emprega pulsos de eletricidade indolores, gerados por uma minúscula bateria mantida sob a roupa do paciente, estabelecidos entre dois adesivos com cargas opostas. Esses adesivos são conectados a um reservatório contendo o biofármaco a ser administrado. Sendo o medicamento de natureza proteica, ele, em geral, adquire carga elétrica efetiva positiva, podendo – sob a influência do campo elétrico – mover-se da epiderme para a derme, penetrando, a seguir, nos vasos sanguíneos. A administração dos hormônios paratireoidiano (osteoporose) e gonadotropina (para mulheres submetidas à fertilização *in vitro*) está sendo testada por meio da iontoforese (LANGER, 2003). A abertura de canais através do extrato corneum, também, pode ser conseguida com o uso do ultrassom.

Espera-se, em breve, o desenvolvimento dessa área no sentido de permitir a administração constante do biofármaco, mantendo sua concentração sanguínea em nível terapêutico desejável. As evidências atuais indicam que isso será possível com o uso de microchips implantáveis sob a pele, dentro da medula espinhal ou no cérebro. Segundo LANGER (2003), o microchip possuiria diminutos reservatórios recobertos por uma folha de ouro (com espessura nanométrica), a qual seria dissolvida aos poucos por uma carga elétrica (1V) e a droga liberada de modo controlado.

Um dispositivo mais avançado teria a capacidade de detectar sinalizadores químicos específicos no sangue, frente ao qual o medicamento seria liberado na posologia adequada. Outro avanço, ainda maior, envolveria uma combinação de microchips para registrar com precisão a quantidade de medicamento, que o paciente estaria recebendo. Os registros coletados por um dispositivo externo – representando o histórico terapêutico do paciente – poderiam ser baixados no computador do médico ou do hospital. O ápice dessa tecnologia ocorrerá quando for possível administrar o biofármaco com eficiência, especificidade, na hora certa, na dosagem adequada e em qualquer parte do corpo.

13.9 TERAPÊUTICA PERSONALIZADA

A biotecnologia farmacêutica está sendo enriquecida com uma nova geração de tecnologias baseadas na leitura rápida do DNA e que, dentro de uma década ou duas, espera-se tenha um custo ao alcance da maioria das pessoas. O sequenciamento do genoma humano pode dar início à era da medicina personalizada. É importante destacar que a personalização da medicina com base no sequenciamento genômico já pode ser vislumbrada, caso se considere, como exemplos, os testes genéticos para verificar o perfil de metabolização de um dado fármaco pelo organismo de um paciente ou a procura de variações no DNA de genes específicos em pessoas com câncer, para determinar se responderão ao medicamento Iressa®.

Não há dúvidas de que o potencial completo da biotecnologia farmacêutica só poderá ser realizado, quando a tecnologia de leitura do genoma for tão barata e acessível quanto os atuais computadores pessoais. Segundo Church (2006), o Instituto Nacional de Saúde dos Estados Unidos está financiando projetos do programa "Tecnologias Revolucionárias de Sequenciamento do Genoma", visando reduzir os custos do sequenciamento para US$ 100 mil e US$ 1 mil, respectivamente, em 2009 e 2014. A evolução nessa área implica a redução do número de etapas preparatórias, na miniaturização dos equipamentos e no sequenciamento de milhões de moléculas simultaneamente. Entre as várias tecnologias em desenvolvimento, uma promete ser revolucionária – o sequenciamento por nanoporos. A ideia baseia-se no fato do DNA ter carga efetiva negativa, sendo, por isso, atraído por um terminal com carga positiva (ânodo). Se no trajeto for intercalada uma membrana com poros da ordem de 1,5 nm, somente DNA unifilamentar o atravessará. À medida que a fita transita pelo poro, nucleotídeos bloqueiam a passagem por um instante, alterando a condutância elétrica da membrana, medida em picoamperes. Diferenças estruturais entre as quatro bases nitrogenadas produzem bloqueios de grau e duração distintos, que originam diagramas com perfis característicos para uma dada sequência de bases. O aperfeiçoamento desta técnica deverá possibilitar a leitura de um genoma humano em cerca de um dia (CHURCH, 2006).

A questão da medicina personalizada, a protagonista da grande revolução na área da saúde no futuro, atualmente é vista como decorrência do entendimento de que o corpo, no fundo, nada mais é do que uma rede complexa e dinâmica de interações moleculares. Essas interações podem ser medidas e modeladas, revelando as causas de enfermidades. À medida que surjam metodologias aptas a lidar – em escala nanométrica – com pequenas amostras de fluidos corpóreos e/ou com algumas poucas células retiradas de tecido enfermo, um grande número de moléculas biológicas poderá ser manipulado e identificado de forma rápida, precisa e barata.

A necessidade de se personalizar a medicina e a terapêutica é muito bem ilustrada pela observação de que pacientes diagnosticados com cânceres idênticos e submetidos a tratamentos padrão de radio e quimioterapia semelhantes, frequentemente respondem de maneira bem diferente – um grupo de pacientes pode se recuperar totalmente, enquanto outro pode não resistir. Observa-se, por exemplo, que em torno de 80% dos tumores de próstata crescem tão lentamente que não provocam danos aos portadores. Porém, os 20% restantes se desenvolvem rapidamente, gerando metástase generalizada nos pacientes, levando-os a óbito. Logicamente, para essa minoria, o combate ao câncer deve ser o mais radical possível. No entanto, uma boa dose de sofrimento é imposta à maioria dos afetados em termos de cirurgias desnecessárias e/ou submissão a tratamentos quimio e radioterápicos em doses elevadas, resultando em efeitos colaterais como incontinência urinária, impotência e dores abdominais. Todo esse sofrimento seria atenuado, caso os pontos de perturbação da rede de cada paciente fossem identificados (HEATH; DAVIS; HOOD, 2009).

O sangue – que percorre todas as partes do corpo, transportando proteínas e miríades de outras moléculas – é, entre os fluidos corpóreos, aquele que, após análise detalhada, permite obter um panorama do estado geral de todo o corpo em um dado momento. A capacidade de se detectar um desequilíbrio na quantidade de determinadas proteínas ou RNA mensageiros poderia servir para sinalizar a presença de doenças e determinar sua localização e natureza. Sabe-se que cada órgão possui 50 ou mais tipos de RNA específicos. Alguns desses RNAs, por sua vez, codificam proteínas específicas do órgão, que são secretadas na corrente sanguínea. Os níveis de cada uma delas mostram como estariam funcionando as redes que controlam sua produção no interior daquele órgão. Quando essas redes são perturbadas por doença, os níveis das proteínas correspondentes são alterados. Essas alterações permitiriam a identificação de uma determinada doença, já que cada uma delas afeta diferentes redes biológicas de modo característico. Estima-se que, caso fosse possível determinar o teor de aproximadamente 25 proteínas específicas de cada órgão, a análise computacional possibilitaria detectar todas as doenças pela identificação das redes perturbadas por

meio do exame de sangue. Um aspecto fundamental a ser considerado seria o custo desse tipo de exame. Tomando como base o custo da determinação do teor da proteína psa – produzida pela próstata – no sangue, que é da ordem de US$ 50, conclui-se que o custo para determinar cada proteína de um grupo de milhares delas não poderia ser superior a US$ 0,05 – 0,10 (HEATH; DAVIS; HOOD, 2009). A perspectiva de se dispor de um sistema para analisar milhares de proteínas em pequena amostra de sangue, ainda, está na dependência de um desenvolvimento significativo das áreas da fluidodinâmica e da química de superfície em micro e/ou nano escala, bem como da ciência da computação.

Desenvolver modelos preventivos de doenças – por meio do sequenciamento do DNA e da quantificação do teor de proteínas em pequenas amostras de sangue – e traduzi--los em ferramentas úteis para a medicina personalizada requer, portanto, métodos rápidos, sensíveis e baratos. Dentro dessa linha médico-terapêutica, merece lembrança a metodologia baseada na identificação e quantificação de anticorpos preditivos de futuras enfermidades, a qual se encontra em franco desenvolvimento.

Nas doenças autoimunes – diabetes tipo 1, mal de Addison, doença celíaca, esclerose múltipla, lúpus eritematoso sistêmico, entre outras – os autoanticorpos preditivos aparecem na corrente sanguínea, muitos anos antes da manifestação dos sintomas da enfermidade. Evidentemente, caso se disponham de testes capazes de detectá-los, ter-se-ia a perspectiva de uma intervenção precoce. Por exemplo, o ataque sistemático e paulatino dos linfócitos T e B contra as células β das ilhotas de Langerhans, que leva ao diabetes tipo 1, acaba provocando, sucessivamente ao longo dos anos, o aparecimento de autoanticorpos contra a insulina, a GAD (ácido glutâmico descarboxilase) e ao antígeno-2 da ilhota (IA-2). A detecção desses autoanticorpos com muita antecedência permitiria ao médico planejar um protocolo de conduta para o indivíduo com propensão a essa enfermidade com muita precedência (NOTKINS, 2007).

Segundo Notkins (2007), os autoanticorpos preditivos poderiam prognosticar riscos (projetar a probabilidade de uma pessoa desenvolver determinada doença para que ela possa considerar um tratamento preventivo); projetar a evolução da doença (prever a gravidade e o provável ritmo de progressão); e simplificar ensaios clínicos humanos (tornar ensaios clínicos preventivos para possíveis doenças raras pela identificação de indivíduos sob alto risco, evitando, assim, a necessidade de um grande número de voluntários da população geral).

O protocolo terapêutico para combater as doenças autoimunes basear-se-ia na estimulação das chamadas células-T reguladoras (T-regs), as quais naturalmente exercem a função de evitar que células do sistema imune adaptativo ataquem células e tecidos normais do organismo. A princípio, o timo – glândula na qual todas as variedades de células T amadurecem – deveria remover todas as células T auxiliares anômalas (que podem reconhecer como antigênicos componentes normais de tecidos do corpo). Porém, algumas vezes, ocorrem falhas nessa vigilância. Por isso, o corpo produz as T-regs, as quais evitam que as células T auxiliares anômalas se liguem às células apresentadoras de antígeno (componentes fundamentais da resposta imune adaptativa), evitando que o sistema imune se volte contra as células normais do próprio corpo. Lembra-se que a etapa fundamental da resposta imunológica é justamente a interação das células T auxiliares normais com as células apresentadoras de antígeno. À medida que a compreensão sobre o desenvolvimento e o mecanismo de ação a respeito das T-regs aumenta, mais factível e efetivo se torna o combate contra doenças autoimunes (NOTKINS, 2007).

Espera-se que em um prazo de duas décadas a biotecnologia farmacêutica possa dispor de chips detectores de autoanticorpos acopláveis a computadores. Assim, retirar-se-ia do paciente uma amostra de sangue, cujo plasma seria separado dos elementos figurados. O plasma seria espalhado sobre um chip contendo uma série de autoantígenos (moléculas sabidamente capazes de provocar reações autoimunes) em posições conhecidas. Quaisquer autoanticorpos no sangue se ligariam aos autoantígenos, desencadeando sinais indicativos de identidade e quantidade dos autoanticorpos ligados. Finalmente, essas informações seriam traduzidas em previsão do risco do paciente desenvolver determinadas doenças autoimunes (NOTKINS, 2007).

13.10 BIOMOLÉCULAS SINTÉTICAS

Um novo campo que está se descortinando no âmbito da biotecnologia farmacêutica, se baseia no desenvolvimento e uso de biomoléculas sintéticas. A essa categoria pertencem os bis-aminoácidos (compostos constituídos por duas carboxilas e dois amino grupos, que ao se juntarem formam estruturas semelhantes às proteínas), os moldes poliméricos de biomoléculas (matrizes plásticas dos domínios estruturais funcionais de biomoléculas) e os ácidos peptídeo-nucleicos (híbridos de proteína com ácido nucleico). Espera-se o florescimento dessa área nos próximos 20 anos.

Um dos grandes desafios é o de dispor de biomoléculas sintéticas – capazes de mimetizar as ações típicas das proteínas naturais, a saber: ligação a receptores celulares, catálise enzimática, transporte de substâncias, entre outras. Como já bem estabelecido, as proteínas são moléculas de grande massa molar, contendo centenas ou milhares de aminoácidos. São montadas nos ribossomos, em que aminoácidos de 20 tipos diferentes são dispostos em uma sequência definida por um RNAm específico, resultando uma cadeia peptídica linear. Uma vez separada da organela a cadeia peptídica se enovela, adquirindo uma conformação particular relacionada a uma determinada função biológica. A sequência de aminoácidos determina a forma final da macromolécula, tornando-a uma "nanomáquina" capaz de executar inúmeras tarefas vitais. Mas, prever qual forma uma sequência específica de aminoácidos assumirá, constitui-se no grande desafio a ser enfrentado pela engenharia de proteínas (SCHAFMEISTER, 2007).

Segundo Schafmeister (2007) os bis-aminoácidos poderão ser usados como blocos constituintes de pseudopeptídeos, capazes de executar tarefas análogas às proteínas que lhes serviram de molde. A ideia não é reproduzir a proteína por completo, mas somente o domínio responsável pela sua ação. As potenciais aplicações seriam como princípios ativos medicamentosos, catalisadores, componentes de biossensores, nanoválvulas (válvulas de tamanho nanométrico) e dispositivos de memória para os futuros computadores biológicos ("biocomputadores").

Como alternativa ao emprego dos bis-aminoácidos citados, Mosbach (2006) propõe construir gabaritos de moléculas com atividade biológica, usando substâncias – por exemplo, ciclodextrinas – capazes de se polimerizar em torno da estrutura da molécula-alvo, resultando um molde fiel à sua configuração (Molde Molecular Polimérico, ou, MMP). Os MMPs poderiam ser úteis na separação de estereoisômeros em misturas racêmicas; na substituição de enzimas de uso industrial, desde que o sítio ativo do catalisador estivesse adequadamente moldado – seriam as futuras "plastizimas"; na reprodução do sítio de ligação de um antígeno natural – caso em que o MMP poderia ser chamado "plasticorpo" –, que poderia ser empregado nos testes de identificação de anticorpos, eliminando o uso de cobaias; e, finalmente, moldes dos sítios ativos de enzimas naturalmente presentes no organismo poderiam ser de grande valor no planejamento de inibidores enzimáticos específicos. Em suma, o desenvolvimento da tecnologia

418 • BIOTECNOLOGIA FARMACÊUTICA

dos MMPs permitiria reproduzir *in vitro* aspectos estruturais fundamentais de milhares de biomoléculas, cujas imagens tridimensionais são obtidas por meio de equipamentos de alta resolução.

No campo das biomoléculas sintéticas, parece que um futuro promissor está reservado aos ácidos peptídeo-nucleicos (PNA, na sigla em inglês), haja vista combinarem a capacidade de armazenar informações – por meio de sua parte nucleica – com a estabilidade físico-química da sua porção proteica. O PNA é formado por uma cadeia de aminoácidos ligados por meio de ligações amida à qual são ligadas, a espaços regulares, moléculas de timina (ou uracila) e citosina. Essas bases nitrogenadas conseguem estabelecer ligações de hidrogênio secundárias – as chamadas pontes de Hoogsteen (NIELSEN, 2009) – com as bases nitrogenadas adenina e guanina, constituintes dos ácidos nucleicos naturais (DNA ou RNA), fazendo com que a molécula de PNA se associe a eles. Uma vez promovida a interação PNA-ácido nucleico natural, pode-se conseguir efeitos específicos previamente planejados. Por exemplo, a síntese de um PNA com sequência adequada de citosina e uracila ou timina possibilita que o hibrido se ligue a um RNAm particular, evitando que seja traduzido no ribossomo em uma proteína indesejável, geralmente ligada a uma doença hereditária. Em virtude de sua estrutura e natureza química peculiar, a meia-vida intracitoplasmática do PNA é relativamente alta, haja vista a sua resistência às proteases naturalmente presentes no interior da célula. Acrescenta-se que a afinidade do PNA pelo DNA possibilita, inclusive, o controle da expressão gênica de modo similar ao executado pelas proteínas (fatores de transcrição) e/ou RNA reguladores. Uma possibilidade futura de emprego do PNA seria sua inserção em um DNA dupla fita, promovendo a separação parcial das fitas complementares, e deixando uma delas exposta à transcrição pela RNA-polimerase. Este intento torna-se factível à medida que o genoma humano está se tornando cada vez mais conhecido, permitindo o planejamento de PNAs sintéticos com estruturas complementares a uma das fitas do gene-alvo da intervenção. Segundo Nielsen (2009), os oligômeros de PNA e ácidos nucleicos naturais dividem o problema da baixa biodisponibilidade pelo fato de serem volumosas e hidrofílicas – lembra-se que as membranas celulares possuem poros diminutos e têm composição baseada em lipídeos, sendo, portanto, de natureza hidrofóbica – e da meia-vida intracorpórea curta, haja vista a facilidade com que são excretadas pelos rins. A resolução desses problemas repousa tanto no aprimoramento da estrutura química do PNA quanto no desenvolvimento de formulações e formas farmacêuticas adequadas.

13.11 A ELETRÔNICA NA BIOTECNOLOGIA FARMACÊUTICA

Atualmente há tecnologias – algumas relativamente bem avançadas, outras incipientes – que empregam ondas cerebrais para controlar um cursor de computador, uma prótese de braço ou contornar a surdez (implantação de sensor na cóclea para estimular o nervo auditivo com sons capturados por microfone). Acrescenta-se, também, o emprego de uma grande diversidade de sensores eletrônicos para monitorar as atividades vitais (por exemplo, equipamentos de UTI, hemodiálise etc.), dirigir dispositivos cirúrgicos intracorpóreos (por exemplo, cateterismo, cirurgias sem bisturi etc.) e realizar exames para fins de prognóstico e diagnóstico clínico (polissonografia, ressonância nuclear magnética, eletrocardiograma, mamografia, entre muitas outras).

Os desenvolvimentos citados e relacionados ao emprego das ondas emanadas pelo cérebro, em linhas gerais, resultaram dos esforços dos neurocientistas em estudar a fisiologia cerebral por meio do emprego de eletrodos para estimular e registrar a atividade de células nervosas isoladas. Porém, a compreensão do modo como os neurônios cooperam para elaborar pensamentos e comportamentos, ainda, é um dos grandes desafios da biologia atual. A questão é que os neurocientistas não conseguem visualizar os circuitos neurais em ação (MIESENBOCK, 2008).

Este quadro tem grande chance de ser revertido, à medida que uma nova área, a qual combina terapia gênica com luz – batizada com o nome de optogenética –, se desenvolve a passos largos (MIESENBOCK, 2008; DEISSEROTH, 2010).

De um modo geral, pode-se afirmar que os neurônios codificam informações em sinais elétricos ou potenciais de ação. Esses impulsos – com tensões da ordem de um décimo de uma pilha AA – induzem uma célula nervosa a liberar moléculas neurotransmissoras, as quais ativam ou inibem células conectadas em um circuito (MIESENBOCK, 2008).

A optogenética nasceu da percepção de que a manipulação genética poderia resolver o problema de se individuar circuitos específicos. Por meio de técnicas da terapia gênica, um gene fotossensível seria introduzido em determinadas células nervosas, as quais submetidas a laser de comprimento de onda adequado brilhariam, indicando um dado circuito neuronal em funcionamento em resposta a um estímulo tipo ação/reação do organismo (MIESENBOCK, 2008).

Todas as células de uma pessoa contêm os mesmos genes, e o que distingue duas células entre si são as diferentes combinações de genes, ativados e desativados, em cada uma delas. Por exemplo, os neurônios que liberam a dopamina ao disparar precisam do maquinário enzimático para a produção do neurotransmissor. Os genes que codificam os componentes desse maquinário são ativados nos neurônios dopaminérgicos, mas permanecem silenciados nos neurônios não dopaminérgicos. Em tese, se um interruptor biológico que acionou um gene produtor de dopamina estivesse ligado a um gene que codifica um pigmento fotossensível, e o sistema interruptor-pigmento fosse construído dentro das células de um animal, este produziria o pigmento apenas em células dopaminérgicas. Caso o cérebro pudesse ser examinado em tempo real seriam vistas as células dopaminérgicas funcionando, virtualmente isoladas de outros tipos de neurônios.

Apesar do apelo teórico, a optogenética enfrenta um obstáculo prático significativo em humanos, uma vez que requer a introdução de um gene estranho – aquele codificado com o acionador fotocontrolado – no cérebro. Até o momento a tecnologia da terapia gênica ainda não venceu esse desafio, e autoridades sanitárias demonstram tamanha preocupação quanto aos riscos associados que, no presente, esse tipo de intervenção está proibida, exceto com finalidade estritamente experimental (MIESENBOCK, 2008).

Quando a identificação dos circuitos neurais estiver resolvida, a interface cérebro-máquina – a materialização efetiva da intersecção da biotecnologia farmacêutica, da eletrônica e da cibernética – poderá tornar-se uma realidade. Atualmente, a referida interface começa a ser explorada por meio de experimentos pioneiros, nos quais parte do hipocampo de ratos é removido cirurgicamente, sendo colocado no lugar um chip de silício. Segundo Griffith (2007), estão surgindo resultados promissores, uma vez que o sistema hipocampo-chip foi capaz de processar sinais neurais recebidos, enviando

respostas reprodutíveis e coerentes com cerca de 90% de precisão. A conexão eficiente do hipocampo – região do cérebro que concentra uma teia neural envolvida com a formação de lembranças – com o mundo extracraniano, fará com que a singularidade cérebro-máquina passe do campo da ficção para o da realidade, materializando a construção de robôs humanoides capazes de dividir tarefas e espaços com o homem. Estima-se que não menos que 50 anos serão necessários para alcançar resultados significativos nesta área (STIX, 2008). Para finalizar, merece lembrança o, ainda, incipiente grau de interfaciamento entre a fisiologia corpórea, a eletrônica e a cibernética, no desenvolvimento de um exoesqueleto mecânico, para auxiliar na locomoção ereta de humanos paraplégicos, controlado por ondas cerebrais (NICOLELIS, 2012).

13.12 CONCLUSÃO

Sem dúvida, a biotecnologia farmacêutica – abstraída das expectativas ficcionais (embora excitantes e, ainda, remotas), mas baseada na qualidade e exuberância da ciência e tecnologia atuais – desperta na humanidade enorme confiança de que a dor em geral, mas, mais especificamente, as dores neuropática (aquela dor crônica originada pela ativação constante dos receptores dos microgliócitos) e a inflamatória, bem como inúmeras doenças (o câncer e os distúrbios hereditários incluídos) serão subjugadas. Enfim, espera-se – no decurso de mais algumas décadas – o aumento da precisão dos métodos de prognóstico e diagnóstico clínicos, a diversificação e o melhoramento da produção de biofármacos e o estabelecimento de protocolos terapêuticos abrangentes e efetivos (KHAKH; BURNSTOCK, 2010; CARMICHAEL, 2011; HOCHEDLINGE, 2010; PEREIRA, 2010).

No final ter-se-á, certamente, a mitigação das agruras físicas que atormentam a existência do *Homo sapiens*, que é inegavelmente um animal criativo, destemido, desbravador, persistente, curioso, batalhador e, algumas vezes, predador e mau.

Referências bibliográficas

AESBICHER, P.; KATO, A. C. Defesa contra a doença de Lou Gehrig. **Scientific American Brasil**, São Paulo, v. 5, n. 67, p. 50-57, 2007.

ATWATER, H. A. A promessa da plasmônica. **Scientific American Brasil**, São Paulo, v. 5, n. 60, p. 54-61, 2007.

CARMICHAEL, M. Cem testes. **Scientific American Brasil**, São Paulo, v. 9, n. 104, p. 35, 2011.

CARVALHO, C. C.; SANTOS, R. R. De coração novo. **Scientific American Brasil**, São Paulo, v. 3, n. 26, p. 54-57, 2004.

CHURCH, G. M. Genoma de prateleira. **Scientific American Brasil**, São Paulo, v. 4, n. 45, p. 48-56, 2006

CLARKE, M. F.; BECKER, M. W. O potencial maligno das células-tronco. **Scientific American Brasil**, v. 5, n. 51, p. 38-46, 2006.

DEISSEROTH, K. Luz para controlar o cérebro. **Scientific American Brasil**, São Paulo, v. 8, n. 103, p. 35-41, 2010.

FINLAY, B. B. A arte da guerra bacteriana. **Scientific American Brasil**, São Paulo, v. 8, n. 94, p. 46-53, 2010.

GOLDBERG, A. M.; HARTUNG, T. Bom para os animais, bom para nós. **Scientific American Brasil**, São Paulo, v. 4, n. 47, p. 48-55, 2006.

GRIFFITH, A. Implante cerebral. **Scientific American Brasil**, São Paulo, v. 5, n. 58, p. 14-15, 2007.

HEATH, R. J.; DAVIS, M. E.; HOOD, L. Nanomedicina no tratamento do câncer. **Scientific American Brasil**, São Paulo, v. 7, n. 82, p. 42-49, 2009.

HOCHEDLINGE, K. As células que curam. **Scientific American Brasil**, v. 8, n. 96, p. 24-31, 2010.

HORNYAK, T. Uma reversão no relógio celular. **Scientific American Brasil**, São Paulo, v. 7, n. 80, p. 28-29, 2009.

JAIN, R. K. Domar vasos, técnica para combater o câncer. **Scientific American Brasil**, São Paulo, v. 6, n. 69, p. 46-53, 2008.

KHAKH, S. B., BURNSTOCK, G. A vida dupla do ATP. **Scientific American Brasil**, São Paulo, v. 8, n. 92, p. 56-63, 2010.

LANGER, R. Barreiras orgânicas que uma pílula deve vencer. **Scientific American Brasil**, São Paulo, v. 2, n. 13, p. 57-63, 2003.

LANZA, R., ROSENTHAL, N. O desafio das células-tronco. **Scientific American Brasil**, São Paulo, v. 3, n. 26, p. 46-53, 2004.

LEWIS, C. E., POLLARD, W. J. Distinct role of macrophages in different tumor microenvironments. **Cancer Research**, Baltimore, v. 66, n. 2, p. 605-612, 2006.

McMANUS, D. P., LOUKAS, A. Current status of vaccines for schistosomiasis. **Clinical Microbiology Review**, Washington, DC, v. 21, n. 1, p. 225-242, 2008.

MIESENBOCK, G. Iluminando os meandros do cérebro. **Scientific American Brasil**, São Paulo, v. 7, n. 78, p. 36-43, 2008.

MOSBACH, K. A promessa dos moldes moleculares. **Scientific American Brasil**, São Paulo, v. 5, n. 54, p. 64-69, 2006.

NEIL, S. J. D. Tetherin inhibits retrovírus release and is antagonized by HIV-1 Vpu. **Nature**, New York, v. 451, p. 425-430, Jan. 2008.

NICOLELIS, M.A.L. Mente em movimento. **Scientific American Brasil**, São Paulo, v. 11, n. 125, p. 48-53, 2012.

NIELSEN, P. E. Uma molécula capaz de gerar vida artificial. **Scientific American Brasil**, São Paulo, v. 7, n. 80, p. 48-55, 2009.

NOGRADY, B. Infravermelho profundo. **Scientific American Brasil**, São Paulo, v. 8, n. 87, p. 16, 2009.

NOTKINS, A. L. De olho na prevenção. **Scientific American Brasil**, São Paulo, v. 5, n. 59, p. 38-45, 2007.

PEREIRA, L. V. Promessas e realidade da terapia regenerativa. **Scientific American Brasil**, São Paulo, v. 8, n. 96, p. 32-39, 2010.

SCHAFMEISTER, C. E. Lego molecular. **Scientific American Brasil**, São Paulo, v. 5, n. 58, p. 72-79, 2007.

SCHATTNER, E. Chip contra o câncer. **Scientific American Brasil**, São Paulo, v. 7, n. 84, p. 13-14, 2009.

SKELLY, P. Um combate a evasivos vermes assassinos. **Scientific American Brasil**, São Paulo, v. 6, n. 73, p. 68-73, 2008.

SRIVASTAVA, K. P. Novas funções para antigas acompanhantes. **Scientific American Brasil**, São Paulo, v. 6, n. 75, p. 36-41, 2008.

STEVENSON, M. M. Afinal, a AIDS tem cura?. **Scientific American Brasil**, São Paulo, v. 7, n. 79, p. 34-39, 2008.

STIX, G. Uma defesa maligna. **Scientific American Brasil**, São Paulo, v. 6, n. 63, p. 48-55, 2007.

STIX, G. A aventura de conectar cérebro-máquina. **Scientific American Brasil**, São Paulo, v. 7, n. 79, p. 56-61, 2008.

SWEENEY, H. L. Doping genetico. **Scientific American Brasil**, São Paulo, v. 3, n. 27, p. 40-47, 2004.

VISSER, K.; EICHTEN, A.; COUSSENS, L. M. Paradoxical roles of the imune system during cancer development. **Nature Reviews Cancer**, London, v. 6, n. 1, p. 24-37, 2006.

WENNER, M. Um novo tipo de alvo biológico. **Scientific American Brasil**, São Paulo, v. 8, n. 88, p. 56-61, 2009.